Neurosurgical Anesthesiology
and
Cerebral Protection

神经外科麻醉与脑保护

主编 黄焕森 高崇荣

河南科学技术出版社
·郑州·

图书在版编目（CIP）数据

神经外科麻醉与脑保护/黄焕森，高崇荣主编.—郑州：河南科学技术出版社，2012.11

ISBN 978-7-5349-6025-3

Ⅰ.①神… Ⅱ.①黄… ②高… Ⅲ.①神经外科手术—麻醉学 ②脑神经—神经系统—保护 Ⅳ.①R651 ②R322.85

中国版本图书馆CIP数据核字（2012）第239988号

出版发行：河南科学技术出版社
　　　　　地址：郑州市经五路66号　邮编：450002
　　　　　电话：（0371）65737028　65788613
　　　　　网址：www.hnstp.cn
　　　　　邮箱：hnstpnys@126.com

策划编辑：仝广娜

责任编辑：仝广娜

责任校对：张景琴　王晓红　丁秀荣

封面设计：高银燕　张　伟

版式设计：崔彦慧

责任印制：张　巍

印　　刷：河南省瑞光印务股份有限公司

经　　销：全国新华书店

幅面尺寸：185 mm×260 mm　印张：38.25　字数：878千字

版　　次：2012年11月第1版　2012年11月第1次印刷

定　　价：158.00元

如发现印、装质量问题，影响阅读，请与出版社联系。

主编简介

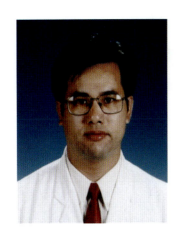

黄焕森　1966年12月出生。1991年毕业于广州医学院临床医学专业，硕士，主任医师，硕士研究生导师。2008年至今任广州医学院麻醉学系副主任（专业负责人）、广州医学院第二附属医院麻醉科主任、麻醉学教研室主任。现任广东省医学会麻醉学分会常委兼神经外科麻醉与脑保护学组副组长、广东省医师协会麻醉医师分会常委、广州市医学会麻醉学分会副主任委员、广东省及广州市医药卫生科技项目评审专家、《中华麻醉学杂志》通信编委。

从事临床麻醉工作20余年，广泛开展各种重大手术麻醉与监测工作，在复杂心脏血管手术麻醉、颅脑手术麻醉、器官移植麻醉、血液保护等方面积累了较丰富的经验。在广州医学院系统内率先开展了自体血液回收、BIS及血压闭环靶控全凭静脉麻醉、手术中血小板功能监测、无创性心功能监测等技术。主要研究方向为麻醉与组织器官功能保护，主持省部级科技项目3项，市厅级科研项目2项，参与各级科技项目5项；获广州市科技进步三等奖1项；获国家实用新型发明专利1项；发表科技论文20余篇，参编《临床监测学》、《神经阻滞学》、《神经性疼痛诊疗学》、《射频镇痛治疗学》等医学专著4部，参编全国麻醉学专业统编教材《疼痛诊疗学》、《药理学》；主持及参加市、校级教育项目4项，发表教学论文6篇。

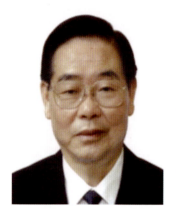

　　高崇荣　1937年8月出生。毕业于同济医科大学医学系，教授、主任医师，硕士研究生导师。1989—2002年历任广州医学院第二附属医院麻醉科主任、麻醉学教研室主任。曾任中华麻醉学会和疼痛学会委员，广东省疼痛分会第1、2届主任委员和广东省麻醉分会第4~7届副主任委员。现任中华疼痛学会委员、广东省疼痛学会名誉主任委员、广东省医学会资深专家委员会委员、卫生部医药卫生科技成果评审专家，《中国疼痛医学杂志》、《中华麻醉学杂志》、《现代医院杂志》、《实用医学杂志》、《国际卫生导报》的常务编委、编委、特邀审稿专家。

　　从医任教40余年来，在器官移植麻醉和术中监测、颅脑手术麻醉与脑保护、慢性疼痛治疗等领域进行了大量深入研究并具有一系列较高的建树。在担任广东省疼痛学会主任委员期间，努力使全省疼痛诊疗工作得到迅速发展和提高，受到广东省医学会的表彰。先后在国内外杂志和国际学术会议上发表学术论文80余篇，其中6篇获省、市自然科学优秀论文二等奖，5项科研成果分别获省市科技二、三等奖；主编《神经性疼痛诊疗学》，参加全国统编教材《疼痛诊疗学》《药理学》及《现代疼痛治疗学》《现代器官移植学麻醉》等医学专著编写。

主　编　黄焕森　高崇荣

副主编　岳　云　郑志远

编写人员名单

（括号内为作者所著的章节）

蔡业华：广西医科大学第一附属医院 [12]

曹铭辉：中山大学附属第二医院 [8, 26(6)]

陈　勇：广州医学院附属广州市第一人民医院 [7(3)]

陈培恒：广州医学院第二附属医院 [19]

陈裕中：广州医学院第三附属医院 [4(2,3)]

戴体俊：徐州医学院麻醉学院麻醉药理学教研室 [7(6)]

邓玉萍：广州医学院第二附属医院 [15]

古妙宁：南方医科大学附属南方医院 [14]

郭曲练：中南大学湘雅医学院附属湘雅医院 [22]

高崇荣：广州医学院第二附属医院 [1, 3(2), 3(3), 19, 21(5), 25, 28]

高　聪：广州医学院第二附属医院 广州市神经科学研究所 [4(4), 5]

高庆春：广州医学院第二附属医院 广州市神经科学研究所 [7(5)]

黄文起：中山大学附属第一医院 [20]

黄焕森：广州医学院第二附属医院 [2(1~3), 6, 7(2), 15, 23, 26(5), 27(3)]

何　洹：广州军区陆军总医院 [18]

何荣芝：广州医学院第二附属医院 [21(1), 27(1)]

何雁冰：广州医学院第二附属医院 [3(3)]

黑子清：中山大学附属第三医院 [31]

韩东吉：华中科技大学同济医学院附属同济医院 [10]

侯清华：广州医学院第二附属医院 广州市神经科学研究所 [7(5)]

金文香：广州医学院第二附属医院 [2(3)]

孔　莉：徐州医学院麻醉学院麻醉药理学教研室 [7(6)]

罗爱林：华中科技大学同济医学院附属同济医院 [10]

罗晨芳：中山大学附属第三医院 [31]

凌地洋：广州医学院第二附属医院 [28]

刘敬臣：广西医科大学第一附属医院 [12]

刘克玄：中山大学附属第一医院 [26(3)]

李淑琴：首都医科大学附属北京天坛医院 [11, 13]

苏凤华：广州医学院第二附属医院 [27(3)]

李　雯：广州医学院第二附属医院 广州市神经科学研究所 [26(7)]

陆永健：广州医学院第二附属医院 广州市神经科学研究所 [7(7)]

廖志婕：南方医科大学附属南方医院 [14]

梁茜茜：郑州大学附属郑州中心医院 [21(5)]
马武华：广州中医药大学第一附属医院 [21(2)]
毛之奇：广州医学院第二附属医院 广州市神经科学研究所 [7(7)]
邱小弟：广州医学院第二附属医院 [26(5)]
施　冲：广州军区陆军总医院 [18]
佘守章：广州医学院附属广州市第一人民医院 [7(3)]
苏　珍：徐州医学院麻醉学院麻醉药理学教研室 [7(6)]
邵新立（美国）：MD, PhD UT Southwestern Medical Center [27(2)]
唐建成：广州医学院第二附属医院 [22, 27(1)]
王恩真：首都医科大学附属北京天坛医院 [11, 13]
王根保：广州医学院第二附属医院 [7(2)]
王汉兵：中山大学附属佛山市第一人民医院 [29]
王海棠：广西医科大学第一附属医院 [12]
万　丽：广州医学院第二附属医院 [26(1)]
吴财能：广州中医药大学第一附属医院 [21(2)]
吴钿生：广州医学院第二附属医院 [21(1)]
王志萍：徐州医学院第一附属医院 [3(1)]
王卓丹：广州医学院第二附属医院 [23]
徐世元：南方医科大学附属珠江医院 [24]
徐　恩：广州医学院第二附属医院 广州市神经科学研究所 [26(7)]
徐　波：广州军区陆军总医院 [8]
徐诚实：首都医科大学附属北京朝阳医院 [30]
许立新：广州医学院附属广州市第一人民医院 [9]
许　平：南方医科大学附属珠江医院 [24]
许阳英：广州医学院第二附属医院 [4(1)]
项红兵：华中科技大学同济医学院附属同济医院 [26(2, 4)]
谢　征（美国）：MD, PhD UT Univst Chicago [27(1)]
谢长春：广州医学院附属荔湾医院 [3(2)]
岳　云：首都医科大学附属北京朝阳医院 [7(1), 30]
余　革：广州医学院第四附属医院 [21(3)]
杨承祥：中山大学附属佛山市第一人民医院 [29]
杨荣富：广州医学院第二附属医院 [21(4)]
赵国栋：广东省第一人民医院 [16]
招伟贤：广州中医药大学附属广东省中医院 [26(2)]
詹　鸿：广州医学院第三附属医院 [4(2, 3)]
张兴安：广州军区陆军总医院 [17]
周航宇：广州医学院第二附属医院 [2(1, 2)]
郑志远：广州医学院第二附属医院 [4(1), 7(4)]

序 一

近二十年，随着神经外科和麻醉科的快速发展，神经外科麻醉也在突飞猛进，如缺血预处理、脑保护药物的选择应用、脑功能监测、唤醒麻醉和亚低温的临床应用，以及神经外科麻醉恢复期管理等方面均取得长足进展。神经外科麻醉的进步，不仅扩大了神经外科手术领域，而且明显降低了术后患者的致残率和致死率。

提高我国神经外科麻醉水平，推动神经外科麻醉临床与基础研究的开展已成为我们的共同追求。广州医学院1988年成立神经科学研究所后，神经外科麻醉得到较快发展，于1989年举办了第一届全国神经外科麻醉学习班，并于1991年在《神经外科杂志》上率先发表"神经外科麻醉与脑保护"的论文。经过二十余年的努力与积累，以广州医学院第二附属医院麻醉科医生为班底，邀请国内外长期从事神经外科麻醉以及相关学科的专家教授加盟，由黄焕森主任医师和高崇荣教授历时两年多主编的《神经外科麻醉与脑保护》终于付梓面世。

纵览全书，章节条理清晰，语言朴实无华。全书共31章，分为神经外科麻醉基础、神经外科麻醉临床和脑保护三个部分，基础与临床相结合，内容完整实用，是一部基层医院麻醉科工作者、大医院麻醉科青年医生的案头参考书，可读性非常强。本书第三部分以神经外科麻醉围手术期的神经功能保护为主题，紧紧围绕神经外科这一中心，重点介绍了神经外科脑保护的现状与策略、脑保护的神经生物学研究进展、药物与非药物脑保护方法及术后认知功能障碍等。编著者意在跟踪国内外神经外科麻醉发展动态，与各位同道分享新技术、新方法及新理念，力求为提高神经外科麻醉水平起到积极的推动作用。对于麻醉学研究生、有志于科研者，涉猎前沿知识，对研究方向的确定与立题，亦会有所提示或帮助。因此，本人欣然应允为《神经外科麻醉与脑保护》一书作序，并向同道们推荐此书。

首都医科大学附属北京天坛医院教授 王恩真

2012年8月于北京

序 二

21世纪，我国医疗卫生事业进入一个新的发展时期，神经外科领域取得了令人瞩目的成绩，其中也包含神经外科麻醉的贡献。近十年来，大量麻醉新技术应用于临床，如颅内高压的综合控制、亚低温与药物脑保护、神经电生理监测技术、血液回收与血液保护、TCI静脉麻醉、唤醒麻醉等，为神经外科开展新业务提供了有力保证。在此期间，我院麻醉科也在快速发展，在高崇荣教授的悉心指导和黄焕森主任的带领下，已形成具有活力的神经外科麻醉临床和科研兼备的学术团队，不仅可为广大患者提供优质的医疗服务，而且为麻醉学科建设打下了可持续发展的坚实基础。

我院神经外科创建于1982年，1988年成立广州医学院神经科学研究所，在历届医院领导的大力支持和神经外科全体医护人员的艰苦努力下，已发展成为一个设施先进、技术力量雄厚、学术水平较高，集医疗、教学、科研为一体，在华南地区有一定影响力的重点专科。设有脑血管病、颅脑损伤、小儿神经外科、功能神经外科、颅底外科等5个专业组，是省内首家设立专业发展方向组的科室。

《神经外科麻醉与脑保护》一书是由我院麻醉科组织编写的一部学术专著，它总结了神经外科麻醉临床和研究的理论成果和实践经验，在编写过程中，得到国内很多麻醉学界老专家的指导与帮助，凝聚了国内外60余位专家学者的丰富临床经验和研究成果。全书内容丰富，语言精练、朴实，不仅详细阐述了神经外科麻醉的理论和临床经验，而且紧紧跟踪当前脑保护研究方向与动态，是一本适合广大麻醉科医生、麻醉专业研究生和本科生及相关学科人员参考的专业书籍。

专著承蒙首都医科大学附属北京天坛医院王恩真教授指导并作序，在此表示衷心感谢！

广州医学院第二附属医院副院长　刘世明
2012年8月于广州

前 言

神经外科麻醉学在20世纪90年代后快速发展，进入21世纪后，它已经成为临床麻醉中一个重要的麻醉亚专科，具有广阔的研究基础并逐步形成了较规范的技术与管理体系。2000年由首都医科大学附属北京天坛医院王恩真教授主编的我国第一部《神经外科麻醉学》出版，对推动我国该学科的发展起到重要指导作用。神经外科麻醉学在不断发展，神经外科的进步也对麻醉医师提出了新的挑战。现代神经外科麻醉学不仅重视麻醉的实施，而且已将神经外科围手术期患者的管理和脑功能维护作为重点，如全面脑功能监测、围手术期脑保护、唤醒麻醉和术后镇痛等。最近十年，脑保护的基础研究和临床应用研究也取得了重大进展。然而，至今国内有关围手术期脑保护方面的书却极少，特别是神经外科麻醉与脑保护方面的专著更少。因此，在全国著名神经外科麻醉专家王恩真教授的指导下，我们组织编写了《神经外科麻醉与脑保护》一书，意在跟踪国内外神经外科麻醉的发展动态，与各位同道分享新技术、新方法及新理念，为提高我国神经外科麻醉水平而共同努力。

本书分为三篇，共有31章。第一篇紧紧围绕神经外科手术麻醉和脑保护这个中心，较系统地介绍脑生理与脑缺血的病理生理变化；第二篇主要介绍神经外科麻醉临床知识，包括神经外科麻醉基本监测、脑功能监测、各类神经外科手术麻醉特点、方法及麻醉期管理等，其中既有主编单位从事神经外科麻醉的多年临床经验，也有国内神经外科麻醉专业和神经内、外科具有丰富临床实践经验的专家们的心血；第三篇是脑保护的基础与临床研究进展，特别是对神经生物学的研究进展作了比较详细的介绍。近年来，随着研究工作的不断深入，我们对于脑缺血与脑损伤病理机制的认识已有较大提高，并已将更多的注意力转移到了治疗性的神经保护方面。然而，在临床工作中，我们深知脑缺血的情况十分复杂，影响也十分广泛，尽管基础研究中应用动物模型已取得不少突破，但真正将研究成果转化到实际临床工作中尚有很长的路程。因此，我们仍然需要继续深入研究，直至取得稳定而确实的脑保护成效，造福患者。

本书涉及内容较广较新，由于时间仓促以及作者基础理论知识和实践经验有限，难免有错漏和不当之处，恳请广大读者批评指正。

本书的编写和出版，承蒙王恩真教授的关怀、指导，同时得到广州市科学技术协会基金项目资助、广州医学院及其第二附属医院领导的大力支持，以及河南科学技术出版社的大力帮助，在此一并致以衷心的感谢！

黄焕森 高崇荣

2012年8月于广州

目 录

第一篇 神经外科麻醉基础

第一章 神经外科麻醉发展史 ··· 2
    一、19 世纪神经外科麻醉发展 ·· 2
    二、20 世纪神经外科麻醉发展 ·· 3
    三、我国神经外科麻醉的发展 ·· 5
第二章 脑生理 ··· 9
  第一节 脑血流 ·· 9
    一、脑血供特点 ··· 9
    二、脑血流的调节 ··· 10
  第二节 脑代谢 ··· 15
    一、脑组织代谢的特点 ··· 15
    二、脑血流和脑代谢的关系 ··· 18
    三、影响脑代谢的生理因素 ··· 19
  第三节 颅内压 ··· 20
    一、概述 ··· 20
    二、颅内压的生理调节 ··· 22
    三、颅内高压 ·· 24
第三章 麻醉药物对脑生理的影响 ··· 27
  第一节 吸入麻醉药对脑生理的影响 ···································· 27
    一、吸入麻醉药对脑电生理的影响 ································ 27
    二、吸入麻醉药对脑血流和脑代谢的影响 ······················· 28
    三、吸入麻醉药对颅内压的影响 ··································· 33
  第二节 静脉麻醉药对脑生理的影响 ···································· 35
    一、异丙酚 ··· 35
    二、硫喷妥钠 ·· 36

　　　　三、依托咪酯 …………………………………… 37
　　　　四、氯胺酮 ……………………………………… 38
　　　　五、咪达唑仑 …………………………………… 40
　　　　六、利多卡因 …………………………………… 41
　　第三节　麻醉辅助药对脑生理的影响 …………………… 42
　　　　一、肌肉松弛剂 ………………………………… 42
　　　　二、血管活性药 ………………………………… 44
　　　　三、麻醉性镇痛药 ……………………………… 45
　　　　四、非甾体类抗炎镇痛药 ……………………… 46
第四章　脑病理生理学 …………………………………… 51
　　第一节　脑缺血病理生理学 ……………………………… 51
　　　　一、发病原因 …………………………………… 51
　　　　二、发病机制 …………………………………… 52
　　　　三、脑缺血的病理生理机制 …………………… 54
　　　　四、恶化脑缺血病理生理进程的因素 ………… 58
　　第二节　高血压病理生理学 ……………………………… 58
　　　　一、发病机制与相关因素 ……………………… 59
　　　　二、类型和病理变化 …………………………… 60
　　　　三、高血压脑病 ………………………………… 63
　　第三节　脑肿瘤病理生理学 ……………………………… 63
　　　　一、病因与发病机制 …………………………… 63
　　　　二、类型与病理变化 …………………………… 64
　　　　三、生理变化与临床改变 ……………………… 66
　　第四节　癫痫病理生理学 ………………………………… 68
　　　　一、癫痫的概念和新进展 ……………………… 68
　　　　二、癫痫的病因及影响因素 …………………… 69
　　　　三、癫痫的发病机制 …………………………… 70
　　　　四、抗癫痫药物的作用靶点和机制 …………… 75
第五章　神经系统功能评估 ………………………………… 79
　　第一节　大脑皮质功能评估 ……………………………… 79
　　　　一、大脑皮质解剖结构及组织学结构 ………… 79
　　　　二、大脑皮质的分区和功能 …………………… 80
　　　　三、大脑皮质功能缺失的评估 ………………… 81
　　第二节　皮质下中枢功能评估 …………………………… 82
　　　　一、基底节区功能评估 ………………………… 82
　　　　二、间脑功能评估 ……………………………… 83
　　　　三、边缘系统功能评估 ………………………… 83
　　　　四、小脑功能评估 ……………………………… 84

五、脑干功能评估 …………………………………… 85
　　六、脊髓功能评估 …………………………………… 87
第三节　肢体运动功能估价 ……………………………… 88
　　一、运动系统的解剖结构及生理功能 ……………… 88
　　二、肢体运动功能的评估 …………………………… 89

第二篇　神经外科麻醉临床

第六章　神经外科麻醉基本监测 …………………………… 94
　　一、有创血压监测 …………………………………… 94
　　二、中心静脉压监测 ………………………………… 95
　　三、呼气末二氧化碳分压监测 ……………………… 95
　　四、血气分析与电解质监测 ………………………… 96
　　五、血红蛋白与血细胞比容监测 …………………… 97
　　六、凝血功能监测 …………………………………… 98
　　七、体温监测 ………………………………………… 100
　　八、血乳酸监测 ……………………………………… 100
　　九、尿量监测 ………………………………………… 101
第七章　脑功能监测 ………………………………………… 103
　第一节　脑血流监测 …………………………………… 103
　　一、经颅多普勒超声 ………………………………… 103
　　二、其他脑血流测定方法 …………………………… 111
　第二节　颅内压监测 …………………………………… 113
　　一、颅内压的形成 …………………………………… 113
　　二、颅内压监测意义 ………………………………… 114
　　三、颅内压监测方法 ………………………………… 115
　　四、颅内压监测的适应证、并发症及注意事项 …… 117
　　五、颅内压监测分析 ………………………………… 118
　第三节　脑代谢监测 …………………………………… 121
　　一、颈内静脉血氧饱和度监测 ……………………… 122
　　二、脑近红外光谱仪监测 …………………………… 127
　　三、脑组织氧分压监测 ……………………………… 136
　第四节　脑微透析监测 ………………………………… 143
　　一、微透析理论基础 ………………………………… 143
　　二、回收率及其影响因素 …………………………… 143
　　三、灌流液的组成 …………………………………… 145
　　四、微透析的取样 …………………………………… 145
　　五、微透析在神经外科的应用 ……………………… 147

第五节　脑电图监测 …………………………………………………………………… 147
　　一、正常脑电图 …………………………………………………………………… 148
　　二、麻醉中脑电图监测的发展概要 ……………………………………………… 149
　　三、脑电图在手术及重症监护中的应用 ………………………………………… 150
　　四、麻醉药物对脑电图的影响 …………………………………………………… 151
　　五、脑电定量分析 ………………………………………………………………… 153
　　六、脑电定量分析方法在麻醉中的应用 ………………………………………… 158
第六节　定量药物脑电图的应用进展 ………………………………………………… 165
　　一、评价全身麻醉药物对脑功能的影响 ………………………………………… 165
　　二、推测全身麻醉药物的作用部位和作用顺序 ………………………………… 165
　　三、监测麻醉深度 ………………………………………………………………… 166
　　四、分析麻醉药物引起 QPEEG 改变的分子机制 ……………………………… 167
　　五、用于全身麻醉药物的研发 …………………………………………………… 167
　　六、药物依赖方面的应用 ………………………………………………………… 168
第七节　诱发电位监测 ………………………………………………………………… 169
　　一、概述 …………………………………………………………………………… 169
　　二、体感诱发电位监测 …………………………………………………………… 171
　　三、听觉诱发电位监测 …………………………………………………………… 175
　　四、运动诱发电位监测 …………………………………………………………… 177
　　五、运动颅神经监测 ……………………………………………………………… 179
　　六、麻醉药对诱发电位的影响 …………………………………………………… 180

第八章　幕上肿瘤手术麻醉 …………………………………………………………… 196
　第一节　病理生理特点 ……………………………………………………………… 196
　第二节　麻醉前病情评估与准备 …………………………………………………… 197
　　一、神经系统检查 ………………………………………………………………… 197
　　二、水、电解质及酸碱平衡 ……………………………………………………… 197
　　三、全身状况的评估 ……………………………………………………………… 198
　　四、术前用药 ……………………………………………………………………… 198
　　五、麻醉方式 ……………………………………………………………………… 198
　　六、麻醉监测 ……………………………………………………………………… 198
　第三节　麻醉的实施与监测 ………………………………………………………… 199
　　一、麻醉药物的选择 ……………………………………………………………… 199
　　二、麻醉方法的选择 ……………………………………………………………… 200
　第四节　麻醉的注意事项 …………………………………………………………… 203
　第五节　常见肿瘤麻醉 ……………………………………………………………… 204
　　一、胶质瘤手术的麻醉处理 ……………………………………………………… 204
　　二、脑膜瘤手术的麻醉处理 ……………………………………………………… 205

第九章 下丘脑与垂体区手术麻醉 ……………………………………………… 207
第一节 概述 ……………………………………………………………………… 207
一、下丘脑和垂体的解剖与生理 ………………………………………… 207
二、垂体肿瘤 ……………………………………………………………… 208
第二节 麻醉前病情评估与准备 ………………………………………………… 213
第三节 麻醉的实施与监测 ……………………………………………………… 214
一、监测 …………………………………………………………………… 214
二、麻醉技术 ……………………………………………………………… 215

第十章 后颅窝手术麻醉 …………………………………………………………… 218
第一节 后颅窝病变的临床特征 ………………………………………………… 218
第二节 后颅窝病变手术的麻醉 ………………………………………………… 219
一、术前评估 ……………………………………………………………… 219
二、麻醉方法 ……………………………………………………………… 220
三、围麻醉期管理 ………………………………………………………… 221
四、特殊体位的麻醉处理 ………………………………………………… 222

第十一章 脑干肿瘤手术麻醉 ……………………………………………………… 225
第一节 脑干解剖和生理功能 …………………………………………………… 225
第二节 脑干占位性病变的症状和体征 ………………………………………… 226
第三节 脑干肿瘤手术的麻醉 …………………………………………………… 226
一、病情评估及准备 ……………………………………………………… 226
二、麻醉选择 ……………………………………………………………… 227
三、神经电生理监测和脑保护 …………………………………………… 230
第四节 手术并发症及处理 ……………………………………………………… 231

第十二章 动脉瘤与动静脉畸形手术麻醉 ………………………………………… 234
一、动脉瘤破裂后的病理生理 …………………………………………… 234
二、麻醉特点 ……………………………………………………………… 236
三、麻醉前病情评估与准备 ……………………………………………… 236
四、麻醉的实施与监测 …………………………………………………… 238
五、麻醉时的注意事项 …………………………………………………… 240
六、脑动静脉畸形手术的麻醉 …………………………………………… 241

第十三章 颈动脉内膜剥脱术麻醉 ………………………………………………… 243
一、手术适应证、禁忌证及时机 ………………………………………… 243
二、术前评估及准备 ……………………………………………………… 244
三、麻醉管理 ……………………………………………………………… 245
四、脑功能的监测和保护 ………………………………………………… 247
五、术后并发症及其防治 ………………………………………………… 249

第十四章 神经外科介入手术麻醉 ………………………………………………… 252
第一节 概述 ……………………………………………………………………… 252

一、神经外科介入手术的特点 ……………………………………… 252
　　二、神经外科介入手术麻醉特点 …………………………………… 254
第二节　麻醉前病情评估与准备 ………………………………………… 255
第三节　麻醉的实施与监测 ……………………………………………… 256
　　一、神经外科介入手术对麻醉的要求 ……………………………… 256
　　二、麻醉的实施 ……………………………………………………… 256
　　三、监测 ……………………………………………………………… 257
　　四、手术中需用相关技术 …………………………………………… 259
第四节　血管内治疗术常见并发症 ……………………………………… 259
第五节　常见神经外科介入治疗 ………………………………………… 262
　　一、颅内动脉瘤 ……………………………………………………… 262
　　二、脑动静脉畸形 …………………………………………………… 264

第十五章　小儿神经外科手术麻醉 ………………………………………… 266
第一节　小儿神经系统生理学特点 ……………………………………… 266
　　一、小儿脑代谢和脑血流 …………………………………………… 266
　　二、小儿颅内压 ……………………………………………………… 267
第二节　小儿神经药理学特点 …………………………………………… 268
　　一、吸入麻醉药 ……………………………………………………… 268
　　二、静脉麻醉药 ……………………………………………………… 270
　　三、麻醉性镇痛药 …………………………………………………… 271
　　四、肌肉松弛药 ……………………………………………………… 271
第三节　麻醉前病情评估与准备 ………………………………………… 272
　　一、术前评估 ………………………………………………………… 272
　　二、术前准备与术前用药 …………………………………………… 273
第四节　麻醉的实施与监测 ……………………………………………… 273
　　一、麻醉诱导 ………………………………………………………… 273
　　二、麻醉维持 ………………………………………………………… 274
　　三、围手术期监测 …………………………………………………… 275
第五节　小儿麻醉的围手术期管理 ……………………………………… 276
　　一、呼吸管理 ………………………………………………………… 276
　　二、容量管理 ………………………………………………………… 277
　　三、患儿体位 ………………………………………………………… 278
　　四、体温维持 ………………………………………………………… 280
　　五、小儿颅内压的控制 ……………………………………………… 280
　　六、麻醉苏醒期管理 ………………………………………………… 282
第六节　常见的小儿神经外科手术麻醉 ………………………………… 283
　　一、小儿脑积水分流术麻醉 ………………………………………… 283
　　二、小儿颅内肿瘤手术麻醉 ………………………………………… 284

三、小儿脑血管病麻醉 …… 286
　　四、小儿颅脑外伤麻醉 …… 287
　　五、脊髓发育不良手术麻醉 …… 288
　　六、小儿介入手术麻醉 …… 289

第十六章　脊髓和脊柱手术麻醉 …… 292
第一节　麻醉特点 …… 292
第二节　麻醉前病情评估与准备 …… 293
　　一、脊柱创伤患者的术前评估与准备 …… 293
　　二、脊柱侧凸患者的术前准备 …… 293
　　三、颈椎病患者的术前准备 …… 294
第三节　麻醉方法的选择 …… 294
　　一、麻醉诱导 …… 294
　　二、麻醉维持与复苏 …… 295
第四节　麻醉注意事项 …… 296
　　一、唤醒试验 …… 296
　　二、体感诱发电位 …… 296
　　三、运动诱发电位 …… 297
　　四、颅神经的肌电图 …… 297
　　五、血压问题 …… 297
　　六、体位问题 …… 298

第十七章　急性颅脑外伤手术麻醉 …… 301
第一节　颅脑外伤的病理生理 …… 301
　　一、颅脑损伤分类 …… 301
　　二、颅脑损伤的病理生理 …… 302
第二节　颅脑外伤的初期评估和早期急救 …… 303
　　一、初期评估 …… 303
　　二、早期急救 …… 304
第三节　颅脑外伤的麻醉处理 …… 305
　　一、术前评估 …… 305
　　二、麻醉选择 …… 305
　　三、麻醉前用药 …… 306
　　四、术中监测 …… 306
　　五、麻醉诱导 …… 306
　　六、麻醉维持 …… 307
　　七、术中管理 …… 309
　　八、麻醉苏醒期处理 …… 310
第四节　颅脑外伤后的系统性后遗症 …… 311

第十八章 癫痫手术与唤醒麻醉 ………………………………………………… 313
- 第一节 麻醉特点 ………………………………………………………… 313
- 第二节 麻醉前病情评估与准备 ………………………………………… 314
  - 一、麻醉前病情评估 …………………………………………………… 314
  - 二、麻醉前准备 ………………………………………………………… 315
- 第三节 麻醉的实施与监测 ……………………………………………… 315
- 第四节 麻醉注意事项 …………………………………………………… 320

第十九章 其他神经外科手术麻醉 …………………………………………… 327
- 第一节 脑立体定向手术麻醉 …………………………………………… 327
  - 一、脑立体定向概述 …………………………………………………… 327
  - 二、麻醉特点 …………………………………………………………… 328
  - 三、麻醉前病情评估与准备 …………………………………………… 328
  - 四、麻醉实施与监测 …………………………………………………… 329
  - 五、麻醉注意事项 ……………………………………………………… 330
- 第二节 神经外科内镜手术麻醉 ………………………………………… 332
  - 一、麻醉特点 …………………………………………………………… 332
  - 二、麻醉前病情评估与准备 …………………………………………… 333
  - 三、麻醉实施与监测 …………………………………………………… 333
  - 四、麻醉的注意事项 …………………………………………………… 334
- 第三节 脑脊液分流手术麻醉 …………………………………………… 334
  - 一、麻醉特点 …………………………………………………………… 335
  - 二、麻醉前病情评估与准备 …………………………………………… 335
  - 三、麻醉实施与监测 …………………………………………………… 336
  - 四、麻醉的注意事项 …………………………………………………… 336
- 第四节 妊娠期神经外科手术麻醉 ……………………………………… 337
  - 一、麻醉特点 …………………………………………………………… 337
  - 二、麻醉前病情评估与准备 …………………………………………… 340
  - 三、麻醉实施与监测 …………………………………………………… 341
  - 四、麻醉注意事项 ……………………………………………………… 342

第二十章 神经外科围手术期液体管理 ……………………………………… 345
- 第一节 液体治疗的基础知识 …………………………………………… 345
  - 一、人体体液的组成 …………………………………………………… 345
  - 二、常用输液剂 ………………………………………………………… 346
- 第二节 颅脑手术患者的液体治疗 ……………………………………… 347
  - 一、围手术期体液的变化 ……………………………………………… 347
  - 二、围手术期液体治疗的评估指标 …………………………………… 348
  - 三、麻醉手术期间的液体治疗 ………………………………………… 350

目录

第二十一章 神经外科麻醉期的特殊管理措施 ··· 355
  第一节 过度通气 ··· 355
    一、过度通气的定义 ··· 355
    二、神经外科麻醉过度通气的意义 ··· 355
    三、过度通气的临床应用 ··· 356
    四、过度通气的注意问题 ··· 357
  第二节 脱水与利尿 ··· 359
    一、渗透性脱水剂 ··· 360
    二、利尿剂 ··· 362
    三、糖皮质激素 ··· 363
    四、脱水与利尿治疗中的并发症 ··· 364
  第三节 控制性降压 ··· 365
    一、控制性降压的理论基础 ··· 365
    二、控制性降压对脑组织的生理影响 ··· 366
    三、常用控制性降压的药物和方法 ··· 366
    四、控制性降压的适应证、禁忌证和并发症 ··· 369
    五、控制性降压的监测与管理 ··· 370
  第四节 脑脊液外引流 ··· 373
    一、脑脊液的生理学基础 ··· 373
    二、脑脊液引流的应用 ··· 374
  第五节 重要生理参数的调控 ··· 376
    一、体温 ··· 376
    二、脑灌注压 ··· 377
    三、血糖 ··· 377
    四、动脉血二氧化碳分压 ··· 378
    五、动脉血氧分压 ··· 378

第二十二章 神经外科围手术期麻醉并发症 ··· 383
    一、循环系统并发症 ··· 383
    二、呼吸系统并发症 ··· 384
    三、围手术期颅内高压 ··· 385
    四、体位引起的并发症 ··· 387
    五、体温异常 ··· 389
    六、水、电解质失衡 ··· 390
    七、术后并发症及处理 ··· 392

第二十三章 神经外科麻醉苏醒期管理与术后镇痛 ··· 394
  第一节 神经外科麻醉苏醒期管理 ··· 394
    一、神经功能学的观察与评价 ··· 394
    二、颅内压监测与处理 ··· 396

三、呼吸系统管理 ……………………………………………………………… 397
　　四、循环系统管理 ……………………………………………………………… 399
　　五、体温管理 …………………………………………………………………… 400
　　六、体液和电解质管理 ………………………………………………………… 400
　　七、癫痫处理 …………………………………………………………………… 401
　　八、术后躁动处理 ……………………………………………………………… 401
　第二节　神经外科术后镇痛 ………………………………………………………… 402
　　一、神经外科术后镇痛的意义 ………………………………………………… 402
　　二、神经外科术后镇痛原则 …………………………………………………… 403
　　三、镇痛方法与药物选择 ……………………………………………………… 403
第二十四章　神经外科手术后重症监测与治疗 ……………………………………… 406
　第一节　一般监测和治疗 …………………………………………………………… 406
　第二节　特殊监测 …………………………………………………………………… 407
　　一、颅内压监测 ………………………………………………………………… 407
　　二、影像学监测 ………………………………………………………………… 409
　第三节　术后治疗 …………………………………………………………………… 409
　　一、呼吸道的管理 ……………………………………………………………… 409
　　二、颅内压增高的控制 ………………………………………………………… 410
　　三、心血管系统功能障碍的治疗 ……………………………………………… 411
　　四、消化系统并发症的治疗 …………………………………………………… 411
　　五、内分泌紊乱的治疗 ………………………………………………………… 412
　　六、预防深静脉血栓 …………………………………………………………… 412
　　七、神经外科术后的镇静 ……………………………………………………… 413

第三篇　脑保护

第二十五章　神经外科脑保护概述 …………………………………………………… 419
　第一节　历史回顾 …………………………………………………………………… 419
　第二节　神经外科脑保护现状 ……………………………………………………… 420
　　一、当前脑保护干预方法 ……………………………………………………… 420
　　二、药物脑保护现状 …………………………………………………………… 421
　第三节　未来展望：缺血预处理和后处理 ………………………………………… 423
　　一、缺血预处理 ………………………………………………………………… 423
　　二、缺血后处理 ………………………………………………………………… 423
第二十六章　脑保护的神经生物学研究进展 ………………………………………… 428
　第一节　离子通道与脑保护 ………………………………………………………… 428
　　一、离子通道概述 ……………………………………………………………… 428
　　二、钠通道与脑缺氧的研究 …………………………………………………… 429

目录

　　三、钙通道与脑缺血再灌注损伤 …… 434
　　四、钾通道与脑保护 …… 440
　　五、非选择性阳离子通道与脑保护 …… 444
第二节　谷氨酸与兴奋性神经毒性 …… 445
　　一、谷氨酸概述 …… 445
　　二、谷氨酸浓度升高机制 …… 447
　　三、谷氨酸介导兴奋性毒性的信号机制 …… 449
第三节　细胞因子与神经毒性 …… 455
　　一、细胞因子概述 …… 455
　　二、细胞因子的神经毒性 …… 457
第四节　钙蛋白酶与神经毒性 …… 463
　　一、钙蛋白酶概述 …… 463
　　二、钙蛋白酶抑制蛋白 …… 464
　　三、钙蛋白酶的激活 …… 464
　　四、钙蛋白酶介导神经元死亡的机制 …… 465
第五节　大脑缺血再灌注和线粒体功能障碍 …… 467
　　一、线粒体的结构与功能 …… 468
　　二、大脑缺血再灌注导致线粒体功能障碍的机制 …… 472
　　三、线粒体功能障碍对大脑的影响 …… 473
第六节　神经元凋亡与坏死 …… 474
　　一、神经元凋亡的特征和机制 …… 475
　　二、细胞凋亡与坏死 …… 478
　　三、凋亡与细胞程序性坏死 …… 479
　　四、神经元凋亡与神经元迟发性损伤 …… 482
　　五、细胞凋亡与神经系统疾病 …… 484
　　六、药物对神经细胞凋亡的保护作用及其应用前景 …… 486
第七节　脑缺血耐受与脑保护 …… 487
　　一、脑缺血耐受的基础研究 …… 487
　　二、脑缺血预处理的机制 …… 488
　　三、脑缺血预处理的临床研究 …… 493

第二十七章　药物脑保护 …… 514
第一节　麻醉药物的脑保护作用 …… 514
　　一、吸入麻醉药与脑保护 …… 514
　　二、静脉麻醉药与脑保护 …… 517
第二节　非麻醉药物的脑保护作用 …… 523
第三节　脑缺血再灌注损伤药物保护研究进展 …… 527

第二十八章　亚低温脑保护 …… 539
第一节　亚低温脑保护的实施 …… 539

一、亚低温脑保护作用的机制 ……………………………… 539
　　二、脑温监测及降温程度 …………………………………… 541
　　三、降温的时间窗及持续时间 ……………………………… 542
　　四、降温方法 ………………………………………………… 542
　　五、复温方法 ………………………………………………… 543
　　六、临床适应证及禁忌证 …………………………………… 544
　　七、亚低温治疗过程中的并发症及其防治 ………………… 544
　第二节　血管内热交换降温技术的临床应用 …………………… 544
　　一、血管内热交换降温技术的特点 ………………………… 544
　　二、血管内热交换降温的安全性、可行性及有效性 ……… 545
　　三、血管内热交换降温的临床应用 ………………………… 546

第二十九章　体外循环与脑保护 …………………………………… 552
　第一节　体外循环脑损伤因素 …………………………………… 552
　　一、原发性脑损伤 …………………………………………… 552
　　二、继发性脑损伤 …………………………………………… 554
　第二节　体外循环脑损伤标记物的监测 ………………………… 555
　第三节　体外循环脑保护措施 …………………………………… 557

第三十章　术后认知功能障碍 ……………………………………… 562
　　一、POCD 的定义、诊断和发生率 ………………………… 562
　　二、POCD 的病因及诱发因素 ……………………………… 564
　　三、POCD 的发生机制 ……………………………………… 568
　　四、POCD 的生物标记物 …………………………………… 570
　　五、POCD 的预防和治疗 …………………………………… 571

第三十一章　心跳骤停与脑复苏 …………………………………… 573
　第一节　急性全脑缺血的病理生理 ……………………………… 573
　第二节　脑复苏的治疗措施 ……………………………………… 574
　　一、施行有效的 CPR ………………………………………… 574
　　二、采取有效的支持措施 …………………………………… 574
　　三、维持良好的脑组织氧供 ………………………………… 575
　　四、特异性脑复苏措施 ……………………………………… 576
　　五、并发症和后遗症 ………………………………………… 579
　第三节　脑复苏的转归 …………………………………………… 580

第一篇

神经外科麻醉基础

第一章 神经外科麻醉发展史

无论考古发掘还是颅内手术的历史记载，均表明颅脑手术是人类开展最早的手术之一。但真正在安全无痛麻醉下施行神经外科手术则是在19世纪中期以后。

一、19世纪神经外科麻醉发展

（一）19世纪中叶

19世纪，对神经外科发展最具重要影响的是麻醉。19世纪中叶，氧化亚氮、乙醚、氯仿几乎同时被用于手术麻醉，特别是1846年10月16日，麻醉医生William Thomas Green Morton在马萨诸塞州麻省总医院，首次公开用乙醚为患者切除颈部肿瘤麻醉表演成功后，乙醚麻醉迅速遍及全球。许多手术在乙醚麻醉下施行，患者无痛，外科医生能集中精力、大胆和迅速地进行某些精细的手术操作。一年之后，氯仿也迅速在世界各地推广应用。氯仿麻醉对神经外科的发展起到了空前的推动作用。

（二）19世纪后期

19世纪后期，许多国家的外科医生，如苏格兰的William Macewen（1848—1936）和Victor Horsley（1857—1916），美国的Charles H. Frazier（1870—1930），以及德国的Fedor Krause（1856—1937）等，先后在开展颅内肿瘤、脑脓肿、癫痫、脊髓压迫症和疼痛手术的同时兼司管麻醉。这几位著名神经外科创始人和开拓者为20世纪神经外科麻醉学的发展做出了巨大贡献。

William Macewen，苏格兰人，神经外科先驱，于1878年成功地进行了第一例开颅肿瘤手术，一年后，也是他第一个采用了气管内插管麻醉。先前他看到许多白喉患者因上呼吸道阻塞致死而受到启示，便在尸体上研究经口腔气管插管的方法。1879年7月5日Macewen为一例舌基底部上皮癌切除术麻醉，应用一根铜制导管在氯仿麻醉诱导下插进患者气管，上喉部于导管周围用纱布包绕填塞，以阻止血液进入气管内，使通气得到保证，手术结果很满意。后来Macewen研制了可弯曲的胶质弹性气管导管，但到1920年才得到公认和推广应用。1921年Magill和Rowbotham将气管内导管进一步改良为橡皮管，并可经鼻腔盲探插管。之后Guedel、Waters制作并倡导用带有套囊的气管内插管导管。Macewen很重视麻醉管理，根据他的临床经验和倡议，制订了有关麻醉与瞳孔变化的观察表。他偏爱氯仿，不喜欢乙醚对心脏和唾液腺的刺激作用。但他认为氯仿深麻醉可加重脑水肿，因此，他提倡配伍应用吗啡以减少氯仿用量。

Victor Horsley，苏格兰人，他对氧化亚氮麻醉进行了细致观察，指出意识恢复时常伴有肌痉挛、抽搐与兴奋，有时出现发绀。1883～1885 年，Horsley 研究了氯仿、乙醚和硫酸吗啡对颅内手术的影响，指出乙醚可引起血压升高，血液黏度增加，并促使失血增多以及术后呕吐和兴奋。因此，他倾向于应用氯仿，但他同时又指出对氯仿要明智和审慎地使用，并设法控制出血。

Fedor Krause，德国神经外科创始人，1857 年出生于弗里德兰。他提出吗啡与氯仿组合应用，术后小剂量应用吗啡有止痛作用。另外，他提出通过增加氯仿吸入浓度可进行控制性降压，但也指出，颅内肿瘤患者如果呼吸停止可能会出现突然死亡。因此，他提倡使用 Roth – Drager（罗斯 – 德尔格）氧 – 氯仿挥发装置，可使用 100% 的氧气并能控制氯仿浓度。他还强调，大脑本身对疼痛不敏感，只用很浅的麻醉就可以。

Charles H. Frazier，美国人，他在神经外科工作的实践中认识到培养麻醉专业人员的重要性，并于 1906 年提出："选择麻醉师与选择麻醉药同样重要"。三年后，他更明确地指出，中枢神经系统，特别是幕下病变的手术，由于手术部位与心脏和呼吸中枢相邻，即使轻微的损害都可出现呼吸与循环功能障碍。因此，他提出术中管理的主要责任应落在麻醉工作者身上。他强调任何情况下进行这类手术，都要保证有业务熟练的合格麻醉人员在场。Frazier 在 1901 年选择一位年轻护士 Anna 为宾夕法尼亚大学医院第一任麻醉护士。

脊椎手术使 Frazier 闻名于世，他在应用乙醚吸入麻醉后不久，就对体位引起的呼吸问题特别注意。他认为"身体本身的重量已使患者自主呼吸功能受到影响，手术麻醉期间患者肌张力消失更容易发生呼吸窘迫"。他用肺定量计测量，发现"仰卧位与俯卧位肺活量之比是 10∶6"。因此，他明确指出"脊髓手术必须选用气管内麻醉"。

二、20 世纪神经外科麻醉发展

（一）20 世纪早期

神经外科虽起源于英国，但成为一门独立的学科，却发生在 19 世纪以后的美国。当时美国有一批杰出的外科医生致力于中枢神经系统疾病的外科治疗，其中贡献最为突出者当属 Harvey Cushing，他于 1920 年在波士顿 Brigham 医院创建了具有完整临床体系的独立神经外科，该科室很快成为世界上第一个神经外科中心。

Harvey Cushing 在他当住院医生期间就对神经外科很感兴趣。1900 年他在欧洲访问学习期间便认识到颅内压和全身动脉压的关系。1901 年他在美国推广 Riva – Rocc 血压计作为麻醉记录的一部分。1903 年在波士顿的一次会议上，他和 Crile 提出将血压记录作为术中麻醉管理常规。Cushing 对乙醚全身麻醉早期死亡率较高产生顾虑，因此他提倡使用某些局部麻醉技术（称为区域麻醉），并于 1929 年应用局部麻醉切除一位患者颅内大囊肿。Cushing 的成功经验，除了使用局部麻醉剂外，也包括注意"在手术期间尽可能注意维护心脏和其他器官功能"。

尽管气管内麻醉的优点很明显并有越来越多的赞扬报道，但在当时对这种新方法的推广较缓慢、谨慎，尤其美国人受 Cushing 戒律的影响不愿轻易改变；而在英国很快得到推广，Challis 和 Ryan 于 1933 年报道了近 700 例神经外科手术用气管内麻醉的优异成绩。不过气管内麻醉的广泛应用主要是在第二次世界大战期间。也正是从这个时候开始，人们才认为气管内麻醉是现代神经外科麻醉的开始。因此有作者说，神经外科麻醉前一个五十年的最重要进展是气管内麻醉和完全控制呼吸。虽然对气道的重要性，Macewen 和 Horsley 一开始就再三强调，但直到 Rowbotham 和 Magill 完善了气管导管套囊制作以后，尤其 1942 年骨骼肌松弛药箭毒用于麻醉后，完全控制呼吸才得以实现。然而，一直到 1960 年方开始在神经外科手术中广泛应用，为颅内压和颅内顺应性的调控提供了良好条件。

（二）20 世纪中后期

20 世纪 60 年代是神经外科麻醉学发展具有决定性的十年。在这期间，由于建立在脑血管动力学、生理学基础上的测量仪器引进了世界先进的电子工程技术，使脑血流、脑氧代谢率、颅内压和神经化学的测量技术达到标准化；欧洲和北美麻醉医生和神经外科医生凝聚力量，共同研究麻醉对脑血流和脑代谢的影响以及脑外伤后脑血管反应和颅内高压的动力学变化。这种多学科综合研究的方法很快使神经外科医生和麻醉医生认识到需要一起共同研究有关患者治疗和护理方面的各种病理生理学问题。于是在 1960 年，几位麻醉学专家，包括英国的 Andrew R. Hunter 和加拿大的 R. G. B. Gilbert 共同确定了神经外科麻醉（neuroanesthesia）应作为麻醉学的一个亚专业。

神经外科麻醉学在学术理论方面的发展成果是 1964 年问世的第一部神经外科麻醉学教科书《神经外科麻醉学》（*neuroanesthesiology*），由 Andrew R. Hunter 教授主编，在曼彻斯特出版。接着于 1966 年 R. G. B. Gilbert（当时是麦吉尔大学麻醉科主任和蒙特利尔神经科学研究所主席）、Fred Brind Le 和 Anibal Galindo 主编了第二部《神经外科麻醉学》。

神经外科麻醉学在 20 世纪 60 年代的学术研究，主要涌现出三个代表性学者 Philadelphia、Glasgow 和 Rochester。他们分别研究氧化亚氮、环丙烷、氟烷、恩氟醚、神经安定药、低血压和过度通气对脑的影响等。英国麻醉学家 Gordon Mcowall 与 Murray Harper 研究麻醉药对颅内动力学的影响；还有两位临床麻醉学家 Barker 和 Fitch 将基础研究与临床实践结合，最先确定了麻醉剂对颅内占位性病变患者脑血流和脑代谢的影响。他们还提出在神经外科麻醉中应废除吸入性麻醉剂氟烷并反对各种吸入性麻醉剂联合应用。Michenfelder 和 Theye 是最早研究脑保护的两位学者，他们在动脉瘤夹闭术中，首先采用了控制性低体温。随着电灼术和手术显微镜的应用，神经外科手术领域不断扩大；神经诊断定位技术给神经外科手术带来极大的方便；短效麻醉药、肌松药的使用，使麻醉医生更有能力满足手术和患者的各种要求。

20 世纪 70 年代，三个神经麻醉学研究机构相继成立：宾夕法尼亚大学的 Shapin 将神经外科麻醉医生的职责扩展到重症监护，并在圣地亚哥创立了神经外科麻醉中心；匹兹堡大学的麻醉中心主要研究心、肺、脑复苏；第三个麻醉中心在明尼苏达州，主要研究颅脑损伤。1972 年 6 月 14 日在费城举行关于成立神经外科麻醉组织机构的筹备会。1973年10月7日在旧金山举行第一次神经外科麻醉学术会议。这次会议确定了组织机构的名称由原来的神经外科麻醉学会更改为神经外科麻醉与神经外科支持治疗学会（The Society of Neurosurgical Anesthesia and Neurological Supportive Care, SNANSC），并选举John D. Michenfelder为主席。

神经外科麻醉学会于1976年被美国麻醉协会正式承认为其亚专业学会，James E. Cottrell为美国麻醉协会神经外科麻醉专科学会主席。1986年SNANSC又改名为神经外科麻醉与重症监护学会（SNACC），体现了严重神经功能障碍患者重症监护治疗的重要性。

20世纪80年代，神经外科麻醉研究的主要方向是糖的控制和适度低温对脑的影响。这一时期，出现了许多脑保护的药物，但对阻止继发性脑损害尚没有成熟的方案。

20世纪90年代是"大脑的十年"，神经外科麻醉也飞速发展。进入21世纪后，神经外科麻醉已经形成一个具备广阔研究基础及训练培养基础的重要麻醉亚专科。同时，监测技术发展迅速，空气栓塞可通过心前区多普勒、呼气末二氧化碳监测和肺动脉导管很容易被检测出来；经食管多普勒和经食管心电图增加了检测小的空气栓塞的敏感性。早在1937年就有人提倡在麻醉中使用脑电监测，但到了1972年，脑电监测才受到重视，并被广泛用于临床。听觉、视觉、体感诱发电位用于麻醉监测也越来越普遍，由此派生出的麻醉深度检测方法正在日趋成熟。

通气模式、液体疗法、血液回收、控制性降压、控制性低体温等技术的应用，可针对性地满足不同手术的要求。各种监测技术的应用，使麻醉安全性空前提高。麻醉与分子生物学、麻醉与细胞凋亡、麻醉与脑保护等基础医学的研究，为神经外科麻醉学的发展展现了更加广阔的前景。尤其最近20年，我们清楚地看到，基础医学与临床医学、神经外科医生与神经外科麻醉医生之间的广泛交流，促进了学科的发展。1989年由James E. Cottrell主编的《神经外科麻醉杂志》（Journal of Neurosurgical Anesthesiology, JNA）正式出版，代替了《神经外科与监护科学》，成为神经外科麻醉学界最具权威性的专业期刊，并被美国、英国和法国列为官方刊物。

新世纪的神经外科麻醉学将注意力放在神经外科围手术期患者的管理上，如围手术期脑保护、神经影像介入治疗、"唤醒"麻醉和术后镇痛等。

最近十年脑保护的基础研究和临床应用研究取得了重大进展。据2007年MEDLINE的调查报告显示，之前很少看到发表在公共医学刊物上有关脑保护的相关论文，而在2001~2007年，有关脑卒中和脑缺血的神经保护相关实验研究论文增至上千篇，超过400篇的临床研究论文被Pub Med收录。有关脑缺血的病因、病理生理变化以及脑缺血的中枢和外周机制方面的研究均取得了重大进展。

三、我国神经外科麻醉的发展

（一）新中国成立初期

我国现代麻醉学的开拓者吴珏、尚德延、谢荣等在20世纪40年代末50年代初从国外学习麻醉后回国，在上海、兰州、北京等地教学医院建立了麻醉科，充实了麻醉设备，培养专业人才，开展临床麻醉工作。他们通过医疗、教学和科研活动，为新中国麻醉学科的建设、麻醉专业的创立和人才的培养发挥了重大作用。

（二）1958~1965年

随着神经外科手术数量及病种范围的扩大，麻醉学科也相应发展，各大医院建立麻醉科并重视人才培养（举办各种麻醉学习班、进修班）。在此期间，开颅手术麻醉方法与管理，一直围绕着如何保护大脑的认知功能进行探讨。例如：①术中患者意识状态的控制：局部神经阻滞+冬眠药物强化；②自主呼吸的保护：围手术期原则上不用阿片类镇痛药，麻醉维持不用肌松剂，保留自主呼吸，手法辅助（早期拔管）；③颅内压的控制：脱水，限制性补液；④容量的维持：限制术中补液，以5%~10%葡萄糖液或林格液为主，补全血。

（三）1966~1976年

"文化大革命"期间是以针刺麻醉为主的时代，选择性开展以前额部手术为主的针刺麻醉，在此期间业务学习几乎停顿，但是激发了为解决针刺麻醉镇痛不全而开展的各种镇痛药物及针药复合全身麻醉的研究，并促进了疼痛机制的研究（韩济生院士领导的团队）和实验室的建立。在临床上训练了当针刺麻醉失败后立即对处于开颅状态下不同体位时紧急气管内插管的过硬技术。

（四）1977~1989年

随着全国麻醉学科逐渐步入正规化和中华麻醉学会及各地方学会的成立，通过举办各种麻醉亚专科学习班等学术活动，促进了麻醉学的发展。1989年卫生部认定麻醉科为临床一级学科。在大好形势下神经外科麻醉也得到发展，特别是神经外科麻醉专科的建设和从业人员的资质发生了根本的变化。

北京神经外科专业的形成以宣武医院为中心（1982年在天坛医院建立新的北京神经外科），并相继成立研究所，从此神经外科麻醉也成为麻醉科的重点。

（五）20世纪90年代以后

1. 神经外科学飞速发展与新药新技术出现给麻醉学提供了新的机遇和挑战

(1) 观念更新：①静脉普鲁卡因全麻方法、保留自主呼吸的管理（浅麻醉状态下气管内导管的耐受、呛咳肢动、术中通气功能受限制引发的高碳酸血症、颅内压增高出血量增加等）、关颅前的传统方法（压颈甚至提前拔管）受到质疑；②管理理念的更新，自主呼吸与控制呼吸在脑干实质手术的选择应用。

(2) 新药和新技术：①各种新药的引进（短效镇静、镇痛及肌松剂和吸入麻醉剂等）和各种神经功能监测技术引起了人们对术中脑保护的重视，从而为不断突破传统观念创造了条件；②随着药物的更新，神经外科麻醉中阿片类镇痛药的合理应用；③颅内血管疾患的容量管理（脑灌注压和控制性降压）；④血液保护和血液稀释在神经外科的应用已初具规模；⑤喉罩和TCI在神经外科手术中的应用；⑥术中唤醒麻醉在脑功能区手术中已逐步展开；⑦医生在神经外科患者术后镇痛的需求和适应证的选择方面积累了一定的经验;⑧建立了术后复苏室。

(3) 神经外科手术模式的转化:由于神经影像学的精确定位,诸如计算机断层扫描(CT)、磁共振(MRI)、正电子扫描、导航技术、脑室内窥镜以及血管内介入治疗的应用,新的监测仪不断进入手术室,所谓手术"禁区"的脑干、髓内肿瘤及巨大血管畸形,脑、脊髓功能区的手术,均可以在严密的电生理监测下完成微创手术。

2. 围手术期进行全方位的监护

(1) 维持围手术期血流动力学、颅内压和脑灌注压的稳定。

(2) 保证脑氧供和氧耗的平衡。

(3) 保持颅内顺应性和血脑屏障的功能完好。

(4) 为术者提供一个安静、低张力、无血染的手术野。

(5) 手术麻醉的并发症及神经功能损伤减少到最小程度。

(6) 保障患者脑、脊髓的功能,不加重损害,提高了手术的治愈率和患者的生存质量。

3. 学术理论与交流不断提升和发展 2001年起许多省市神经科学研究中心分别举办国家级继续教育项目——神经外科麻醉与脑保护学习班(研讨会),旨在将国际、国内神经外科麻醉及相关学科发展动态、新观念、新技术介绍给国内麻醉医生,提高各地区神经外科麻醉水平,推动我国神经外科麻醉的发展。2008年首届亚洲神经外科麻醉与重症监护会议在北京举行,吸引了来自中国、日本、韩国、印度、印度尼西亚、新加坡等国家和地区的500余名麻醉学者参与,促进了国内外的学术交流。

优化麻醉的最佳目标:

(1) 避免术中知晓。

(2) 苏醒质量最优化。

(3) 维持最理想的血流动力学。

(4) 避免术后神经源性的认知功能障碍。

(5) 避免围手术期死亡。

结束语

展望未来,神经外科麻醉将面临新的挑战和机遇,这是每位神经外科麻醉医生需要正视的问题,迎接挑战,明天将更为辉煌。

(高崇荣)

参 考 文 献

[1] 王恩真. 神经外科麻醉学 [M]. 北京:人民卫生出版社,2000.

[2] 李恒林，王大柱．神经外科麻醉实践［M］．北京：人民卫生出版社，2004．

[3] BINGHAMI W F. The early history of neurosurgical anesthesia [J]. J Neurosurg, 1973, 39 (5): 568-584.

[4] FUKUDALL S, WARNERL D S. Cerebral protection [J]. Br J Anaesth, 2007, 99 (1): 10-17.

[5] FROST E A M. History of neuroanesthesia. In: Albin, MS ed. Textbook of Neuroanesthesia with Neurosurgical and Neuroscience Perspectives [M]. New York: McGraw-Hill, 1997: 1-20.

[6] CUSHING H. Some principles of cerebral surgery [J]. JAMA, 1909, 52: 184-195.

[7] FRAZIER C H. Problems and procedures in cranial surgery [J]. JAMA, 1909, 52: 1805-1813.

[8] HORSLEY V. On the technique of operations on the central nervous system [J]. Br Med J, 1906, 2: 411-423.

[9] MACEWEN W. Clinical observations on the introduction of tracheal tubes by mouth instead of performing tracheotomy or laryngotomy [J]. Br Med J, 1888, 2 (1022): 163-165.

[10] FENSTER, J M, ETHER DAY. The Strange Tale of America's Greatest Medical Discovery and the Haunted Men Who Made It [J]. JAMA, 2001, 286: 2877-2878.

[11] COTTRELL J E, SMITH D S. Anesthesia and Neurosurgery [M]. 4th ed. St Louis: Mosby, 2001.

[12] FERRER I. Apoptosis: future targets for neuroprotective strategies [J]. Cerebrovascular Diseases, 2006, 21 (suppl 2): 9-20.

[13] SORIANO S G, ANAND K J. Anesthetics and brain toxicity [J]. Current Opinion in Anaesthesiology, 2005, 18: 293-297.

[14] STURGESS JANE. Brain protection: Current and future options [J]. Best Practice & Research Clinical Anaesthesiology, 2008, 22 (1): 167-176.

第二章 脑生理

第一节 脑血流

一、脑血供特点

(一) 颈内动脉与椎-基底动脉

脑的血液供给可依小脑幕分界。幕上部分主要由颈内动脉分支供应，幕下部分主要由椎-基底动脉供应。颈内动脉由颈总动脉分出，从近端向远端有眼动脉、后交通动脉、脉络膜前动脉、大脑前动脉和大脑中动脉等分支，分别供应眼球、基底节、内囊和大脑半球前3/5部分的血液。椎-基底动脉起于锁骨下动脉，左右椎动脉向上入颅后由延髓外侧逐渐转向前内侧，至脑桥下缘会合成基底动脉，到脑桥上缘又分成两条大脑后动脉，供应脑干、小脑、部分间脑和大脑半球后2/5的血液。

以上两个动脉系统在枕骨大孔上方吻合形成基底动脉环（Willis环），在正常情况下，可调节脑内动脉血压，使来自两侧颈内动脉和椎动脉的血液各有其供血区，互不相混，以保持正常的平衡。

(二) 脑底Willis环

颈内动脉的分支后交通动脉与基底动脉的大脑后动脉相连，左右大脑前动脉由一短的前交通动脉互相连接，在脑底部形成一个多角形的动脉环——Willis环，在脑血液供应的调节和代偿中起重要的作用。在正常情况下，各分支的血液不会通过Willis环流入其他部位，但当一侧的脑血流发生阻塞时，血液可通过此环而重新分配，建立新的平衡，使脑血流得到一定的代偿。

颅内血管亦有多条分支与颅外血管相连接，这种解剖上的特点可以确保营养血管的一支甚至两支功能障碍时，仍能维持大脑的基本血供。

二、脑血流的调节

(一) 脑血流的自动调节

脑血流 (cerebral blood flow, CBF) 自动调节是机体的一种适应功能,是脑循环的内在功能,广义地说是指脑组织按其功能和代谢需要来调节脑血液供应的内在能力,狭义地说仅指脑灌注压在一定范围内变化时仍能保持恒定的脑血液供应。正常人的这种波动范围为平均动脉压 50～150mmHg (1mmHg 约等于 0.133kPa)。人的颅腔是一个容积固定的腔隙,颅腔内充盈着脑组织、脑脊液和血液,三者各占一定比例,并维持相对的稳定。这三大组成成分的比例失衡必将引起颅内压力或脑血流量的变化。然而,脑实质和脑脊液均和颅腔外不直接相通,仅脑血流有动脉和静脉与颅外相通,所以颅内三大组成成分的失衡最易通过脑血流量的改变敏感地反映出来。

1. 脑灌注压与自动调节 脑灌注压 (cerebral perfusion pressure, CPP) 是指输入颅内的平均动脉压与出颅的平均静脉压之间的压力差。正常情况下,颈内静脉压接近于右心房压,故脑血流量主要取决于颈内动脉的压力。当颈内动脉压升高时,脑血流量相应增多;颈内动脉压降低时,脑血流量减少。但脑血流自动调节效应往往大于颈内动脉血压对脑血流的影响。当颈内动脉压在 50～150mmHg 的范围内变化时,脑血流量能维持相对恒定。当动脉灌注压升高到维持脑血流恒定的最高值时,此时血管阻力最大;若动脉灌注压超过维持脑血流恒定的最高值时,脑血流的自动调节机制已不能维持脑血流的稳定,脑血流呈线性增多,脑血管阻力反而降低,此时毛细血管压升高,血管受到过分的牵张,血管内液体成分过多地漏出血管外,形成脑水肿。维持脑血流恒定的最高灌注压即脑血流自动调节的上限。相反,如动脉灌注压降低到维持脑血流恒定的最低值时,脑血管阻力最低,此时的脑血流仍能稳定,若动脉灌注压进一步降低则脑血流呈线性减少,导致脑供血不足,脑功能障碍。维持脑血流恒定的最低动脉灌注压为脑血流自动调节的下限。动脉灌注压降低到出现脑缺血症状时的压力称为机体最低耐受压。血压长期处于较高水平的慢性高血压患者,自动调节上限和下限都上移,因此对低血压造成的损害更敏感。

2. 脑血管阻力与自动调节 脑血管阻力是指 1 min 内在 100g 脑组织内流过 1mL 血液所产生的压力,常以 mmHg/(100g·min) 表示。正常脑血管阻力为 1.3～1.6mmHg/(100g·min)。若血流量和颅内压不变,则脑血管阻力直接与平均动脉压成正比。在脑血流自动调节中,灌注压在一定范围内波动不引起脑血流量的改变是通过脑血管阻力的改变来完成的。脑灌注压升高,脑血管阻力亦升高;灌注压降低,脑血管阻力亦降低。当脑灌注压升高到自动调节的上限时,脑血管阻力最大,超过这一界限,则脑血管阻力降低,脑血流量增加。高血压患者,由于脑血流自动调节上限的上移,脑血管阻力亦随之增加。据报道,高血压患者脑血管阻力可较正常人高 88%。高血压患者的脑血管阻力增高是机体通过自动调节,使脑组织免遭因脑灌注压升高引起脑血流过度灌注损害的一种保护性反应。

脑血管阻力主要与脑血管直径、血管壁摩擦力、血压黏滞度、静脉回流等因素有关。动脉硬化时，血管由于动脉粥样硬化斑的沉着和血管壁增厚，血管口径逐步缩小，脑血管阻力逐步增高，机体通过增高平均动脉压，加快脑血流速度，使脑血流量保持相对的恒定。当血管口径减少50%时，供应血管远端的灌注压尚不发生明显改变；至血管口径缩小90%时才出现供应血管远端的血流量减少。相反，脑血管壁发育不全、血管弹性减退和小血管口径的扩张，可使脑血管阻力降低和脑血流量增高。

若血管口径和灌注压不变，脑血流量与血液黏滞度成反比，即血液黏滞度越高，脑血流量降低越明显；反之，脑血流量增高越明显。这就是高凝状态患者虽无神经系统定位症状，但有呵欠、头昏、意识混乱等弥漫性脑供血不足症状的原因。血液黏滞度主要受红细胞数量、血小板功能及血清和血浆成分的影响。

颅内静脉回流受阻后，脑血管阻力急剧增加，同时引起急性颅内压增高和脑血流量的降低。机体在产生代偿性侧支循环前，由于血液迅速在颅内蓄积，血管扩张，血流淤滞，脑组织肿胀、水肿，组织缺氧和毛细血管受阻进一步加重，脑血管阻力进一步增高，使血流通过更为困难，组织缺氧更为严重，形成恶性循环。急性颅内静脉回流受阻的患者可在短期内因继发脑水肿、颅内压增高而出现头痛、呕吐、抽搐、昏迷或脑疝等症状，如不及时处理，常可危及生命。

3. 颅内压与自动调节　颅内压与脑血流量呈反比关系。颅内压在一定范围内波动，虽然同样也能引起动脉灌注压的改变，但仍不引起脑血流量的改变，这一自动调节过程称为库欣（Cushing）反射。脑灌注压在颅内压与脑血流量关系中起着重要作用。当颅内压逐渐升高，而脑灌注压仍能维持在100mmHg以上时，脑血流量无明显变化；当脑灌注压降低至61～100mmHg时，脑血流量下降仍不明显；直至脑灌注压降至51～60mmHg时，脑血流量才明显减少。由此说明在颅内压进行性增高时，脑血流量的减少主要取决于血压与颅内压的关系，而不是颅内压本身。当颅内压升高使脑灌注压低于60mmHg时，出现脑循环自动调节的障碍，才出现脑血流量的减少。在颅内高压导致脑血流量严重减少的情况下，如放出适量脑脊液，使颅内压恢复至增高前的水平，脑血流量将增加。

4. 脑血流自动调节的原理

（1）肌源性学说：脑血管平滑肌的肌源性调节是脑血流自动调节的重要部分。这种肌源性调节作用即使在离体血管，没有代谢和细胞外离子浓度变化的情况下也会发生。肌源性调节主要是对脑血流的快速变化提供迅速和代偿性的调节，调节的压力范围较小。肌源性调节分为两部分：一是速度依赖的快调节，当压力突然升高，其反应可在此期间0.4～1.0s开始；二是不依赖速度的慢调节，可在平均动脉压（MAP）变化后90～120s内完成。

（2）代谢学说：局部脑代谢是调节脑血流量和脑血流分布的主要因素。脑动脉和小动脉的管径对血管周围的pH值改变非常敏感，酸中毒导致血管扩张，碱中毒则使血管收缩。pH值每变化0.1，小动脉的直径可改变7%。虽然氢离子和碳酸根离子不能通过血脑屏障，但是CO_2可以通过小动脉弥散，改变血管周围的pH值。其他细胞外离子（钙和钾）的浓度、腺苷以及前列腺素也具有血管扩张作用，但在控制局部脑血流量方面作用很小。

（3）神经调节学说：解剖学和生理学证明脑血管有明显的神经分布，其中包括颅内和颅外起源的胆碱能性、交感性和血清激活素神经系统。这些神经对大脑内阻力性血管的调节起着重要作用，随着血管分支变细，神经分布也减少。神经调节主要参与大范围的脑血流量调节，在应激情况下作用更明显，尤其是对脑血流自动调节能力的急性应激反应。

（二）脑血流的化学调节

脑血流的化学调节是指内、外环境中各种化学因素对脑血管的作用。这些因素主要包括：氧、二氧化碳、血液和脑脊液酸碱度以及血液和脑脊液离子等。

1. 动脉血二氧化碳分压（$PaCO_2$） $PaCO_2$对脑血流有明显的影响。脑血流量与$PaCO_2$成正比，与动脉血氧分压（PaO_2）成反比。当$PaCO_2$在生理范围内时，脑血流对其变化非常敏感。$PaCO_2$每增加1 mmHg，脑血流量增加约2 mL/(100g·min)。$PaCO_2$低于25 mmHg或高于100 mmHg，这种作用减弱。动物实验表明，急性肺泡过度换气使$PaCO_2$降到20 mmHg以下，可以使脑血流量减少到缺血状态。在人类$PaCO_2$低于20 mmHg时，引发脑电图（EEG）异常改变和感觉异常。因此，临床上对过度换气患者应避免将$PaCO_2$降到20 mmHg以下，尤其是伴有阻塞性脑血管疾病和脑血管痉挛的患者。CO_2引起的脑血流改变是通过改变细胞外液的pH值来实现的，在人类实验中已经证实NO是其介导因子。由于CO_2能自由透过脑血管内皮，迅速改变脑细胞外液的pH值，从而引起急性脑血流改变。但由于氢离子不能自由透过血管内皮，因此无论是实验性从颈内静脉注入稀盐酸或是代谢性酸中毒时，脑血流的改变均不明显。尽管CO_2引起的脑血流改变十分迅速，但维持时间较短，由于碳酸氢根离子的代偿，6~8 h后，脑细胞外液的pH值就可以恢复正常，脑血流随之恢复正常。所以，在治疗慢性CO_2蓄积或持续过度通气的患者尤其要小心，此时过快将$PaCO_2$水平恢复正常将导致酸中毒或碱中毒，前者会导致脑血流量增加及颅内压升高，后者会导致脑缺血。

2. 动脉血氧分压（PaO_2） 脑血流对PaO_2的变化不敏感，当$PaCO_2$降到生理水平以下时，PaO_2对脑血流的作用才明显。PaO_2波动于30~60 mmHg时，对脑血流影响很小。但当PaO_2低于30 mmHg时，脑血流量急剧增加。介导低氧引起的脑血流量增加的机制尚不十分清楚，但可能涉及神经源性因素和局部体液因素。在慢性低氧条件下，脑血流在低氧最初24 h的反应最大，以后逐渐降低，在3~5 d时脑血流不再增加，脑血管对低血氧的反应消失，出现脑血流的适应。脑血管收缩是对血液中PaO_2增加的一种特殊反应，高压氧下脑血流量减少是由于血管收缩和血管阻力增加的结果。人在吸氧压为3.5个大气压（约合355 kPa）时，脑血管阻力增加55%，脑血流量减少25%。

3. 血液和脑脊液pH值 在静息条件下，脑脊液中HCO_3^-浓度比血浆中要小，而脑脊液中的H^+浓度大于血浆。血液和脑脊液间的HCO_3^-浓度梯度通过HCO_3^-的主动转运来维持，这种主动转运的部位即为血脑屏障的脑毛细血管内皮细胞。在脑组织的pH值调节中，血脑屏障是十分重要的，HCO_3^-仅能慢慢地通过血脑屏障，而CO_2可以自由弥散，所以脑中pH值取决于脑组织中HCO_3^-浓度和$PaCO_2$。脑血流与血液pH值无关。但脑脊液 pH 值降低使脑血管扩张，pH 值升高则使脑血管收缩。脑脊液 H^+ 浓度通过脑动脉和小动脉血管壁张力的变化来调节脑血流，脑血管平滑肌对血管外 pH 值改变的反应速度十分快，大约在 10 s 或更短的时间内。

4. 离子及其他物质

（1）钾离子：钾离子与脑的功能状态密切相关，当神经活动时，可引起脑细胞间隙的钾离子浓度升高，导致活动区域血管扩张，血流增加。在软脑膜血管周围灌注含不同浓度钾离子的人工脑脊液，可以得到浓度-反应曲线。在 0～10 mmol/L 钾离子浓度范围内，血管直径和钾离子浓度之间呈线性关系；但当钾离子浓度增加至 20 mmol/L 时，血管直径不再随浓度的增加而扩张；高于 20 mmol/L 或低于正常脑脊液中的含量，则引起脑血管收缩。

钾离子对血管平滑肌的作用机制不同于氢离子。在生理浓度范围内，钾离子对血管张力的作用机制可能是：①增加钾离子可以使平滑肌细胞膜超极化；②钾离子引起的血管扩张可能是通过直接的 β 受体刺激所调节，并且导致环-磷酸腺苷的增加；③减少细胞外钾离子所引起的血管收缩可能是由于释放内源性去甲肾上腺素；④细胞外钾离子也可能影响细胞膜的钾-钠-ATP 酶的活力以及改变钠向外转运的活动。细胞外钾离子升高使钠泵的活动性增加，可使细胞膜超极化。

（2）钙离子：脑脊液中钙离子从正常值 3 mmol/L 增加至 6 mmol/L、9 mmol/L、18 mmol/L，可观察到血管收缩，血管直径分别降低 12%、21% 和 30%。另外，血管收缩程度也随钙离子作用时间的延长而增加。钙离子进入脑动脉的量随 pH 值而变化。在碱性 pH 值时，钙离子进入平滑肌的量多，而在 pH 值呈酸性时，进入的量就少。在血管外碱中毒时，血管是否收缩取决于有无钙离子存在。钙离子对脑实质内血流的影响也是明显的，无论正常还是在高 CO_2 条件下，脑实质内钙离子浓度增加均明显降低脑血流量。

由于脑血管周围液体环境中的各种离子相互作用于脑血管，因此脑血管的舒缩作用不是单一因素所决定的。一般认为钙离子是起重要作用的一种离子，在脑血管的生理调节中，氢、钾离子，尤其是氢离子仅具有一定的作用。

（3）氯离子：减少血管周围氯离子对脑血管有强烈的收缩效应。在 pH 值正常时，将含低浓度（72 mmol/L）氯离子（正常值为 144 mmol/L）的脑脊液灌注至血管周围间隙，可引起血管收缩 12%；当 pH 值为 8.0 时，正常氯离子引起血管收缩 18%。

（4）腺苷：腺苷在脑血管阻力的代谢性调节中具有一定的作用。腺苷存在于正常脑和脑脊液中，它可以影响血管平滑肌对钙离子的摄取，因此它对脑血管有扩张作用。在电刺激、过度通气、低氧和低血压时，腺苷从脑中释放量增加，吸入 CO_2 可减少腺苷的释放。

直接应用腺苷于软脑膜小动脉周围，当浓度在 $10^{-7}～10^{-3}$ mmol/L 时，血管随腺苷浓度的增加而扩张，其中大的软脑膜动脉亦扩张。此扩张效应可被茶碱阻断。如从血管系统给予腺苷时，脑血流的增加量很少，而且反应时间也短促，此可能是受血脑屏障限制的缘故。血管对腺苷的反应还取决于血管周围的氢离子和钾离子，在碱性溶液中加入腺苷，可减少碱性液的缩血管作用，如将腺苷浓度提高，甚至可使血管扩张。

在酸性液中腺苷的扩张效应减少。高钾引起的扩血管效应可被腺苷减弱或消除，此外，氧供减少或氧消耗的增加可能升高腺苷和乳酸的量，这两种物质的结合作用可引起血管的扩张和脑血流量的增加。

(5) 血管舒张因子和收缩因子：血管内皮细胞产生和释放血管舒张因子和收缩因子，参与血管张力的调节。已知的血管舒张因子有前列环素和内皮细胞源性舒张因子（endothelium derived relaxing factor, EDRF）。现已证明 EDRF 是一种结构简单的 NO。除乙酰胆碱外，组胺、P 物质、缓激肽以及硝基类的扩血管药物，都是通过内皮细胞产生的 NO，发挥舒张血管作用。内皮细胞中一种可致血管收缩的因子——内皮素，具有极强的血管收缩作用。体内还有许多舒张和收缩血管的活性物质，都可以改变血管的张力进而调节脑的血流量。

(三) 脑血流的神经调节

1. 交感神经　支配脑血管的交感神经主要来自颈神经节。交感神经的作用是使血管收缩，维持血管的基本张力。交感神经的经典递质——去甲肾上腺素（NA）作用于脑血管 α 受体，可以引起血管收缩。脑血管上也有 β 受体，因此 NA 对脑血管又有扩张作用。α 和 β 受体在脑血管上的分布有种属差异。神经肽 Y 与 NA 共存于交感神经中，神经肽 Y 对脑血管有强而持久的收缩作用，且不受 α 受体拮抗剂和 5-HT 阻断剂的影响。NA 和神经肽 Y 对血管的作用都需要钙离子的参与，钙离子拮抗剂可以阻断神经肽 Y 的缩血管作用。

2. 副交感神经　脑血管上的胆碱能神经来自蝶腭神经节。乙酰胆碱通过血管上的毒蕈碱受体对内皮细胞完整的脑动脉有扩张作用。脑血管周围有丰富的血管活性肠肽（VIP），它也来自蝶腭神经节。VIP 有很强的扩血管作用，与脑血管腺苷酸环化酶激活程度一致。α 受体、β 受体和组胺受体阻断剂均不影响 VIP 神经元，提示脑血管上有 VIP 受体。VIP 受体与皮质神经元和脑血管都有密切联系，使神经元活动、能量代谢与局部血流量相匹配。

3. 感觉神经　感觉神经的主要功能是向中枢传入感觉信号。感觉神经的外周端也有重要的传出功能，对所支配的组织、器官的功能起调节作用。分布在脑血管上的感觉神经纤维主要来自三叉神经。P 物质和降钙素基因相关肽（CGRP）共存于感觉神经元中。CGRP 有很强的血管扩张作用，对收缩的血管有松弛作用，被认为是机体重要的抗血管收缩物质。P 物质的扩血管作用比 CGRP 弱，可被 P 物质受体拮抗剂阻断。

4. 其他神经纤维　免疫组化证实脑血管上有 5-HT 能神经纤维。颈上神经节和脑干中缝核团含有 5-HT 能神经元，分别支配脑底动脉和软膜动脉。5-HT 的收缩血管作用比 NA 强，可以被 5-HT$_2$ 受体阻断剂阻断。5-HT 还可以作用于 β 受体，使血管扩张。脑血管上还有其他一些肽能神经纤维，其中以八肽胆囊收缩素（CCK-8）的作用较为突出，它在脑微血管上的含量极为丰富。脑内胆囊收缩素（CCK）能神经元主要是双极神经元，突起的一端与皮质神经元接触，另一端伸向脑微血管，推测皮质CCK 能神经元参与脑微循环的调节。

(四) 其他调节因素

1. **血红蛋白和血液黏度** 血红蛋白和血液黏度对脑血流的影响相互关联，作用机制不同，结果相同。高血红蛋白导致脑血流量减少，血液稀释作用则相反。红细胞压积对血液黏度影响最大，红细胞压积降低使血液黏度降低，但也减少了血液的携氧能力。原发性红细胞增多症患者的血液黏度升高，脑血流量减少；血液淤积和血管阻塞使脑血管阻力进一步增加。红细胞大量增加还会激活血小板，使阻塞部位的血液更容易形成血栓。动物实验表明，脑血管阻力降低和脑血流量增加不仅是血液黏度降低的直接作用，可能还与代偿血液携氧能力减低有关。血液黏度改变在不影响脑顺应性时，也不会引起脑代谢的改变。

2. **年龄** 随着年龄增长，脑血流量减少。老年人脑血管对于 $PaCO_2$ 变化的反应能力比年轻人明显降低。

（黄焕森　周航宇）

第二节　脑代谢

一、脑组织代谢的特点

(一) 脑的能量代谢和糖代谢

脑是体内代谢最活跃的器官之一，糖代谢是脑能量的主要来源，葡萄糖是脑组织进行代谢的重要物质，脑所需要的葡萄糖量占全身葡萄糖总消耗量的17%。脑的能量代谢中，60%的能量消耗用于维持神经生理功能；40%用于维持神经结构的完整性。脑对氧的需求量很高，其中大部分氧是用于葡萄糖的氧化过程。无论是在睡眠还是觉醒状态下，成人脑耗氧量均占全身耗氧量的20%。

脑的活动瞬息万变，需要大量能量及时供应。脑细胞本身的生物高分子（核酸及蛋白质）的合成以及神经递质的合成与释放固然都是耗能的过程，但这些尚不足以说明为什么脑细胞的功能活动较其他组织细胞要消耗更多的能量。脑的能量消耗主要在于经常不断地把 Na^+ 泵出细胞外，使去极化（depolarization）后的膜迅速恢复膜电位，以维持神经的兴奋和传导。脑代谢率（cerebral metabolic rate，CMR）可以用单位时间的耗氧量和基质消耗量或产物生成量作指标来表示，而耗氧量通常以脑氧代谢率（cerebral metabolic rate of oxygen，$CMRO_2$）来表示。

脑血流量占心排出量的15%，耗氧量占全身总耗氧量（约250 mL/min）的20%，然而脑的重量只不过占体重的2%。分析流入和流出脑组织血液的化学成分（动-静脉差法）发现，除了葡萄糖外，其他可作为能源的物质没有明显减少。每100 g 脑组织每分钟产生的二氧化碳和消耗的氧均为 3.5 mL，呼吸商为 1。按化学法计算（1 mol 葡萄糖完全氧化要消耗 6 mol 的氧），葡萄糖的消耗率还稍高于氧的消耗率。

这些事实综合起来说明，脑组织是以葡萄糖的氧化来供能的，甚至可以说，至少在正常条件下，脑组织以葡萄糖为唯一能源。因为脑中糖原含量很少（<0.1%），所以必须依赖血糖的供应。虽然脑组织还可以利用酮体，但必须以低血糖为前提，例如在饥饿引起酮血症的情况下，如果血糖和血酮体均增高（糖尿病酮血症），脑仍然优先利用葡萄糖供能。有人认为，脑利用酮体作能源是对饥饿时低血糖的适应，长期慢性饥饿的患者，脑的耗氧量的一半可用来氧化酮体。

脑细胞含有完整的糖酵解（EMP）酶系，己糖激酶活性约为其他组织的 20 倍。但是即使最大程度地发挥糖酵解的作用也不能满足供能的需要，必须依赖糖的有氧氧化。所以氧的供给一刻也不能中断。由于脑组织主要依赖糖的有氧氧化供给能量，所以它对缺糖和缺氧均极敏感。血糖下降 50% 即可致昏迷，而中断（流向脑的）血流几分钟就可引起死亡。临床上使用大剂量胰岛素作为治疗手段也可以引起昏迷。胰岛素对脑的这种影响，现在认为是间接作用的结果，也就是胰岛素降低了血糖之故。因为胰岛素是大分子物质，它不能透过血脑屏障。在脑以外的组织，胰岛素的作用可能主要是直接影响其对葡萄糖的摄取。

脑内三磷酸腺苷（ATP）的水平甚高，它的合成和利用均很迅速。据测定，脑内 ATP 末端磷酸基的半数更新时间平均只有约 3 s，脑组织的磷酸肌酸（CP）水平比 ATP 还要高，它可看作是 ATP 末端高能磷酸键的一种贮存形式。在磷酸肌酸激酶（CPK）的催化下，ATP 和 CP 可相互转变。这是一个等能反应，因此在相互转变中不至于有能量的丢失。脑中 CPK 活性较强，有利于能量的贮存和动用。此外，脑组织中还有活性较强的肌激酶（myokinase）。上述两种激酶都是维持脑内高水平 ATP 的有力保证。

在正常动脉血液，葡萄糖浓度为 800 mg/L，脑消耗氧的速率约 3.4 mL/（100g·min），使用胰岛素将血糖降至 80 mg/L 时，氧的消耗速率降到 1.9 mL/（100g·min）。这样的氧消耗水平已无法依靠氧化磷酸化提供足量 ATP 进行正常的脑功能活动，于是出现昏迷，久之造成脑的不可逆性损伤。胰岛素不能越过血脑屏障，因此胰岛素只能通过对血糖浓度的影响来改变脑中糖代谢，但末梢神经的葡萄糖代谢可直接受血浆胰岛素的影响。

脑功能的维持依赖于持续的血液供给，脑循环可以将血液精确地分布到局部脑组织，以适应神经元的代谢需要。局部脑代谢增加，相应的局部脑血流也增加，这种脑代谢与脑血流的关系称为脑代谢与脑血流的耦联。中枢神经系统中所有的解剖和功能性亚单位都存在这种耦联关系。随着年龄增长，脑组织的氧摄取量也增加，使脑血流与脑代谢耦联在新的和较高的水平上达到平衡，使得大脑对缺氧更敏感。脑血流与脑代谢耦联的紊乱可以发生在整个大脑或局部脑组织。

（二）脑的氨基酸和蛋白质代谢

脑的游离氨基酸组成与血浆有很明显的差别，这是由于血脑屏障的特点和脑本身氨基酸代谢特点造成的。脑中游离氨基酸以谷氨酸（Glu）含量最高，它在脑中的浓度比其在血浆中的浓度要高出 200 倍以上。谷氨酸、谷氨酰胺和 γ-氨基丁酸（GABA）三者含量总和约占脑中游离氨基酸总量的一半。所以，在脑的氨基酸代谢中，谷氨酸占有重要位置。

然而，谷氨酸难以通过血脑屏障，脑内谷氨酸来源于自身的合成，同位素示踪实验表明脑内谷氨酸合成的原料是葡萄糖，它来自血糖。葡萄糖进入脑细胞后先转变成 α-酮戊二酸，后者可在谷氨酸脱氢酶的催化下转变成谷氨酸，亦可经转氨基作用生成谷氨酸。谷氨酸在谷氨酰胺合成酶的作用下与氨结合成为谷氨酰胺，这是一个耗能反应（消耗 ATP）。所生成的谷氨酰胺，与谷氨酸不同，可以通过血脑屏障进入血中，这样，脑组织从血中摄入葡萄糖，通过代谢，还血液以谷氨酰胺，清除了脑中的氨，以免氨的积存危害脑的功能。

脑中谷氨酸代谢的另一个特点是脱羧生成 GABA，催化此反应的酶是谷氨酸脱羧酶（GAD），它需要磷酸吡哆醛作辅酶。GABA 是一种抑制性的神经递质，仅见于中枢神经系统。脑内 GABA 主要储存于灰质，特别是纹状体、黑质、小脑的齿状核等处。GABA 对中枢神经元有普遍性抑制作用。1963 年曾有人提出，GABA 能作用于突触前神经末梢，减少兴奋性递质的释放，从而引起抑制。这种效应称为突触前抑制（presynaptic inhibition）。GABA 在脊髓中的作用就是以突触前抑制为主。在脑内 GABA 则主要是引起突触后抑制（postsynaptic inhibition）。睡眠时皮质释放 GABA 增多，因此有人认为 GABA 可能与睡眠、觉醒的生理机能有关。

在神经元胞体和突触（synapse）的线粒体内含有大量的 γ-氨基丁酸转氨酶（GABA-T），它可催化 GABA 与 α-酮戊二酸之间的转氨作用，生成琥珀酸半醛和谷氨酸。这可看作是 GABA 灭活的一种方式。GABA-T 也是需要磷酸吡哆醛作辅酶，但与 GAD 比较，它同磷酸吡哆醛的亲和力大，所以当体内维生素 B_6（吡哆醛）缺乏时，主要影响 GAD 的活性。例如，使用异烟肼治疗结核病时，由于异烟肼能与维生素 B_6 结合成异烟腙（isoniazone），加速维生素 B_6 从尿中排泄，引起脑组织内维生素 B_6 浓度下降，GAD 活性亦下降，结果 GABA 的合成受阻，容易使中枢过度兴奋而发生抽搐等症状。所以长期使用异烟肼时应合并使用维生素 B_6。此外，临床上对于惊厥、妊娠呕吐的患者，也常使用维生素 B_6，其道理也是提高脑组织内 GAD 的活性，使 GABA 生成增多，中枢抑制相对加强。

GABA 经转氨作用后的产物琥珀酸半醛可脱氢生成琥珀酸，后者进入三羧酸循环而被氧化利用。因此，脑组织中存在着一条 GABA 代谢旁路（GABA shunt）。

GAD 与 GABA-T 的协同作用对保持脑中 GABA 一定浓度有重要意义。两种酶的最适 pH 值不同，GAD 的最适 pH 值为 6.5，而 GABA-T 的最适 pH 值则为 8.2。当酸中毒时，脑中 GAD 活性增强而 GABA-T 活性减弱，可致脑中 GABA 水平上升，呈现中枢抑制；反之，当碱中毒时脑中 GABA-T 活性增强而 GAD 活性减弱，脑中 GABA 水平下降，易于发生痉挛。

尚须指出，谷氨酸对神经中枢有兴奋作用，而其脱羧产物 GABA 却有抑制作用，所以谷氨酸的代谢与中枢的兴奋和抑制调节有关。此外，通过 GABA 代谢旁路，也把脑的氧化代谢与兴奋抑制功能联系起来了。

(三) 脑的核酸代谢

脑中核糖核酸 (RNA) 含量特别高。脑中 RNA 的代谢速度随神经的功能活动而变化。在短期的强烈刺激之后，脑中的 RNA 含量升高，但长期刺激后却趋于降低。由于脑的功能活动因特定的细胞和区域而异，故脑中 RNA 含量的变化并非均匀一致。

脑不能应用 CO_2、氨和谷氨酰胺合成嘧啶，因为脑缺乏氨基甲酰磷酸合成酶。但脑组织能将尿苷转变为尿苷酸 (UMP)，然后转变为三磷酸尿苷 (UTP) 和三磷酸胞苷 (CTP) 而合成核酸以及参与脂类和黏多糖的代谢。

脑和其他组织一样，能储存核酸及传递遗传信息，将这些信息翻译成蛋白质。

(四) 脑的脂类代谢

除脂肪组织外，脑是全身含脂类最多的组织，但脂肪组织主要含甘油三酯 (贮存脂)，而脑组织中的脂类几乎全是类脂。脑干重的 1/2 是脂类，这是就全脑平均而言，如果分别测定脑灰质和脑白质的化学成分，就会发现灰质含水分和蛋白质较多，脂类仅占干重的 1/3；而白质中的脂类含量较多，约占干重的 55%。以湿重计，脑白质中脂类含量约 3 倍于灰质。这种差别主要是由于白质中的神经纤维外被以髓鞘 (myelin sheath)，而髓鞘的脂类可高达干重的 70% ~ 80%。

脑中的类脂主要用以构成神经元的质膜和髓鞘。这些膜性结构与其他组织细胞的膜结构有共同之处，即都是由类脂与蛋白质构成的复合物，但在类脂的组成和代谢上亦有一些特点。尤其是髓鞘，它含有某些特殊的类脂成分，这些成分或者仅见于髓鞘，或者髓鞘中含量较多，而在其他组织中则较少见，例如缩醛磷脂 (plasmalogen) 和脑苷脂 (cerebroside)。

脑不从血中摄取脂肪酸，本身也不含游离脂肪酸，那么组成这些类脂的脂肪酸是从哪里来的呢？实验证明，脑中的脂肪酸和胆固醇都可由乙酰 CoA 合成，而乙酰 CoA 的主要来源还是葡萄糖。

髓鞘形成之前的未成熟的脑组织含胆固醇和磷脂较多，而含脑苷脂极少，脑苷脂合成酶系的活性也极低。当髓鞘形成时，此酶系的活性升高，脑苷脂的含量亦相应增多。髓鞘形成与神经系统的发育和功能密切相关，而髓鞘脱落 (demyelination) 是神经系统疾病重要的病理改变之一。髓鞘的代谢特点是正在进行髓鞘形成时代谢很快，一旦形成之后就变得很慢，成为体内最稳定的一种结构。据认为，这是由于髓鞘缺乏催化类脂分解代谢的酶系。已经形成的髓鞘，除了个别成分 (如三磷酸肌醇磷脂) 有较高的更新率外，其他磷脂和胆固醇等的更新率均甚低。

二、脑血流和脑代谢的关系

正常情况下，脑血流与实际的脑代谢需求密切相关。病理情况下，脑血流可以超过代谢的需要，主要发生在缺血后的恢复早期，尚未出现随后的低血压时，即缺血后"高灌流"现象。许多脑缺血可以发生这种现象，包括心跳骤停后脑缺血，脑外伤和癫痫,"高灌流"现象可以持续数分钟,也可以持续数天或数周。

脑血流的氧分压低于19 mmHg,脑电图出现可逆性的等电位波,而低于12 mmHg时,则引发不可逆的脑电图抑制和结构损伤。进一步的实验表明,脑血流量低于15 mL/(100 g·min)或低于正常值的30%时,脑诱发电位和自发性脑电图活动明显衰减。如果脑血流量低于10 mL/(100 g·min)或低于正常值的20%,则发生细胞膜的突然去极化,细胞外液钾浓度骤然升高。这表明低于15 mL/(100 g·min)的脑血流是导致"脑电活动衰竭"的阈值,而低于10 mL/(100 g·min)则是细胞膜衰竭的阈值。脑血流处于此两个阈值之间时,大脑表现为功能性静息,而结构尚完整,这正是临床上脑梗死半影区(penumbra)现象。此现象在临床上非常重要,它为增加脑血流或采取其他措施以减缓这些部位的脑细胞死亡并恢复其功能提供了依据。不同脑血流状态下,大鼠的脑血流量在55 mL/(100 g·min)时,50%的蛋白质合成受到抑制,低于35 mL/(100 g·min)时,则合成完全抑制。脑血流量低于26 mL/(100 g·min)时,脑组织的酸中毒非常明显,磷酸化和ATP也开始降低。脑血流量低于10~15 mL/(100 g·min)时,脑组织的钠钾比例增加,细胞外液的离子浓度也发生改变。在局部脑缺血的周边区发生以下改变:首先是蛋白质合成酶抑制[55 mL/(100 g·min)],随后mRNA合成酶抑制,并出现无氧代谢[35 mL/(100 g·min)],能量代谢衰竭[20 mL/(100 g·min)]和细胞膜的无氧性去极化。脑血流在15~23 mL/(100 g·min)时,脑电图和诱发电位也出现完全性抑制。脑缺血缺氧性损伤的组织学改变需要一定的过程,其改变的阈值主要依据脑血流减少的严重程度和持续的时间。脑血流在17~24 mL/(100 g·min)时,可引发选择性的神经细胞损伤;8 mL/(100 g·min),可引发广泛性坏死(pan-necrosis)。一般来说,脑血流减少40%~50%,引发脑电图改变和脑酸中毒;脑血流减少60%导致脑电图的等电位;减少到70%~75%,诱发电位消失。脑血流减少到80%,细胞的离子内环境衰竭,钾离子被挤出细胞,而钠、氯和钙离子则进入细胞内,引起渗透性水肿。

三、影响脑代谢的生理因素

1. 体温 ①低体温:已经证实,无论是正常生理状态下或是脑缺血时,低温均能降低脑血流和脑代谢率,通常体温每下降1℃,脑代谢率降低6%~7%。当体温低于20℃时,可引起全脑电活动抑制。当脑电活动被全部抑制以后,随着温度的进一步降低,脑代谢率将继续下降。②高体温:体温升高对脑血流和脑代谢率的作用与低体温相反,在37~42℃,随着温度升高,脑血流和脑代谢率均升高,当体温超过42℃,蛋白酶变性,耗氧量急剧下降。

2. 脑功能状态 脑代谢在睡眠时降低而在精神活动、感觉刺激以及其他刺激引起的觉醒时加强。在癫痫状态下,脑代谢极度增高,而因脑损伤导致局部损害或昏迷导致全脑损害时,脑代谢率降低。

3. 年龄 在年龄为6岁的儿童,其脑血流量和脑代谢率明显高于成年人,其脑氧需要量大约占全身氧耗的50%。高的脑氧消耗可能归因于组织快速生长发育中生物合成活动的需要。从儿童到成年期，脑血流和脑氧代谢率呈明显的逐渐降低趋势，此不是病理原因所致。但在60岁以上老年人，其脑血流量和脑代谢率的进一步下降可能与其患有脑血管疾病或有脑损害有关。

（黄焕森　周航宇）

第三节　颅内压

一、概述

颅腔周壁为坚硬的颅骨，形成无伸缩性的半封闭容器，其内包含有脑组织、血液和脑脊液（cerebro-spinal fluid，CSF）等，形成一定的压力称为颅内压（intra-cranial pressure，ICP）。在正常情况下，成人颅内容量约为1400 mL，其中脑组织容量占80%～85%，脑脊液占7%～10%，颅内血容量占5%～8%。同一个人各种方法测得的结果大致相同。而通常所指的颅内压是在水平侧卧位身体松弛的状态下经腰椎穿刺接上一定内径（2～3mm）的测压管所测得的压力。一般成人正常值5.3～13.5mmHg；儿童颅内压较低，约为3～7.5mmHg，新生儿为0.8～1.1 mmHg，5岁以上则接近成人的正常值。压力在13.5～15mmHg为可疑颅内压增高；如超过15mmHg即可确定为颅内压增高。压力在3.8～5.3mmHg为可疑低颅压；如低于3.8mmHg即可确定为低颅压。监测颅内压有助于判断脑灌注压、脑顺应性及脑循环的状态，对指导临床治疗具有重要意义。

血脑屏障结构完整与功能齐全的情况下，脑脊液与脑血流循环状态等均与维持正常的颅内压有关。任何一种成分逐渐、小量地增加，会引起另外一种或两种成分代偿性地减少，以保持颅内压在正常范围。但此代偿能力是有限的，一旦达到最大极限，任何一种成分的增加均会导致明显的颅内压升高。通常用颅内压－容量曲线来描述这种关系，当容量代偿机制达到极限时，颅内压急剧升高，即通常说的出现生理拐点，如图2-1。脑血管的自动调

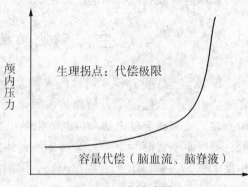

图2-1　颅内压-容量曲线

节功能可预防因平均动脉压波动引起脑血容量的增加。正常情况下，最初的脑血容量增加并不立即引起颅内压升高，因为可以通过减少脑血流和脑脊液代偿。

颅内压力主要由两种力作用于颅脊腔而产生：①包围于颅脊腔内面的硬脑膜的弹力作用，称为非流体静力；②血管性压力作用，称为流体静力，即血管内的压力传递

到脑和脑脊液。颅内压的产生和维持还受到以下因素的影响。

(一) 颅脑解剖结构

颅腔和脊髓腔为完全封闭的无伸缩性容器,它仅通过血管系统与外界相通。在正常情况下,颅内容物的总容积近于恒定,其中任一部分的数量改变必将由其余两部分的改变来代偿。

(二) 脑脊液的分泌压和流通时的阻力

脑脊液的产生主要依赖于脑的灌注压。有研究发现,当颅内压高于52.5 mmHg时,脑脊液仍然产生,认为脑脊液的生成存在一主动过程,即可能存在一种分泌压。脑脊液在流动通路受阻时,如中脑水管受压堵塞,必然影响脑脊液向下流动,无法实现脑脊液的生成和吸收循环。

(三) 流体静压因素

在水平侧卧位,因为椎管静脉丛与右心耳在同一水平面上而无流体静压的影响,腰部脑脊液压和小脑延髓池相同,测得的压力为单纯的脑脊液压。在坐位时,腰椎穿刺针位于右心耳下方,因此椎管静脉丛在腰穿针平面的压力增加,此增加的压力引起脑脊液压同等的增高,所测得的压力包括脑脊液压力和静脉丛的流体静压。因此坐位时腰部脑脊液压增高的机制是自腰部到右心耳之间的静脉血柱的流体静压作用到硬脊膜外静脉丛,从而再作用于脑脊液所致。即使胸部椎管完全梗阻,坐位时腰部脑脊液压仍能升高,而小脑延髓池的压力常呈负压。

(四) 静脉血压的影响

静脉内的压力是产生和维持脑脊液压的主要因素之一。静脉血压变化通过两个途径影响颅内压:①增加的压力可以在颈静脉和椎静脉中逆行传递,提高脑静脉压,从而升高颅内压。②胸腹内压增加,胸内压力有某种程度增高时,脑脊液压也可同等程度升高,主要是因为增高的胸内压力经椎静脉丛并阻碍颅内静脉的回流而影响脑脊液所致,如呛咳导致椎管内的静脉扩张,从而增高颅内压。当胸内压变为负压时脑脊液压也相应降低。腰部椎静脉丛经穿过椎间孔的腰静脉回流至下腔静脉,当压迫腹(脐)部阻碍下腔静脉回流时,使椎静脉丛充盈,脑脊液压会增高。脑脊液压较颅内静脉窦的血压略高,压迫颈静脉时,脑脊液压升高程度仅相当于静脉窦内压力升高的60%~65%,此时静脉窦内血压高于脑脊液压,脑静脉扩张,颅内压升高。

(五) 动脉血压的影响

正常人平均动脉压在50~150 mmHg范围波动,脑血流依靠自身的自动调节机制而保持不变,超越上述范围,当血压低于50 mmHg或高于150 mmHg时,脑血流量呈线性增高或减小。颅内压亦随脑血流量平行改变。如脑血流自动调节破坏,脑血流量将随平均动脉压呈直线上升,如图2-2虚线所示;任何原因长时间低血压、高血压,脑病理损害都将导致脑血管自动调节机制障碍或恢复延迟。

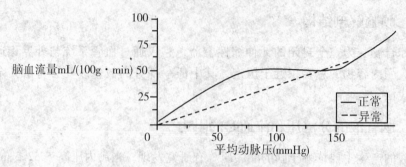

图2-2 平均动脉压与脑血流量的关系

动脉血压的突然改变,无论升高或降低,皆引起颅内压朝同一方向改变。缓慢发生的动脉血压改变,由于脑部动脉阻力的相应调整,颅内压很少或不受影响。高血压患者颅内压维持正常范围,但合并视网膜病的恶性高血压患者颅内压常超过18.8 mmHg。除此之外,颅内压有一定波动,主要因呼吸和动脉的搏动所致。图2-3是一颅脑损伤患者颅内压(ICP)受动脉血压(ABP)影响的多普勒监测图,图中所示颅脑损伤后脑顺应性降低,颅内压随动脉压波动而波动。

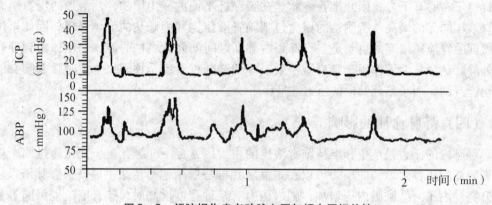

图2-3 颅脑损伤患者动脉血压与颅内压相关性

二、颅内压的生理调节

(一)脑血流量和脑血容量的调节

脑血流量受血液流变学、代谢因素、化学因素、脑血管自动调节和神经调节等多种生理因素的复杂影响,从而能维持相对的稳定状态。

一般在自动调节范围内,二者变化一致。但脑静脉系统包含绝大多数的脑血容量,它的内径发生轻微改变,可使颅内血容量发生巨大变化。脑静脉系统是被动接受被调节过的动脉血的流入。动脉血流增加,静脉血容量增加,反之亦然。如前所述,在颅内容积不能及时代偿时,脑血容量增加,颅内压升高,脑血容量减少,颅内压降低。

而颅内压升高时,脑灌注压降低,脑血流量减少,脑血容量减少;颅内压降低,脑灌注压升高,脑血流量增加。

(二)脑脊液的调节

1. 脑脊液的产生　脑脊液每日生成量约 500 mL,主要由脑室内的脉络丛产生,并且大部分来自侧脑室的脉络丛。脑脊液的产生与脉络丛的重量成正比。此外,蛛网膜下隙(主要是软脑膜)、室管膜及血管周围间隙(Virchow-Robin spaces)也有产生脑脊液的功能。颅内压与脑脊液的产生密切相关,脑脊液的生成多于吸收,可引起脑积水,引起颅内压升高。如脉络丛乳头瘤可使脑脊液产生增加,引起脑积水,致颅内压升高,当切除肿瘤后,可使脑积水所致的颅内高压恢复正常。

脑脊液的产生与脑灌注压关系较大。有报道颅内压升高 20 mmHg,只要脑灌注压保持在 70 mmHg 以上,脑脊液产生没有变化。而脑灌注压低于 70 mmHg,脑血流量和脉络丛血流量将减少;脑灌注压低到 50 mmHg,如由颅内压升高而非单独血压降低引起,造成脉络丛血流量进一步下降。这表明脑脊液产生和脉络丛血流量与脑灌注压呈正相关,与脉络丛血管的静水压和阻力增加(颅内压升高压迫脉络丛血管)呈负相关。而脑室内压力长期增高可限制脑脊液分泌。颅内压降低,脑灌注压和脉络丛血流量增加,脑脊液产生可增多。

2. 脑脊液的循环　脑脊液总量约 150 mL。侧脑室的脑脊液,经室间孔流至第三脑室,连同第三脑室脉络丛产生的脑脊液一起通过中脑水管进入第四脑室,与第四脑室产生的脑脊液一起经正中孔和外侧孔离开脑室系统进入蛛网膜下隙,经脑干周围的脑池到达大脑半球表面,最后被上矢状窦两旁的蛛网膜绒毛吸收进入静脉血液,另一部分脑脊液向下进入椎管蛛网膜下隙,由脊神经根处的蛛网膜绒毛吸收入血,完成整个循环。经脑室造影发现脑部血管的搏动为脑脊液循环的主要动力。此外,脑脊液的分泌压、室管膜细胞的纤毛运动、呼吸运动、脑脊液(15 cmH_2O)与上矢状窦(9 cmH_2O)的压力梯度及蛛网膜绒毛的泵吸作用可能都参与脑脊液循环。

脑脊液循环由脑室向下流动速度快,由脊髓腔向上流动速度慢。咳嗽或体位变化可影响其速度。年龄越大,流动速度越慢。当脑脊液循环通路受阻时,如肿瘤压迫、病变侵犯或占位等,脑脊液循环发生障碍而导致颅内压升高。

脑脊液压与静脉窦血压之差是脑脊液进入血管系统的动力,同时也受蛛网膜绒毛对脑脊液流出的阻力的影响。当脑脊液压增加到 22.5 mmHg 以上,吸收阻力接近正常,脑脊液压进一步增加,吸收阻力下降。脑脊液吸收速度与其产生速度相适应。

(三)脑组织容量的调节

脑组织容量包括脑组织和脑细胞内液及细胞外液含量,在正常生理情况下各部分均保持相对恒定。病理情况下,细胞内液和(或)细胞外液常有改变,各型脑水肿都有脑细胞内液和细胞外液的相应增加。血管源性脑水肿因血脑屏障被破坏而使血浆蛋白、电解质和水渗入脑组织,水肿液体主要在白质细胞外间隙扩散,并可通过胼胝体扩散到对侧大脑半球。缺血性脑水肿因细胞能量衰竭,所以细胞内液体容量增加。渗透压性脑水肿和脑积水性脑水肿均为细胞外液容量增加。发生脑水肿时，颅内压可增高；水肿消退后，颅内压恢复正常。当急性颅内压增高时，脑组织会出现脑移位与脑疝；慢性颅内压增高时，脑组织在较长时间受压的情况下会发生萎缩及水分少量减少。

三、颅内高压

颅内压高于 15 mmHg 为颅内高压。引起颅内压升高的常见原因有颅内肿瘤、硬膜下或硬膜外血肿、颅内出血、脑组织挫伤、急性脑水肿及慢性脑水肿等。脑组织容量、脑血流量和脑血容量的改变是引起颅内压升高的主要因素，脑脊液循环在急性和慢性脑损伤的病理生理改变方面也具有重要意义。颅内压升高不仅影响脑血流量和脑灌注压，还可以影响血脑屏障的结构和功能，更为严重的是急性颅内压升高或失代偿性颅内压升高所导致的脑疝，将危及生命。控制颅内压升高主要是有效减少脑组织容量、脑血流量或脑脊液容量，治疗上既要消除引起脑容量增加的原发病因，又要降低任何一种形成颅内压成分的容量。包括手术切除减压、控制通气和应用药物等措施。紧急措施包括通过过度通气减少脑血流以降低脑血容量，从而迅速降低颅内高压。有颅压高倾向的患者，治疗中应当避免导致血管扩张的措施，术前用药应当避免增加 $PaCO_2$。

颅内压的增高，往往以病变所在部位压力增高更明显，并可发生脑组织的移位与脑疝。常见的脑疝有：①小脑幕切迹疝，又称颞叶钩回疝，是大脑半球颞叶内侧的脑回（钩回及海马回）受挤压被推移到小脑幕切迹下，致使大脑后动脉与小脑上动脉受压，中脑受压迫及动眼神经被牵张，出现同侧眼睑下垂、瞳孔扩大、对光反射消失、眼球外斜、昏迷。同时对侧肢体出现瘫痪并有锥体束征。②枕骨大孔疝，又称小脑扁桃体疝，是小脑扁桃体受压而疝入枕骨大孔内，甚至可经枕骨大孔疝出至寰椎下平面，这使延髓受到急性或慢性压迫，出现血压升高、脉搏减慢、呼吸减慢甚至呼吸骤然停止、深昏迷、四肢强直、角弓反张样抽动等。

（黄焕森　金文香）

参 考 文 献

[1] 张培林. 神经解剖学［M］. 2版. 北京：人民卫生出版社，1991：11-54.
[2] 王恩真. 神经外科麻醉学［M］. 北京：人民卫生出版社，2000：7-13.
[3] 韩哲生，曹美鸿，虞佩兰. 颅内压与颅内压增高［M］. 兰州：甘肃科学技术出版社，1993.
[4] MICHENFELDER J D. Anesthesia and the brain：clinical, functional, metabolic, and vascular correlates［M］. New York：Churchill Living Stone，1988.
[5] WILLIAM J POWERS, ROBER L, GRUBB, et al. Cerebral blood flow and cerebral meta-

bolic rate of oxygen requirements for cerebral function and viability in humans [J]. Journal of Cerebral Blood Flow & Metabolism, 1985, 5: 600 – 608.

[6] DRUMMOND J C. The lower limit of autoregulation: Time to revise our thinking? [J]. Anesthesiology, 1997, 86: 1431 – 1433.

[7] BRANSTON N M. Neurogenic control of the cerebral circulation [J]. Cerebrovasc Brain Metab Rev, 1995, 7: 338 – 349.

[8] MEYER J S, TERAYAMA Y, TAKASHIMA S. Cerebral circulation in the elderly [J]. Cerebrovasc Brain Metab Rev, 1993, 5: 122 – 146.

[9] SIESJO B K. Pathophysiology and treatment of focal cerebral ischemia. Part I: Pathophysiology [J]. J Neurosurg, 1992, 77: 169 – 184.

[10] NJEMANZE P C. Critical limits of pressure-flow relation in the human brain [J]. Stroke, 1992, 23: 1743 – 1747.

[11] ZAUNER A, DAUGHERTY W P, BULLOCK M R, et al. Brain oxygenation and energy metabolism: Part I—biological function and pathophysiology [J]. Neurosurgery, 2002, 51: 289 – 301.

[12] AUER R N. Hypoglycemic brain damage [J]. Metab Brain Dis, 2004, 19: 169 – 175.

[13] Mc CULLOUGH J N, ZHANG N, REICH D, et al. Cerebral metabolic suppression during hypothermic circulatory arrest in humans [J]. Ann Thorac Surg, 1999, 67: 1895 – 1899.

[14] SAKAMOTO S, ISHII K, SASAKI M, et al. Differences in cerebral metabolic impairment between early and late onset types of Alzheimer's disease [J]. J Neurol Sci, 2002, 200: 27 – 32.

[15] ANGEL A. Central neuronal pathways and the process of anaesthesia [J]. Br J Anaesth, 1993, 71 (1): 148 – 163.

[16] ECKENHOFF R G. Anoble approach to mechanisms [J]. Anesth Analg, 1998, 87 (2): 239 – 241.

[17] POCOCK G C, DRICHARDS. Excitatory and inhibitory synaptic mechanisms in anaesthesia [J]. Br J Anaesth, 1993, 71 (1): 134 – 147.

[18] GRIFFITHS R R, INORMAN. Effects of anaesthetics on uptake, synthesis and release of transmitters [J]. Br J Anaesth, 1993, 71 (1): 96 – 107.

[19] FRANKSNP, WRLIEB. Selective actions of volatile general anaesthetics at molecular and cellular levels [J]. Br J Anaesth, 1993, 71 (1): 65 – 76.

[20] BEDFORTH N M, HARDMANJ G, NATHANSONMH. Cerebral hemodynamic response to the introduction of desflurane: Acomparison with sevoflurane [J]. Anesth Analg, 2000, 91 (1): 152 – 157.

[21] BOVILL J G. mechanisms of anaesthesia: time to sayfare well to the Meyer – Overton-rule [J]. Current Opinion in Anaesthesiology, 2000, 13: 433 – 436.

[22] BEDFORTHN M. Effects of desflurane on cerebral autoregulation [J]. Br. J. Anaesth, 2001, 87(2): 193-197.

[23] BIESTRO A, ALBERTI R, GALLI R, et al. Osmotherapy for increased intracranial pressure: comparison between mannitol and glycerol [J]. Acta Neurochir Wien, 1997, 139: 725.

[24] LUTZ L J, JHMILDE, MILDE L N. The cerebral functional, metabolic, and hemodynamic effects of desflurane in dogs [J]. Anesthesiology, 1990, 73 (1): 125-131.

第三章 麻醉药物对脑生理的影响

第一节 吸入麻醉药对脑生理的影响

吸入麻醉药均以气体形式通过呼吸道进入人体内发挥麻醉作用。由于吸入麻醉药物具有麻醉效能强、可控性高的特点,因而在全身麻醉中特别是在麻醉维持过程中依然占据主导地位。吸入麻醉药作用于脑产生镇痛、睡眠和遗忘效应,同时这些药物对于脑电活动、代谢、灌注和颅内压都有影响,了解吸入麻醉药对脑电生理活动、脑血管自动调节功能、脑组织代谢功能和颅内压的影响有助于指导临床应用。

一、吸入麻醉药对脑电生理的影响

(一) 吸入麻醉期间 EEG 变化特征

各种吸入麻醉药均会不同程度地影响脑电活动,使 EEG 波形发生变化,且随着吸入浓度的提高影响更加明显。不同的吸入麻醉药对 EEG 影响特征也各不相同。在吸入麻醉过程中,最初 EEG 表现为电压升高、频率减慢,电压波可短暂地变成同步曲线波,随着麻醉加深,电压波在达峰值后直线下降,脑电活动可出现暂停——爆发抑制(脑电活动静息),持续深麻醉状态可导致脑电活动完全终止——平坦 EEG 波形 (flat EEG)。大脑皮质比脑深部结构如杏仁核和海马更容易受到抑制,而这些与感觉和记忆关系密切的脑深部核团,也很容易受麻醉药影响,详见第七章第五节有关内容。

(二) 各种吸入麻醉药对 EEG 的影响

1. 异氟醚 异氟醚是目前颅脑手术最常用的吸入麻醉药,可引起 EEG 棘波和肌痉挛,但在实验研究中没有出现癫痫。目前只报道两例患者发生无法解释的癫痫,一例发生在术中,一例发生在术后即刻,因此异氟醚的致癫痫性没有临床意义,事实上,异氟醚已成功地用于控制顽固性癫痫持续状态。排除手术、疾病和其他药物的影响,正常人 EEG 变化过程为清醒状态下前脑比后脑 EEG 频率快,而当异氟醚吸入浓度达 0.8~2.1MAC 时这种差别消失,随着吸入浓度增加,EEG 活动逐渐减弱。麻醉兴奋期过后 EEG 同步波增多且波幅增加，但此时 EEG 功率谱的高边界频率或 95% 频率的最大频率即谱边缘频率（spectral edge frequency，SEF）并无明显改变。随着麻醉深度进一步加深，EEG 可显现爆发抑制，同时 SEF 减慢。

2. 氟烷　临床常用麻醉浓度氟烷虽然会产生与地氟醚、异氟醚或七氟醚不同的 EEG 变化，但不会产生与地氟醚、异氟醚或七氟醚同样的 EEG 爆发抑制。

3. N_2O　吸入气 N_2O 分压低于 1 个大气压（约 101.3kPa）情况下，对 EEG 几乎没有抑制作用，也不会明显影响地氟醚所致的 EEG 爆发抑制作用。等效 MAC 吸入条件下，N_2O 吸入比地氟醚吸入对 EEG 抑制程度轻。

4. 地氟醚　吸入地氟醚麻醉时 EEG 变化过程类似异氟醚，且对 EEG 影响似乎与 $PaCO_2$ 变化无关。如在吸入 1.2MAC 地氟醚期间，$PaCO_2$ 由 26mmHg 上升到 57mmHg 时，连续脑电活动或抑制期间的爆发抑制电活动频率不会发生改变，微小或无活动 EEG 在整个脑电活动中所占的时间百分比也不会改变。

5. 七氟醚　吸入七氟醚麻醉对 EEG 的影响过程与地氟醚或异氟醚吸入麻醉时类似。吸入浓度增加速率会改变 EEG 初始波形，如陡然将七氟醚吸入浓度提升到 4%，一开始会出现 2~3Hz 高电压节律性慢波，继后出现快（10~14Hz）慢（5~8Hz）复合波。相反，若逐步增加吸入浓度，如七氟醚吸入浓度逐步由 1%、2% 提升到 4%，每一浓度吸入持续时间 10 min，则在浅麻醉时 EEG 频率增快、波幅增高，深麻醉时频率减慢、波幅降低。但无论怎样，快诱导麻醉和慢诱导麻醉最终 EEG 波形都是一样的。

二、吸入麻醉药对脑血流和脑代谢的影响

（一）吸入麻醉期间脑血流和脑代谢的变化

1. 脑血流的变化　所有挥发性麻醉药均具有内在的扩张脑血管的性能，降低脑血管阻力，一方面改变脑自身调节能力，另一方面使体循环压力呈剂量相关性下降。因此，评价其对脑血流的作用时应使动脉压维持在正常水平。通常挥发性麻醉药可产生剂量依赖性 $CMRO_2$ 下降，因此，$CMRO_2$ 抑制引起的脑血流下降与对脑血管扩张作用的平衡决定了脑血流的增减。0.5MAC 时 $CMRO_2$ 抑制引起的脑血流下降占优势，与清醒状态相比脑血流下降；1.0MAC 时脑血流不变，$CMRO_2$ 抑制和血管扩张之间达到平衡；超过 1.0MAC，血管扩张占优势，即使 $CMRO_2$ 明显下降，脑血流亦会明显增加。挥发性麻醉药在大于 1.0 MAC 时引起的脑血流增加可以解释为血流-代谢解耦联。大量的证据表明挥发性麻醉药麻醉时耦联（脑血流的调整平行于 $CMRO_2$ 的变化）持续存在，挥发性麻醉药剂量改变（增加）了脑血流量与 $CMRO_2$ 的比值。

挥发性麻醉药导致的重要临床后果是脑血流和脑血容量的增加引起了 ICP 的增加。常用的挥发性麻醉药中，扩张脑血管效能依次为乙醚＞氟烷＞恩氟醚＞地氟醚≈异氟醚＞氧化亚氮＞七氟醚。挥发性麻醉药对脑血流的影响随时间的变化而变化。动物研究发现，应用挥发性麻醉药脑血流先升高随之明显下降，2.5~5h 之后恢复至麻醉前水平。人类在氟烷、异氟醚、地氟醚和七氟醚麻醉下此过程约持续 3~6h。此外，氟烷、

恩氟醚、异氟醚可呈剂量相关性损害脑血流的自身调节功能，但可较好地维持脑血流对 CO_2 的反应性。为防止吸入麻醉药对脑血流的影响，常可采用过度通气与吸入麻醉同时进行。

1.0MAC 或更低的异氟醚、地氟醚和七氟醚对人脑皮质血管有轻度扩张作用，挥发性麻醉药对脑血流的净作用是下降的。临床上异氟醚的剂量是使脑血流下降的，但 CBV 增加，ICP 明显上升，尽管低碳酸血症可减轻 ICP 的升高，但也有研究表明过度通气并不能降低异氟醚引起的颅内肿瘤患者的 ICP 升高。在实验性脑损伤研究中，挥发性麻醉药明显增加 ICP，低碳酸血症不能缓解 ICP 的升高。对于颅内顺应性异常的患者，挥发性麻醉药可能增加 CBV 和 ICP。因此，对大面积脑损伤、不稳定 ICP 或脑生理严重紊乱的患者，以及大脑部分区域或全脑对 CO_2 的反应性异常和血流-代谢耦联受损时，应谨慎使用挥发性麻醉药。

2. 脑代谢的变化

(1) 脑血流-代谢耦联。虽然吸入麻醉期间大脑血流与脑代谢之间也存在某种耦联机制，但这种耦联机制并不完善。随吸入麻醉药浓度增加脑代谢降低的同时，脑血流不受影响或增加表现为脑血流与脑代谢之间失耦联，如地氟醚的扩血管作用就可能会制约因脑代谢下降所导致的脑血流减少。有时脑血流与脑代谢变化又能显现耦联关系，即脑血流随脑代谢降低而减少。挥发性麻醉药在大于 1.0MAC 时引起的脑血流增加可以解释为血流-代谢解耦联。大量的证据表明挥发性麻醉药麻醉时耦联（脑血流的调整平行于脑代谢的变化）持续存在。

(2) 脑氧代谢率（$CMRO_2$）。所有吸入麻醉药都能使 $CMRO_2$ 降低，但在一定的 MAC 水平下，$CMRO_2$ 降低程度以氟烷最小，异氟醚和七氟醚对 $CMRO_2$ 抑制程度非常近似，地氟醚吸入浓度高于 1.0 MAC 时，对 $CMRO_2$ 抑制程度略低于异氟醚。吸入 1.5~2.0 MAC 异氟醚、七氟醚或地氟烷，出现 EEG 抑制（EEG 等电位线）时的 $CMRO_2$ 降幅最大。在吸入 N_2O 镇静的基础上分别吸入氟烷、异氟醚和恩氟醚，氟烷组 $CMRO_2$ 下降约 25%，异氟醚和恩氟醚组 $CMRO_2$ 下降约 50%，$CMRO_2$ 下降幅度随吸入浓度的增加而加大。

(3) $CBF/CMRO_2$。在判定吸入麻醉药对脑血流和脑代谢的影响时，多采用 $CBF/CMRO_2$ 比值，这样获得的信息更加准确，比值大小取决于吸入浓度高低。吸入麻醉药都有不同程度的增加 CBF 和降低 $CMRO_2$ 作用，在一定范围内，$CBF/CMRO_2$ 比值的变化与吸入浓度大致呈直线关系，其中以氟烷对脑血管的扩张效应最强，恩氟醚次之，N_2O、七氟醚和异氟醚作用最弱。0.5 MAC 异氟醚和 1.0 MAC 七氟醚能达到相同的 $CBF/CMRO_2$ 比值。随着吸入浓度的增加和脑血管阻力的降低，$CBF/CMRO_2$ 比值会进一步升高。但在吸入不同倍数 MAC 异氟醚或七氟醚时，若仅延长吸入时间并不会改变 $CBF/CMRO_2$ 比值。

(4) 脑葡萄糖代谢率（cerebral metabolic rate of glucose，CMRg）。Alkire 等应用 FFDG PET 技术研究了氟烷对 CMRg 的影响，结果表明氟烷降低 CMRg 40%，且有些脑区的功能活动在清醒和麻醉引起的意识丧失状态下是不同的。与清醒状态比较，异氟醚吸入麻醉时 CMRg 降低，如 1.0 MAC 异氟醚吸入在不改变脑血流情况下，能使部分大脑皮质区域 CMRg 较清醒对照值降低 54%。将异氟醚吸入浓度增倍达 2.0 MAC 时，CMRg 虽可进一步减低，但降幅减小，只及对照值的 20%，而与此同时脑血流增加 70%。吸入异氟醚麻醉可显著降低全脑及脑内各区葡萄糖代谢率，丘脑、楔叶和扣带回对吸入异氟醚麻醉更为敏感。

（5）脑血流及脑代谢分布的变化。氟烷和异氟醚对局部脑血流和脑代谢分布的影响不同。氟烷对大脑各部分影响比较一致，全脑脑血流增加，脑代谢下降。异氟醚则引起不一致变化，皮质下和后脑的脑血流增加比新皮质显著，主要降低新皮质的脑代谢，对皮质下影响小。在人类，1.0 MAC 七氟醚引起皮质脑血流下降，小脑脑血流增加，但还没有关于地氟醚类似的局部脑血流的研究报道。然而如果对 EEG 作用相似（说明对皮质脑代谢和脑血流的作用相似），那么对于脑血流分布存在不均一性的假设也是合理的，由此可以解释不同文献报道的异氟醚对脑血流影响有差异。用测定全脑血流的方法测定的脑血流高于只测定皮质的方法。例如 Eintrei 等报道开颅手术患者用异氟醚麻醉时脑血流不增加，因其只测定了皮质脑血流，而 Adams 等报道具有颅内病变、血碳酸正常的患者给予异氟醚后脑脊液压力增加，并得出皮质血管轻度扩张而其他部位脑血流明显增加的结论。

所有挥发性麻醉药都降低脑代谢率。在特定的 MAC 水平，氟烷对 $CMRO_2$ 的影响比其他四种小，七氟醚与异氟醚的影响相似。地氟醚较异氟醚的影响轻，尤其是超过 1.0 MAC 时。虽然没有一个关于所有挥发性麻醉药对人 $CMRO_2$ 影响的直接比较研究，目前收集的数据表明 1.0 MAC 的异氟醚、七氟醚和地氟醚分别使 $CMRO_2$ 下降 25%、38% 和 22%。给人吸入氟烷（0.9 MAC）和异氟醚（0.5 MAC），应用 PET 测定的 CMRg 分别降低了 40% 和 46%，并且 $CMRO_2$ 的下降与剂量相关。异氟醚（地氟醚和七氟醚也符合）麻醉发生 EEG 完全抑制时，$CMRO_2$ 下降最显著，对于人类此时的浓度为临床相关剂量（1.5～2.0 MAC）。犬实验中，异氟醚的呼气末浓度达到 6.0% 也不会引起脑代谢进一步下降，也未表现出代谢毒性。氟烷则不同，在犬的研究中，氟烷浓度超过 4.0 MAC 后 EEG 才达到等电位，进一步增加氟烷的浓度，$CMRO_2$ 继续降低，此变化与能量负荷的变化一致。后者的变化是可逆的，说明氟烷干扰了氧化磷酸化。这些数据表明，氟烷在非常高的浓度下产生可逆的毒性作用。

（二）各种吸入麻醉药对脑血流和脑代谢的影响

1. N_2O 研究发现，单独吸入 30%～60% 的 N_2O 能舒张脑血管，显著升高脑血流速度（CBFV）、ICP 和 $CMRO_2$。在小儿异丙酚麻醉中，每个患儿在 35% 氧气浓度下随机吸入空气或 N_2O，当 N_2O 替换空气后，平均动脉压和心率轻度降低，CBFV 由 (41.2±9) cm/s 升高至 (46.3±10.4) cm/s，增加 13%；空气替换 N_2O 后，CBFV 又回到原来水平，说明 N_2O 在小儿异丙酚麻醉中有舒张脑血管、升高 CBFV 的作用。Kaisti 等在成人七氟醚和异丙酚麻醉中合用 N_2O 对 CBFV 影响的研究中发现，单独输注异丙酚（2.6～4.6 μg/mL）时全脑区 CBFV 下降至基础值的 53%～70%，而单独吸入七氟醚（1.1%～1.9%）CBFV 仅在枕叶皮质、小脑和丘脑显著下降至基础值的 73%～80%；异丙酚合并 N_2O 吸入，局部脑血流速升高但维持在基础值以下（62%～78%），七氟醚

合并 N_2O,局部 CBFV 升高且维持在基础值上 83%~112%。这说明合用 N_2O 可较明显抵消单独使用七氟醚和异丙酚引起的 CBFV 降低。

关于 N_2O 对脑代谢的作用没有一致结论,脑血流与脑代谢变化平行,脑血流增加而脑代谢无变化,脑代谢变化时脑血流无变化等研究结果均有报道。这种分歧是由于种属、方法、背景麻醉的深度,以及与其他药物相互作用等影响因素不同造成的。有关人类研究的资料很少,Wollman 等报道,70% 的 N_2O 可使志愿者的 $CMRO_2$ 降低 15%,然而麻醉前和麻醉诱导均使用了巴比妥类药,而对照组并没有使用巴比妥类药物。Algotsson 等报道 $CMRO_2$ 无变化。Pelligrino 等给予清醒的山羊吸入 N_2O,并测定其大脑皮质的脑血流和脑代谢,发现 N_2O 吸入 60 min 时大脑皮质的 $CMRO_2$ 增加 170%,全脑血流增加 143%。

2. 氟烷 在所有吸入麻醉药中氟烷增加脑血流的作用最显著,吸入 1.0 MAC 氟烷时脑血流明显增高,同时血压明显下降。在人类当 MAP 维持在 80 mmHg 时,1.1 MAC 氟烷使脑血流量增加 191%,$CMRO_2$ 降低约 10%。相同 MAC 异氟醚、地氟醚和七氟醚麻醉下的净血管扩张作用均比氟烷弱,因此在颅内顺应性差的情况下选择挥发性麻醉药,前三者更为合适,但氟烷并非禁忌。已经证明过度通气可以防止或缓解氟烷诱导引起的 ICP 升高,颅内顺应性差、血碳酸正常的患者就会发生 ICP 升高。

3. 恩氟醚 有关恩氟醚对脑血管作用的研究很有限。人类研究表明,血压在正常范围时,1.1 MAC 异氟醚使脑血流增加 19%,脑代谢降低 45%,与清醒状态相比,当 MAP 维持在 80 mmHg 时,1.2 MAC 恩氟醚使脑血流增加 45%,$CMRO_2$ 降低 15%。脑血流的显著增加和 $CMRO_2$ 轻度下降证明恩氟醚具有明显的脑血管扩张作用。

4. 异氟醚 异氟醚作为颅脑手术最常用的吸入麻醉药,对颅内压、脑血流和脑代谢影响较轻,对脑血管自身调节机制无明显损害,过度通气时应用异氟醚可防止颅内压升高,对脑血流的影响不如氟烷和恩氟醚显著。Murphy 等发现 0.6 MAC 和 1.1 MAC 异氟醚麻醉时(维持一定的血压),与清醒对照值相比,脑血流不增加,但 1.6 MAC 时脑血流增加 100%。Maekawa 等测定大鼠清醒和麻醉状态下的脑血流和局部 CMRg,1.0 MAC 异氟醚吸入时,在 5 个皮质区域 CMRg 降低 54%(和清醒对照值相比),平均脑血流量不变,2.0 MAC 时 CMRg 仅降低对照值的 20%,脑血流量增加 70%。这些数据说明当异氟醚超过引起脑代谢抑制的最大浓度时,或其他药物或疾病本身已经使维持电生理功能的脑代谢成分受到抑制时,异氟醚才引起脑血管明显扩张。但也有研究表明吸入 0.5 MAC 和 1.5 MAC 异氟醚显著升高 CBFV,升高幅度分别为基础值(清醒)的 19% 和 72%,呼气末二氧化碳分压($P_{ET}CO_2$)在 20~40 mmHg。异氟醚组与七氟醚组相比,CBFV 变化率显著增大,提示在异氟醚麻醉中 CBFV 更易受 $P_{ET}CO_2$ 改变的影响。

5. 七氟醚 不同吸入浓度七氟醚对脑血流动力学产生双重作用:在吸入低浓度七氟醚时,间接作用占主导,即七氟醚降低脑神经元活性,降低脑代谢,引起脑血管收缩,降低 CBFV;而吸入高浓度七氟醚时,则直接舒张脑血管(脑部小阻力血管为主),增加脑血流作用占主导。应用 PET 研究 16 名健康志愿者,结果表明:吸入 0~1 MAC 七氟醚,脑血流量降低了 36%~53%,丘脑区下降最明显;吸入 1.0~1.5 MAC 七氟醚在额皮质、丘脑和小脑区脑血流量分别升高7%、9%和16%；吸入1.5~2.0 MAC七氟醚时产生双重效应，在额部脑区CBF下降23%，而在小脑区脑血流升高了38%，在全脑区脑血流是相对升高的。1.0~1.5 MAC七氟醚几乎不会对脑自动调节功能或脑对CO_2的反应性产生不良影响，但若同时增添N_2O吸入则有可能会对脑正常功能的保护构成一定威胁。如七氟醚麻醉时添加N_2O吸入，患者颈内静脉氧饱和度会明显降低。在接近0.6 MAC七氟烷水平时，若$PaCO_2$升高到60 mmHg，则会因七氟醚与CO_2间的相互作用损害人脑血管自动调节功能。动物研究证明，低浓度七氟醚吸入不会影响脑血管自主调节功能，而高浓度（2.0 MAC）则可导致脑血管自主调节功能失调。Summors等在清醒和1.5 MAC下比较了异氟醚和七氟醚对脑血管自我调节能力的影响，在1.5 MAC下两组平均动脉压和心率的变化程度相近，异氟醚组脑动态自我调节率，即反映平均动脉压短暂下降后大脑中动脉流速的恢复率（正常值15%~30%/s），由清醒状态下的（32±2)%/s降至（5±1)%/s，七氟醚组则由（29±2)%/s降至（24±2)%/s，说明在相同麻醉深度下，尽管循环变化相似，但相比七氟醚，异氟醚易损害脑血管自我调节能力。由此可见七氟醚对脑内循环的影响相对较小。

6. 地氟醚 有较低的血气分配系数，术后苏醒迅速，经颅多普勒超声测定MCA血流速度，由于所选择测量脑血流的区域不同和挥发性麻醉药对脑不同部位影响的不均一，外加各实验组的血压不同，所以不可能精密地定量比较挥发性麻醉药之间的差异，但总体上异氟醚扩张脑血管的作用强于七氟醚和地氟醚。当吸入浓度从0.5 MAC升至1.0 MAC时，CBFV由（65.5±17.5）cm/s升高至（74.8±20.5）cm/s，平均动脉压显著下降；当地氟醚吸入浓度从1.0 MAC升至1.5 MAC时CBFV和平均动脉压并无显著变化，但心率在吸入浓度从0.5 MAC升至1.5 MAC时均显著升高，这可能和地氟醚吸入浓度快速升高引起平均动脉压下降，反射性兴奋交感神经系统有关。吸入浓度超过1.0 MAC时CBFV没有进一步升高，可能是1.0 MAC地氟醚引起脑血管的最大舒张，产生了封顶效应。吸入1.0 MAC地氟醚降低$CMRO_2$，由基础值（清醒）的3.3 mL/（100g·min）降至1.6 mL/（100g·min），这可能和地氟醚降低脑神经元的代谢率有关。Bedforth等发现吸入0.5MAC地氟醚时，脑血管自我调节存在但被延迟，当吸入浓度大于0.5MAC则对脑自我调节能力产生剂量相关性损害，在1.5MAC下脑自我调节几乎消失。由此可见地氟醚对颅内循环影响较大。

总的来说，吸入麻醉药能够降低脑代谢，同时使脑血流和ICP增高，挥发性麻醉药对脑生理的影响与静脉麻醉药引起的脑代谢率和脑血流量平行下降不同，可引起剂量相关的脑代谢率下降和脑血管扩张，因此，脑代谢抑制引起的脑血流下降与对脑血管扩张作用的平衡决定了脑血流的增减。0.5 MAC时脑代谢抑制引起的脑血流量下降占优势，与清醒状态相比脑血流量下降。1.0 MAC时脑血流量不变，脑代谢抑制和血管扩张之间达到平衡；超过1.0 MAC，血管扩张占优势，即使脑代谢明显下降，脑血流量亦会明显增加。

三、吸入麻醉药对颅内压的影响

(一) 吸入麻醉药对颅内压的共同影响

全麻药均降低 $CMRO_2$,增加脑血流量,增加脑血容量并继发颅内压增高,且与剂量相关。MAP 维持于 80 mmHg 时,相同强度(1.1MAC)的氟烷、恩氟醚、异氟醚使脑血流量分别增加 191%、37%、18%。异氟醚在 1.1MAC 以下不增加脑血流量。在相同的 MAC 时,异氟醚和恩氟醚对脑代谢的抑制程度大于氟烷。吸入麻醉药均可削弱脑血管的自身调节功能,且与剂量有关;但仍能较好保持脑血管对 CO_2 的反应。异氟醚在 MAC 为 1.0 时,不影响脑血管的自身调节功能。氧化亚氮与氟类麻醉药并用时,可进一步增加脑血流量,升高 ICP。所以,在吸入麻醉药中异氟醚是颅脑疾病患者较为理想的麻醉药物。

吸入麻醉药对 ICP 的影响在相当程度上取决于以下几个因素。①基础 ICP:吸入麻醉药对颅内压的影响程度与颅脑顺应性密切相关,顺应性较低时吸入麻醉药不致引起 ICP 升高或升高较少,顺应性较高时则升高较明显。②$PaCO_2$:所有挥发性麻醉药对 CO_2 反应性均可良好维持。但自身调节受损,麻醉药引起脑血管扩张最显著时,对自身调节影响最大,并且与剂量相关,七氟醚对自身调节的损害最小。吸入麻醉期间施行过度通气造成低碳酸血症时,ICP 可无明显升高;而在正常 $PaCO_2$ 水平下,等浓度吸入麻醉药可使 ICP 明显升高。③脑脊液容量:吸入麻醉药升高颅内压的另一重要原因在于脑脊液容量的增加,该作用缓慢,需时较长。异氟醚不增加脑脊液吸收阻力,也不增加脑脊液生成率,对 ICP 影响轻微,复合过度通气时甚至可逆转 ICP 的升高,而七氟醚降低脑脊液吸收率,增加脑脊液吸收阻力,脑脊液生成率随时间延长而降低,随吸入时间延长会出现渐进性 ICP 升高。

所有挥发性吸入麻醉药均可扩张脑血管,增加 ICP,并产生与剂量相关的脑代谢降低。与脑血流量增加相一致的颅内压升高,不是脑血流本身而是 CBV 的影响。颅内血液多数贮于静脉系统,血管扩张引起的脑血流和 CBV 变化相关联,但脑血流的变化比 CBV 显著,因此,脑血流的变化不能推测 CBV 和 ICP 的变化。研究表明,与异丙酚、戊巴比妥麻醉相比,异氟醚麻醉确实引起 CBV 明显增加。此外,CBV 受 $PaCO_2$ 影响,低碳酸血症时 CBV 下降,高碳酸血症 CBV 升高。但 CBV 的变化程度小于脑血流。

(二) 不同吸入麻醉药对 ICP 的影响

1. N_2O N_2O 可引起脑血流量、脑代谢率和 ICP 增加,部分原因是 N_2O 兴奋交感神经的结果,其作用受是否合用其他麻醉药的影响。首先,单独使用 N_2O 或在最小限度的背景麻醉下,人和动物实验均表明 N_2O 明显增加 ICP 或脑血流量。Henriksen 和 Jorgensen 发现,脑肿瘤患者自主呼吸 66% N_2O 后,平均 ICP 从 13 mmHg 上升至 40 mmHg。在人类研究中脑血流量明显增加,但不如动物研究显著。这些作用是 N_2O 本身的作用,还是非特异的"二期"觉醒现象,仍不清楚。其次,同时与静脉麻醉药(巴比妥类药、苯二氮䓬类药和麻醉性镇痛药）合用时，脑血管扩张作用减弱甚至完全抑制。Phirman 和 Shapiro 发现预先给予一昏迷患者硫喷妥钠和地西泮，可以预防吸入 70% N_2O 引起的 ICP 增加。脑肿瘤患者和颅内顺应性差（诱导前 ICP 为 27 mmHg）的患者，巴比妥麻醉下吸入 50% N_2O，并过度通气后，ICP 几乎没有变化。Jung 等比较了巴比妥麻醉诱导后吸入 0.7% 异氟醚或 70% N_2O 时脑肿瘤患者的腰部脑脊液压力，发现 N_2O 组脑脊液压力明显高于异氟醚组，但与单独应用 N_2O 时相比升高不显著，说明存在巴比妥的残余作用。此外，N_2O 与挥发性麻醉药合用时，脑血流轻度升高。Algotsson 等用相同 MAC 的 N_2O 代替异氟醚，比较 1.5 MAC 异氟醚和 0.75 MAC 异氟醚复合 65% N_2O 麻醉时的脑血流，发现后者的脑血流量增加了 43%，说明合并使用挥发性麻醉药时，N_2O 有明显的脑血管扩张作用。N_2O 的血管扩张作用与吸入麻醉药的浓度呈正相关，高浓度氟烷和异氟醚可提高 N_2O 增加脑血流的作用。由于 N_2O 可以迅速弥散入密闭的气腔，当有密闭的颅内气腔存在时应避免使用 N_2O。

2. 异氟醚　随着异氟醚吸入浓度增加，外周血管阻力降低，血压下降，对脑血流动力的影响也呈剂量-效应相关。异氟醚扩张脑血管，增加脑血流，不过增高颅内压作用却比恩氟醚轻。异氟醚不影响脑脊液的生成且减轻脑脊液重吸收的阻力。所有吸入全麻药对中枢的抑制均呈浓度依赖性下行性抑制，预先给予硫喷妥钠、地西泮、吗啡或过度通气能使脑血管阻力增高。因此，神经外科手术患者特别是颅脑外伤患者应慎重使用异氟醚，异氟醚对正常和高颅压动物的颅内压增加很少，但在神经外科手术麻醉中有升高颅内压的作用，这种升高作用可被过度通气或巴比妥药所预防或部分控制。

3. 恩氟醚　吸入恩氟醚可减少心排出量，随着吸入浓度增加，血压同步下降，低血压程度与心排出量减少的程度一致，对中枢神经系统呈现剂量-效应相关。恩氟醚对正常颅内压动物的 ICP 增加较少，而对高颅压动物的 ICP 增加显著。恩氟醚增加 ICP，不只是与脑血容量有关，可能因为部分地增加了脑脊液的产生，并且增加了脑脊液的吸收阻力，且过度通气并不能逆转恩氟醚对 ICP 的作用。恩氟醚深麻醉时可出现惊厥样棘波，如果同时伴有中度血压下降，癫痫样脑电活动增加脑代谢率。在神经外科手术的麻醉中，恩氟醚不宜作为首选麻醉药。

4. 七氟醚　低浓度七氟醚不显著增加颅内压，可能因为七氟醚能降低脑血流量和 $CMRO_2$，不影响脑血管对 CO_2 的反应性，也不影响脑血管自动调节机能。在 1.5~2.2 MAC 时，七氟醚对脑血流动力学的影响类似于其他吸入麻醉药，呈浓度依赖性降低脑血流，但使 ICP 升高。有报道，0.5 MAC、1.0 MAC 七氟醚可安全用于神经外科颅内顺应性正常的患者，1.0 MAC 七氟醚和异氟醚均可显著降低 CPP，异氟醚作用较强，吸入 1.0 MAC 七氟醚后 ICP 轻度升高（但在安全范围），而吸入 1.0 MAC 异氟醚 ICP 无明显变化。

5. 地氟醚　地氟醚可使脑血流升高、$CMRO_2$ 降低，呈剂量-效应相关趋势。地氟醚麻醉时脑血管对 CO_2 仍保持敏感性，脑血管的自身调节机能仍存在。0.8 MAC 吸入浓度的地氟醚应用于颅脑手术患者，并不增加脑脊液压和大脑中动脉血流速度，而当浓度为 1.1 MAC 时，上述两项指标均明显增加。地氟醚-异丙酚复合麻醉期间脑氧代谢率减低，脑氧摄取率减少，围手术期各时相之间可以保持稳定的脑氧供需平衡，保持脑代谢和脑血流匹配良好。

（王志萍）

第二节　静脉麻醉药对脑生理的影响

静脉麻醉由于可控性好，环境污染小，苏醒快速、平稳，已广泛应用于临床各科手术麻醉及重症患者镇静。同时，静脉麻醉药对脑的生理（脑血流、$CMRO_2$、ICP、CPP、EEG 及对 CO_2 反应）影响也越来越受到重视。常用静脉麻醉药包括硫喷妥钠、依托咪酯、异丙酚、安定类和麻醉性镇痛药，都具有剂量依赖性的降低脑血流量和 $CMRO_2$ 作用，并降低 ICP。巴比妥类药物通过收缩脑血管、降低颅内压及脑氧代谢率起到脑保护作用已得到公认。近年对其他静脉麻醉药的脑保护作用也进行了大量研究。

一、异丙酚

异丙酚又叫丙泊酚（propofol），是一种新型的快效、短效静脉麻醉药，苏醒迅速而完全，持续输注后无蓄积，为其他静脉麻醉药所无法比拟。目前普遍用于麻醉诱导与麻醉维持。动物和离体实验均表明：异丙酚能够有效地减轻脑损伤的程度，因而具有脑保护作用，并广泛应用于神经外科手术的麻醉和一些脑部疾病的镇静。

异丙酚对中枢的作用主要是催眠、镇静与遗忘，但能达到短时间镇痛。此药与硫喷妥钠不同之处是无抗镇痛作用，亚催眠剂量也不增强躯体对疼痛刺激的敏感性，故用于镇静较为理想。在外科手术时，如果异丙酚是唯一的麻醉药，则必须用很快的静脉滴注速度才能避免觉醒。在不受刺激的情况下，静脉输注至少 2 mg/（kg·h），血中浓度大于 2 μg/mL 才可达到遗忘。短小外科手术，异丙酚麻醉后患者的情绪可能有变化，但较硫喷妥钠轻微。异丙酚苏醒后患者常有安宁感，也有人报告麻醉后出现幻觉、性幻想与角弓反张等不良反应。肌阵挛现象较硫喷妥钠麻醉后多，但较依托咪酯或甲己炔巴比妥钠少。早期研究认为：异丙酚的脑保护作用可能与降低 $CMRO_2$ 和 ICP 有关。近年研究表明，异丙酚的脑保护机制可能还与其化学结构特性有关：①具有抗脂质过氧化作用；②弱化谷氨酸的作用；③抑制钙超载；④其他，如异丙酚能抑制脑缺血再灌注后神经元凋亡，从而阻止延迟性神经元死亡。

麻醉后脑电图的变化与其他静脉麻醉药相似。静脉注射异丙酚 2.5 mg/kg，然后连续输注时脑电图初期为 α 节律增加，继之为 γ 和 θ 节律，快速输注时可出现突发性抑制。脑电图功率分析显示诱导后振幅增加，此后在血药浓度 3~8 μg/mL 时无改变。血药浓度高于 8 μg/mL 时，振幅明显降低，并有突发性抑制。双频谱指数（BIS）反映中枢镇静的程度，此指数与血药浓度相关良好，麻醉前清醒患者 BIS 一般在 90 以上，麻醉加深时可降至 0。异丙酚麻醉时 BIS 指数呈血药浓度依赖性抑制。在 BIS 值 63 与 51

时，分别有50%与95%的患者对语言指令无应答。在BIS值77时95%的患者无回忆。异丙酚麻醉时BIS值的变化曲线与异氟醚、咪达唑仑的曲线大致相同，受试者95%神志消失时的BIS值均为50或略低。

对颅内压正常或升高的患者，异丙酚均可降低颅内压，这对颅内手术有利。颅内压正常者，麻醉后颅内压可降低30%，脑灌注压稍下降；而颅内压高者，颅内压降低30%~50%时却伴随着脑灌注压的明显下降，颅内血流量减少，对患者不利。附加小剂量芬太尼或补充适量异丙酚可消除气管内插管时反应性颅内压升高。在输注异丙酚时脑血管对CO_2的正常代偿性反应与自动调节功能尚可保持。对于急性脑缺血，异丙酚与氟烷和硫喷妥钠一样，具有脑保护作用，且可降低$CMRO_2$。由于对循环与呼吸系统的抑制，将其用于循环骤停后脑复苏的治疗有顾虑。

异丙酚有抗惊厥作用，且为剂量依赖性，因此认为此药可用于处理癫痫发作。与其他静脉麻醉药一样，异丙酚对脑干听觉诱发电位无影响，但潜伏期延长，并可使皮质的中潜伏期听觉电位振幅降低。

二、硫喷妥钠

巴比妥类药物中，现今供临床使用的主要是硫喷妥钠（thiopental sodium）。数十年来，虽不断寻找新的巴比妥类药，即便有的药物在某些方面较为可取，但迄今尚未发现在各方面都较硫喷妥钠更为满意的静脉麻醉药。

硫喷妥钠同其他巴比妥类一样，γ-氨基丁酸（GABA）受体最有可能是其主要作用点。在人体中枢神经系统内，GABA是主要的抑制性神经递质，其受体是一种低聚物的复合体，GABA受体的激活可使氯离子经过离子通道的电导增强，使神经细胞膜产生高极化状态，因而抑制突触后神经元的兴奋性。所以将GABA受体称为配位体闸门的氯离子通道（ligand-gated chloride ion channels）。巴比妥能增强和模拟GABA的作用。当与受体结合后，此类药物可减少GABA与受体的离解，同时能使氯离子通道开放的频率和时间延长。给予稍高于临床浓度的巴比妥类药物，甚至在无GABA时，也能直接激活氯离子通道。巴比妥能增强GABA的作用，故出现镇静与催眠效果；在稍高浓度时的拟GABA作用，可产生麻醉作用。

硫喷妥钠的中枢作用部位主要是大脑皮质和网状结构，抑制后者的上行激活系统，降低皮质的兴奋性，且直接影响皮质的多突触传导；对小脑、前庭和脊髓的抑制作用较弱。静脉注射后15~30 s神志消失，约1 min可达其最大效应，睡眠15~20 min。初醒后，睡眠可持续3~5 h。脑电图的变化类似自然睡眠，由清醒状态时的α波形渐变为高幅、低频的δ波和θ波，直至出现爆发性抑制，最后呈平台状，恢复正常需要48 h。

硫喷妥钠麻醉时BIS保持在55以下，则患者很少在术中觉醒。许多研究者曾对硫喷妥钠催眠作用时的血浆药物浓度做过测定，提示当50%患者自主运动功能丧失时的血药浓度是11.3 μg/mL，50%患者对口头指令无反应时是15.6 μg/mL，50%患者脑电图出现爆发性抑制时是33.9 μg/mL，50%患者对强直刺激无反应时是30.3 μg/mL，对斜方肌紧缩无反应是39.8 μg/mL。50%患者对放置喉镜及气管插管无反应时，则需要更高的硫喷妥钠血药浓度，两者分别为50.7 μg/mL与78.8 μg/mL。

对于需要监测体感诱发电位的手术，虽然硫喷妥钠是较好的麻醉药，但它对运动诱发电位的振幅有影响。正中神经体感诱发电位与脑干听觉诱发电位呈剂量依赖性改变。硫喷妥钠与异丙酚抑制运动诱发电位的程度较依托咪酯或甲己炔巴比妥钠强。

在硫喷妥钠亚麻醉浓度下患者呈痛觉过敏，即对疼痛刺激的反应增强。由于当时记忆已缺失，故并无疼痛的回忆。痛觉过敏的表现有心动过速、肌张力增强、出汗、流泪与呼吸急促。但对体健的患者，静脉输注镇静剂量的硫喷妥钠时，对热痛刺激却不伴有痛觉过敏现象。硫喷妥钠麻醉后患者可因痛觉增强而挣动，甚至持续较长时间，其原因可能是同时阻断了网状结构内疼痛传入的抑制系统。

硫喷妥钠等巴比妥类药对呼吸中枢有明显的抑制，其程度和持续时间与剂量、注药速度、术前药有密切关系。呼吸的频率与深度均受影响，但主要是潮气量减少，此点与阿片类药不同，后者主要是呼吸变慢。硫喷妥钠诱导时呼吸暂停有时能持续30s，因常继续给予肌松药施行控制呼吸以便气管内插管，故对此多不介意。尽管呼吸在数分钟内能恢复正常，但高碳酸血症与低氧血症可持续较长时间。麻醉后，呼吸中枢对CO_2的敏感性降低，以致在深麻醉时呼吸的维持不得不依靠缺氧对颈动脉体和主动脉体的刺激，反射性地使呼吸恢复。麻醉深至此反射也受抑制时，呼吸便完全停止。经给氧后，缺氧虽改善，但控制呼吸应稍停数十秒，待呼吸中枢的敏感性恢复和体内CO_2足以使其兴奋时，自主呼吸才能恢复正常。

硫喷妥钠对$CMRO_2$呈剂量依赖性抑制，当脑电图呈平台状时，抑制达最大程度的55%。此反映神经元的需氧量减少，而不是代谢的抑制。脑血流与颅内压呈平行性下降，前者约减少48%，后者可降低50%左右。颅内压的降低能缓解脑疝及氯胺酮、氟烷等引起的颅内压升高，对颅脑手术有利。但此作用短暂，有时仅持续3~7 min，对颅内压正常者却无影响。若用药发生呼吸抑制，由于二氧化碳蓄积和脑血流增加，反而使颅内压升高。此外，硫喷妥钠可提高大脑皮质神经元的兴奋阈值，故有抗惊厥作用。

硫喷妥钠降低脑代谢，从而对脑提供保护作用，其机制可能是干扰一氧化氮环鸟苷酸系统（NO-cGMP system）而抑制兴奋性传导。硫喷妥钠剂量达40 mg/kg，足以使脑电图呈平台时，能减少体外循环心脏直视手术后的神经精神合并症。心肺复苏后静脉注射30 mg/kg可用以防治缺氧性脑损伤。

三、依托咪酯

依托咪酯（etomidate）为咪唑的羟化盐，静脉注射后，很快进入脑和其他血流灌注丰富的器官，其次是肌肉内，脂肪摄取较慢。注药后1 min脑内浓度达峰值，患者便进入睡眠状态，然后很快从脑向其他组织转移。催眠作用与脑内药物浓度呈线性相关。脑内药物浓度下降后，患者迅速苏醒。两种光学异构体［R(+)］与［S(-)］在血、脑和肝中的分布基本上无差别，但［S(-)］几乎没有催眠作用，提示脑内受体区有立体构象特异性。

依托咪酯在不影响平均动脉压的情况下，脑血流量减少34%，脑氧代谢率降低45%。脑灌注压稳定或稍增加，有利于脑的氧供/需比值提高。颅内压升高的患者用此药麻醉至脑电波呈突发性抑制时，颅内压下降50%。此药的优点是颅内压降低时平均动脉压并不下降，这与硫喷妥钠不同。麻醉时脑血管的反应性不消失，理论上过度通气能降低颅内压。

麻醉时脑电图的变化与硫喷妥钠相似，初期α波幅增加，伴有突发性β波，然后为δ-θ波混合，在突发性抑制前δ波占优势。麻醉中致癫痫病灶的脑电活动增加，这有助于外科摘除病灶的手术中为癫痫病灶定位。注射依托咪酯后睡眠开始时的脑电图有兴奋现象，其程度与频率接近等效量的甲己炔巴比妥钠，麻醉前用药应给阿片类药，以削弱这种作用。此药对听觉诱发电位的影响类似吸入性麻醉药，潜伏期延长，初期皮质成分的振幅降低，脑干诱发电位无变化。当需要监测经颅刺激的运动诱发反应时，依托咪酯对脑电振幅的抑制轻，此点优于异丙酚。

依托咪酯与巴比妥类静脉麻醉药类似，均对延髓呼吸中枢有抑制，但程度明显较轻，呼吸对CO_2的反应和通气的驱动减弱。但是，不管在任何CO_2张力条件下，依托咪酯麻醉后的通气量均大于巴比妥，提示CO_2并非刺激通气的唯一原因。因此，欲保持自主呼吸时采用依托咪酯诱导有许多优点，值得选用。

麻醉诱导时，10%~65.5%的患者在上肢等部位出现肌阵挛，严重者类似抽搐，有时肌张力显著增强，其严重程度超过甲己炔巴比妥钠。这种现象与脑电图的癫痫样放电无关，主要是中枢性诱发的缘故。术前给氟哌利多和芬太尼可减少其发生，严重者需用其他全麻药控制。这种现象有时亦可见于小剂量依托咪酯麻醉的患者，其原因可能与中枢作用有关。

依托咪酯麻醉效能强，起效快，诱导平稳，对呼吸和心血管系统无明显抑制，对血压、脉搏影响轻微，插管后应激反应较少。但依托咪酯对脑缺氧的保护效果目前尚有争议。有人认为它可减少脑耗氧量，降低脑血流量，临床上可用于神经外科手术的麻醉。另外，依托咪酯具有抗惊厥样作用，临床上也用于治疗难治性癫痫持续状态；但其同时又存在肌震颤或不自主肌肉运动的不良反应，可引起脑代谢率增高，对已经存在脑缺血、缺氧的患者可能不利。以往认为：依托咪酯可减少海马区谷氨酸的释放及纹状体多巴胺的释放，且这种作用有脑区特异性，表现为对前脑的抑制大于后脑。现已证实：依托咪酯较氟烷能显著减少神经损伤。但也有研究认为：依托咪酯对于局部脑缺血不但无脑保护作用，反而有促进脑损害的作用。

四、氯胺酮

氯胺酮（ketamine）为苯环己哌啶的衍生物，呈高度脂溶性，约为硫喷妥钠的5~10倍，因而能迅速透过血脑屏障进入脑内。静脉注射氯胺酮后1 min，肌内注射后5 min血浆药物浓度达峰值，脑血流量同时增加，促其在脑内很快分布，患者迅速入睡。然后，血浆药物浓度下降，脑内浓度亦降低。但由于此药脂溶性高，血浆蛋白结合率低（12%~47%），故中枢神经系统潴留的药物较血浆多，两者之比为6.5:1（鼠）。

因脑皮质血流丰富，所以脑内药物浓度较其他部位高。随着氯胺酮从脑向其他器官和组织转移，这种再分布现象促使神志迅速恢复。

氯胺酮选择性地作用于大脑的联络系统，对脑干网状结构激活系统没有或很少影响。感觉的传入冲动可到达大脑皮质，但不能辨识，因为一些联络区已被氯胺酮所抑制。动物实验发现，氯胺酮麻醉后，对中枢与中脑网状结构行电刺激，疼痛刺激和光刺激所诱发的电位消失，说明此药作用的部位是在弥散的丘脑-新皮质投射系统，使通过非特异性网状结构和丘脑的冲动产生功能性阻滞。此外，牙髓疼痛性刺激在皮质的躯体感受区、非特异性丘脑核和中脑网状结构内所引起的电位，也可被氯胺酮消除，提示此药可阻断疼痛冲动向丘脑和皮质区的传播。因而认为氯胺酮的镇痛作用是由于非特异性中脑和丘脑核的通路产生功能性障碍所造成。除抑制丘脑-新皮质系统外，氯胺酮还激活边缘系统，使两者功能分离。边缘系统兴奋，可导致苏醒期患者情绪方面的过度活动。脑电图显示用药后α节律抑制，丘脑-新皮质系统呈同步性高δ波，而海马和边缘系统呈慢θ波，可证实上述看法。

氯胺酮麻醉时延髓和边缘系统兴奋，丘脑抑制。因这种选择性的兴奋和抑制作用，以致出现感觉与环境分离、情绪活动与神志消失不符、外观似浅麻醉与深度镇痛作用不一致、感觉虽仍能传入中枢但不能识别等矛盾现象。由于兴奋和抑制只是程度上的差别，或谓边缘系统并非兴奋，仅趋迟钝，故分离麻醉的名称是否确切，有待商榷。

氯胺酮为中枢神经系统非特异性N-甲基-D-天门冬氨酸（NMDA）受体阻断剂，阻断兴奋性神经传导的NMDA受体是氯胺酮产生全身麻醉作用的主要机制。有些证据显示氯胺酮与脑、脊髓内的阿片受体结合，使阿片受体兴奋，特别是氯胺酮的异构体［S（-）］对映体具有一定的阿片μ受体激动作用，这可部分解释此药的镇痛作用。氯胺酮的脊髓镇痛与抑制广动力神经元活性（wide dynamic range neuronal activity）有关。虽曾有应用药物对抗氯胺酮作用的报道，但迄今尚无特异性受体拮抗药能拮抗此药的全部中枢作用。

氯胺酮能增加脑血流，可导致颅内压与脑脊液压升高。脑代谢与脑氧代谢率亦随之增多。脑电图出现θ波，意味着镇痛作用的产生。对于颅内压与脑脊液压升高的患者，只在颅内压与脑脊液压能连续监测和能迅速采取减压措施时才允许应用氯胺酮。预先给硫喷妥钠或地西泮能阻断此药增加脑血流与升高颅内压的作用。氯胺酮麻醉时脑对CO_2的扩血管反应不受影响，因此降低$PaCO_2$能减弱其升高颅内压作用。

一直以来，氯胺酮都被认为可以增快心率，升高血压，抑制Ca^{2+}和收缩蛋白的结合，以及抑制储存于细胞内的Ca^{2+}释放，从而使脑血管扩张，增加脑血流，升高颅内压，因此限制了其在脑外科的应用。然而，近年的研究发现：氯胺酮对脑血流动力学的影响有相互矛盾的结果，氯胺酮麻醉在保留自主呼吸的情况下可升高颅内压，而在控制呼吸的情况下则降低颅内压。目前看来，氯胺酮既可兴奋心血管系统，防止低血压，维持脑灌注压，又能提供良好的镇静、镇痛作用，且对脑损伤患者不改变脑血流动力学。Bourgoin等通过对脑损伤患者进行氯胺酮靶控输注（TCI）镇静研究，发现即使将氯胺酮的血浆浓度增加1倍，患者的ICP、CPP及大脑中动脉血流速度也无明显改变。而Albanese等对脑损伤患者复合应用异丙酚与氯胺酮，发现可以显著降低ICP，而对

CPP、颈内静脉血氧饱和度（SjvO₂）、大脑中动脉血流速度无明显影响，但对脑电活动具有显著抑制作用，因此认为氯胺酮有一定的脑保护作用。其机制如下：①抑制神经细胞凋亡。氯胺酮可显著抑制脑缺血再灌注后凋亡调节蛋白 Bax 的升高，同时不增加抑制凋亡蛋白 Bcl-2 的浓度，而细胞色素 C 作为凋亡始动因子，其数量在应用氯胺酮后也可明显降低。通过研究缺血、缺氧的大鼠模型还发现：在缺血前 20 min 用氯胺酮预处理，除了可以抑制大鼠海马线粒体细胞色素 C 大量释放外，还可增强抑制凋亡蛋白 Bcl-2 的表达。②抑制兴奋性氨基酸的作用。兴奋性氨基酸在脑缺氧、缺血时对神经元的兴奋性毒性作用是造成脑损伤的主要机制之一，氯胺酮可直接减少脑内兴奋性氨基酸递质的释放，其机制目前还不太清楚。另外，氯胺酮属于非竞争性 NMDA 受体拮抗剂，与 NMDA 受体通道复合物的苯环己哌啶调节位点结合，通过变构调节来干扰兴奋性氨基酸（EAA）与 NMDA 受体的正常结合，减轻 NMDA 受体过度激活所致的氧自由基损伤作用。氯胺酮还可通过阻断已开放通道及降低通道开放频率而阻滞 NMDA 受体。Shibuta 等研究发现，临床剂量的氯胺酮有明显的脑保护作用，可以提高暴露在 30 mmol/L NMDA 培养液中的大鼠皮质神经元细胞的存活率。③抑制钙超载。细胞内的钙超载是缺氧及再灌注时诱导细胞凋亡和细胞死亡的最后共同通路，氯胺酮可与 NMDA 受体通道复合物的苯环己哌啶调节位点结合，阻滞受体耦联的离子通道，从而减少 NMDA 受体介导的 Ca^{2+} 内流。另外，氯胺酮可抑制缺血后 ATP 的快速耗竭，维持线粒体膜的稳定，减少自由基生成，显著降低 Ca^{2+} 的增加。④减少炎性因子的释放。神经细胞缺血、缺氧时，大量炎性因子释放，如白细胞介素 1β（IL-1β）和肿瘤坏死因子 α（TNF-α）等，从而加重神经细胞损伤。许多研究表明：氯胺酮可直接抑制促炎细胞因子的产生，抑制内毒素诱导的 TNF-α、IL-1β 的升高，抑制巨噬细胞的吞噬作用，减少炎性细胞因子的生成。⑤其他。近年研究表明：许多蛋白激酶的磷酸化激活参与了缺血、缺氧引起急性脑损伤的病理过程，氯胺酮可以抑制由海马脑片缺糖缺氧损伤导致的 P38 蛋白磷酸化激活，通过干预缺糖缺氧损伤导致 P38 蛋白磷酸化激活的信号通路而对神经系统起保护作用。此外，氯胺酮还可能通过抑制一氧化氮生成、清除氧自由基、激活钙-钾通道（Ca^{2+}-K^+通道）和稳定神经细胞膜的通透性等途径对缺血再灌注脑损伤发挥保护作用。

五、咪达唑仑

咪达唑仑（midazolam）又名咪唑安定，是当前临床应用的唯一的水溶性苯二氮䓬类药。咪达唑仑具有苯二氮䓬类所共有的抗焦虑、催眠、抗惊厥、肌松和顺行性遗忘等作用。对 BZ 受体的亲和力约为地西泮的 2 倍，故其效价约为地西泮的 1.5~2 倍。根据剂量不同，咪达唑仑可产生自抗焦虑至意识消失的不同程度的效应。但临床观察表明，个体差异较大，可能与血浆蛋白浓度、表观分布容积以及是否用术前药等因素有关。

咪达唑仑本身无镇痛作用，但可增强其他麻醉药的镇痛作用，剂量达 0.6 mg/kg 时使氟烷 MAC 降低约 30%。可使脑血流量和颅内压轻度下降，而对脑代谢无影响。

咪达唑仑对呼吸中枢有一定的抑制作用，其程度与剂量相关。静脉注射小剂量（0.075 mg/kg）不影响对 CO_2 的通气反应。静脉诱导时呼吸暂停发生率低于等效剂量的硫喷妥钠。呼吸暂停持续时间约 30 s。对慢性阻塞性肺疾病患者引起的呼吸抑制持续时间较正常人更长，对 CO_2 通气反应恢复的时间较正常人延长 1 倍。

咪达唑仑可特异性地作用于苯二氮䓬类受体，增强 γ-氨基丁酸与其受体的结合，使神经元上 Cl^- 通道开放，促使 Cl^- 进入细胞内导致神经细胞膜的超极化，如加强 γ-氨基丁酸的抑制效应，防止兴奋性神经元发放过度，起到抗焦虑作用。此外，咪达唑仑通过芳香环与自由基反应可形成稳定的基团，如苯氧基，从而使氧自由基清除，减少 Ca^{2+} 内流，具有抗脂质过氧化、清除自由基等功能，从而起到脑保护作用。也有文献报道：在剂量-效应模式下，咪达唑仑虽然抑制脑代谢，但由于其不能最大程度地抑制 EEG 活动，故不产生 EEG 等电位。

六、利多卡因

利多卡因（lidocaine）不仅是常用的酰胺类局麻药，也可用于静脉麻醉。利多卡因可以降低脑血流和脑代谢，并能降低颅内压。与硫喷妥钠相比，利多卡因的心血管抑制作用较轻，因此降低颅内压时，脑灌注压降低较少。利多卡因 3 mg/kg 可使狗的 $CMRO_2$ 降低 10%，15 mg/kg 则可使其降低 27%，超大剂量时（160 mg/kg），降低 $CMRO_2$ 作用比巴比妥类药物还显著。这与利多卡因膜稳定性作用有关，可以进一步降低脑代谢和对能量的需求。对清醒志愿者给予 5 mg/kg 的利多卡因，然后以 45 μg/(kg·min) 速度持续滴注使脑血流降低 24%，脑代谢降低 20%。利多卡因可以预防各种不良刺激引发的急性颅内压升高，包括预防气管内插管时的应激反应。大剂量的利多卡因可以诱发癫痫，但麻醉患者尚无癫痫的报道。应用利多卡因时血药浓度不要超过 5～10 μg/mL，一次性静脉注射不应超过 1.5～2.0 mg/kg。

利多卡因具有脑保护作用，其机制与下列因素有关：阻断细胞膜 Na^+-K^+ 交换，使 ATP 的消耗减少，因而减少自由基的产生，同时抑制缺血脑细胞 K^+ 外流及游离脂肪酸释放；抑制膜上电压依赖性 Ca^{2+} 通道，减轻 H_2O_2 诱导的脂质过氧化反应；减轻缺血再灌注时神经细胞内离子的紊乱，阻止细胞内 Na^+ 浓度的升高，降低突触前的谷氨酸释放；抑制线粒体的有氧代谢，降低线粒体内能量物质代谢速率，缓和乳酸水平的升高速度，从而减轻细胞内乳酸的堆积，提高细胞对缺氧的耐受力；抑制缺血脑灌注后脑型肌酸激酶的释放，从而使脑缺血时的细胞神经膜保持稳定；改善细胞渗透压和 ATP 的利用及 Ca^{2+} 的清除等，从而起到保护神经的作用。

近年来研究发现，利多卡因具有阻断 Na^+、K^+、Ca^{2+} 通道，降低细胞内 Na^+ 和 Ca^{2+} 浓度，减少 K^+ 外流，以及改善脑血流、抗自由基、抑制兴奋性氨基酸神经递质释放及膜稳定作用，以对抗缺血、缺氧性脑损伤。研究表明，利多卡因为一种潜在的神经保护剂，对局部脑缺血有保护作用。低浓度利多卡因脑保护机制比较复杂，很可能是多种作用的综合结果，因为整体上利多卡因还具有扩张脑血管、抑制红细胞和血小板聚集等作用，从而改善脑组织血液供应。

利多卡因能显著抑制大鼠纹状体缺氧诱发的 NMDA 释放。对短暂前脑缺氧模型的研究发现，利多卡因 4 μmol/L 灌注可使谷氨酸、NMDA 分别下降 67% 和 79%，提示利多卡因通过降低缺氧引起的细胞外高 EAA 浓度，保护神经细胞。动态观察大鼠短暂前脑缺血时海马 CA1 区和皮质区的细胞外谷氨酸浓度的变化，发现其在缺血时迅速升高，缺血结束时达峰值。经静脉和蛛网膜下隙分别注入利多卡因，可减少两区域细胞外谷氨酸的聚集，且利多卡因浓度愈高，其作用愈强。

降钙素基因相关肽（CGRP）是迄今所知体内最强烈的舒血管活性多肽。颅脑损伤时 CGRP 作为一种内源性保护因子，其含量不升高反而下降，不能有效地抑制内皮素引起的继发性脑损伤。钙调素（CaM）是一种酸性钙结合蛋白，它与 Ca^{2+} 结合形成活性复合物后，才可启动靶酶引起一系列的生理或病理反应。颅脑损伤时由于神经细胞内钙超载可使 CaM 转变成活性型且其活性异常增高，Ca^{2+} - CaM 复合物可使 5 - 羟色胺（5 - HT）及去甲肾上腺素（NE）释放，引起脑血管痉挛，加重脑缺血；此外，CaM 还可活化蛋白激酶Ⅱ（PKⅡ），加速神经细胞自身消化，从而对继发性脑损害的发生发展起决定性作用。研究显示，重型颅脑损伤后 1 周内 CGRP 持续性下降而 CaM 升高，利多卡因可使上述改变显著减轻从而起到明显的脑保护作用，患者预后显著改善。

颅脑损伤后，由于强烈的应激反应，交感神经-肾上腺髓质系统过度兴奋，肾上腺素分泌大量增加，导致血管内皮细胞释放内皮素；颅内压上升，脑灌注压下降，脑缺血、缺氧及神经元损伤导致继发性脑损伤，加重患者病情。研究表明利多卡因具有明显的调控应激反应及内皮素拮抗作用，其机制包括：①抑制交感肾上腺素系统，抑制应激反应，减少肾上腺素等儿茶酚胺的释放，从而使内皮素分泌减少，降低颅脑损伤患者的应激损伤及内皮素对中枢神经系统的损伤，改善脑细胞缺血、缺氧状态；②抑制神经反射，提高脑血管张力，降低颅内压；③抑制脑代谢及减少氧耗量；④抑制 Na^+ 进入细胞，减少动作电位的产生，降低能量消耗，从而对缺血、缺氧的神经细胞起保护作用。

（谢长春　高崇荣）

第三节　麻醉辅助药对脑生理的影响

一、肌肉松弛剂

肌肉松弛剂（肌松药）不能通过血脑屏障，因此对脑血管无直接作用，但它可降低脑血管阻力（CVR）和静脉回流阻力，从而使颅内压下降；若应用肌松药时患者血压升高，可使颅内高压患者颅内压进一步升高。虽然不能透过血脑屏障，但有些肌松药可间接通过其组胺释放作用、全身血流动力学效应、代谢产物作用及改变肌梭向大脑的传入信息，影响脑的生理功能。因此，在选用肌松药时，要考虑患者的病理生理改变、肌松药的心血管作用及组胺释放程度。

（一）去极化肌松药

琥珀胆碱引起脑血流和颅内压升高，不论肌颤出现与否均可引起人和动物的脑血流及颅内压的显著增高。用氟烷麻醉的狗，1.0 mg/kg 琥珀胆碱可引起脑血流的显著增加伴唤醒型脑电图。琥珀胆碱增加脑血流和颅内压的机制推断：①肌梭传入活化刺激运动和感觉皮质；②肌肉氧耗增加引起 $PaCO_2$ 升高。提前给予去肌颤剂量的非去极化肌松药可预防肌颤出现但不能预防脑血流升高，除非提前应用插管剂量的非去极化肌松药。琥珀胆碱可引起颅内顺应性正常或异常的患者颅内压显著升高，亦有报道认为琥珀胆碱 1.0 mg/kg 不引起神经损伤和颅内高压患者的脑血流黏滞度、颅内压、EEG 的改变，反映大脑严重损伤时可能丧失了对肌梭传入的反应能力。

琥珀胆碱引起的颅内压增高是短暂的，而且比喉镜引起的反应轻。若同时应用硫喷妥钠和过度换气，一般不会引起明显的颅内压升高。气道失控或胃内容物误吸引起低氧及高二氧化碳所致的颅内压损害比单剂量的琥珀胆碱要大得多。因此，对饱胃或困难气道的颅内高压患者，适当加深麻醉，或先应用非去极化肌松药可以预防其升高颅内压的不良反应。只要麻醉深度适当或配合其他防止患者应激反应（包括控制二氧化碳分压和血压）措施，琥珀胆碱还是诱导麻醉气管内插管的常用药物。

（二）非去极化肌松药

非去极化肌松药对脑血管的唯一影响是通过释放组胺引起的。组胺可引起平均动脉压降低，导致脑灌注压降低，同时颅内压升高（脑血管扩张）。在血脑屏障完整的情况下，组胺所导致的结果是其直接作用于脑血管而产生，还是继发于平均动脉压降低尚不清楚。筒箭毒释放组胺的能力最强。目前临床常用的非去极化肌松药释放组胺的能力很小，包括泮库溴铵、阿曲库铵、维库溴铵等。

非去极化肌松药的间接作用虽可影响脑生理，但大多发生在异常情况下或超大剂量应用时。由于肌肉松弛抑制了咳嗽和屏气，反而可降低颅内压。因此，大部分非去极化肌松药可以用于颅压高的患者，但须掌握适当剂量和给药速度，以免引起低血压。

1. 右旋筒箭毒碱（d - tubocurarine） 具组胺释放作用，在人体 0.6 mg/kg 单剂量引起短暂的（1~2 min）轻度脑脊液压力上升（从 10 mmHg 升至 18 mmHg），伴随血压下降及心率增快。但若因这种大剂量引起的轻度变化就放弃对有颅内压升高风险患者使用是没有必要的，不大剂量应用一般就可避免颅内压升高。

2. 潘可罗宁（pancuronium） 据报道可降低人的氟烷 MAC 值 25%，估计由于骨骼肌麻痹后肌梭传入信号改变所致。尽管如此，在用 1MAC 氟烷维持麻醉的犬中，并未见 0.1 mg/kg 或 0.2 mg/kg 的潘可罗宁引起 CBF、$CMRO_2$、ICP、EEG 的改变。潘可罗宁一个潜在的不良反应是高血压和心动过速，在颅内病变和血管自身调节机制受损患者可引起脑血流量和颅内压的升高。因此，对此类患者宜选用其他肌松药替代。

3. 阿曲库铵（atracurium） 可引起组胺释放，但程度较（右旋）筒箭毒碱轻，通常不需关注。临床常用剂量0.5 mg/kg对颅内病变患者的颅内压不产生显著影响，其组胺释放与高剂量及快速注射相关。需要关注的是其通过霍夫曼代谢产生的一个产物N-甲基罂粟碱（laudanosine），它能透过血脑屏障，剂量较大时可引起实验动物癫痫发作；在低于1MAC氟烷麻醉的犬中，当阿曲库铵累积剂量达3.5 mg/kg可产生唤醒型脑电图，但CBF、$CMRO_2$、ICP未见改变。然而，在临床常规剂量，N-甲基罂粟碱对脑的效应很轻微。

4. 维库溴铵（vecuronium） 目前认为对脑生理没有任何影响，它不释放组胺，也没有脑活性代谢产物，对全身血流动力学没有影响，对颅内压亦没有影响。

二、血管活性药

（一）血管收缩剂

常用血管收缩剂包括去甲肾上腺素、肾上腺素和苯肾上腺素，这些药本身对脑血管无直接作用，但可以通过升高脑灌注压而间接增加脑血流。虽然α受体和β受体广泛分布于颅内血管系统，但它们的作用尚未明确。苯肾上腺素、肾上腺素、去甲肾上腺素均不易透过血脑屏障，若患者血脑屏障和血管自身调节机制完整，则不会引起$CMRO_2$、CBF、CVR的显著变化；这些血管收缩剂并不收缩脑血管，因此可安全应用于脑缺血患者（如脑外伤、脑血管痉挛）。α或β受体阻断后颅内血管也不发生改变，对CO_2的反应及自身调节机制亦保持完好，因为脑血管系统主要受局部代谢和跨壁压力改变的影响。

（二）血管扩张剂

常用血管扩张剂有硝普钠、硝酸甘油、钙离子拮抗剂和腺苷等。它们能直接扩张脑血管，但其作用又受到体循环动脉压、脑血管自动调节的功能状态和血脑屏障功能等多方面因素的影响。

1. 硝普钠 由于降压快速、有效、可控性强，对颅内压的影响较硝酸甘油轻，因此常用于神经外科麻醉中降压。在人类和灵长类动物的实验中都显示了硝普钠降压可伴随颅内压的升高及脑血流的降低或不变，甚至已达显著的低血压水平脑血流仍可保持不变。显然这不能以硝普钠对颅内血管的直接作用来解释，提示硝普钠介导的血管扩张除了通过血管自身调节机制外对容量血管的扩张比对阻力血管的扩张强，因此脑血流不变或降低。硝普钠并不掩盖颅内高压患者的血流动力学改变，当颅内压增高时，对硝普钠的快速耐受经常可见。

2. 硝酸甘油 有较强的静脉扩张作用，对颅内顺应性异常的神经外科患者禁忌使用。硝酸甘油扩张容量血管，降压同时引起颅内压升高，在占位性损害的患者或动物中输注硝酸甘油数分钟即可引起有害的颅内压升高。硝酸甘油对颅内压的影响比硝普钠大，因静脉容量血管的扩张引起颅内压升高，脑血容量增加。巴比妥类不能减轻硝酸甘油引起的颅内压改变。

由于硝酸甘油和硝普钠是强大的容量血管扩张剂，因此在颅内血管弹性异常的患者，如已处于压力－容量曲线的脆弱部分，则硝酸甘油或硝普钠引起的脑血容量（CBV）增加将会是致命性的，导致颅内空间代偿的耗尽和颅内高压。硝酸甘油引起的CBV增加比硝普钠显著，但并不说明硝普钠在占位损伤患者是安全的。在动脉瘤夹闭和动静脉畸形切除患者，硝普钠能使全身低血压达恰当水平，此时，须注意保持CPP不低于50mmHg，则可维持脑血流不变。

3. 钙离子通道拮抗剂　钙离子通道拮抗剂扩张软膜血管使颅内压升高。硝苯地平在颅内压正常或增高的猫中引起的颅内压升高有统计学差异。尼莫地平常规用于预防蛛网膜下隙出血后的脑血管痉挛，选择性扩张脑血管，而无盗血现象，在增加脑血流量的同时而不影响脑代谢。钙离子通道拮抗剂，特别是二氢吡啶衍生物，可能通过缺血期间阻止钙内流进入细胞而具有脑保护效应。

三、麻醉性镇痛药

麻醉性镇痛药对CBF、$CMRO_2$、ICP的影响与下列因素相关：动物模型，背景麻醉药，应用剂量，给药方法（单剂量或持续输注），颅内弹性，有无应用肌松剂，以及通气方式（自主或控制）等。麻醉性镇痛药已长期安全应用于神经外科患者，但应用合成阿片类药物芬太尼、舒芬太尼、阿芬太尼均可见ICP和CBF升高。不过颅内压的增高是短暂的，一般无不良后果，只要避免大剂量，合用其他药物及过度通气，则麻醉性镇痛药可安全应用于颅内占位损伤患者。

1. 吗啡　N_2O麻醉患者静脉注射吗啡3 mg/kg，CBF可轻度下降，$CMRO_2$中度降低，CBF自动调节机制完整。静脉注射吗啡1 mg/kg 60 min后，CBF、$CMRO_2$和CMRg分别为对照值的73%、74%和50%；静脉注射纳洛酮40 μg/kg，能迅速恢复上述指标至对照水平。但单纯应用同样剂量纳洛酮时，CBF、$CMRO_2$和CMRg并无影响。应用N－丙烯去甲吗啡能部分拮抗吗啡的代谢抑制作用。

2. 芬太尼　对CBF、$CMRO_2$的影响明显受复合用药的影响；与N_2O、氟烷和地西泮复合时，芬太尼明显降低CBF和$CMRO_2$，但单独应用时CBF仅轻度增加而$CMRO_2$无明显影响。芬太尼抑制$CMRO_2$轻而抑制CBF较明显，但尚不致造成脑缺血，相反可降低ICP。对地西泮、N_2O麻醉患者给芬太尼6 μg/kg，CBF和$CMRO_2$约降低34%。高剂量的芬太尼可使患者突然发作癫痫，对CBF、$CMRO_2$、ICP产生不良影响。

3. 舒芬太尼　给N_2O麻醉鼠分别应用舒芬太尼5 μg/kg、10 μg/kg、20 μg/kg、40 μg/kg和80 μg/kg，CBF和$CMRO_2$呈剂量相关性抑制；在80 μg/kg时，$CMRO_2$和CBF抑制达最大程度，分别为对照值的40%和53%；但再加大剂量时CBF和$CMRO_2$则无明显变化。随剂量增大，脑电图出现癫痫样棘波，但癫痫样棘波的出现似乎对CBF和$CMRO_2$无影响。在健康人，舒芬太尼对CBF的影响是增加或无作用。舒芬太尼已被安全用于颅顺应性异常的神经外科患者，ICP没有升高。有关研究显示，脑损伤患者用异丙酚镇静、维库溴铵维持肌松，舒芬太尼1 μg/kg单次注射后以0.005 μg/（kg·min）维持，脑脊液压升高（4.4±1.1）mmHg，虽然升值不大，但有显著差异性。

其 ICP 升高短暂（<15 min），但这种短暂改变没有导致不良后果。舒芬太尼与氟哌利多配伍使用时，因氟哌利多是强的血管收缩剂，它的作用占主导，因此不引起颅内压升高。

4. 阿芬太尼　在深麻醉剂量（300 μg/kg）下，脑血管对 PaO_2、$PaCO_2$ 和 MAP 的改变不出现相应变化，脑血管自动调节上下"阈限"与对照值比无明显差别，但 $CMRO_2$ 明显降低。

5. 雷米芬太尼　有关雷米芬太尼对脑生理影响的文献有限，推测与其他合成阿片类药物作用相似。

四、非甾体类抗炎镇痛药

吲哚美辛是对脑生理具有独特作用的非甾体类抗炎镇痛药，它可减轻颅脑损伤患者的颅内压升高。动物模型和早产儿的随机对照实验数据显示，吲哚美辛静脉注射可迅速显著降低脑血流量。正常志愿者的对照研究显示，吲哚美辛静脉注射使脑血流量下降 26%～40%。严重颅脑创伤患者的研究显示，静脉注射吲哚美辛 30～50 mg 可降低颅内压 37%～52%、脑血流量 22%～26%，14% 的患者脑灌注压有轻度上升。尽管有这些令人鼓舞的结果，吲哚美辛静脉注射只被用作颅脑创伤患者难治性高颅压的试验性治疗，仍需大样本、随机设计的临床试验来证明其有效性及安全性。

注射吲哚美辛引起脑血管收缩、脑血流减少，从而降低颅内压。吲哚美辛引起脑血管收缩的机制尚不明确，同时是否会引起脑缺血亦存在争议。

由于血管痉挛所致的延迟性脑缺血是动脉瘤蛛网膜下隙出血后期最大的致死和致病原因，虽然血管痉挛的原因尚不清楚，但越来越多的证据提示它的发生与蛛网膜下隙出血后的炎性反应有关。动物和临床前期研究认为，类固醇和非甾体类抗炎药对蛛网膜下隙出血的治疗有益。但这些药物的临床应用受限于它们的不良反应。如何更有效和安全地使用这类药物还须对慢性血管痉挛的机制进行更多的研究。

除吲哚美辛外，其他非甾体类抗炎镇痛药包括阿司匹林、舒林酸（sulindac）、双氯芬酸（diclofenac）、布洛芬、氟比洛芬等，已证明对脑血流无影响。

（何雁冰　高崇荣）

参 考 文 献

[1] 庄心良，曾因明，陈伯銮. 现代麻醉学 [M]. 3 版. 北京：人民卫生出版社，2004：463-494.
[2] 陈伯銮. 临床麻醉药理学 [M]. 北京：人民卫生出版社，2000.
[3] 岳云，黄宇光. 简明神经麻醉与重症监护 [M]. 北京：人民卫生出版社，2009.

[4] HARDMAN J G, LIMBIRD L E, GILMAN A G. The Pharmacological Basis of Therapeutics [M]. 10th ed. New York: McGraw-Hill Companies, USA, 2002: 347-355.

[5] FUKUI K, MORIOKA T, HASHIGUCHI K, et al. Relationship between regional cerebral blood flow and electrocorticographic activities under sevoflurane and isoflurane anesthesia [J]. J Clin Neurophysiol, 2010, 27 (2): 110-115.

[6] KATO M. Anesthesia, anesthetics and anesthesia-related technology [J]. Kyobu Geka, 2009, 62 (8 Suppl): 607-611.

[7] DE HERT S G, PRECKEL B, SCHLACK W S. Update on inhalational anaesthetics [J]. Curr Opin Anaesthesiol, 2009, 22 (4): 491-495.

[8] ADACHI Y U, SATOMOTO M, HIGUCHI H, et al. Halothaneenhances dopamine metabolism at presynaptic sites in a calcium-independent manner in rat striatum [J]. Br J Anaesthesia, 2005, 95 (4): 485-494.

[9] ALKIRE M T, NATHAN S V, MCREYNOLDS J R. Memory enhancing effect of low-dose sevoflurance does not occur in basolateral amygdala-lesioned rats [J]. Anesthesiology, 2005, 103 (6): 1167-1173.

[10] BICHLER P E, ZHAN X, FAHLMAN C S. Isoflurane preconditions hippocampal neurons against oxygen-glucose deprivation: role of int racellular Ca^{2+} and mitogen-activated protein kinase signaling [J]. Anesthesiology, 2005, 103 (3): 532-539.

[11] SJAKSTE N, SJAKSTE J, BOUCHER J L, et al. Putative role of nitric oxide synthase isoforms in the changes of nitric oxideconcent ration in rat brain cortex and cerebellum following sevoflurane and isoflurane anaesthesia [J]. Eur J Pharmacol, 2005, 513 (3): 193-205.

[12] IMMINK R V, BERT J H, GERT A. Cerebral hemodynamics duringt reatment with sodium nitroprusside versus labetalol in malignant hypertension [J]. Hypertension, 2008, 52: 236-240.

[13] MATCHETT G A, ALLARD M W, MARTIN R D, et al. Neuroprotective effect of volatile anesthetic agents: molecular mechanisms [J]. Neurol Res, 2009, 31 (2): 128-134.

[14] KURODA Y, MURAKAMI M, TSURUTA J, et al. Effects of sevoflurane and isoflurane on the ratio of cerebral blood flow/metabolic rate for oxygen in neurosurgery [J]. J Anesth, 2000, 14 (3): 128-134.

[15] KAISTI K K, LANGSJÖ J W, AALTO S, et al. Effects of sevoflurane, propofol, and adjunct nitrous oxide on regional cerebral blood flow, oxygen consumption, and blood volume in humans [J]. Anesthesiology, 2003, 99 (3): 603-613.

[16] SUMMORS A C, GUPTA A K, MATTA B F. Dynamic cerebralautoregulation during sevoflurane anesthesia: a comparison with isoflurane [J]. Anesth Analg, 1999, 88: 341-345.

[17] OGAWA Y, IWASAKI K, SHIBATA S. The effect of sevoflurane ondynamic cerebral blood

flow autoregulation assessed by spectral and transfer function analysis [J]. Anesth Analg, 2006, 102: 552 - 559.

[18] KAISTI K K, MET HONKALA L, TER M. Effect s of surgicallevels of propofol and sevoflurane anest hesia on cerebral blood flow in healthy subjects studied with positron emissioniomography [J]. Anesthesiology, 2002, 96: 1358 - 1370.

[19] MOLAR C, SETTAKIS G, SARKANY P. Effect of sevoflurane oncerebral blood flow and cerebrovascular resistance at surgical level of anaest hesia : at ranscranial Doppler study [J]. Euro J of Anaesthesiol, 2007, 24: 179 - 184.

[20] LUGINBUEHL I A, FREDRICKSON M J, KARSILI C. Cerebral blood flowvelocity in children anaesthetized with desflurane [J]. Paediatr Anaesthes, 2003, 13: 496 - 500.

[21] FODALE V, SCHIFILLITI D, CONTI A. Transcranial doppler andanest hetics [J]. Acta Anaesthesiol Scand, 2007, 51: 839 - 847.

[22] WILSON S E, KARSLI C, LUGINBUEHL I A. The effect of nit rousoxide on cerebral blood flow velocity in children anest hetized with propofol [J]. Acta Anaesthesiol Scand, 2003, 47: 307 - 311.

[23] KAISTI K K, LANGSJO J W, AALTO S. Effect s of sevoflurane, propofol, and adjunct nit rous oxide on regional cerebral blood flow, oxygen consumption, and blood volume in humans [J]. Anesthesiology, 2003, 99: 603 - 613.

[24] ZHENG S, ZUO Z. Isoflurane preconditioning decreasesglutamate receptor overactivation-induced Purkinjeneuronal injury in rat cerebellar slices [J]. Brain Res, 2005, 1054 (2): 143 - 151.

[25] WEI H, KANG B, WEI W, et al. Isoflurane and sevoflurane affect cell survival and Bcl-2/Bax ratio differently [J]. Brain Res, 2005, 1037 (1 - 2): 139 - 147.

[26] HEMMINGS H C, YAN W, WESTPHALEN R I, et al. Thegeneral anesthetic isoflurane depresses synaptic vesicle exocytosis [J]. Mol Pharmacol, 2005, 67 (5): 1591 - 1599.

[27] PAYNE R S, AKCA O, ROEWER N, et al. Sevoflurane-induced preconditioning protect s against cerebral ischemic neuronal damage in rats [J]. Brain Res, 2005, 1034 (1 - 2): 147 - 152.

[28] MIELCK F, STEPHAN H, BUHRE W, et al. Effects of 1 MAC desflurane on cerebral metabolism, blood flow and carbon dioxide reactivity in humans [J]. Br J Anaesth, 1998, 81: 155 - 160.

[29] SCHELLER M S, TATEISHI A, DRUMMOND J C. The effects of sevoflurane on cerebral blood, cerebral metabolic rate for oxygen, intracranial pressure and the electroencephalogramare similar to those of isoflurane in the rabbit [J]. Anesthesiology, 1988, 68: 548.

[30] LIAO R, LI J, LIU J. Volatile induction/maintenance of anaesthesia with sevoflurane increases jugular venous oxygen saturation and lumbar cerebrospinal fluid pressure in pa-

tients undergoing craniotomy [J]. Eur J Anaesthesiol, 2010, 27 (4): 369 - 376.

[31] DE DEYNE C, JOLY L M, RAVUSSIN P. Newer inhalation anaesthetics and neuro-anaesthesia: what is the place for sevoflurane or desflurane [J]. Ann Fr Anesth Reanim, 2004, 23 (4): 367 - 374.

[32] FRAGA M, RAMA-MACEIRAS P, RODIÑO S, et al. The effects of isoflurane and desflurane on intracranial pressure, cerebral perfusion pressure, and cerebral arteriovenous oxygen content difference in normocapnic patients with supratentorial brain tumors [J]. Anesthesiology, 2003, 98 (5): 1085 - 1090.

[33] GOREN S, KAHVECI N, ALKAN T, et al. The effects of sevoflurane and isoflurane on intracranial pressure and cerebral perfusion pressure after diffuse brain injury in rats [J]. J Neurosurg Anesthesiol, 2001, 13 (2): 113 - 119.

[34] HOLMSTRÖM A, ROSÉN I, AKESON J. Desflurane results in higher cerebral blood flow than sevoflurane or isoflurane at hypocapnia in pigs [J]. Acta Anaesthesiol Scand, 2004, 48 (4): 400 - 440.

[35] MILLER R D. Anesthesia [M]. 5th ed. Singapore: Harcourt Asia, Churchill Livingstone, 2000: 209 - 261.

[36] AITKENHEAD A R. Textbook of Anesthesia [M]. 3rd ed. Singapore: Harcourt Asia, Churchill Livingston, 1996: 139 - 157.

[37] CRAIG C R. Mordern pharmacology [M]. Boston: Little Brown, 1982: 441 - 450.

[38] WHITE P F. Ketamine—its pharmacology and therapeutic uses [J]. Anesthesiology, 1982, 56: 119.

[39] PRYS-ROBERTS C. Focus on infusion - intravenous anaesthesia [M]. London: Current Medical Literature Ltd. 1991: 10 - 212.

[40] DRUMMOND J C, COLE D J, PATEL P M, et al. Focalcerebral ischemia during anesthesia with etomidate, isoflurane, or thiopental: a comparison of the extent of cerebral injury [J]. Neurosurgery, 1995, 37 (4): 742 - 749.

[41] BOURGOIN A, ALBANESE J, LEONE M, et al. Effects of sufentanil or ketamine administered in target-controlled infusion on the cerebral hemodynamics of severely brain-injured patients [J]. Crit Care Med, 2005, 33 (5): 1109 - 1113.

[42] ALBANESE J, ARNAUD S, REY M, et al. Ketamine decreases intracranial pressure and electroencephalographic activity in traumatic brain injury patients during propofol sedation [J]. Anesthesiology, 1997, 87 (6): 1328 - 1334.

[43] BAUGHMAN V L. Brain protection during neurosurgery [J]. Anesthesiol Clin North America, 2002, 20 (2): 315 - 327.

[44] CUCCHIARA R F, MICHENFELDER J D. Clinical Neuroanesthesia [M]. New York: Churchill Livingstone, 1998.

[45] GINSBERG M D. Neuroprotection for ischemic stroke: past, present and future [J]. Neuropharmacology, 2008, 55 (3): 363 - 389.

[46] YOSHITANI K, KAWAGUCHI M, TATSUMI K, et al. Intravenous administration of flurbiprofen does not affect cerebral blood flow velocity and cerebral oxygenation under isoflurane and propofol anesthesia [J]. Anesth Analg, 2004, 98: 471-476.

第四章 脑病理生理学

第一节 脑缺血病理生理学

　　脑的正常生理活动需要充分的能量支持,除一小部分来自储存的 ATP 外,几乎全部能量都靠葡萄糖有氧代谢产生。脑内能量储备很少,一旦停止供应,所储备的 ATP 和糖原在 10 min 内即完全耗竭,使脑功能丧失。脑血流中断 5~10 s 就发生晕厥,继而抽搐。近年来的研究发现,脑缺血持续 15~30 min,当重建循环后,ATP 浓度仍可恢复到正常或接近正常水平,甚至循环停止 60 min,能量代谢和酶功能仍可恢复,并出现诱发电位。脑细胞形态在缺血后 10~20 min 也可无明显损害。这些结果提示,心搏停止后(缺血期)的能量代谢障碍易于纠正,而重建循环后发生的病理生理变化将给脑组织以第二次打击,即再灌注损害,这可能是脑细胞死亡的主要原因。

一、发病原因

　　造成脑缺血的病因是复杂的,归纳起来有以下几类:①脑动脉狭窄或闭塞;②脑动脉栓塞;③血流动力学因素;④血液学因素等。

　　1. 脑动脉狭窄或闭塞　大脑由两侧颈内动脉和椎动脉供血,两侧颈内动脉供血占脑总供血量的 80%~90%,椎动脉供血占 10%~20%。当其中一条动脉发生足以影响血流量的狭窄或闭塞时,若是侧支循环良好,可以不发生临床缺血症状,如果侧支循环不良,或有多条动脉发生足以影响血流量的狭窄时,则会使局部或全脑的脑血流减少,当脑血流减少到发生脑缺血的临界水平 18~20 mL/(100g·min) 以下时,就会产生脑缺血症状。

　　轻度的动脉狭窄不至于影响其血流量,一般认为必须缩窄至原有管腔横断面积的 80% 以上才足以使血流量减少。从脑血管造影片上无法测出其横断面积,只能测量其内径。动脉内径狭窄超过其原有管径的 50% 时,相当于管腔面积缩窄 75%,即可认为是足以影响血流量的狭窄程度,也就是具有外科意义的狭窄。

　　多条脑动脉狭窄或闭塞对脑血流的影响更大,因为可能使全脑血流处于缺血的边缘状态 [CBF 为 31 mL/(100g·min)],此时如有全身性血压波动,即可引发脑缺血。

造成脑动脉狭窄或闭塞的主要原因是动脉粥样硬化，而且绝大多数（93%）累及颅外段大动脉和颅内的中等动脉，其中以颈内动脉和椎动脉起始部受累的机会最多，而动脉硬化则多累及脑内小动脉。

2. 脑动脉栓塞　动脉粥样硬化斑块除可造成动脉管腔狭窄以外，在斑块的溃疡面上常附有血小板凝块、附壁血栓和胆固醇碎片。这些附着物被血流冲刷脱落后形成栓子，被血流带入颅内动脉，堵塞远侧动脉造成脑栓塞，使供血区缺血。

最常见的栓子来源是颈内动脉起始部的动脉粥样硬化斑块，被认为是引起短暂性脑缺血发作（TIA）最常见的原因。栓子可很快分裂成碎片后溶解，或向远侧动脉移动。颈内动脉内的栓子有大多数（75%）随血液的主流进入大脑中动脉，引起相应的临床症状。

动脉栓塞另一个主要原因是心源性栓子。风湿性心瓣膜病、亚急性细菌性心内膜炎、先天性心脏病、人工瓣膜和心脏手术等形成的栓子随血流进入脑内造成栓塞。少见的栓子如脓毒性栓子、脂肪栓子、空气栓子等也可造成脑栓塞。

3. 血流动力学因素　短暂的低血压可引发脑缺血，如果有脑血管的严重狭窄或多条脑动脉狭窄，使脑血流处于缺少状态时，轻度的血压降低即可引发脑缺血，例如心肌梗死、严重心律失常、休克、颈动脉窦过敏、直立性低血压、锁骨下动脉盗血综合征等。

4. 血液学因素　口服避孕药物、妊娠、产妇、手术后和血小板增多症引起的血液高凝状态、红细胞增多症、镰状细胞贫血、巨球蛋白血症引起的血液黏稠度增高均可发生脑缺血。

二、发病机制

（一）正常脑血流和脑缺血阈值

成人大脑重量只占体重的2%，但其供血量却达到体重的25%。由于神经元本身储存的能量物质ATP或ATP代谢底物很有限，大脑需要持续的脑血流来供应葡萄糖和氧。正常脑血流量为每100g脑组织每分钟45~60 mL。当脑血流下降时，脑组织通过自动调节机制来调节血流，最大限度地减少脑缺血对神经元的影响。脑缺血分为全脑缺血和局部缺血：前者为整个脑血流减少，如心跳骤停。氧及糖缺乏使ATP在几分钟内耗竭。不同的神经元对缺氧的耐受时间不同，位于海马、大脑皮质第三层、纹状体和小脑的普肯耶细胞最为敏感。当血流恢复后，这些部位可能有短暂血流较基础血流增高的现象，而这一反应性高灌注只是短暂的。在一些缺血性模型中，则表现为缺血后再灌注性低灌注，CBF降至基础值50%以下，造成神经损伤。局灶性缺血是由于供血动脉梗阻，使支配区域中心脑组织梗死，而外周可出现缺血半暗带。其ATP水平逐渐降低，可持续数小时；如果恢复血流，可以挽救这部分组织。

在CBF降至20~25 mL/（100g·min）之前，生理指标改变并不明显；低于这一指标，EEG减慢。但当CBF下降到一定阈值，脑自动调节机制失代偿，脑最低能量需求得不到满足,则可引起脑功能性或器质性改变。当 CBF≤20 mL/(100g·min)时,引起神经功能障碍和电生理变化,此为脑缺血阈值。当 CBF 为 15~18 mL/(100g·min)时,神经递质耗竭,突触传递停止,电活动消失,此为神经元电活动缺血阈值。如此时迅速恢复脑血流,可使脑功能恢复。但当 CBF 进一步下降至 15 mL/(100g·min)时,脑诱发电位可消失。CBF<10~12 mL/(100g·min)时,ATP 耗竭,离子稳态破坏,细胞破坏死亡,此为离子稳态阈值。通常低于此阈值,脑损害为不可逆性。在猴脑缺血模型中,如缺血时间为 1~3 h,则造成脑梗死的脑血流极限水平为 10~12 mL/(100g·min);如缺血为永久性的,17~18 mL/(100g·min)的脑血流就可引起脑梗死。

并不是所有的神经元都对脑缺血敏感。海马、大脑皮质的第三层、纹状体和小脑的普肯耶细胞较敏感,这些被称为选择性易感区。脑血流恢复后,有一个瞬间的高于基础水平的脑血流增加,这个反应性充血时间短暂。在几种动物脑缺血模型中发现,缺血后脑呈低灌注状态,再灌注后,会出现一个时间长短不一的脑血流量下降期,脑血流量降低超过基础值的 50% 时,会加剧神经损伤。

(二)脑缺血分类

脑缺血大致分为两类:全脑缺血和局灶缺血。全脑缺血是由大脑血流完全停止(如心脏停搏)造成的,在这种情况下,神经细胞去极化在 5min 之内发生。海马区及大脑皮质的神经元最先受损,神经元恢复的时间窗很短,因为神经元死亡很迅速。局灶缺血为一个密集的局部缺血区域(所谓"核心"),它由一个更大的易变区域(penumbra,缺血半暗带或半影区)包围。在核心之内,血流量严重减少,足以使神经细胞比较迅速地死亡。缺血半暗带的血流减少足以产生脑电波等电位,但不足以使神经元迅速死亡。如果血流没有恢复,缺血半暗带中神经细胞的死亡和脑梗死也会慢慢发生。因为神经细胞死亡的速度较慢,所以治疗干预的时间窗在局灶缺血中较长。多数在术中发生的脑梗死均为局灶性。

(三)脑缺血半暗区

脑缺血组织病理学的改变包括皮质萎缩、皮质和海马神经元变性、白质疏松、胶质细胞增生和毛细血管床的改变等。Ni J W 等报道,双侧颈总动脉永久性结扎(2-vessel occlusion, 2VO)后 1 个月,除部分大鼠皮质和纹状体有一些小梗死灶外,皮质和海马并无大体结构和光镜下神经元脱失改变;4 个月时,可见海马 CA1 区神经元变性,伴胶质细胞活化;7 个月后,可观察到明显的神经元脱失和广泛的变性及皮质萎缩。在其周围的脑组织缺血后,血供减少,但依靠脑侧支循环,神经元尚未发生不可逆死亡,在一定时限内恢复血流,神经元可恢复功能。虽然细胞电活动消失,但仍维持细胞的离子稳态。Astrup(1981)根据大脑中动脉闭塞(MCAO)模型缺血坏死区周边新皮质局部脑血流(rCBF)降低至 15 mL/(100g·min)时脑电活动消失而细胞间隙 K^+ 无变化,当其 rCBF 降低至 6 mL/(100g·min) K^+ 突然升高,神经细胞死亡,于是提出中心坏死区和缺血周边半暗带的概念。最近研究表明,即使在最严重的低灌流区血流下降也不是完全的。脑缺血半暗区是指围绕着梗死中心的周围缺血性脑组织,其电活动终止,但保持正常离子平衡和结构上的完整,功能是可以恢复的。

在解剖结构上,严格区别半暗区较为困难。Koizumi(1986)应用尼龙线穿法阻塞MCA建立局灶脑缺血再灌注模型,应用此模型对缺血半暗带的病理形态进行分析,针对不同时间中心坏死区和半暗带的不同改变,提出缺血治疗时间窗为1~3h。但如果脑缺血进一步发展,半暗区内细胞可死亡。半暗区是脑缺血后病理生理的研究重点,也是脑缺血治疗的核心部分。

三、脑缺血的病理生理机制

脑缺血后病理生理变化过程复杂,不可能用单一的某一种机制说明其变化过程,以下把研究较多、观点比较一致的变化予以阐释。

1. 能量衰竭与酸中毒 脑缺血后,最先发生的改变就是脑血流减少和能量衰竭。这时,组织内的氧分压迅速下降,造成组织缺氧。在缺血、缺氧状态下,线粒体的能量代谢转为无氧代谢,葡萄糖代谢方式改变,丙酮酸转化成乳酸,无氧酵解产生的能量远低于有氧氧化,其生成ATP的效率仅为正常的1/18,同时导致供应脑组织代谢所必需的糖、酶及其他神经体液营养物质缺乏,导致脑缺血状态的代谢异常。脑组织完全缺血60 s,即可引起ATP的耗竭,导致能量和蛋白质合成障碍,使细胞结构蛋白和功能蛋白缺乏。ATP低于一定程度后,细胞内外的离子梯度无法维持,K^+外流,Na^+内流。细胞膜的去极化,又促使Ca^{2+}内流和谷氨酸释放。伴随Na^+的内流,水分开始在细胞内积聚,引起细胞水肿,最终可导致细胞死亡。

无氧代谢造成的酸中毒引起脑水肿形成、线粒体呼吸链抑制、乳酸氧化抑制和细胞内H^+排出机制受损。此外,酸中毒还可增加血脑屏障的通透性。酸中毒的损害作用取决于缺血前血糖水平和缺血的程度。缺血前的高血糖可使缺血后无氧酵解产生的乳酸异常增多,当组织中乳酸含量高于25 μg/g时,可产生脑损害作用。

2. 兴奋性神经毒性作用 自Olney提出兴奋性毒性作用的概念以来,至今一系列研究已证明缺血再灌注损伤引起的神经元坏死主要是由谷氨酸(Glu)等兴奋性氨基酸引起。缺血后细胞膜的异常去极化和大量Ca^{2+}内流可引起神经递质的异常释放,其中包括谷氨酸、多巴胺、γ-氨基丁酸(GABA)、乙酰胆碱和天冬氨酸等。中枢神经系统的神经细胞含有高浓度的兴奋性氨基酸(EAA)。正常Glu细胞内含量高于细胞间隙1000倍,试验证明缺血5 min,细胞间隙Glu升高15~20倍,再灌注5 min可恢复正常,但缺血20 min Glu升高达20~100倍,再继续灌注20 min亦不能恢复到正常水平。Osuga等实验证实:脑缺血时,Glu释放浓度与缺血时间呈正相关,即缺血时间愈长,其Glu释放浓度愈增加。由于过量谷氨酸受体被激活所介导的损伤称为兴奋性中毒。Glu是脑内主要的兴奋性神经递质。

目前将谷氨酸受体分为五型,即NMDA受体、AMPA受体、海人藻酸(kainic acid)受体、ACPD受体和L-AP4受体。①NMDA受体具有重要的生理特性。NMDA受体耦联的离子通道表现有特殊的门控特性,即受配体和膜电位的双重调节。②NMDA

受体-通道除通透Na^+和K^+外，对Ca^{2+}有较大通透性，Ca^{2+}是重要的细胞内第二信使，能激活多种酶，通过不同的信号转导系统产生复杂的生理反应。③AMPA受体和海人藻酸受体合称为非NMDA受体。非NMDA受体对膜电位不敏感，多数非NMDA受体-通道只能通透Na^+和K^+。④ACPD受体今称为代谢型谷氨酸受体（metabotropic glutamate receptor，mGluR），不与离子通道耦联，而与G蛋白耦联。当其激活后通过胞内信号转导系统调制离子通道活动、神经元兴奋性以及神经递质释放，对突触神经元起慢兴奋作用。⑤L-AP4受体主要分布于突触前兴奋性末梢的谷氨酸自身受体（autoreceptor），对谷氨酸的释放起负反馈性调节。

在神经系统许多退行性疾病（如亨廷顿舞蹈症、帕金森病、肌萎缩性脊髓侧索硬化症、早老性痴呆症等）的发病机制中，兴奋性毒性可能造成神经元死亡。兴奋性毒性还参与艾滋病并发痴呆症的发病机制：过多Ca^{2+}经NMDA受体-通道进入神经元内，在HIV糖蛋白（gp120）或者受HIV感染的巨噬细胞产物的协同作用下，导致神经元大量死亡。研究表明，NMDA受体拮抗剂可保护脑缺血性损害。采用谷氨酸受体拮抗药，可以减轻脑缺血后的梗死体积，改善缺血半暗区的损害，证明以谷氨酸为代表的兴奋性神经毒性作用在脑缺血的病理生理中起作用。但同时发现，谷氨酸受体拮抗药对弥漫性前脑缺血或局灶性脑缺血的核心区的脑损害改善不明显，表明脑缺血后的损害演变并非只有兴奋性氨基酸参与。

3. 细胞Ca^{2+}超载 Ca^{2+}是细胞内重要的第二信使，在细胞的分化、生长、基因表达、酶激活、突触囊泡释放、膜通道状态维持等方面都起着重要作用。正常生理状态下细胞内外Ca^{2+}浓度相差近万倍，多种Ca^{2+}通道维持这种正常梯度，包括NMDA受体通道、电压依赖Ca^{2+}通道、内质网Ca^{2+}通道、线粒体Na^+/Ca^{2+}交换系统、Ca^{2+}-ATP酶和钙调蛋白（CaM）等。近年来的脑缺血损害的病理生理研究发现，神经细胞的胞外Ca^{2+}内流增加可引发细胞变性，最后导致死亡。兴奋性氨基酸及多种神经毒素引起神经细胞变性死亡，总是伴随胞浆Ca^{2+}超负荷现象，故认为细胞Ca^{2+}信号转导异常是神经元变性的最后共同通道。细胞内Ca^{2+}升高是脑缺血后的主要病理生理变化，可激发一系列反应导致细胞死亡。主要表现为激活Ca^{2+}依赖的酶，如蛋白水解酶、磷脂酶、蛋白激酶、一氧化氮合成酶以及核酸内切酶等。这些酶在正常状态下可保持细胞结构的完整，从而维持细胞功能。高Ca^{2+}环境可能通过以下途径加重缺血性神经元损伤，激活磷脂酶A和C，使膜磷脂降解为游离脂肪酸，尤其是花生四烯酸大量释放，导致脂质膜流动性降低及通透性增高，细胞肿胀。Ca^{2+}增高使活性钙调蛋白增加，Ca^{2+}与钙调蛋白复合物导致5-HT及NE释放，引起脑血管痉挛，血流状况恶化，加重脑缺血。线粒体内Ca^{2+}沉积造成氧化磷酸化电子传递脱耦联，ATP锐减，离子泵失效，导致不可逆神经元损伤。Ca^{2+}增高造成自由基和一氧化氮增加。脑血管内皮细胞Ca^{2+}超载使内皮间隙扩大，损害血脑屏障，产生血管源性脑水肿。

4. 自由基损伤 自由基（free radical）广泛存在于生物体内，正常生理情况下自由基处在生成和清除平衡状态，不损害机体，具有毒物降解作用。生物体内的自由基有氧化自由基（超氧阴离子O_2^-）、过氧化氢（H_2O_2）和羟自由基（OH^-）等。体内同时存在着超氧化物歧化酶、过氧化氢酶和过氧化物酶等，可清除这些对细胞有毒性作用的自由基。因此，正常人体内，自由基的产生和消除处于动态平衡状态。

自由基在脑缺血的病理生理过程中起重要作用。脑缺血后自由基产生增多，特别是脑缺血再灌注后，自由基产生更加明显，以 OH^-、O_2^- 和 H_2O_2 产生为主。它们打破了动态平衡，引起脂质、蛋白质和核酸的过氧化，使膜结构遭到破坏，蛋白降解，核酸主链断裂，透明质酸解聚，细胞崩解，线粒体变性，细胞发生不可逆的变化，最终死亡。

再灌注后大量炎症细胞随血流进入梗死区，成为自由基的另一来源。炎症细胞引发线粒体膜脂质过氧化等而使膜流动性改变，导致线粒体功能障碍，自由基产生增多。溶酶体裂解，大量溶酶体溢出胞浆，促使神经元自溶。自由基的一个来源是花生四烯酸，由 Ca^{2+} 激活的磷脂酶 A_2 产生；另一途径是来自于黄嘌呤氧化酶，Ca^{2+} 内流可使黄嘌呤脱氢酶转化为黄嘌呤氧化酶，作用于 O_2，产生 O_2^-。自由基诱导的损害可概括为作用于多不饱和脂肪酸（poly unsaturated fatty acid，PUFA），发生过氧化反应，促使多糖分子聚合和解聚，诱导 DNA、RNA 蛋白质的交联和氧化反应，故脑缺血损伤是以多糖分子聚合物选择性减少为特征，以生物膜脂质过氧化为标志。

5. 一氧化氮（NO） 近年来，NO 在脑缺血再灌注损伤中的作用得到重视。Kinouchi 等的研究，明确了血管源性 NO 是通过舒张脑血管，增加缺血部位的血流来减轻缺血性脑损伤。NO 既可扩张血管，改善缺血组织血供，又可抑制血小板凝集，减轻缺血及再灌注损伤。NO 本身不具有毒性作用，但在脑缺血后，升高的细胞内钙刺激 NO 合成的增加，作为逆向神经递质，NO 能介导产生自由基和花生四烯酸，引起自由基反应，导致神经元死亡。过量合成时则能进一步分解，产生更多、毒性更强的自由基，造成细胞损害。因 NO 半衰期很短，直接研究尚有困难，主要通过对一氧化氮合酶（NOS）研究来判断。

实验资料表明，脑缺血再灌注（2~3 min）NO 继续迅速升高，再灌注 1~2h 恢复正常，持续再灌注 2~3h NO 再度升高，对神经细胞有损害作用。如用 N-甲基-L-精氨酸（NMLA）或 N-硝基-L-精氨酸（NNLA）可使 NO 降低，具有神经元保护作用，也能明显减轻缺血再灌注后的梗死体积。这表明由一氧化氮引起的自由基损害在再灌注损伤中起着重要作用。

6. 细胞因子和炎症反应 脑内炎症反应在缺血再灌注损伤机制中起着重要作用，这类炎症反应起始于致炎细胞因子在缺血区局部表达增多，以炎症细胞在脑缺血区的集聚为主要表现，引起一系列的损伤反应，导致神经系统破坏。致炎细胞因子如肿瘤坏死因子 α、β（TNF-α、TNF-β），白细胞介素，巨噬细胞来源细胞因子及生长因子、趋化因子、单核因子等作为炎症细胞的趋化物质，对炎症细胞在缺血区的聚集起重要作用。暂时性脑缺血后 4~6 h 或永久性脑缺血后 12 h 梗死区即可见炎症细胞浸润。脑缺血后再灌注可引起更明显的炎症反应。刘之荣等研究了 2VO 模型对脑内免疫细胞活动的影响，结果表明，2 个月的缺血区内，小胶质细胞被广泛活化，形态多异，白细胞和 T 细胞大量入侵缺血区脑实质。这些细胞的活动以皮质明显，海马和白质次之，在血管周围和梗死区显著；在缺血区半暗带，这些细胞高度集聚，说明这些细胞的活动与慢性脑灌注不足致脑损害高度相关。李露斯等观察，2VO 术后 1 个月，皮质、海马和白质有白细胞和 T 细胞的浸润；2~4 月，浸润的白细胞和 T 细胞减少，认为慢性脑灌注不足，引起免疫细胞的活动，从而促进认知功能障碍的发生发展。临床尸检病理早已发现脑梗死病灶在 12~48h 白细胞增多。研究证明白细胞增多加重了脑缺血损伤，其危害作用：①阻塞微循环，降低血流量；②损伤血脑屏障，加重脑水肿；③加重神经细胞和胶质细胞的损伤。在狗空气栓塞模型，用氮芥清除白细胞可使脑血流增加和体感诱发电位改善。炎症细胞在缺血区聚集，一方面能机械堵塞微血管，使局部血供减少，进一步加重缺血损害；另一方面，浸润的炎症细胞释放活性物质，破坏血管内皮细胞，损害血脑屏障，引起神经元死亡。炎症细胞还可刺激花生四烯酸代谢或一氧化氮合成酶活性，释放自由基，引起自由基损伤。近年研究认为，梗死缺血后继发性损伤中，细胞因子、粘连分子等积极参与其损伤过程，如 TNF、IL-1、IL-6 等激活巨噬细胞和小胶质细胞参与继发性炎性反应加重缺血后损伤。采用如下四种措施能减少缺血性脑损伤：①减少诱导系统的中性粒细胞；②用抗体封闭黏附分子或其受体；③封闭关键性炎症因子如 IL-1；④用干扰素调节因子 1 的基因编码细胞因子或使其缺失。

脑缺血后的炎症反应和氧自由基反应可加速缺血后细胞损害。细胞内蛋白的磷酸化和去磷酸化是调节蛋白功能的重要形式，蛋白激酶可对细胞结构蛋白和调节蛋白进行磷酸化，从而改变蛋白功能。例如脑缺血时，细胞内 Ca^{2+} 升高，激活蛋白激酶 C，改变膜蛋白和通道蛋白的功能，影响细胞的离子稳态。细胞内钙还会调节基因的表达，特别是超早期基因如 c-fos、c-jun 可在脑缺血时表达增高。

7. 级联反应发生　卒中时脑细胞为什么死亡？什么时间死亡？过去的经典认识是血供中止 = 无底物 = 无能量 = 细胞死亡，现在的认识是损伤引起一系列级联反应（cascade of damage）。它至少涉及四个不同的机制：兴奋性毒性、梗死周围去极化、炎症和程序性细胞死亡（programmed cell death，PCD，又称凋亡，apoptosis）。它们都由缺血引发，发生在四个不同时间点，但有重叠并互相联系。由于缺乏能量，谷氨酸从细胞内释出，细胞外谷氨酸浓度很快增加。突触后的谷氨酸过度激活受体，钙离子内流或从细胞内的钙库释放，激活大量的酶，引发信号级联反应。某些酶导致氧自由基产生，它本身也作为第二信使，损害细胞蛋白质、糖、脂肪酸等。细胞进一步去极化释放钾，细胞外钾引起去极化扩散即梗死周围去极化。氧自由基和其他信使激活炎症细胞因子和酶，导致小胶质细胞被激活产生炎症反应。炎症本身产生自由基，导致恶性循环。自由基损伤 DNA，进而和其他机制一起最终导致细胞凋亡。级联反应发生在缺血后的数秒至数周。

8. 凋亡与坏死　脑缺血后缺血核心区脑血流基本停止，蛋白质合成终止，细胞膜稳定性被破坏，细胞内容物释放，细胞死亡，即为通常所说的细胞坏死，为脑缺血后细胞损害的主要形式。凋亡的特征是细胞代谢障碍和包膜的不完整性，是一种不伴炎症反应的能量依赖性细胞死亡程序。大脑半球对短暂的缺血十分敏感，短暂缺血后，缺血中心区域的神经细胞很快出现坏死。但在缺血中心区周边的神经细胞，一般经过 1~2d 潜伏期，才出现延迟性神经细胞退化。已证明这种延迟性细胞退化就是细胞凋亡。脑缺血后，凋亡现象出现于易受缺血损害的部位如 CA1 锥体细胞。这期间如果及时再灌注或使用 Glu 受体拮抗剂将逆转神经元的死亡。若脑缺血严重且持续时间长，则神经元表现为急性坏死，若缺血后很快恢复血供，则神经元的形态、功能虽无改变，但在某些易损区如海马，几天后将发生迟发性神经元死亡，这种死亡与半暗区神经元的死亡可能具有相同的机制。缺血脑损伤是缺血后坏死和延迟性细胞死亡的联合效应，可以想象，与缺血后急性坏死狭窄的时间窗相比，通过干预缺血几天后的延迟性细胞死亡对治疗缺血脑损伤明显有利。

四、恶化脑缺血病理生理进程的因素

1. 血糖　关于高血糖对缺血性脑损伤的影响曾有过不同意见，但临床病理和实验病理研究均证实高血糖对急性脑梗死或局灶性缺血再灌注模型加重损害。其发生机制为高血糖使缺血区能量代谢障碍，特别是无氧糖酵解产生乳酸和 H^+，加重酸中毒。而在持续性局灶性缺血条件下，即慢性缺血过程，高血糖对脑损伤影响不一致，可能的原因是脑内无糖原贮存，持久低糖对正常或病理状态的神经元是不利的，甚至是有害的。在大鼠 MCAO 缺血模型，证实高血糖使脑缺血损害加重，不仅加重脑水肿而且伴有点状出血。也曾有 50 例急性脑卒中与血糖关系临床研究，得出结果显示急性脑卒中与应激性血糖升高有相关性，差别显著，应激性血糖升高与急性脑卒中的预后也是呈正相关的。因此，在临床脑梗死患者要注意检测血糖，在急性期治疗不宜用高糖，甚至低糖可能有保护作用。但亚急性期或慢性恢复期则不宜低糖，临床治疗时应予以注意。

2. 血压　急性脑梗死患者一过性血压升高是常见的，降压药的应用要慎重。动物实验研究证明，缺血时血压升高可使缺血所致塌陷血管开放。相比之下，低血压已证明是非常有害的（缺血性或外伤性），因低血压可以显著增加脑梗死体积。因此，维持适当的 MAP 和 CPP 至关重要，提高血流量，改善循环，排出代谢产物，防止白细胞和血小板聚集。临床所见脑梗死病例多为高龄老人，往往伴有全身动脉硬化，脑血流自动调节功能低下，影响脑血流和微循环，因此临床治疗急性脑梗死要慎用或不用降压药。

（郑志远　许阳英）

第二节　高血压病理生理学

高血压是以体循环动脉血压持续高于正常水平为主要表现的疾病。成年人高血压被定义为收缩压≥140 mmHg 和/或舒张压≥90 mmHg。高血压可分为原发性和继发性两大类。继发性高血压较少，约占 5%～10%，是继发于其他疾病（如肾动脉狭窄、肾炎、肾上腺和垂体肿瘤）并作为一种症状出现的，故又称症状性高血压；原发性或特发性高血压以往称高血压病，最多见。

一、发病机制与相关因素

高血压的发病机制未完全阐明,一般认为是在一定的遗传基础上由于环境及多种后天因素相互作用使正常血压调节机制受损所致的一种全身性疾病,共同作用点是血管紧张性发生改变,周围小动脉收缩,阻力增加使血压升高。近来有关高血压发病机制的研究取得了一些新的进展,较为公认的有以下几种学说。

(一) 精神神经学说

在外界因素刺激下,患者因较长时期或反复的精神刺激、焦虑或烦躁等情绪变化,出现大脑皮质功能失调和延髓血管运动调节中枢功能紊乱,血管紧张性升高,外周血管阻力增加,血压升高。

(二) 摄钠过多学说

大量流行病学调查结果表明,摄入过多钠盐可致高血压发生,而服用利尿剂增加钠的排泄能使增高的血压下降。由于钠在体内的过多积蓄,使循环血量增加、小动脉张力增大,最终导致血压升高,但是,钠摄入量过多只能引起部分人群发生高血压,故钠盐在高血压的发病中是有条件的。

(三) 肾素-血管紧张素-醛固酮学说

肾缺血时,刺激入球动脉产生肾素,后者使肝脏合成的血管紧张素原转化为血管紧张素Ⅰ,它进入肺组织由肺产生的血管紧张素Ⅰ转换酶作用生成血管紧张素Ⅱ,血管紧张素Ⅱ是一种强力的血管收缩剂,使血压升高,并能刺激肾上腺皮质球状带分泌醛固酮造成水钠潴留。一旦该系统功能失调即产生高血压。

(四) 遗传学说

遗传与高血压发病有一定的关系,双亲均有高血压者发生高血压概率较大。分子生物学研究也证实,高血压患者组织细胞膜有遗传性离子转运障碍,特别是对钠离子的转运障碍,导致小动脉收缩,外周阻力增加,血压增高。然而,遗传因素仅是高血压发病的基础,单一作用很难导致高血压,后天的因素具有更重要的意义。

(五) 高胰岛素水平学说

近来发现,高血压患者的血浆胰岛素水平高于非高血压者,且有胰岛素抵抗,糖耐量降低的人群高血压发病概率大大超过正常者,其机制不明,可能与 $Na^+ - K^+ -$ ATP 酶活性降低,增加肾小管对钠、水的重吸收,使细胞内钠离子潴留和刺激交感神经兴奋导致血管张力改变有关。并非所有高胰岛素血症的患者均发生高血压,反之也一样。

(六) 其他与高血压有关的因素

1. 钠利尿多肽　自 1981 年发现心房有分泌心钠素功能以来，已证明有房性、脑性和 C 型三种钠利尿多肽，主要通过钠利尿、动静脉血管扩张、抑制血管内皮素系统和肾素-血管紧张素-醛固酮系统及增加毛细血管通透性、抑制血管平滑肌和心肌细胞增生等多种途径在调节体内循环血容量和血压中起着重要作用。

2. 内皮素　发现于 1988 年，是由 21 个氨基酸组成的多肽、内皮细胞分泌的强烈的血管收缩因子。通过 Ca^{2+} 内流和细胞内 Ca^{2+} 的大量释放，同时激活蛋白激酶进而使肌凝蛋白磷酸化，产生平滑肌细胞收缩。正常内皮素的血浆浓度很低（$1 \sim 6$ pg/mL），半衰期仅 7 min，注入外源性的血管内皮素对血压有双相作用。首先刺激产生血管内皮舒张因子即 NO、心钠素和扩张性前列腺素，引起血压短暂的降低，然后通过血管的作用使血压升高，当持续输注或大量注入可直接引起血压升高、心率加快。除外，内皮素还能使血管内壁增生，促进动脉硬化发生。内皮素受体阻滞剂的开发对其与高血压发生的关系有了进一步的认识。

3. NO　作为一种血管强烈舒张因子参与血管张力的调节，当器官血流量增加时，血管受到切应力而反馈性收缩，此时内源性 NO 生成增加，起到平衡作用，一旦释放不足时血管阻力增加，血压升高。除此以外，NO 还可抑制血管内膜的增厚和降低交感神经兴奋。总之，NO 在高血压发病中起到一定的中介作用，参与高血压复杂的病理生理过程，已引起广泛重视。最近又发现另一气体分子 CO 具有与 NO 相似的生理作用。

二、类型和病理变化

原发性高血压是我国最常见的心血管疾病，多见于 30 岁以后的中老年人，是以细小动脉硬化为基本病变的全身性疾病，绝大多数病程漫长，症状显隐不定，不易坚持治疗，发展至晚期，常引起心、脑、肾及眼底病变并有相应的临床表现，严重者可因心、脑、肾病变而致死。

(一) 缓进型高血压

缓进型高血压（chronic hypertension）又称良性高血压（benign hypertension），占原发性高血压的 95%，多见于中老年人，病程长，进展缓慢，可达十数年以至数十年，患者最终常死于心、脑病变，死于肾病变者少见。

其病理变化按病变的发展可人为地分为三期：

1. 第一期（功能紊乱期）　此期为高血压的早期阶段，其基本变化是全身细小动脉间歇性痉挛，并可伴有高级神经功能失调等。但血管无器质性病变。细小动脉是指中膜仅有 $1 \sim 2$ 层平滑肌的细动脉和血管口径在 1 mm 以下的小动脉。

此期可无明显临床表现，仅有血压升高，但常有波动，即时而升高时而正常。其他临床表现主要为头昏、头痛，在服用镇静药、心情放松后症状可能减轻或消失。不一定服用降压药，说明精神心理因素参与了高血压的发生发展。长期反复细小动脉痉挛和血压升高，受累的血管逐渐发生器质性病变，发展为下一期。

2. 第二期（动脉病变期）

（1）细动脉硬化。细动脉硬化是高血压最主要的病变特征，主要表现为细动脉壁玻璃样变（透明变性），如肾小球入球小动脉、脾中心动脉及眼底小动脉分支等玻璃样变，均具有诊断意义。细动脉的透明变性是由于管壁肥大平滑肌持续痉挛及血压持续升高，管壁缺氧，内皮细胞间隙开大，使血浆蛋白渗入内皮下以至更深的中膜；同时，内皮细胞及肥大的平滑肌细胞分泌细胞外基质增多，继而平滑肌细胞因缺氧等发生凋亡，遂使动脉壁逐渐为上述血浆蛋白和细胞外基质所代替，结构消失，发生玻璃样变。此时管壁增厚变硬、管腔缩小。光镜下，细动脉壁增厚，内皮下间隙以至管壁全呈无结构的均质状伊红染色，管腔缩小甚至闭塞。

（2）小动脉硬化主要累及肌型小动脉，如肾小叶间动脉、弓形动脉及脑的小动脉等。光镜下，小动脉内膜胶原纤维及弹性纤维增生、内弹力膜分裂。中膜平滑肌细胞有不同程度的增生、肥大，并伴有胶原纤维及弹性纤维增生。血管壁增厚，管腔狭窄。

（3）大动脉无明显病变或伴发动脉粥样硬化。

此期临床表现为血压进一步升高，持续于较高水平上，失去波动性，常需降压药才能降低血压。

3. 第三期（内脏病变期）

（1）心脏病变。主要为左心室代偿性肥大。

（2）肾病变。肾病变表现为细动脉性肾硬化或原发性颗粒性固缩肾，是由于入球小动脉和肌型小动脉硬化，致使受累区肾单位因缺血而萎缩纤维化，导致肾的萎缩硬化。肉眼观察，双肾体积缩小，重量减轻，质地变硬，表面呈均匀弥漫的细颗粒状，被膜不易剥离。切面，肾皮质变薄，肾盂相对扩张，肾盂周围脂肪组织填充性增生，光镜下，肾入球小动脉管壁增厚，呈无结构的均质红染（玻璃样变），管腔狭窄或闭塞。小叶间动脉及弓形动脉，内膜胶原纤维增多，管壁增厚，管腔狭窄。病变严重区肾小球因缺血发生纤维化和玻璃样变，体积缩小；所属肾小管萎缩、消失，间质纤维化及少量淋巴细胞浸润（肉眼观察该区萎缩凹陷）。病变轻微区的肾小球因功能代偿而肥大，所属肾小管也相应地代偿扩张，管腔内可见蛋白管型（肉眼观察该区因肥大、扩张而向表面凸起）。因萎缩和代偿区弥漫性交杂分布，致全肾形成肉眼所见的表面细颗粒状。

（3）脑病变。由于脑血管硬化等病变，患者脑部可出现一系列病变，主要有三种，即脑水肿、脑软化和脑出血。

1）脑水肿。脑水肿是由于脑内细小动脉的硬化性病变和痉挛，局部缺血，毛细血管通透性增加而致。临床上可出现头痛、头晕、眼花及呕吐等表现。严重时可发生高血压脑病及高血压危象。高血压脑病是指因血压急剧升高而引起的以中枢神经功能障碍为主要表现的症候群。临床上主要表现为颅内压升高、头痛、呕吐及视物障碍等。如果上述临床表现更严重，甚至出现意识障碍、抽搐等，病情重危，不及时救治易引起死亡者，称为高血压危象，它可出现于高血压的各个时期。

2）脑软化。脑软化是由于脑的细小动脉硬化和痉挛，使供养区脑组织因缺血而发生梗死，继而坏死组织液化，形成质地疏松的筛网状病灶。通常为多发而较小的梗死灶，故称微梗死灶，一般不引起严重后果。最终坏死组织被吸收，由胶质瘢痕修复。

3）脑出血。脑出血是高血压最严重且往往是致命性的并发症。多为大出血，常发生于基底节、内囊，其次为大脑白质，约15%发生于脑干。出血区脑组织完全被破坏，形成囊腔状，其内充满坏死脑组织和凝血块。当出血范围大时，可破裂入侧脑室。引起脑出血的基本原因为脑的细小动脉硬化使血管壁变脆。当血压突然升高时血管破裂。此外，血管壁病变致弹性降低，当失去壁外组织支撑（如位于微小软化灶处）时，可发生微小动脉瘤，如再遇到血压升高或剧烈波动，可致微小动脉瘤破裂、出血。脑出血之所以多见于基底节区域（尤以豆状核区最多见），是因为供应该区域的豆纹动脉是从大脑中动脉呈直角分出，而且比较细，直接受到大脑中动脉压力较高的血流冲击和牵引，因而易使已有病变的豆纹动脉破裂。临床表现常因出血部位不同、出血量的大小而异。常表现为突然发生昏迷、呼吸加深、脉搏加速、肌腱反射消失、肢体弛缓以及大小便失禁等。严重者可出现陈-施（Cheyne-Stokes）呼吸、瞳孔及角膜反射消失。内囊出血者可引起对侧肢体偏瘫及感觉消失。出血破入脑室时，患者发生昏迷，常导致死亡。左侧脑出血常引起失语。脑桥出血可引起同侧面神经麻痹及对侧上、下肢瘫痪。脑出血可因血肿占位及脑水肿引起颅内高压，并可引起脑疝，临床上有相应表现。小的血肿可被吸收，形成胶质瘢痕修复。中等大出血灶可被胶质瘢痕包裹，形成血肿或液化成囊腔。

(4) 视网膜病变。视网膜中央动脉发生细小动脉硬化。眼底镜检查除可见血管迂曲、反光增强、动静脉交叉处静脉受压外，晚期可有视乳头水肿、视网膜渗出和出血，视力可受到不同程度的影响。

(二) 急进型高血压

急进型高血压（accelerated hypertension）又称恶性高血压，多见于青壮年，患者血压显著升高，尤以舒张压为明显，常大于130 mmHg，病变进展迅速，较早即可出现肾衰竭。多为原发性，也可继发于良性高血压。

1. 病理变化 恶性高血压的特征性病变是坏死性细动脉炎（necrotizing arteriolitis）和增生性小动脉硬化，主要累及肾。肾坏死性细动脉炎主要累及入球小动脉，动脉内膜和中膜发生纤维素样坏死（深染伊红色有折光性），免疫组织化学检查证明，其中除有纤维素外，尚有免疫球蛋白和补体成分。血管壁及其周围可见核碎片及单核细胞、嗜中性粒细胞等浸润。病变可波及肾小球致小球血管丛发生节段性坏死。坏死性细动脉炎常并发微血栓形成，也可引起出血和微梗死。此时肉眼观察肾表面平滑，可见多数斑点状出血和微梗死灶。增生性小动脉硬化主要发生在小叶间动脉及弓形动脉等处，突出的改变是内膜显著增厚，内弹力膜分裂，平滑肌细胞增生肥大，胶原等基质增多，使血管壁呈同心圆层状增厚，状如洋葱切面，血管腔狭窄。上述病变亦可发生于脑和视网膜。

2. 临床表现 血压显著升高，常超过230/130 mmHg，可发生高血压脑病。常出现视网膜出血及视乳头水肿。常有持续性蛋白尿、血尿及管型尿。患者多在一年内迅速发展为尿毒症死亡，也可因脑出血或心力衰竭致死。

三、高血压脑病

高血压脑病是指由于血压突然过高影响到脑部血液的正常供应而引起精神障碍的一类疾病。其病因病机是动脉压的持续升高而产生细小动脉痉挛及硬化，往往造成脑组织供血不足，甚至缺血，当大循环动脉压升高时，脑部小动脉发生痉挛，脑血流量减少（当脑部供血减少40%，即可出现脑血液循环障碍），使脑组织缺血、缺氧，乳酸等酸性代谢产物堆积，脑组织的 pH 值降低，以致血管壁通透性增高，血浆蛋白渗出，结果导致脑水肿和颅内压升高，又进一步使脑血液循环恶化，以致神经细胞发生营养障碍，从而产生一过性的脑血管危象，或持续性的精神障碍。

本病初期应考虑动脉压升高所引起的脑循环动力障碍对大脑功能可能产生的影响。由于脑血管功能性和器质性改变，使短暂和持久的精神障碍交织在一起，因而更促成了精神症状的复杂性。由于脑血管本身的结构特点，硬化后的脑部小动脉极为脆弱，血压一旦波动，极易发生痉挛而形成血栓，此时可见到脑栓塞或点状出血，尚可见细小动脉管壁纤维样坏死、管壁结构破坏，形成数个小血栓及明显脑水肿。因此小血栓和脑水肿可能为高血压脑病发病的基础。高血压患者对精神因素易感性高，精神因素又可成为本病的促发因素。

（詹　鸿　陈裕中）

第三节　脑肿瘤病理生理学

近年来，脑肿瘤发病率呈上升趋势。据统计，颅内肿瘤约占全身肿瘤的5%，占儿童肿瘤的70%，而其他恶性肿瘤最终会有20%～30%转入颅内，由于呈膨胀浸润性生长，在颅内一旦占据一定空间，不论其性质是良性还是恶性，都势必使颅内压升高，压迫脑组织，导致中枢神经损害，危及患者生命。脑肿瘤可分为原发性与继发性。原发性脑肿瘤来源于颅内各种组织成分如脑膜、脑组织、颅神经、脑血管、垂体及胚胎残余组织等。继发性脑肿瘤是身体其他部位如肺、子宫、乳腺、消化道、肝脏等的恶性肿瘤转移至脑部，或邻近器官的恶性肿瘤由颅底侵入颅内。寄生虫囊、肉芽肿、脓肿、动脉瘤与血管畸形等均可发生于颅内，但不属于颅内肿瘤范畴，可统称颅内占位性病变。

一、病因与发病机制

脑肿瘤和其他肿瘤一样，病因尚不完全清楚。肿瘤分子生物学研究表明，有两类基因与肿瘤的发生、发展密切相关。一类是肿瘤基因，另一类是抗肿瘤基因。肿瘤基因的活化和过度表达诱发肿瘤形成，抗肿瘤基因的存在和表达有助于抑制肿瘤的发生。肿瘤基因可以存在于正常细胞中，不表达肿瘤特性，当细胞受到致瘤因素作用时，如病毒、化学因素和射线等，细胞中的肿瘤基因被活化，细胞的表型发生改变，肿瘤性状得以表达，这些细胞迅速扩增，从而形成真正的肿瘤实体。另外，诱发肿瘤发生的因素还有遗传因素、物理因素等。但每一种学说，只适合阐述某类肿瘤的病因。有一些相关因素与人类脑肿瘤的关系迄今未完全证实。全面阐明脑肿瘤的病因，有待于多学科协作研究。

二、类型与病理变化

脑肿瘤可按生长部位和病理性质分类。在部位上，有时也难以绝对分开，因为不少脑瘤是跨脑叶和部位生长的，如胶质瘤经常累及相邻的脑叶，有时侵入脑室，少数深部肿瘤越过中线向对侧浸润，或在幕上与幕下发展。病理方面有多种分类，但至今尚无一种分类既能够概括肿瘤组织来源、形态学特征、良恶性，又简便实用。

较为通用的分类有：①按脑瘤的组织来源分类：分为胶质瘤、脑膜瘤、垂体腺瘤、神经纤维瘤（含神经鞘瘤）、先天性肿瘤（或称胚胎残余，如颅咽管瘤、畸胎瘤等）、血管性肿瘤（血管网状细胞瘤等）、转移瘤与侵入瘤和其他肿瘤（包括少见的肿瘤如肉瘤和难以分型的肿瘤）等八个类型。②克诺汉（Kernohan，1949）四级分类法：系参照周身肿瘤细胞分化、良恶性的四级分类法，将胶质瘤分为四级。少数情况下，尚见有混合性脑瘤，如胶质瘤与脑膜瘤的混合瘤，脑膜瘤与神经纤维瘤的同时存在，以及多发性的脑膜瘤、神经纤维瘤、胶质瘤、血管瘤等。

（一）胶质细胞瘤

包括星形细胞瘤（含多形胶质母细胞瘤）、少突胶质细胞瘤、髓母细胞瘤、胶样囊肿等。其发病率合计约占颅内肿瘤总数的35%~45%。

1. 星形细胞瘤　分Ⅰ~Ⅵ级，为胶质瘤中最常见的一类。Ⅰ级者，在成人多在大脑白质浸润生长，分为原浆型与纤维型两类。肿瘤组织呈灰白色或灰黄色，硬度如橡皮样，一般无出血坏死，但可呈囊性变。囊性变有两种形式：一种为囊内含有瘤结节，另一种为肿瘤内含有囊肿。儿童的星形细胞瘤多位于小脑半球。X线检查少数可发现肿瘤钙化影像。Ⅱ级者属分化不良的星形细胞瘤，或称星形母细胞瘤。这两型的病程进展较缓。星形细胞瘤Ⅲ~Ⅳ级即多形性胶质母细胞瘤，恶性程度高，常见于中年之后，多位于大脑半球，并侵犯基底节与丘脑，血管丰富，易出血，周围脑组织水肿明显，因此易致病情突然恶化，病程多较短。

2. 少突胶质细胞瘤　较少见。肿瘤偏良性，位于额叶者居多，临床上很难与星形细胞瘤Ⅰ、Ⅱ级区别。影像学检查约70%有肿瘤钙化斑。

3. 髓母细胞瘤　此瘤恶性程度极高，常见于儿童。肿瘤多位于小脑蚓部，向第四脑室或小脑半球侵犯。外表呈紫灰色，血运很丰富。肿瘤细胞可向蛛网膜下隙播散，继发脊髓髓母细胞瘤。

4. 室管膜瘤　占胶质瘤的10.1%。常发生于第四脑室、侧脑室及第三脑室，少数位于脑室邻近的脑实质内。肿瘤呈灰红或灰褐色，边界清楚，其基底伸向实质内。

5. 松果体瘤　占胶质瘤的3%，常发生于较大的儿童与青年。肿瘤位于松果体即第三脑室后部，易压迫中脑水管引起颅内压增高症状。肿瘤压迫四叠体出现瞳孔散大，对光反射迟钝或消失，两眼球同向上视与下视运动障碍，称为四叠体综合征。还可引起小脑性共济失调，内分泌症状如性器官早熟表现。有时因肿瘤累及第三脑室引起自主神经障碍如肢端青紫。

6. 胶样囊肿　为很少见的一类肿瘤，发生于脑室内。

（二）脑膜瘤

从组织学特征分为内皮细胞型、纤维型或纤维母细胞型、血管瘤型、化生型与恶性脑膜瘤五类。内皮细胞型包含砂粒型脑膜瘤，以瘤内钙化形成砂样体为特征，X线平片可显示肿瘤钙化影像。脑膜瘤多属良性，呈球形或结节状，生长于脑实质外，但常常嵌入大脑半球之内。脑膜瘤多发部位为矢状窦旁、大脑凸面及颅底。后者包括蝶骨嵴、嗅沟、鞍结节、脑桥小脑角等部位，生长于脑室内者很少。脑膜瘤的血运极丰富，因为肿瘤常接受颈外动脉、颈内动脉或椎-基底动脉等多来源的供血。

（三）垂体腺瘤

属于内分泌系统的肿瘤，因生长在颅内，故归为颅内肿瘤之列。发病率占颅内肿瘤总数的10%左右，仅次于胶质瘤与脑膜瘤，居第三位。多发生于中年。男、女发病率大致相等。肿瘤起源于垂体前叶内。早期肿瘤，体积在10 mm以内者称为微腺瘤。肿瘤逐步增大，可使蝶鞍扩大，瘤体常向鞍上发展，有时也向鞍旁和鞍底发展。直径超过3 cm的称为大型垂体腺瘤；超过6 cm者为巨大垂体腺瘤。

垂体腺瘤的分类过去是依据苏木精-伊红染色瘤细胞染色的情况，分为嗜酸性（以肢端肥大症状为特征）、嫌色性（或称难染色性，以垂体内分泌功能低下为特征）及嗜碱性垂体腺瘤（表现为库欣综合征）三类。目前趋向按瘤细胞来源及内分泌激素功能分类。如分为分泌生长激素腺瘤（表现为肢端肥大症或巨人症）、分泌生乳激素腺瘤（泌乳、闭经、性功能低下综合征）、分泌肾上腺皮质激素腺瘤（库欣综合征、Nelson综合征）、分泌促甲状腺激素腺瘤（甲状腺功能亢进）及无分泌活动腺瘤（垂体功能低下）。

（四）神经纤维瘤

听神经瘤最常见，其次为三叉神经瘤、舌咽神经瘤。听神经瘤生长于脑桥小脑角，少数生长于内耳道内。多为一侧性，属良性肿瘤。X线平片常显示病例内耳孔骨壁受破坏、扩大。三叉神经纤维瘤可生长在颅中凹或颅后凹，产生三叉神经痛、面部麻木与咀嚼肌力弱等症状。舌咽神经瘤少见。

（五）先天性肿瘤

包括颅咽管瘤、上皮样囊肿、皮样囊肿、畸胎瘤等。颅咽管瘤常发生于儿童，少数在成年发病。肿瘤多为囊性，少数为实质性。囊内液含胆固醇结晶。X线平片常显示肿瘤钙化影像。上皮样囊肿、皮样囊肿与畸胎瘤多见于脑桥小脑角、第三脑室后部、鞍区等部位。

（六）血管网状细胞瘤

常发生于小脑，少数见于脑干及大脑等部位。肿瘤由血管组织构成，呈紫红色。此瘤可发生囊性变或在囊内有一瘤结节。部分病例有血液红细胞增多症，血红蛋白亦明显增高。

（七）转移瘤与侵入瘤

占颅内肿瘤的5%~6%。颅内转移瘤最常见的来源是肺癌和乳癌，其他来自肾上腺、胃肠道、前列腺、甲状腺、子宫等。脑转移瘤可为单发或多发性，呈结节状或弥散型。肿瘤周围脑水肿反应较严重，因此常出现明显的颅内压增高症状、偏瘫与精神障碍，病程较急，发展较快。弥散型者，有时颅内压可能正常或稍高。

三、生理变化与临床改变

脑肿瘤是生长在基本密闭的颅腔内的新生物，随其体积逐渐增大而产生相应的临床症状。因此，其症状取决于脑瘤的部位、性质和肿瘤生长的快慢，并与颅脑解剖生理的特殊性相关。

（一）颅内压增高

约有80%的颅内肿瘤患者出现颅内压增高。这一类症状具有共性，是脑瘤扩张生长的结果。引起颅内压增高的原因是多方面的、复杂的：①肿瘤在颅腔内占据一定空间，体积达到或超过了机体可代偿的限度（达到颅腔容积的8%~10%），即出现颅内压增高；②肿瘤阻塞脑脊液循环通路任何部位，形成梗阻性脑积水，或肿瘤妨碍了脑脊液的吸收；③脑瘤压迫脑组织、脑血管，影响血运，引起脑的代谢障碍，或因肿瘤特别是恶性胶质瘤与转移瘤的毒性作用与异物反应，使脑瘤周围脑组织发生局限或较广泛的脑水肿；④肿瘤压迫颅内大静脉与静脉窦，引起颅内淤血。这些因素相互影响，构成恶性循环，颅内压增高愈来愈剧烈。

头痛、恶心呕吐、视乳头水肿与视力减退是脑肿瘤引起颅内压增高的三种主要表现，尚可引起精神障碍、癫痫、头昏与晕眩、复视或斜视和生命体征的变化，概要说明如下。

1. 头痛　头痛多因颅内压发生变化和肿瘤的直接影响等因素，使颅内敏感结构如脑膜、脑血管、静脉窦和神经受到刺激而引起。此为常见的早期症状。90%的脑肿瘤患者均有头痛。头痛的部位与肿瘤的部位多数不相一致，但也有规律性。如脑膜瘤常引起相应部位头痛；垂体腺瘤多为双颞侧或额部头痛；幕下肿瘤头痛常位于枕颈及额眶部；脑室内肿瘤，可因肿瘤位置移动、头位变化，引起严重颅内压增高，出现剧烈难忍的发作性头痛,严重时,出现颅内压增高危象。

2. 恶心呕吐　也常为颅内肿瘤的早期或首发症状,多伴以头痛头昏。多因颅内压增高或肿瘤直接影响迷走神经或其他核团（呕吐中枢）之故,也可因颅后窝的脑膜受刺激引起。其特点是呕吐呈喷射性,与饮食无关,但进食有时也易诱发呕吐,且可能随呕吐而使头痛缓解,伴或不伴恶心,头位变动可诱发或加重呕吐。

3. 视乳头水肿与视力障碍　颅内压增高到一定时期方出现视乳头水肿。它的出现和发展与脑肿瘤的部位、性质、病程缓急有关,在诊断上有重要意义。日久,演变为继发性视神经萎缩,视力逐渐下降。长期颅内压增高发生明显视力减退前,常出现一过性黑朦,即阵发性眼前发黑或视物昏暗而不清晰,过一会儿又恢复正常,这是将要出现持续视力障碍的信号。凡有视力减退的患者都应仔细检查视力、视野和眼底的改变,警惕颅内压增高和视觉通路附近肿瘤的可能。眼球外展麻痹引起斜视、复视,也常为颅内压增高之征。

4. 精神症状　因大脑皮质细胞的正常新陈代谢受到扰乱引起,表现为一系列类似神经衰弱的症状,如情绪不稳定,易于激怒或哭泣,自觉症状比较多,诉头昏、睡眠不佳、记忆减退,继而以一系列精神活动的缓慢、减少为特征,表现出淡漠、迟钝、思维与记忆力减退、性格与行为改变,进而发展为嗜睡、昏迷。恶性肿瘤时,精神障碍较明显。额叶肿瘤常有欣快、多动、爱说、易怒,甚至打人毁物等兴奋型精神症状。

5. 癫痫　在病程中颅内肿瘤曾有癫痫发作者可达20%。颅内压增高有时可引起癫痫,常为大发作型。

6. 生命体征变化　颅内压呈缓慢增高者,生命体征多无变化。颅内压显著增高或急剧增高者可表现出脉搏缓慢,可慢至每分钟50次上下,亦可出现呼吸深慢、血压升高,这些属脑疝前期或已有脑疝的表现。丘脑下部与脑室内肿瘤、恶性肿瘤有时出现体温波动,体温常升高。

(二) 定位症状与体征

定位症状与体征是肿瘤所在部位的脑、神经、血管受损害的表现。这一类症状与体征可反映脑瘤的部位所在。各部位脑瘤的定位症状、体征,具有其特点,可联系该部位的解剖结构和生理功能求得了解。

1. 额叶肿瘤　常见的症状为精神障碍与运动障碍。表现为淡漠、迟钝,漠不关心自己和周围事物,理解力和记忆力减退或表现为欣快感,多言多语。有时可能误诊为神经衰弱或精神病。运动障碍包括运动性失语、对侧肢体不全性瘫痪与癫痫（大发作与局限性发作）。同向运动中枢受刺激时出现头及两眼球向对侧偏斜,有时尚出现抓握反射。

2. 顶叶肿瘤　常出现感觉性癫痫,对侧肢体、躯干感觉（包括皮质感觉）减退、失用等。

3. 颞叶肿瘤　颞叶为脑功能的次要区域,此部位肿瘤可以长期不出现定位症状。可有轻微的对侧肢体肌力减弱,颞叶钩回发作性癫痫,表现为幻嗅幻味,继之嘴唇出现吸吮动作和对侧肢体抽搐（称为钩回发作）,以及幻听。尚可引起命名性失语。

4. 枕叶肿瘤　可出现幻视与病变对侧同向偏盲,而顶叶与颞叶后部病变,只出现对侧下 1/4 或上 1/4 视野缺损。

5. 蝶鞍区肿瘤　包括鞍内、鞍上与鞍旁肿瘤。以垂体内分泌障碍、视觉障碍（视力减退、视野缺损、失明等）较常见，还可出现丘脑下部症状和海绵窦受累的表现，如第Ⅲ、Ⅳ、Ⅵ及Ⅴ颅神经损害的症状。

6. 小脑肿瘤　小脑半球受累表现为水平性眼球震颤，同侧上下肢共济失调，向病变侧倾倒。蚓体病变出现下肢与躯干运动失调、暴发性语言。

7. 桥脑小脑角肿瘤　以听神经瘤多见，肿瘤依次累及第Ⅷ、Ⅴ、Ⅶ、Ⅸ、Ⅹ、Ⅺ颅神经，表现为耳鸣、耳聋、同侧面部感觉减退与周围性面瘫，饮水呛咳、吞咽困难及声音嘶哑。而后出现一侧或两侧锥体束征，晚期引起梗阻性脑积水，颅内压增高。

8. 脑干肿瘤　典型体征为病变侧颅神经与对侧肢体交叉性麻痹，其临床表现视肿瘤累及中脑、脑桥或延髓程度有所不同。

9. 丘脑与基底节肿瘤　可出现对侧肢体轻偏瘫、震颤，有时引起对侧躯干和肢体自发性疼痛或偏盲。

10. 脑室内肿瘤　原发于脑室内者，较少出现定位症状及体征，直至肿瘤较大，影响周围神经结构才出现相应表现。如第三脑室后部肿瘤，常引起两眼球上视、下视受限，瞳孔散大与共济失调；第三脑室前下部肿瘤引起丘脑下部受累的症状；侧脑室肿瘤出现对侧轻偏瘫；第四脑室肿瘤早期出现呕吐与脉搏、呼吸、血压的改变等。

（詹　鸿　陈裕中）

第四节　癫痫病理生理学

一、癫痫的概念和新进展

癫痫（epilepsy）是由于大脑神经元异常放电所引起的具有各种临床和实验室表现的发作性、短暂性、重复性、刻板性的脑功能失调综合征。痫性发作（seizure）是大脑神经元异常过度的同步放电引起的一过性脑功能障碍，患者可有一种或几种痫性发作。一次癫痫样发作以及偶然的癫痫样发作不能诊断为癫痫。临床上对癫痫的诊断必须以反复的癫痫发作表现和引起发作的神经元异常放电的异常脑电记录为依据。

经过两千多年前赴后继的努力，人类对癫痫的认识逐步深入。近年来，随着一些电生理、分子生物学、免疫学和基因工程学等方面先进技术的应用，癫痫的相关研究有了飞速的进步，其病因、发病机制及治疗等方面都有了明显的更新和丰富。癫痫的研究已从表型转向基因型，从行为学到分子学水平。目前，认为大脑神经元异常放电与递质平衡、离子通道、神经胶质细胞、遗传学及免疫学的异常有密切关系。对癫痫发病机制的深入研究，将积极推动癫痫病理生理学的研究，拓宽癫痫的诊断和治疗途径。

二、癫痫的病因及影响因素

（一）病因分类

癫痫的病因极其复杂，有些已经被人类认识，有些则尚在研究中。目前，癫痫的病因可分三类：

1. 特发性癫痫　有基因突变及遗传倾向，需采用分子生物学方法才能发现病因，常在某特殊年龄段起病，同时有特征性临床表现及脑电图表现，诊断标准较明确。并非临床上查不到病因的癫痫就是特发性癫痫。

2. 症状性癫痫　又称继发性癫痫，是由于局灶性或弥漫性脑部疾病、系统性疾病等引起中枢神经系统病变，影响脑部结构或功能，引起癫痫发作。常见的病因有以下几种：

（1）颅脑损伤。这是癫痫的常见病因之一，如脑外伤后或颅脑手术后都可能导致癫痫的发生。过去认为此类癫痫难以控制发作，近年研究表明，约50%的患者发作数次后可自行停止，不再发作。

（2）脑血管疾病。老年人癫痫最常见的病因为脑血管疾病，出血性卒中癫痫发病率高于缺血性卒中。

（3）脑肿瘤。癫痫发作可以是大脑半球肿瘤的首发病变。肿瘤本身并无电位发放，但其占位效应可使周围神经细胞水肿、缺血，产生异常放电，导致癫痫发作，发作以部分性发作多见。

（4）中枢神经系统感染。如细菌、病毒、真菌感染所引起的脑膜炎或脑炎可引起癫痫发作。

（5）脱髓鞘疾病及神经系统变性疾病。约5%的多发性硬化患者病程中有癫痫发作。运动神经元病、Alzheimer病、Pick病、帕金森病等神经系统变性疾病晚期也可有癫痫发作。

（6）先天性异常。胚胎发育中各种原因导致脑穿通畸形、小头畸形、先天性脑积水、胼胝体阙如及大脑皮质发育不全和围生期胎儿脑损伤等可导致癫痫发作。

（7）系统性疾病。①代谢性脑病：如低血糖症最常导致癫痫，还有低钙血症、低钠血症、肝性脑病和尿毒症、透析性脑病等均可导致癫痫发作。②缺氧性脑病：如心搏骤停、一氧化碳中毒、麻醉意外和呼吸衰竭等可引起肌阵挛发作或全身性大发作。③药物和毒物：药物主要有青霉素类、喹诺酮类、链霉素、利多卡因、吩噻嗪类、东莨菪碱、茶碱或氨茶碱、苯丙胺、哌替啶等。中药马钱子也有引起癫痫发作的报道。锰、铅、铊等重金属中毒也可引起癫痫发作。

3. 隐源性癫痫　癫痫发作临床特征提示为症状性癫痫，但是目前的诊断手段尚不能明确证实其确切原因。该类患者可在特殊年龄段起病，无特定临床表现和脑电图表现。

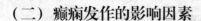

(二) 癫痫发作的影响因素

1. **遗传因素** 在癫痫的发病中起重要作用。特发性癫痫包括多种疾病和综合征，具有不同的遗传形式，涉及一个或数个基因。例如儿童期失神癫痫为常染色体显性遗传，特发性婴儿痉挛症为常染色体隐性遗传。在症状性癫痫患者的近亲中，癫痫发病率为1.5%，高于正常人，这提示癫痫遗传因素的作用。有些症状性癫痫的病因，如高热惊厥、双侧脑室旁结节状灰质异位症和结节硬化等，本身即属遗传性疾病。

2. **年龄** 年龄与癫痫的发病、病因、发作类型和预后均有关联。大多数癫痫患者起病年龄在20岁以前。在年龄与病因方面，新生儿和婴儿发作癫痫多由产伤、代谢障碍、先天性脑部疾病等脑器质性疾病引起；儿童和青少年则主要由皮质发育障碍、炎症等引起；成年人以颅脑外伤、脑血管畸形或颅内肿瘤所致者较多见；老年期则脑血管病所致者占居首位。年龄与癫痫发作形式也密切相关。例如儿童失神癫痫，多在学龄前期开始，青春期后常转化为全身性强直-阵挛发作；婴儿痉挛症则多在1岁以内起病，随年龄增长可转换为不典型失神发作、全身性强直-阵挛发作等其他发作形式，以Lennox-Gastaut综合征最常见。

3. **睡眠** 与癫痫发作有一定的关系，对不同类型的癫痫其影响不同。如伴有中央颞区棘波的儿童良性癫痫和常染色体显性遗传的夜间额叶癫痫的发作大部分发生在睡眠期间；唤醒时伴有全身性强直-阵挛发作的癫痫多数在睡醒时发作；婴儿痉挛症多在醒后和睡前发作。此外，睡眠缺乏常会诱发癫痫发作。

4. **内环境改变** 如电解质紊乱、代谢改变以及内分泌改变等对癫痫有一定的影响。如疲劳、饥饿、便秘、饮酒、感情冲动和一过性代谢紊乱等都可诱发癫痫发作，过度饮水可诱发全身性强直-阵挛发作，过度换气可诱发失神发作，少数患者仅在月经期或妊娠早期发作。

三、癫痫的发病机制

20世纪60年代后期以来，随着对癫痫发病机制的不断深入研究，认为神经元兴奋性增高和过度异常同步化放电的基本电生理改变是癫痫的发病机制。目前，认为大脑神经元异常放电与递质平衡、离子通道、细胞因子、突触联系、遗传学及免疫学的异常有密切关系。

(一) 痫性放电的产生、传播和终止

神经元放电是神经系统一项重要的生理功能。神经系统具有维持神经细胞膜电位相对稳定的机制，人体在休息的情况下，一个大脑皮质锥体细胞的放电频率一般维持在1~10次/s。正常人大脑具有产生痫性放电的解剖生理基础，且易受化学刺激或电刺激的触发，一旦这种刺激达到一定的频率和强度就可能使大脑产生痫性放电。

当突触功能发生异常或神经元内环境发生改变时，单个神经元的异常发放经过局部反复兴奋性环路的增益作用转变成高度同步化的动作电位，动作电位暴发后就形成

一个大的去极化电位，称之为阵发性去极化偏移（paroxysmal depolarization shift, PDS），这种电位的变化可以在脑电图中记录下来，即为痫性放电。同时在这种痫性放电部位和周围有一个大而长的超极化电位，这种电位形成于突触抑制，是脑电图上棘慢复合波中慢波的电生理基础。

如果抑制性突触的作用较弱而兴奋性除极强度逐渐增加，持续时间越来越长，最终痫性放电会沿着正常生理通道向下传播。在脑内，不同区域对发放的传播有不同的反应，如有的脑区对传播来的发放有增强作用，有的脑区惊厥阈值低，易于接受异常发放。最近研究表明，边缘系统在痫性放电的传播中起到关键的作用，无论放电起始于何处，都必须进入边缘系统才能进一步增强和扩展。正常动物齿状回颗粒细胞对痫性放电的传播起屏障作用，可以防止发放传至海马。在"点燃"（kindling）的动物模型中，颗粒细胞间形成异常的、新的兴奋性突触联系，此时发放就可以传至海马。痫性放电在海马内经过海马环路多次增强作用后，经过边缘系统向下传至脑干网状结构，由此传经脊髓灰质中间带的非特异性核团多突触下行通路内，再传至效应器官则触发全面性癫痫发作。

痫性放电终止的具体机制还不明确，目前研究表明与神经元的能源消耗无相关性，而主要是与癫痫灶周围抑制性神经细胞的活动、胶质细胞对兴奋性物质的回收及皮质外抑制机构有关。尚有研究表明痫性放电的终止可能与离子通道有关，在放电后期神经元外钾离子浓度进一步增高，达到高于正常的稳态水平，而钙离子浓度持续下降，致神经元膜高度去极化超过正常水平，由此引起放电终止。

（二）癫痫的病理生理学

目前研究结果显示，癫痫的病理生理学变化主要有以下几方面：

1. 离子通道的变化　离子通道是细胞膜上的一类特殊亲水性蛋白质微孔道，是神经、肌肉细胞生物电活动的物质基础，也是神经信号发生、传递的基本单元。离子通道分为神经递质门控离子通道和电压门控通道两大类。目前，许多学者通过对离子通道的分子生物学、电生理学和遗传生物学的研究，阐明了离子通道在癫痫病理生理方面的作用机制。

（1）神经递质门控离子通道。神经递质门控离子通道是由不同神经递质激活的离子通道。神经递质有单胺类、氨基酸类、乙酰胆碱和多种相对分子质量较小的肽类物质。神经递质门控离子通道具有开放、关闭和失活三种状态。当神经递质与通道结合后，通道呈开放状态，相应能通透的离子即可通过；当神经递质被分解或被重吸收时，通道就处于关闭状态。神经递质可分为抑制性神经递质和兴奋性神经递质两类，对神经细胞起抑制或兴奋的作用，分别对癫痫的异常放电起到抑制或兴奋作用。

1）γ-氨基丁酸（GABA）：是与癫痫发生机制有密切关系的一种抑制性神经递质，分布于丘脑、基底神经节、海马及小脑等部位。其受体有 $GABA_A$ 及 $GABA_B$ 两型。GABA 与其受体结合可使突触后膜的 Cl^- 及 K^+ 通道开放，导致抑制性突触后电位的超极化，抑制癫痫发作。在局限性癫痫动物模型中发现癫痫灶内 GABA 能神经元数目明显减少，GABA 受体数量减少，脑内 GABA 浓度下降。用药物阻滞 GABA 的功能可以引起神经元产生高频高幅放电,甚至导致癫痫发作。

2)谷氨酸(Glu):属兴奋性氨基酸(excitatory amino acid,EAA)的一种,是中枢神经系统一种重要的兴奋性神经递质,广泛分布于哺乳动物大脑的皮质、小脑和基底神经节等部位。Glu 与其受体结合导致大量 Na^+ 及 Ca^{2+} 内流、Mg^{2+} 外流,引起细胞去极化,促使兴奋性突触后电位明显增强与延长,触发癫痫发作。实验表明,在癫痫的点燃模型中,皮质内 Glu 和(或)其受体的活性增加可以引起动物癫痫发作。

3)神经肽 Y(neuropeptide Y,NPY):作为神经调节因子,广泛地分布在哺乳动物的大脑皮质、海马、下丘脑及脑干等部位。大量研究证实 NPY 与癫痫之间关系密切,NPY 可通过其受体调控海马的兴奋性,从而抑制癫痫的发作。动物实验发现,将 NPY 注入大鼠的脑内能抑制海人藻酸(kainic acid,KA)所诱导的癫痫发作,而注入 NPY 抗体却有加重效应。

综上所述,GABA、Glu 和 NPY 这几种不同作用的中枢神经递质保持动态平衡是维持正常神经元功能的基础。当这些神经递质失衡时就会出现神经元功能异常,包括过度兴奋的去极化偏移,成为脑电图痫样发放及临床癫痫发作的基础。

(2)电压门控通道。在中枢神经系统中,K^+、Na^+、Ca^{2+} 和 Cl^- 等离子通道间活动的平衡决定着神经元的膜电位。离子通道的编码基因发生突变可导致离子通道蛋白的功能发生异常,引起神经元的膜电位发生异常变化,最终诱发异常同步放电而致癫痫发作。

1)钾离子通道:K^+ 通道在调节神经元的兴奋性方面有着很重要的作用。它决定细胞膜的静息电位和神经兴奋的阈值,对控制膜兴奋性和稳定动作电位有重要作用。KCNQ 是编码电压门控性钾离子通道的基因家族,目前已经发现有五个亚型:KCNQ1 至 KCNQ5。K^+ 通道基因突变与原发性癫痫发生有密切的关系,通道的编码基因突变可导致特定的跨膜蛋白异常,引起神经元的兴奋性增高。基因克隆分析发现,良性家族性新生儿惊厥(benign familial neonatal convulsions,BFNC)是由染色体20q13.3 基因位点上的电压门控性 K^+ 通道基因 KCNQ2 或 8q24 位点上的 KCNQ3 突变所致。原位杂交和 Northern 杂交提示 KCNQ2 和 KCNQ3 载体共同装配时可形成 M-通道,M-通道是一种电压门控性 K^+ 通道,主要调节神经元阈下的电兴奋性,在细胞膜去极化时被缓慢激活,偶尔在膜静息电位时被激活。由于其缓慢的动力学性质,当细胞接受兴奋性传入时,M-通道的激活可引起一个延迟性的细胞膜超极化。若 M-通道功能出现抑制则可引起细胞兴奋性增高。KCNQ2 和 KCNQ3 基因的突变导致 M-通道功能下降,钾电流减少或消失,以致神经元兴奋性出现异常,引起癫痫发作。

2)钠离子通道:电压门控性 Na^+ 通道是一个大分子糖蛋白,是由 α 亚基、$β_1$ 和 $β_2$ 亚基构成的寡聚体。Na^+ 通道是存在于胞膜上的膜内蛋白质,其快速去极化内向电流是兴奋性细胞产生动作电位的基础,参与神经组织动作电位的产生、传播和维持。编码 Na^+ 通道蛋白的基因发生突变后,Na^+ 通道蛋白的结构发生改变,可产生严重的通道功能障碍,Na^+ 通道开放时间延长,Na^+ 大量内流导致兴奋性突触后电位增强,而抑制性突触后电位减弱,从而形成巨大而持续的去极化电位,而去极化偏移是产生癫痫的电生理基础。已证实以常染色体显性遗传方式遗传的一部分特发性全身性癫痫发作是由于电压门控

Na^+通道的基因突变所致。研究发现 Dravet 综合征与 SCN1A 基因（编码电压门控性 Na^+ 通道 α_1 亚基）突变密切相关，即使散发病例中也有 30%～90% 的患者存在 SCN1A 基因突变。国内外相关的遗传学及分子生物学研究对 SCN1A 基因编码区域进行筛查，报道了 200 余个与 Dravet 综合征相关的 SCN1A 基因编码区突变。另外，Wallace 等还发现完全性癫痫伴热性惊厥附加症（generalized epilepsy with febrile seizures plus families，GEFS$^+$）与 SCN1B 基因（编码电压门控性 Na^+ 通道 β_2 亚基）的点突变有关。

3）钙离子通道：电压依赖性钙离子通道（voltage dependent calcium channel，VDCC）是位于细胞膜上的蛋白质小孔，钙离子通过此通道进入细胞内。许多研究表明癫痫与 Ca^{2+} 通道有关。神经元异常放电的内向电流主要是 Ca^{2+} 电流，当 Ca^{2+} 通道通透性增加时，Ca^{2+} 快速内流，引起神经元去极化反应，达到一定程度时就会触发 Na^+ 内流，从而暴发迅速的去极化过程。因此过度的 Ca^{2+} 内流是癫痫发生的基本条件之一。自 Traub 等人在细胞外 Ca^{2+} 浓度降低的海马锥体细胞上首先记录到癫痫样电活动以来，科学工作者对癫痫与 Ca^{2+} 通道的相关性做了大量的研究，结果证明 Ca^{2+} 通道的突变是癫痫的发病机制之一。Imbrici 等发现了一个引起 Ca^{2+} 通道功能缺失的点突变，研究表明该突变是特发性全身性癫痫，尤其是伴有共济失调的特发性全身性癫痫的发病机制之一。吕建军等对儿童失神性癫痫患者 Ca^{2+} 通道基因外显子 6～12 及其相邻部分的内含子进行测序分析，发现 13 个单核苷酸多态性位点和 4 个突变位点，据此认为 Ca^{2+} 通道基因很可能是儿童失神性癫痫易感基因。随着分子生物学方法的应用，已经发现 Ca^{2+} 通道在癫痫中的重要作用，通过对其表达、功能和模型的研究，对 Ca^{2+} 通道在癫痫中的作用有了更深入的了解，同时也为研制和开发离子通道开放/阻滞剂用于治疗原发性癫痫提供了参考。

4）氯离子通道：电压门控氯离子通道（votage-gated chloride channels，CLC）是跨膜大分子蛋白质，具有调节突触传递和细胞兴奋性的作用。目前已知该通道功能缺陷是多种类型特发性癫痫全面发作的直接原因。Haug 等率先报道了由 Cl^- 通道基因突变所致的人类癫痫家系，其在三个特发性癫痫全面发作家系中发现了 CLC 基因的三类突变，所有突变所引起的 Cl^- 通道功能改变均可以解释癫痫个体的临床表现。最近几年人们已明确 Cl^- 通道基因的突变可以导致癫痫的发病，但远不如阳离子通道与癫痫的关系了解得透彻。随着膜片钳技术和分子生物学方法的广泛联合，对 Cl^- 通道基因缺陷、功能改变在癫痫中的作用将会有更全面的了解，进而开发出新型的抗癫痫药物。

2. 神经营养因子的作用　神经营养因子（neurotrophic factors，NTFs）是一类对神经细胞起营养作用的多肽分子，包括神经生长因子（nerve growth factor，NGF）、脑源性神经营养因子（brain-deriverd neurotrophic factor，BDNF）和神经营养素 -3（neurotrophin -3，NT -3）等。神经营养因子对神经元的存活、分化、生长和凋亡起调控作用。近年来，研究发现神经营养因子还可影响突触活动及调节神经网络的功能。其中脑源性神经营养因子或神经营养素 -3 在海马神经元培养及脑片中可快速增加细胞内钙的浓度，从而促进神经递质的释放，增强神经元兴奋性活动。有些学者认为脑源性神经营养因子高表达与惊厥后病理性神经纤维发芽、突触重建，构成新的神经网络及长期惊厥易感性形成有关。神经营养因子与癫痫的关系已引起人们的广泛关注，但其在癫痫发病中的机制尚有待进一步阐明。

3. 细胞因子的变化　细胞因子（cytokine）是体内各种细胞合成和分泌的多肽或蛋白，可产生多种生物学效应，参与神经元的功能调控，对机体的生理功能起调节作用。细胞因子在行使功能时具有高效性的特点。正常情况下细胞因子的表达和分泌受严格控制，病理情况下细胞因子的异常分泌和合成可引发机体的功能紊乱。与癫痫发作相关的细胞因子有白细胞介素1（IL-1）、白细胞介素2（IL-2）、白细胞介素3（IL-3）、白细胞介素6（IL-6）和肿瘤坏死因子（TNF）等。近年来对IL-1和TNF与癫痫的关系研究较多。

生理情况下，IL-1由脑内血管内皮细胞、小胶质细胞、星形细胞和神经细胞合成，调节神经元间的相互作用。在损伤应答中，IL-1在中枢神经系统中合成增加。实验表明，癫痫发作后，于脑内海马、杏仁核、颞叶皮质和丘脑中均有IL-1的高表达。其具体机制尚有待进一步研究。

TNF是主要由单核-巨噬细胞、淋巴细胞产生的能致肿瘤细胞坏死的活性因子。TNF有TNF-α和TNF-β两种，脑内的主要类型是TNF-α，可能由胶质细胞产生。研究发现，TNF-α在海人藻酸所诱导的癫痫大鼠模型的脑内皮质、海马、纹状体、丘脑和下丘脑部位含量明显升高。考虑异常放电的神经元及其周围的胶质细胞合成和分泌TNF-α，影响兴奋性氨基酸（谷氨酸）含量的增加而导致癫痫发作。目前，细胞因子和癫痫的关系尚需进一步研究，随着新的细胞因子不断发现和对癫痫的深入研究，其关系将会得到进一步的阐明。

4. T淋巴细胞亚群　T淋巴细胞亚群主要包括T4细胞亚群（T辅助细胞/T诱导细胞）和T8细胞亚群（T抑制细胞/细胞毒T细胞），其在免疫反应的调节中起重要作用，主要介导细胞免疫及分泌白介素、干扰素和肿瘤坏死因子。辅助性T细胞与抑制性T细胞比值的改变，可以认为是免疫系统紊乱的标志。有报道显示，癫痫患者的辅助性T淋巴细胞$CD4^+$明显减少，抑制性T淋巴细胞$CD8^+$显著增高，辅助性T细胞与抑制性T细胞比值明显降低，可见癫痫患者存在免疫功能的紊乱。其原因有待进一步的研究。

5. 神经环路的变化　痫性放电通过正常或病损的神经环路传播，导致大量过度兴奋的神经元同步化放电而引起癫痫的发生。在这过程中，神经网络重组及兴奋或抑制性反馈环路受到干扰对癫痫的发生起着重要作用。解剖追踪研究表明，正常动物齿状回颗粒细胞对痫性放电的传播起屏障作用，可以防止发放传至海马。在"点燃"的动物模型中，颗粒细胞间形成异常的、新的兴奋性突触联系，此时发放就可以传至海马。痫性放电在海马内经过海马环路多次增强作用后，经过边缘系统下传后触发全面性癫痫发作。认识齿状回新的异位突触连接，可进一步认识颞叶癫痫的发作机制，同时为手术切除颞叶齿状回病灶提供依据。

癫痫除了存在上述的病理生理变化外，还与体液免疫中的IgA、抗磷脂抗体的含量变化以及内分泌功能紊乱等病理生理变化有关。随着对癫痫发病机制的不断深入研究，由病灶的病理组织学、电生理学向病变的分子水平和基因水平推进，逐渐深入地揭示了癫痫的发病机制，并不断探索出了新的治疗方法，包括药物治疗、外科手术治疗及定向放射治疗等，但仍存在许多不明之处有待进一步的研究阐明。

四、抗癫痫药物的作用靶点和机制

药物治疗癫痫已有百余年历史。1978年以前上市的抗癫痫药物称为传统抗癫痫药物（即经典抗癫痫药物），主要有苯妥英钠、丙戊酸、卡马西平。1993年以后上市的抗癫痫药物称为新型抗癫痫药物，如托吡酯、奥卡西平、拉莫三嗪、左乙拉西坦、加巴喷丁及氨己烯酸等。研究表明，与传统抗癫痫药物比较，新型抗癫痫药物具有更好的药动学特性。目前国内临床上常用的、疗效肯定的抗癫痫药物达到10余种。研究各种药物的作用靶点和机制，有利于临床医生对抗癫痫药物的选择和使用。已证实抗癫痫药物主要涉及如下作用机制：

1. GABA机制　GABA是人类大脑最主要的抑制性神经递质，$GABA_A$受体是一个超分子质量蛋白复合体，由许多不同亚单位组成，其有GABA、印防己毒素、巴比妥类、苯二氮䓬类等数个结合部位。$GABA_A$受体与GABA结合后，能打开Cl^-及K^+通道，引起细胞膜超极化抑制。苯巴比妥、苯二氮䓬类药物、丙戊酸、托吡酯、氨己烯酸、唑尼沙胺等抗癫痫药物作用于$GABA_A$受体，具有增强GABA介导的抑制性突触后电位的超极化作用，从而抑制癫痫发作。

2. 兴奋性氨基酸机制　谷氨酸在中枢神经系统内分布极为广泛，以大脑皮质、基底神经节和小脑等部位水平相对较高。谷氨酸受体有促离子型受体和促代谢型受体两种类型。促离子型受体通常可分为海人藻酸受体、α-氨基羟甲基噁唑丙酸（AMPA）受体和N-甲基-D-天冬氨酸（NMDA）受体三个类型。海人藻酸受体和AMPA受体过去合称为非NMDA型受体，它们激活时可允许Na^+内流和K^+外流；NMDA受体激活时导致大量Na^+及Ca^{2+}内流，引起细胞去极化，促使兴奋性突触后电位明显增强与延长。拉莫三嗪、托吡酯和MK-801对谷氨酸受体起拮抗作用，起到抑制痫性放电扩散和发作的作用。

3. Na^+通道机制　通过延缓Na^+通道从灭活状态恢复到静止状态的机制，从而减少了神经元持续高频重复放电（sustained high-frequency repetitive firing，SHFRF）。如苯妥英钠、卡马西平、丙戊酸、拉莫三嗪、奥卡西平、托吡酯、唑尼沙胺等均是与灭活的Na^+通道有较高的亲和力，阻碍了Na^+内流，并呈频率依赖性阻滞，减少高频重复放电，但不影响单个动作电位。

4. T-型Ca^{2+}通道机制　Ca^{2+}内流在癫痫发生和发展中的作用已得到证实，使得Ca^{2+}通道阻滞剂的抗癫痫作用成为近年来研究的热点。除了对神经元阵发性去极化飘移产生抑制而起到抗癫痫作用外，Ca^{2+}通道阻滞剂还可能会通过减轻Ca^{2+}超载所致的神经元变性、坏死对癫痫发作所致的神经系统损害起到一定的辅助治疗作用。目前至少有四种Ca^{2+}通道已被克隆和鉴定，即L-型、T-型、N-型和P-型通道，其中T-型Ca^{2+}通道被认为是丘脑的起搏点。现有乙琥胺、甲琥胺、丙戊酸等抗癫痫药物通过阻滞丘脑神经元的T-型Ca^{2+}通道起抗癫痫的作用。苯巴比妥、苯妥英钠也作用于Ca^{2+}通道，但主要是阻止N-型Ca^{2+}通道的电流。

5. 左乙拉西坦　左乙拉西坦（levetiracetam）为一种乙酰吡咯烷类化合物，是迄今唯一证实与突触前神经末梢内突触小泡蛋白 SV2A 结合的新型抗癫痫药物，它与 SV2A 的结合可抑制癫痫环路中的异常放电，从而阻断癫痫的发生。这一机制完全不同于其他各种抗癫痫药物。与其他抗癫痫药物相比，其具有独特的抗癫痫机制、良好的线性药代动力学，以原形自肾脏排出，无肝脏毒性，药物间相互作用少，有效率高，且无严重不良反应。

（高　聪）

参 考 文 献

［1］杨惠玲，潘景轩，吴伟康．高级病理生理学［M］．2 版．北京：科学出版社，2006.

［2］颜建云，吴伟康．脑缺血损伤的分子机制研究进展［J］．中国病理生理学杂志，2003，19（3）：423-426.

［3］李楠，马学玲，刘亢丁．白细胞介素 10 及其对缺血性脑卒中的保护作用［J］．临床神经病学杂志，2008，21（1）：77-78.

［4］魏东升，胡国渊．兴奋性氨基酸受体的分子生物学［J］．神经科学，1994，1：43-50.

［5］刘之荣，卞晓红，李露斯，等．环孢霉素 A 防治慢性脑灌注不足致脑损害的机制研究——可能为临床治疗老年痴呆、慢性脑缺血提供条新途径［J］．现代康复，2001，5：49-48.

［6］李露斯，刘之荣．慢性脑血流灌注不足认知功能障碍与环孢素 A 治疗作用的实验研究［J］．第三军医大学学报，2000，22：1042-1045.

［7］陈灏珠．实用内科学［M］．10 版．北京：人民卫生出版社，1998：1284-1285.

［8］孙宁玲，徐成斌．今日高血压［M］．北京：中国医药科技出版社，2000：241-245.

［9］陈伯銮，曾因明，庄心良，等．现代麻醉学［M］．3 版．北京：人民卫生出版社，1987.

［10］王恩真．神经外科麻醉学［M］．北京：人民卫生出版社，2000：28-55.

［11］张培林．神经解剖学［M］．2 版．北京：人民卫生出版社，1991：11-54.

［12］谭启富，李龄，吴承远．癫痫外科学［M］．北京：人民卫生出版社，2006：100-106.

［13］崔林阳，田心．癫痫发作同步放电的研究现状及进展［J］．国际神经病学神经外科学杂志，2007，34（3）：259-262.

［14］戚豫，吴逊．癫痫发病机制的相关研究进展［J］．中华神经科学杂志，2003，

36（5）：388-390.

[15] 郭玉璞，王维治. 神经病学 [M]. 北京：人民卫生出版社，2006：993-1058.

[16] 钱若兵，傅先明. 神经化学信号与癫痫的研究进展 [J]. 立体定向和功能神经外科杂志，2004，17（4）：250-253.

[17] 赵辰生，刘玉玺. 癫痫与细胞免疫的研究进展 [J]. 国外医学神经病学神经外科分册，2003，30（1）：45-47.

[18] 李大年. 现代神经内科学 [M]. 济南：山东科学技术出版社，2004：978-1035.

[19] 鞠躬. 神经生物学 [M]. 北京：人民卫生出版社，2004：608-620.

[20] BATES B, HIRT L, THOMAS S S, et al. Neurotrophin-3 promotes cell death induced in cerebral ischemia, oxygen-glucose deprivation, and oxidative stress: possible involvement of oxygen free radicals [J]. Neurobiol Dis, 2002, 9 (1): 24-37.

[21] DALKARA T, MOSKOWITZ M A. The complex role of nitric oxide in the patheophysiology of focal ischemia [J]. Brain Pathol, 1994, 4 (1): 49-57.

[22] DANIELISOVA V. The protective effect of aminofuanidine on cerebral ischemic damage in the rat brain [J]. Physiol Res, 2004, 53 (5): 533-540.

[23] NAGAYAMA M. The cyclooxygenase-2 inhibitor NS-398 amelioates ischemic brain injury in wild-type mice but not in mice with deletion of the inducible nitric oxide synthase gene [J]. J Cereb Blood Flow Metab, 1999, 19 (11): 1213-1219.

[24] HAESELER G, TETZLAFF D, BUFLER J, et al. Blockade of voltage-operated neuronal and skeletal muscle sodium channels by [S (+) -] and [R (-) -] ketamine [J]. Anesth Analg, 2003, 96: 1019-1026.

[25] STAFSTROM C E, SASAKI-ADAMS D M. NMDA-induced seizures in developing rats cause long-term learning impairment and increased seizure susceptibility [J]. Epilepsy Res, 2003, 53: 129-137.

[26] NTTA A I. Oxidative damage following cerebral ischemia depends on reperlusion-a biochemical study in rat [J]. J Cell Mol Med, 2001, 5 (2): 163-170.

[27] LEWEN A, MQTZ P, CHAN P H. Free radial Pathways in CNS injury [J]. J Neurotrauma, 2000, 17 (10): 871-890.

[28] KOIZUMI J, YOSHIDA Y, NAKAZAWA T. Experimental studies of ischemic brain edema, 1: a new experimental model of cerebral embolism in rats in which recirculation can be introduced in the ischemia area [J]. Jpn J Stroke, 1986, 8: 1-8.

[29] NAGEYAMA M, ZHANY F, ZODECOLA C. Delayed treatment with aminoguanidine decreases focal cerebral ischemia damage and enhances neurologic recovery in rats [J]. J Cereb Blood Flow Metab, 1998, 18 (10): 1107-1113.

[30] NEVANTZIS C E, TOUTOUZAS P, AVGOUSTAKIS D. The importance of the sinus node artery in the blood supply of the atrial myocardium [J]. Acta Cardiol, 1983, 38: 35.

[31] WOODS W Y, SHERF L, JAMES T M. Structure and function of specific regions in the canine atrioventricular node [J]. Am J Physiol, 1982, 243: 41.

[32] SEDINO N, ENDOU M, HAJIRI E, et al. Nonsterospecific actions of ketamine isomers on the force of contraction, spontaneous beating rate and Ca^{2+} current in the guinea pig heart [J]. anesth analg, 1996, 83: 75.

[33] PETERSON J N, HUNTER W C, BERMAN M R. Estimated time course of Ca^{2+} bound to troponin C during relaxation in isolated cardiac muscle [J]. Am J Physiol, 1991, 260: 1013.

[34] COTRELL J E, SMITH D S. Anesthesia and Neurosurgery [M]. Boston: Mosby, 1994: 1-16, 17-58, 149-174.

[35] NILSSON F, MESSETER K, GRANDE P O, et al. Effects of dihydroergotamine on cerebral circulation during experimental intracranial hypertension [J]. Acta Anaesthesiol Scand, 1995, 39: 916.

[36] LOSASSO T J, BLACK S, MUZZI D A, et al. Detection and hemodynamic consequences of venous air embolism does nitrous oxide make a difference [J]. Anesthesiology, 1992, 77: 148.

[37] KIYOTAKA S, KAMA S. Efficacy of intravenous anesthesia in cerebral aneurysm surgery [J]. J Anesth, 1998, 12: 504.

[38] SPAMPANATO J, ESCAYG A, MEISLER M H, et al. Functional effects of two voltage-gated sodium channel mutations that cause generalized epilepsy with febrile seizures plus type 2 [J]. J Neurusci, 2001, 21 (19): 7481-7490.

[39] AMANO T, AMANO H, MALSUBAGASHI H, et al. Enhanced Ca^{2+} influx with mossy fiber stimulation in hipppocampal CA3 neurous of spontaneously epileptic rats [J]. Brain RES, 2001, 910 (1-2): 199-203.

[40] VERROT D, SAN-MARCO M, PRAVET C H, et al. Prevalence and signification of antinuclear and anticardiolipin antibodies in patients with epilepsy [J]. Am J Med, 2002, 103 (1): 33-37.

[41] MORMANN F, KREUZ T, ANDRZEJAK R G, et al. Epileptic seizures are preceded by a decrease in synchronization [J]. Epilepsyes, 2003, 53 (3): 173-185.

第五章 神经系统功能评估

神经外科常见疾病主要有脑肿瘤、脑外伤、脑血管性疾病和脊髓损伤等，可造成神经系统的严重损害，导致各种功能障碍，包括运动功能障碍、感觉功能障碍、认知功能障碍、精神心理障碍等。其中，感觉功能障碍的判断主观性较强，精神心理障碍的评估需要精神科相关专业知识，而高级神经系统功能和运动功能障碍的评估对神经外科医生来说是可行且必须掌握的，其对于神经外科术前评估亦有很重要的意义。

第一节 大脑皮质功能评估

一、大脑皮质解剖结构及组织学结构

（一）解剖结构

大脑半球（cerebral hemisphere）由胚胎时期的前脑泡演化而来。大脑皮质（cerebral cortex）即大脑半球表面的灰质层，是高级神经活动的物质基础。大脑皮质主要是指额、顶、枕、颞叶的皮质部分。大脑皮质在大脑表面形成众多皱褶，大的皱褶为脑沟，在深陷的脑沟之间形成隆起的脑回。中央沟与中央前沟之间为中央前回。额上沟和额下沟将额叶外侧面分为额上回、额中回和额下回。中央后沟与中央沟之间为中央后回。在中央后沟后方、顶内沟的上方为顶上小叶，下方为顶下小叶。顶下小叶又分为包绕外侧沟后端的缘上回和围绕颞上沟末端的角回。在外侧沟的下方，有与之平行的颞上沟和颞下沟。颞上沟的上方为颞上回，颞上沟与颞下沟之间为颞中回，颞下沟的下方为颞下回。

在半球的内侧面，自中央前、后回背外侧面延伸到内侧面的部分为中央旁小叶。距状沟与顶枕沟之间称楔叶，距状沟下方为舌回。扣带沟与胼胝体沟之间为扣带回。

在半球底面，颞叶下方为枕颞沟，其内侧有与之平行的侧副沟，侧副沟的内侧为海马旁回（又称海马回）。在海马旁回的内侧为海马沟，在沟的上方有呈锯齿状的窄条皮质，称齿状回。在齿状回的外侧，侧脑室下角底壁上有一弓形隆起，称海马，海马

和齿状回构成海马结构。

(二) 组织学结构

大脑皮质的神经元都是多极神经元，按细胞的形态分为锥体细胞、颗粒细胞和梭形细胞三大类。锥体细胞是大脑皮质的主要投射（传出）神经元。颗粒细胞是大脑皮质区的局部（中间）神经元，构成皮质内信息传递的复杂微环路。梭形细胞大小不一，大梭形细胞也属投射神经元。大脑皮质的这些神经元是以分层方式排列的，从显微镜下观察，大脑皮质基本为六层结构（Ⅰ－分子层、Ⅱ－外颗粒层、Ⅲ－外锥体层、Ⅳ－内颗粒层、Ⅴ－内锥体层、Ⅵ－多形细胞层）。

二、大脑皮质的分区和功能

左右两侧大脑半球功能不对称，以语言、逻辑思维、计算等占优势的为优势半球，多数位于左侧大脑半球。右侧大脑半球多为高级认知中枢区域，在美术、音乐、几何图形、综合能力和视觉记忆等方面占优势。大脑皮质是人体神经系统功能的最高级中枢，部分脑区有定位特征，具有特定功能。如额叶的主要功能与随意运动和高级精神活动有关；顶叶主要功能与皮质感觉、运用和视觉语言有关；颞叶的主要功能与听觉、语言、记忆有关；枕叶的主要功能与视觉有关（表5-1）。

表5-1 大脑皮质的功能定位

分叶	部位	功能
额叶	中央前回，中央旁小叶前部	运动中枢
	额中回后部	侧视中枢，书写中枢
	额下回后部	运动性语言中枢
	额叶前部	智力和精神活动
顶叶	中央后回，中央旁小叶后部	感觉中枢
	顶上小叶	触觉和实体觉中枢
	角回	视觉阅读中枢
	缘上回	运用中枢
	中央后回下端	味觉中枢
颞叶	颞横回，颞上回中部	听觉中枢
	颞上回后部（优势半球）	感觉性语言中枢
	钩回，海马回前部	嗅觉中枢
	颞叶前部	记忆、联想、比较等高级神经活动
枕叶	距状裂两侧	视觉中枢

三、大脑皮质功能缺失的评估

大脑每时每刻都在进行着信息交换，是人的意识、智慧和行动的处理器。大脑的器质性病变，如脑卒中、脑肿瘤、颅脑外伤等，往往造成大脑皮质功能的缺失，导致记忆障碍、失用、失语等症状，给患者的日常生活造成相当大的困难，并对其造成心理压力，严重影响患者重返社会，给家庭和社会造成极大的负担。结合认知神经心理学、临床神经心理学、神经康复学等相关领域的知识，对患者的记忆障碍、失用、失语等大脑皮质高级功能障碍作出评估，并在此基础上制定针对性治疗和康复策略，是亟待解决的问题。以下介绍几种常见的大脑皮质高级功能缺失的评估方法。

（一）记忆障碍

记忆障碍形式可分为瞬时记忆障碍、短时记忆障碍和长时记忆障碍三类。在临床中，可以对三种记忆障碍中的一种进行单项测验，亦可进行成套测验。

检查瞬时记忆的常用方法是检查者领读若干位的数字，让患者复述，并逐渐增加数字的长度，可复述 5~9 位数字为正常。短时记忆检查可简短叙述故事或者短句，如"广州中心气象台预报，今日起至周日，天气阴沉，周四会有短时小雨。同时，气温也将小幅下降，最高气温在 10℃ 左右"，让患者复述一遍并尽量记住，再对患者进行其他测试，间隔 5 min 后让患者复述，能够复述其主要内容为正常。长时记忆的检查可让患者说出自己的住宅地址、电话号码、家庭成员生日或者历史事件、社会大事等。

尚可通过临床记忆量表（clinical memory scale）和韦氏记忆量表（Wechsler memory scale）进行记忆测验（具体方法详见神经心理学专著）。

（二）失语症

失语症主要有以下几种，如运动性失语、感觉性失语、命名性失语和混合性失语等。临床常通过汉语失语检查法对失语进行评估，评估内容包括口语表达、听力理解、阅读、书写和确定利手等方面。目前，已有功能性磁共振扫描（functional magnetic resonance imaging，fMRI）和脑磁图（magnetoencephalography，MEG）用于语言功能的研究，可获得更多客观数据帮助评估，但尚未广泛应用于临床。

（三）失认症

失认症包括视觉失认、听觉失认、触觉失认、图形障碍及其相关症状。根据失认症的分类，其检查方法分别为：要求患者识别图片、文字、实物、人物等；让患者聆听熟悉的人物声音、音乐等；让患者闭眼，然后触摸日常生活或办公用品，并对其命名或解释其用途等。

（四）失用症

失用症包括运动性失用、意念性失用、结构性失用和穿衣失用等。根据其分类，可以采用以下方法进行相应评估：执行简单的指令，如伸出舌头、使用牙刷、手指屈伸等；观察简单操作的错误反应，如让其打开书包拿出课本、打开抽屉拿出盒子等；复制某个简单图形、拼图形、书写物体名称等；让患者自己穿衣或给他人穿衣。

（五）计算力障碍

在临床中应用最多的方法是让患者从 100 中连续减去 7。另外，还可以让患者数数、做简单计算来进行评估。

（六）执行功能和视空间能力

检查者指示患者在白纸上画一个简单的手表，并要求标上数字和指针。这可以对执行功能和视空间能力进行综合判断。

（七）智能障碍

智能是指患者运用自身具有的知识对客观事物进行改造和解决实际问题的能力，是认知活动的重要方面。根据智能障碍是在幼年还是成年后开始出现，可将其分为精神发育迟滞和痴呆，检查方法包括一般智能检查和成套智能测验。

一般智能检查方法适用于脑损害不明显的患者。检查方法包括：①进行简单数学计算，如 33＋42、25×3、23－8 和 16÷2 等。②进行简单判断，如 500g 棉花和 500g 铁，哪个重？③找同类物体的共性，如排球和足球、苹果和葡萄、青菜和萝卜等。④进行信息分析，如一天有几个小时、一年有几个季节、工作单位领导是谁等。⑤结构表述，如画一个四边形、画一块手表等。

成套智能测验适用于脑功能损害严重的患者。目前，国际上使用最普遍的是 Folstein 于 1975 年编制的简易精神状态量表（mini-mental state examination，MMSE）。

第二节　皮质下中枢功能评估

一、基底节区功能评估

（一）基底节区的解剖结构

基底神经节（basal ganglia）又称基底核（basal nucleus），包括尾状核、豆状核、杏仁核簇和屏状核。广义的基底节还包含红核、黑质和丘脑底核。豆状核可分为壳核和苍白球两部分。尾状核、壳核和苍白球统称纹状体。其中苍白球在种系发生上是较古老的部分，称为旧纹状体，而尾状核和壳核则进化较新，称为新纹状体。杏仁核簇发生最古老，称为古纹状体。

(二) 基底节区的功能评估

基底节有重要的运动调节功能，它与随意运动的稳定、肌张力的维持以及本体感觉传入信息的处理有关。临床上基底神经节损害导致的疾病可分为两类：一类是肌张力减低 - 运动过多性疾病，由新纹状体病变引起，如舞蹈病与手足徐动症等；另一类是肌张力增高 - 运动过少性疾病，由旧纹状体病变引起，如帕金森病。

二、间脑功能评估

(一) 间脑的分部

间脑（diencephalon）由胚胎时的前脑泡发育而成，位于端脑与中脑之间，左右间脑对称分布于第三脑室两侧。间脑可分成背侧丘脑、上丘脑、下丘脑和底丘脑四个部分。

(二) 间脑的功能评估

1. 背侧丘脑　是除嗅觉外一切感觉冲动传向大脑皮质的中转站，是重要的感觉整合结构之一，同时它对运动系统、边缘系统、上行网状系统和大脑皮质活动均有影响。背侧丘脑病变可引起一系列症状，其症状可因损伤部位及范围不同而异。常见的有丘脑综合征，其临床症状包括：对侧偏身感觉障碍，偏身自发性疼痛，面部表情运动障碍，情感和记忆障碍等。

2. 上丘脑　上丘脑的主要结构有松果体、缰连合和后连合。松果体是内分泌腺，分泌褪黑色素。松果体肿瘤压迫中脑四叠体可引起帕里诺综合征（Parinaud syndrome）。

3. 下丘脑　下丘脑是调节内分泌系统和自主神经系统的皮质下中枢，调节着体温、摄食、水电解质平衡、睡眠、生殖和内分泌腺活动等重要的生理功能。其受损时可出现体温调节障碍、食量增加或厌食、中枢性尿崩症、睡眠觉醒障碍、生殖与性功能障碍和自主神经功能障碍等。

4. 底丘脑　丘脑底核是底丘脑的主要结构，参与锥体外系的功能，损伤时可出现对侧肢体，尤以上肢为重的不自主舞蹈样动作，表现为对侧上肢做连续的不能控制的投掷运动，称为半身舞蹈病或半身颤搐。

三、边缘系统功能评估

(一) 边缘系统的分部

边缘系统（limbic system）由海马结构、海马旁回、钩回、齿状回、扣带回、乳头体以及杏仁核等共同组成。边缘系统各部分通过 Papez 环路互相连接，形成神经元环路。

（二）边缘系统的功能评估

边缘系统与大脑皮质、脑干等其他脑结构有广泛联系，参与行为反应、内脏活动的调节并与情感、学习和记忆等心理活动密切相关。其作用是维持自身生存和物种延续，参与调节本能和情感的表达等。此外，研究发现海马结构对学习过程和记忆发挥着突出的作用。因此，海马结构或与之功能联系的结构受损都将导致记忆障碍，例如颞叶癫痫行颞叶切除术后、单纯疱疹病毒性脑炎、阿尔茨海默病等均可为其病因。记忆障碍的评估方法已经在本章第一节中论述。

四、小脑功能评估

（一）小脑的结构

小脑（cerebellum）位于颅后窝。小脑的中央为小脑蚓部，两侧为小脑半球。小脑表面的沟和裂将小脑分为绒球小结叶、前叶和后叶三个主叶。每侧小脑半球横断面上各有四个小脑神经核，由内向外依次为顶核、球状核、栓状核和齿状核。小脑借上、中、下小脑脚与中脑、脑桥、延髓发生联系，而且通过它们与其他的神经结构相联系。

（二）小脑的功能评估

小脑参与躯体平衡和肌肉张力的调节，以及随意运动的协调。小脑病变最主要的症状为共济失调。以下检查能发现小脑功能障碍：

1. 语言检查　小脑病变患者说话缓慢、含糊不清、声音断续、顿挫，呈暴发式，表现为吟诗样语言。

2. 眼球运动　可见双眼水平眼震，凝视时可出现两眼球快速扫视运动，辨距不良，也称 Saccadic 征，还可表现为凝视麻痹等。

3. 指鼻试验　小脑半球病变时患侧上肢指鼻不准，愈接近鼻尖动作愈慢，且出现意向性震颤，分别在睁眼和闭眼的情况下检查，睁眼并不能改善此种共济失调，这与深感觉障碍性共济失调不同。

4. 轮替试验　观察患者轮替快速动作的准确性和协调性。小脑半球病变时患者不能进行上臂连续交替的内旋与外旋，称轮替试验笨拙。

5. 跟膝胫试验　小脑性共济失调患者由于关节固定不稳和肌张力过低，抬腿触膝时动作幅度大，不准确，贴胫骨下移时摇晃不稳。

6. 反跳试验　患者用力握拳屈肘收肩，检查者握其腕部用力拉向相反方向，当检查者突然松手时，小脑病变患者由于缺少对抗肌的拮抗作用，前臂和掌部可拍击到自己身体和面部（需对患者加以保护）。

7. 肌张力　小脑病变患者肌张力减退、四肢乏力。嘱患者坐位，两腿自然下垂，予叩击膝腱后，小腿不停摆动，呈钟摆样，称钟摆样腱反射。

8. 平衡性共济失调试验　①闭目难立征（Romberg sign）：嘱患者双足并拢站立，双手向前平伸,观察其站立时躯干平衡状态。小脑性共济失调患者无论睁眼还是闭眼均站立不稳,闭眼时更显著。一侧小脑半球病变向患侧倾倒,小脑蚓部病变向前后倾倒。②卧-起试验:患者双手置胸前,由仰卧位坐起,正常人躯干屈曲的同时双下肢下压,而小脑性共济失调患者在屈曲躯干时髋部屈曲,双下肢抬离床面,称联合屈征。

9. 姿势和步态　小脑损伤患者随意动作的力量、方向、速度和范围均不能很好地控制,患者不能完成精巧动作,写字时字迹笔画不均,愈写愈大(称为大写征)。在完成动作时抖动而把握不住动作的方向(称为意向性震颤),动作易超过目标(称为辨距不良),动作越迅速则协调障碍也越明显。小脑病变时出现站立和行走不稳,行走时步基宽大、双足拖地,可前后左右摇晃,呈醉酒样步态。

五、脑干功能评估

(一) 脑干的结构

脑干(brain stem)位于脊髓和间脑之间,自下而上由延髓、脑桥、中脑三部分组成。脑干内的灰质分散成10对大小不等的神经核,中脑有第Ⅲ、Ⅳ对脑神经核;脑桥有第Ⅴ、Ⅵ、Ⅶ、Ⅷ对脑神经核;延髓有第Ⅸ、Ⅹ、Ⅺ、Ⅻ对脑神经核。神经核接受外围的传入冲动并传出冲动支配相应器官的活动。脑干内的白质由上行和下行的传导束组成,其中包括深浅感觉传导束、锥体束、锥体外通路和内侧纵束等,是大脑、小脑与脊髓互相联系的通路。脑干内除上述各种核团和纤维束外,在脑干中央区域还有较分散的纤维纵横交织成网,网眼内散在着神经胞体,这个区域称为网状结构(reticular formation)。网状结构是中枢神经系统内一个重要的整合机构,起维持意识清醒,参与心血管运动、呼吸、吞咽、呕吐等重要反射中枢调节的作用。

(二) 脑干的功能评估

1. 意识障碍　脑干损伤患者,可出现觉醒度改变,如嗜睡、昏睡或昏迷等意识水平改变。如网状结构受损严重时,患者可长期呈植物生存状态,没有明显的意识活动,仅存在咳嗽、打哈欠、吞咽、瞬目等原始动作。临床常用 Glasgow 昏迷评定量表评价意识障碍的程度(表5-2)。将运动反应、语言反应和睁眼反应三类检查项目得分相加,选评判时的最好反应计分,即得到 Glasgow 昏迷评定量表评分(最低3分,最高15分)。注意运动评分时左侧和右侧可能不同,用较高的分数进行计分。

表5-2　Glasgow 昏迷评定量表

检查运动项目	临床表现	评分
运动	按吩咐动作	6
	对疼痛刺激定位反应	5
	对疼痛刺激屈曲反应	4

续表

检查运动项目	临床表现	评分
运动	异常屈曲	3
	异常伸展	2
	无反应	1
语言	正常交谈	5
	应答错误	4
	言语错乱	3
	语言难辨	2
	不语	1
睁眼	自发睁眼	4
	语言吩咐睁眼	3
	疼痛刺激睁眼	2
	不睁眼	1

2. 生命体征变化　脑干内有呼吸中枢、心跳中枢和血管运动中枢，当脑干损伤时生命体征变化往往比较明显，可立即出现呼吸不规律，甚至呼吸和心跳停止。脑干的交感神经功能受损可导致出汗功能障碍，患者出现高热。

3. 瞳孔和眼球运动变化　瞳孔和眼球运动的变化，在脑干损伤患者中比较常见，并可根据出现的症状和体征确定脑干受损害的部位。脑干的交感神经功能受损可出现同侧瞳孔缩小，中脑病变可出现双侧瞳孔散大和垂直凝视麻痹，脑桥病变可出现双侧瞳孔缩小和核上性水平凝视麻痹。动眼、滑车和外展神经核本身的损害可出现核性眼肌麻痹。

4. 脑干反射　检查角膜反射、睫状肌反射、头眼反射和眼前庭反射等脑干反射可判断脑干功能受损的部位。

5. 交叉性瘫痪　即病灶侧脑神经周围性瘫痪、对侧肢体中枢性瘫痪及感觉障碍，为一侧脑干损伤的表现。可依受损脑神经评估病变水平的高低：如出现一侧动眼神经瘫痪和对侧肢体瘫痪则病灶在中脑；一侧外展神经和面神经瘫痪，且对侧肢体偏瘫则病灶在脑桥。

6. 诱发电位　可以确定有无脑干损伤，判定损伤部位。如脑桥损伤时，脑干听觉诱发电位Ⅲ波及其以后各波异常；当脑干病变累及内侧丘系时，短潜伏期体感诱发电位检测N20明显延长。诱发电位亦可用于手术监测和脑死亡的诊断等。

（三）脑死亡的概念及诊断标准

1. 脑死亡　脑死亡（brain death）是包括脑干在内的全脑功能丧失的不可逆转状态。

2. 脑死亡诊断标准 2002年，卫生部脑死亡法起草小组制定了中国成人脑死亡诊断标准，共有四项：

(1) 先决条件包括：昏迷原因明确，排除各种原因的可逆性昏迷。

(2) 临床诊断：深昏迷，脑干反射全部消失，无自主呼吸（靠呼吸机维持，呼吸暂停试验阳性）。以上必须全部具备。

(3) 确认试验：脑电图平直，经颅脑多普勒超声呈脑死亡图形，体感诱发电位P14以上波形消失。此三项中必须有一项阳性。

(4) 脑死亡观察时间：首次确诊后，观察12h无变化，方可确认为脑死亡。

六、脊髓功能评估

(一) 脊髓的结构

脊髓（spinal cord）位于椎管内，呈圆柱形，前后稍扁，外包被膜。脊髓发出31对脊神经分布到四肢和躯干。脊髓的全长粗细不等，有两个膨大部，自颈髓第5节到胸髓第2节称颈膨大；自腰髓第1节至骶髓第2节称腰骶膨大。脊髓的各节段中，内部结构虽不尽相同，但总的特征是一致的。位于中央部的是含有神经细胞的灰质，呈"蝴蝶"形或"H"状。白质位于灰质周围，主要由含上行感觉和下行运动的有髓鞘神经纤维组成，分为前索、侧索和后索三部分。

(二) 脊髓的功能评估

脊髓是神经系统的重要组成部分，是上行感觉和下行运动传导通路的中继站；同时脊髓本身是重要的反射中枢，能完成许多反射活动。脊髓发生病损时主要表现为运动障碍、感觉障碍和自主神经功能障碍三主征。

1. 脊髓横贯性损伤 可依据节段性肌无力、感觉障碍平面、腱反射变化、自主神经体征和皮肤划痕试验等判断脊髓病损的水平。

(1) 高颈髓（C1~C4）病损：四肢呈上运动神经元性瘫痪，损害平面以下各种感觉缺失和括约肌障碍，可有四肢及躯干部无汗。根性痛出现在枕部及后颈部，常伴有头部活动受限。C3~C5节段受损可出现膈肌瘫痪，腹式呼吸减弱或消失。

(2) 颈膨大（C5~T2）病损：双上肢呈下运动神经元性瘫痪，双下肢呈上运动神经元性瘫痪。病损平面以下各种感觉缺失，可有双肩和双上肢的根性痛和大小便障碍。C8、T1节段侧角细胞受损可出现Horner征。上肢腱反射的改变有助于受损节段的定位，如肱二头肌腱反射减弱或消失而肱三头肌腱反射亢进提示病损在C5~C6水平。

(3) 胸髓（T3~T12）病损：T4~T5脊髓节段是血供较差最易发病的部位。损害时双下肢呈上运动神经元性瘫痪，病损平面以下各种感觉缺失和大小便障碍，受损节段常伴有束带感。如发现上（T7~T8）、中（T9~T10）和下（T11~T12）腹壁反射消失，亦有助于各病损节段的定位。

(4) 腰骶膨大（L1~S2）病损：出现双下肢下运动神经元性瘫痪，双下肢及会阴部位各种感觉缺失和括约肌障碍，根性痛出现在下肢。根据膝反射（L2～S4）、踝反射（S1～S2）消失和阳痿（S1～S3）可辅助判断病损平面。

2. 不完全性脊髓损伤　临床表现因受损部位或结构不同而异。脊髓前角损害单纯呈节段性下运动神经元瘫痪，无感觉障碍和病理反射。脊髓后角损害出现同侧躯体节段性痛温觉减退或消失，触觉或深感觉保留，表现为分离性感觉障碍。C8～T1，S2～S4脊髓侧角损害可出现自主神经功能障碍。薄束、楔束损害可见深感觉障碍，锥体束损害可见中枢性瘫痪，脊髓小脑束损害可见小脑性共济失调。脊髓半侧损害引起脊髓半切综合征（Brown－Sequard syndrome）。

3. 诱发电位　躯体感觉诱发电位和运动诱发电位可评估各种感觉通路和运动通路受损情况，可以确定有无脊髓损伤及损伤部位，还可用于脊髓手术的监护。

4. 影像检查　脊椎MRI能准确定位脊椎病变节段和辅助确定病变性质。

第三节　肢体运动功能评估

一、运动系统的解剖结构及生理功能

对人体来说，运动主要分为两大类：随意运动和不随意运动。我们通常所说的运动主要是指随意运动。随意运动的维持需要神经运动系统、感觉系统和肌肉本身等共同参与。其中，神经运动系统由四个部分组成：上运动神经元、下运动神经元、锥体外系统和小脑系统。

1. 上运动神经元　又称为锥体系统，指中央前回运动区大锥体细胞及其轴突形成的皮质脊髓束和皮质脑干束。皮质脊髓束在延髓脊髓交界处大部分交叉到对侧，形成皮质脊髓侧束，终止于对侧脊髓前角；其余部分则继续下行，形成皮质脊髓前束，终止于同侧脊髓前角细胞。皮质脑干束在脑干颅神经运动核的平面上交叉至对侧，终止于相应的运动神经核。锥体系统的功能主要是控制运动，包括躯体肌肉、眼肌、面肌和咽喉肌随意活动。

2. 下运动神经元　又称为周围运动神经元，包括脊髓前角细胞、脑神经运动核及其发出的神经轴突，它们接受锥体系统、锥体外系统和小脑系统各方面传来的冲动，并将这些冲动传递至骨骼肌，引起肌肉的收缩。

3. 锥体外系统　锥体系统以外可影响和控制躯体运动的传导通路称锥体外系统。锥体外系统包括纹状体系统及前庭小脑系统，其通过纹状体－黑质－纹状体环路、皮质－纹状体－背侧丘脑－皮质环路和皮质－脑桥－小脑－皮质环路起广泛联系。锥体外系统参与调节上、下运动神经元的功能，协调肌张力、肌肉的运动和平衡。

4. 小脑　小脑的中央为小脑蚓部，两侧为小脑半球。小脑半球为四肢的代表区，其上部分代表上肢，下部分代表下肢，蚓部是躯干的代表区。根据生理功能，可将小脑分成前庭小脑、脊髓小脑和皮质小脑三部分。这三个功能部分通过相应的通路与前庭系统、脊髓和大脑皮质相联系,起维持躯体平衡、调节肌张力和维持骨骼肌随意运动协调的作用。

二、肢体运动功能的评估

肢体运动功能的评估包括肌力、肌张力、关节活动度、步态、协调与平衡的评估等。

(一)肌力评定

肌力(muscle strength)是指随意运动过程中肌肉收缩的力量。通过肌力检查可以评定肌肉、骨骼、神经系统的功能状态。评定方法有手法肌力检查(manual muscle test,MMT)、器械肌力检查和等速肌力测试等。手法肌力检查简便易行,在临床中得到广泛的应用,是通过观察患者肢体主动运动的范围及感觉肌肉收缩的力量,来确定所检查肌肉或肌群的肌力等级的一种检查方法。主要根据外界施加阻力、被检查者自身重力和触觉感知这三个方面的因素来进行分级。分级标准见表5-3。如测得肌力虽然达到某一级,但活动范围达不到全范围,则在该级符号右上角加"-";如果在运动末期表现出超出该级的抗阻力或重力能力,则在该级符号右上角加"+"。

表5-3 MMT肌力分级标准

肌力(级)	标准
0	完全性瘫痪,无可感知的肌肉收缩
1	可见轻微肌肉收缩,但不引起肢体运动
2	肢体能在床面上移动,但不能抬起
3	肢体能对抗重力而抬起,但不能抵抗阻力
4	能做抗重力及轻微阻力运动,但未达正常
5	能做抗重力及最大阻力运动,达到正常

(二)肌张力评定

肌张力是指人体在安静休息的情况下,肌肉保持一定的、微小的收缩状态,且是不随意的、持续的。肌张力异常主要分为肌张力增高、肌张力减低和肌张力障碍三种。肌张力临床分级如表5-4,对主要以痉挛为异常表现的患者可通过改良Ashworth痉挛评定量表对痉挛进行评定,评价标准见表5-5。开始评定肌张力时,评定者应特别注意患者肢体或躯干异常的姿态,这往往提示肌张力的异常。同时在检查过程中,应要求患者尽量放松,由评定者支持和移动肢体。

表 5-4 肌张力临床分级

等级（级）	肌张力	标准
0	软瘫	被动活动肢体无反应
1	低张力	被动活动肢体反应减弱
2	正常	被动活动肢体反应正常
3	轻、中度增高	被动活动肢体有阻力反应
4	重度增高	被动活动肢体有持续性阻力反应

表 5-5 改良 Ashworth 痉挛评定量表

等级（级）	标准
0	正常肌张力
1	肌张力轻微增加，进行检查时，在关节活动之末（即在肌肉接近最长位置时）出现突然卡住，然后释放或出现最小阻力
1^+	肌张力轻度增加，进行检查时，在关节活动的后 50%（肌肉在偏长的位置时）出现突然卡住，当继续把肌张力检查进行到底时，始终有小的阻力
2	肌张力增加较明显，在检查的大部分范围内均觉肌张力增加，但受累部分的活动仍算容易
3	肌张力严重增高，进行肌张力检查有困难
4	僵直于屈或伸的某一位置上，不能活动

（三）关节活动度评定

关节活动度（range of motion，ROM）又称关节活动范围，是指关节活动时可达到的最大弧度。关节活动度检查是评定肌肉、骨骼、神经病损的基本步骤。其测定方法有目测和使用量角器测量两种，目测 ROM 较为粗糙，因此一般用量角器进行检查。ROM 量角器是由半圆量角器或全圆量角器和两个直尺组成（图 5-1）。测量时，将量角器的中心点准确对到关节活动轴中心（参照一定的骨性标志，如肩峰、鹰嘴等），两尺的远端分别放到或指向关节两端肢体上的骨性标志或与肢体长轴相平行。移动关节远端的肢体，然后在量角器刻度盘上读出的度数为该关节活动度。

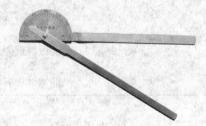

图 5-1 关节量角器

（四）平衡功能评定

平衡功能是指人体所处的一种稳定状态以及不论处在何种位置，当运动或受到外力作用时，能通过自发的、无意识的或反射性的活动，恢复重心稳定的能力。Berg 平衡量表以其良好的信度和效度而被广泛应用于临床，其共有 14 项，每项最高 4 分，满分为 56 分，最低分 0 分。评分为 41~56 分者说明平衡功能较好，患者可独立步行；评分<40分提示有跌倒的危险，需要注意防护，其中评分为0~20分，说明平衡功能差，患者需要使用轮椅，而评分为21~40分，则表示患者有一定平衡能力，能够在辅助下步行。

（五）协调功能评定

协调功能是指个体平稳、准确、有控制地完成运动的能力。协调功能障碍又称共济失调，根据病变部位又可分为小脑性共济失调、脊髓后索性共济失调及基底节性共济失调。常用的协调功能评定方法有指鼻试验、轮替试验、跟-膝-胫试验和拍地试验等。评分标准如下：正常为5分；能完成指定的活动，但速度和熟练程度比正常稍差，评为4分；能完成指定活动，但协调缺陷极明显，动作慢、笨拙和不稳定，评为3分；只能发起运动而不能完成，评为2分；不能活动评为1分。

（六）步态分析

步态是人类通过交互移行双足来移动身体时的运动形式与姿势，它需要中枢命令、身体平衡和协调控制的共同合作。步态分析是通过生物力学和运动学方法研究步态的检查方法，其主要的内容是观察步行周期，包括支撑相和摆动相。

进行步态分析时，应注意询问现病史、外伤史、手术史等，以明确是否存在引起步态异常的相关病因。检查者应观察患者步行的节律与周期、肌肉活动、躯干姿势、面部表情、足接触面等。常见的步态异常表现多种多样，但一些特殊疾病患者往往呈现一些特征性的步态，如：偏瘫患者常表现为划圈步态；痉挛型患者表现为剪刀步态；共济失调型患者表现为醉汉步态；帕金森病患者表现为慌张步态等。对肌肉痉挛引起的关节活动受限和关节挛缩引起的关节活动受限，可行靶肌肉诊断性阻滞予以鉴别。想要得到更为详尽的步态分析结果则可以进行三维步态分析。

（高　聪）

参 考 文 献

[1] 贾建平．神经病学［M］．6版．北京：人民卫生出版社，2008：9-24．

[2] 顾晓松．人体解剖学［M］．2版．北京：科学出版社，2008：330-335．

[3] 李振平，刘树伟．临床中枢神经解剖学［M］．2版．北京：科学出版社，2009：156-161．

[4] 王维治．神经病学［M］．5版．北京：人民卫生出版社，2006：55-59．

[5] 吴江．神经病学［M］．北京：人民卫生出版社，2007：74-84．

[6] 贾建平．神经病学［M］．6版．北京：人民卫生出版社，2008：29-35．

[7] 刘道宽．神经病学［M］．上海：上海科学技术出版社，2003：10-26．

[8] 崔慧先. 系统解剖学 [M]. 6版. 北京：人民卫生出版社，2008：280-287.

[9] 南登崑. 康复医学 [M]. 4版. 北京：人民卫生出版社，2008：42-63.

[10] 王拥军. 神经病学 [M]. 北京：科技出版社，2009：32-34，43-49.

[11] 周维金，孙启良. 瘫痪康复评定手册 [M]. 北京：人民卫生出版社，2006：4-16.

[12] 王新德，朱镛连. 神经病学·神经康复学 [M]. 北京：人民军医出版社，2001：126-128，149-175.

[13] 王玉龙. 康复功能评定学 [M]. 北京：人民卫生出版社，2008：152-177.

[14] 顾晓松. 人体解剖学 [M]. 2版. 北京：科学出版社，2008：330-335.

[15] STEPHEN G. Waxman Clinical Neuroanatomy [M]. 25th ed. 北京：人民卫生出版社，2003：137-143.

[16] JON W DURBIN. Cognitive neurosicence [M]. 2nd ed. New York：W. W. Norton，2002：237-242，301-351.

[17] LEONARD L，LAPOINTE. Aphasia and related neurogenic language disorders [M]. 3th ed. New York：Thieme Medical Publishers，2005：117-198.

[18] WILLIAM E，PRENTICE. Rehabilitation techniques [M]. 3th ed. New York：McGraw-Hill，1999：266-308.

第二篇
神经外科麻醉临床

第六章 神经外科麻醉基本监测

由于神经外科手术种类多样，手术难度不一，患者的病情变化不一，因此不同手术对麻醉的要求也不一致。有些患者在围手术期还需要进行特别的调控，如手术中控制性降压、控制性局部降温、血液稀释麻醉、特殊体位下的通气管理等。准确有效的监测，能为麻醉医生判断病情提供可靠依据，指导麻醉中进行生命机能的调控。神经外科手术麻醉基本监测除心电图（ECG）、无创血压（BP）、脉搏血氧饱和度（SpO_2）等常规监测项目外，还应该有其他更全面的监测要求，否则难以满足手术麻醉需要。以下就神经外科麻醉的基本监测项目进行介绍。

一、有创血压监测

无创血压监测是手术麻醉中必需的监测项目，但是当患者处于特殊情况，如严重创伤、术中要进行控制性降压、手术中大出血等，无创血压难以保证及时、准确的监测。因此，神经外科麻醉应尽量建立有创动脉血压监测（ABP），既能准确、及时反映患者的血压情况，又能立即观察到麻醉药物使用后血流动力学的变化，指导容量治疗和血管活性药物的应用。

行动脉穿刺测压，优先选用桡动脉、肘正中动脉、足背动脉穿刺，如建立有困难，可选股动脉。如尺动脉侧支循环试验无异常，桡动脉穿刺测压为首选。至于是在麻醉诱导前还是诱导后建立有创测压，应视患者情况而定。如果患者情况较好，术前无明显的颅内高压情况，可以在麻醉诱导后穿刺；如果患者病情较重，合并明显颅内高压，主张在局部麻醉下建立有创动脉测压后再行麻醉诱导。一般采用压力传感器测压法（换能器测压），如受条件限制，也可以用指针式压力计测压。在测压过程中，注意压力传感器应与左心室处于同一水平，高于左心室水平测出的血压偏低，低于则偏高。另外，注意使用肝素，防止血栓形成。

通过监测平均动脉压（MAP），可以估算或计算患者的脑组织灌注压（CPP）。患者平卧时，把压力传感器置于脑中部水平（外耳道水平），此时所测的 MAP 约等于 CPP。如患者无颅内高压，CPP 约等于 MAP 与中心静脉压（CVP）的差值。当切开硬脑膜后，CPP 等于 MAP。

建立 ABP 监测，术中可以及时行动脉血气分析、电解质、血红蛋白及血细胞比容等监测。也可以利用此通路放血，实施麻醉后的急性等容血液稀释（acute normovolaemic haemodilution, ANH）。广州医学院第二附属医院麻醉科于 2004 年开始在某些神经外科手术（如巨大脑膜瘤手术）中开展了 ANH，并联合血液回收技术，节约临床用血和费用，取得较好的临床效果。

二、中心静脉压监测

中心静脉通路的建立对神经外科手术患者是非常必要的。第一是保证术中麻醉用药、快速输液及输血需要的安全通路；第二是能及时监测 CVP，为判断患者的血容量状态提供可靠依据；第三是能保障神经外科手术后静脉通路通畅，便于患者治疗。对严重创伤、手术难度大、出血多的患者，在进行容量治疗时，应进行动态 CVP 监测，有利于准确控制输液量和及时补充容量。

中心静脉穿刺部位首选锁骨下静脉，其次是颈内静脉。选锁骨下静脉入路时，注意避免中心静脉导管移位到同侧颈内静脉，否则会在术中容量治疗时造成颈内静脉回流受阻，引起颅内静脉淤血，脑组织肿胀。行颈内静脉穿刺置管在神经外科手术不作为首选入路，也是考虑置管后有可能造成静脉回流障碍，特别是直径较粗的导管，如双腔、三腔静脉导管等。另外，颈内静脉穿刺置管对一些手术会有影响，如一侧颈枕、后颅窝开颅手术时，在同侧放置静脉导管因太靠近手术野，影响消毒铺巾，无菌区域不能保证。一般选右侧颈内静脉穿刺置管为宜。CVP 监测宜选用压力传感器监测。当选用双腔、三腔静脉导管时，注意各侧腔的抗凝处理，不使用时用肝素盐水注满，并用肝素帽封堵。

三、呼气末二氧化碳分压监测

呼气末二氧化碳分压（$P_{ET}CO_2$）监测是呼吸功能监测的重要指标，已逐步成为麻醉常规监测指标之一。除判断肺通气功能外，临床中还依据它的变化来判断麻醉气管导管的通畅度和位置、麻醉呼吸机工作状态是否正常等。$P_{ET}CO_2$ 正常值是 35～45 mmHg。

在前面的章节已详细介绍了 $P_{ET}CO_2$ 变化对颅内压生理的影响。对神经外科手术麻醉而言，$P_{ET}CO_2$ 监测是非常必要的。手术麻醉中，过度通气是紧急处理颅内高压的有效手段，通常维持 $P_{ET}CO_2$ 在 30 mmHg 左右。过低或低二氧化碳血症均可能对脑缺血造成不利的影响，导致脑血管收缩，加重脑缺血（有关内容详见第二十一章第一节内容）。因此，术中的 $P_{ET}CO_2$ 监测可以作为过度通气治疗的必备指标。

目前，临床使用的 $P_{ET}CO_2$ 监测仪通常是红外光测量法，也就是光谱式 CO_2 检测法，其主要原理是检测红外光在呼出气中的衰减（其衰减程度与 CO_2 浓度成正比），通过微电脑计算得 CO_2 的浓度。监测仪能以 CO_2 波形的形式表现，也有具体数值显示。通常气体采样有两种方法：一种是旁气流法（side stream），通过采样管把呼出气抽进测量室，通常流速 50～500 mL/min。另一种是主气流法（main stream），将红外光传感器放在呼吸回路的前端，红外光通过测试窗，当呼出气流通过时，测出红外光的衰减。红外光测量法灵敏且准确度高，但此方法需要与空气校准调零，保证测量的准确性。多数监护仪使用前要人工校准，现有部分多功能监护仪的 $P_{ET}CO_2$ 监测模块具备自动校准功能。

还有一种 $P_{ET}CO_2$ 监测仪采用的是质谱测定法，也是采用旁气流气体采样法。其原理是抽取呼出气体到质谱分析仪的测试室内，一般是 60 mL/min，通过测量室的电子发生器产生的电子束作用于 CO_2 分子，使之离解，检测产生的离子电流，通过微电脑处理器计算出 CO_2 浓度。同样可以以图形和数值表示。除 CO_2 浓度外，质谱分析仪也可以测出其他气体成分包括麻醉气体的浓度。质谱分析仪的价格较昂贵。

$P_{ET}CO_2$ 监测时要注意影响因素。影响因素主要包括：呼吸因素，如患者肺功能状态、体位、术中通气状态等；循环因素，如肺血流量、肺血流分布等。监测仪测定的数值可能出现偏差，为了能准确反映术中通气状态，必要时术中应行动脉血气分析进行对比。避免术中通气控制不良，否则不但达不到治疗效果，反而造成脑组织伤害。

四、血气分析与电解质监测

脑是高氧耗器官，神经外科手术中由于牵拉、压迫、出血、血管痉挛堵塞、低灌注、组织损伤水肿等均可引起或加重脑细胞缺血缺氧，缺氧性代谢必然引起代谢性酸碱失衡，而术中通气情况异常也可能引起呼吸性酸碱失衡。行动脉或混合静脉血气体分析能及时了解患者呼吸与代谢情况，为进一步处理提供必要的依据。

动脉血气分析主要指标包括 pH 值、氧分压（PaO_2）、二氧化碳分压（$PaCO_2$）、动脉血氧饱和度（SaO_2）、剩余碱（BE）等。通过检测指标变化，分析术中患者酸碱平衡情况。抽取颈内静脉球部血液行血气分析，可以测量颈内静脉血氧饱和度（$SjvO_2$），它是判断氧脑供需平衡的一个重要指标。

自动血气分析多为液相分析法，可以单个标本检测，也可以多个标本同时检测；而且，部分分析仪能使用不同的试剂盒，除可以进行血气分析检测外，还可以检测 K^+、Na^+、Ga^{2+} 等电解质，以及血糖、血乳酸等。对神经外科手术麻醉而言，最好能进行床旁监测，及时快捷。目前，床旁血气分析多采用干化学法，如美国雅培公司生产的 i-STAT 血气分析仪，体积小巧，便于携带，非常适合床旁监测。此分析仪有多种试剂片可供选择，检测结果即时打印，便于动态比较。同时可将结果记录单粘贴在麻醉记录单后，作为资料保存。表 6-1 是 i-STAT 血气分析仪不同试剂片的检测项目。

表 6-1　i-STAT 血气分析仪不同测试片的检测项目

测试片 检测项目	G3+	CG4+	EG6+	EG7+	CG8+
pH	■	■	■	■	■
PaCO₂	■	■	■	■	■
PaO₂	■	■	■	■	■

续表

检测项目 \ 测试片	G3+	CG4+	EG6+	EG7+	CG8+
TCO_2^+	■	■	■	■	■
HCO_3^-	■	■	■	■	■
BE	■	■	■	■	■
SaO_2	■	■	■	■	■
Lac		■			
K^+			■	■	■
Na^+			■	■	■
Ca^{2+}			■	■	■
Glu					■
Hb			■	■	■
Hct			■	■	■

五、血红蛋白与血细胞比容监测

神经外科麻醉中监测患者的血红蛋白（Hb）及血细胞比容（Hct）是必要的，尤其是术中出血较多或严重创伤的患者，监测 Hb 及 Hct 的变化，对及时了解失血状况起重要作用。若患者 Hb 过低会影响脑组织及其他重要器官的氧供，应及时输血。

神经外科手术麻醉中实施急性等容血液稀释（ANH）时，Hb 及 Hct 的监测必不可少。在实施前要检测 Hb、Hct 的基础值，按目标实施血液稀释后，在手术中，视患者的出血情况，要多次检测，了解不同时期患者的 Hb、Hct 变化，以便决定何时进行血液回输，以及是否需要输注异体库存血液。

ANH 是指从动脉放出一定量的血液，同时从静脉以相同的速度补入同等量的晶体或胶体，使总的血容量不变，而单位血液中有形成分减少的一种方法。从动脉放出的血液储存备用，在适当的时候回输给患者。ANH 的临床应用能够节约血源、减少库存血输注所致血源性疾病传播的危险。有研究表明，ANH 是一种有效的血液保护措施。随着对 ANH 研究的深入，人们还发现，ANH 不仅有血液保护作用，还有一定的器官保护作用。有研究报道，对实验脑损伤犬进行等容量血液稀释治疗，能减轻急性脑损伤所致脑水肿和继发性脑损害，而不增加血管的通透性及出血倾向。作者认为其机制可能是血液稀释后一方面降低了血液黏度，使局部血流量增加，脑组织营养供应改善；另一方面，血流增加使局部代谢产物及有害物质清除加快，阻止了脑损伤的进一步恶化。Schramm 等研究认为 ANH 可以呈线性地增加组织血流量，单纯 ANH 可显著改善血供和氧合，在 Hb 为 90 g/L 时组织保护的作用效果最佳。ANH 的组织器官保护作用主要是血液流变学的改变，使全血黏度、血浆黏度、红细胞聚集指数、纤维蛋白原等降低，使组织血流灌注得到改善；红细胞变形性增加，便于通过微血管，从而改善组织的氧供。另外，最近国内有学者研究了不同程度的急性等容血液稀释对脑功能的影响，得出重度血液稀释（Hct≤20%）联合控制性降压可使大鼠脑海马CA1区脑组织严重变性，但轻中度的血液稀释（Hct=25%或者Hct=30%）对脑功能没有明显影响的结论。这说明血液稀释的效果和其程度密切相关。

检测Hb、Hct通常抽血送检验室做血常规检查，一般是血常规十项。最好能进行床旁监测，以减少等候时间，及时了解患者情况。床旁i1-4STAT血气分析仪就可以同时检测Hb及Hct，快捷简便。抽血检查血常规是间断监测方法，目前已有连续无创监测血红蛋白含量的监测仪用于临床，如Masimo Pronto-7TM无创监测仪就能动态观察患者Hb的变化，临床使用证明，在正常灌注情况下，与实验室检测结果相关性好，误差少于3%。

六、凝血功能监测

神经外科术中出血量大的患者，以及严重创伤伴失血性休克患者，即使予以有效的容量治疗，患者的凝血功能状态也不一定能维持正常。出血量大时，容量治疗中输注人工胶体较多，成分输血量不足情况下，导致凝血因子不足，纤溶系统激活，患者凝血功能往往出现异常。因此，应及时了解患者的凝血状态，根据情况及时补充凝血因子及血液成分，对症处理，减少异常出血和预防弥散性血管内凝血（DIC）的发生。以下简单介绍常用的凝血功能监测项目与方法。

1. 凝血四项　包括活化部分凝血活酶时间（activated partial thromboplatin time，APTT）、凝血酶原时间（prothrombin time，PT）、凝血酶时间（thrombin time，TT）、纤维蛋白原（fibrinogen，FIB）四项。

（1）APTT：是检查内源性凝血因子的一种过筛试验，正常参考值25~37 s。可用来证实先天性或获得性凝血因子Ⅷ、Ⅸ、Ⅺ缺陷或是否存在它们相应的抑制物，同时，也可用来了解凝血因子Ⅻ、激肽释放酶原和高相对分子质量激肽释放酶原是否缺乏。大出血时APTT延长是因为凝血酶原（凝血因子Ⅱ）、凝血因子Ⅴ、凝血因子Ⅹ和纤维蛋白原缺乏，以及纤溶活力增强。

（2）PT：是检查外源性凝血因子的一种过筛试验，正常参考值为11~14 s，可用来证实先天性或获得性纤维蛋白原、凝血酶原和凝血因子Ⅴ、Ⅶ、Ⅹ缺陷或抑制物的存在，同时用于监测口服抗凝剂的用量，是监测口服抗凝剂的首选指标。PT异常延长见于：先天性凝血因子Ⅱ、Ⅴ、Ⅶ、Ⅹ缺乏症和低（或无）纤维蛋白原血症；获得性疾病有DIC、原发性纤溶症。

（3）TT：主要反映纤维蛋白原转为纤维蛋白的时间，正常参考值为12~20 s，延长见于低（或无）纤维蛋白血症、异常纤维蛋白原血症、纤维蛋白原降解产物（FDP）增多，如DIC、原发性纤溶症等。

（4）FIB：即凝血因子Ⅰ，是凝血过程中的主要蛋白质，正常参考值2~4 g/L。当大出血时，大量血浆蛋白丢失，使纤维蛋白原减少；也可以因应激性激活纤溶系统，纤维蛋白溶酶原变成纤维蛋白溶酶，使纤维蛋白溶解，当出现 DIC 时，纤维蛋白原减少。

2. 血小板计数（Plt） 抽取血液行血常规十项检测，其中一项是血小板计数。正常值（100~300）×10^9/L，当血小板计数<100×10^9/L 有诊断价值，特别是进行性降低；<50×10^9/L 时凝血功能受影响，特别是大出血致凝血因子及纤维蛋白原均大量丢失时。但有一点要注意，即便血小板计数没有少于 50×10^9/L，凝血功能仍有可能受影响，因为血小板计数不能反映血小板的功能，如果在容量治疗过程中某些因素影响了血小板的聚集、黏附功能，将增加出血风险。因此，必要时可以进行血小板聚集、黏附功能检查，下面的内容将会介绍。

3. 凝血弹性图（thromboelastography，TEG）监测 TEG 是近年来使用较广的床旁凝血功能监测之一，主要用于肝移植和体外循环中对凝血功能的监测，对术中大出血患者应用也越来越广。通过 TEG 图形能分析凝血异常的原因，动态分析血小板与凝血因子的相互作用情况。不同的凝血状态如低凝血因子、纤溶亢进、高凝状态通过 TEG 图形显示，及时直观。

4. Sonoclot 凝血功能监测 凝血和血小板功能分析仪（Sonoclot coagulation & platelet function analyzer，SA）是一种功能性凝血分析仪，能快捷准确地实现床旁凝血和血小板功能监测。在 SA 检测中，凝血信号结果与时间关系的曲线图被称作 Sonoclot 标记曲线图。曲线中血样的变化反映关于凝血因子性能、纤维蛋白形成、血块收缩和纤溶亢进的信息（图 6-1）。根据 Sonoclot 标记曲线图，可以对凝血障碍的类型进行分析，以及指导临床成分输血。

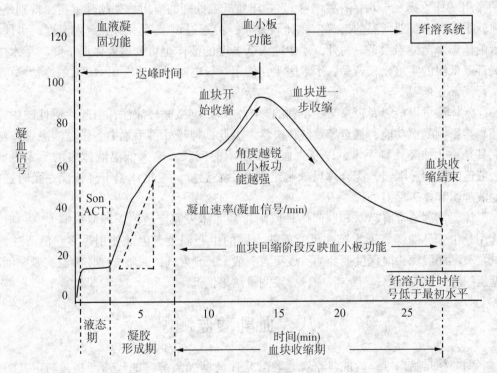

图 6-1 Sonoclot 标记曲线图

Sonoclot 曲线的第一阶段：此时间段能够检测出凝血因子的缺乏。在没有肝素化的血样，长的全血凝固时间（ACT）常表明凝血因子缺乏。通过给予新鲜冰冻血浆（FFP）能缩短 ACT 和改善凝血。在术后的 Sonoclot 曲线图上，一个长的 ACT 表明凝血因子水平低或残余肝素作用。

Sonoclot 曲线的第二阶段：在这个时间段中，凝血速率慢（clotrate）表明患者血液中可利用的纤维蛋白原存在问题。假如低凝血速率同时伴有 ACT 延长，那可能的原因是肝素残余。假如 ACT 正常而凝血速率低，那可能的原因是纤维蛋白原水平低。通过给予冷沉淀或纤维蛋白原制剂，纤维蛋白原水平和凝血速率能上升到正常水平。

Sonoclot 曲线的第三阶段：此时间段能够检测与血小板相关的凝血障碍。通过达峰时间（time-to-peak）和观察纤维蛋白形成后曲线的动态变化，Sonoclot 曲线图可定性测定血小板的功能。通过数据收集软件也可定量测定血小板的功能（platelet function，PF 值）。血小板功能数值高，表明血小板功能良好；血小板功能数值低，表明血小板功能差。假如 Sonoclot 曲线显示血小板功能很差，那就有必要给患者输注血小板。

Sonoclot 曲线的第四阶段：有的 Sonoclot 曲线图可能也包括纤溶亢进阶段。当纤溶亢进出现时，Sonoclot 曲线的凝血信号值可回落到接近液态阶段时的信号值。

七、体温监测

大量的研究已证实，浅低温（32~34℃）对脑和脊髓缺血性损伤后神经功能有保护作用（详见第二十八章有关内容）。临床亚低温处理的应用越来越受重视，特别是脑血管手术。全身亚低温的准确实施比较复杂，但通过调节手术间的室内温度，可使患者的体温降至适当水平。另外，术中输入低温度的液体也可令患者体温下降。手术中，局部亚低温的实施比较容易，手术医生在使用双极电凝时，冲洗 8~10℃ 的冷盐水可以实行局部亚低温。

低体温可以给患者带来某些不利的影响，如影响微循环灌注，引起代谢性酸中毒，还直接影响凝血功能，甚至导致心律失常。因此，神经外科手术中主张监测患者体温，尤其是小儿神经外科手术，以及失血多、手术时间长、输入低温液体多的手术患者。一般连续监测鼻咽温，能合理反映脑组织的中心温度。根据体温下降情况，及时进行输液加温和体表保温处理。

体温监测通常有鼻咽和肛门两种监测途径。体表温度监测受环境影响大，一般不选用。由于鼻咽部靠近大脑，更能反映大脑的中心温度，因此使用最多。但要注意，放置鼻咽测温探头时深度要合适，成年人一般 15 cm 为宜，调整方向使感温头紧贴咽后壁组织。过浅容易暴露于空气中，导致测量结果偏低。

八、血乳酸监测

葡萄糖是脑内唯一的能量来源，乳酸是葡萄糖无氧酵解的代谢产物，测定乳酸变化可以反映脑组织灌流的情况，即脑组织有无缺氧和缺氧程度。正常的乳酸值约为

(0.19±0.10) mmol/L，可以认为是脑组织的乳酸净生成量。超过此值说明脑氧供不足，脑内无氧代谢增加。严重创伤伴休克的患者，由于微循环障碍，组织严重灌注不足，引起组织缺氧，无氧代谢产生大量乳酸，引起严重酸中毒。血乳酸浓度的高低，直接与预后和死亡率相关。因此监测乳酸有利于对危重患者的评价。

监测混合静脉血的乳酸含量，不一定能很好地反映脑缺氧代谢情况，特别在全身多发损伤或休克致外周组织严重灌注不足情况下。要准确了解脑缺氧代谢情况，最好在颈内静脉球部抽取血液检测乳酸。

九、尿量监测

神经外科手术中使用利尿剂比较普遍，目的是减少脑组织细胞内液和细胞外液的容量，减少脑组织水肿。相当一部分患者手术前在病房就已经进行利尿治疗。手术时，在切开硬脑膜前，一般使用利尿剂处理，以降低 ICP。临床中通常使用渗透性利尿剂（甘露醇）和襻利尿剂（呋塞米），可单独或联合应用，临床更多的是单独使用甘露醇，一般是 1g/kg。如果单独使用渗透性利尿剂，对电解质的影响较少，但是合并使用呋塞米时，利尿效果增强，同时对电解质的影响大大增加。因此，为维持手术中容量稳定，尿量的监测非常重要，通过尿量指导容量治疗。对严重颅脑外伤患者，严重低血压、休克时，患者肾灌注不足，尿量减少。当血容量纠正，血压回升，有效肾灌注恢复后，往往尿量会增加。因此，监测尿量可帮助判断容量治疗的效果。当容量恢复，血压稳定时，而患者尿量减少，应注意是否并发急性肾功能损伤。

（黄焕森）

参 考 文 献

[1] 佘守章，岳云. 临床监测学 [M]. 北京：人民卫生出版社，2005：631-634.

[2] RONALD D MILLER. 米勒麻醉学 [M]. 曾因明，邓小明，译. 北京：北京大学医学出版社，2006：833-840.

[3] ONO K, SHIBATA J, TANAKA T, et al. Acute normovolemic hemodilution to reduce allogenic blood transfusion in patients undergoing radical cystectomy [J]. Masui, 2009, 58 (2): 160-164.

[4] MATOT I, SCHEININ O, JURIM O, et al. Effectiveness of acute normovolemic hemodilution to minimize allogeneic blood transfusion in major liver resections [J]. Anesthesiology, 2002, 97 (4): 794-800.

[5] LOUBSER P G. Use of acute normovolemic hemodilution for blood conservation during off-pump coronary artery bypass surgery [J]. Can J Anaesth, 2003, 50 (6): 620-621.

[6] SCHRAMM S, WETTSTEIN R, WESSENDORF R, et al. Acute normovolemic hemodilution improves oxygenation in ischemic flap tissue [J]. Anesthesiology, 2002, 96 (6): 1478-1484.

[7] GREGORY M T HARE, C DAVID MAZER, JAMES S, et al. Severe hemodilutional anemia increases cerebral tissue injury following acute neurotrauma [J]. J Appl Physiol, 2007, 103 (3): 1021-1029.

第七章 脑功能监测

第一节 脑血流监测

临床上监测脑血流（CBF）的重要性已不言而喻。就其目的大致可分为两类：一是预防脑缺血（氧）的发生，这类监测并不能定量测定CBF，但由于脑缺血是阈值性的，一旦CBF减少引起脑氧合、氧代谢、脑功能发生改变，就可以通过一些间接的非定量的CBF监测手段反映出来，如监测EEG、局部脑氧饱和度（$rScO_2$）、$SjvO_2$等。另一类是直接测量CBF和局部脑血流量（rCBF）的技术。rCBF定量监测为研究CBF的调节、脑功能和脑代谢的关系提供了重要手段，但许多方法，例如同位素标记微球法，只能用于动物实验，并不能用于临床。尽管临床CBF的测定技术和方法已有了很大发展，但是迄今为止，CBF的监测问题仍未完全解决。直接定量监测CBF和rCBF近年可采用无损伤性及短半衰期同位素技术进行，用^{133}Xe吸入或静脉注射可以在手术中直接定量测量rCBF。虽然这种测定在术中可以重复数次，但仍不能做到连续监测。间接的非定量的监测CBF或脑缺血方法，包括已公认的EEG对CBF的监测和近年发展起来的新技术——近红外光谱技术和经颅多普勒超声（TCD）。EEG目前仍是术中监测脑缺血（氧）的"金标准"。尽管脑电活动与脑血流和脑代谢之间密切相关，但EEG对脑缺血的监测是一种阈值性的，而并非定量性的。近红外光谱技术通过红外光示踪剂可测定脑循环功能，通过测定局部脑皮质氧饱和度可监测脑缺氧。同样它们仍不是定量的CBF指标。TCD用于手术室内监测CBF是近年的成果。虽然TCD监测的仍不是脑血流量，而是脑动脉的血流速度，但是TCD检测的脑血流速能够反映CBF变化的许多生理特性。最突出的特点是，TCD是目前唯一无创伤、连续性的适用于围手术期临床CBF监测的简便技术，为手术室内监测CBF提供了方便。因此本节将重点介绍有望成为手术室内CBF监测简便技术的TCD。

一、经颅多普勒超声

常规的多普勒超声不能对颅内血管进行血流动力学的检测。经颅多普勒超声（transcranial doppler ultrasound，TCD）是将脉冲多普勒技术与低发射频率相结合，从而使超声波能够穿透颅骨较薄的部位进入颅内,直接获得脑底血管多普勒信号,进行脑底动脉血流速度的测定。TCD 这一新技术的特点是可以无创伤、连续、动态地监测脑血流动力,为临床监测脑血流速度提供了简便易行的方法技术。

(一) TCD 基本原理

1. 多普勒效应　物理学家 C. J. Doppler 于 1842 年发现了一种物理现象,当波源和观察者做相对运动时,观察者接收到的频率和波源发出的频率不同。两者相向运动时,接收到的频率升高,而背向运动时,接收到的频率降低。这种物理学现象被命名为多普勒效应(Doppler effect)。

因此,当波源和接收器对于介质相对静止时,接收的频率等于发射的频率,多普勒频移(Doppler shift)值为零,不产生多普勒效应。但是,当接收器迎向或背离波源运动时,接收频率将会大于或小于发射频率,产生多普勒效应。

2. 多普勒频移与血细胞运动速度　经颅多普勒超声的探头同时为超声波的发射器和接收器。这样的结构测出的频率变化,主要是由反射物(血细胞)位置移动所致。当探头发射超声波时,探头为波源,血细胞接收超声波为接收器。如果波源对于介质静止,而接收器(血细胞)以速度 V_1 向波源运动,波在单位时间里向前传播的距离为 C,这样接收器在单位时间里所接收的波数,即接收的频率 (f_1) 不再是发射频率 (f_0)。当部分发射超声波由血细胞反射回到探头,这时血细胞变为波源,探头接收反射波变为接收器。血细胞的运动速度仍为 V_1,这时探头接收的频率 (f_2) 为:

$$f_2 = \frac{C}{C - V_1} f_1$$

多普勒频移值 (fd) 等于接收频率与发射频率之差:

$$fd = f_2 - f_0$$

$$fd = 2f_0 \frac{V_1}{C}$$

这是假设超声束与血细胞运动相平行时的计算结果。如果两者之间有一个夹角 θ,则血细胞运动速度 (V) 等于:

$$V = \frac{fd \cdot C}{2f_0 \cdot \cos\theta}$$

上式中超声波的传播速度 (C) 和探头的发射频率 (f_0) 可视为常数 (K):

$$V = K \cdot \frac{fd}{\cos\theta}$$

根据多普勒频移值与血细胞运动速度的关系,可换算出血流速度,单位是 cm/s。

上式中 θ 是超声束与血流方向之间的夹角。当夹角在 0~30°时,血流速度的计算值与实测值误差很小(0~13%)。因此检测脑血流时,小角度引起的误差可以忽略。这在测定颅内血管血流速度时很有意义,因为在实际工作中无法估计超声束与脑血管走行的夹角。但是临床选择的超声窗口将限制入射角度,基本上可以免去角度引起的误差。

3. 多普勒频谱　多普勒频移资料可表示为血流速度对时间的图形。由于红细胞运动速度并不相同,它们在同一时间会产生多种频移,这些频移返回换能器成为复杂波。相同流速的红细胞,其数量也不同,所产生的振幅信号强度也不一样。任何一种复杂振动过程,都可以经 Fourier 转换分解为无数个不同频率的简谐振动之和。TCD 测量的血流信息经快速 Fourier 频谱分析,以音频和频谱两种方式表达。多普勒频谱显示包括多普勒信号的振幅、频率和时间在内的全部信息,产生一个连续的、与心动周期相一致的不同血流速度的频谱。此频谱图像与脉搏氧饱和度和直接动脉测压换能器产生的波形相似。横轴为时间,频移信号按时间顺序从左向右排列。纵轴为频移数值(血流速度)。频谱的灰度反映信号的强弱。

频谱的特征包括(图 7-1)收缩期峰血流速度(V_{sys})、舒张末期血流速度(V_{dia})和平均血流速度(V_{mean})。

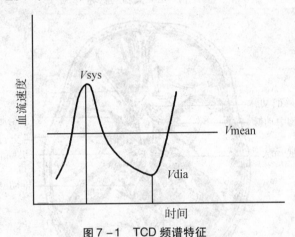

图 7-1 TCD 频谱特征

(二) TCD 监测方法

1. TCD 窗口　为了监测颅内动脉的血流速度,超声束必须通过头颅的三层结构。造成超声波衰减和散射的主要结构在中层(板障),因此衰减和散射的程度主要取决于颅骨的厚度,特别是当颅骨的厚度与所用的波长相同时。选择颅骨骨质较薄的部位,透射的超声波可无严重衰减,这些部位称为 TCD 窗口,如颞骨窗口(颞窗)、眼眶窗口(眼窗)和枕骨大孔窗口(枕窗)。

颞窗位于颧弓上方,从眼眶外侧至耳之间的区域内。通过颞窗可以观察大脑前动脉、前交通动脉、大脑中动脉、颈内动脉终末段、后交通动脉、大脑后动脉和基底动脉分叉处。颞窗是最常用的监测窗口,几乎可以观察到每条颅内动脉(图 7-2)。眼窗,探头经眼眶途径,可以观察颈内动脉虹吸段和眼动脉(图 7-3)。

经枕窗检测时,头应尽量前倾,加大头颅与寰椎之间的空隙。探头放在枕骨粗隆下 1~1.5 cm 处,超声束指向眉弓。通过枕窗可以观察椎动脉颅内段、小脑下后动脉和基底动脉。

2. 颅内动脉的识别　识别颅内动脉的主要依据是取样(检测)深度和动脉血流方向。正常情况下,颅底动脉内的血流各有其特定的方向(图 7-4),相互间并不混杂。TCD 在识别血流方向上,以血流朝向探头为正相频移,频谱显示在零基线的上方;血

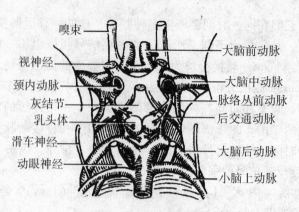

图7-2 大脑动脉环

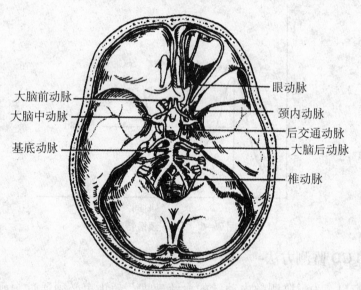

图7-3 大脑动脉环与颅底的关系

流背离探头为负相频移，频谱显示在零基线下方。为了鉴别某一动脉，有时可用某些特殊试验，如压迫颈总动脉和视觉刺激。

（1）大脑中动脉（MCA）。识别颅内动脉最方便的方法是首先找到大脑中动脉。经颞窗，大脑中动脉的取样深度为50~55 mm。这一范围内大脑中动脉的多普勒血流速度最高，是主干取样。主干的血流方向是朝向探头的。确定了大脑中动脉的走行，就可以从浅至深（35~55 mm），以每5 mm的间距取样来追踪脑底动脉网。当跟踪大脑中动脉至60~65 mm深度时，血流方向突然改变，出现双向多普勒频谱。背离探头的信号来自大脑前动脉。血流朝向探头

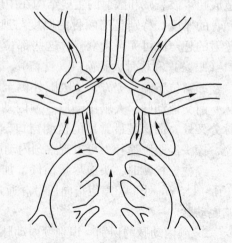

图7-4 颅底动脉血流方向

的信号是颈内动脉虹吸段。探头继续向后扫描至 65～70 mm 的深度可探测到大脑后动脉的血流。追踪这条血管至 75 mm 的深度，出现双向血流，表明为基底动脉。

(2) 大脑前动脉（ACA）。大脑前动脉和大脑中动脉都源于颈内动脉，大脑后动脉来自基底动脉。在颅底，椎动脉和颈内动脉连成 Willis 环。该环前部包括大脑前动脉的近侧段和前交通动脉，并与对侧大脑前动脉相接。前已述及，经颞窗取样深度在 60～65 mm 处，可发现一个双向血流信号，背离探头的信号来自大脑前动脉近侧部分。如果压迫同侧颈动脉，大脑前动脉的血流被阻断，可导致负向血流信号明显减弱或消失。此时，通过对侧的前交通动脉的侧支循环，大脑前动脉的血流方向可能发生逆转，这是判别大脑前动脉的主要依据之一。同时对侧的大脑前动脉血流速度明显增加。

(3) 大脑后动脉（PCA）。Willis 环的后部由后交通动脉和大脑后动脉近侧段组成。经颞窗取样深度为 65～70 mm 时，很容易检测到从基底动脉分叉到后交通动脉的这一段大脑后动脉。此段动脉的血流方向是朝向探头的。如前述，继续增加取样深度，可追踪到基底动脉分叉处，此时出现双向血流。取样深度小于 50 mm 时，大脑后动脉的信号消失，依此可与大脑中动脉鉴别。大脑中动脉在小于 50 mm 时仍可看到血流信号。视觉刺激也有助于识别大脑后动脉。由于原始视皮质的血供来自该动脉，光刺激使视区功能活动增强，供血增加，大脑后动脉的血流速度可提高 15%～20%。

(4) 基底动脉（BA）和椎动脉（VA）。经枕窗检测基底动脉时，初始取样深度设置在 75 mm 左右处可获得基底动脉的血流信号，血流方向背离探头。由于超声束与基底动脉几乎同轴，增加取样深度，血流速度基本上不变。但过深易与颈内动脉混淆，此时可用颈总动脉压迫试验加以鉴别。

检测到基底动脉血流信号后，逐渐减少取样深度至 60～65 mm，可观察到两侧椎动脉背离探头的血流信号。

(5) TCD 信号检出率。脑血管的多普勒信号检出率各家报道差别很大。有 3%～42% 找不到颞窗，其中以老年女性患者的检出率最低。大脑前动脉的检出率较低，仅达 79.5%。TCD 用于监测，由于技术上的原因，据报道失败率达 5%～27%。

3. 脑血流动力学参数

(1) 颅内动脉的血流速度。TCD 的收缩峰血流速度（V_{sys}）、舒张末期血流速度（V_{dia}）和平均血流速度（V_{mean}）可以间接反映动脉系统的压力、流量。V_{mean} 是最常用的参数，因其较少依赖于心率、每搏量和动脉顺应性。V_{mean} 与脑灌注的相关性强于 V_{sys}。

脑动脉血流速度的正常参考值见表 7-1。TCD 的正常值有相当大的变异，主要是脑动脉的直径不同和年龄的差异。大脑中动脉 V_{mean} 在 6～10 岁的儿童最高（97 cm/s），70 岁以上的老人最低（47 cm/s）。老年人脑血流明显减少。正常女性比男性有稍高的脑血流，表现在大脑中动脉的 V_{mean} 上也高出约 4%，说明大脑中动脉的 V_{mean} 与脑血流之间的相关性。血流速度以大脑中动脉最高，依次是大脑前动脉、基底动脉、大脑后动脉和椎动脉。左右两侧相应动脉的 V_{mean} 没有明显差别。

表7-1 脑动脉血流速度正常参考值 (cm/s)

	n	$V\text{mean}$	$V\text{sys}$	$V\text{dia}$
MCA	50	65±17	94±23	46±12
ACA	50	50±13	71±18	34±10
PCA	50	40±9	56±12	27±7
BA	50	39±9	56±13	27±7

(2) 脑血管阻力指数。通过脑动脉血流速度可以计算出两个反映脑外周血管阻力的指数：搏动指数（pulsatility index，PI）和阻力指数（resistanec index，RI）。

PI = (Vsys – Vdia) /Vmean （正常范围 0.65~1.10）

RI = (Vsys – Vdia) /Vsys （正常范围 0.48~0.60）

从 TCD 资料推断 CBF 的变化需要下列假设，即动脉直径、入射角度、血细胞电容和血黏滞性保持不变，这在临床实际中是不现实的。尽管 TCD 不能定量地监测 CBF，但可以判断 CBF 急性变化的程度。此外，TCD 监测脑血流速也可以定量地提供由于脑灌注压下降所致的脑灌注不足的信息。当颅内压增高超过舒张期脑灌注压时，会出现一个特定的波形，此时舒张末期血流速度为 0，而且这一参数已不再依赖上述假设的限制。

（三）TCD 的脑血流速与脑血流量之间的关系

TCD 近年才用于手术室内监护。它满足了临床所需要的无创伤、连续和实时的 CBF 监测，而且可以测定单个脑血管的血流速度，反映局部脑灌注的变化。但是 TCD 测定的是脑动脉的血流速度，而不是脑血流量（CBF）。通过脑底动脉的血流速度（最常用大脑中动脉）来反映脑皮质 CBF 的前提是多普勒探头的入射角度不变和脑动脉的直径不变。在此前提下，维持一定的血流速度，可以保证满意的 CBF。

新近研究发现，TCD 的平均脑血流速（常用 Vmean 表示）能反映 CBF 变化的许多生理特性，如反映 CBF 的局部变化，CBF 的自动调节，以及 CBF 对 CO_2 的反应性等。

1. Vmean 与局部脑血流量（rCBF） TCD 通过测定每一条脑动脉的变化来观察局部脑灌注情况。运动试验表明，TCD 对运动的反应是局部的。节律性地收缩手部，仅对侧的大脑中动脉 Vmean 增加 20%，此反应在运动后 1 min 就产生。只要 $PaCO_2$ 不变，Vmean 可保持恒定，而同侧大脑中动脉的 Vmean 减少，由此可以解释为什么全脑灌注没有增加。

脚踏车运动试验时，3~4 min 后 Vmean 可随做功强度加大达最高值，增加 40%。后期由于过度通气，$PaCO_2$ 下降使 Vmean 降低。Vmean 的升高幅度与用 ^{133}Xe 方法测定 rCBF 的升高幅度相同，但是 TCD 测定的个体差异较大，增高幅度从 10%~47%。此外发现脚踏车运动时，仅大脑中动脉的 Vmean 增加，而大脑前动脉不增加（两条动脉都供应支配脚、腿、髋部肌肉的脑皮质）。原因是试验时脚被固定在踏板上的鞋里，足部肌肉未参与运动。单独运动足部，可导致对侧大脑前动脉的 Vmean 增加。

精神活动也增加 TCD 测定的局部脑灌注,而且行半球试验时,大脑中动脉的 Vmean 增加存在两边的不对称性。认知试验时,大脑中动脉和大脑后动脉的 Vmean 增高大于同侧的大脑前动脉。这一增高与 rCBF 和局部脑代谢的测定结果相一致。已知,视觉刺激可以导致大脑后动脉的 Vmean 明显改变。

Vmean 反映脑灌注的效果取决于 TCD 对动脉直径变化的敏感性。用硝酸甘油扩张动脉时,大脑中动脉的 Vmean 减少,而 CBF 保持不变。相反,刺激颈部的交感神经,使动脉的顺应性下降,两侧大脑中动脉的 Vmean 共同增加。但是正常人增加运动时,似乎不能用相对较大的脑底动脉的直径变化来解释 Vmean 的改变,因此可以认为反映的是 rCBF 的变化。

运动试验时,Vmean 和 CBF 的变化也不能用心血管参数如心率、平均动脉压和心排血量的变化来解释。已证实,静态运动时 CBF 和 Vmean 不增加,而平均动脉压和心率可增至与动态运动时相同的水平。动态运动时,心率和平均动脉压 1 min 内就已升高,而 Vmean 要延迟 1~4 min 才开始增加。此外,不同运动试验时,大脑中动脉 Vmean 可增至相同水平,而心排血量却差别很大。

Vmean 不代表平均流量,它是峰血流速度的平均值,即频谱外层曲线或血管中心的最大血流速度的均值。因此运动试验时表现为全脑 CBF 不变,而局部脑灌注增加(如大脑中动脉)。

PI 在脚踏车运动试验时,两侧大脑中动脉和前动脉都同等升高。1 min 内 PI 可增高至最高水平。相反,手部运动时,PI 在两侧脑均减少。对这一变化目前还无明确的解释。

2. Vmean 与脑血流自动调节 脑血流自动调节能力保证平均动脉压(MAP)在一个很大范围内变动(60~150 mmHg)而 CBF 保持不变。此自动调节机制在一定程度上也可在 Vmean 上反映出来。当 MAP 下降不低于 83 mmHg 时,Vmean 可保持不变,证实 Vmean 自动调节的低限为 83 mmHg。当采用头高倾斜位(一种研究中心血容量减少时心血管调节的人体模型)致 MAP 低于 83 mmHg 时,Vmean 与 MAP 呈平行下降,直至 MAP 达 50 mmHg。一位受试者舒张压 21 mmHg 时,大脑中动脉已检测不出血流,提示脑动脉塌陷。值得注意的是,Vmean 随 MAP 的降低而下降是发生在 CBF 受到影响之前,即脑血流速自动调节的下限高于 CBF 自动调节的下限。采用头高倾斜位试验时,TCD 检测到大脑中动脉 Vmean 出现变化也在出现晕厥的先兆症状之前。一旦出现先兆晕厥,Vmean 已降低 50%,此时 CBF 将 < 20 mL/(100g·min),EEG 出现病理性改变,提示脑缺血。

出现先兆晕厥时,Vdia 的减少大于 Vsys,PI 和 RI 都升高。升高的原因可能是由于一矣低于脑自动调节的范围(下限),血流速度成为压力依赖型。

Vmean 的脑自动调节上限还未确定。MAP 增至 140 mmHg 时不影响 Vmean。自动调节的反应时间很迅速,MAP 下降时,大脑中动脉的 Vmean 反应延迟 4~10 s。

颈动脉内膜切除术后,由于突然解除颈动脉的严重狭窄,可导致脑自动调节丧失。CBF 测定和 TCD 都证实脑灌注过度。CBF 和 TCD Vmean 自动调节能力的重建要 1~2 周以后。

3. V_{mean} 与脑血流的 CO_2 反应性 CO_2 是强力的脑血管床扩张剂,但对直径 >1 mm 的脑血管相对无反应。$PaCO_2$ 从 19.5 mmHg 升至 60 mmHg,CBF 的反应基本是线性的。此点在大脑中动脉和前动脉的 V_{mean} 也得到证实。前者为 2%/mmHg,后者为 3%/mmHg,二者变化是相关的,但存在明显的个体差异。如前述,运动试验时,$PaCO_2$ 不变,大脑中动脉和前动脉 V_{mean} 的升高是稳定的。一旦由于过度通气 $PaCO_2$ 下降时,V_{mean} 将减少。颈动脉严重狭窄侧支循环不好的患者,V_{mean} 对 CO_2 的反应性显著降低,甚至同侧 V_{mean} 可成为负反应。侧支循环满意的患者,保留对称的 CO_2 反应性。

大脑中动脉和大脑前动脉的 PI 值对 CO_2 反应性也是线性关系,约 4%/mmHg。同样这种反应也是仅存在于侧支循环满意的患者,侧支循环差的患者不存在。

综上所述,TCD 脑血流速虽然不能定量地反映脑血流量,但是通过监测脑动脉的 V_{mean} 可以反映该动脉供应区脑灌注的变化,包括局部血流分布、自动调节反应和对 CO_2 的反应性,从而提供重要的脑血流和血流动力学资料与研究手段。

(四) TCD 脑血流监测在围手术期的应用

如同其他监测技术一样,TCD 技术有优势也有自身的局限性。至于 TCD 脑血流速与 CBF 之间的关系,应将脑血流速的变化作为一个相对指数而不是绝对值来衡量 CBF 的变化。

1. 颈动脉内膜切除术 TCD 监测除有助于术前的病变定位诊断、确定狭窄程度、范围和侧支循环状况外,主要监测术中暂时阻断颈动脉时脑缺血的危险。TCD 对 CBF 已受限的患者能准确监测脑灌注状态,这类患者 MAC 血流速与 CBF 之间有很密切的相关性。

颈动脉阻断时,大脑中动脉的 V_{mean} 与 EEG 变化、颈内动脉(阻断后)远端血压 (stump pressure) 和 CBF 之间存在相关性。EEG 活动维持正常,CBF 不会低于 20 mL/(100 g·min)。颈动脉阻断后,出现 EEG 改变时,平均 CBF 为 16 mL/(100 g·min),V_{mean} 为 21 cm/s。一般情况下,大脑中动脉 V_{mean} 低于 30 cm/s 意味着 CBF < 20 mL/(100 g·min),预示患者将发生脑缺血改变。

为了排除个体间差异,可用阻断后 V_{mean} 与阻断前 V_{mean} 的比值来观察。当比值为 0.6 时,89% 的患者 CBF 在 20 mL/(100 g·min) 左右;当比值为 0.4 时,97% 的患者发生病理性 EEG 改变。因此阻断颈动脉后,TCD 可迅速检测出脑低灌注的改变。

颈动脉内膜切除术后,患者出现手术侧的头痛,同侧大脑中动脉的 V_{mean} 与 MAP 呈平行变化(压力依赖型)。这是由于长期脑低灌注的突然解除,脑自动调节丧失。TCD 监测证实脑过度灌注。大多数病例,此状况要持续 2 周。

2. 体外循环 心脏手术围手术期发生明确的局灶神经功能损害(中风)的患者占 2%~6%。术后第一周有细微神经功能异常或神经心理损害的患者高达 30%~60%。体外循环期间 TCD 连续监测大脑中动脉的价值在于:①及时发现由于流量、灌注压力、温度等因素改变所致的 CBF 和脑灌注的改变,采取措施防止术中脑低灌注的情况发生,避免脑缺血损害;②TCD 可十分敏感地检测出通过血管的微小气栓或栓子,并可计算出栓子的数量,提醒人们重视体外循环期间的微栓问题,并为研究微栓的防范措施提供了有力的工具；③监测主动脉内球囊反搏时患者的脑动脉血流，判断反搏增加脑血流的效果。

3. 脑血管病外科　TCD为无创伤性诊断和研究脑血管病开辟了新领域。如诊断脑血管狭窄和闭塞、脑血管畸形、大的动脉瘤、脑血管痉挛等，术前判断患者Willis环侧支循环情况，脑血管舒缩反应贮备能力，提供其他影像学检查所不能得到的脑血流动力学资料。

TCD也用于手术中控制性降压时的CBF监测和CBF自动调节功能的监测。

TCD监测用于介入栓塞治疗脑动静脉畸形和动脉瘤已有报道，它利于引导导管的进入途径，提供栓塞后动脉供血和侧支循环情况，连续监测有无脑血管痉挛发生。

4. 麻醉药对CBF的影响　TCD无创伤连续监测技术为临床研究麻醉药对CBF的影响提供了重要手段。麻醉药通过直接或间接对脑血管的影响改变CBF，直接影响是作用于血管平滑肌产生血管的扩张或收缩；间接影响是引起肺泡通气或脑代谢上的变化。有关各种麻醉药对CBF的影响以及在病理生理上的重要意义已有很多报道，不再赘述。

二、其他脑血流测定方法

（一）N_2O 法

根据Fick原理，每单位时间内组织吸收指示剂的量等于动脉带到组织的量减去静脉血从组织带走的量。N_2O是一种惰性气体，吸入后在体内不分解代谢，通过测定动脉和颈静脉血N_2O浓度可根据公式求出CBF。N_2O法的优点是可定量测定脑的平均血流量，结果准确。缺点：①需做颈静脉和外周动脉插管多次取血；②需10 min以上的饱和期以达到血液和组织间惰性气体的平衡，因此不能测定CBF的快速变化；③不能测定rCBF；④静脉血样要避免脑外的"污染"。

（二）动静脉氧差法

同样，根据Fick原理，脑氧摄取量等于CBF乘上动静脉氧含量差。假设脑氧摄取量稳定不变，则CBF为动静脉氧含量差的倒数。

此方法需测定外周动脉和颈内静脉血氧，而且不适用于脑代谢发生变化的情况。

（三）阻抗法

阻抗血流图用来测量CBF是根据组织内的血液对电的阻抗最小，血供多少可增加或减少组织阻抗。但是阻抗血流图主要反映的是脑血容量的变化，只能在较少程度上反映血流速，而且影响阻抗变化的因素太多。由于阻抗法属无创伤技术，因此可作为脑循环研究的一种方法，但不能定量估测CBF。

（四）同位素清除法

颈动脉内或静脉内注射或吸入同位素^{133}Xe，通过头部闪烁探测器测定放射性示踪剂从组织中的清除率，得出时间-放射性强度变化曲线，即清除曲线。^{133}Xe 的清除直接取决于 CBF，可根据曲线计算求出 CBF。动脉内注射法由于需颈动脉穿刺，有一定损伤性；而静脉内注射法和吸入法基本无损伤，既能测量全脑又能测量局部血流，并可多次重复测定。静脉法和吸入法同位素用量比动脉法大，而且要解决同位素的再循环和脑外组织污染的技术问题，需要同时测定呼出气 ^{133}Xe 曲线，因此用于肺部疾病患者会产生误差。

由于探测系统的固定所限，上述方法只能得到两个象限（平面的）rCBF 的分布图形。采用先进的单光子发射计算机断层扫描（SPECT，简称 ECT），利用电子计算机辅助的旋转型探测系统，可以测得许多断层图像上的 rCBF。

（五）近红外光谱法

近红外光谱法测定 CBF 是近年的新技术。将红外光示踪剂以"弹丸"形式经中心静脉导管注入右房，示踪剂通过脑测出循环的光信号变化曲线，从而计算出示踪剂的脑通过时间（transit time）。脑通过时间是用血流的速度来反映血流量，其关系：

$$平均脑通过时间 = \frac{脑血容量}{脑血流量}$$

虽然脑通过时间只是 CBF 的半定量间接指标，但大脑不同部位同时测定的通过时间的比率与这些部位的 CBF 的比率很接近。同一部位大脑短时间内二次测定的通过时间的比率也与 CBF 的变化近似。目前通过时间的测定已发展到用计算机处理。

（六）脑电图监测

EEG 主要由脑皮质锥体细胞产生，锥体细胞对缺血选择性的相对易损性，是 EEG 对脑缺血特别敏感的基础。脑可以耐受一定程度（大约 50%）的 CBF 减少。CBF < 20~25 mL/（100 g·min）时，EEG 活动开始变慢；16~17 mL/（100 g·min）时，自发脑电活动衰竭，诱发脑电（EP）波幅进行性降低；< 12~15 mL/（100 g·min）时，诱发脑电消失；能量衰竭则在 CBF < 10 mL/（100 g·min）时才发生；而在脑皮质发生不可逆损害之前，EEG 已变成等电位。

脑电功率谱（CSA、DSA）和谱边界频率（SEF）可量化分析 EEG 脑缺血改变。脑缺血缺氧时，EEG 特征性的病理改变呈慢波活动伴随着波幅降低。而脑电功率谱分析恰好是把波幅随时间变化的 EEG 变换成为功率（波幅）随频率变化的谱图。在功率谱图上，EEG 信号的频率分布以及每一频率成分（δ、θ、α、β）的脑电功率（波幅）分布一目了然，从而可以迅速清楚地显示脑缺血时 EEG 在频率和波幅上的变化。例如，局灶性脑缺血早期，EEG α 频带的波幅仅下降 5%~15%，用常规 EEG 目测分析尚不能发现时，CSA 和 DSA 已显示出该频率成分的功率异常。用于监测脑血管病血管内介入栓塞治疗时，在暂时预栓塞大脑动脉后判断患者对脑缺血的反应和耐受性，预测脑血管侧支循环的代偿情况。

SEF 是将脑电功率谱的变化简化成单一变量，更清楚地显示 EEG 频率和功率及移动。脑缺血时，较高频率处的功率减弱或消失，SEF 向左移动（较低频率处），对全脑或局灶性脑缺血都很敏感。脑缺血的诊断标准是，SEF 较前数分钟的均值突然减少 50% 以上，至少持续 10 min。对全脑缺血单个导联的 SEF 就可以检测出来，而局灶性脑缺血，用 24 个导联大致能提供 16 导联原始 EEG75% 的敏感性。

脑电双频谱指数（BIS）对脑缺血的敏感程度已得到认可。BIS 可以发现体外循环中低氧所致的脑功能抑制。体外循环下体温每下降 1 ℃，BIS 减少 1.12 单位。在深低温停止循环前，可以通过 BIS 监护仪计算的爆发抑制率和对脑皮质静止状态的判断来提示脑保护的满意程度。BIS 在颈内动脉内膜剥脱术中监测脑缺血的价值尚有争议，可能与脑内侧支循环状况不同有关。

（岳　云）

第二节　颅内压监测

颅内压（ICP）是颅腔内容物对颅腔壁所产生的压力，又称脑压。它的测量首先是由德国人 Leydene 于 1886 年阐述；1897 年，通过腰椎穿刺测颅内压法首先应用于临床；1951 年 Guilaume 和 Janny 开始在实验中对脑室的脑脊液压力进行连续监测；1960 年，Lundberg 发明了颅骨钻孔侧脑室内置管测颅内压的方法，并开始大量应用于临床。此后，颅内压监测方法不断发展，特别是无创性颅内压监测新技术的出现为临床监测颅内压开辟了广泛的应用前景。

一、颅内压的形成

颅内压由颅腔内三种成分形成：脑组织、脑血流和脑脊液。成人大脑组织约重 1350 g，脑血容量 100～150 mL，脑脊液 75～150 mL。在密闭的颅腔内，上述任何一种内容物的容量改变都导致颅内压的变化。正常生理情况下，脑组织、脑血容量和脑脊液与颅腔是相适应的，从而保持颅内压相对稳定。颅腔内一种成分的增加，必然导致另一种或两种成分代偿性减少，以维持颅内压不变。这种代偿达到极限后，如果某种成分再继续增加，则会引起颅内压增高。起初，增加的颅内容物体积可被适应而颅内压变化极小。一旦超出此范围，体积稍有增加便可导致颅内压明显升高。由于脑脊液介于颅腔壁和脑组织之间，且脑室和脑、脊髓的蛛网膜下隙相通，所以通常以脑脊液压来表示颅内压，而颅内压反映的是脑脊液形成与吸收之间的平衡。仰卧位正常成人颅内压为 8～12 mmHg，儿童 3～7 mmHg，足月儿 1.5～6 mmHg。

除脑组织、脑脊液外，脑血容量亦是形成颅内压的重要因素。由于目前没有简便的方法可供临床测定脑血容量，以往常通过脑血流量判断颅内血容量的变化，然而脑血容量与脑血流量的改变并非任何时候都是一致的。脑脊液压正常时，脑血流增加对颅内压的影响并不重要；而当脑脊液压升高时，增加的脑血流就对颅内压影响十分明显。通常脑血容量的改变并不会引起明显的颅内压升高，因为颅内有一定的顺应性，当顺应性降低时，血容量的变化将影响颅内压，颅内压升高又会降低脑灌流压，进而引起脑缺血。详细内容见第二章第三节。

颅内压增高时机体有一定的代偿机制减轻这一改变：①脑血管的自动调节；②脑脊液的重吸收；③脑脊液转移进入蛛网膜下隙。其中脑组织、脑血液、脑脊液中任何一种成分的增加，都会引起另一种成分或两种成分代偿地减少，以保持颅内压的正常范围。但此代偿能力是有限的，一旦达到最大极限，则任何一种成分的增加均会导致颅内压明显升高。监测颅内压有助于判断脑灌注压、脑顺应性以及脑循环的状况，对指导临床治疗具有重要意义。

二、颅内压监测意义

ICP 监测目前已被认为是直接诊断颅内高压最迅速、客观和准确的方法，也是观察颅脑疾病患者病情变化、判断手术时机、指导临床用药和评估预后的必备手段之一，现已广泛应用于神经外科、神经内科、儿科及其他内科等颅内高压性疾病的监测。《美国严重颅脑损伤处理指南》中就包括了 ICP 监测和颅内高压处理等项目，该指南对减少继发性脑损害和促进患者预后具有重要指导意义。

ICP 增高是颅内疾病或颅内继发性病变的一种反映，如不能及时发现 ICP 增高并采取有效的治疗措施，则可能导致严重后果，甚至危及生命。在临床工作中，单纯依靠观察神经系统症状或 CT、MRI 影像学资料判断 ICP 是否增高，很难说明 ICP 的实际水平，故采用持续的 ICP 监测作为"早期报警系统"，有利于早期发现和及时处理 ICP 增高和颅内疾病，并提高疗效，判断预后。图 7-5 是以脑血流和脑灌注压为基础用 TCD 方法监测患者 1 h 颅内压所得到的动脉血压、颅内压、大脑中动脉血流速度、脑灌注压。通过连续颅内压监测，可以看到在动脉压（ABP）升高，颅内压高波（A 波）期间，脑灌注压（CPP）下降，大脑中动脉血流速度（FV）减慢，脑自身调节功能受损。其他检查无法获得患者瞬时变化的资料，而颅内压监测可以动态观察。临床医生通过颅内压监测才能更准确地判断患者即时状态，从而为患者提供更有效的治疗。

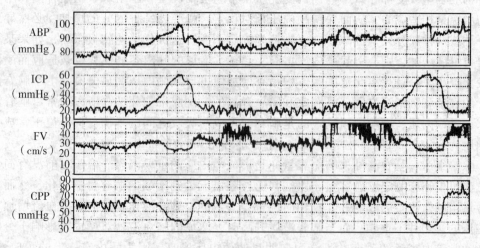

图 7-5 动态监测 ABP、ICP、FV、CPP 间相关图

三、颅内压监测方法

目前临床上颅内压监测的方法很多，可分为有创性和无创性两种方法。

（一）有创颅内压监测

1. 脑室内监测 被称为ICP监测的金标准。该方法是将导管安置在侧脑室前角内，另一端连接压力传感器，并将其固定在室间孔水平（参考零点）。如图7-6，此法简便，直接客观，测压准确，便于检测零点漂移，也可以间断释放脑脊液以降低ICP和经导管取脑脊液样品及注药，具有诊断和治疗价值。缺点是属有创性监测，并发颅内感染的概率较大，置管5d后感染明显增多，因此置管不宜超过5d。当ICP急剧增高时，脑室受压变窄、移位，脑室穿刺和置管困难。在监护时应避免非颅内因素导致的ICP增高，例如呼吸道堵塞、烦躁、体位偏差、高热等。新近研究的抗生素涂层导管能够减少感染率，但仍需要更多的实验来验证。

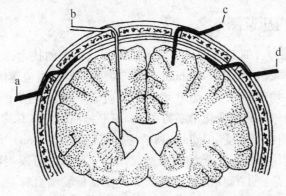

图7-6 颅内压脑室内监测
a. 硬膜外测压 b. 脑室测压 c. 脑实质测压 d. 蛛网膜下隙测压

2. 脑实质内监测 将一条细纤维光缆经颅骨进入脑实质，光缆头部安装极微小显微探头光学换能器，随着压力的变化，纤维光缆传导测量信号。脑实质内监测是一种较好的替代脑室内置管方法，其优点是感染和颅内出血等并发症的概率低，感染率＜1%，缺点是零点基线的微小漂移、光缆扭曲或者传感器脱落移位等，且该法只能反映局部ICP，而颅内ICP并不是均一分布，通常来说，只有脑脊液无障碍地在各个腔之间流动时，颅内压在各处分布才可能平衡。当脑肿胀时，脑脊液流动受限甚至停止，这时颅内压不是均衡分布。

3. 蛛网膜下隙监测 是经颅骨钻孔置入中空螺栓，脑脊液充满螺栓，与压力系统相连测压。此法优点是操作简便，不穿脑，与侧脑室无关，避开静脉窦，测压点多，可取脑脊液样品；缺点是易引起感染，误差大，螺栓易脱落或被碎屑堵塞而影响测压，因此临床应用不广泛。

4. 硬膜外测压 将内含换能器的微型扣式光纤探头放在硬膜外。此方法优点是探头置于硬脑膜外，安置方便，感染机会少，放置时间可相应延长；但是基线易漂移，硬膜外法测出的 ICP 较脑脊液压力略高，相差 2~3 mmHg。放置时间过长，可引起硬膜反应性增厚，降低测压敏感性。虽然技术不断进步，但硬膜外监测 ICP 的准确性和可靠性值得怀疑。

5. 硬膜下测压　硬膜下置放特制的中空螺栓可测脑表面液压。此法测压准确，但硬脑膜开放，增加了感染机会。与脑室内监测比较，硬膜下或硬膜外具有癫痫和出血发生率低、放置时间长等优点，但假阳性值较多。

6. 腰椎穿刺测压　腰椎穿刺测 ICP 始于 1897 年，该方法简便易行，操作方便。缺点是可能发生神经损伤、出血、感染等并发症。当病情严重或怀疑 ICP 极高有形成脑疝危险时，腰椎穿刺被视为禁忌。当椎管狭窄或炎症使蛛网膜粘连导致脑脊液循环梗阻时，腰椎穿刺所测得的压力不能直接反映 ICP 的变化。

7. 神经内镜监测　神经内镜监测 ICP 的方法，主要用于神经内镜手术。在内镜工作通道中放置微型传感器，术中能连续准确地监测 ICP 的变化，术后也可以连续监测。当 ICP 变化明显时其应用有所限制，监测效果受冲洗、吸引和脑脊液流失等影响，且尚需大样本研究。

（二）无创颅内压监测

1. 经颅多普勒超声（TCD）　TCD 是应用最广的一种无创技术，通过观察高颅压时的脑血流动力学改变来估计 ICP。Schmidl 等测定大脑中动脉血流速度后进行波形分析，发现动脉灌注压和平均 ICP 相关，ICP 增高，脑血流下降，大脑中动脉的血流速度减慢，血流速度的波动与 ICP 的变化呈平行关系。ICP 增高时，TCD 频谱的收缩峰血流速度（V_{sys}）、舒张末期血流速度（V_{dia}）和平均血流速度（V_{mean}）均降低，以 V_{dia} 降低最明显。TCD 监测优点是：①能反映脑血流动态变化；②可观察脑血流自身调节机制是否完善。其缺点是：①TCD 测量流速而非流率指标，脑血管受多种因素（$PaCO_2$、PaO_2、pH 值、血压、脑血管的自身调节）影响时，用 TCD 准确算出 ICP 有一定困难；②脑血管痉挛时流速增加，需要与脑充血相鉴别。③颅脑损伤患者可出现不明原因的 PI 与 ICP 间不同步波动，使计算更难以准确（图 7-7，见书后彩页）。

2. 闪光视觉诱发电位（flash vienal evoked potentials，f-VEP）　f-VEP 是指由弥散的非模式的光源刺激诱发出的视觉诱发电位。f-VEP 可以反映整个视觉通路的完整性。当 ICP 高时，电信号在脑内传导速度减慢，视觉诱发电位（VEP）波峰潜伏期延长，延长时间与 ICP 值成正比。现已证实 ICP 的改变会影响 VEP。例如，脑积水患儿的 VEP 较正常儿童明显延长，从脑室引流 4 mL 脑脊液，可使潜伏期缩短，而行分流术后，VEP 的潜伏期恢复正常。进一步研究表明，脑积水和严重颅脑外伤患者的 VEP 的 N2 波与颅内压呈线性相关（$r=0.9$）。VEP 的 N2 波成分起源于原始视皮质，属皮质电位活动，因此，它的潜伏期对可逆的皮质损伤，如缺血或来自蛛网膜下隙压力增高的压迫是十分敏感的。f-VEP 监测 ICP 具有独特的优点：f-VEP 本身就是危重患者脑功能监测和随访的有效方法，对颅内高压疾病的预防和判断脑死亡有一定帮助。但该法仍有一定的局限性：易受年龄、脑代谢（如 $PaCO_2$、PaO_2、BP、pH 值等）有关因素及全身疾病代谢紊乱影响。颅内占位病变压迫或破坏视觉通路时，f-VEP 对 ICP 的反映将受影响。严重视力障碍和眼底出血等眼部疾病也会影响 f-VEP。部分深昏迷患者或脑死亡者 f-VEP 不出现波形。

3. 前囟测压法（anterior fontanel pressure，AFP） AFP 主要用于新生儿和婴儿监测。该法是将前囟压平，然后连接传感器测量。诞生 40 年来，AFP 逐渐完善，在新生儿和婴儿中已一定程度代替有创性 ICP 监测。因为要压平前囟，所以只有突出骨缘的前囟才适用，而下压外突的前囟可增高 ICP，对患儿造成不利。

4. 鼓膜转移法（tympanic membrane displacemen，TMD） 蛛网膜下隙可通过耳蜗导水管与内耳的外淋巴间隙相连，ICP 变化引起外淋巴液压力变化可使镫骨肌和卵圆窗的位置改变，继而影响听骨链和鼓膜的运动，导致鼓膜移位。利用这一原理，通过安放于外耳道的声抗仪可发射声音并监测经鼓膜传到的回声间接测量 ICP。在此方法检查前，患者必须满足以下条件：①中耳压力正常；②镫骨肌反射正常；③耳迷路导管开放。鼓膜转移法在一定范围内能较精确地反映 ICP，在不易区分是高颅压还是低颅压引起头痛等症状时，它能较准确区分。但也有一些缺陷：过度暴露于声音刺激能引起暂时性音域改变而影响测量；有脑干和中耳病变的患者，因镫骨肌反射缺陷不能监测；不能连续监测；不安静，不合作及老年人均不宜用此法监测。

5. 视网膜静脉压监测法 1925 年 Baurman 就提出，可用视网膜静脉压来评价 ICP。在正常情况下，视网膜静脉经视神经基底部回流到海绵窦，所以视网膜静脉压大于 ICP。ICP 增高时影响了视神经基底的鞘部，造成视网膜静脉回流障碍导致视乳头水肿，视网膜静脉增粗，搏动消失。现已证实，ICP 和视网膜中央静脉压呈线性相关（$r = 0.983$）；患者的视网膜静脉高于 30 mmHg，相应的 ICP 高于 15 mmHg。借助超声和血流动力学数据来推测 ICP。视网膜静脉压测定为瞬间测定 ICP 提供了实用方便的监测法，但该法只能瞬间测定，不能连续。当视乳头水肿明显或眼内压高于静脉压时不适用。

6. 无创脑电阻抗监测（noninvasive cerebral electrival impedance measurement，nCEI） 近 10 年来，一些学者开始用体表电极 nCEI 技术，在动物实验中与有创 ICP 监测对比，认为 nCEI 能准确反映颅内病情变化，且是观察脑水肿的灵敏指标。虽然该技术需要临床研究来证实，但很多学者认为 nCEI 具有良好的前景。

7. 其他 另外还有近红外光谱技术监测 ICP，通过视神经鞘直径的测量估测 ICP，通过脑血流动力学知识建立数学模型来估算 ICP 及临床医生通过临床表现和影像学检查（CT 或 MRI）来判断患者有无 ICP 增高表现等。

四、颅内压监测的适应证、并发症及注意事项

1. ICP 监测适应证 ICP 监测广泛应用于神经科的颅脑外伤、脑血管病、脑肿瘤、脑积水、颅内感染、神经系统先天性畸形、肝性脑病等，还应用于内科、儿科能引起颅内高压的疾病。颅脑外伤是 ICP 监测的主要适应证，约占 61%，脑出血为第二适应证，占 23%。选择适应证的具体原则是：①非手术患者：脑挫裂伤或内科保守治疗的颅内出血；颅脑外伤 Glasgow 昏迷评分≤8 分者；过度换气和巴比妥疗法患者；颅内感

染患者;脑积水和脑瘤术前患者;其他原因致颅内高压而昏迷的患者。②手术患者:全部开颅手术后的患者。

2. ICP 监测并发症及注意事项 主要发生于有创 ICP 监测。①感染:发生率低,临床上为 0.3%~1.8%,轻者为伤口感染,重者可发生脑膜炎、脑室炎和脑脓肿等。感染的类型亦可因采用的监测系统不同而发生明显改变。一般监测 3~4 d 为宜,时间愈长感染的机会也逐渐增多。②颅内出血:发生率较低,临床上不到 1%,但为严重致命性并发症。与凝血机制障碍或监测系统安置中的多次穿刺有关。直接创伤出血可发生在脑室内或脑实质内,由脑脊液引流过度所致的出血主要为硬脑膜下出血。如患者存在凝血功能异常应进行纠正。在安装技术方面,应避免反复穿刺,并应防止脑脊液引流过快或将 ICP 降至不合理的低水平。③脑实质损伤:主要因穿刺方向失误或监测装置放入过深引起,最常发生在脑室穿刺患者。应限制穿刺次数和置管深度,并及时寻找穿刺不成功的原因或更换其他监测方法。④医源性颅内高压。

五、颅内压监测分析

颅内压监测的方法很多,各有优缺点,如何合理利用各种监测法并且正确分析及解释颅内压监测的资料也非常重要。

(一)正常颅内压

要确定一个统一的颅内压值比较困难。正常颅内压随年龄、体位、临床情况而变化。在水平位,成人正常颅内压 <15 mmHg,儿童 <7.5 mmHg,足月儿 <6 mmHg。对成人而言,15~20 mmHg 为颅内压轻度升高;20~40 mmHg 为中度升高;>40 mmHg 为重度升高。然而观察颅内压的绝对值仅仅是问题的一个方面,我们要在不同的情况下综合分析。颅内压治疗阈值仍是一个广泛争论的问题,但有一点得到了共识:选择颅内压治疗阈值应与临床检查和 CT 图像相结合。如在成人颅脑外伤中,目前比较一致的看法是,高于 20 mmHg 应当治疗,使颅内压降低。

临床上颅内压升高的常见原因:

1. 局部脑损伤 包括创伤血肿(硬膜外、硬膜下、脑实质)、新生肿物、脓肿、局部水肿。

2. 脑脊液循环障碍 如阻塞性脑水肿、交通性脑水肿。

3. 阻塞主要静脉窦 可见于静脉窦上面颅骨压缩性骨折、脑静脉栓塞。

4. 弥漫性脑水肿或肿胀 原因有脑炎、脑膜炎、大面积脑损伤、蛛网膜下隙出血、水中毒等。

(二)颅内压的波形

颅内压的波形由三个成分组成:脉搏波、呼吸波、慢波。它们在时域上重叠,但在频域上可以分开(图 7-8)。脉搏波由几个小谐波组成,它们的频率和心率相等;呼吸波频率和呼吸频率相等;慢波指所有频率范围在 0.05~0.0055 Hz 的波。

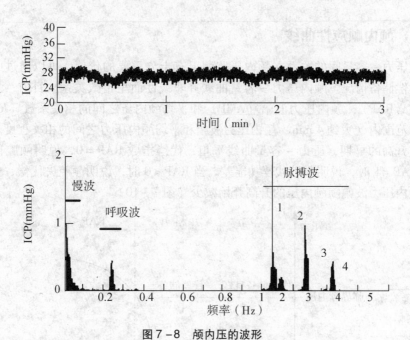

图 7-8 颅内压的波形

显示脉搏波、呼吸波、慢波在时域上重叠,但在频域上可以分开

颅内压的波形通常可分为 C、B、A 波形。C 型波为正常波形,压力曲线比较平坦,呈与动脉压力波和呼吸相一致的波形。B 型波是在正常压力波的背景上出现短时骤升又骤降的高波,一般不超过 10 mmHg。每分钟出现 B 型波 0.5~2 次表明颅内压中度至重度升高(图 7-9)。A 型波也称高原波,特征是颅内压的波形突然升至 50~100 mmHg,持续 5~20 min 后又骤然降至原水平或更低。A 型波的频繁出现提示颅腔的代偿功能已近耗竭。在不同的疾病条件下,颅内压的波形有一些相应的变化。应该强调的是,颅内压的波形比单纯颅内压值所提供的信息要少得多。

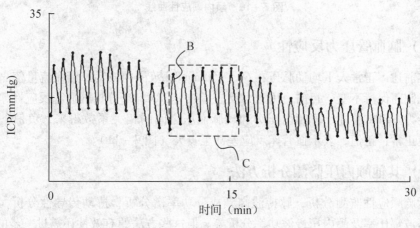

图 7-9 颅内压的波形

(三) 颅内顺应性曲线

颅内压力-容量间的关系在颅内压监测上有十分重要的价值,可以通过此曲线研究颅腔代偿储备情况。颅内压力-容量曲线并非线性而呈指数关系。目前,常用代偿储备指数(RAP)[颅内压力波幅(AMP)和平均颅内压之间的相关系数(R)]表示一定时间范围内(大约 4 min)颅内压力波幅和平均颅内压力之间的相关程度。在颅内压正常或升高的早期,压力-容量曲线平坦,代偿指数 RAP=0,说明颅腔代偿功能好。当 RAP=1 时,说明颅腔代偿功能差。当 RAP<0 时,说明颅腔失代偿,曲线骤然上升,颅内压力波幅随颅内压的升高开始减少(图 7-10)。

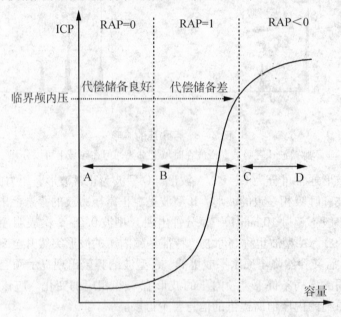

图 7-10 颅内顺应性曲线

(四) 脑血管压力反应性

正如前述,正常人平均动脉压在 60~150 mmHg 范围内波动,脑血流量依靠其自身的调节机制而保持不变。目前,用压力反应指数(PRx)来分析脑血管反应性,即其自动调节能力。PRx 通过计算颅内压力和动脉血压之间的相关系数得来,负值,表示血管床反应正常,正值,表示血管床反应差甚至丧失(图 7-11)。

(五) 其他颅内压监测分析方法

包括脑顺应性监测分析,脉搏波高频成分功率谱分析,搏动传导性分析,呼吸波和颅内压波幅比率及颅内压慢波功率分析等。但这些方法的有效性还需进一步的研究。

(六) 颅内压监测的局限性

如同用临床体征来判断一样,脑干受压往往到晚期体征才较明显。颅内压监测也

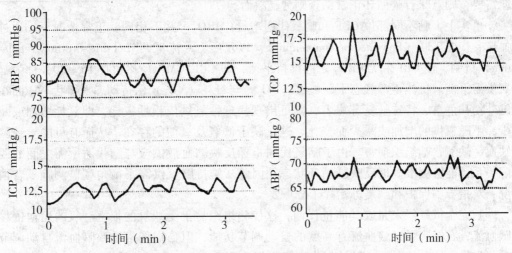

图7-11 脑血管压力反应指数（PRx）

有局限性，仅仅在脑代谢变化构成脑肿胀时，颅内压才会出现有意义的变化。尽管计算机技术的引入使ICP监测的安全性、可靠性和指标方面有较大的改进和提高，但ICP测量仍属不能用于一般患者的无创功能性检查，目前国内外临床上较为流行的介质传导型ICP测量方法都是采用有创方法，操作比较复杂，且并发症较多。

（七）颅内压监测的展望

随着医学技术和工程技术的发展，ICP监测方法取得了较大的进步，逐渐从创伤性监测向无创性监测发展，从单一性向联合性发展，从间断性向连续性发展，由接触式向非接触式发展，由近距离向远距离遥感发展。但目前仍无一个令人满意的监测方法。就其发展趋势而言，有如下特点：无创性监测是大势所趋；监测与图像及信号处理广泛结合；与生物工程、电气工程、物理学结合紧密；寻求更安全、更方便、更精确、更经济的监测方法。其中无创脑电阻抗监测（nCEI）技术综合上述优势，具有良好的前景。

（黄焕森　王根保）

第三节　脑代谢监测

临床上，多依赖临床表现、ICP和CPP监测来指导脑外伤和脑复苏患者的治疗。但是，由于ICP和CPP缺乏脑血管阻力的信息，即使ICP正常时，脑循环不一定也正常；CPP正常或升高时，脑循环灌注也不一定是正常的。CBF测定尽管在反映脑血流动力学方面比CPP准确，但它只是一个单纯的血流动力学参数，不能反映脑代谢状况。脑的缺血与否是相对于脑代谢而言的，即不管CBF多少，只要血液供应能够满足脑代谢需要，则意味着脑循环正常，否则为脑缺血。

事实上，脑不同部位 CBF 和脑氧代谢率（$CMRO_2$）并不相同。正常情况下，通过血流－代谢耦联（flow-metabolism coupling）以及压力－流量调节（pressure-flow regulation）机制，使 CBF 和 $CMRO_2$ 之间维持平衡，即 $CBF/CMRO_2$ 比值在 15~20，称为脑氧供需平衡。机体正常状态下，氧供（DO_2）与氧耗（VO_2）保持动态平衡状态；而在脑外伤和危重、特殊脑复苏患者，则可出现病理性氧供依赖性氧耗，即氧耗增加或减少，不随氧供的增加或减少而变化，这反映了低氧及氧债的存在，从而有可能导致脑缺血、缺氧，脑组织损害。由于脑氧代谢指标反映脑血液供应与脑代谢所需之间的匹配关系，能够更准确地反映脑循环状态，因此从维持脑氧供需平衡角度监测脑氧合情况，对指导脑保护和脑复苏治疗十分重要。

脑完全依赖氧来完成其能量代谢，这使脑组织易于受缺氧的损害。氧的运输依赖脑血流，在健康者，脑血流有高度的自动调节功能，但脑损伤常导致脑血流自动调节功能丧失。这种情况下，脑的氧供应监测非常重要。

近十几年来，临床上脑代谢监测成为脑功能监测的一个重要组成部分。新的脑氧代谢监测技术，使评估脑损伤后代谢方面的变化成为可能，使干预治疗的重要性提升。应用于临床的脑代谢监测手段主要有：①连续颈内静脉血氧饱和度（jugular venous oximetry，$SjvO_2$）监测；②近红外光谱法局部脑氧饱和度（regional cerebral oxygen saturation，$rScO_2$）监测；③脑组织氧分压（partial pressure of brain tissue oxygen，PbO_2）监测；④脑微透析监测；⑤其他：脑动脉－颈内静脉血乳酸差值和脑内静脉腺苷含量也可反映脑代谢情况，MRI 和正电子断层扫描结果可靠，但不能实现手术中实时监测且设备昂贵。

对脑组织氧代谢的监测方法，目前临床应用较多的是 $SjvO_2$ 和 $rScO_2$，PbO_2 监测的优势也日渐受到重视和推广。

一、颈内静脉血氧饱和度监测

（一）颈内静脉血氧饱和度监测的病理生理学

$SjvO_2$ 提供脑氧摄取的能力及脑氧代谢信息。脑氧输送量等于 CBF 乘以动脉血氧含量。在健康的个体，$CMRO_2$ 与 CBF 耦联，当 $CMRO_2$ 升高时，CBF 也升高使需求匹配。动脉和静脉氧含量的差值能反映脑对氧摄取是否稳定。而当患者有脑损伤时，已经证实 50% 以上有脑自动调节功能的缺失，造成 CBF 对 $CMRO_2$ 耦联的失调。

基于 Fick 原理，$CMRO_2$ 等于 CBF 乘以动脉和颈内静脉氧含量之差（$AJDO_2$）：

$$CMRO_2 = CBF \times AJDO_2 \qquad 1$$

或

$$CMRO_2 = CBF \times (CaO_2 - CjVO_2) \qquad 2$$

式中 CaO_2 是动脉氧含量，$CjVO_2$ 是颈内静脉氧含量（代表脑静脉氧含量）。已知每百毫升血中每克 Hb 可携带氧 1.34 mL，如忽略物理溶解的血氧，从 2 式得到：

$$AJDO_2 = Hb \times 1.34 \times (SaO_2 - SjvO_2) \times 1/100 \qquad 3$$

将3式代入1式整理后：

$$SjvO_2 = SaO_2 - (CMRO_2/CBF) \times (100/1.34Hb)$$

如果 Hb 和 SaO_2 不变，则 $SjvO_2$ 与 $CMRO_2/CBF$ 比值成反比。即当 $SjvO_2$ 降低时，不是 $CMRO_2$ 升高就是反映氧供的 CBF 减少所致。$CMRO_2/CBF$ 实际上反映了脑氧供和氧耗的平衡关系。一般认为当 $SjvO_2 > 75\%$ 时表明氧供超出脑代谢所需；而当 $SjvO_2 < 54\%$ 时，反映氧供不能满足脑代谢所需。$SjvO_2$ 代表动脉氧饱和度、CBF 和 $CMRO_2$ 的功能。当 $CMRO_2$ 升高而 CBF 不变时，脑氧的摄取增加造成动脉-静脉（A-V）氧差增大。这导致脑流出静脉的氧含量或饱和度降低。如 Hb 和动脉氧饱和度保持稳定，$SjvO_2$ 代表着脑氧的需求（图7-12，见书后彩页）。

（二）颈内静脉血氧饱和度导管置入和设备

1. **导管置入** 脑的血液全部引流至颈内静脉。颈内静脉自颅底颈静脉孔出颅后，与颈内动脉和颈总动脉在颈动脉鞘内走行，至胸锁关节后方与锁骨下静脉汇合成头臂静脉。颈静脉球是颈静脉下方的颅底扩张部分，是采血的首选地点。大部分人右侧颈静脉球大小是左侧的2倍。两侧脑静脉在流出过程中是否充分混合以达到两侧静脉球的氧饱和度一致尚未清楚。尸体解剖显示，脑皮质下区域静脉血倾向于流向左侧静脉球而脑皮质区静脉血倾向于流向右侧静脉球。有几组研究监测了两侧导管的置入和静脉血氧饱和度的差别，大部分研究显示两侧颈静脉球血氧饱和度是一致的。在弥漫性脑损伤中，两侧颈静脉球血氧饱和度可能是一致的。在有脑局部疾病，如中风或单侧出血患者，两侧颈静脉球血氧饱和度可能出现很大的差别。Stochetti 等提出，脑外伤患者双侧 $SjvO_2$ 的差别是很大的，32例患者有15例两侧血氧饱和度差别 >15%，仅有8例双侧血氧饱和度差别 <5%。因此，问题在于，假设 $SjvO_2$ 代表全脑氧耗的指标，那么监测时，导管要置在哪一侧。

两侧颈内静脉的血来自不同区域，逻辑上，应该置管在最大血流量一侧。有几种方法可以判断哪侧静脉血流量大：首先，轮替压迫颈内静脉，导管应该置入压迫时 ICP 升高最大的那一侧；其次，应用 CT 扫描颈内静脉孔，最大那一侧应该血流大；然后，应用超声显示大的静脉。这些方法的研究都不是对照的，尚未证实置管哪一侧对预后好。有人主张插管在损伤侧，但也有争议。

2. **颈内静脉血氧饱和度监测设备** 在20世纪90年代初，采用颈静脉球直接穿刺测定脑静脉血氧饱和度，后来，通过导管插入颈内静脉高位，可重复收取 $SjvO_2$ 样本而不需要重复穿刺。而现在，应用体外分光度测量纤维导管进行此项工作。常用的有 Oximetrix 3 系统（雅培公司生产）和 Edslab 系统（百特公司生产）。这两种系统相似，Oximetrix 3 系统的优点是应用3光波长能测定 Hb 浓度和血氧饱和度，Edslab 系统的 Hb 浓度需手工输入。总的来说，两个系统都有一样的敏感度和特异度。Oximetrix 3 系统可以在置管前校正，推荐至少每天体外校正一次，血氧饱和度有疑问时也要校正。

3. **导管的放置** 颈内静脉逆行插管技术比较简单。患者平卧或头低位，注意不要让 ICP 超过 20 mmHg。颈内静脉穿刺方向向头，在胸锁乳突肌的内缘，环状软骨水平，应用 Seldinger 技术，对小儿患者采取带有三通的引导器插入，纤维导管通过引导器向上置入至颈内静脉球，大约在乳突水平（图 7-13，见书后彩页）。

一旦导管置入，关键是放置位置正确，以最大限度减少颈外静脉血混合。在正确的位置，颈外静脉血仅为颈内静脉血的 3%，也有报道远大于此值。导管应该尽可能靠近静脉球的顶端，甚至 2 cm 的差距就可能有高达 10% 的混合。当导管回拉时混合血可呈指数增加。导管顶端的位置可以通过侧位和前后位（AP）的颈部放射片来确定。在侧位片，导管必须在 C1/C2 椎间盘之上，尽可能靠近颅底（图 7-14）。在 AP 位片，导管顶端正确位置应该在颅骨和寰枕关节延长线或颅骨和眼眶下缘之间，导管顶端也应该在颅骨和乳突顶端连线之间。

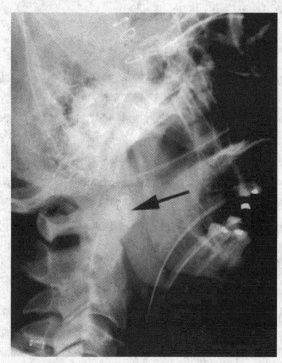

图 7-14 侧位颈部放射片显示导管顶端的位置（箭头指示处）

（三）颈内静脉血氧饱和度的临床意义

急性脑损伤时监测脑静脉血氧饱和度是脑多模式监测的重要部分。与 ICP、ABP、TCD 和诱发电位一样，通过监测 $SjvO_2$ 能从脑代谢方面评估各种干预治疗的效果。正常情况下，如 DO_2 下降，氧摄取率增加，$SjvO_2$ 必定急剧下降。这可以通过增加 CBF 来改善氧的输送。当自动调节功能完整，代谢需求将重新建立，氧摄取率将再次降低。当脑损伤时，自动调节功能不全，不能补偿氧需求的变化。如脑组织氧供去饱和状态未能被监测和适当的管理，将导致永久的脑损害。已经证实，早期置入导管监测 $SjvO_2$ 可改善患者的预后。

1. 颈内静脉血氧饱和度的正常值　研究表明，正常 $SjvO_2$ 的正常值为 55%～71%，比混合静脉血氧饱和度低，反映正常脑的氧需求比较大。健康志愿者在神经功能缺损出现前可以耐受相当低的低氧。而在有脑外伤患者并非如此，脑外伤患者去饱和状态可恶化预后。事实上，$SjvO_2$ 低于50%单一的去饱和状态可使死亡率增加2倍；在择期心血管手术患者，$SjvO_2$ 低于50%增加发生神经系统的并发症。因此，现在推荐，维持 $SjvO_2$ 为55%~75%，允许一些边缘上的偏离。

$SjvO_2$ 的精确测定受以下因素影响，包括血红蛋白浓度、系统动脉血氧饱和度、中心温度和 CO_2 水平。由于这些原因的影响，现在常用其他的脑氧测定方法来补充 $SjvO_2$ 的不足。这包括脑动静脉氧饱和度差和乳酸-氧指数，后者已经广泛应用于研究脑代谢。

2. 颈内静脉血氧饱和度降低　$SjvO_2$ 降低存在着脑氧供不足和（或）脑氧摄取的增加。在急性脑损伤患者，体循环的低氧、继发于低血压或血管痉挛的低 CBF 或 ICP 增加造成的 CPP 下降可导致 $SjvO_2$ 下降。增加脑氧需求的因素如癫痫发作和发热可使 $SjvO_2$ 降低。当 $SjvO_2$ 降低时，有必要确定是以上哪种因素起作用并做相应的治疗。在研究超过 100 例创伤后脑损伤需要进入 ICU 治疗的患者后，Gopinath 等提出，多次发生 $SjvO_2$ 低的患者比那些仅单次发生或无缺氧的患者预后差。

3. 颈内静脉血氧饱和度增加　解释和管理 $SjvO_2$ 增加更富有挑战性。一种可能是脑的自动调节功能丧失后造成脑血流的增高。更凶险的状态是脑组织不能从血液里摄取氧，或 ICP 过高造成毛细血管床直捷通路的开放，动脉血直接进入静脉，以及局部缺血。高 $SjvO_2$ 值也导致患者预后差。Cormio 等进一步细化研究预后，证实高 $SjvO_2$ 反映脑充血和低 $CMRO_2$，后者与恶化预后相关。

（四）颈内静脉血氧饱和度监测的临床应用

1. 创伤性脑损伤（TBI）　很多创伤导致严重脑损伤患者需手术和进入神经重症监护病房。TBI 患者创伤后最初的 12 h 内常伴有脑灌注的降低，推荐早期置入导管监测 $SjvO_2$。Vigue 等研究显示，CPP 与 $SjvO_2$ 有相当密切的相关性，应该选择 $SjvO_2$ 监测来保证脑代谢需求的匹配。在 150 例严重头外伤患者研究中，发现 38% 患者在最初12h 经历缺氧，一半患者有低血压和低 $PaCO_2$。多组研究显示，脑缺氧导致神经预后差。一组研究表明，多次脑缺氧事件发生可导致 90% 患者神经系统预后差，而没有发生脑缺氧的患者仅有 55% 神经系统预后差发生率。

为确定低 CPP 的有害作用，$SjvO_2$ 可用于监测干预治疗的效果。脑水肿和 ICP 升高患者常用甘露醇治疗。已经证实甘露醇早期可以降低脑氧水平。应用 $SjvO_2$ 可以监测到这种早期的作用。难治性的颅内高压可以通过过度通气来快速降低 ICP。当 $PaCO_2$ 降低到脑氧供减低时是危险的。事实上，脑创伤基金会（Brain Trauma Foundation）推荐 $PaCO_2$ 维持在 30~35 mmHg。大约 20% 颅内高压患者 CBF 与脑代谢匹配失调，血流超过脑代谢需求。过度通气可以降低脑血流和改善颅内压。Cruz 等研究流量-代谢耦联，选择 353 例严重急性脑损伤成年患者，直接治疗脑氧摄取和 CPP 与单独治疗 CPP 比较，显示前者明显能改善预后。$SjvO_2$ 监测能辅助识别致脑缺氧的 $PaCO_2$ 降低阈值。

2. 神经外科手术　神经外科手术多采用控制性降压以减少出血或配合脑动脉夹闭，

过度通气降低颅内压，采用异丙酚降低氧耗等。这些措施应用过度则可影响脑代谢。还有一些严重脑外伤患者，常伴有脑水肿、颅内高压，同样引起脑供血不足。这些情况下 $SjvO_2$ 的监测有重要临床意义和指导价值，如有条件结合 TCD 和 PbO_2 监测可提高监测效果。

(1) 过度通气与 $SjvO_2$：对严重脑外伤患者，过度通气使血中 $PaCO_2$ 下降，脑血管收缩，从而使颅内压降低，对颅内高压患者有利，然而同时使 CBF 下降。$SjvO_2$ 结合 PbO_2 监测发现，中度过度通气大于 20 min 时，$SjvO_2$ 正常时 PbO_2 已经下降，表明全脑灌注正常时局部组织已经出现缺血现象，对这种不良作用，可通过提高血氧分压来有效预防。所以对神经外科手术患者，不应把过度通气作为常规，即使使用，也要提高吸入气氧分压。

(2) ICP、CPP 与 $SjvO_2$：CPP = MAP − ICP。CPP 降低使脑氧供减少，会引起 $SjvO_2$ 的下降。脑肿瘤、硬膜外血肿和脑外伤常使 ICP 增高，脑外伤使患者血压下降，有些神经外科手术须控制性降压，都可能影响脑灌注。在硬膜外血肿患者观察到去骨瓣前，ICP 升高使灌注压下降，而去骨瓣和清除血肿后，ICP 明显下降，CPP 增加，$SjvO_2$ 和彩色多普勒测定脑血流量明显增加。甘露醇能明显降低严重外伤者的 ICP，使 CPP 增加，而通过增加血容量和升压药提升血压，则是 CPP 增加而 ICP 没有明显变化，但可显著改善 $SjvO_2$ 和 PbO_2，且 CPP 和 $SjvO_2$ 之间有非常密切的相关性。因此脑外伤患者监测 $SjvO_2$ 可及早发现是否有低 CPP 和脑缺氧的危险。过度通气虽然可使脑外伤患者 ICP 和 CPP 恢复正常，但不能增加脑氧合，反而使脑氧合降低，增加引起脑缺氧的危险。

(3) 麻醉药与 $SjvO_2$：吸入麻醉药如恩氟醚、异氟醚，使 $CMRO_2$ 降低而 CBF 升高或基本不变。静脉麻醉药如异丙酚、巴比妥类，则使 CBF 和 $CMRO_2$ 均降低。研究发现，在脑水肿患者正常通气状态下的异丙酚麻醉，50% 患者脑低灌注，但不能证明异氟醚麻醉同样也是。多种药物复合应用对 $SjvO_2$ 影响复杂。因为 $SjvO_2$ 临床应用的间接性，应结合其他监测方法，如经颅多普勒等。在重度脑损伤 $SjvO_2$ 情况特殊，高 $SjvO_2$（>75%）并不能与灌注良好等同，相反，它可能是一种坏的结果，昏迷患者可能有重要的并发症。

(4) $SjvO_2$ 监测下指导用药：脑动脉瘤破裂患者，血管受刺激痉挛，使 $SjvO_2$ 降低，可以在 $SjvO_2$ 监测下应用罂粟碱动脉注射治疗。还有，在 $SjvO_2$ 监测下，可研究吸入麻醉药的最佳浓度。有人发现吸入地氟醚 1 MAC 对脑氧供最有利。

3. 在体外循环心脏手术中的应用　CPB 中低温和低压必然影响脑氧代谢，心脏手术后，常出现神经功能缺陷，估计与此有关。因此，$SjvO_2$ 在心脏手术中监测有重要意义。

(1) CPB 期间低温对 $SjvO_2$ 的影响：常温较低温下 CPB 更容易发生去饱和。研究显示：常温（37 ℃）CPB 有 54% 患者 $SjvO_2$ 小于 50%，而低温（27 ℃）只有 17% 患者 $SjvO_2$ 小于 50%。也有相反的结论，认为常温下，氧供和氧需更密切耦联，而低温时氧供大于氧需，使氧过剩，供需出现耦联失衡。复温时 $SjvO_2$ 影响也较大。Kawahara 等研究发现，复温中缓慢升温，对 $SjvO_2$ 的提高有重要作用。其中原因有不同的解释：有人认为复温的速度可能影响脑代谢率，而不是氧供；也有人认为，$SjvO_2$ 下降主要与颈静脉球血液温度增高有关。有研究发现，在停 CPB 前 15 min 所有人脑静脉温度峰值大于 39 ℃。研究发现，如果在复温时保持适度高碳酸血症，则能有效提高 $SjvO_2$。

（2）CPB 期间血压对 $SjvO_2$ 的影响：研究发现，因为脑自动调节功能在 CPB 时被破坏，苯肾上腺素在提高 CBF 中非常有效并减少术后并发症，特别是对 $SjvO_2$ 低的患者，然而也有人发现在常温下 CPB 的胰岛素依赖患者提高 MAP 对 $SjvO_2$ 无影响。

（3）$SjvO_2$ 与 CBP 后的认知功能：CPB 复温期间预测神经功能损害的 $SjvO_2$ 水平有待于进一步研究。$SjvO_2$ 降低能预测认知能力下降。然而，在复温时，氧与血红蛋白亲和力增高，临床 $SjvO_2$ 标准也不固定。研究发现，在低温前或者期间 $SjvO_2$ 超出正常者，也是认知能力随后下降的一个征兆。

4. 大血管手术　大血管手术常进行选择性脑灌注，$SjvO_2$ 监测能较好地提高其安全性。研究发现，在颈动脉剥脱手术中连续监测 $SjvO_2$ 比对颈动脉残端压力预测在脑灌注方面有更好的优越性。在主动脉弓手术期间连续监测 $SjvO_2$ 发现，术中低温（25 ℃）时脑灌注 500 mL/min 足以维持脑供需平衡。张富军等在 1 例多发性大动脉炎头臂干型患者行升主动脉 - 左锁骨下动脉 - 左颈总动脉旁路术，术中监测 $SjvO_2$，给予头部重点降温，并用硫喷妥钠、尼卡地平、地塞米松等药物以保护脑功能。在颈总动脉阻断 20 min 后，$SjvO_2$ 从 75% 降至 29.8%。开放 50 min 后升至 43.1%，次日升至 54.2%。术后患者脑缺血症状消失，顺利恢复出院，这也说明了 $SjvO_2$ 监测的重要性。

5. 其他　$SjvO_2$ 已经应用于心跳骤停患者的监测，发现高氧合和死亡之间的关系，这可能反映神经元摄取氧的障碍。$SjvO_2$ 也用于蛛网膜下隙出血患者的监测。常用 TCD 来诊断脑血管痉挛，TCD 的缺点是难以鉴别脑充血和脑血管痉挛，而这两种临床诊断的治疗截然不同。$SjvO_2$ 与 TCD 不同，患者脑充血时明显有脑静脉血氧饱和度升高，而血管痉挛时下降。

（五）颈内静脉血氧饱和度监测的评价

在脑代谢方面，$SjvO_2$ 是脑监测的一种手段，现有的脑代谢监测技术还有脑组织氧监测、微透析和近红外光谱监测。临床上脑代谢监测是否有助于改善患者预后仍需进一步的研究。$SjvO_2$ 的精确性受各种技术因素的影响，必须强调根据各种因素影响来改变 $SjvO_2$ 的管理。尽管不能改变脑创伤后的初期结果，但通过治疗和预防在麻醉和 ICU 中的创伤后继发性损伤可能会降低患者的死亡率。应用各种脑监测治疗，可以了解和解释脑创伤过程中的病理生理变化，并使这些技术广泛应用。$SjvO_2$ 是现有脑代谢监测项目的补充，可能改善患者的预后。

二、脑近红外光谱仪监测

近红外光谱法监测脑氧供应情况是一种极有前途的技术，最早用于新生儿脑重症监测，目前其技术日臻完善，可连续无创伤监测局部脑组织的氧饱和度（$rScO_2$）和脑血流动力学变化，具有便携、实时、连续、操作简单和相对廉价的特点，为重症监护、麻醉和神经科学研究脑的氧供需平衡提供了又一有力手段。

(一) 脑近红外光谱仪的基本原理

1. 脑近红外光谱仪的发展概况　1977年Jobsis首次将红外光用于研究脑氧代谢情况，观察到成年猫和人脑内氧合血红蛋白（HbO_2）、去氧合血红蛋白（Hvb）及氧化的细胞色素C（CytOx）的含量变化。早期用红外光谱进行脑氧监测的装置都采用半透明透射模式，并主要用于动物实验和婴儿监护。这种早期装置由于设备复杂、测量结果解释困难、只能进行定性测量等缺陷而没有真正走向临床。后来，Chane和Delpy分别利用时间分辨光谱仪测定光路径长度，定量测量脑氧合血红蛋白的含量，然而该技术同样需要复杂的硬件设备而不适合于临床应用。

随着20世纪80年代末光学理论的发展，光散射理论模型描述出光子在组织中的基本运动规律，从而为反射式脑血氧计的出现打下了理论基础。Hoffman和Lubers提出了一种基于含量比率的计算方法，这种计算方法通过计算血红蛋白和氧合血红蛋白的含量比率，得到一个定量的具有临床意义的参数——血氧饱和度，从而去除了光路径长度变化的影响，使定量化红外光谱测量成为可能。1991年，McCormick据此设计了一种新的利用反射光谱定量测量脑血氧饱和度的仪器，由美国Somanetics公司推出，型号为IN-V02910。IN-V02910使用五个波长（672 nm、726 nm、750 nm、803 nm和840 nm）的窄带红外光。红外光由发光二极管产生，经光纤传输到探头上。探头距离光源10 mm和27 mm处各有一束光纤收集散射光。接收器到光源的距离是一个特别重要的参数。光子在反射器与接收器之间走过一条抛物线状的路径，透射深度大约相当于接收器与光源距离的一半。由于接收器与光源的距离决定组织采样的深度，探头上两个接收器分别接收来自表层（头皮、头骨）和深部脑组织的信息。

IN-V02910是第一个采用双感受器补偿表层组织的反射式脑血氧计。它的出现使脑血氧计向临床迈进了一大步。然而，由于对红外光在头部这样的复杂介质中的作用还缺乏认识，光在组织界面的反射作用未能完全了解，因而计算的潜在误差是不可避免的。计算中使用的分子吸收系数来自模型实验的结果，其应用于人体测量的有效性有待于进一步证实。计算脑血氧饱和度（$rScO_2$）时仍需假设超过光谱范围（650～850 nm）的光子路径长度是常数。此外，光感受器距离是否合适，颅外循环的影响是否可靠地消除，这些均有待于临床实验后进一步改进。

Somanetics公司其后又推出IN-V02910的改进型IN-V03100和IN-V04100等型号。IN-V03100体现了简单可靠的设计原则，舍弃了使用不方便的光纤，只采用两个波长的红外光（730 nm、810 nm）。IN-V03100为一双光束双感受器光谱仪。探头上装有两个发光二极管（LED）和两个光电三极管。LED发光波长730 nm和810 nm。由光电三极管构成的光感受器分别距离光源LED30 mm和40 mm。感受器距离由原来的10 mm和27 mm增大到30 mm和40 mm。因为脑组织有较高的血红蛋白浓度，增大距离实际上增加了脑内组织信息在整体信号中的比重，增强了仪器的灵敏度，并有助于更好地去除脑外血液成分的影响。在计算脑血氧饱和度时，IN-V03100采用类似于现代双光束脉搏血氧计计算动脉血氧饱和度的方法，即在临床使用的精度范围内使用经验研究来进行血氧饱和度计算。这种计算方法有利于减小在实际测量中存在的许多未知的依赖于测量对象的散射、模截面吸收量、不透明度和路径长度的影响并克服了理论上的限制。

2. 近红外光的基本特性　首先，近红外光（650~1100 nm）对人体组织有良好的穿透性，可穿过头皮、颅骨深达颅内数厘米。所以光在颅内衰减的程度就是有价值的信息。其次，光在组织中的衰减只与几种性质稳定的光吸收分子（色基）有关，如氧合血红蛋白、去氧合血红蛋白及氧化的细胞色素C。虽然还有其他色基存在，但因为氧合和去氧合血红蛋白特殊的吸收模式及在脑内相对大的含量（小分子范围），它们是最适合红外线光谱仪检测的色基。然后，经光导纤维传入脑内的光和从脑局部返回接收到的光的量（强度）之间可以建立光学联系，分析简便。最后，经动脉注入红外光示踪剂（色基），可定量测定局部脑组织的血流量。

3. 脑氧饱和度测量的理论基础　光线在非弥散性单一介质中的传播符合 Beer-Lambert 定律，虽然对红外光在头部这样的复杂介质中的传播特性还缺乏认识，但该定律仍然是对光在组织中传播特性最近似的描述，而且该定律在外周组织氧合和去氧合血红蛋白测定中的有效应用，证明用于头部亦是可行的。

脑氧饱和度测定的原理如图 7-15。

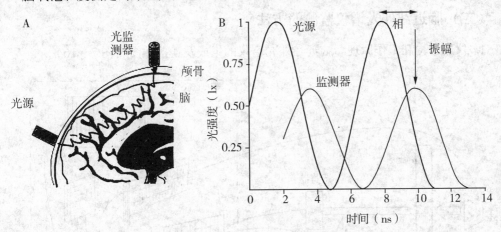

图 7-15　脑氧饱和度测定的原理

A 图中脑氧饱和度探头含有光源和监测器，按照 Beer-Lambert 定律，脑氧饱和度与光源（I_0）、监测器（I）和通过组织光路径长度（pathlength，L）的光强度有关。B 图中脑氧饱和度在频域上，光源（I_0）的强度震荡在高频。光通过脑组织后，监测器光强度（I）振幅被调解和相位移，按 Beer-Lambert 定律，光强度和光路径长度是对应的，因此，脑氧饱和度与振幅和相有关

Beer-Lambert 定律公式表达为：

$$I_{(W)} = I_{(W_0)} e^{-acs} \qquad 1$$

公式中 $I_{(W)}$ 中为 W 波长时的透射光强度，$I_{(W_0)}$ 为 W 波长下入射光的强度，a 为光吸收分子（色基）的分子消退系数，c 为组织中色基的含量，s 为被测组织中光路径长度。由此，可推算出每一波长的透射光强度和入射光强度：

$$-\ln I_{(w)}/I_{(w0)} \sum_{j=1}^{N} = a_{(w,j)} C_{(j)} S \qquad 2$$

在另一波 W' 存在的情况下，与 W 波的差值是：

$$-\ln I_{(w)}/I_{(w0)} + \ln I_{(w')}/I_{(w'0)} = \sum_{j=1}^{N} [a_{(w,j)} - a_{(w',j)}] C_{(j)} S \qquad 3$$

可以看出，根据此表达式，可通过 N+1 个测定值求 C_1S（氧合血红蛋白）和 C_2S（去氧合血红蛋白），但并不是实际发光基团的浓度，而是它们的比值。由于 S 可以在波长 600～1 000 nm 范围内波动，血红蛋白的绝对含量也无法测定，所以可通过方程式 3 得出：

$$C_2S/C_1S = C_2/C_1 = Hr \qquad 4$$

Hr 为去氧合血红蛋白与氧合血红蛋白浓度之比，即血红蛋白氧饱和度百分比为：

$$100/(1+Hr) = 100 \times HbO_2/(Hb + HbO_2) = 饱和度（\%） \qquad 5$$

所显示的血红蛋白饱和度代表采样区脑内氧合血红蛋白与总血红蛋白之比，由于脑血容量中大多数（70%～80%）是静脉成分，检测值极接近静脉血。

（二）脑近红外光谱仪监测的方法

1. **仪器结构和工作原理** 脑近红外光谱仪的组成及连接如图（图 7-16）。

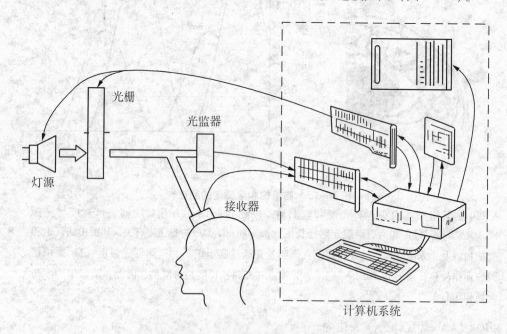

图 7-16 脑近红外光谱仪的测量示意图

近红外光由一白炽灯源产生，经透镜聚焦通过滤波栅栏进入光导纤维。滤波栅栏将光束在近红外光谱段（650～1100 nm）成序地分成几个波长带，分别是 672 nm、726 nm、750 nm、803 nm 和 840 nm，由微机控制光向光导纤维传送的时间。

各波长的光束同时进入三条光导纤维：主光缆直接通向与患者接触的固定装置，

成为入射光源；辅助光缆连于有专门功能的附件（用于血流动力学监测），其患者端与主光缆的固定装置合二为一；监测光缆与监测反射光的感受器和系统校准器相连。每一条光缆对光的衰减极小，而且轻、柔韧、耐用，并适于蒸汽消毒。

近红外光经主光缆进入组织呈弥散性传播，部分光线在入射点附近传出组织表面，由固定装置上带有数根光纤的光感受器收集返回的光线。光感受器与光源的距离决定采样的部位，距离越大，采样的位置越深，反之亦然。可通过计算调节适当的距离，以采集不同脑组织深度的样本信息。

光感受器收集的返回光经很短的光管（2.5 cm）直接到达光探测器，再激发前置放大器发射与光强度成比例的电信号经光缆到仪器的电子系统，进行分析处理。

氧合血红蛋白和还原血红蛋白的消光系数曲线在 803 nm 处相交，所以该波长可作为参考波长，使数据分析得以标准化，这就减小了如组织界面和系统增益等衰减因素的影响。根据氧合血红蛋白和还原血红蛋白对若干个波长吸收的结果，可计算出它们的相对浓度。

为了提高测量的准确性，必须剔除头皮和颅骨对光传播的影响，这就需要用第二个感受器并将其位置靠近入射光源，以测定表浅组织的光强衰减，从总衰减中减去表浅组织的衰减即是深部组织的衰减成分（图7-17）。

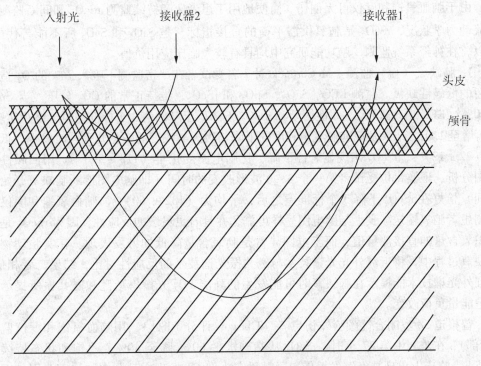

图7-17　接收器距入射光的距离与采样深度的关系

在每一测试中，计算机储存未处理的数据并计算出相对应的浓度，并将时间和浓度随机储存，采样频率和测试持续时间可调，并有良好的储存空间，可每分钟采样一次，持续24 h。数据可转换为线性以供参考，另外，计算机屏幕可提供视觉印象。

2. 脑氧饱和度监测方法　利用脑近红外光谱仪测量脑氧饱和度的原理和方法前已提及。时间分辨光谱技术证实脑光谱仪的信号以静脉成分为主，所以主要测得大脑静脉氧饱和度（SvO_2），由于脑SvO_2是良好的脑氧供（DO_2）指标，因此，脑血氧仪能反映脑DO_2的满意程度。因为血红蛋白测定不单指动脉或静脉，而是局部组织内的血红蛋白，它的饱和度实质是局部大脑血红蛋白氧饱和度（$rScO_2$），McCormick认为此值低于55%应视为异常。

许多原因（全身低氧、脑缺氧、贫血等）致大脑DO_2下降时，大脑正常氧耗可引起SvO_2、$rScO_2$的迅速变化。大脑$rScO_2$对缺氧非常敏感，即使DO_2相对很小的变化对大脑光谱信号的测定都有很大影响。McCormick通过7例暂时性低氧性脑缺氧患者的观察，记录额部$rScO_2<55\%$及脑电图出现进行性的$\theta-\delta$波的时间，在脑电图出现变化之前，$rScO_2$已降低至55%（$P<0.05$），可见$rScO_2$对缺氧的敏感性高于脑电图，因为脑电图是缺氧的继发改变。同时，对9例患者，他们比较了经动脉血和脑混合静脉血采样计算的氧饱和度值与脑血氧仪测定值，两者呈明显线性正相关（$r=0.89$），证实$rScO_2$是反映脑局部氧合状态的可靠指标。

（三）脑近红外光谱仪在神经外科手术的应用

由于脑血氧饱和度仪可无创伤、简便地用于患者床旁持续监测$rScO_2$和间断监测脑血流动力学状况，$rScO_2$是脑氧供需平衡的直接指标，是SaO_2和SvO_2所不能替代的，所以，在神经系统监测、脑功能研究中均具有较大临床应用价值。

1. 脑缺氧（血）监测　McCormick对7名受试者在严密监测下吸入7%的O_2造成短暂的低氧性缺氧。监测EEG、SaO_2、SpO_2和$rScO_2$，维持正常的CO_2分压。当$SpO_2\leqslant50\%$，EEG出现进行$\delta-\theta$性活动和$rScO_2$下降低于基础值3个标准差时，终止实验，FiO_2增至1.0。结果发现脑血氧饱和度的下降与吸入氧浓度的变化几乎同时发生。低氧后（22 ± 12）s，$rScO_2$出现显著性下降，比脑电图变化早（113 ± 59）s。用回顾性脑电图分析，证实每位受试者第一个$\delta-\theta$波形改变的时间（即脑电图诊断脑缺氧开始的时间）恰好在$rScO_2$下降3个标准差之后，平均为（132 ± 60）s。脑血氧饱和度仪在检测患者脑氧输送减少上与脑电图一样可靠，并具有更灵敏的反应性。因为$rScO_2$是脑组织氧含量的直接测量值，而脑电图异常是脑氧含量降低的继发表现。在实验动物的脑缺氧过程中，将近红外光光谱技术与磁共振光谱技术的反应性对比，结果二者相似。近红外光谱技术能提示在脑缺氧时可能发生的高能PO_2光谱率紊乱和磁共振所提示的细胞能量负荷改变。

曾报道58岁闭合性颅脑外伤患者（Glasgow评分10分），用脑血氧饱和度仪监测（额部），在监测中第27小时，$rScO_2$从基础水平60%降至40%，不饱和状态持续了2.25 h，临床上出现神经继发损伤，同时复查头部CT发现右颅前水肿加重，用甘露醇治疗，第33小时$rScO_2$恢复到60%，但神经状况改善缓慢，未恢复到原先水平（图7-18）。Kampfl发现在颅脑损伤后颅内压>25 mmHg的一组患者中，其$rScO_2$值明显低于<25 mmHg组，过度氧化（吸入50% O_2）后，前者的值仍比后者低，提示$rScO_2$值可作为颅内压增高时微循环受损程度的评估。

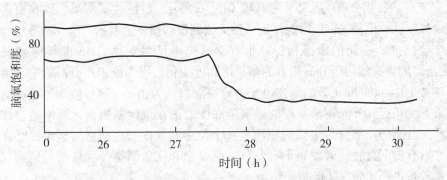

图7-18 闭合性脑外伤的 $rScO_2$ 监测结果

(上线：颅外浅表组织的氧饱和度)

2. 脑血管内治疗术中监测　Gerardo 等对 30 例神经外科血管内治疗中脑血氧饱和度的监测发现，穿刺、导管插入和对比剂注射时 $rScO_2$ 没有明显改变。$rScO_2$ 急剧和持久的下降与血管并发症有关，并且可在出现临床症状前被发现。操作者有必要根据情况停止进一步的血管内操作。Luer 对一例蛛网膜下隙出血后脑血管痉挛的患者经动脉灌注罂粟碱治疗，监测 $rScO_2$ 评价其疗效，证实 $rScO_2$ 的明显提高与血管痉挛缓解、临床症状改善相一致。

脑血氧计为深低温、停止循环情况下脑代谢活动的唯一有效监测手段，当循环停止时，其他所有监护仪器都不能正常工作，唯有脑血氧计仍能正确显示脑血氧值，成为监测复杂脑动脉瘤手术中脑氧储备的有力工具。Ausman 报道 7 例复杂脑动脉瘤手术中采用深低温 17 ℃停止循环（44 ± 22）min 监测 $rScO_2$，术中维持 $rScO_2$ 45% 以上，但其中两例分别在停止循环 45 min、65 min 后 $rScO_2$ 下降至 30%、34%，该两例患者术毕未恢复意识，死后尸体解剖显示弥漫性脑缺氧缺血性损害，其他患者恢复好。另一例阻断循环 33 min 后，$rScO_2$ 低于 45%，恢复灌注 5 min 后再次阻断 12 min 完成手术，术后恢复好。McCormick 在 8 例动脉瘤修补手术中采用深低温 15 ℃，阻断循环（33 ± 27）min，监测停止循环期间平均最低 $rScO_2$ 为（45 ± 12）%，其中两例低于平均值（30%，32%），术后出现脑缺氧神经后遗症。循环阻断期间如 $rScO_2$ 低于 38% 表示氧合血红蛋白不足，提示缺氧。持续的脑氧饱和度监测可以为低温阻断循环修补颅内复杂动脉瘤提供一个重要的安全阻断时限，并为医生介入处理提供客观依据。

3. 脑创伤患者监测　在脑部创伤的患者中能否正常地使用脑氧饱和度监测仪存在争议。有学者认为在急性、亚急性和慢性的中风阶段脑氧饱和度值有显著差异。这些脑氧饱和度值与 Glasgow 昏迷评分显示正性相关，但是结果没有统计学意义。在中风急性期 $rScO_2$ 值在非损伤侧比损伤侧的数值要高，数值的差异性在亚急性期和慢性期消失。脑氧饱和度可以作为在缺血性中风的不同阶段评价脑部氧合状况的方法。$rScO_2$ 能发现脑部氧供不平衡，是判断缺血性中风治疗有效与否的标准。Dunham 等的研究也证实了这一点，在重症监护病房中推荐监测 CPP。然而，颅内压的测量常因有创的方式而受限。$rScO_2$ 监测是利用近红外光谱技术来间接测量脑部氧饱和度的一种无创监测方法。在这项前瞻性研究中，$rScO_2$ 在相当大的程度上与 CPP 相关。当 $rScO_2 \geq 75\%$ 意味着 CPP 是充分的,当 $rScO_2$ < 55% 意味着 CPP 不充分。虽然这些结果应该在更多样本的研究中被确认,但是 $rScO_2$ 可能作为一种无创测量脑损伤患者脑部灌注的方法,或者一种用于监控 ICP 变化的敏感指标。也有学者提出反对意见。Muellner 等研究认为 $rScO_2$ 无法监测伴有颅内压升高患者的脑氧饱和度变化,因为颅内压升高影响了近红外光谱的正常工作。Buchner 等的研究也支持这一点,认为由于 $rScO_2$ 监测失败率高和灵敏性有限,采用近红外光谱学原理的脑氧饱和度监测在急性脑损伤之后不适合作为神经功能临床监测的一部分,主要的原因是:①传感器和皮肤之间空间潮湿;②在颅骨瓣切开之后有瓣下血肿或者硬膜下有空气。脑氧饱和度监测是一种新型的监测仪,应增加样本数量进一步研究才能得出结论。

4. 外伤性颅内血肿的定位　Gopinath 用 NIRS 检测 46 例闭合性颅脑损伤患者,发现在血肿侧和非血肿侧大脑半球间光密度(OD)存在显著差异:硬脑膜外血肿相差 0.99 ± 0.1,硬膜下血肿相差 0.87 ± 0.31,脑内血肿相差 0.41 ± 0.1($P < 0.01$)。脑外血肿光密度均 >0.60,而脑内血肿 <0.40。同时光密度信号和血肿厚度明显相关。40 例血肿手术后 36 例光密度值不对称现象消失,4 例一度正常,很快又复升至 0.80 ~ 1.12,手术或 CT 证实为同侧或对侧血肿复发或迟发性血肿。另外,Gopinath 还采用 NIRS 观察 167 例颅脑损伤患者,27 例出现迟发性颅内血肿。迟发性血肿与最大 OD 有如下关系:在初诊弥漫性脑损伤中,迟发血肿 OD 由首次 0 ~ 0.05 升至 0.37 ~ 1.42;初诊为颅内迟发血肿,其 OD 值均较无迟发性血肿者显著增高。而且 OD 的异常改变(>0.3)先于提示迟发血肿的临床指标(神经系统症状恶化或 ICP 增高)和伤后 2 d 内的常规 CT 扫描。NIRS 对定位颅内血肿和早期发现迟发血肿有相当的敏感性,在 CT 不能立即诊断颅内血肿的情况下可辅助诊断,在术后、伤后和 ICU 可以快速作出判断,亦可用于术前术后对照研究。

5. 颈动脉内膜切除术中监测　脑氧饱和度监测可以有效地发现颈部血管在围手术期因手术操作而诱发的脑区血供和氧供的变化。在颈动脉内膜剥脱手术中应用广泛,能有效防止颈动脉内膜手术相关的围手术期死亡和中风的发生。Cuadra 等研究发现夹闭患侧的颈内动脉后,导致同侧的 $rScO_2$ 下降 12.3%,同侧动脉建立分流以后 $rScO_2$ 又将增加 10.9%,对侧的 $rScO_2$ 变化不大;夹闭动脉后伴有术前神经症状的患者 $rScO_2$ 下降 18.4%,而不伴有术前神经症状的患者下降 10.4%;研究表明夹闭动脉与建立动脉分流 $rScO_2$ 变化有显著差异;伴有神经症状的患者术中会发生更大的 $rScO_2$ 下降。Samra 等研究同样发现在颈动脉夹闭时,伴有神经症状组的患者 $rScO_2$(从 63.2% ± 8.4% 下降到 51.0% ± 11.6%)要比没有神经症状组的患者(从 65.8% ± 8.5% 到 61.0% ± 9.3%)下降幅度大;与动脉夹闭前脑氧饱和度数值基础值相比,夹闭后 $rScO_2$ 值下降 20%,预示着发生神经并发症的可能性,其敏感度为 80% 及特异性为 82.2%,提示建立分流对于提高脑氧饱和度意义重大。另外,在围手术期应注意引起脑氧饱和度变化的手术诱因,及时提醒术者防止发生脑区缺血。在颈动脉内膜剥脱手术中使用 $rScO_2$ 监测与体感诱发电位监测比较发现:发现脑区血流灌注的再通时,$rScO_2$ 要比体感诱发电位(N_{35})和血流动力学参数变化明显,有利于围手术期观察脑区的血供再通情况,指导麻醉药物的使用,为颈内动脉手术围手术期提供了有效简单的监测手段。

6. 脑功能的研究　大脑引起了人们越来越多的研究兴趣。目前，脑功能无创检测的方法有脑电图（EEG）、脑磁电图（MEG）、头部磁刺激法（TMS）、正电子发射体层扫描术（PET）及功能性磁共振图像（fMRI）。前三种测量方法是利用激活脑功能时的生理电位特征，如神经电位的变化来测量，而后两种测量方法则是利用与神经元活动相关联的血流动力学反应来进行。与上述方法相比，近红外光谱法为临床提供了一种便携、实时、连续、操作简单、相对廉价的无创伤脑功能检测方法。建立在使用 NIRS 方法测量 $rScO_2$ 的基础上的脑功能研究也许对人体学、复原工程学和脑健康预报都有非常重要的作用。

日本的田村守于 1993 年同时用五台 NIRS 仪器在左右额叶、左右颞叶及枕叶五处进行测量，对默算、回答问题、看图画和听音乐等功能测量获得了较多的数据。Maki 等则在一个大脑区域采用十点传输和接收入脑的光，对人做手指动作时的脑功能状况进行监测，将脑地形图画出并形成了静态及动态脑地形图。国内姚鹏等利用事件相关实验也证实了 NIRS 测量脑部血氧饱和度并以此进行脑功能研究是可行的。

（四）脑近红外光谱仪监测的评价

脑氧饱和度监测的基本原理类似脉搏血氧饱和度仪，但无需动脉搏动。它直接测量大脑局部氧饱和度，主要代表静脉成分，用于临床治疗和脑氧供需平衡的监测，在手术室、恢复室和急诊室快速诊断脑缺氧和脑缺血，具有无创伤、连续、方法简便、价格低廉的特点，而且灵敏度高，在低血压、脉搏搏动减弱、低温甚至心跳骤停等情况下使用不受限制。在脑缺氧的诊断上与脑电图相比，反应更迅速而较少受药物影响。

但同时也存在不足，从理论上讲，主要是对近红外光在头部这样的复杂介质中的传播特性还缺乏认识，光在不同组织界面的反射作用还未全部了解，所以测量结果有潜在的误差。用于转换透射数据为浓度比的 Beer-Lambert 定律只适用于低散射指数的介质，并不完全适用于头皮、颅骨这样的高散射介质。同时，计算 $rScO_2$ 时仍假定超过光谱范围（650～850 nm）的光子通道长度是常数，而且大脑硬膜下、硬膜外、脑室积血及颅外软组织伤都可能影响测量结果，这些都有待于找出更好的解决方法。

临床研究上目前应用脑血氧计的不足有：①脑血氧计的传感器只能安放在没有头发的部位。一般使用时都将传感器贴于前额，检测的是大脑前叶的血氧饱和度。当大脑另一边发生灶性缺血时，放置在前额的传感器不能显示脑血氧的变化。②目前，近红外光谱仪尚不能显示氧代谢的绝对值（如氧饱和度），只能测定检查开始后氧代谢情况是否发生变化或增加某种负荷后氧代谢的相对变化。③每次测定前或每次更换探头后都需进行定标，有时因为影响手术范围或影响伤口包扎而无法测定。④在监测颅内血肿方面，对双侧颅内血肿的判断能力差。另外，因其依赖于血红蛋白的光吸收，只在急性期有效，慢性硬膜下血肿血红蛋白已被代谢，则失去了同样的吸收特性。⑤近红外光谱仪不像 CT 那样，可明确定位成像，而且，目前市售的近红外光谱仪只能进行单方位的测定。多方位的脑代谢变化显示装置（二维图像）目前正在研究开发。尽管脑近红外光谱仪还有诸多的方面需要不断完善，但临床日益增加的对脑氧代谢监测的需求会促进其不断发展，使其最终成为临床的常规监测方法之一。

三、脑组织氧分压监测

脑组织氧分压（PbO_2）是脑细胞外液体的氧分压，反映氧化能量（ATP）产物的能力，代表脑氧输送和氧消耗的平衡，受脑毛细血管灌注的影响。创伤后从供给的毛细血管到细胞的氧扩散距离非常重要。在全脑缺血模型中，PbO_2、局部 CBF 及 NIRS 测定的 $CMRO_2$ 和 $AVDO_2$（动静脉氧含量差）之间的相关性研究，提示在 PbO_2 探头附近动脉或静脉血管床中，PbO_2、CBF 和脑氧摄取分数（OEF）之间分别有相关优势。

（一）脑组织氧分压监测设备与原理

目前常用的 PbO_2 监测仪器有 Licox（GMS, Kiel-Mielkendorf, Germany）和 Neurotrend（Codman, Johnson & Johnson, Raynham, MA, USA）。PbO_2 监测仪对急性的生物学变化有很好的时间分辨率和变化快速反应，能提供适时的干预治疗和评估治疗反映的效果。

Licox 系统 PbO_2 测定，有或没有脑温度监测（热电偶），氧的感应面积为 7.1~15 mm^2。PbO_2 探头利用密闭的极谱法（Clark-型）电池有可逆的电化学电极（图 7-19）。氧从脑组织扩散过半透膜，通过黄金极谱阴极还原，产生与氧浓度成比例的直流电。氧消耗的过程是温度依赖性的。

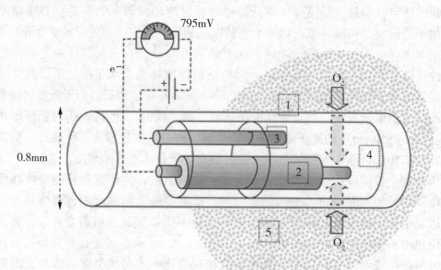

图 7-19 Licox 脑组织氧探头图示
1. 聚乙烯可扩散膜管膜；2. 黄金极谱阴极；3. 银极谱阳极；4. 电解室；5. 脑组织

Neurotrend 系统除了测定 PbO_2，还测定 $PbCO_2$、pH 值和温度。它的前身，Paratrend 7 系统用于动脉内监测，后来改进为 Neurotrend 系统应用于颅脑内监测。尽管 Neurotrend 已经应用于研究和临床，但生产商已经停止生产。

Neurotrend 系统由 PbO_2、$PbCO_2$ 和 pH 三个光学感应器组成，与一个热电偶包装在

25 mm 长、半径 0.5 mm 的多孔聚乙烯管内（图 7-20）。PbO_2 测定是在存在氧的情况下，通过指示剂（钌）发射出荧光的密度淬火（降价）测定（从二极管发出蓝色光脉冲）。与 Licox 系统对比，这过程并没有消耗氧，不影响氧的水平。pH 探头依赖光的吸收，局部 pH 受光在指示剂（酚红）的密度影响。$PbCO_2$ 探头是一种 CO_2 选择性的 pH 探头。

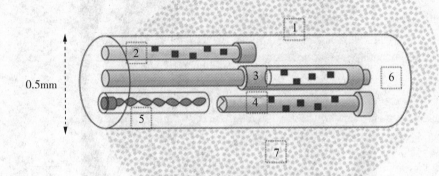

图 7-20　Neurotrend 脑组织氧探头图示

1. 多微孔聚乙烯管；2. 三光束 PbO_2 传感器；3. 在硅酮基质中钌染料 $PbCO_2$ 探头；4. 酚红重碳酸溶液 pH 探头；5. 酚红聚丙烯酰胺凝胶和热电偶；6. 悬浮在酚红和聚乙烯酰胺凝胶中的铜镍合金线；7. 植入脑组织中

应用专用的预校正智能卡，Licox 系统探头可通过插入智能卡马上校正，而 Neurotrend 探头植入前需要用一个装有三种校正气体的校正瓶校正 31 min。探头可以通过专用颅内植入辅助设备植入，或直视手术下放置。专门设计的三腔颅内植入辅助设备可以同时测定 ICP、颅内微透析和 PbO_2。这样，在解剖学的相似白质区域的 PbO_2 更加稳定。植入后再用 CT 确定探头的位置在脑实质内，使读出的数据更加可靠（图 7-21）。暂时提高 FiO_2 时 PbO_2 也一致提高，可以排除植入探头周围的微血栓或探头植入过程的损坏。"流入"或平衡时间需 30 min，之后数据才稳定。Neurotrend 系统可通过辅助植入设备调整深度而 Licox 不行。

在实验状态下，Licox 系统较准确，Neurotrend 系统在低 PbO_2 情况下数值低估。两个探头系统随着时间的推移轻微地向低氧浓度漂移，但这不影响长时间应用。Neurotrend 系统测定 PbO_2 和 pH 值非常准确。临床上，Neurotrend 系统探头低读 PbO_2（对比之下 Paratrend 7 系统高读）。

（二）脑组织氧分压监测的相关病理生理

1. 脑组织氧分压监测的正常值　PbO_2 监测的正常值未取得一致的意见。正常的脑气体分压的测定值是通过实验测定的，但人类的正常值测定是严格限制在脑手术和 TBI

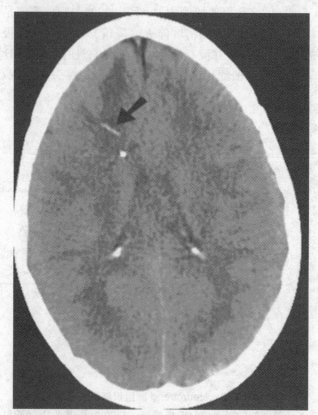

图 7-21　CT 显示 Neurotrend PbO_2 探头（箭头）
（靠近右前额白质的脑实质内）

后"正常外观"的脑组织获得的。Hoffman 发现，在没有脑缺氧的动脉瘤患者，脑组织 PbO_2 值平均为 32 mmHg。Kytta 等对开颅手术患者进行术中 PbO_2 监测发现，正常脑皮质的 PbO_2 值为（47.9 ± 13.14）mmHg。在猫科动物，正常的 PbO_2 是（42 ± 9）mmHg［$PbCO_2$ 为（59 ± 14）mmHg，脑 pH 值为 7.0 ± 0.2］；鼠科动物正常的 PbO_2 是（29.4 ± 12.8）mmHg。在人类脑血管外科手术，正常的 PbO_2 波动在（37 ± 12）mmHg［$PbCO_2$ 为（49 ± 5）mmHg，脑 pH 值为 7.16 ± 0.08］。脑不同部位的组织氧分压值也不同。一般认为，由于灰质的代谢率和血流量是白质的 3 倍，因此灰质的 PbO_2 值比白质高。Dings 对 27 例患者硬脑膜下不同深度脑组织氧分压的测定结果表明，在多数病例距离皮质越近，PbO_2 值越高。硬脑膜下 17～27 mm 处 PbO_2 值明显低于硬脑膜下 7～17 mm 处 PbO_2 值。

2. 脑组织氧分压监测的低氧阈值　PbO_2 监测的低氧阈值也未取得一致的意见。判断出组织低氧就能建立早期的正确干预治疗，同时提供有意义的治疗时间点。低氧阈值必须考虑探头的类型和位置、病理学基础和在不可逆的损害出现之前低氧的持续时间。各种 PbO_2 低氧阈值已经被提出（表 7-2）。

表7-2 人类研究提出的脑组织低氧阈

探头	作者	提出年份	建议阈值 [mmHg (kPa)]	阈值如何测定
Paratrend 7	Zauner 和 Doppenberg 等	1997, 1998	25 (3.3)	PbO_2 26 mmHg ≈ CBF (氙 CT) < 18 mL/(100 g·min);所有患者 PbO_2 < 25 mmHg 预后差
Paratrend 7	Doppenberg 等	1998	19 ~ 23 (2.5 ~ 3)	猫科 MCA 阻塞研究和预后
Neurotrend	Menon 等	2004	10 (1.3)	如果 PbO_2 < 10 mmHg 明显加大氧扩散梯度 ($PvO_2 - PbO_2$)
Neurotrend	Johnston 等	2005	< 14 (1.9)	PbO_2 和 PET OEF 显著线性相关 ($r^2 = 0.21$, $P < 0.05$);平均正常 OEF = 40% 大约为 PbO_2 = 14 mmHg
Licox	Kiening 等	1996	8.5 (1.1)	回归分析:50% 的 $SjvO_2$ 阈值与 PbO_2 8.5 mmHg 相关
Licox	van Santbrink 等	1996	10 ~ 15 (1.3 ~ 2)	阈值 ≤ 5 mmHg 时 6 个月的预后明显差别,提示维持 PbO_2 在 10 ~ 15 mmHg
Licox	Valadka 等	1998	20 (2.7) [6 (0.8)]	Tobit 回归分析:阈下 PbO_2 的时间与死亡必然相关。长的 PbO_2 < 20 mmHg 或任何的 PbO_2 < 6 mmHg 死亡率必然增高
Licox	van den Brink 等	2000	< 5 (0.6) 30 min, < 10 (1.3) 1 h 45 min, < 15 (2) 4 h	死亡相对风险分级。低氧阈为 50% 死亡风险时的低氧程度和时间

注:PvO_2 为脑静脉/毛细血管末端 PO_2;OEF 为脑氧摄取分数

3. 脑组织氧分压监测的安全性和缺点 早期有人担心脑实质内的探头是有创的,因此可能有出血和感染的风险,现已经证实这种担心是没有根据的。11 组研究报道涉及 552 例患者没有报道有感染,3 例医源性血肿仅有 1 例需手术清除。测定精确并向零值漂移可诊断血肿。有报道提出一些问题,包括插入创伤继发神经胶质过多症和探头位置的安全。

4. 脑组织氧分压的焦点监测与全面评估 $SjvO_2$ 提供全脑氧的监测,能计算动静脉血氧含量差。PbO_2 探头极度局部化,仅仅是围绕探头前端 15 mm^2 的组织测定。探头的位置,成为解释数据的重要问题。在靠近病理学的"危险组织"的区域,全脑的评估不能有效监测,监测成为焦点化,但当探头位于似乎正常的脑组织或在弥漫损伤区域,PbO_2 的监测可能是全脑氧化的监测,PbO_2 可作为 CPP 优化的终点。Kiening 等比较研究前脑白质正常的患者 $SjvO_2$ 和 PbO_2 监测，15 例严重的 TBI 患者 $SjvO_2$ 和 PbO_2 监测有很强的相关性（$r^2=0.71$）。连续监测 PbO_2 的可靠性是 $SjvO_2$ 的 2 倍，PbO_2 监测期可获得 95% 的优质数据资料，而 $SjvO_2$ 仅获得 43%。$SjvO_2$ 监测需频繁校正而 PbO_2 插入脑后很少需要校正。另外，稳定的基础 PbO_2 读数，氧调节机制起着重要作用，PbO_2 帮助理解病理生理学和预见其预后。

5. 脑组织氧反应性　脑组织氧反应性是指增加动脉血的氧分压能使 PbO_2 增高。这种反应性是通过脑氧调节机制来控制的（比较 CBF 的自动调节），这种机制在脑损伤后被扰乱。van Santbrink 等研究脑组织氧反应（对 PaO_2 变化的反应程度），显示创伤后 24 h 最大反应与不利的预后有关，多元逻辑回归分析支持 PbO_2 是预见不利预后的独立指标（比数比，$OR=4.8$）。在实验中，当低二氧化碳血症时，PbO_2 的反应性降低，因此，在评估 PbO_2 的反应性时，$PaCO_2$ 的影响必须考虑。为了解创伤后脑 PbO_2 和 MAP、CO_2 浓度变化的关系，Hemphill 等研究 12 例狗麻醉，显示 PbO_2 与 CO_2 呈线性相关（$r^2=0.70$），MAP 在 60～150 mmHg 下呈 S 曲线相关（$r^2=0.72$），在 CO_2 反应性测定时与 CBF 呈线性相关（通过热稀释探讨测定）（$r^2=0.84$），结论是 PbO_2 受调节 CBF 因素的强力影响，也就是受 CO_2 和 MAP 影响。

6. PbO_2 的自动调节　Soehle 等首先提出 PbO_2 自动调节的概念，定义为：尽管 CPP 的改变，脑有稳定脑 PbO_2 的能力，因而 PbO_2 能鉴别个体 CPP 靶压是否适当。Lang 等的研究显示，在静态下脑自动调节（应用测定与 CPP 变化关联的 CBF 流速）与脑组织氧反应性（通过测定与 CPP 变化有关的 PbO_2 变化）有明显的相关性（$r^2=-0.61$），提示 CBF 的调节与脑氧有关联。因此，通过提高 PaO_2（增加 FiO_2）或增加 CPP（通过增加 MAP，降低 ICP）来提高 PbO_2 可以了解治疗的优化和预见预后。

（三）脑组织氧监测的应用

在人类手术和 ICU 中，PbO_2 应用于研究和蛛网膜下隙出血（SAH）及严重的 TBI 的管理有优势。其他应用包括：动静脉畸形（AVM）切除、肿瘤切除和研究麻醉药物的作用。

1. SAH 和血管痉挛　尽管 PaO_2 监测是有创的，但其监测的优点是连续的，可监测 SAH 患者延时的血管痉挛以免导致脑缺血（对比传统的 TCD 快照）。Kett White 等在 ICU 中应用 PaO_2 和脑微透析法监测 40 例患者（35 例 SAH 后和 5 例复杂动脉瘤手术），发生低 PbO_2 事件和异常微透析仅有很弱的预后相关性，可能的原因是：血管系统的距离不一样（氧梯度）、灰/白质影响（代谢率、脑回和脑沟的深度）和组织的异质性造成 PbO_2 数值差别较大。一组研究应用 Neurotrend 系统监测 10 例 SAH 患者（3 例出现血管痉挛），显示明显的 pH 值降低和 $PbCO_2$ 升高（$P<0.001$），但不能显示造成缺血的 PbO_2 水平。Meixensberger 等前瞻性研究 42 例重度的 SAH 患者，难以得出预见早期死亡患者的 PbO_2 值，原因可能是病例数少，探头未能精确放在有效的脑区域，高容量、高血压和血液稀释治疗的影响，或许氧耗的抑制比 CBF 更明显，导致 PaO_2 值不变。因此，在 ICU 中 SAH 脑血管痉挛的警告值仍有待于进一步的研究。

2. 动脉瘤手术　在手术中，PbO_2 监测是可行和敏感的，能指示脑组织的危险。严重的出血（Fisher 3 级）明显降低 PbO_2。正确放置探头，PbO_2 监测不仅可评估暂时钳夹动脉瘤时限的有效性和可逆性，也能指导永久性的动脉钳夹的正确位置。术前通过 SPECT 和脑血管造影证实低灌注造成低 PbO_2。在 46 例开颅血管瘤钳夹手术中，31 例患者需要暂时钳夹双侧血管，显示 PbO_2 的降低，$PbO_2 < 8$ mmHg，30 min 能预见脑梗死。另一组研究发现，脑动脉瘤钳夹中 PbO_2 监测加上体感诱发电位监测（SEP）能监测缺血，特别是那些基线 SEP 没有的患者。

3. 动静脉畸形手术　PbO_2 已经应用于监测 AVM 血管供给区脑组织的氧供情况，13 例 AVM 切除的患者，与 8 例脑血管瘤切除无缺血患者对照比较，在 AVM 切除之前低 PbO_2，但 $PbCO_2$ 和 pH 值正常（而急性阻塞缺血 $PbCO_2$ 升高和酸中毒）提示低灌注和慢性低氧并有可能造成代谢适应和继发低代谢，而切除后 PbO_2 明显升高提示高灌注并有伴随问题。除了增加对 AVM 的病理生理理解外，这些研究再次证明了围手术期 PbO_2 监测的必要性。

4. 肿瘤手术　脑肿瘤周围水肿影响脑组织的氧化。19 例脑肿瘤患者，在开颅之前应用 MRI 指导探头放置在肿瘤周围区域，记录脑膜切除后到肿瘤切除时 PbO_2 变化。有水肿的患者，切脑膜时、切肿瘤后 PbO_2 明显升高，提示脑肿瘤周围存在水肿，水肿周围氧降低，当局部组织压力减轻时氧水平改善，特别是脑水肿患者。由于肿瘤周围的水肿导致缺血过程，围手术期监测 PbO_2 增加了神经手术的安全性，但探头正确放置在肿瘤周围的难度很大。

5. 麻醉药的药效学　在研究麻醉剂如异氟醚、地氟醚和异丙酚作用于脑自动调节和脑水平对 EEG 的爆发抑制也应用了 PbO_2 的监测。吸入麻醉剂抑制脑的自动调节，呈剂量相关性，低浓度吸入时 PbO_2 升高而 CPP 不变。而异丙酚对 PbO_2 的影响没有变化，维持血流－代谢耦联功能完整。

6. 治疗学和研究应用　PbO_2 对吸入氧分数（FiO_2）增高的反应、$PaCO_2$ 变化（过度通气或通气不足）和失血量大于 70% 或心脏骤停马上复苏成功后的反应已经通过实验证实。另外，也有应用 PbO_2 和 PET 结合研究脑损伤后的病理生理学机制，提示存在着损伤组织微循环异常和氧扩散距离增大。随着更多资料的积累，对于缺氧阈值、各种临床状态下的明显影响预后的 PbO_2 值将会确定。对潜在的治疗或干预研究，基准的 PbO_2 反应水平，将为临床提供有价值的资料。

7. 其他脑组织参数　Neurotrend 探头还可以测定 $PbCO_2$ 和 pH 值。Clausen 等研究这些变量与其他脑参数的关系，患者脑外伤后预后差的与预后好的比较，$PbCO_2$ 在创伤后 6 h 明显增高；CPP 小于 70 mmHg 与高于 70 mmHg 比较，明显增高；而当 $PbCO_2$ 稳定时，脑 pH 值和低氧阈在 CPP 小于 70 mmHg 和高于 70 mmHg 时也有差别；低脑 pH 值也与不良预后相关。这些参数也指导终极的优化治疗。Neurotrend 和 Licox 探头都有脑温度监测，可以研究低温和高温脑病理变化。

（四）脑组织氧分压监测的评价

应用脑实质内 PbO_2 连续测定脑氧是一种可靠的、实用的和安全的技术。在放置探头 2 h 后可获得稳定的数据。主张 PbO_2 监测应该放置在没有损伤的脑区域，这样，能监测全脑组织氧供和氧需的平衡。也可以放置在颅内损伤的黑影区或血管供血支配区，这样强调监测治疗潜在可挽救的脑组织。正确地解释测定值，还必须测定动脉 PbO_2、$PaCO_2$ 值和考虑探头区微血管供血中断的影响。现有的 PbO_2 监测探头监测 PbO_2 值稳定，但推荐用 CT 来定位探头位置和短期提高 FiO_2 来测定探头的反应性以排除局部微出血，因为微出血影响测定的结果。脑氧监测可以通过 PbO_2 和 $SjvO_2$ 来监测，两者都是可靠的，但有时会出现不同的信息，必须全面互补分析。

临床上，急性脑异常常通过提高脑氧分压为目标进行治疗，治疗的目标应该是提高动脉血氧含量或通过提高 CBF 改善氧输送。纠正低氧血症和保证理想的动脉血血氧饱和度是提高动脉血氧含量的重要手段，已经适当氧合的患者增加 FiO_2 可以提高动脉氧分压，但动脉氧含量的提高是有限的。已经证实增加 FiO_2 可以提高 PbO_2，通过微透析初步研究显示它能同步降低脑组织乳酸水平，提示可以改善无氧代谢。在蛛网膜下隙出血患者，通过提高血压、血液稀释和高容量来改善脑灌注压，提高脑氧输送可以改善脑氧合。PbO_2 监测可识别以脑血流为靶的治疗是否适当和选择适当的脑灌注压水平。PbO_2 监测还可以提供以脑氧为靶的临床治疗，但还需大样本、多中心的研究。

在提高脑氧和它对患者预后的影响方面，1998 年 Cruz 首次发表对 178 例患者进行颈内静脉血氧饱和度测定和提高氧摄取，与 175 例接受 ICP/CPP 指导患者比较，明显改善患者 6 个月的预后。$SjvO_2$ 监受测患者颈部活动的影响，所有患者必须带颈托，而 PbO_2 监测很少发生移位，不受头移位的影响，因此，很少需要术后复杂的护理。Meixensberger 等选取 53 例 ICP/CPP 指导治疗加上用 PbO_2 大于 10 mmHg 作为第二靶治疗患者，与 40 例单独的 ICP/CPP 指导治疗患者比较，实验组 PbO_2 能成功维持在高的水平，但 6 个月的预后两组没有差别，而 PbO_2 监测组有预后好的倾向。Stiefel 等比较传统的 ICP/CPP 指导治疗组（25 例）和 PbO_2 靶压大于 25 mmHg 治疗组（28 例），评估住院预后，PbO_2 指导治疗组死亡率明显降低和脑功能预后较好。Meixensberger 等也研究显示 40 例 PbO_2 指导治疗患者，脑急性损伤期低 PbO_2 与 2～3 年神经心理行为差有明显的相关。比较 36 例单独严重脑外伤和 44 例严重脑外伤与严重颅外损伤患者，两组均用 ICP/CPP/PbO_2 指导治疗，后者颅外损伤采用手术治疗，6 个月或 1 年的预后没有明显的差别，而早期有报道脑外伤并有颅外损伤患者死亡率增加。

（五）未来展望

PbO_2 监测技术的有创性仍然是一个问题，在凝血功能障碍患者必须限制使用。复合参数如 ICP 和 PbO_2 探头一体化可以减少多探头的脑内置入，但理想的监测仍是无创监测。连续的床边在线多功能收集整合资料是监测的最佳优化。动态的应用（如脑低氧患者增加 CPP 和 FiO_2）可识别个体 PbO_2 的治疗靶。

（佘守章　陈　勇）

第四节 脑微透析监测

一、微透析理论基础

脑微透析监测是在脑内的特定区域，放入微透析管，持续使用灌流液，使脑内物质顺浓度梯度进行扩散进入透析管，通过收集灌流液，测定其中某些物质的含量。另外，也可通过灌流某些药物、神经递质等，观察其产生的药理作用和生物效应。这些年来微透析技术多应用在神经科学、药理学、生理学的研究。微透析技术由 1961 年 Gaddum 的压抽导管 (push pull cannula)、1966 年 Bito 等人的透析袋 (dialysis sacs)、1972 年 Delgado 的透析针 (dialytrode) 三种技术综合而成，于 1984 年由 Delgado 和 Ungerstedt 等人逐渐改良，成为现在的微透析针。

脑微透析仪装置由探头、导管、微量灌流泵、样本收集器和定量分析仪等组成。微透析探针通常包括跨膜探头、U 型探头、I 型探头等，而目前在实验室使用最多的是 U 型探头、I 型探头（图 7-22）。微透析探针构造：由具有灌流液入口及透析液出口的环流系统组成。透析针的尖端是暴露区域，此区域的半透膜让细胞外液借助浓度梯度，渗透至微透析探针内。各细胞外液物质的扩散、透析即在半透膜处完成。灌流液持续地自入口处进入，经透析探针尖端的半透膜与组织液交换后，在透析液出口处收集（图 7-23）。

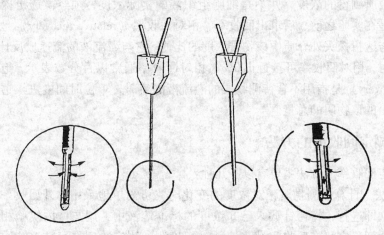

图 7-22 微透析针外观

二、回收率及其影响因素

脑部透析是一种有创的技术，首先，微透析探针需置入所欲研究的脑组织部位，

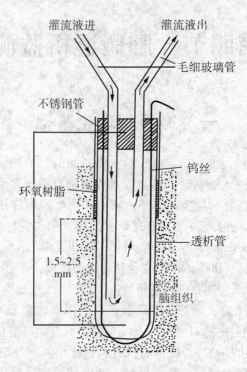

图 7-23 微透析针透析膜的构造

其次，透析过程对于局部或相关部位的细微环境，有一定程度的干扰，因此由微透析技术所得到的结果，常以刺激前后或用药前后的差异表示。

由透析液所测得的浓度，并不是细胞组织液的实际浓度，须经微透析探针回收率校正，也就是在实验之前、后求出回收率。相对回收率（relative recovery）是指透析液中物质浓度与透析探头外介质中该物质浓度的比值。它与灌流液的流速成反比关系，当流速接近零时，相对回收率可接近100%。相对回收率通常以百分数表示。绝对回收率（absolute recovery）是指用不含待测物质的灌流液灌流时，单位时间内进入透析管并从透析管内流出的该物质的总量。

（一）测定回收率的方法

目前测定回收率的方法主要有以下几种：

1. **外标法** 计算被测物质相对浓度的变化时，可简单地采用体外回收率法。测定宜在取样后立即进行，将探针放入已知浓度的标准溶液中，用与体内实验相同的流速灌流探针。达到稳定状态后收集灌流液并进行检测。测定浓度与标准溶液浓度之比就是体外回收率。此法虽简单易行，但由于被测物质在体外时与体内的环境状况不同，检测结果不能严格地等同于实际的回收率。

2. **内标法** 向灌流液中加入已知浓度且性质与被分析物质相似的另一种物质做内标，内标物不仅在扩散性质上与被分析物一致，而且还要在体内的代谢过程中也尽可能一致，测出透析率即作为被分析物的回收率。由于选择内标的局限性很大，限制了此法的应用。

3. 反透析法　假设被测物从两个方向通过半透膜的情况是同等的。在灌流液中加入一定浓度的内标物（Cic），在与体内透析相同的条件下操作，测定透析液中内标物的浓度（Cec），体内回收率（Rin vivo）可用下式计算：

$$Rin\ vivo = (Cec/Cic) \times 100\%$$

本法要求内标物具有生物惰性，尽可能与被测物相似。

（二）影响回收率的因素

1. 透析时间及灌注流速　灌流液的流速越慢，透析的时间越长，透析物质的渗透交换越完全，所以回收率高。相反，灌流液的流速愈快，透析的时间愈短，物质透析的渗透愈不完全，所以回收率低。为了获得好的回收率及适量的透析液量，常用的流速是 $1 \sim 2\ \mu L/min$。

2. 微透析探针尖端的半透膜面积　半透膜透析的效率取决于待透析物质与半透膜的接触面积与接触时间，因此，除了流速的因素外，半透膜面积愈大，回收率愈好。相反，微透析针尖端的露出区域面积愈小，回收率愈差。

3. 半透膜的材质　半透膜的材质会与待透析物质作用，例如，表面带电荷的半透膜材质会降低氨基酸类物质的回收率。

4. 温度　温度也是影响回收率的重要因素之一。在同等条件下，温度从 23 ℃ 升到 37 ℃，回收率增加 30%。因此回收率的校正有时也模拟活体的条件进行。

三、灌流液的组成

微透析实验中多使用等张性灌流液，常用的有生理盐水、林格液、人工脑脊液（ACSF）等。

四、微透析的取样

1. 动物麻醉实验　首先将麻醉后大鼠固定在立体定位仪上，再将微透析针插入欲研究的脑组织部位（图 7-24），待稳定 2~3 h 后才进行实验。因微透析针的埋入对此区域的脑组织而言是一种破坏，在这种组织损伤下测得的细胞外液神经传递物质及其代谢物的浓度，并不能真正反映生理状况，所以要等一段时间，让损伤的脑组织有某种程度的恢复。

2. 微透析系统与分析系统连接　灌流的人工脑脊液，经过微透析探针后的透析液，可由收集器定时收集，收集后再另行分析，这种收集后再分析的方法叫离线分析系统。相对于离线分析系统的就是自动线上系统。自动线上系统的分析中，透析液直接进入分析系统，没有样品收集后稳定性的问题，也没有样品收集后被污染的问题，是此方法的优点。但因为没有收集样品就直接分析，也存在一些限制，如微透析系统与分析系统必须在一起，透析液样品无法做衍生反应，同时透析液收集的时间也必须配合分

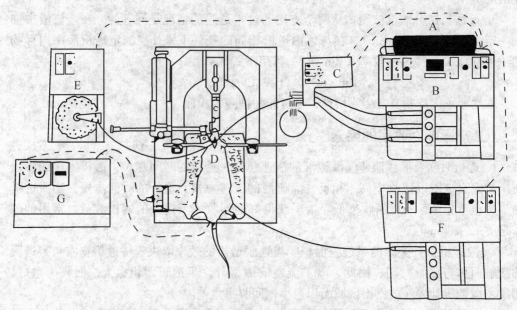

图7-24 麻醉大鼠微透析实验
A. 控制系统；B. 微量注射泵1；C. 注射器选择器；D. 立体定位仪；
E. 微量收集器；F. 微量注射泵2；G. 温度控制器

析的时间，不能在样品尚未分析完，就注入下一个样品。

3. 清醒动物实验　与麻醉大鼠微透析实验相同，首先将大鼠麻醉并固定在立体定位仪上，再将微透析探针导管埋入欲研究的脑组织部位，并辅以牙粉将微透析探针固定于颅骨。待清醒大鼠稳定后（24~48 h），欲进行清醒动物实验时，再将微透析探针导管取出，置入微透析探针，待稳定后（2~3 h），即可进行清醒动物实验（图7-25）。

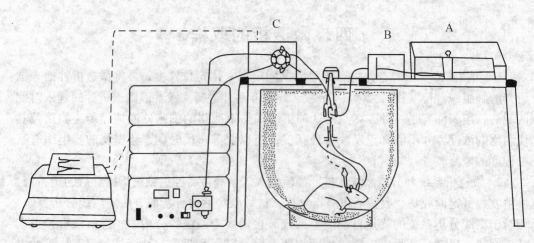

图7-25 清醒大鼠微透析实验
A. 微量注射泵；B. 注射器选择器；C. 在线注射器；D. 高效液相仪

五、微透析在神经外科的应用

20世纪90年代,临床应用导管的制作成功与床旁透析液分析仪(CMA,Sweden)的推出使它开始应用于临床。临床上高灌注流量是非常必要的,如在动脉临时夹闭过程中,需高频采样来监测缺血状态。

近年来,国内外应用微透析技术对动脉瘤性蛛网膜下隙出血(aSAH)患者进行连续监测,通过对细胞外液中葡萄糖、乳酸、丙酮酸等脑能量代谢指标以及兴奋性氨基酸、甘油等生化物质代谢变化的监测来研究脑血管痉挛、脑缺血以及延迟性缺血性神经功能障碍,同时随着更多有潜在价值的标记物的发现,aSAH的微透析监测范围更加广泛。导管可通过颅栓置入,不需到手术室就可完成;开颅术中也可在明视下将导管置入到损伤的周边区域(离损伤边界1 cm)或载瘤动脉的供血区。

在颅脑损伤患者,可监测患者脑细胞间液中葡萄糖(Glu)、乳酸(Lac)、丙酮酸(Pyr)、甘油(Gly)、一氧化氮(NO)含量的变化。方法:微透析导管分别插入患者病灶半暗带区、相对正常脑组织区和腹部皮下组织收集微透析液,用生化分析仪实时测定Glu、Lac、Pyr、Gly、NO。微透析技术提供了一种实时监测颅脑损伤患者脑细胞间液生化指标的手段。患者脑组织间液中的生化指标和NO的含量变化可能与其预后密切相关。

乳酸/丙酮酸比(lactate/dyruvate,LPR)是反映由缺血等引起的细胞氧化还原状态改变的明显标志。组织缺血时,氧供减少,糖酵解增加,丙酮酸向乳酸转化增加,LPR随之升高;随着糖含量的降低,丙酮酸生成减少,LPR进一步增高,缺血恶化。乳酸和丙酮酸相对分子质量相同,LPR不受导管回收率的影响,可以用来比较不同个体或组织的氧化还原状态,如LPR大于25,就提示组织存在缺血的信号。低氧、缺血或高代谢都会导致乳酸的增加。LPR则比乳酸能更好地反映组织缺血。

丙三醇是组织低氧与细胞破坏的有效监测指标,增高可提示缺血脑组织开始恶化。严重或完全缺血时,丙三醇可以升高4~8倍,严重创伤性脑损伤脑组织内的丙三醇浓度会在24 h内明显升高,可能由原发损伤引起,并且在随后的3 d内浓度呈指数升高。丙三醇随后的增高与继发损伤和癫痫发作有关。皮下脂肪中的丙三醇来源于脂肪的分解,此过程由局部交感神经所控制。将导管插入到脐周皮下组织,丙三醇水平可以提示交感应激状态,糖浓度可反映全身的血糖水平。

(郑志远)

第五节 脑电图监测

脑电是中枢神经系统自发性的生物电活动,具有一定的连续性和特定的节律性。与诱发电位相比,脑电的产生过程不需要额外的外界刺激,完全是自发性的。应用电子放大技术，将脑部的这种自发电活动拾取、放大，并以纵轴表示电活动幅度，横轴代表时间，记录得到的电位 - 时间关系曲线，就是脑电图（electroencephalography，EEG）。

一、正常脑电图

脑电是大脑皮质某一区域神经细胞群自发的生物电活动，其活动强度随时间而相应改变，表现为电位 - 时间的关系曲线，具有连续性和特定的节律性。因此在时间轴上表现为波动性特点，可用频率、振幅、波形和时相等基本要素进行描述。

（一）正常脑电波的基本成分

1. α波　α波是脑电的基本节律，主要分布在枕部和顶部，特别是枕部，频率为 8~13 Hz，成人通常为 10 Hz 左右；α波的波幅为 20~100 μV，平均 50~70 μV。α波的出现率存在个体差异，有些人α波几乎连续出现，有些人α波时有时无，还有些人用肉眼观察几乎看不到α波。

2. β波　频率为 14~34 Hz，波幅不超过 50 μV，一般为 25 μV 左右。如果频率超过 35 Hz，则称为γ波。

3. θ波　频率为 4~7 Hz，可在部分正常人的大脑前部少量出现。

4. δ波　频率为 0.5~3 Hz，正常成人清醒状态下几乎没有该节律波，但入睡后可以出现，并且随着睡眠加深增多。

习惯认为，频率在 8 Hz 以下的脑电波为慢波；波幅在 25 μV 以下的脑电波为低波幅波，25~75 μV 的波为中波幅波，75 μV 以上的波为高波幅波。

（二）影响正常脑电图的因素

1. 年龄　人类大脑随着个体的发育成熟结构不断发生变化，脑的电活动与脑的解剖生理功能也同时发生变化。脑电图在新生儿近于平坦，有时脑电活动呈非连续性，低波幅慢活动和爆发活动交替出现；幼儿慢波多，2~5 Hz 的慢波广泛存在；相当于α波的频率也较慢，其频率随年龄增长逐渐接近成人。

2. 睁眼、闭眼　脑电活动受内外的感觉刺激特别是睁眼、闭眼的影响，睁眼、闭眼导致的光刺激变化对α波影响最大。睁眼导致α波衰减的现象又被称为α波抑制（图 7 - 26）。α波衰减还出现在其他的感觉刺激、触觉刺激及精神内心的活动时。

3. 内环境变化　氧分压、二氧化碳分压变化、低血糖、血液循环障碍、发热、基础代谢率变化、电解质失衡均可引起脑电图发生改变。比如过度换气使血中二氧化碳经过肺排出导致呼吸性碱中毒，引起脑血管收缩，脑血流量减少，脑电图常出现α波波幅增高，节律性增强，同时脑电频率逐渐变慢，波幅逐渐增高，癫痫的患者甚至爆发异常波；如果在麻醉中控制体温下降，EEG 波幅逐渐降低，频率逐渐减慢，并趋于平坦。电解质不平衡可导致神经元电活动的改变，干扰突触的功能及神经冲动的传递，比如低钙血症可引起脑电活性降低，波幅下降，血钙低于 6.0 mg/dL 时有可能诱发癫

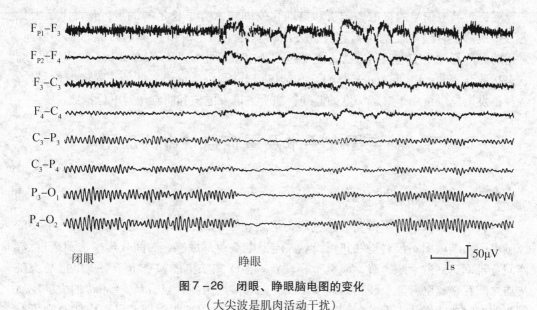

图 7-26 闭眼、睁眼脑电图的变化
（大尖波是肌肉活动干扰）

痫。

4. 精神心理状态 被检者是在安静状态还是紧张、兴奋、情绪不稳定等状态，或者是处于注意力集中和精神活动等状态，脑电图都受到相当大的影响。

二、麻醉中脑电图监测的发展概要

早在 19 世纪 70 年代，Caton 使用线检流计观察到了兔子和猴子暴露大脑半球的自发生物电现象，并于 1875 年 8 月向英国医学协会报告了这一发现，从而成为研究脑电活动的第一人。后来，1920 年 Forbes 用真空管代替线检流计放大 EEG，构建了现代脑电图的雏形。1929 年 Hans Berger 用双线圈检流计记录了第一份人类脑电图，推动了脑电研究的快速发展。

1932 年 Dietch 首次运用了傅里叶（Fourier）变换对 EEG 数据进行分析，加快了工程信号处理方法在 EEG 分析中的应用与发展。1937 年，Gibbs 夫妇首次将脑电用于麻醉过程监护，标志着脑电在麻醉领域应用的开始。但由于原始脑电信号复杂，难以适应临床麻醉快速评估患者病情的需要，脑电监测在此后几十年并未获得较大的进展。20 世纪 60 年代以后，随着计算机和信号处理技术的发展，脑电记录和分析技术不断提高，特别是 Cooley 和 Tukey 发明了快速傅里叶变换（fast Fourier translate，FFT），开创了脑电功率谱计算的新方法。通过一个时间依从性模块和波谱压缩分析技术，FFT 可以展现 EEG 中的细微差别。这一技术的出现使 EEG 量化分析得以实现，脑电分析在临床麻醉领域得到越来越广泛的应用。20 世纪 80 年代数字化 EEG 的出现极大地扩展了脑电图的应用范围，并使实时脑电监护成为可能。由于 EEG 对大脑代谢异常、缺血、缺氧和神经功能异常较为敏感，因此，脑电变化能更直接、敏感地反映相应的脑功能改变，以及麻醉药物对中枢神经系统的作用。近年来随着生物医学和医学工程技术的快速发展，对脑电信号的提取、分析和自动化处理技术有了长足的进步，开发出了大量各种形式的实时脑电监测仪器和分析方法，奠定了脑电麻醉监测的可靠基础。目前，常用的麻醉深度的脑电监测方法，主要包括脑电双频指数（bispectral index，BIS）、脑状态指数（cerebral state index，CSI）和脑电熵分析（entropy）；此外，除脑电信号外，各种诱发电位也可用于麻醉深度的监测，如听觉诱发电位和听觉诱发电位指数。

三、脑电图在手术及重症监护中的应用

（一）术前致痫灶的定位

尽管功能影像学技术得到飞速进展，但致痫灶的定性诊断与定位诊断仍然主要依靠脑电图。脑电图不仅对垂线和切线双方向上电流源都敏感，时间分辨率达到毫秒级，空间分辨率达到数十毫米级，而且价格便宜。但头皮脑电图检查由于头皮电极与大脑皮质之间存在有脑脊液、硬脑膜、颅骨及头皮等多层组织，只有当 >6 cm^3 的大脑皮质同步放电时才能在头皮上监测到，如果致痫灶位于皮质脑沟深部或纵裂内侧时则更难以定位。颅内埋入电极并进行头皮多导联描记，同时进行长时程监测有助于克服头皮脑电图的上述缺陷，如果配合偶极子定位系统，对致痫灶定位的准确性基本可以达到皮质及深部电极埋植描记技术的精度。

（二）癫痫外科手术中皮质脑电图及深部脑电记录

开颅手术过程中，利用皮质电极在可疑皮质及周围区域记录到的脑电信号称为皮质脑电图（electrocorticography，ECoG）。结合术中皮质或皮质下（通过埋植深部电极）直接电刺激还可实时定位致痫灶，区分运动、感觉、语言甚至记忆等皮质和皮质下脑功能区，指导手术切除范围，避开重要功能区。术中 ECoG 和深部 EEG 监测避免了头皮、颅骨等不良传导介质，电极与脑组织的距离缩短，记录到的异常波形更清楚，可发现大量在其他脑电图中不能发现的脑电异常，使致痫灶定位的精确性和可靠性明显提高。ECoG 有较高的信噪比和空间分辨率，同时具有诊断快速、实时、无创等优点，但术中皮质脑电监测同样有其局限性：①记录时间有限；②手术中不允许也一般不会发生癫痫，因此皮质脑电图大多只能记录到发作间期的脑电活动，且术中脑组织手术创伤可以使背景脑电活动改变，在发作间期描记出的棘波速度、分布范围、数量和部位可能会由于颅内压力改变、麻醉药物及用量而发生改变；③麻醉机、高频电刀以及吸引器等各种仪器可对脑电活动产生干扰，而深部脑电监测是一种有创的检查，可以引起感染、颅内出血、脑脊液漏等并发症，不能作为致痫灶侧定位的首选，其适用范围仅限于影像学和 EEG 无法定位或定位不相符时。

（三）术中及重症脑电监护

常规脑电图不适合手术期及重症监护。随着计算机技术的发展成熟，长程脑电图监测（long term EEG monitoring，LTM）应运而生，目前它不仅应用于癫痫外科监测，

还广泛用于重症监护室（intensive care unit，ICU）、急诊室和手术室。LTM通过录像设备、长程监测的脑电图设备、其他多导电极及同步回放显示设备对手术及重症患者进行实时监测，它能确定非惊厥性癫痫发作（nonconvulsive seizure，NCS）、非惊厥性癫痫持续状态（nonconvulsive status epilepticus，NCSE），指导癫痫的药物治疗，预测和发现脑缺血，监测脑水肿及颅内压，帮助预测昏迷患者的转归等。

1. 在手术室应用　颈动脉内膜切除术和心脏手术过程中，局部脑血流量会发生变化，甚至发生一定程度的缺血缺氧。神经细胞对缺血损害非常敏感，如脑血流低于30 mL/（100 g·min）即可引发脑电的异常。患者脑电监测首先表现为12～30 Hz的快活动消失，而后出现θ、δ波，波幅减低，爆发抑制，最后全面抑制。有人提出，只有快波减少80%～100%和（或）慢波活动在1Hz或以下才会出现术后缺血性损害，但也有人认为，术中只要有任何的快波波幅及频率改变和（或）δ波的出现，均应认为是脑电图的异常改变，均需及时告诉手术者，倘若等到脑电图出现严重改变时才报告，已经不是术中监测的意义了。

2. 在ICU应用　LTM监测对发现临床下发作的癫痫有极大帮助。一项回顾性分析显示11%～55%的神经科ICU（NICU）患者可能出现NCS，并且有研究发现70%的NCS昏迷患者仅有很细微的运动症状，甚至有10%无任何临床症状。而在抽搐性癫痫持续状态结束后，仍有48%的患者存在电生理的癫痫，14%存在NCSE。因此，临床医生如果只通过临床症状难以诊断，从而延误治疗，使患者预后变差或成为难治性癫痫持续状态，大大增加死亡率。LTM还可用于脑外伤、脑血管病和昏迷患者的监护。

3. 昏迷患者的诊断及预后评估　昏迷患者常表现相同的临床特征，仅通过临床检查不能充分地评估大脑皮质功能。LTM为NICU的昏迷患者提供了直接检测皮质及皮质下功能紊乱的经济、安全、方便检查工具，为鉴别诊断提供线索。比如α昏迷、θ昏迷多见于广泛的缺血损害，提示缺血缺氧性脑病；阵发性广泛的θ、δ活动，尤其伴随三相波活动，常提示代谢性脑病，比如肝、肾衰竭，2型呼吸衰竭引起的严重高碳酸血症造成的昏迷，有时还可见于安眠药中毒；δ波的长时程爆发多见于头外伤。EEG检查结合临床检查对确定昏迷患者的预后有重要意义。如监测发现患者脑电呈现下列特征，常提示预后不良：①EEG对外源性刺激缺乏反应性；②EEG无自发性改变；③持续性爆发性抑制；④α活动呈弥漫性分布或以前头部为著，波幅无或仅有很小波动，对任何刺激无反应；⑤周期性癫痫样放电；⑥普遍抑制，如果电压<10 μV，则预后更不乐观。提示预后良好的EEG征象：①对外源性刺激有反应性；②有正常的睡眠电位及正常的睡眠周期；③在持续的监测中EEG异常有改善等。

4. 其他　EEG连续监测还有助于早期判断大脑功能衰竭、脑死亡。动态观察持续较长时间的脑电静息（超过30 min以上）是判定脑死亡的有价值指标。研究证明，脑电静息明显早于临床死亡。

四、麻醉药物对脑电图的影响

麻醉对EEG的抑制作用主要表现为频率、波幅的变化和爆发抑制。EEG监测在麻醉药物的选择、帮助确定手术中麻醉剂的使用剂量、评判麻醉患者的神经系统反应及脑功能方面有较大价值，不同的麻醉药物对脑电图的影响各异。

（一）吸入麻醉药

1. 恩氟醚　吸入低浓度的恩氟醚可导致脑电图 β 波广泛出现；随着吸入浓度的增加，脑电慢波成分逐渐增加、波幅增高；至深度麻醉时，可出现棘波或多棘波，并伴爆发抑制和混杂多棘波；如果合并中度以上的 $PaCO_2$ 下降，可诱发癫痫样脑电活动。1.5~2.0 MAC 的恩氟醚用于麻醉维持，50% 癫痫患者及非癫痫患者的癫痫活性被增强或诱发。

2. 异氟醚　低浓度吸入异氟醚时引起快波特征电活动，主要表现为双侧额部 15~20 Hz 脑电活动增多。随着吸入药物的浓度增加、麻醉加深，脑电波节律变慢、波幅变大。比如吸入 1.0 MAC 异氟醚时常表现频率以 4~8 Hz 为主的脑电活动，1.5 MAC 时则脑电频率进一步减慢到 1~4 Hz 并伴脑电活动抑制，偶尔合并出现孤立的棘波；意识消失时在快波活动中夹杂一些 2~4 Hz 的慢波；进一步加深则出现以慢波为主的脑电活动，且伴随节律性消失。癫痫患者在异氟醚麻醉下，术中皮质脑电图棘波的频率明显低于术前。

3. 七氟醚、地氟醚　七氟醚、地氟醚对脑电的影响与异氟醚相似，低浓度时为快波特征的电活动，随着麻醉加深，脑电波幅加大、节律明显减慢，进一步加深出现以慢波为主的脑电活动且节律性基本消失。七氟醚用于成人和儿童麻醉诱导时，有使癫痫患者脑部放电增加的风险。七氟醚的致痫活性明显高于地氟醚，但低于安氟醚。一般而言，七氟醚浓度维持于 0.7~1.3 MAC，癫痫患者棘波的频率基本保持稳定，但于 1.5 MAC 时棘波的频率明显上升。

4. N_2O　N_2O 对 EEG 的影响取决于应用方法。单纯吸入亚麻醉剂量（30%~70%）的 N_2O，将在额区监测到 EEG 波频在 34 Hz 左右的快节律，这种快节律脑电呈阵发性出现，最长可持续 50 min；吸入 50% 体积比的 N_2O/O_2 则明显增加 β 波和 θ 波；如果 N_2O 与异氟醚或其他麻醉剂联合应用，则可在出现 EEG 爆发抑制性反应之前，增加 δ 波活性，减弱 α、β 波活性。

（二）静脉麻醉药

1. 异丙酚　异丙酚对脑电主要起抑制效应，包括局部皮质电活动、β 波、癫痫灶放电等。慢速注射异丙酚产生镇静作用时，随着异丙酚的靶浓度逐渐增高，α 波的频率逐渐增加，波幅增高，有时尚可见低波幅的 β 波。李英等观察不同异丙酚浓度下脑电图的表现，结果发现当患者异丙酚血药浓度由 0.46~0.66 μg/mL 增加到 1.07~1.5 μg/mL 时，脑电频率由（8.21±2.01）Hz 变为（11.80±2.59）Hz，同时脑电波幅由（50.88±12.41）μm 变为（40.17±11.28）μm。

2. 氯胺酮　氯胺酮对 EEG 的影响复杂多变。低剂量的氯胺酮可使 EEG 的慢波波幅增高，β 波分布范围扩大；达到麻醉剂量时，常抑制 α 节律，并且在丘脑新皮质系统区域呈现同步性高幅 δ 波，而在海马和边缘系统分布范围可出现慢 θ 波，甚至有时能诱发癫痫波。究其原因，可能是氯胺酮在选择性抑制丘脑新皮质系统同时，能兴奋延髓和边缘系统，进而间接兴奋大脑皮质。在儿科麻醉中，单纯氯胺酮肌内注射（7~10 mg/kg）3 min后各导联出现以高幅δ波为主的慢波，α波消失，稍多低幅、少量中幅快波附加于慢波之上，10 min后额、中央、顶导联中高幅波稍增多，15~20 min后波幅逐渐下降，δ波减少；如果联合安定（0.3~0.5 mg/kg）肌内注射麻醉，则5 min后出现以中高幅快波为主的脑电波，10 min后额、中央、顶导联高幅快波增多，波幅升高，最高可达150 μV，同时中高幅1~3 Hz δ波及4~7 Hz θ波呈长短出现于各导联；20~25 min后快慢波波幅有所下降，δ波减少，但仍以高幅快波为主。氯胺酮（7~10 mg/kg）加利多卡因（5 mg/kg）肌内注射麻醉，5 min后多数患者出现以θ波为主的EEG，稍多低至中幅快波见于各导联或附加于慢波之上，以前半部稍明显，少量高幅波主要见于额、中央、顶导联。

3. 硫喷妥钠、依托咪酯　硫喷妥钠、依托咪酯对脑电图的影响亦呈现剂量相关性。在麻醉初期，α波和β波等快波受激活，表现为波幅增加，出现的频率、范围增多；在深度麻醉期，EEG出现δ、θ混合波，直至δ波占优势（图7-27）。

4. 右旋美托咪啶　有研究认为，右旋美托咪啶对EEG的影响与其诱导睡眠镇静作用相关，使用右旋美托咪啶后EEG呈现中度慢波活动和多量睡眠梭状波，表现与生理性二相睡眠类似。较高浓度的右旋美托咪啶可降低皮质脑电图的频率。

5. 巴比妥类　巴比妥类麻醉药对EEG的影响在麻醉类药品中具有代表性，呈标准的剂量依从性改变，即小剂量药物诱发快速EEG节律，正常α波被快速β波代替，剂量进一步加大则使慢波增加，最后出现爆发抑制和电静止。

6. 苯二氮䓬类　苯二氮䓬类药物对脑电的影响与巴比妥类药物相似，但通常不诱发爆发抑制波形。

7. 阿片类　阿片类药物与其他麻醉药相比，对EEG的影响存在明显差异，其几乎不产生EEG兴奋相，增加用量仅导致EEG波频率稳定下降，到仅剩δ波活性后不会进一步发生改变。

8. 肌松药　肌松药是高极性分子，仅极少量可顺利通过血脑屏障，因此对EEG影响很小；但大剂量应用则可通过增加脑血流量，改变EEG活性，减轻麻醉剂的皮质抑制作用。

五、脑电定量分析

由于脑电信号复杂、干扰因素多，在经典的时域内很难进行定量分析，限制了传统EEG在麻醉监测方面的成功运用。傅里叶变换的成功引入，使脑电信号的量化分析成为可能。傅里叶变换是一种数学算法，基本原理是把一个周期性信号分解成一系列振幅、相位、频率不同的正弦波，便于定量分析。这样脑电信号特征一方面反映在波幅、频率等时域特征上，另一方面反映在相位等频域特征上。时域分析主要包括EEG波形的几何性质，如幅度、均值、方差、偏斜度、峭度等；频域分析方法则主要是对各频段的功率谱进行估计。由于生物体具有较强的调节及适应能力，内外环境的改变对脑电信号有着重要影响，因此除比较明显的时域、频域特征外，脑电信号还具有非

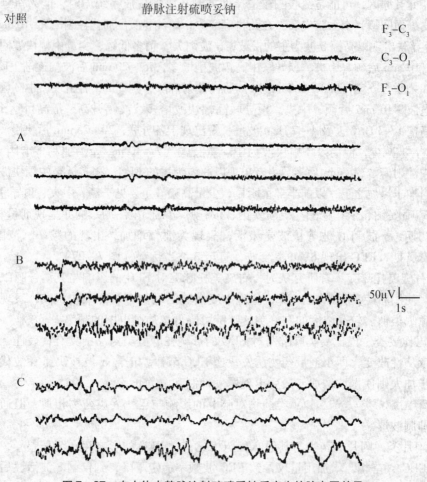

图 7-27 在人体内静脉注射硫喷妥钠后产生的脑电图效果
A. 快速活化；B. 巴比妥类的梭形波；C. 慢波

常显著的非线性的特点。因此，新开发的脑电监测仪中逐渐增加了脑电信号的非线性分析方法。

1. 时域分析 最原始的 EEG 分析方法。主要包括波形检测方法和一些统计学方法，如计算 EEG 电位平方的移动平均值、近似平均频率、过零频率、直方图分析、方差分析、相关分析、峰值检测及波形参数分析、相干平均、波形识别等。时域分析曾用于麻醉深度评价。比如研究深度麻醉期的 EEG 信号周期性地从正常高电位转变为低电位甚至零电位出现的比率，即爆发抑制率（burst suppression ratio，BSR），属于时频分析，可以用来反映麻醉深度。然而，由于爆发抑制的不稳定性，并且计算费时［因 BSR 通常是至少 15 段 EEG 信号（16 s）的平均值］，已很少单纯应用爆发抑制率来监测麻醉深度。同时，由于时频分析无法反映脑电图本身的非线性和非平稳性及患者的个体差异、药物差异等因素的影响，时域参数在临床麻醉深度监测体系中应用受到限制。

2. 频域分析 计算机的发展和出现大大促进了频谱分析在大数据量的 EEG 信号分

析中的应用。频域分析的主要策略是把随时间变化的波幅曲线变换为随频率变化的波幅（或功率）谱图，即反映波幅-频率关系的频谱图（或功率图）。它反映的是不同状态下 EEG 信号的能量大小在各个不同频谱段上的分布情况，其结果是将时间-振幅关系的原始脑电信号转换成频率-功率的关系，通过后者可以直观地观察到脑电节律的分布与变换情况。频域分析的最常用方法为快速傅里叶变换，目的是将脑电原始信号分解为一系列正弦波的组合，进而绘制各导联的频谱图或功率谱图，即脑电地形图，形象生动地反映各导联、各频段的功率谱状态。但目前的功率谱分析还比较初级，只能做定性分析，对大数据量的 EEG 信号，并不能给出直观明确的结果。于是在此基础上进行了深入研发，开发了包括总功率、δ 比率、中位频率（media frequency，MF）、谱边缘频率（spectral edge frequency，SEF）等量化指标。如应用电子计算机分析和传输生命指数的装置，将脑电资料快速进行功率频谱分析，再平整压缩成压缩频谱分析，并显示于屏幕上，频率的左移右移一目了然，上述量化指标也可同时以数值的形式显示，使得麻醉师对脑电的瞬时变化进行快速而准确的定量分析，进而判断麻醉深浅。

（1）总功率（TP）：EEG 信号采集后，经计算机模拟转换，快速傅里叶变换，计算出 α、β、θ、δ 四个波段的绝对功率之和即为 TP，在脑电功率谱上显示为"曲线"下面积。

（2）δ 比率：是指某片段 EEG 功率谱中 δ 波段（0.5~3.75 Hz）的功率与 α 波段（8.0~13.5 Hz）和 β 波段（13.75~30.0 Hz）功率之和的比值，即慢波功率与快波功率成分的比。大脑皮质抑制较深时，δ 比率值较大。

（3）SEF：SEF 95 是表示包含了 95% 功率的 EEG 功率谱高边界频率，SEF 是最早用于麻醉深度监测的 EEG 指标。有研究表明，随着麻醉程度加深，EEG δ 波段功率升高，促使 SEF 95 移向低频区域，因此 SEF 95 反映了 EEG 信号由清醒状态的高频波到麻醉后低频波占优势的过程。因而也被用来判断麻醉深度，其取值为 0~30。SEF 95 反映的是大脑皮质功能，与稳态下在脑内代谢的镇静药量有关，与麻醉深度有较好的相关性，与吸入麻醉药的浓度存在线性关系。许毓光等观察 30 例下腹部手术患者，麻醉诱导成功 6 min 后开始吸入异氟醚，呼气末浓度依次维持 0.8 MAC、1.0 MAC、1.3 MAC，每种浓度均稳定 20 min，连续监测 SEF 95 和呼气末异氟醚浓度，研究 SEF 95 与异氟醚血药浓度之间的相关性，结果发现二者之间的相关性良好，$r = 0.818$（$P < 0.01$）。还有研究表明，SEF 95 能预测喉镜刺激对血压、脉搏等心血管反应的影响，即患者处于适宜的麻醉深度（如 SEF < 14 Hz），心血管反应轻微或无变化，如麻醉较浅（如 SEF ≥ 14 Hz）则血压明显增高。

SEF 变化与下述的脑电双频指数相似，但可靠性以及与血药浓度相关性均不如脑电双频指数，且诱导期各阶段值有大范围重叠。

（4）MF：MF 是脑电图 50% 的功率谱。随着麻醉的加深，MF 降低，但对麻醉的镇静、意识存在和消失的判断不敏感，且在深度麻醉中，当出现爆发抑制时，MF 的减少趋势不再明显，不同患者间个体差异也会引起 MF 与 SEF 的叠加，降低了灵敏度和特异性。因此，它只能作为麻醉深度监测的一个辅助指标。

3. 脑电双频谱分析（bispectral index，BIS） 脑电信号具有非线性的特征，功率谱分析采用的快速傅里叶转换分析方法，为典型的线性分析方法，适用于平稳、非随机的正态分布信号，而脑电活动为随机偏态分布信号，因此用这种线性分析方法分析脑电图存在一定的局限性；并且功率谱（二阶谱）抑制所有相位信息，采用高阶累积量比采用二阶统计可提取更多的有用信息。双谱也称为三阶谱，是三阶累积量的二维傅里叶变换。三阶累积量与三阶矩相同，假设 $X(k)$ 是零均值的三阶平稳的随机过程，其三阶矩为：

$$RX(m, n) = E\{X(k) X(k+m) X(k+n)\}$$

则随机过程 $X(k)$ 的双谱定义为：

$$B_{X(\omega_1,\omega_2)} = \sum_{m=-\infty}^{+\infty} \sum_{n=-\infty}^{+\infty} R_{X(m,n)} \exp\{-j(\omega_1 m + \omega_2 n)\}$$

双谱分析可抑制高斯噪声，从而提高非高斯分布脑电信号的信噪比。此外，双谱分析可分析出 EEG 频率间的相位耦联。相位耦联是非线性行为的特征，因此双谱分析可测量出定量信号间的线性和非线性变化，即双谱分析在测定脑电图线性成分（频率和波幅）的同时，也分析了脑电图成分波之间的非线性成分（位相和谐波）。由于 BIS 包括了相位信息在内的高阶信息，保持并量化了原始脑电的非线性关系，因而能更好地保留原始脑电的功能信息，比传统的频率 - 功率分析更细微地反映脑电变化信息。

BIS 是计算机利用上述双频谱分析技术将原始脑电图信号的时间与振幅关系转换成频率与功率关系，对不同成分脑电频率间的相位与功率耦联程度进行定量分析和计算得到的无量纲指数。这一指数是一个统计数值，它来源于对大样本的接受不同麻醉药物输注的受试者双额脑电图的记录，所有被记录的脑电图及其相联系的意识状态和镇静水平（临床麻醉目标点）组成数据库，计算数据库中脑电图的双谱和能量谱参数（傅里叶转换），并与相关的临床资料进行相关分析，将最能区分临床麻醉目标点的双谱和能量谱参数，与单个脑电图间的相干性组合起来，并使用多因素回归模型将每个特性参数在达到临床麻醉目标点中的相对作用转换为线性数字化指数即为 BIS。BIS 综合了 4 个完全不同的 EEG 参数即 BSR、"QUAZI"、β 比率（beta ratio）和快慢波的相对同步性。每个参数均与镇静的不同水平相对应，β 波多与轻度镇静相关，快慢波的相对同步性与较深程度的麻醉或镇静有关，BSR 和 "QUAZI" 则在 EEG 抑制的最深水平时占支配地位。BIS 是一个复合参数，涉及时域、频域和双谱域分析，用以表示大脑抑制程度的 BSR 和 "QUAZI" 是爆发抑制时域参数，当脑电信号动态电压不超过均值 ±5 μV，时程大于 0.5 s 时应考虑 BSR 的计算；当脑电信号出现基线漂移，BSR 不起作用时通过 "QUAZI" 来监测爆发抑制。β 比率是指 2 个不同频段（30～40 Hz，11～20 Hz）脑电功率比的对数，属于频域指标。快慢波的相对同步性定义为 0.5~47 Hz 频带内的所有双谱峰值和与 40～47 Hz 频带内的所有双谱峰值和之比的对数。BIS 范围是 0～100，数值越大，患者越趋于清醒，数值越小则提示患者大脑皮质的抑制越严重。一般而言，BIS 值 100～85 为清醒；85～65 为镇静；65～40 为合适的全麻深度；40～30 为深度睡眠；30～0 将出现脑电爆发抑制。

4. 大脑状态指数（cerebral state index，CSI） BIS 是应用非线性相位锁定原理对原始 EEG 波形进行处理的一种方法，属于一种回归的处理方法，BIS 的变量是通过多变量数学回归方程计算产生的值来表达。但EEG子参数与临床状态往往无法通过数学方法建立一个简单的模式，而神经模糊方法就为建立这种关系提供了一个较好的选择。2004年，丹麦研究人员利用计算机自适应神经模糊推理方法，每秒测量2000次脑电活动，将EEG信号的4种子参数β率、α率、β率/α率、爆发抑制率换算得到一数量化指标（0～100），即CSI。这种方法的优点就在于：它不会假定一种潜在的数学函数来控制EEG和患者临床状态之间的偶然联系。目前，CSI已被多个国家批准为麻醉深度监测指标，它的数值越大，表示镇静程度越浅，具体而言，90～100提示清醒状态，80～90提示嗜睡状态，60～80提示浅麻醉状态，40～60提示为临床麻醉状态，40以下提示深麻醉状态。临床可依据CSI的变化来调整静脉麻醉药物的输注速度或吸入麻醉药物的MAC，可有效防止术中知晓，避免不必要的麻醉过深，缩短苏醒时间，保证围手术期患者的安全，降低麻醉风险。因此，CSI又称麻醉深度指数，具有重要的临床应用价值。

5. 熵指数　熵的概念由德国物理学家Rudolf Clausius于1850年首先提出，最初用以描述热动力学中微观粒子无序性或混乱性的程度。其后，Shannon于1948年将其引入信息论中，用来表示系统的不确定性、稳定程度和信息量。在信号处理领域中，信号越不规则，信息熵（Shannon entropy）值越高；信号越规则，信息熵值越低，信号完全规则时，熵值为零。1984年Johnson和Shore又将其应用于能量谱分析，用于描述功率谱中信息的不规律性，信号越不规律熵值就越高。研究证实，大脑的电活动存在许多非平稳过程和非线性分量甚至混沌现象，具有无序性和不可预测性的特点。得益于计算机技术的发展和傅里叶变换在信号处理领域的有效运用，脑电信号的功率谱分析近年来得到较大的发展，熵指数（entropy）实质上是使用信息熵算法为基础的自发脑电信号的功率谱信息熵，即谱熵（speetral entropy，speEn），是一种基于频域分析的熵的计算方法，采用窗可变的傅里叶变换，计算特定脑电频谱带的不规则性。这种方法实际上是线性分析方法和非线性分析方法的综合应用。熵指数结合时域和频域进行分析，可以明确区分特定频域对计算熵值的影响，量化脑电信号系统的复杂程度，脑电信号越无序，其值越大。在临床麻醉中随着麻醉程度加深，患者从有意识到意识逐渐消失，大脑的生物电活动由不规则逐渐变为规则；而当麻醉深度减浅时，脑电图数据出现秩序性降低，不规则性增加。熵指数不依赖于脑电图的绝对频率和幅度范围，因此，熵指数可用来量化麻醉深度，是一种全新的对大脑不规则意识活动程度测量的方法。

6. 麻醉趋势（narcotrend，NT）　NT是一种新的用于测量麻醉深度的方法，它把麻醉深度分成六级，由浅到深用A～F 6个字母表示：A表示清醒状态，F表示深度麻醉即出现爆发抑制，然后又细分为14个子级（A，B0～B2，C0～C2，D0～D2，E0，E1，F0，F1）。有研究发现NT分析与BIS在麻醉深度监护中有相似的效果，当NT指示麻醉深度增加时，相应的BIS指数迅速减小。

7. 人工神经网络（artificial neural network，ANN）　ANN也是一种从所有脑电功率谱数据中提炼出单变量的方法，通过输入时域、频域参数如爆发抑制参数、各频带功率的对数值等，生成代表不同麻醉深度的量化数值。Ortolani等对神经网络和BIS在麻醉深度监护的效果进行了比较，结果发现二者功效相近，且ANN具有一个BIS分析没有的优点：它能处理缺少相位信息的EEG数据来评估麻醉深度，而BIS在这种情况下却是无效的。

8. 时频分析（time-frequency analysis） EEG 信号是一种实时变化的、非平稳随机信号，具有非线性动力学的特性。频谱分析、BIS、神经网络的某些参数的主要分析手段都是 FFT，并且都是建立在假设 EEG 信号频率不变和统计特性平稳的基础上进行分析的，因而不能反映脑电的非线性特征。并且，通过 FFT 联系起来的时域和频域信号是截然分开的，不能反映脑电频率随时间变化的规律。主要基于 Gabor 变换和小波变换的时频分析能把时间和频率结合起来，通过一个灵活的时间－频率窗，使给定时间间隔，在任何希望的频带上产生频谱信息，生成脑电的时频谱（time-frequency spectral representation，TFSR）。有研究对 TFSR 和功率谱应用于检测患者的术中知晓作了比较，发现在一定的麻醉条件下，TFSR 要明显优于功率谱。

9. 复杂度分析（complexity analysis） 复杂度分析是近年发展起来的用于研究脑电非线性动力学特性的一种方法。Lempel-Ziv 复杂性 C(n) 因其计算速度快，适合麻醉深度评估等实时应用。Roy 等建立了一个联合三种方法即小波变换、复杂性分析及神经网络的系统，试图检测麻醉中的动作。在初步实施后得出了令人鼓舞的效果，其灵敏度为 88%，特异性和准确性分别达到 97% 和 92%，而且计算速度很快。此后的研究也再一次证实了 C(n) 不仅对所有患者有很高的准确率（93%），还是一种可实时应用的简单算法。

六、脑电定量分析方法在麻醉中的应用

在上述各种脑电定量分析方法中，目前临床麻醉中使用较多的主要有 BIS、熵指数 CSI 及 NT 等。以下对 BIS 和熵指数进行重点介绍。

（一）BIS 在麻醉监测中的应用

由于 BIS 观测简单、使用方便，自 1996 年，美国 FDA 批准第一台麻醉深度监护仪（采用双谱指数的 Aspect MS）进入临床应用以来，BIS 已成为脑电监测麻醉深度的一种常用方法。此外，BIS 还被广泛用于镇静、镇痛监测。目前，已经证明，BIS 可有效评价麻醉过程中的意识水平，减少麻醉时镇静不足和过度镇静的发生，可以预测伤害性刺激的体动反应，特别是在异丙酚和异氟醚麻醉时，减少术中知晓和回忆，以及可以检测麻醉过程中的脑损害和脑血流供应变化。黄焕森等指出，BIS 作为反馈控制变量调控异丙酚靶控输注在颅脑手术麻醉的应用，可以达到精确控制麻醉深度，减少术中血流动力学波动，同时减少异丙酚用量。在麻醉诱导期或恢复期，BIS 监测均能提供较准确的麻醉深度信息。

1. 临床应用

（1）监测镇静水平。BIS 不需要额外刺激即可直接判断镇静深度，与镇静程度相关性较好，能较客观地反映大脑皮质兴奋与抑制水平，其数值升降是睡眠程度变化渐进过程的反映，且在鉴别麻醉分期上几乎没有重叠，是目前公认最好的监测镇静的无创定量指标之一。Bell 等研究发现 BIS 与镇静评分 Ramsay 评分具有较强的负相关性（$r =$

-0.90，$P<0.01$）。BIS 数值分布和与之相对应的 Ramsay 镇静评分级别的关系为：Ramsay 2 级，BIS 96.4 ± 0.6；Ramsay 4 级，BIS 80.9 ± 1.2；Ramsay 5 级，BIS 71.6 ± 1.1；Ramsay 6 级，BIS 54.8 ± 5.9。这表明 BIS 用于镇静评估是有效的，也提示当 BIS 小于 70 时，患者镇静水平可能已经过深，需要进行干预。

镇静水平取决于药物对大脑皮质的抑制程度，这种抑制程度与脑内的镇静催眠药物浓度相关。研究发现，BIS 与异丙酚及七氟醚的血药浓度均存在较好的相关性，这为其监测麻醉镇静深度提供了理论依据。田阿勇等观察两组手术患者的 Ramsay 评分，其中一组采用 BIS 监测镇静深度，另一组未采用 BIS 监测，结果发现 BIS 监测镇静治疗组的患者 54% 达到理想镇静水平（Ramsay 4 级），而主观评估法组患者这一比例仅有 28%，提示利用 BIS 监测指导镇静治疗比主观方法更为可靠。还有研究提示 BIS 在监测镇静成分上可以独立于不同的麻醉剂之外，因为单纯咪达唑仑、异氟醚或异丙酚麻醉，BIS 在监测意识成分上具有相似的 ED50。

当然，BIS 在监测镇静水平方面也不是没有任何问题。BIS 描述镇静深度实际上的依据是镇静深度概率曲线的坡度，坡度越大，BIS 评估镇静的准确性越高，也就是说，BIS 界定镇静深度是基于这一概率曲线坡度上的某一范围值。然而，目前的 BIS 监测技术尚难给合适镇静和较深镇静界定一个明确的定义。因此，采用 BIS 进行镇静水平分级，虽然特异性较好，但敏感性差，比如 BIS 值低时，提示镇静较深，但不是所有的深度镇静 BIS 值都低，并且 BIS 监测仪在测定脑内活动时有滞后性，不能及时反映出脑内活动。同时，在 BIS 与镇静程度相关性方面，不可忽视患者年龄、手术种类、手术时间长短等影响因素。

（2）监测体动。体动反应是临床麻醉中应力争避免的现象，常提示麻醉程度偏浅。主要表现为体动和血流动力学反应的系列伤害性刺激反应，实质上是发生在皮质下中枢（包括脊髓）的一系列神经反射。而 BIS 反映的仅是大脑皮质的功能活动，不包括皮质下组织和脊髓的功能状态，因而 BIS 本身难以预测机体对伤害性刺激反应的体动反应。但伤害性刺激在引起体动和血流动力学反应的同时，也可以导致催眠镇静状态减浅，从而表现为 BIS 值的变化。因此，外科稳定地麻醉给药时，也可以通过观察 BIS 的实时变化，协助监测大脑对外科刺激的反应。临床实践中，麻醉维持阶段如果遇到 BIS 突然升高（5～30 s 升高 10 个单位），如果排除机械因素干扰和故障，即应考虑外科刺激突然改变造成觉醒。但要注意，局麻药或阿片类镇痛药可在感觉通路的多个水平钝化疼痛刺激，明显减少到达脑部的真正有效刺激，减轻伤害性刺激对催眠镇静状态的唤醒作用，使得伤害性刺激导致的体动反应与唤醒作用不对称。因此，如果在麻醉过程中合用了阿片类药物，BIS 则较难预测术中伤害性刺激导致的体动反应。

（3）降低术中知晓和回忆。麻醉中知晓是指对手术事件，包括手术过程、麻醉诱导和苏醒期等过程，可以有意识地进行回忆。因为 BIS 主要反映的是脑皮质的功能状态，而唤醒中枢则位于脑干网状结构，因此对术中从无意识到有意识的转变过程可能不敏感。但也有研究表明，BIS 监测仍然对降低术中知晓的帮助巨大。Myles 等研究了 2563 例患者术中知晓情况后发现，BIS 监测组发生术中知晓的比率为 2/1225，而对照组术中知晓发生率为 11/1238（$P=0.022$）。并且，有多中心的临床研究结果发现，BIS

监测可降低麻醉知晓的发生率达80%以上。因此，Glass等认为，BIS在表明镇静水平的同时，也能提供术中知晓发生的概率。BIS较高时（93±5），记忆功能保持完整；BIS较低时（7±18），则记忆缺失。如果BIS维持在60以上水平，且持续时间长，发生术中知晓的概率会显著增加。但到目前为止，还没有一个公认的单一BIS数值，能保证所有患者在所有的情况下都不发生知晓，即使BIS的数值在50以下，也不能完全避免知晓的发生。对于无意识状态具有100%特异性的BIS临界值（55），判定术中知晓是否发生的灵敏度也只有15%。因此，尽管BIS监测有助于减少知晓的发生，但并不能完全避免。为尽力避免术中知晓的发生，术中麻醉维持尽量保证BIS小于50。

BIS监测仪在不断地更新，2.0以上版本对镇静程度、意识改变和术中知晓有更好的判断能力。

(4) 监测麻醉过程中的脑损害和脑血流供应变化。EEG与脑代谢紧密相关，脑部电活动变化和相互作用是以脑代谢为基础的。EEG是神经元和神经胶质复杂电活动的综合反映，这些成分中任何一个或多个障碍都将导致EEG的异常。EEG主要由脑皮质Ⅲ层和Ⅴ层的锥体细胞产生，锥体细胞对缺血、缺氧的选择性和相对易损性，是EEG对这些损害敏感的基础。脑电图与脑血流的关系已较为明确，Sharbrough等研究中发现：脑电变化与脑血流密切相关，脑电急剧变化的临界脑血流值为17~18 mL/(100 g·min)。其他研究也发现：致突触间传递丧失、相应神经元功能丧失的脑血流临界值为15~18 mL/(100 g·min) 或正常对照的25%。EEG监测脑缺血具有敏感性高、反应迅速、方法简便等特点，为预防神经组织损伤和保护神经功能提供了良好的途径。来源于脑电的BIS同样可用于术中血流动力学剧烈变化的监测，严重缺血或缺氧可导致脑部血流大幅度降低或终止，造成BIS降低，甚至增加脑电爆发抑制的发生频率。Bruhn等以BSR作为BIS监测的子参数，发现当BSR>40%时与BIS值（30~0）呈负相关，BSR增高、BIS值<30提示脑电活动处于抑制状态，BSR为100%且BIS值为0时提示脑电活动停止。麻醉平稳情况下如BIS值突然明显下降，同时BSR迅速升高，应高度怀疑为大脑缺血所引起的皮质电位改变。

(5) 指导拔管。拔管是临床麻醉中非常关键的一个操作。传统的清醒后拔管往往对老年患者和高血压患者形成强烈的刺激，造成血压、心率剧增，发生脑梗死和心力衰竭的可能性也随之上升。较深麻醉下拔管时，患者咳嗽、舌咽反射不活跃，潮气量偏小，易发生分流、误吸及缺氧、舌后坠。而如果在患者挣扎中强行吸痰拔管，则容易引起呼吸系统的并发症。因此，维持患者于无意识、自主呼吸和通气量基本正常的麻醉深度下拔管，现已广为麻醉业界接受，尤其是对于高血压患者和哮喘患者，可以减少喉痉挛和支气管痉挛的危险。因此，拔管前后麻醉深度掌握很重要。研究表明，BIS监测有助于提高对拔管时机的把握。有人对不同BIS条件下拔管的效果进行过比较，发现在BIS值55±5时拔管患者无呛咳，但舌后坠发生率非常高，平均清醒时间为22 min，明显延长。BIS值95±5时拔管的患者拔管时均有呛咳，拔管前后血压、心率、心电图ST段均发生明显变化，平均清醒时间为3 min；而在BIS值75±5时拔管的患者，拔管前、后的血压、心率、ST段变化不明显，呛咳率和舌后坠发生率也低，平均清醒时间为10 min。因此推荐老年高血压患者可以选择BIS值为75±5时拔管。对于小儿，由于难以配合指令，拔管前意识状态判断较成人更为困难，BIS 达到或超过 80 以上可能对拔管时机的判断有一定的指导意义。

2. BIS 应用中的注意问题

（1）结合监测仪器其他参数分析。BIS 监护仪的屏幕界面上除可看到原始的 EEG 波形外，一般还显示以下几个重要参数：①质量信号指数（SQI）：SQI 反映 BIS 的可靠程度，SQI 越高，BIS 越可靠。虽然生产商确定 SQI 大于 50%，BIS 就可接受，但多数的研究认为 SQI 大于 80% 时 BIS 才较为可靠。②肌电图（EMG）：BIS 监测仪能捕捉到 70~100 Hz 范围内的肌电信号，肌电增大会对 BIS 造成干扰，患者皱眉、颤抖、斜视、摆动头部及对患者吸痰、物理治疗都能诱发肌肉收缩，使 EMG 增大；使用神经肌肉阻滞药物能明显降低 EMG，但不能消除，只要 EMG 不超过 42 dB，EMG 对 BIS 影响并不大。③抑制比（SR）：SR 表示脑电信号受抑制的程度，数值也在 0 到 100，反映的是上一分钟内 EEG 完全受抑制的时间百分比。在使用 BIS 监测时，必须要注意观察这几个重要参数，特别是 SQI 和 EMG，BIS 的准确性与它们有直接的联系。

（2）麻醉药物影响 BIS。前面已提到，在无伤害性刺激情况下，异氟醚、七氟醚、地氟醚等吸入麻醉药对 BIS 的影响相似，随吸入麻醉药呼气末浓度的增高而 BIS 值降低，有显著的量效关系。单纯吸入临床浓度的 N_2O（≤50%）进行麻醉时，BIS 变化不明显，但在吸入高浓度（70%）N_2O 时，BIS 则明显降低，两者呈线性负相关。如果 N_2O 与低浓度（0.2%）异氟醚合用时，BIS 值亦随吸入 N_2O 浓度增加而逐渐下降，此时 BIS 也能客观反映麻醉镇静程度。

静脉麻醉药中作用较强者如异丙酚、硫贲妥钠、咪达唑仑等，能使 BIS 显著降低，其中以异丙酚与 BIS 的相关性最密切。氯胺酮在阻断痛觉冲动传导的同时，又兴奋脑干边缘系统，引起脑电趋向高频和去同步化，并间接兴奋交感神经，使脑血流量和脑代谢增加，故氯胺酮使用后 BIS 反而升高，导致 BIS 不能正确反映氯胺酮的麻醉深度。

肌肉松弛药对 BIS 的影响存在争议。有研究认为，在控制镇静水平的基础上，肌肉松弛药对 BIS 值无明显影响。但也有人认为全身麻醉时，肌松剂对 BIS 产生相对大的影响。产生这种差异的原因可能与实验设计及术中患者麻醉深度不一致所致，特别是后者。由于麻醉深度不同，致使患者的 EMG 活动不同，因而肌松剂对肌电信号的影响也不一样，从而产生不同的结果。在观察 ICU 镇静患者 BIS 表现时也发现，相同镇静评级的条件下，BIS 数值变动很大，并相互重叠，即在不同镇静评级时却出现近似的 BIS 值。对上述现象的解释是 BIS 和 EMG 信号在 30~50 Hz 存在重叠，当肌松作用减退，肌电信号增强，造成 BIS 值评估不准，出现假性升高。在较浅的镇静状态下，神经肌肉阻滞剂影响 BIS 可能是由于肌肉松弛，从而阻断脊髓的传入神经，本体传入的急骤降低会导致意识水平的下降，产生镇静效应，从而增加了机体对麻醉药物的敏感性，也即外周传入表现出一定的中枢效应，引起 BIS 数值下降；在深麻醉下，这种效应太弱而不致引起麻醉深度的明显改变。因此，肌松药对 BIS 的影响与镇静深度有关。

阿片类药物在镇痛浓度下仅有极小的镇静或遗忘作用，对大脑皮质脑电几乎没有或者只有很微小的影响，一般不会影响 BIS 值。然而，阿片类药物可以通过其他途径影响 BIS 值。研究发现，以异氟醚或异丙酚为麻醉基本用药时，BIS 变化与切皮时体动反应率相关，复合阿片类镇痛药时，这种相关性则表现得不明显，可出现 BIS 值相同但麻醉深度不同的情况。如果在静脉靶控输注时加用芬太尼、舒芬太尼、瑞芬太尼或者阿芬太尼，可以在较小的异丙酚效应浓度时使患者意识丧失，同时 BIS 值相对较高。这表明，阿片类受体激动剂可以增强异丙酚的镇静作用。阿片类药物也可能通过减少伤害性刺激的传入，直接影响 BIS 值。

(3) 其他影响因素。影响 BIS 的常见因素还有：①药物，如氨茶碱、艾司洛尔、儿茶酚胺类药物、氯胺酮等均能使 BIS 升高，且这种 BIS 的影响作用因不同的药物、个体和人种差异性较大。②低血糖能使 BIS 降低。③体温改变。低体温使 BIS 降低，可导致 BIS 值与麻醉深度不一致的情况。Gajraj 等比较了听觉诱发电位指数、BIS 及大脑状态指数三者在体外循环中的变化，结果显示 BIS 受温度变化影响最大，在温度最低值波动变小，给予大量镇静药物亦没有相应的数值反映，说明温度可引起 BIS 值较大的变异性。一般而言，体温每降低 1 ℃，BIS 降低 1.12。如温度过低，如温度低于 32 ℃甚至会增加脑电爆发抑制的发生频率。体温升高同样可以引发 BIS 的改变，有研究观察晚期癌症患者在麻醉状态接受全身热疗时的 BIS 变化发现，BIS 随着体温的升高而升高，体温在 38.5～39.5 ℃时，BIS 值与基础值相比，差异有统计学意义（$P<0.05$）；当体温升高到 40～40.5 ℃时 BIS 值开始下降，如果维持 40.5 ℃达到 1 h，BIS 值恢复到基础水平。④起搏器以及电刀、电凝的应用。起搏器以及电刀、电凝等设备产生的高频干扰可造成 BIS 数值估算错误。⑤声音。噪声如大于 80 dB，能使 BIS 增大。⑥大脑既有病变。BIS 对有神经疾病和神经创伤的患者的意识状态监测存在困难，重型颅脑损伤、脑血管意外等能使患侧 BIS 下降。⑦动脉血二氧化碳分压。二氧化碳蓄积抑制脑电活动，患者动脉血二氧化碳分压每升高一个单位，BIS 值约下降 0.22。

(4) 成人的 BIS 数值可能不适用于小儿。从婴儿向成人的发育过程中脑电图的振幅和频率均不断发生变化，BIS 评估小儿的麻醉深度准确性不确定。Klockars 等报道，BIS 与婴儿七氟醚呼气末浓度的相关性不明显。国内潘守东等研究显示，在七氟醚全麻联合骶管阻滞下，6 个月以下婴儿 BIS 与 7～12 个月婴儿 BIS 差异有统计学意义，6 个月以下患儿 BIS 显著低于 7～12 个月婴儿；麻醉苏醒时 7～12 个月婴儿 BIS 恢复至基础时水平，但 6 个月以下婴儿 BIS 仍低于基础时水平。同时，有研究表明，同年龄小儿 BIS 变化亦不尽相同。因此，对于婴幼儿很难区分无意识与有意识运动，临床经验比仪器更重要，故理论及临床皆不主张使用麻醉深度监测仪。

Jeleazcov 等报道 BIS 监测用于 12 个月以下婴儿异丙酚的麻醉深度评估准确性较差，但用在 1 岁以上儿童却有较高的准确性。Davidson 等对 160 位 1～13 岁儿童使用儿童 BIS 传感器，结果显示年龄对 BIS 传感器的性能敏感性无差异。可见，较大儿童的 BIS 监测结果可靠性较好。但儿童在麻醉过程中不同麻醉阶段的临床相关征象与成人表现仍有较大不同，小儿全麻手术中应维持的 BIS 目前尚无定论。Malviya 等认为小儿深度镇静的 BIS 最佳临界值为 80，高于成年人深度镇静临界值 70。

(5) 老年人 BIS 有其特殊性。有研究发现，在相同异丙酚血药浓度时，老年患者 BIS 高于中青年患者。推测一方面可能与老年和中青年患者的脑电信号不同有关，老年患者脑电 α 波降低，δ 波升高，因而在麻醉状态下，相应的脑电功率也不尽相同；另一方面可能是老年患者的药代动力学发生了改变，老年人药物起效时间延迟，造成了老年患者 BIS 高于中青年患者的现象。

（6）体外循环（CPB）。心脏直视手术转流及低温停止循环期间麻醉深度不能单纯依据 BIS。因为在 CPB 期间，非搏动性血流灌注对脑电活动和意识有明显的抑制作用，并且此时平均动脉压降低、高 PaO_2 和低 $PaCO_2$ 以及低温亦将造成脑血流减少，使脑电活动减弱。

（7）由于 BIS 有一定的采样及计算时间（30~60 s），所以原始脑电图的获取和相应的 BIS 值之间稍有滞后，有伪迹时这个延迟就更长。

（二）熵指数的临床应用

熵指数是以信息熵算法为基础的自发脑电信号的功率谱信息熵，即谱熵，是一种基于频域分析的熵的计算方法，采用窗可变的傅里叶变换，计算特定脑电频谱带的不规则性。它可以反映大脑在不同状态下脑电信号能量的大小及其在各个不同频谱段上的分布情况。Datex-Ohmeda 公司经过数年的临床合作研究开发，于 2003 年在全球推出了 S/5TMM-Entropy 模块，将熵指数的概念第一次作为监测的一种手段提供给麻醉医生，用于临床实践。目前，只有基于谱熵的产品通过了美国 FDA 批准并应用于临床监测麻醉深度。

Datex-Ohmeda 熵模块（M-Entropy）通过前额的 3 个电极采集原始信号，通过熵运算公式和频谱熵运算程序计算出熵指数，并进一步分为反映熵（response entropy，RE）和状态熵（state entropy，SE）。RE 是从 0.8~47 Hz 的原始信号（包括脑电和面肌电部分）频率谱计算出来的，其中 32~48 Hz 频段与肌电的频段一致，反映的是脑电和额肌电的共同作用。但 RE 计算过程中高频成分的计算窗口时段小于 2 s，因此来源于 32~48 Hz 频段的 RE 反映的几乎都是前额肌电的即时活动。RE 包括皮质和皮质下活动，反应快，数值范围是 0~100（完全抑制至清醒），苏醒时面部肌肉电活动可以作出早期的提示，反映在 RE 的快速升高。由于额肌电信号能够反映伤害性刺激，且对肌松药不敏感，所以 RE 能够更敏感地反映意识状态的变化。SE 是 0.8~32 Hz 原始信号频率谱计算的结果，主要来自脑电图。SE 反映皮质活动，反应慢，数值范围是 0~91，与麻醉药物在皮质所引起的睡眠效果相关。深度麻醉时，脑电出现爆发抑制，此时脑电由近似于等电位线的平坦波（电压 < 10 μV，时程 > 0.5 s）和交替出现的高频高幅（爆发波）脑电波组成，但 RE、SE 算法不变。

熵指数值与患者麻醉状态相关，清醒时熵指数值较高，随着麻醉深度的加深，熵指数值逐渐降低。与 BIS 一样，40~60 时表示为浅麻醉状态，40 以下为深麻醉状态。

1. 熵指数在麻醉监测中的应用

（1）监测镇静程度。Anderson 等观察了 10 例手术患者和 9 例健康志愿者在异丙酚麻醉诱导期的 SE 和 RE 值，发现 SE 和 RE 都随着异丙酚药物浓度和麻醉深度的增加而降低，表明熵指数与镇静程度有良好的相关性。Hernandez-Gancedo 等应用熵指数研究了 50 例 ICU 患者，发现 RE 和 SE 与 Ramsay 评分均有良好的相关性；同时作者还比较了 RE 和 SE 与 BIS 值的相关性，发现这三者之间相关性良好。Tiren 等在体外循环转流过程中,发现熵指数和 BIS 有良好的相关性,只有 0.9% 的患者 SE 值和 1.8% 的患者 RE 值与 BIS 值相矛盾。以上研究结果显示熵指数是研究麻醉镇静程度的良好指标。Bruhn 等比较了异丙酚和雷米芬太尼联合麻醉下,熵指数、BIS 和 SEF 95 对评价麻醉深度的功效,结果发现熵指数在评价异丙酚和雷米芬太尼麻醉患者的镇静水平上优于后二者,熵指数预测意识恢复方面较 BIS 可靠。Vanluchene 等通过研究也证实,SE 在麻醉基础状态时的数值最低,在异丙酚麻醉时其改变在爆发抑制前提前出现,对爆发抑制判断的准确性高于 BIS,因此熵指数在预测麻醉过深方面较 BIS 更有优势。

(2) 监测体动。毕素萍等研究了 20 例下腹部手术患者切皮时的体动和熵指数。患者在异丙酚、琥珀胆碱、芬太尼静脉注射下快速诱导气管插管,然后持续泵入异丙酚,15 min 后开始手术,如果患者发生切皮体动,则按 10% 比例提高下一个患者异丙酚输注速度,如果不动则按 10% 降低下一个患者异丙酚输注速度。每例患者按以下时点记录熵指数:基础值、切皮前 60 s、切皮前 30 s、切皮后 45 s、切皮后 120 s。结果显示熵指数在体动和非体动两组之间存在显著性差异($P < 0.05$),提示熵指数可以预测异丙酚麻醉中的切皮体动,能够反映麻醉的镇痛深度。熵指数能够预测切皮体动可能与其算法中加入了额肌熵有关。当麻醉足够深时,额肌电等于零(额肌熵 = 0),此时 RE = SE。当止痛不够时,额肌会产生反射性收缩活动,熵指数能即刻追踪这种额肌电复杂性增加的变化,致使高频段的谱熵不等于零,这时 RE > SE。

2. 熵指数监测的优点

(1) 反应快。RE 的最短时间窗仅约 2 s,即其反应时间可短至 2 s,故相较于 BIS 15~20 s 的反应时间而言,RE 对意识水平的变化具有更快的反应速度。Soto 等报道,RE 值在 SE 值和 BIS 增高前大约 4 min 就有明显的增高。

(2) 抗干扰能力强,不容易受电刀、肌电信号的干扰。

(3) RE 和 SE 均用相同的算法,不会跳跃地显示意识的抑制或兴奋程度。

(4) 熵指数的运算规则简单且公开化,能更直观地表达麻醉镇静深度。

3. 熵指数监测的缺点

(1) 采用的电极片价格太高,且无法反复使用,测量时用量受限制,容易导致所测的数值不准。

(2) 与 BIS 监测相同,熵指数对麻醉药作用的监测同样受到氯胺酮和 N_2O 的干扰。如果在静脉麻醉时加用 60% 的 N_2O,可使 SE 和 RE 值降低。即使在麻醉加深的情况下,注射氯胺酮可致 SE 和 RE 值明显升高。

(3) 如果麻醉偏浅,频繁的眼运动、咳嗽和体动则可引起熵的假象和干扰测定,癫痫也可以引起干扰。

(4) 当患者有神经功能异常、神经肿瘤等情况时,可出现熵与患者实际情况不符的现象。

(5) 具有神经、精神作用的药物也可引起与熵值不符的现象。

(高庆春　侯清华)

第六节　定量药物脑电图的应用进展

定量药物脑电图（quantitative pharmaco EEG，QPEEG）是 20 年前迅速兴起的脑电图学的新领域，可在一个人或动物身上同时放置 8~128 个电极，同步监测各个脑区的电活动，利用电子计算机的强大运算能力和功率谱分析技术对药物引起的 EEG 背景变化进行定量分析和一系列统计处理。按频率不同，把脑电波分为 δ、θ、α_1、α_2、β_1、β_2 六个频段，得出各频段的功率百分比，既可以显示各频段的能量绝对值，也能显示各频段的相对百分率。它可以迅速、定量、连续、无创地反映药物对脑功能的影响。该技术已在神经病学、精神病学、药理学等方面得到了广泛应用。近年来，其在麻醉领域的应用研究也迅速增加。

一、评价全身麻醉药物对脑功能的影响

定量药物脑电图建立了药物对脑的定量作用模式，提供了一个评价药物对中枢神经系统作用的可靠的非侵入性指标。目前认为 QPEEG 是一种在功能水平上反映药物对中枢神经系统影响最敏感的方法。麻醉药物对中枢神经系统的影响很大，必然会引起 QPEEG 的显著改变，两者的关系值得研究。Saletu B 等发现，苯二氮䓬类药对 EEG 的影响表现为 β 波活动的增加和 α 波活动的减少。东莨菪碱可以产生剂量相关性的低频功率增加，而 8.0~13.5 Hz 范围内的功率降低；咖啡因可引起前额、顶区、枕部和两侧大脑半球电极部位总的 EEG 功率显著降低，并且在多个区域中，慢波的绝对功率降低（$P<0.005$）。Ruiz 等用顶区持续描记 EEG 的方法观察到：粗咖啡可调节睡眠模式，使睡眠加深（δ 频段功率增大），再给予咖啡因以后进一步加深睡眠。QPEEG 不仅可以定性评定药物效应，而且可以定量研究药物的量-效、时-效关系。异丙酚可使家兔 δ 频段功率百分比呈剂量依赖方式增大，β_1、β_2 频段功率百分比变小，提示 δ 频段可能成为反映催眠作用深度的有效指标。刘玲玲等观察到，异丙酚对家兔 QPEEG-α_2 频段功率百分比的影响呈双向型［与给药前相比，异丙酚 2.5 mg/kg 时，对 α_2 频段的功率百分比无明显影响（$P>0.05$）；5 mg/kg 时，各脑区 α_2 频段的功率百分比在给药后升高（$P<0.05$）；10 mg/kg 时使各脑区 α_2 频段功率百分比较给药前及前两个剂量组均下降。以上变化以额、颞区最为明显］。因为定量药物脑电图与大脑的功能活动密切相关，所以任何对脑功能有影响的药物（包括全身麻醉药），对其进行定量脑电图的研究，都不失为一种较好的电生理监测手段。而且，该方法具有定量、实时、直观、无创性等优点，具有较大的发展前景。

二、推测全身麻醉药物的作用部位和作用顺序

定量药物脑电图可以同时监测各个脑区的电活动，是药物引起脑功能变化的客观

指标。它根据不同药物所诱导的脑电频率和波幅改变的相对特异性，以及这种改变在脑解剖形态学上特征性的分布来研究药物对人脑的影响。可以推测，给予全身麻醉药物以后，EEG 发生变化的部位，很可能就是全身麻醉药物的作用部位。通过分析全麻药物诱导产生的 EEG 效应优势区，可提示全麻药物在皮质的作用部位，为全麻原理研究提供参考。戴体俊等发现，给兔静脉注射异丙酚 10 mg/kg 后，皮质脑电图在左右额、颞及顶、枕区 6 频段均有变化，表明异丙酚在皮质作用部位甚为广泛，而非仅仅局限于某一脑区。此外，也可以根据各个脑区 EEG 发生变化的先后或者其他指标变化的先后来推测药物的作用顺序。已有的研究发现，兔静脉注射异丙酚 2.5 mg/kg 后，翻正反射消失，而 QPEEG 却无明显改变。由于翻正反射的中枢在中脑，EEG 反映的是皮质脑电变化，表明此时中脑已被抑制而皮质尚未被抑制，提示中脑可能是异丙酚的第一作用靶位，而皮质是第二作用靶位。

三、监测麻醉深度

多年以来，不少学者致力于用脑电图监测麻醉深度的研究，取得大量资料。但由于常规 EEG 的种种不足（如脑电变化与麻醉深度之间虽有相关性但缺乏特异性，灵敏度高但易受外界干扰，波形复杂、分析困难，同类药物的影响不同等），使其实用价值受限。近年来，由于计算机技术的引入，出现了多种频谱分析法，尤其是双频谱指数（BIS）的应用，使脑电监测麻醉深度有了长足的进步。但这些方法，包括听觉诱发电位指数（auditory evoked potential index，AEP－I）等都没有达到理想的监测全麻深度的要求。有的只适用于个别药物，有的尚在实验阶段，且易受额肌电、电凝器等的干扰。BIS 的电极较少，监测脑区有限，无编辑功能，难以消除伪差。经几年试用表明，BIS 监测镇静、催眠作用（意识水平）较好，但监测疼痛程度作用差，不能显著降低术中知晓的发生率；用于异丙酚、咪达唑仑、异氟醚等较好，但对氯胺酮、氧化亚氮则不适用。因此开发新型脑电信号监测指标是目前麻醉学研究的一个热点。已发现，在作用于中枢神经系统的药物的脑电图研究中，不同个体间，QPEEG 的变化和药物的血浆浓度相关性良好。在给家兔静脉注射异丙酚后 20 s 至 20 min 内，绝大部分脑区的相关系数 r 在 0.61～0.95 之间（$P<0.01$）。而异丙酚的剂量又与麻醉深度有很好的相关性，其量效关系亦与行为学改变相一致，提示 QPEEG 可用于监测异丙酚的麻醉深度。Gugino 等为了区别出对意识状态改变敏感而和麻醉药物种类无关的 EEG 改变，给予健康志愿者采用异丙酚/瑞芬太尼和七氟醚/瑞芬太尼麻醉，并观察在意识消失和恢复过程中 EEG 的变化。结果显示：轻度镇静者大脑皮质中后区 α 频段功率减少，额区、顶区 β 频段功率增加；随着意识水平的下降，额区 δ、θ 频段功率逐渐增加，且可扩展到枕区。以上变化随意识恢复可恢复到麻醉前的基线水平，并且不同种类麻醉药物在麻醉诱导和意识丧失与恢复阶段引起的脑电变化是一致的。这一研究更加肯定了 QPEEG 用于麻醉深度监测的可能性。为减少动物躁动对脑电信号的干扰，孔莉等建立了肌松兔模型，并尝试用 QPEEG 监测疼痛程度。结果证明，QPEEG 能够区分伤害性刺激和非伤害性刺激。进一步研究

发现，伤害性刺激引起兔 QPEEGβ 频段功率百分比升高，提示 β 频段功率百分比有可能成为反映镇痛程度的指标。以往我们都是试图用一个指标去概括麻醉深度的多个方面，结果发现没有一个指标能全部满足我们的需要。如果我们能把全麻的几个要素镇静、镇痛、制动等分别进行研究，便可望从中筛选出与各自相关性最好的脑区和频段，共同组成监测系统，以弥补现有的脑电参数不足，提高麻醉深度监测的特异性和灵敏度。

四、分析麻醉药物引起 QPEEG 改变的分子机制

研究全麻药物对脑电图的影响能间接反映全麻药物对大脑皮质的作用。定量药物脑电图有着很好的时间分辨率，并把计算机技术、信号处理技术与传统脑电图相结合。因此，在神经网络水平研究全麻药物的作用机制方面，脑电图有其独特的优势。若已知某种药物所引起的特定 QPEEG 改变，加用适当的工具药，如受体激动剂和（或）拮抗剂、酶的诱导剂和（或）抑制剂、离子通道的开放剂和（或）阻断剂等，然后观察 QPEEG 的变化，就可以帮助分析药物作用的分子机制。苯二氮䓬类药物的特征性改变是静脉注射后 EEG 上出现大量的 β 波活动。可以设想，若此 QPEEG 变化可被苯二氮䓬受体拮抗剂所取消，则说明此效应的确由苯二氮䓬受体所介导，否则说明此变化与该受体关系不大。曾发现，硫喷妥钠、丙泊酚和安氟醚都抑制 NO 合成酶的活性和 NO 的产生，且与行为学变化平行。可设想，若在监测三种药物引起的 QPEEG 的基础上，加入 NO 生成剂，进一步观察 QPEEG 变化，可以用来推测三种药物引起的 QPEEG 变化与 NO 的关系。

五、用于全身麻醉药物的研发

临床上常用的全身麻醉药物种类有限，麻醉医生的选择余地很小，难以适应患者复杂病情的需要。因此开发新型麻醉药很有必要。在药物开发的早期阶段就必须明确：一种药物相对于安慰剂是否对中枢神经系统有作用？它可能的临床效应是什么？时 - 效、量 - 效关系如何？EEG 信号的定量分析是一个客观描述药物中枢效果的确定方法。QPEEG 能够在功能水平上反映药物对中枢神经系统的作用，且其变化较临床效应出现早，可以早期观察到某种药物在临床上的应用价值，故 QPEEG 可用于预测药物的疗效，指导治疗，判断预后等。近年来，QPEEG 已被用于精神类药物的研发。在一项双盲、安慰剂对照的研究中，给予健康志愿者五种不同药理学种类的精神类药物后研究发现：QPEEG 结合适当的统计学方法，不仅可以判断一种药物是否有效，什么时间、什么剂量有效，而且有可能揭示精神类药物对靶器官——大脑的影响。由于大多数作用于中枢神经系统的药物均有其负面作用，因此通过 QPEEG 对药物效应的监测，可以及早发现此类药物对中枢神经系统的不良反应。例如，脑电波慢波化反映了认知功能的损害，因此可以通过观察长期用药以后有无脑电波慢化表现来推断此药对认知功能的影响。

六、药物依赖方面的应用

药物滥用（drug abuse）和药物依赖（drug dependence）是当今世界上严重的公共卫生问题和社会问题，也是医学界研究的热点。麻醉工作者们也在为这一难题一直探索和努力。国内外不少学者利用 EEG 及其分析技术研究药物的依赖机制。Gerda 等的一项研究表明，酒精依赖患者和正常人相比有着异常的 EEG 特征：δ 波和慢 α 波活动减少，β 波活动增强。通过 6 个月的治疗以后，戒酒患者显示出：慢波活动增加，快 α 波活动减少，δ/θ 增大。这反映了他们的脑功能正在趋于正常。作者认为，酒精依赖者的脑电图谱和正常人以及其他脑功能紊乱的患者显著不同。因此，定量脑电图也对戒酒者的复发有一定的预测价值，因为这类患者的中枢神经系统显示出显著的高警觉状态。此外，也有人做了咖啡因、可卡因成瘾的研究，均证实了药物成瘾和戒断对脑电生理产生了显著的影响，也更加确定了脑电图在药物成瘾方面的应用价值。麻醉工作者在预防和治疗药物依赖工作中肩负着重任，如能充分利用 QPEEG 技术的优势，结合其他方法和手段定能有所突破。

我们最近的研究发现，甲醛高浓度组和低浓度组伤害反应程度均强于 NS 组（$P<0.05$，$P<0.01$），高浓度组强于低浓度组（$P<0.01$）。与注射前相比，高浓度组和低浓度组 QPEEG 均出现了 δ 频段功率百分比降低，α 和 β 频段功率百分比增加，θ 频段变化不明显，其中 $α_1$ 频段功率百分比增加的量-效、时-效关系更符合行为学改变。这表明甲醛所致炎性疼痛引起了兔 QPEEG 的显著改变，其中 $α_1$ 频段功率百分比与疼痛反应强度密切相关，提示其有可能成为反映镇痛程度的指标。

此外，我们还观察了 15 例硬膜外麻醉下行右胫骨骨折切开内固定术的患者，于术后不同时间随访患者。采用视觉模拟评分法（visual analogue scale，VAS）对疼痛程度进行评估：0 分，无痛；1~3 分，轻度疼痛；4~6 分，中度疼痛；7~10 分，重度疼痛。并用 QPEEG 采集脑电信号，直至患者无痛或出院。利用功率谱分析技术，计算 QPEEG 各频段的相对功率百分比，发现疼痛可引起脑电的显著改变：大多数脑区的 δ 频段功率百分比增加；左额区 θ 频段功率百分比增加；两额及左顶、枕区的 α 频段功率百分比降低以及左顶、颞区 β 波活动增加（$P<0.05$）。其中重度疼痛组 $α_1$ 频段功率百分比低于中度、轻度疼痛和无痛组（$P<0.05$），中度疼痛组低于轻度疼痛和无痛组（$P<0.05$），表明疼痛越强，$α_1$ 频段功率百分比越低（VAS 评分和 $α_1$ 频段功率百分比的相关系数 $r=-0.83$，$P<0.01$）。这表明疼痛引起了脑电的显著改变，其中 $α_1$ 频段功率百分比的降低与疼痛强度相关性最好，进一步提示 $α_1$ 频段功率百分比有可能成为反映疼痛程度的指标。

综上所述，定量药物脑电图与脑的功能活动关系密切，可以迅速、定量、直观、连续地反映药物对脑功能的影响。与传统 EEG 相比，它能够多脑区多频段同步监测和分析，信息更为丰富，分析更为详尽，有望克服综合参数过于粗糙、易受多种因素干扰等缺点。所以，在麻醉研究中的应用前景很大。但是，这是一个较新的领域，在临床和科研中都还有很多问题存在，如参考电极的选择、采样长度、伪迹的辨认与消除、定量结果的评价、低频信号的捕捉等在实际应用中都应该加以重视。近年来由于新技术在 EEG 分析中的应用，已使 QPEEG 技术取得重大的进展。但是我们应该清楚地知道，每一种技术都有其一定的局限性，所以我们要开阔思路，充分利用各种技术和方法的优点，相互结合，以扬长避短。相信在不久将来，QPEEG 技术在麻醉领域会有更广阔的应用前景。

（戴体俊　苏　珍　孔　莉）

第七节　诱发电位监测

一、概　述

神经外科手术中神经系统监测（intraoperative neuromonitoring，IOM）或称手术中神经电生理监测（introperative neurophysiological monitoring，INM）是指应用各种神经电生理技术以及血流动力学监测技术，监测手术中处于危险状态的神经系统功能完整性的一项技术。随着科技的发展，手术中神经系统监测已逐渐成为现代临床医学中的一个重要组成部分，形成了一个完整的手术监测体系。在许多国家，神经监测仪成为临床手术中检测神经功能完整性，减少神经损伤，提高手术质量必不可少的重要组成部分。手术中神经系统的监测与术中 MRI、术中 CT、术中超声等通过了解局部解剖结构和位置的改变来了解手术情况不同，它是利用神经电生理学的原理，通过了解手术中神经电生理的传导过程，电生理的信号变化，了解脑组织代谢的改变，了解脑局部血液灌注的情况和神经传导通路的完整性，从而有效地帮助手术医生及时全面地了解麻醉状态下患者神经功能的情况。

从 20 世纪 70 年代末到 80 年代初，术中诱发电位监测技术从实验室到临床实践应用中广泛得到发展，它包括在脑和脊髓手术中运用体感诱发电位（somatosensory evoked potential，SEP）监护、运动诱发电位（motor evoked potential，MEP）监护和听觉诱发电位（auditory evoked potential，AEP）监护。在早期，日本骨科医生和美国的神经外科医生发现在手术中可以运用神经电生理技术特别是诱发电位作为一种监测技术。最初诱发电位监护技术是用在脊髓的手术中，后来应用在后颅窝的手术中。第一篇关于诱发电位报道的文章是实验性脊髓损伤的病例，后来很快就运用在临床上。早期诊断脊髓病变中，诱发电位是一项很重要的技术，但随着 MRI 的发展，这项技术逐渐变得逊色，因为在定位髓内病变时，MRI 更为精确。早期主要做的工作是寻求技术要点，恰当的麻醉方法、电极和异常的标准。1977 年，美国的路易斯安那州举办了第一次非正式的术中监护会议。不久后日本的 Tamaki 教授在东京举办了第一次国际脊髓术中监护研讨会。当时一些病例回顾分析如定义异常术中电生理变化的标准是非常有趣的，他们通常根据长期在手术中观察到的 SEP 变化，如消失或恢复的经验来做标准。这些标准显得非常粗略和武断，它们是根据临床经验得出来的尝试性标准，并没有科学的依据或统计学的参数推断。这些曾经是直观性判断的标准，在20年后的今天已经变得非常确切：①波幅比潜伏期的变化更具有变异性；②波幅的变化比潜伏期的变化更具有显著的相关性；③除了一些例外的情况，波形的变化是不重要的。

当最早关于术中监护的文章出现后，立即出现了许多怀疑的观点，比如当诱发电位缺失时，你能做什么？难道你留着肿瘤不去处理吗？到目前为止，最后一个问题已经很好地解决了，在遇到这些情况时，外科医生必须检查脑压板、血管、银夹和血压等；停止电烧；使用罂粟碱；停止切除或改变切除肿瘤的部位和方法。简而言之，术中监护已经成为一种教育工具。在手术中诱发电位的监护，特别是体感诱发电位（SEP），其次是运动诱发电位（MEP）的监测已经成为监护脊髓、延髓、脑干和大脑手术中运动和感觉传导通路完整性可以信赖的工具。

多年来运动诱发电位一直不是一种可以信赖的术中评估方式，在过去出现过许多所谓假阳性和假阴性的结果，而体感诱发电位则是一种比较值得信赖的监护方法（特别是在动脉瘤的手术中），现在通常用两种方法一起监护。现在已经非常明确术中使用SEP、MEP和AEP能提高颅内手术的安全性。如果没有术中电生理监护，某些病变，如颅内前循环的分叶状动脉瘤是不能做手术的。在夹闭颅内动脉瘤时，体感诱发电位和运动诱发电位保持稳定是确保外科医生手术能够持续下去的定心丸，如果在夹闭颅内动脉瘤时，电位消失，这说明了外科医生必须采取必要的措施。当然还有许多其他例子证明监护技术在手术中是非常有用的。在一些医疗单位中，中枢和岛叶胶质瘤、保留听力的听神经瘤、复杂颅内动脉瘤和中心性动静脉畸形等如果没有术中监护，是不能进行的。

在20世纪70年代末期，体感诱发电位监测技术最初被应用在脊柱侧弯哈氏器械矫形固定中，监测手术中感觉神经传导通路的完整性。同时，人们还用肌电图来监测面肌收缩，以监护面神经功能保留状况。现在系统监护技术经过不断发展，越来越多地应用在不同的科室，包括神经外科、骨科、脊柱矫形科、整形科、心血管外科、五官科等科室。监护技术在不断发展的同时，监护项目也不断开发，现在可以应用的监护技术主要包括SEP、MEP、脑干听觉诱发电位（brianstem auditory evoked potential，BAEP）、EEG和肌电图（EMG）等。在手术中应用神经电生理监测的目的主要是：尽可能早期发现和辨明由于手术造成的神经损伤，并迅速纠正损害的原因，避免造成永久性的神经损伤；协助医生鉴别不确定的神经组织，特别是穿过或围绕在组织或肿瘤上的神经纤维；协助手术医生鉴别神经受损害的部位、节段，并检查受损的神经或神经束是否还有功能；迅速发现手术中由于缺氧或低血压等引起的系统性变化；为手术过程提供记录依据，明确手术过程对神经的影响情况。

在本节主要介绍SEP、AEP、MEP的监测。希望能使麻醉师和相关科室的手术医生熟练应用这些技术，进一步提高手术的效果，更好地为患者服务。EEG等监测见本章第五节。

二、体感诱发电位监测

体感诱发电位（SEP）是记录感觉传导系统对于刺激诱发的反应。当刺激外周神经时，引发的感觉冲动信号经周围神经上传至脊髓，然后传导到大脑，在整个传导通路上不同部位放置记录电极记录神经传导信号，这些信号通过监测仪放大器放大后的波形就是诱发电位的波形。在外科手术中，体感诱发电位监测是用来监测脑和脊髓感觉神经传导通路完整性的一门技术，它可以用来评估手术造成的缺血或损伤的风险。

（一）刺激技术

1. 刺激部位　通常应用的外周神经刺激部位为上肢腕部内侧正中神经和尺神经，下肢内踝部胫后神经和膝部后外侧腓总神经。刺激电极分为阴极和阳极，阴极或称负极为刺激电极，阳极或称正极为参考电极。上肢刺激电极（阴极电极）放在腕褶上正中3 cm处，下肢放在跟腱和内踝之间的部位。参考电极（阳极）放在离刺激电极2~3 cm的远侧。接地电极放在前臂肩头或头皮处。

2. 刺激参数　刺激参数包括刺激强度、刺激频率和刺激间期。

（1）刺激强度：对于体感诱发电位来说，没有一个绝对固定刺激强度，因为一定的刺激强度能否引出体感诱发电位受许多因素的影响，如患者的胖瘦，有无糖尿病、脊髓硬化症，刺激电极的不同，刺激间期的不同，麻醉剂的使用及麻醉的深浅等。一般来说外周神经的皮肤刺激强度以引出肢体远端肌肉（手指或脚趾）收缩时刺激强度的两倍为佳。比如刺激正中神经引起手指抽动的强度为15 mA，则体感诱发电位的刺激强度为30 mA。通常我们使用皮下针电极刺激正中神经的强度为15 mA，使用自粘电极刺激强度为25 mA。同时还需注意两个刺激电极之间的阻抗不能相差太大（通常以小于5000 Ω为宜），避免两个正负极接触在一起形成"盐桥"，造成"短路"。有时患者出汗过多，是造成两个电极之间短路的常见原因。上肢刺激强度通常不超过40 mA。下肢的刺激强度要稍高于上肢的刺激强度，如用皮下针电极多为20~30 mA，自粘表面电极30~40 mA。

（2）刺激频率：是指在一定时间内重复刺激的次数。一般以2~8次/s为佳。由于国内使用50 Hz的交流电，而欧美使用60 Hz的交流电，因此在选择刺激频率时，尽量避免使用能被50或60整除的频率，如2、3、6、9等，最好选择2.1、3.1、4.7等频率，避免线性干扰。

（3）刺激间期：是指单个电刺激所持续的时间，通常以微秒（μs）计算。每个刺激间期的时间越长，所提供的刺激量就越大。体感诱发电位常用100~300 μs的单相矩形脉冲的刺激间期，偶尔可用50 μs的刺激间期。

（4）刺激电极：通常应用皮肤表面金属条电极、自粘电极或针电极。接地电极通常用较大的表面自粘电极。

（二）记录技术

1. 记录部位　正中神经和胫后神经感觉诱发电位的记录部位是沿着整个外周及中枢神经传导的途径上不同部位安装电极，记录各个节段神经电位的反应。上肢感觉诱发电位的记录部位包括：锁骨上窝的 Erb 点，记录从刺激点到锁骨上窝处外周神经产生的神经电位反应；颈椎第 2~5 椎体水平放置颈部电极（C2S），记录颈部电位；头皮电极记录点为 C_3' 和 C_4'，记录中央感觉皮质产生的皮质电位。下肢感觉诱发电位的记录位置包括：腘窝电极记录来自胫后神经刺激产生的腘窝电位；颈椎第 2~5 椎体水平放置颈部电极（C2S），记录颈部电位；头皮电极记录为 Cz 点，记录中央区旁小叶感觉皮质产生的皮质电位。所有诱发电位电极组合方式均为单极记录，即作用电极和参考电极相比较的记录。颈部电极、头皮电极常选用 Fz 作为参考电极。

最常用的头部电极安放法是根据国际通用的 10/20 系统。测量方法是在鼻根到枕外隆突的中央连线，从前（鼻根）往后的 1/10 处为 Fp 点，从后（枕外隆突）往前 1/10 为 O 点，从 Fp 点到 O 点中间从前往后分别为 Fz（额）、Cz（中央）、Pz（顶）点，它们中间相距均为 1/5（2/10）。两侧是左右耳屏前点（A_1、A_2）通过中央点（Cz）的连线，耳屏前点（A_1、A_2）线上 1/10 处为颞点（T_3、T_4），T_3 到 T_4 中间被 C_3、Cz、C_4 平均分隔，各点距离为 1/5（2/10）。C_3' 在 C_3 点后的 2 cm，C_4' 在 C_4 后的 2 cm。

正中神经体感诱发电位记录电极的安放点为 C_3'、C_4'、C2S、Fz（参考电极）。

胫后神经的记录电极：①腘窝电位（PF）：在腘窝处放置两个电极，记录电极（负极）靠尾侧，参考电极（正极）靠头侧，记录胫后神经受到电刺激在腘窝处产生的外周神经动作电位，传导时间大约需要 10 s。②腰电位（LP）：刺激反应继续上传，经坐骨神经分出不同的神经根从第 2 腰椎到骶椎的椎间孔进入脊髓的不同节段，在下胸部（T_{12}）和上腰部（L_1）作记录电极，用髂前上棘为参考电极的导联可以记录到腰电位，传导时间大约为 20 ms。腰电位是一个从上腰部到下胸部分布广泛的电位，属于固定电位。记录电极（阴极）放在第 1 腰椎水平，参考电极（阳极）放在髂前上棘处。由于腰电位记录电极只能放置在下胸部和上腰部，通常胸腰部手术不能记录此电位。③皮质下电位：上传的神经冲动到达脑干、皮质下结构的时间为 28~30 ms。与正中神经颈部电位不同的是，由于皮质下电位是"远场电位"（far field potential），因此放置在第 2 颈椎水平的颈部电极相对而言是作为参考电极（阳极），而记录电极（阴极）通常采用额部的 Fz，波形标记为 P31/N34。④皮质电位：刺激胫后神经产生的神经冲动传至延髓下部的楔束核，交换神经元后，传入纤维交叉到对侧，经丘脑传至大脑中线对侧皮质下肢感觉代表区，传导时间需 37~40 ms。皮质电位通常采用 Cz 作为记录电极，以 Fz 作为参考电极可以减少"远场电位"的干扰。个别情况下，如果 Cz 记录的波形不理想，可采用 C_1-Fz、C_2-Fz 左右两个导联分别记录。

2. 记录参数

（1）记录上肢体感诱发电位：通常用 Fz 点作为参考电极，记录三个导联的电变化，如刺激左侧正中神经，此体感诱发电位记录的导联为：① Epi（-）-Epc（+），Erb 点电位，记录外周神经的动作电位（N9），电刺激正中神经后，在锁骨上窝处的

Erb 点的电极可以记录到来自臂丛神经的外周神经动作电位。由于 Erb 点的电位是外周神经的动作电位反应,在手术区域之外的外周端,因此对于鉴别和排除技术上的干扰是非常重要的,特别是当脊髓和大脑皮质中枢的诱发电位在手术中发生变化时。Erb 点电位是神经冲动通过 Erb 点下的传播性冲动排(propagated volley)。在刺激正中神经后 9~11 ms 时,可以在 Erb 点处记录到一个三相的典型的神经冲动传导的动作电位,标记为 Erb P(Erb point)或 N9。② C2S(-)- Fz(+),颈部电位,记录脊髓灰质的突触后电位(N13/P16)。颈部电位是从颈后部第 2~5 颈椎水平放置的电极记录到的电位反应,可能主要反映脊髓内突触后活动,属于固定电位。刺激正中神经产生的电信号从外周神经颈神经后根进入脊髓产生一个波形向上的电位,刺激反应时间约 13 ms,标记为 N13,反应向下的波形标记为 P16。N13 - P16 复合波形被认为是后角突触中间神经元和脊髓后索的反应产生的。③C_4'(-)-C_3'(+),皮质电位,记录皮质突触后电位(N20/P22)。皮质诱发电位 N20 反映的是大脑皮质躯体感觉区域接收的电活动,可以通过刺激正中神经,在对侧中央后回感觉皮质区的头皮电极 C_3' 或 C_4' 记录到一个向上的负相波,标记为 N20,和一个向下的正向波,标记为 P22。N20 电位刺激的反应时间为 19~20 ms,P22 的电位刺激反应时间为 22~23 ms。理论上,N20 和 P22 产生在大致相同的时间,但起源于不同的神经结构。在实际手术监测中,为了记录方便,一般将两个电位的波形一同称为 N20/P22 复合波。

(2)记录胫后神经感觉诱发电位:通常用 3 到 4 个导联来记录。① PF(-)- PF(+),腘窝电位,记录外周神经的动作电位(PF)。PF 与刺激正中神经在 Erb 点记录的 Erb 电位是一样的,属于外周神经的动作电位,是胫后神经受到刺激后,出入冲动排经过腘窝处产生的神经动作电位。刺激反应的潜伏期大约为 10 μs,标记为 PF 或 N10。作为对照电位,腘窝电位在解释手术中出现胫后神经体感诱发电位的变化,排除干扰假象有十分重要的意义。例如手术中胫后神经体感诱发电位的皮质诱发电位出现明显的改变,而外周神经的腘窝电位正常,保持在基线水平,说明监测仪器工作正常,出现的变化可能与手术操作或麻醉有关。如果腘窝电位也消失了,说明刺激、记录电极或监测仪器工作出现了故障,手术中出现体感诱发电位的变化可能与手术操作的本身无关。② LP(-)- LP(+),腰电位(LP)。LP 是在下胸部(T_{12})和上腰部(L_1)脊柱记录的固定电位,可能主要产生于腰部脊髓后索的突触后电位活动。刺激反应的潜伏期大约为 22 ms,记录为 LP 或 N22。③ C2S(-)- Fz(+),皮质下电位,记录脑干、丘脑的突触后电位(P31/N34)。P31 反应是由皮质下结构产生的远场正相反电位。记录电极用 Fz,参考电极用颈部 C2S。由于记录电极是头皮 - 颈部导联,因此 P31/N34 电位通常被误认为颈部电位,事实上,尽管这个电极靠近颈部,但它不是记录颈部电极的电位,而是代表脑桥下部内侧丘系产生的电反应成分,属于皮质下结构。P31 皮质下电位刺激反应潜伏期大约为 31 μs,标记为 P31。N34 是皮质下结构产生的远场负相反应,可能来自脑干和丘脑多个皮质下结构突触后活动。N34 皮质下电位刺激反应潜伏期大约为 34 ms,标记为 N34。④ Cz(-)- Fz(+),皮质电位,记录皮质的突触后电位(P37)。P37 主要反映大脑中央皮质下肢感觉接收区的电功能活动,是一个正相的反应波形,记录电极为 Cz,参考电极为 Fz,刺激反应潜伏期为 37 ms,但其波幅和波形可能会出现一些变形,表现为波形波幅两侧不对称,此电位受麻醉因素的影响很大,使用较高浓度的麻醉剂时可以造成这个点位潜伏期延长,波幅变小甚至完全消失。在 P37 后的是一个负向的反应波形 N45 电位,它是一个与 P37 相关的反应电位。

(三) 报警标准

虽然在手术中我们记录的 Erb 点电位和腘窝电位是属于外周神经产生的动作电位反应,但它们可以作为对照电位,反映整个记录过程中的刺激是否正常,排除机器原因造成的假象(如刺激电位没有输出)。表 7 - 3 列出的是正常手术监测中典型的正中神经、胫后神经体感诱发电位不同波形成分的波幅和潜伏期的参考值。手术中监测具体患者的诱发电位波幅和潜伏期的数值,要以该患者在麻醉稳定后的基线数值为准,衡量手术中体感诱发电位的变化。麻醉后,在患者摆好体位后监测诱发电位反应完整、清晰、可靠的基线,标示各诱发电位反应的波形,并将此基线保留在整个监测过程中的显示屏上以做比较。手术中体感诱发电位发生实质性改变的鉴别标准是与基线相比,波幅和(或)潜伏期发生明显的变化,这种变化是确实可靠的,信号的变化是可以重复获得的。在此条件下,反应波幅降低 >50% 和(或)潜伏期延长 >10% 为报警标准(50/10 法则)。

表 7 - 3　正中神经、胫后神经体感诱发电位不同波幅和潜伏期参考值

神经	记录部位	波峰/波谷	潜伏期 (ms)	波幅 (μV)
正中神经	Erb 电位 (EP)	N9	9	1.7
	颈电位 (C2S - Fz)	N13/P16	13/18	1.5
	皮质电位 ($C_4' - C_3'$)	N20/P22	21/26	0.8
胫后神经	腘窝电位 (PF)	N10	10	1.5
	皮质下电位 (Fz - C2S)	P31/N34	31/34	0.4
	皮质电位 (Cz - Fz)	P37/N45	42/50	0.6

同时解释体感诱发电位的变化必须排除非手术操作原因引起的变化。因此我们在考虑时,必须考虑其他因素:①变化类型:是快速变化,还是缓慢的渐进性变化;变化是单侧还是双侧;变化仅涉及皮质电位,还是同时涉及皮质下电位和外周神经动作电位的变化。②导致变化的原因:很多种原因均会导致诱发电位的变化,如血压、体温、血氧饱和度、麻醉因素和技术的原因等。通常手术操作或急性缺血造成的感觉诱发电位的变化是快速变化,仅影响到单侧变化,或先单侧变化,后发展成双侧的变化。而麻醉或体温等诱发的变化则是全身性的,同时影响双侧体感诱发电位的变化,而且来得相对缓慢。

三、听觉诱发电位监测

听神经是最常用于监护的感觉颅神经,而三叉神经的感觉成分(最主要的分支)和其他颅神经的感觉成分很少用来监护。监测听觉诱发电位(auditory evoked potential,AEP)是感觉神经监测的常用监测方法,包括脑干听觉诱发电位监测、中潜伏期诱发电位监测、长潜伏期诱发电位监测。

(一)脑干听觉诱发电位监测

脑干听觉诱发电位(BAEP)是给人耳以短声刺激,并利用叠加平均技术,从颅顶记录来自耳蜗及各级听觉中枢的潜伏期在 10 ms 以内的听觉诱发电位,主要反映刺激传至脑干及脑干的处理过程。

BAEP 的特征是刺激传入最初 10 ms 内产生 5~7 个垂直正波,Ⅰ波起源于耳蜗,Ⅱ波起源于听神经,Ⅲ波起源于上橄榄核,Ⅴ波起源于下丘。Ⅰ~Ⅲ波峰间潜伏期代表蜗神经至脑干的传导时间,Ⅲ~Ⅴ波峰间潜伏期代表脑干内的传导时间,而波幅代表神经系统的兴奋性。BAEP 为刺激诱发的皮质下反应,总体而言呈现对麻醉药的非敏感性,只有Ⅴ波的潜伏期变化较显著,Ⅲ波反应次之,而Ⅰ波的波幅改变甚微。吸入异氟醚呼气末浓度为 1.0% 时,BAEP 的Ⅲ~Ⅴ波的潜伏期延长,若进一步加深麻醉 BAEP 反应则进入平台期。因此,BAEP 虽对吸入麻醉药的作用有一定程度的相应改变,但在临床剂量静脉麻醉药作用下无明显变化。BAEP 在麻醉深度监护方面应用价值有限。在深度麻醉的情况下,听觉反应与麻醉药浓度存在量效反应,随着麻醉药浓度逐渐增高,使Ⅴ、Ⅲ、Ⅰ波潜伏期依次延长,浓度较高时,听觉通路各水平之间的传导均显著延长,且Ⅴ波波幅显著降低,表明高浓度麻醉药可显著抑制中枢神经传导速度和中枢神经系统兴奋性。有鉴于 BAEP 的以上特点,BAEP 现在主要用于脑干神经通路完整性的监测以及神经外科术中监护、昏迷与脑死亡的判别。

1. 听觉刺激 脑干听觉诱发电位的刺激是通过声音的刺激,经过内耳耳蜗将声音转化为神经电冲动传入中枢引发的电位。刺激信号通过声音转换器产生宽带刺激声(broad band clicks),然后通过胶管和耳塞将声音传至鼓膜。刺激频率每秒 8~10 次,通常采用 11.9 次/s 的刺激减少伪差。声音的刺激强度为 60~70 dB,对侧耳应用 30~35 dB 的空白干扰,用来消除声音骨传导的交叉反应。在监测中,采用两耳交替刺激,比较两侧波形、潜伏期和波幅的不同。

2. 电反应记录 记录电极通常采用头顶阳性电极(Cz)、两边耳垂阴性电极(A_1、A_2),电极阻抗低于 500 Ω。记录导联为 A_1 - Cz 与 A_2 - Cz,刺激左耳时,右耳为干扰;刺激右耳时,左耳为干扰。滤波设置,低通 10~30 Hz,高通 2500~3000 Hz。刺激开始的信号分析时间为 10~15 ms。信号的平均次数为 1000~4000 次。通常记录诱发电位的波形为Ⅰ、Ⅲ和Ⅴ,主要测量三个波峰的潜伏期,峰间潜伏期主要测量Ⅰ-Ⅲ、Ⅲ-Ⅴ和Ⅰ-Ⅴ,测量的波幅主要是Ⅲ和Ⅴ。其中Ⅰ波起源于第Ⅷ对颅神经外周端,靠近耳蜗,潜伏期为 1.5~2.0 ms;Ⅲ波起源于耳蜗、上橄榄体,潜伏期为 1.5~2.0

ms；V波起源于中脑外侧丘系、下丘等结构。

3. 报警标准　听觉诱发电位一般没有统一的报警标准，通常在术前做一个基线电位，术中电位变化一般以基线电位为参考电位，进行比较和参考。一般出现以下几点须报告医生变化情况：听觉诱发电位消失，在第Ⅷ对颅神经或相应部位脑干进行操作时同侧反应潜伏期延长超过 0.5~1.5 ms，潜伏期延长超过基线 1.5 ms 或波幅大于 50%。一般来说，听觉诱发电位的潜伏期和波幅的变化很少受麻醉剂的影响。

（二）中潜伏期诱发电位

中潜伏期诱发电位（MLAEP）于声音刺激后 10~100 ms 产生，主要反映内侧膝状体与初级听皮质间的电活动，因其波幅较大，波形清晰，常用于麻醉深度监测。MLAEP 一般计有 N0、P0、P25、Na、Pa 和 Nb 等一系列波组成，波形的变化可鉴别知晓的不同级别。比如 P25 和 Nb 波分别源于原始体感皮质和原始听觉皮质，可用以反映中枢神经系统的逐步改变，监测麻醉深度及术中知晓；Na 波的潜伏期延长与知晓而无清楚记忆有关。

由于 MLAEP 原始波受干扰因素多，其信号容易被淹没在自发脑电信号、肌电信号以及其他各种噪声背景中。为此，Mantzaridis 等在 1997 年提出通过计算 AEP 波形上相隔 0.56 ms 的数个点，并由此算出相邻两点振幅绝对差的平方根之和，将 AEP 形态学变化换算为一组精确数值（100~0），即听觉诱发电位指数（AEP index，AEPI），用来代替 MLAEP 进行麻醉深度监测。

一般认为，AEPI 60~100 为清醒状态，40~60 为睡眠状态，30~40 为浅麻醉状态，小于 30 为临床麻醉状态。有关文献报道，MLAEP 与大多数麻醉药剂量呈依赖性变化，适用于麻醉镇静深度的监测。

（三）长潜伏期诱发电位

长潜伏期诱发电位（LLAEP）在声音刺激 100 ms 后出现，主要反映前额皮质及相关区域的电活动，与意识水平密切相关。但由于 LLAEP 对麻醉效应过于敏感，在小剂量麻醉药作用下即可完全消失，实用价值不大。

（四）听觉诱发电位指数的临床应用

听觉诱发电位指数（AEPI）是常用的 AEP 提取方法，有移动平均模式（moving time average model，MTA 模式）和外因输入自回归模式（auto regressive model with exogenous input，ARX 模式）两种模式。经典的移动平均模式由美国 Aspectmedical system 开发，虽然算法很简单，但需要多次叠加才能获得较理想的 AEP 信号，通常需进行 256 次扫描、持续 144 ms 方可得出平均数，完全信号的获得需耗时 36.9 ms 以上。而丹麦 Danmete 公司在 MTA 基础上开发的 ARX 模式，在建好模型后只需要 15~25 次扫描，经过滤波即可得到较理想的 AEP 信号，因此可以将 AEP index 的更新时间缩短为 2 s 以内，能更好地满足实时监测麻醉深度的要求。这种利用 A-line（r）监测仪（算法采用丹麦 ARX 模式）提取 MLAEP 得出的 AEPI 临床上也称为 AAI（A-line ARX Index）。

2000年，AAI监护仪通过欧洲ICE601标准鉴定，正式进入临床使用。

研究证明，AEPI（或 AAI）监测能有效评估麻醉过程中意识水平、监测术中知晓、预测体动及机体对伤害刺激的反应。

1. 监测意识水平　Ge 等报道 AAI 和 BIS 与改良警觉镇静评分（modified obsevers assessment of alertness/sedation scale，MOAA/S）的 r 值分别为 0.958、0.898，AAI、BIS 均随着改良 MOAA/S 评分的下降而减少。这提示 BIS 和 AAI 均可作为鉴别意识状态和镇静程度的有效指标，AAI 监测镇静深度的价值略高于 BIS。Kreuer 等对比研究了 AAI 和 BIS 预测异丙酚靶控输注（TCI）麻醉意识消失的效能，结果发现两者预测的概率分别为 0.92 和 0.97，但 AAI 的受试者工作特征（receiver operator curve，ROC）曲线下面积大于 BIS，进一步说明 AAI 和 BIS 一样对于意识的转变有较强识别能力。葛圣金等对 14 例患者进行了全麻肌松状态下觉醒状态恢复消失的判断，发现 AAI 在麻醉诱导后快速下降至最小值，然后缓慢上升，觉醒状态恢复后上升明显，觉醒状态消失后又明显降低。这说明 AAI 监测觉醒状态恢复和消失具有相当的可行性和可靠性，且监测觉醒状态的消失可能更为可靠。

2. 监测术中知晓状况　由于脑干网状结构有唤醒中枢活动，并且 AEPI 不仅能反映皮质的脑电活动，还能反映皮质下的生物电活动，因此 AEPI 对监测麻醉患者从无意识到有意识的转变过程较 BIS 更有效。借助 AEPI，能够较准确地预测意识的恢复，预防术中知晓发生。已有研究表明，异氟醚麻醉时 P25、Nb 波潜伏期随呼气末异氟醚浓度的升高逐渐延长，呈线性相关关系。而在异丙酚麻醉诱导时，无论是否合用芬太尼，AEP 指数均能较好地反映意识的转换。

3. 预测体动和对伤害性刺激的反应　视觉和体觉很容易被麻醉药所抑制，听觉是麻醉时最后消失的一个感觉，也是清醒时恢复的第一个感觉，并且听觉在麻醉中不是突然消失的，而是随麻醉加深而逐渐被抑制，因此 AEPI 可用于预测体动反应。AEPI 反映了皮质兴奋性和皮质下结构包括脊髓和脑干的兴奋程度，涵盖了切皮、插管等伤害性刺激的上传径路，此特点使得它作为机体对伤害性刺激反应的指标较为可靠。动物实验表明，AEPI 与对伤害性刺激反射消失有良好的相关性。AEPI＞70，大鼠清醒；35 至 70 之间，大鼠肌肉紧张性丧失，翻正反射丧失，血压下降；小于 35，大鼠尾和足的逃避反射丧失。临床研究表明，AEPI 预测体动反应的概率：七氟醚麻醉时是 0.91，异丙酚麻醉时是 0.92。Doi 等在应用 AEPI、BIS、SEF 和 MF 对插入喉罩患者观察体动研究中认为，只有 AEPI 是预测体动的可靠指标，其预测概率为 0.872，当 AEPI 值低于 33 时，患者体动发生概率小于 5%。

四、运动诱发电位监测

早期一直用体感诱发电位监测手术，它经历了较长的发展历程。但由于假阴性的结果，导致在手术中虽然有正常的感觉诱发电位反应波形，但不能确保手术后均有正常的功能。鉴于此种局限性，人们做了大量的工作去寻找一种更有效的监测运动方法。早期动物实验结果表明运动诱发电位（motor evoked potentials，MEP）对脊髓受压、缺血、钝性创伤和受牵拉比体感诱发电位更为敏感。1980年Merton教授阐述了用经颅单一脉冲电刺激正常清醒的人能引发可靠的运动诱发电位。1985年Barker教授及其同事用间隙性的磁场引出外周肌源性的诱发反应。因此引发了此后在临床手术中采用经颅头皮电极电刺激运动皮质引出外周神经和肌肉反应的监测方法。经颅刺激皮质的方法包括经颅磁刺激和经颅电刺激。在笔者医院手术中，为了方便，通常用经颅电刺激的方法来监测。

1. 刺激电极　常用的刺激电极有两种，一种是盘状（cup）电极，此电极与头皮接触范围大，产生阻抗小，需用火棉胶固定于头皮。另一种是螺旋（cork-screw）电极，此电极类似针电极，产生阻抗小，使用方便，是常用的电极。通常对头部脑皮质的刺激，阳极是刺激电极，阴极是参考电极。根据国际脑电图导联10/20系统的头皮电极定位法，电极的放置方法常见有如下几种：① 阳极放在Cz，阴极放在Fz。② 阳极放在脑部皮质手部和足部的投射区，即在10/20系统中C3、C4、Cz点的前2 cm处，阴极则放在头部一侧的任意部位。③ 阳极放在C3－C4，它们之间互为参考电极，通常用于头部及颈部手术；阳极放在C1－C2，它们之间互为参考电极，通常用于头部及胸腰部手术。阳极电极通常放在需要刺激肢体的对侧。刺激参数：刺激强度为100～400 mA；刺激间歇时间（interstimulus interval，ISI）为1～10 ms；刺激间期为0.1～0.5 ms；系列刺激（train stimulus）为2～10个/次；刺激次数为一次系列刺激（single train stimulus）。

2. 记录电极　理论上说，电刺激大脑中央前回皮质诱发的肌肉收缩，可以在身体的任何部位如面部、上下肢记录到。但由于监护仪导联数目的限制，一般只记录下肢的股直肌、胫骨前肌、腓肠肌和上肢的拇展肌。在进行胸腰部手术时，上肢的拇短展肌可作为对照的肌肉群，手术中下肢的肌肉诱发电位消失时，如果拇短展肌诱发电位保留在基线水平，说明监测仪正常，出现诱发电位的改变可能与手术操作有关。一般来说，较小的刺激可以引起肢体末梢肌肉的反应，而近端的肌肉则需要更高的刺激强度才可以引发反应。股直肌、胫骨前肌反应的波幅比足部肌肉反应的波幅小，且反应波多为双相波或三相波，而足部和手部的肌肉反应波形则为多相波。记录参数：带通滤波范围（bandpass filters）为30～1500 Hz；50或60陷波滤波器（notch filter）关闭；信号平均次数为单次（不需要平均）；信号分析时间（analysis time）为100 ms。

3. 报警标准　传统的报警标准是经颅电刺激脑皮质在脊髓硬膜外腔记录的诱发电位波幅与改变之前的波幅相比，大于50%。当波幅降低20%～30%时则应高度警惕，并检查波幅下降的原因，同时观察波幅的降低是否是进行性的，争取发现在损伤前的早期报警。目前对于经颅刺激脑皮质在肌肉接收到复合肌肉诱发电位反应，尚没有一个非常明确的报警标准。有报道用波幅降低大于50%作为报警标准，但有报道波幅降低基线的80%与手术后的神经损伤没有相关的关系。也有学者提出"全或无"的标准作为报警标准。还有人提出用刺激阈值的变化作为报警的依据。在我们手术的监测过程中，通常采用"全或无"的标准，均取得较好的监测效果。

五、运动颅神经监测

运动颅神经监测的基本原理是在手术中用手执刺激电极去探测手术区域,同时在其神经支配相应区域的肌肉能记录到诱发肌电图的电位(EMG)。这方法最初应用在听神经瘤手术中,用来检测面神经的功能,判断肿瘤区域有无神经通过。现在这种方法通常用在手术中检测肿瘤区域内颅神经的解剖位置,以便能更好地保存颅神经功能的完整性。当外科手术操作损伤运动颅神经时,肌肉活动的持续监测能及时反映出来,因此它帮助神经外科医生保护术野中的运动颅神经,保存其术后功能的完整。

1. 面神经监测 在巨大听神经瘤手术中,面神经监测的目标是寻找不包含面神经的肿瘤区域,然后快速地切除大部分肿瘤,减少面神经永久性损伤的发生率。

(1) 刺激技术。单极刺激电极只裸露出尖端部导电丝刺激神经组织,其他部位均用绝缘材料隔离,因此在其尖端形成一个刺激球,刺激球范围的大小由电流决定,刺激强度越大,形成刺激球的直径也越大,其刺激组织范围也就越大。当刺激电流很弱时,被激活的面神经可能距离刺激电极的尖端很近,手术时就可能会连面神经一起切除。当刺激电流很强时,会给医生一个错误的印象是面神经距离刺激球很近,会减慢外科医生手术的速度,同时降低肿瘤的全切率。一般来说,稳态电压的刺激无论是在切除肿瘤的内部,还是在脑脊液或血液浸泡的组织中都会对神经产生一个相对稳定的刺激。因此我们一般推荐稳压刺激器,而不推荐稳定电流的刺激器。

面神经刺激常用单极电极刺激,较少用双极电极。这是由于单极电极能检测面神经走行的所有部分,而双极电极能获得更好的空间方向性定位,在探测肿瘤时,单极电极能获得一个球形刺激区域的肿瘤组织,而双极电极能刺激到的肿瘤区域取决于双极电极的方向。关于刺激强度,通常在开始手术时用较强的刺激强度,当获取到肌电反应后,则降低刺激强度。

(2) 记录技术。通常我们用两个记录通道记录电反应,一个放置在上面部眼轮匝肌,另一个放置在下面部口轮匝肌,用针电极记录。在记录面肌电反应时,不能应用肌松剂等能导致肌肉麻痹的药物,因为用肌松剂时不能诱导出肌电反应。在监护中我们通过观察肌电反应的波幅来了解电刺激器和面神经的位置关系。当肌电反应的波幅降低时,表明刺激器远离面神经;当肌电反应波幅增加时,表明刺激器靠近面神经。当肌电反应达到最大波幅时,必须降低刺激强度来寻找面神经的方向。当没有刺激时,亦可以进行自发面肌电图的持续监测,正常情况下,在没有电刺激时,不能或可以诱发出较少量的肌电反应,在损伤面神经时,能诱发出不同的肌电活动,这种肌电活动可以出现在面神经操作的当时,亦可以持续到手术结束。短期的肌电活动并不表明面神经已经受到永久性的损伤,然而,如果这种肌电活动频繁出现或持续较长的时间表明患者术后出现面肌瘫痪的风险增加。

正常的面神经受到机械刺激可能产生也可能不产生面肌电活动,在轻度损伤时可能对机械刺激的敏感性增高,而在严重的损伤时则对机械刺激不反应。同时机械刺激不能诱发出肌电反应并不表示没有面神经损伤,此时需要用电刺激来确认面神经是否受到损伤。电刺激诱发的肌电反应电位潜伏期延长和波幅增加都是神经损伤的一个征象。

2. 三叉神经运动支监测 通过在咬肌上记录肌电位能监测三叉神经的运动成分。在巨大听神经瘤和颅底涉及三叉神经的肿瘤手术中,监护三叉神经运动支有助于降低三叉神经损伤的风险。

3. 支配眼外肌的神经监测 动眼神经运动支、滑车神经、外展神经均可以通过用面神经监护的方法来监护,通过用手执刺激电极刺激神经,然后记录相应神经支配的肌肉 EMG 电位。用手执电刺激电极探测肿瘤可以判断肿瘤区是否包含有相应的颅神经经过。

可以通过在眼部相应的肌肉中插入皮下针电极记录此神经所支配肌肉的 EMG 电位。记录外直肌 EMG 电位可以监测外展神经,相应内直肌 EMG 电位记录可以监护动眼神经。记录上斜肌的 EMG 电位可以监护滑车神经。通常由于空间位置的影响,只用单个记录电极来记录,而不用双极记录电极,参考电极通常放在对侧头部,这样可以避免记录到手术同侧头部面肌由于受到面神经刺激诱发出的面肌 EMG 电位。

通常记录眼外肌使用针电极记录肌电活动,这种方法是有创的,现在 Sekiya 教授等人发现在眼皮下用线圈也可以记录到肌电活动,当然这种记录的肌电活动没有针电极记录明显,波幅没有针电极高,但它足够在显示屏上显示出来。

4. 其他运动颅神经 下位颅神经如第Ⅸ、Ⅹ、Ⅺ、Ⅻ对颅神经也能用监护面神经的办法来监护。这些神经除了运动成分外,还包含有感觉和自主神经纤维成分,是一种混合神经。如果要监护这些神经除运动外的其他纤维成分通常较难。但现在有一种理论就是:如果运动神经没有受到损伤,一般感觉和运动纤维可以保持完整,而且这些神经支配的运动功能的保持相对会比较重要,因此如果监测时 EMG 电位保持良好,可以认为这条神经是完整未受损伤的。在监测下位颅神经时可以通过记录这些神经支配的相应肌肉电活动来进行。

将针电极放置到软腭来监护舌咽神经,放入声带中记录喉肌来监护迷走神经。对于将针电极放置到喉肌中监护,通常得在喉镜辅助下才能完成。当然现在有一种带有电极的气管插管,插管后能直接记录喉肌的电位,但费用较高,国内尚未有销售。另一种方法则是直接将电极放置至喉部皮下进行记录。副神经的记录通常是将针电极直接放置至颈部肌肉(通常是斜方肌)。

六、麻醉药对诱发电位的影响

(一)吸入麻醉药

临床常用的麻醉药物均会影响监测感觉诱发反应(sensory evoked responses,SER)的准确能力。最近有综述提供了一个详细的所有药物对感觉诱发反应效应的临床分析(表 7-4),虽然没有对药物进行定量,但列出了能产生诱发反应变化的药物,这种变化可能会被误解为外科手术所产生的变化。此表中未提到的药物不等于给药时不会产生诱发电位的变化,它也会产生诱发反应的变化,但这种变化在以往的监护经验中没有临床表现的显著性差异。

表7-4 个体麻醉诱导的体感和运动诱发电位变化

药物	SEP		BAEP		VEP		MEP	
	LAT	AMP	LAT	AMP	LAT	AMP	LAT	AMP
异氟醚	是	是	否	否	是	是	是	是
恩氟醚	是	是	否	否	是	是	是	是
氟烷	是	是	否	否	是	是	是	是
巴比妥	是	是	否	否	是	是	是	是
依托咪酯	否	否	否	否			否	否
异丙酚	是	是	否	否			是	是
氟哌利多	否	否	否	否			是	是
安定	是	是	否	否			是	是
咪达唑仑	是	是	否	否			是	是
氯胺酮	否	否	否	否	是	是	否	否
阿片制剂	否	否	否	否	否	否	否	否
右旋美托咪啶	否	否	否	否				否

注：LAT：潜伏期；AMP：波幅；SEP：体感诱发电位；BAEP：脑干听觉诱发电位；VEP：视觉诱发电位；MEP：运动诱发电位。

上表非定量表格,"是"或"否"是指此类麻醉药物是否会产生任何诱发电位的变化。空白为没有相应的数据报道。

吸入麻醉药在诱导各种类型的感觉诱发反应时有相似的效应,如异氟醚、七氟醚、地氟醚、恩氟醚和氟烷。VEP对吸入麻醉药物最敏感,BAEP最能耐受麻醉药物,脊髓和皮层下体感诱发电位对麻醉药的反应没有皮质体感诱发电位敏感。

术中监测感觉诱发反应最常用的是体感诱发电位。在对麻醉药的反应中,它也是被研究得最彻底的。麻醉药对SEP的影响是增加潜伏期和传导时间,减少皮质而不是皮层下记录信号的波幅,这种影响有剂量依赖效应。在比较不同吸入麻醉药物对SEP的影响时,不同的研究会有相冲突的观点。一项研究表明氟烷对皮质体感诱发电位的影响明显大于异氟醚和恩氟醚,而另一项研究的观点恰好相反。对于更新的药物,地氟醚和七氟醚与异氟醚诱导的感觉诱发反应有定量和定性相似性。在神经系统正常的患者中,有效吸入任何0.5~1.0 MAC的麻醉药能监测到皮质体感诱发电位（图7-28）。神经系统受损的患者对吸入麻醉特别敏感,甚至不能耐受任何水平的吸入麻醉。一般来说要获取更好的监护环境,通常用终末吸入麻醉时总量小于1MAC的镇静剂为基础的麻醉药。

吸入麻醉增加听觉诱发电位的潜伏期但不影响波幅。在听觉刺激后的早期皮质反

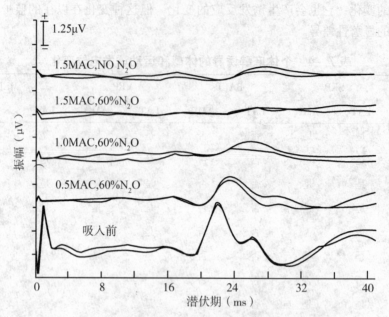

图 7-28　不同异氟醚最小 MAC 值水平的典型体感诱发电位

应（中潜伏期）中，增加诱发电位的潜伏期，降低波幅，然而中潜伏期反应现被用来监护一般麻醉的催眠成分。用任何临床有效的麻醉药均可以充分检测听觉诱发电位（图 7-29）。

在监护视觉诱发电位时用吸入麻醉会导致剂量依赖效应的潜伏期增加，伴或不伴波幅的变化。异氟醚产生剂量依赖效应的潜伏期增加和波幅降低，当浓度达到 1.8%（在 100% 的氧中），波形会消失。即使没有低碳酸血症恩氟醚也导致波幅的降低。氟烷导致潜伏期增加，但不改变波幅。尽管这些数据看起来是很确切的，但它的结果没有临床的相关性，因为在麻醉的患者中 VEP 的变异非常大，以致在许多专家的眼中，无论用任何麻醉技术都难以获得满意的监测效果。

尽管吸入性麻醉剂会显著地改变感觉诱发反应的波形，但在出现吸入性麻醉药的麻醉剂量时，它还是能够充分用于术中的监护。我们尽量避免因麻醉剂量过大而产生监护中波形的抑制。从我们的观点来看，吸入麻醉药物潮末聚集浓度大于 1.3 MAC 时会产生一个剂量相关效应，即使在神经功能正常的患者中亦会增加消除皮质体感诱发电位的可能性。而且在术中监护的关键时期我们不能改变麻醉药物的聚集浓度，这一点也很重要。关键时期是指手术最可能损伤神经组织和改变感觉诱发反应的一段时间。因为吸入性麻醉药产生感觉诱发反应的变化是剂量依赖关系的，在手术过程的关键时刻增加麻醉剂量会产生感觉诱发反应的变化，这种诱发反应的变化到底是因为麻醉剂、手术过程还是两者兼有导致的，这很难判断。因此在手术过程中就难以判断应该采取什么干预措施。

（二）静脉麻醉药

已经在动物和人身上研究过巴比妥类药物对感觉诱发反应的效果。给患者增加硫

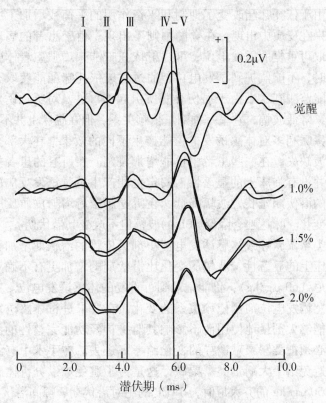

图7-29 异氟醚单独吸入对脑干听觉诱发电位的影响

在1.0%时Ⅲ、Ⅳ和Ⅴ峰间潜伏期缩短，但随着麻醉的加深，稳定在一定的水平

喷妥钠的剂量会导致体感诱发电位潜伏期增加，波幅降低，听觉诱发电位Ⅴ波潜伏期增加，且其有进展性的剂量依赖效应。体感诱发电位的变化比听觉诱发电位的变化更显著，这种超过初始皮层反应的波形很快就会消失。这个发现与巴比妥类影响突触传递超过轴突传导的理论是一致的。早期感觉诱发反应波来源于轴突传递，后期波的来源除了轴突传递外还有多突触传导通路的成分。当硫喷妥钠的剂量远超过其产生等电位脑电图的剂量时，还能充分监测到早期皮质和皮质下SEP和BAEP。其他巴比妥类的药物有相似的效果。即使药物的剂量远超过完全抑制自发脑电图活化的剂量，体感和听觉诱发电位仍然不会消失。这一点很重要，特别是在做脑血管病手术监护脑血流是否充分时，患者通常需要给予很大、"保护"剂量的巴比妥类药物，这时脑电图是等电位的，它对监护没有任何帮助。而这个时候仍能保留早期皮质体感诱发电位的波形，这对判断是否有充足的脑血流灌注是很重要的。

视觉诱发电位对巴比妥类药物更为敏感，低剂量的巴比妥类药物能消除除了最早期波形外的所有波形。当戊巴比妥的剂量达到非常高时，还存在早期电位，伴潜伏期延长。除了视觉诱发电位，只要存在药物的作用（增加潜伏期，中度降低波幅），即使是在高剂量的巴比妥类药物治疗时，仍能充分地监测围手术期的感觉诱发反应。

在口服或静脉给药后，依托咪酯会导致体感诱发电位所有波潜伏期增加，中枢传导时间延长。与大多数其他常用麻醉剂相反的是，依托咪酯增加皮质体感诱发电位的波幅。这可能是由于依托咪酯改变了抑制和兴奋作用的平衡或增加了中枢神经系统的兴奋性。这种效果在皮质中出现,在脊髓中则不出现。由于患者的病理变化,在术中监护开始不能获取可重复的诱发电位,可注射依托咪酯来增强患者体感诱发电位的记录。在基线反应时,不能监护到诱发电位,通过注射依托咪酯能获取充分体感诱发电位的监测,并且能监测到术中由于损伤脊髓所引起的事件。对听觉诱发电位,依托咪酯能增加潜伏期,降低波幅,它呈一种剂量依赖关系,但在临床上并不明显。

前驱剂量的氟哌利多对体感诱发电位能产生不同的效果,在大部分患者中,会使波幅降低,后期波缺失。在一些患者中也能增加波幅。在所有的患者中传导时间是延长的。这些效果并没有临床上的显著性。安定也能产生感觉诱发反应的变化。安定导致体感诱发电位的潜伏期延长,波幅降低,在听觉刺激后增加皮质反应的潜伏期但听觉诱发电位没有变化。咪达唑仑降低 SEP 的波幅但不改变其潜伏期。

一般来说,类罂粟碱导致体感诱发电位小剂量依赖的潜伏期增加和波幅降低。这些变化并没有临床上的显著性。波幅的变化比潜伏期的增加更有不确定性。即使是使用大剂量的芬太尼($60~\mu g/kg$),仍能记录到可重复的体感诱发电位。其他阿片类制剂能产生相似的体感诱发电位剂量依赖关系的变化。在要求进行体感诱发电位监护的患者中,类罂粟碱能够大剂量地使用而不影响其监护神经功能完整性的能力。然而在分析这些记录时,必须把类罂粟碱诱导的变化给考虑进去。在手术中有潜在损伤神经系统功能时期尽量避免给予大剂量类罂粟碱,这是为了避免难以分析体感诱发电位变化的原因。当给予 $50~\mu g/kg$ 的芬太尼时,BAEP 的绝对潜伏期、峰间潜伏期和波幅是没有变化的。

根据一系列的临床病例报道,右旋美托咪啶与各种类型诱发电位(包括 MEP)的监护是一致的,它并不产生误以为外科手术诱导所产生的电变化。目前的资料是有限的,还缺乏大型的临床研究。随着这个药物的使用,将会有更多的数据产生,但在目前,使用右旋美托咪啶是没有问题的。

(毛之奇 陆永健)

参 考 文 献

[1] 岳云. 经颅多普勒监测脑血流速与脑血流量之间的关系 [J]. 临床麻醉学杂志, 1998, 14: 34.

[2] RONALD, MILLER. 米勒麻醉学 [M]. 6 版. 曾因明, 邓小明, 译. 北京: 北京大学医学出版社, 2006: 2137 – 2143.

[3] 佘守章, 岳云. 临床监测学 [M]. 北京: 人民卫生出版社, 2005: 257 – 266.

[4] 周翼英, 彭国光, 程远, 等. 闪光视觉诱发电位无创监测颅内压的可行性研究

[J]．中华医学杂志，2003，83（20）：1829-1830．

[5] 朱凡，曲冬梅，沈亮，等．老年高血压患者脑电双频指数监测下拔管的临床观察[J]．临床麻醉学杂志，2007，23（7）：538-540．

[6] 陈文进，王世端．颈静脉球部血氧饱和度的监测和临床应用[J]．临床麻醉学杂志，2005，21：695-696．

[7] 王胜，陈劲草，吴晓辉，等．脑动脉瘤术中临时阻断载瘤动脉前后脑生化代谢的微透析研究[J]．中华神经外科疾病研究杂志，2006，5（6）：490-492．

[8] 许静，张志芳，王顺民．深低温体外循环与降温期不同血气管理方法的脑电图监测[J]．临床神经电生理学杂志，2007，16（5）：271-273．

[9] 李英，贾会群，耿旭红．脑电图对异丙酚稳定血浆浓度的监测[J]．中国综合临床，2003，19（4）：380．

[10] 李艳清，景奇．氯胺酮麻醉60例脑电图的变化[J]．黑龙江医学，2003，27（1）：79．

[11] 许毓光，郭曲练，唐朝晖．不同浓度的异氟醚对听觉诱发电位指数和数量化脑电图的影响[J]．临床麻醉学杂志，2004，20（3）：144-145．

[12] 黄焕森，郑志远，高崇荣，等．脑电双频指数反馈调控异丙酚靶控输注在颅脑手术麻醉的应用研究[J]．广东医学，2005，26（6）：749-751．

[13] 潘守东，马旭波，李海林．脑电双频指数用于婴儿七氟醚麻醉深度监测[J]．临床麻醉学杂志，2009，25（2）：106-108．

[14] 毕素萍，张宏，贾宝森．熵指数对异丙酚麻醉中体动反应的预测[J]．军医进修学院学报，2007，28（4）：276-278．

[15] 李燕，黄祖春．药物脑电图技术的研究与应用进展[J]．中国临床药学杂志，2005，14（1）：63-66．

[16] 戴体俊，杭黎华，孔莉．吸入麻醉药研究进展[J]．中国医药指南，2006，4（1）：56-60．

[17] 戴体俊，郭忠民，孟晶，等．异丙酚对兔定量药物脑电图δ频段的影响[J]．中国药物与临床，2003，3（4）：307-309．

[18] 薛庆生，陈蓓蕾，武晓文，等．熵指数和Narcotrend用于靶控输注异丙酚麻醉深度的比较[J]．国际麻醉学与复苏杂志，2006，27（1）：25-28．

[19] 孔莉，刘玲玲，戴体俊，等．用于定量药物脑电图疼痛程度监测的肌松兔模型[J]．中国临床康复，2006，10（34）：119-122．

[20] 孔莉，戴体俊，陈奚，等．伤害性刺激对家兔定量药物脑电图β频段的影响[J]．国际麻醉学与复苏杂志，2006，27（5）：287-289．

[21] 曹云飞，俞卫峰，王士雷．全麻原理及研究新进展[M]．北京：人民军医出版社，2005：112．

[22] 张林，刘红亮，戴体俊，等．硫喷妥钠麻醉前后脑NOS活性、NO的动态变化[J]．中国药理学通报，2001，17（3）：339-341．

[23] 张晋蓉，林财珠，戴体俊，等．异丙酚对不同麻醉时间大鼠脑NO及NOS的影响

[J]. 福建医科大学学报, 2002, 36 (2): 127-129.

[24] 李元涛, 刘菊英, 戴体俊, 等. 吸入安氟醚大鼠不同麻醉阶段脑 NOS 活性的 NO 产量变化 [J]. 中华麻醉学杂志, 2003, 23 (1): 31-33.

[25] 苏珍, 戴体俊, 蔡伟, 等. 不同程度疼痛刺激对兔定量药物脑电图的影响 [J]. 中国疼痛医学杂志, 2008, 14 (3): 151-154.

[26] 苏珍, 戴体俊, 蔡伟, 等. 不同浓度福尔马林对兔疼痛反应和定量药物脑电图 α_1 频段的影响 [J]. 中国药理学通报, 2007, 23 (12): 1584-1587.

[27] JØRGENSEN L G. Transcranial Doppler Ultrasound for cerebral perfusion [J]. Acta Physiologica Scandinavica, 1995, 154-625.

[28] JØRGENSEN L G, PERKO M, HANEL B, et al. Middle cerebral artery flow velocity and blood flow during dynamic exercise in humans [J]. J Appl Physiol, 1992, 72: 1123.

[29] JØRGENSEN L G, PERKO G, SECHER N H, et al. Regional cerebral artery mean velocity and blood flow during dynamic exercise in humans [J]. J Appl Physiol, 1992, 73: 1825.

[30] HALSEY J H, MCDOWELL H A, GELMON S, et al. Blood velocity in the middle cerebral blood flow and regional cerebral blood flow during carotid endarteretomy [J]. Stroke, 1989, 20: 53.

[31] WEYLAND A, STEPHAN H, KAZMAIER S, et al. Flow velocity measurements as an index of cerebral blood flow: Validity of transcranial Doppler sonographic monitoring during cardiac surgery [J]. Anesthesiology, 1994, 81: 1401.

[32] NUTTAL G A, COOK D J, FULGHAM J R, et al. The relationship between cerebral blood flow and transcranial Doppler blood flow velocity during hypothermic cardiopulmonary bypass in adults [J]. Anesth Analg, 1996, 82: 1146.

[33] TRIVEDI U H, PATEL R L, TURTLE M R, et al. Relative changes in cerebral blood flow during cardiac operation using Xenon 133 clearance versus transcranial Doppler sonography [J]. Ann Thorac Surg, 1997, 63: 167.

[34] LONDON M J. Cerebral function monitor during pediatric cardiac surgery: Can they make a difference? [J]. J Cardiothorac Vasc Anesth, 2004, 18: 645.

[35] KINCAID M S. Transcranial Doppler Ultrasonography: A diagnostic tool of increasing utility [J]. Current Opinion in Anaesthesiology, 2008, 21: 552.

[36] BELLAPART J, FRASER J F. Transcranial Doppler Assessment of Cerebral Autoregulation [J]. Ultrasound in Medicine and Biology, 2009, 35: 883.

[37] STEINER L A, PFISTER D, STREBEL S P, et al. Near-infrared spectroscopy can monitor dynamic cerebral autoregulation in adults [J]. Neurocritical Care, 2009, 10: 122.

[38] MYLES P S, DALY D, SILVERS A, et al. Prediction of neurological outcome using bispectral index monitoring in patients with severe ischemic-hypoxic brain injury under-

going emergency surgery [J]. Anesthesiololgy, 2009, 110: 1106.

[39] MATHEW J P, WEATHERWAX K J, EAST C J, et al. Bispectral analysis during cardiopulmonary bypass: The effect of hypothermia on the hypnotic state [J]. Journal of Clinical Anesthesia, 2001, 13: 301.

[40] JILT A R, KELLIE R M, DENISE H R, et al. Infection related to intracranial pressure monitors in adults: analysis of risk factors and antibiotic prophylaxis [J]. J Neurol Neurosurg Psychiatry, 2000, 69: 381 – 384.

[41] FISTERER P, MUHLBAUER M, CZECH T, et al. Early diagnosis of external ventricular drainage: results of a prospective study [J]. J Neurol Neurosurg Psychiatry, 2003, 74: 929 – 932.

[42] STENDEL R, HEIDENREICH J, SCHILLING A, et al. Clinical evaluation of a new intracranial pressure monitoring device [J]. Acta Neurochir (Wien), 2003, 145 (3): 185 – 193.

[43] ITKIS M L, ROBERTS J K, GHAJAR J B, et al. A square signals wave method for measurement of brain extra-and intracellular water content [J]. Acta Neurochir Suppl, 1994, 60: 574 – 576.

[44] MOPPETTIAND I K, MAHAJAN R P. Transcranial Doppler U1 trasonography in Anaesthesia and Intensive Care [J]. British Journal of Anaesthesia (S0007-0912), 2004, 93 (5): 710 – 724.

[45] WAYNHER J L. Nonivasive measurement of intraranial pressure in neouates and iatanls: exprienee with the rotterdam teletranducer [J]. Acta Neuroehir Suppl (wien), 1998, 71 (1): 70 – 73.

[46] SAMUEL M, BURGE D W, MARCHHARKS R J, et al. Quantilative assessnment of inllacranial pressure by the tympanic membrane displacement audimetric technical children with shunted hydrocephtus [J]. Eur J Pediatr Surg, 1998, 8 (4): 200 – 207.

[47] MOTSCHMANN M, MULLER C, KUCHENBECKER J, et al. Opthalmodynamometry: a reliable method for measuring intracranial pressure [J]. Strabismus, 2001, 9 (1): 13 – 16.

[48] SCHMIDT E A, CZOSNYKA M, GOOSKENS I, et al. Prelininary experience of the estimation of cerebral perfusionpressure using transcranial Doppler ultrasonography [J]. J Neurol Neurosurg Psychiatry, 2001, 70 (2): 198 – 204.

[49] XIA Y L, DONG W W, YANG H, et al. Primary report of noninvasive impedance monitoring of cerebral hematoma and edema in patients with intracerebral hemorrhage [J]. Chin J Clin Neurosci, 2000, 8 (1 Suppl): 21.

[50] LIU L, DONG W, JI X, et al. A new method of noninvasive brain-edema monitoring in stroke: cerebral electrical impedance measurement [J]. Neurol Res, 2006, 28 (1): 31 – 37.

[51] MOTSCHMANN M, MULLER C, KUCHENBECKER J, et al. Opthalmodynamometry:

a reliable method for measuring intracranial pressure [J]. Strabismus, 2001, 9 (1): 13 – 16.

[52] DEAN N P, BOSLAUGH S, ADELSON P D, et al. Physician agreement with evidence-based recommendations for the treatment of severe traumatic brain injury in children [J]. J Neurosurg, 2007, 107 (5): 387 – 391.

[53] LUNDBERG N, TROUPP H, LORIN H. Continuous recording of the ventricular-fluid pressure in patients with severe acute traumatic brain injury. A preliminary report [J]. J Neurosurg, 1965, 22: 581 – 590.

[54] CZOSNYKA M, SMIELEWSKI P, KIRKPATICK P, et al. Continuous assessment of the cerebral vasomotor reactivity in head injury [J]. Neurosurgery, 1997, 41: 11 – 17.

[55] NORTJE J, GUPTA A K. The role of tissue oxygen monitoring in patients with acute brain injury [J]. Br J Anaesth, 2006, 97: 95 – 106.

[56] WHITE H, BAKER A. Continuous jugular venous oximetry in the neurointensive care unit-a brief review [J]. Can J Anesth, 2002, 49: 623 – 629.

[57] OWEN-REECE H, SMITH M, EIWELL C E, et al. Near inferared spectroscopy [J]. Br J Anaesth, 1999, 82: 418 – 426.

[58] REINSTRUP P, STAHI N, MELLERGARD P, et al. Intracerebral microdialysis in clinical practice: baseline values for chemical markers during wakefulness, anesthesia, and neurosurgery [J]. Neurosurgery, 2000, 47 (3): 701 – 710.

[59] SAKOWITZ O W, WOLFRUM S, SARRAFZADEH A S, et al. Relation of cerebral energy metabolism and extracellular and nitrite and nitrate concenrtation in patients after aneurysmal subarachnoid hemorhage [J]. Cereb Blood Flow Metab, 2001, 211 (9): 1067 – 1076.

[60] ELY E W, TRUMAN B, SHINTANI A, et al. Monitoring sedation status over time in ICU patients: reliability and validity of the Richuonend Agitation-Sedatijon Scale (RASS) [J]. JAMA, 2003, 289 (22): 2983 – 2995.

[61] ORTOLANI O, CONTI A, DI FILIPPO A, et al. EEG signal processing in anaesthesia. Use of a neural network technique for monitoring depth of anaesthesia [J]. Br J Anaesth, 2002, 88 (5): 644 – 648.

[62] MUSIZZA B, STEFANOVSKA A, MCCLINTOCK P V, et al. Interactions between cardiac, respiratory and EEG-delta oscillations in rats during anaesthesia [J]. J Physiol, 2007, 580 (1): 315 – 326.

[63] O'NEAL M H, SPIEGEL E T, CHON K H, et al. Time-frequency representation of inspiratory motor output in anesthetized C57BL/6 mice in vivo [J]. J Neurophysiol, 2005, 93 (3): 1762 – 1775.

[64] ZHANG X S, ROY R J. Predicting movement during anaesthesia by complexity analysis of electroencephalograms [J]. Med Biol Eng Comput, 1999, 37 (3): 327 – 334.

[65] BELL J K, LAASCH H U, WIBRAHAM L, et al. Bispectral index monitoring for conscious sedation in intervention: better, safer, faster [J]. Clin Radiol, 2004, 59 (12): 1106 – 1113.

[66] MYLES P S, LESLIE K, FORBES A, et al. BIS index monitoring toprevent awareness during anaesthsia: the B-Aware randomized controlled train [J]. Lancet, 2004, 363 (9423): 1757 – 1763.

[67] TAYLOR C L, SELMAN W R, KIEFER S P, et al. Temporary vessel occlusion during intracranial aneurysm repair [J]. Neurosurgery, 1996, 39 (5): 893 – 906.

[68] LIEBESKING D S. Collateral circulation [J]. Stroke, 2003, 34 (9): 2279 – 2284.

[69] RODRIGUEZ R A, HALL L E, DUGGAN S, et al. The bispectral index does not correlate with clinical signs of inhalational anesthesia during sevoflurane induction and arousal in children [J]. Can J Anaesth, 2004, 51 (5): 472 – 480.

[70] GAJRAJ R J, DOI M, MANTZARIDIS H, et al. Comparision of bispectral EEG analysis and auditory evoked potentials for monitoring depth of anaesthesia during propofol anaesthesia [J]. Br J Anaesth, 1999, 82 (5): 672 – 678.

[71] KLOCKARS J G, HILLER A, RANTA S, et al. Spectral entropy as a measure of hypnosis in children [J]. Anesthesiology, 2006, 104 (4): 708 – 717.

[72] SCHWILDEN H, JELEAZCOV. Does the EEG during isoflurane/alfentanil anesthesia differ from linear random data [J]. J Clin Monit Comput, 2002, 17 (7 – 8): 449 – 457.

[73] DAVIDSON A J, KWOK T. Performance of BIS in children using the paediatric BIS quattro sensor [J]. Anaesth Intensive Care, 2008, 36 (6): 807 – 813.

[74] MALVIYA S, VOEPEL-LEWIS T, TAIT A R. A comparison of observational and objective measures to differentiate depth of sedation in children birth to 18 years of age [J]. Anesth Analg, 2005, 102 (2): 389 – 394.

[75] SCHULTZ A, GROUVEN U, ZANDER I, et al. Age-related effects in the EEG during propofol anaesthesia [J]. Acta Anaesthesiol Scand, 2004, 48 (1): 27 – 34.

[76] ZHONG T, GUO Q L, PANG Y D, et al. Comparative evaluation of the cerebral state index and the bispectral index during target-controlled infusion of propofol [J]. Br J Anaesth, 2005, 95 (6): 798 – 802.

[77] ANDERSON R E, BARR G, OWALL A, et al. Entropy during propofol hypnosis, including an episode of wakefulness [J]. Anaesthesia, 2004, 59 (1): 52 – 56.

[78] TIREN C, ANDERSON R E, BARR G, et al. Clinical comparison of three different anaesthetic depth monitors during cardiopulmonary bypass [J]. Anaesthesia, 2005, 60 (2): 189 – 193.

[79] BRUHN J, BOUILLON T W, RADULESCU L, et al. Correlation of approximate entropy, bispectral index, and spectral edge frequency 95 (SEF95) with clinical signs of "anesthetic depth" during coadministration of propofol and remifentanil [J]. Anesthe-

siology, 2003, 98 (3): 621 - 627.

[80] VANLUCHENE A L, VEREECKE H, THAS O, et al. Spectral entropy as anelectroencephalographicmeasure of anesthetic drug effect: a comparison with bispectral index and processed midlatency auditory evoked response [J]. Anesthesiology, 2004, 101 (1): 34 - 42.

[81] GE S J, ZHUANG X L, WANG Y T, et al. Changes in the rapidly extracted auditory evoked potentials index and the bispectral index during sedation induced by propofol or midazolam under epidural block [J]. Br J Anaesth, 2002, 89 (2): 260 - 264.

[82] IRWIN P. Spectral difference index: a single EEG measure of drug effect [J]. Electroenceph Clin Neurophysiol, 1982, 54 (3): 342 - 343.

[83] IRWIN P, FINK M. Blood levels and the quantitative EEG response to CNS-active drugs: retrospective observations [J]. Electroencephalogr Clin Neurophysiol Suppl, 1982, 36: 447 - 452.

[84] WANG L, WANG X D. Pharmacokinetic and pharmacodynamic effects of clonazepamin children with epilepsy treated with valproate: a preliminary study [J]. Therapeutic Drug Monitoring, 2002, 24 (4): 532 - 536.

[85] OHTANI Y, KOTEGAWA T, TSUTSUMI K, et al. Effect of fluconazole on the pharmacokinetics and pharmacodynamics of oral and rectalbromazepam: an application of eletroence phalography as the pharmacodynamic method [J]. J Clin Pharmacol, 2002, 42 (2): 183 - 191.

[86] SALETU B, GRUNBERGER J, LINZMAYER L. Quantitative pharmaco-EEG and performance after administration of brotizolam to healthy volunteers [J]. Br J Clin Pharmacol, 1983, 16 (2): 333 - 345.

[87] SANNITA W G, MAGGI L, ROSADINI G. Effects of scopolamine (0.25 ~ 0.75 mg i. m.) on the quantitative EEG and the neuropsychological status of healthy volunteers [J]. Neuropsychobiology, 1987, 17 (4): 199 - 205.

[88] SIEPMANN M, KIRCH W. Effects of caffeine on topographic quantitative EEG [J]. Neuropsychobiology, 2002, 45 (3): 161 - 166.

[89] RUIZ V G, PEREZ O L, CORTES G L, et al. A kinetic approach to caffeine - coffea cruda interaction [J]. Homepathy, 2003, 92 (1): 19 - 29.

[90] DAI TJ, WU KJ, GUO ZM, et al. Dose-effect and time-effect of propofol on δ-band of quantitative pharmaco-EEG [J]. Chinese Journal Rehabilitation, 2003, 7 (13): 1894 - 1896.

[91] YU QH, LIU LL, DAI TJ, et al. Biphasic effects of propofol on the percentage of alpha2-band power of quantitative pharmaco-electroencephalography of rabbits [J]. Chinese Journal Rehabilitation, 2006, 10 (30): 187 - 189.

[92] HREEMANN W M, IRRGANG U. An absolute must in clinico-pharmaco-logical research: Pharmaco-electroencephalography, its possibilities and limitations [J]. Phar-

macopsychiatry, 1983, 16 (5): 134-142.

[93] SALETU B, ANDERER P, SALETU ZYHLARZ G M, et al. Classification and evaluation of the pharmacodynamics of psychotropic drugs by single-lead pharmaco-EEG, EEG mapping and tomography (LORETA) [J]. Methods Find Exp Clin Pharmacol, 2002, 24 Suppl C: 97-120.

[94] GUGINO L D, CHABOT R J, PRICHEP L S, et al. Quantitative EEG changes associated with loss and return of consciousness in healthy adult volunteers anaesthetized with propofol or sevoflurane [J]. Br J Anaesth, 2001, 87 (3): 421-428.

[95] KNOTT V J. Quantitative EEG methods and measures in human psychopharmacological research [J]. Hum Psychopharmacol, 2000, 15 (7): 479-498.

[96] SIEPMANN M, KRAUSE S, JORASCHKY P, et al. The effects of St John's Wort extract on heart rate variability, cognitive function and quantitative EEG: a comparison with a mitriptyline and placebo in healthy men [J]. Br J Clin Pharmacol, 2002, 54 (3): 277-282.

[97] COOKL A, LEUCHTER A F, MORGAN M, et al. Early changes in prefrontal activity characterize clinical responders to antidepressants [J]. Neuropsychopharmacology, 2002, 27 (1): 120-131.

[98] TURAN M, ITIL, KURT Z. Quantitative EEG Brain Mapping In Psychotropic Drug Development, Drug Treatment Selection, and Monitoring [J]. Am J Ther, 1995, 2 (5): 359-367.

[99] SALETU B, ANDERER P, KINSPERGER K, et al. Topographic brain mapping of EEG in neuropsychopharmacology——Part II. Clinical applications (pharmaco EEG imaging) [J]. Methods Find Exp Clin Pharmacol, 1987, 9 (6): 385-408.

[100] VENNEMAN S, LEUCHTER A, BARTZOKIS G, et al. Variation in neurophysiological function and evidence of quantitative electroencephalogram discordance: predicting cocaine-dependent treatment attrition [J]. J Neuropsychiatry Clin Neurosci, 2006, 18 (2): 208-216.

[101] ERDEN B F, OZDEMIRCI S, RILDIRAN G, et al. Dextromethorph anattenuat esethanol withdrawl syndrome in rats [J]. Pharmacol Biochem Be, 1999, 62 (3): 537-541.

[102] GERDA M, SALETU-ZYHLARZ, OLIVER ARNOLD, et al. Differences in brain function between relapsing and abstaining alcohol-dependent patients, evaluated by EEG mapping [J]. Alcohol Alcohol, 2004, 39 (3): 233-240.

[103] LÖPEZ J R. Intraoperative neurophysiological monitoring [J]. Int Anesthesiol Clin, 1996, 34 (4): 33-54.

[104] MOROTA N, DELETIS V, EPSTEIN F J, et al. Brain stem mapping: neurophysiological localization of motor nuclei on the floor of the fourth ventricle [J]. Neurosurgery, 1995, 37 (5): 922-929.

[105] BROGGI G, SCAIOLI V, BROCK S, et al. Neurophysiological monitoring of cranial nerves during posterior fossa surgery [J]. Acta Neurochir Suppl, 1995, 64: 35 – 39.

[106] FISHER R S, RAUDZENS P, NUNEMACHER M. Efficacy of intraoperative neurophysiological monitoring [J]. J Clin Neurophysiol, 1995, 12 (1): 97 – 109.

[107] TORRENS M, MAW R, COAKHAM H, et al. Facial and acoustic nerve preservation during excision of extracanalicular acoustic neuromas using the suboccipital approach [J]. Br J Neurosurg, 1994, 8 (6): 655 – 665.

[108] JANSEN C, VRIENS E M, EIKELBOOM B C, et al. Carotid endarterectomy with transcranial Doppler and electroencephalographic monitoring. A prospective study in 130 operations [J]. Stroke, 1993, 24 (5): 665 – 669.

[109] HERDMANN J, DVORA K J, VOHA NKA S. Neurophysiological evaluation of disorders and procedures affecting the spinal cord and the cauda equina [J]. Curr Opin Neurol Neurosurg, 1992, 5 (4): 544 – 548.

[110] BRACHLOW J, SCHÄFER M, OLIVEIRA H, et al. A fatal intraoperative cerebral ischemia following kinking of the internal carotid artery [J]. Anaesthesist, 1992, 41 (6): 361 – 364.

[111] MILLER A R. Intraoperative neurophysiological monitoring [J]. Neurol Res, 1992, 14 (3): 216 – 218.

[112] FIRSCHING R, KLUG N, BÖRNER U, et al. Lesions of the sensorimotor region: somatosensory evoked potentials and ultrasound guided surgery [J]. Acta Neurochir (Wien), 1992, 118 (3 – 4): 87 – 90.

[113] LLOYD-THOMAS A R, COLE P V, PRIOR P F. Quantitative EEG and brainstem auditory evoked potentials: comparison of isoflurane with halothane using the cerebral function analysing monitor [J]. Br J Anaesth, 1990, 65 (3): 306 – 312.

[114] SCHELLHAMMER F, HEINDEL W, HAUPT W F, et al. Somatosensory evoked potentials: a simple neurophysiological monitoring technique in supra – aortal balloon test occlusions [J]. Eur Radiol, 1998, 8 (9): 1586 – 1589.

[115] WITDOECKT C, GHARIANI S, GUÉRIT J M. Somatosensory evoked potential monitoring in carotid surgery. II. Comparison between qualitative and quantitative scoring systems [J]. Electroencephalogr Clin Neurophysiol, 1997, 104 (4): 328 – 332.

[116] SEBASTIÁN C, RAYA J P, ORTEGA M, et al. Intraoperative control by somatosensory evoked potentials in the treatment of cervical myeloradiculopathy. Results in 210 cases [J]. Eur Spine J, 1997, 6 (5): 316 – 323.

[117] SALA F, KRZAN M J, DELETIS V. Intraoperative neurophysiological monitoring in pediatric neurosurgery: why, when, how [J]. Childs Nerv Syst, 2002, 18 (6 – 7): 264 – 287.

[118] HYUN S J, RHIM S C, KANG J K, et al. Combined motor-and somatosensory-e-

voked potential monitoring for spine and spinal cord surgery: correlation of clinical and neurophysiological data in 85 consecutive procedures [J]. Spinal Cord, 2009, 47 (8): 616-622.

[119] TAKASHIMA K, TAKAHASHI M, YUBUNE N, et al. Evoked potential monitoring in an operation of neurosurgery [J]. Rinsho Byori, 2008, 56 (6): 475-485.

[120] NG K, JONES S. The "enhanced N35" somatosensory evoked potential: its associations and potential utility in the clinical evaluation of dystonia and myoclonus [J]. J Neurol, 2007, 254 (1): 46-52.

[121] SALA F, MANGANOTTI P, GROSSAUER S, et al. Intraoperative neurophysiology of the motor system in children: a tailored approach [J]. Childs Nerv Syst, 2010: 10.

[122] CASTELLON A T, MEVES R, AVANZI O. Intraoperative neurophysiologic spinal cord monitoring in thoracolumbar burst fractures [J]. Spine (Phila Pa 1976), 2009, 34 (24): 2662-2668.

[123] FOTAKOPOULOS G, ALEXIOU G A, VOULGARIS S. Value of transcranial motor evoked potentials during spinal operations [J]. Chin Med J (Engl), 2009, 122 (4): 480.

[124] LO PEZ J R. Neurophysiologic intraoperative monitoring of pediatric cerebrovascular surgery [J]. J Clin Neurophysiol, 2009, 26 (2): 85-94.

[125] KAMADA K, TODO T, OTA T, et al. The motor-evoked potential threshold evaluated by tractography and electrical stimulation [J]. J Neurosurg, 2009, 111 (4): 785-795.

[126] CHASSAGNON S, MINOTTI L, KREMER S, et al. Somatosensory, motor, and reaching/grasping responses to direct electrical stimulation of the human cingulate motor areas [J]. J Neurosurg, 2008, 109 (4): 593-604.

[127] SLOAN T B, JANIK D, JAMESON L. Multimodality monitoring of the central nervous system using motor-evoked potentials [J]. Curr Opin Anaesthesiol, 2008, 21 (5): 560-564.

[128] LIU X, KONNO S, MIYAMOTO M, et al. Clinical value of motor evoked potentials with transcranial magnetic stimulation in the assessment of lumbar spinal stenosis [J]. Int Orthop, 2009, 33 (4): 1069-1074.

[129] YINGLING C D, GARDI J N. Intraoperative monitoring of facial and cochlear nerves during acoustic neuroma surgery [J]. Neurosurg Clin N Am, 2008, 19 (2): 289-315.

[130] FUKUDA M, OISHI M, SAITO A, et al. Facial nerve motor evoked potentials elicited by transcranial electrical stimulation for intraoperative monitoring [J]. No Shinkei Geka, 2008, 36 (4): 315-321.

[131] FUKUDA M, OISHI M, TAKAO T, et al. Facial nerve motor-evoked potential moni-

toring during skull base surgery predicts facial nerve outcome [J]. J Neurol Neurosurg Psychiatry, 2008, 79 (9): 1066 – 1070.

[132] OIKAWA T, MATSUMOTO M, SASAKI T, et al. Experimental study of medullary trigeminal evoked potentials: development of a new method of intraoperative monitoring of the medulla oblongata [J]. J Neurosurg, 2000, 93 (1): 68 – 76.

[133] SOUSTIEL J F, CHISTIAKOV A, HAFNER H, et al. Short-latency, brainstem, trigeminal evoked-potentials [J]. Harefuah, 1995, 128 (8): 467 – 469.

[134] BROGGI G, SCAIOLI V, BROCK S, et al. Neurophysiological monitoring of cranial nerves during posterior fossa surgery [J]. Acta Neurochir Suppl, 1995, 64: 35 – 39.

[135] SCHIPPER J, RIDDER G J, ARAPAKIS I, et al. Neurophysiologic intraoperative monitoring to preserve cranial nerve function in base of skull surgery [J]. HNO, 2004, 52 (10): 897 – 907.

[136] TAN Z, KADDOUM R, WANG LE Y, et al. Anesthesia outcome prediction [J]. Middle East J Anesthesiol, 2009, 20 (3): 363 – 368.

[137] KASUYA Y, GOVINDA R, RAUCH S, et al. The correlation between bispectral index and observational sedation scale in volunteers sedated with dexmedetomidine and propofol [J]. Anesth Analg, 2009, 109 (6): 1811 – 1815.

[138] HAYASHI K, TSUDA N, SAWA T, et al. Ketamine increases the frequency of electroencephalographic bicoherence peak on the alpha spindle area induced with propofol [J]. Br J Anaesth, 2007, 99 (3): 389 – 395.

[139] BOEIJINGA P H, SOUFFLET L, SANTORO F, et al. Ketamine effects on CNS responses assessed with MEG/EEG in a passive auditory sensory-gating paradigm: an attempt for modelling some symptoms of psychosis in man [J]. J Psychopharmacol, 2007, 21 (3): 321 – 337.

[140] FRIDMAN S, MACHADO S, CUNHA M, et al. Effects of bromazepam in frontal theta activity on the performance of a sensorimotor integration task: a quantitative electroencephalography study [J]. Neurosci Lett, 2009, 451 (3): 181 – 184.

[141] GROENENDAAL D, FREIJER J, ROSIER A, et al. Pharmacokinetic/pharmacodynamic modelling of the EEG effects of opioids: the role of complex biophase distribution kinetics [J]. Eur J Pharm Sci, 2008, 34 (2 – 3): 149 – 163.

[142] FINGELKURTS A A, FINGELKURTS A A, KIVISAARI R. et al. Opioid withdrawal results in an increased local and remote functional connectivity at EEG alpha and beta frequency bands [J]. Neurosci Res. 2007, 58 (1): 40 – 49.

[143] HUUPPONEN E, MAKSIMOW A, LAPINLAMPI P, et al. Electroencephalogram spindle activity during dexmedetomidine sedation and physiological sleep [J]. Acta Anaesthesiol Scand, 2008, 52 (2): 289 – 294.

[144] TUNG A. New anesthesia techniques [J]. Thorac Surg Clin, 2005, 15 (1): 27 –

38.

[145] KREUER S, BRUHN J, WILHELM W, et al. Comparative pharmacodynamic modeling of desflurane, sevoflurane and isoflurane [J]. J Clin Monit Comput, 2009, 23 (5): 299-305.

[146] LO S S, SOBOL J B, MALLAVARAM N, et al. Anesthetic specific electro encephalographic patterns during emergence from sevoflurane and isoflurane in infants and children [J]. Paediatr Anaesth, 2009, 19 (12): 1157-1165.

[147] PRABHAKAR H, ALI Z, BITHAL P K, et al. EEG entropy values during isoflurane, sevoflurane and halothane anesthesia with and without nitrous oxide [J]. J Neurosurg Anesthesiol, 2009, 21 (2): 108-111.

[148] GUPTA D K, EGER E I. Inhaled anesthesia: the original closed-loop drug administration paradigm [J]. Clin Pharmacol Ther, 2008, 84 (1): 15-18.

[149] MURRELL J C, WATERS D, JOHNSON C B. Comparative effects of halothane, isoflurane, sevoflurane and desflurane on the electroencephalogram of the rat [J]. Lab Anim, 2008, 42 (2): 161-170.

[150] SCHELLER B C, DAUNDERER M, PIPA G. General anesthesia increases temporal precision and decreases power of the brainstem auditory-evoked response-related segments of the electroencephalogram [J]. Anesthesiology, 2009, 111 (2): 340-355.

[151] ROJAS M J, NAVAS J A, RECTOR D M. Evoked response potential markers for anesthetic and behavioral states [J]. Am J Physiol Regul Integr Comp Physiol, 2006, 291 (1): R189-196.

[152] DOUFAS A G, WADHWA A, SHAH Y M, et al. Block-dependent sedation during epidural anaesthesia is associated with delayed brainstem conduction [J]. Br J Anaesth, 2004, 93 (2): 228-234.

第八章 幕上肿瘤手术麻醉

第一节 病理生理特点

小脑幕以上的颅内肿瘤，均称为幕上肿瘤。小脑幕呈半月状横于小脑与大脑枕叶和部分颞叶之间。其后缘附着于枕骨的枕横沟，外侧缘附着在蝶骨的后床突和颞骨岩部（内隐岩上窦），内侧缘游离构成小脑幕切迹。小脑幕与鞍背围成小脑幕孔，有中脑和动眼神经通过，是脑疝好发部位之一。幕孔的游离缘上方，是颞叶内侧的海马沟和海马回，游离缘下方是小脑上蚓部和小脑前叶。幕孔与脑干之间为脑池，后方是四叠体池，两侧是环池。上述脑池是小脑幕下脑脊液流向幕上的必经之路。基底动脉在幕孔处分出大脑后动脉和小脑上动脉，分别走行于小脑幕上下。由于小脑幕切迹附近结构较多，倘若出现小脑幕切迹疝，邻近结构受压迫，可呈现相应的症状和体征。大脑镰的后端附在小脑幕上形成幕顶，内隐有直窦。

幕上占位性病变引起颅内压增高时，最常见颞叶钩回突入脚间池内，即形成小脑幕切迹疝（颞叶钩回疝），又称前疝。有时，顶枕部占位性病变可使海马回后部、舌回前部、胼胝体压部和扣带回后部等结构疝入环池和四叠体池内，称为后疝。疾病晚期，前疝和后疝联合出现，则称为全疝；如两侧颞叶钩回疝同时存在，可形成环疝。

当幕上一侧占位性病变增长不断引起颅内压增高时，患侧大脑半球内压力高于其他部位，首先是向对侧移位，但受大脑镰的限制，其移位受阻，而半球底部近中线结构如钩回和海马回等则向下移位，且较明显，并且压迫脑干向对侧移位，脑干与小脑幕切迹缘之间的间隙增大，故颞叶钩回疝易于形成并疝入脚间池中。最初是患侧的动眼神经、大脑后动脉、后交通动脉和大脑脚受到牵拉和挤压。病情继续发展，将脑干压向对侧，同时对侧的神经血管亦受牵拉，最后全部中脑均遭受挤压。根据小脑幕切迹疝的形成和发展过程，病理生理改变分别为：动眼神经损害、脑干变化、脑脊液循环障碍和大脑后动脉栓塞。小脑幕切迹疝患者在病灶被切除后，疝出的脑组织大多可以自行还纳，表现为散大的瞳孔缩小，患者意识情况有好转。

肿瘤的不断生长占据颅腔内空间，肿瘤阻塞脑脊液循环通路造成脑内积水和（或）脑水肿，以及脑脊液的回吸收障碍等均可造成颅内压增高。正常颅腔容积比脑组织约大10%，当脑组织的体积增加8%~10%时尚可能无颅内高压症状出现，而当颅内占位性病变占据 150 mL 以上的容积时即可能产生相应的颅内高压症状。颅内压增高的症状主要包括头痛、呕吐、视乳头水肿、视力视野改变、癫痫、复视、头颅扩大（儿童期）和生命体征的改变等。

幕上神经外科患者较常见脱水、电解质紊乱及糖耐量降低。主要原因为幕上肿瘤患者，由于脑部病变常有意识障碍、非正常进食、颅内高压性频繁呕吐、长期高渗性脱水和利尿、持续脑脊液外引流等导致的钠、钾及体液的大量丢失。病理状态下血脑屏障的完整性遭到破坏，通透性增加，水、电解质平衡的紊乱会进一步加重脑水肿、颅内高压，形成恶性循环。

呕吐、昏迷不能进食、呼吸道及肺部感染等患者，也常常出现酸碱平衡紊乱，主要是因为：①因患者有意识障碍不能进食、高热、缺氧及脱水等，机体内脂肪大量分解，酮体蓄积，酸性代谢产物过多，缓冲这些物质时，HCO_3^-消耗过多导致代谢性酸中毒；②颅脑病变引起频繁呕吐，胃液大量丢失，以及大量使用利尿剂，造成细胞外碱中毒，或输入大量碱性药物导致代谢性碱中毒；③颅脑呼吸中枢受损，呼吸道梗阻及并发肺炎时，肺的换气功能降低，致使血中 CO_2 蓄积，HCO_3^- 增多导致呼吸性酸中毒；④另外，应用人工呼吸机时过度换气，颅脑外伤或高热不退者，由于肺过度换气，使体内 CO_2 排出过多，血 $PaCO_2$ 降低导致呼吸性碱中毒。

第二节 麻醉前病情评估与准备

除患者全身状态及意识、神经灶症状、肢体感觉运动功能外，麻醉前病情评估与准备应注意以下几点。

一、神经系统检查

作为麻醉前评估的重要内容，手术前必须对患者的神志、肢体活动度、瞳孔对光反射、有无视乳头水肿等作出全面判断。凡颅内占位性病变的患者，均有不同程度的颅内顺应性下降。有条件者，术前应行 CT 或 MRI 等检查，以判断有无脑水肿、脑积水、中线移位以及占位性病变的位置，还必须注意病变周围脑组织水肿的程度及病变与颅内大血管及主要结构的关系，以便对手术时间、方式、风险、困难程度以及术中可能发生的问题作出判断，并做好相应准备。硬脑膜静脉窦附近病变时，术中发生静脉空气栓塞的危险性增加。脑膜瘤及转移性脑组织肿瘤的血管损伤会导致手术中大出血。浸润性恶性肿瘤患者术后易发生脑水肿，应加强输液管理。

二、水、电解质及酸碱平衡

术前应进行相应检查。测量尿相对密度（比重）、尿电解质量、尿渗透压；血清钠、钾、氯等电解质浓度；血糖、尿素氮、肌酐、血红蛋白、血细胞比容、血浆（清）

蛋白、血渗透压；血气分析、动脉血氧分压（PaO_2）、二氧化碳分压（$PaCO_2$）以及pH值等。尽可能纠正严重的低血容量、低血钾、低血钠、酸碱平衡及高血糖，否则，会引起明显心血管功能紊乱。

三、全身状况的评估

术前应了解患者全身重要器官功能，如心、肺、肝、肾功能检查。对长期服用抗癫痫、利尿、降压、抗心律失常、抗凝等药物者，术前不能停用，并注意麻醉期间药物的相互作用。对颅内动脉瘤患者，术前及麻醉期间应尽可能维持血流动力学稳定，避免诱发动脉瘤破裂出血（详见第十二章）。

四、术前用药

术前用药以不抑制呼吸功能、不增加颅内压为原则。术前用镇静药必须谨慎，因为患有中枢神经系统疾病的患者对镇静药物的耐受性下降，可引起严重的中枢神经系统抑制。对有颅内压升高、病变压迫呼吸中枢（丘脑、中脑、脑桥、延髓）或有明显视乳头水肿、昏睡或处于抑制状态的患者，可不给镇静药。烦躁、焦虑的患者可于术前晚口服镇静药，并于术前30 min肌内注射巴比妥类药或地西泮。需追加镇静药时，可待患者入手术室后静脉给药。颅内占位性病变的患者多有颅内压升高的表现，易出现呕吐及呼吸抑制，而麻醉性镇痛药本身可引起呕吐及二氧化碳蓄积，使颅内压进一步升高，因此术前应避免用阿片类镇痛药。阿托品可引起心动过速、口干不适甚至烦躁，对呼吸道分泌物较多的患者，可给予东莨菪碱类药物。正在服用抗惊厥药及肾上腺皮质激素的患者，应继续用至术前。

五、麻醉方式

对于非功能区病变手术，直接准备气管插管全麻控制呼吸。对于功能区手术，需要术中唤醒的患者，可行气管插管或喉罩全麻，控制呼吸或保留自主呼吸（详见第十八章）。

六、麻醉监测

除标准监测外，开颅手术患者应注意准备以下监测：中心静脉穿刺测压、动脉穿刺测压、呼气末二氧化碳分压监测（用于过度肺通气、控制颅内压）、胸壁多普勒或食管超声及右房导管（有助于静脉空气栓塞的诊断与治疗）、肺动脉导管监测（适用于合并有严重循环、呼吸系统疾病患者及术中大量利尿或大量出血可能引起体液容量及血流动力学显著改变者）、插尿管（利于液体管理及利尿）、颅内压监测、电生理学监测。

第三节 麻醉的实施与监测

一、麻醉药物的选择

麻醉药物的选择除考虑是否升高颅内压外,还应注意患者的安全舒适和提供满意的手术条件。使用的药物应对颅内压、脑血流量、脑代谢率、脑灌注压影响较小,并且安全、有效,诱导和苏醒迅速,对呼吸道无刺激,对呼吸循环功能无明显抑制,苏醒后无恶心、呕吐。

(一) 吸入麻醉药

异氟醚是目前颅脑手术最常用的吸入麻醉药。异氟醚对颅内压、脑血流和脑代谢影响较轻,过度通气时应用异氟醚可防止颅内压升高。地氟醚、七氟醚和异氟醚对脑血管的作用相似,由于术后苏醒迅速,已用于神经外科手术麻醉。而安氟醚可引起癫痫样脑电图变化,应尽量避免使用。氧化亚氮可增加脑血流量和颅内压,与其他吸入麻醉药合用时,尤为显著,另外可影响 CO_2 对脑血流量的反应性调节,使用时应引起重视。

(二) 静脉麻醉药

除氯胺酮外,其他静脉麻醉药均可增加脑血管阻力和降低脑血流、脑代谢及颅内压,可用于治疗颅内高压和脑容量增加。由于静脉麻醉药具有收缩脑血管和降低脑氧耗的双重作用,因此,与阿片类药物合用进行全凭静脉麻醉对于颅脑手术患者十分有利。现主要有两种药物可用于幕上神经外科手术全凭静脉麻醉:一种是异丙酚,其麻醉诱导快、苏醒迅速完全,另一种药物是咪达唑仑,术后可用特异性拮抗药氟马西尼拮抗,使患者苏醒迅速。此外,巴比妥类药及依托咪酯也可用于幕上神经外科麻醉诱导或较短时间的手术维持。神经安定镇痛药及羟丁酸钠也是良好的幕上神经外科麻醉辅助用药。

(三) 麻醉性镇痛药

阿片类麻醉镇痛药均可用于幕上神经外科全身麻醉镇痛。常用药物有芬太尼,可间断静脉注射;瑞芬太尼和舒芬太尼可静脉持续泵注或采用靶控输注的方式给药,效果都很好。

(四) 肌肉松弛药

琥珀胆碱可以升高颅内压,对颅内压增高患者会产生不利影响,用于偏瘫患者有发生高钾血症导致心律不齐的危险,所以幕上神经外科手术患者应避免使用琥珀胆碱等去极化肌松药,而采用中、短效非去极化肌松药,如维库溴铵、泮库溴铵或阿曲库铵等,这几种药物不升高颅内压、心率和血压。但应注意,阿曲库铵用量过大,有释放组胺作用,可造成血压下降。

二、麻醉方法的选择

多数幕上肿瘤神经外科手术均需在全麻下完成。全麻时必须注意保持呼吸道通畅,通气良好,静脉压低,减少出血,无屏气和呛咳,术后即能苏醒,不影响颅内压,不抑制神志和呼吸,利于术后神志变化的观察。目前,临床多采用静脉麻醉或静吸复合麻醉。麻醉管理的目标是:在无痛、不动、意识消失的基础上,维持适当的脑灌注压、脑松弛(最佳手术条件),避免颅内压升高。为便于神经功能的评估,在手术结束后尽早苏醒及拔管。

(一)麻醉诱导

麻醉诱导应力求平稳,避免一切可引起颅内压升高及脑血流障碍的因素(如高血压、低血压、低氧血症、高碳酸血症及呛咳、挣扎等气管插管副反应)。

(1)常用药物。有硫喷妥钠、异丙酚、咪达唑仑等,可降低脑耗氧量、脑血流量及颅内压,是幕上颅脑手术最常用的麻醉诱导药,可单独使用,也可适当联合用药(安定+硫喷妥钠、咪达唑仑+异丙酚等)。对冠心病或心血管代偿功能较差的患者也可选用依托咪酯。用药模式可选用单次静脉注射或者静脉靶控输注。

(2)注入麻醉诱导剂后,给氧去氮的过程为:在给患者吸纯氧条件下由患者的完全自主呼吸,逐步转化到麻醉科医生给其适度抬下颌同步辅助呼吸,最后直至完全控制过度通气。必须注意保持呼吸道通畅,同时预防患者未完全入睡状态下扣面罩控制通气导致的挣扎。

(3)麻醉性镇痛药对颅内血流动力学的影响很小,可很好减轻气管插管时的应激反应。最常用芬太尼、瑞芬太尼或舒芬太尼,它们的优点是药效强、对血流动力学的影响小。用药模式可选用单次静脉注射或者静脉靶控输注。

(4)给予插管剂量的肌松药。常选用非去极化肌松药,如维库溴铵、泮库溴铵或阿曲库铵等。注意肌松药用量应足,并待充分肌松后插管,以避免插管过程中的呛咳反射。

(5)为进一步克服气管插管反应,可在插管前气管内喷入2%~4%利多卡因1~2 mL,或静脉注射利多卡因1.0~1.5 mg/kg;另可辅用降压药,超短效β受体阻滞剂艾司洛尔为目前较受欢迎的诱导用药,可以大大减少插管对心血管和颅内压的影响。

(6)在充分吸氧过度换气的条件下完成气管内插管。插管后,为防消毒液或术中外科用液体的刺激以及手术铺单对眼角膜的直接摩擦刺激,需用眼贴或湿布等保护双眼。仔细检查头位,以保证静脉回流通畅。因手术巾的影响,为防止普通气管导管打折,可使用加强型气管导管,同时牢固地固定气管导管及呼吸回路的各个接口。

（二）麻醉维持

现今麻醉类药物如异氟醚、地氟醚、七氟醚、N_2O、异丙酚、咪达唑仑、依托咪酯、羟丁酸钠等，镇痛类药物如吗啡、芬太尼、瑞芬太尼、舒芬太尼等，肌肉松弛类药物如维库溴铵、泮库溴铵或阿曲库铵等，都可以互相搭配，用于麻醉维持。可以采用吸入全身麻醉加肌肉松弛药及麻醉性镇痛药；也可以采用静脉持续泵入异丙酚或咪达唑仑，配合吸入异氟醚、七氟醚或地氟醚的静吸复合全身麻醉，术中酌情追加镇痛药及肌肉松弛药；而全凭静脉麻醉更是当今特别多用的一种好选择。无论哪些药物组合，均应注意以下几个问题：

（1）开颅手术时，上头钉、切皮至骨膜切开时刺激最强，在进行这些操作前可适当加大麻醉性镇痛药用量。

（2）在切开硬脑膜前必须适度降低颅内压，主要措施有：

1）在充分氧供、肌松及麻醉深度的基础上，适当头高脚低 10°~30°，保证脑静脉血回流通畅。

2）过度肺通气，维持 $PaCO_2$ 在 25~30 mmHg。理论上 $PaCO_2$ 低于 25 mmHg 时，可能会由于脑血管的极度收缩，带来脑组织的缺血缺氧。

3）估计切开硬脑膜前约 30 min，可静脉选用或同时用地塞米松 5~10 mg、呋塞米 10~20 mg 或甘露醇 0.25~2.0 g/kg（现观点多倾向于小剂量甘露醇即可达到同样的脱水效果，而且不至于对肾脏造成损害）。

（3）硬脑膜切开后，由于脑实质缺乏痛觉感受，可适当减浅麻醉，否则有些患者易表现出循环等方面的抑制。但为防止患者术中活动而造成严重后果，一般情况下肌松药不应减量。此时应注意，高级运动神经损伤及肢体瘫痪的患者，用肌松监测仪监测瘫痪肢体指导用药时易引起肌松药过量。应用抗癫痫药物（如苯妥英钠）的患者对非去极化药物有拮抗作用，应酌情加大用量或用药频率。另外，对于神经外科需要功能区神经定位、神经诱发电位监测以及术中唤醒的患者，肌肉松弛药的使用需谨慎（详见第十八章）。

（4）如需加用麻醉性镇痛药，可给小剂量吗啡、芬太尼、瑞芬太尼或舒芬太尼，或者直接吸入低浓度的吸入麻醉剂（异氟醚等），至于选药及用量方面，应注意避免影响神经功能评估及防止术后神经抑制期延长。

（5）术中最好采用机械通气，过度肺通气。条件为潮气量 8~12 mL/kg，呼吸次数成人为 10~14 次/min，保持 $P_{ET}CO_2$ 在 25~30 mmHg。

（6）必要时可行控制性降压以减少术中出血。常用药物有艾司洛尔、硝酸甘油、硝普钠、三甲噻方等。

（三）麻醉苏醒

正常情况下幕上肿瘤术后的患者，应该让其苏醒迅速且没有屏气或呛咳。

（1）手术快结束时，缓慢调节 $P_{ET}CO_2$ 至正常水平。

（2）应控制恢复期的高血压，常用药物同麻醉维持期，以减少颅内出血的可能。

(3) 为了防止患者由于术后疼痛所带来的血压高、烦躁等不良反应，现多主张需要考虑颅脑术后的镇痛问题。于手术结束前，采取适当超前镇痛用药，如长效的阿片类药物如舒芬太尼，或者非甾体类药物如氟比洛芬酯等。

(4) 对达到拔管条件的患者，拔管前可静脉注射利多卡因以抑制呛咳反射。吸痰和拔管必须迅速，尽量避免或减少呛咳与挣扎。

(5) 对于有肌松药维持的患者，应维持到撤离头架。头部包扎完毕后，视肌松恢复情况再给予拮抗剂。

(6) 对于血流动力学平稳、用面罩可很好保持呼吸道通畅且无误吸危险的患者，不必在完全达到通常拔管条件时拔管，而可选择在较深麻醉条件下拔管，继以面罩或喉罩辅助呼吸，直到患者完全清醒。

(7) 术后在手术室即已清醒的患者，可进行简单的神经学评估。对于新出现的神经学损伤，应进行 CT 或 MRI 扫描或重新手术探查以进一步评估。

(8) 有条件的医院，对幕上颅脑术后的患者最好送入 ICU。ICU 病房集中了抢救和观察患者所需的熟练的专业人员，具备心电、呼吸以及颅压等各种监护装置，有除颤、人工呼吸机以及各种插管等抢救设备，所以对患者的治疗及抢救是高质量的。在这样的环境下，幕上肿瘤患者术后会平稳地度过危险期，一旦出现术后并发症如术后血肿、呼吸功能障碍等都能得到必要的及时治疗。

(四) 体液管理

术前颅内高压的患者，往往在病房即已大量使用脱水药物。作为麻醉科医生，需要仔细了解术前医嘱和各项检验结果。术中液体限制过度将导致低血容量，引起低血压、脑血流量减少，造成大脑及其他器官灌注不足，而脑组织水容量的降低很少；液体使用过度，则循环血容量过多，可引起高血压、心力衰竭、肺水肿以及加重脑水肿等。术中体液应略呈负平衡，保持血液适当高渗状态，以既达到硬脑膜塌陷、脑组织松弛的目的，又不出现血流动力学改变为好。总的目标是：维持血流动力学平稳及水、电解质与酸碱平衡；维持脑灌注压；降低脑水含量，防止脑水肿，降低颅内压；避免高血糖。具体如下：

1. 体液丧失量的补充　术前禁食所造成的体液丧失量按 $8 \sim 10$ mL/kg 静脉滴注。由于颅内手术第三间隙的液体量很少，因此可以忽略不计。术中同时给予生理维持量，若出现明显的血容量减少表现时，应适当增加输液量。但要注意浸润性恶性肿瘤患者术后容易出现脑水肿，输液量应尽量控制；而脑血管瘤患者术后容易发生血管痉挛，应充分输液，适当保持体液正平衡。

2. 失血量的补充　每失 1 mL 血补充 3 mL 晶体液或等量代血浆。输血适应证同其他手术，一般应维持血细胞比容 $30\% \sim 35\%$。但在开颅手术时，大量的失血可能被浸湿的手术单所掩盖或者被术中冲水混合，失血量的估计比较困难，应注重血容量和血常规的检测。

3. 维持血清渗透压为 $305 \sim 320$ mOsm/L　等渗晶体液（例如 0.9% 氯化钠 309 mOsm/L）优于低渗液（如乳酸盐林格液 272 mOsm/L）。由于胶体渗透压仅占整个血浆渗透压的一小部分（大约 1 mOsm/L），因此，白蛋白对脑组织细胞外液的影响效应很小。若血浆渗透压过高（>325 mOsm/L）会引起中枢抑制、惊厥及肾功能损伤。

4. 术中常需用利尿剂　术中常用利尿剂有甘露醇及呋塞米等，应用时应密切监测血容量及血电解质。临床常见到由于应用类固醇和排钾利尿药后出现低钾，而术中又因过度通气而加重低钾，以及应用利尿药及抗利尿激素异常分泌综合征所导致的低钠血症。

5. 高血糖　动物实验已证实高血糖可加重不完全性脑缺血后神经学障碍。但由于血葡萄糖的安全阈值尚未确定，而且低血糖比高血糖对患者更有害，故一般的术中高血糖并不需要特殊处理。但有中枢神经系统缺血危险性的患者应避免使用含糖液。同时，葡萄糖液由于代谢后留下水分，在神经外科手术中应尽量避免使用。

第四节　麻醉的注意事项

1. 控制颅内压　麻醉诱导与维持平稳、保持呼吸道通畅、避免缺氧和二氧化碳蓄积是预防颅内压升高的重要措施。此外，合理选用脱水药、给药理剂量的皮质激素等均有助于降低颅内压。

2. 选择合适的呼吸方式

（1）自主呼吸。有些患者在手术过程中应保持自主呼吸，以便及时观察病情和了解手术本身引起的呼吸功能紊乱等。但应注意，如自主呼吸通气不足，可产生缺氧和二氧化碳蓄积，必要时应给予辅助呼吸。

（2）辅助呼吸。可增进呼吸功能，且能产生轻度呼吸性碱中毒，但不能对抗某些吸入麻醉药所致的颅内压升高。若呼气期仍保持气囊内有一定压力，可影响静脉回流，升高颅内压。

（3）过度通气。可使 $PaCO_2$ 降低，脑血管收缩，颅内压降低。当 $PaCO_2$ 低于 25 mmHg 时，则可使脑血管收缩，心排出量减少，氧解离曲线左移，严重时可造成脑组织缺血性缺氧。因此，应间断行过度换气，以维持 $PaCO_2$ 在 25~30 mmHg 为宜。

3. 低温和控制性降压的应用　低温可使脑血流减少，脑代谢率下降，仅用于部分或完全阻断脑血流的手术，很少用其降低颅内压。另外，术中降温会造成患者术后较多的并发症，目前已不普遍使用。控制性降压的目的是减少手术时出血，这对脑膜瘤和脑血管瘤切除术有一定价值，但应根据手术需要确定降压时间和降压程度，尽可能缩短低血压时间，并使低血压维持在机体重要器官能耐受的水平。

4. 注意体位和手术操作的影响　神经外科手术体位常给麻醉管理带来一定困难。如头高位使气管插管时声门暴露困难，坐位易产生气栓，俯卧位易使气体交换量减少及通气不畅。使用装有头架的手术台手术，在旋转头的位置时，注意勿使颈静脉受压，否则头部静脉回流受阻，导致颅内压升高。手术所在部位也会导致呼吸循环功能改变，这些情况均应引起麻醉科医生重视。

5. 严格掌握输血输液量　神经外科手术中，输血输液管理尤为重要。输液过多可致心脏负荷过重和颅内压升高，输液过少又易发生血容量不足。术中应严格记录患者出入量，并根据血压、中心静脉压以及尿量变化调整输液速度和量。对出血较多的手术，必须及时输红细胞或全血。输液种类以等渗晶体液或胶体液为主，尽可能避免使用含糖溶液。

6. 加强麻醉期间监测　神经外科手术除常规监测血压、心电图、脉搏、血氧饱和度及呼吸外，有条件时尚应监测中心静脉压、直接动脉压、呼气末二氧化碳分压、胸壁多普勒或食管超声及右房导管、肺动脉导管、颅内压、电生理学等。

7. 注重术后管理　术后要保持气道通畅和充分的肺泡通气。因意识水平是判断颅内并发症的重要标志，除非有特殊原因，术后一般不保留气管导管，以便尽快地完成神经系统检查和术后病情评估。此外，应注意术后皮质激素的应用和液体输入量的管理。术后动脉压过高时，应适当降低血压。

第五节　常见肿瘤麻醉

一、胶质瘤手术的麻醉处理

星形细胞瘤（astrocyte tumors）占胶质瘤的21.2%~51.6%，发病高峰在31~40岁，可发生在中枢神经系统的任何部位，有报道幕上占3/4，幕下占1/4。发生在幕上者多见于额叶及颞叶，顶叶次之，枕叶较少见，肿瘤可累及两个以上脑叶。星形细胞瘤主要位于白质内，呈浸润性生长，实性者无明显边界，生长缓慢，病程较长，自出现症状至就诊病程平均2年，有时可长达10年，临床症状取决于颅内压、病变的部位和肿瘤的病理类型及生物学特性。大脑半球星形细胞瘤约有60%发生癫痫，额叶肿瘤多表现为癫痫的大发作，中央区和顶叶肿瘤多表现为局灶性发作，颞叶肿瘤则表现为精神运动性发作。

胶质母细胞瘤（glioblastoma）据报道占颅内肿瘤的10.2%，在胶质瘤中发病率仅次于星形细胞瘤而居第2位。本病主要发生于成人，尤其30~50岁者多见，发病率男性明显多于女性，(2~3):1。胶质母细胞瘤位于皮质下，呈浸润性生长，大多数肿瘤境界不清，常侵犯几个脑叶，并侵犯深部结构，还可经胼胝体波及对侧大脑半球。发生部位以额叶最多见，其他依次为颞叶/顶叶，少数可见于枕叶/丘脑和基底节等。因肿瘤为高度恶性，生长快、病程短，自出现症状到就诊病程多在3个月之内，70%~80%在半年以内。个别病例因肿瘤出血，可呈卒中样发病。由于肿瘤生长迅速，脑水肿广泛，颅内压增高症状明显，几乎全部患者都有头痛、呕吐、视乳头水肿。约33%的患者有癫痫发作，约20%的患者表现出淡漠、痴呆、智力减退等精神症状。肿瘤浸润性破坏脑组织，造成一系列的局灶症状，患者有不同程度的偏瘫、偏身感觉障碍、失语和偏盲等，可因肿瘤出血而出现脑膜刺激症状，而癫痫的发生率较星形细胞瘤少见。

胶质瘤边界比较清楚者，手术可肉眼全切除；如果呈浸润性生长，且位于额叶前部、颞叶前部或枕叶者，肿瘤可连同脑叶一并切除。按颅脑手术常规麻醉，过程力求平稳，采用气管内插管或喉罩全身麻醉，麻醉呼吸机控制或辅助呼吸，过度换气，使 $PaCO_2$ 维持在 25～30 mmHg，降低颅内压。对于病程长、全身情况差的患者，因其手术及麻醉耐受力下降，应避免过深的麻醉。术中为维持循环功能稳定，应监测中心静脉压和尿量等，及时补充术中出血量。为了减少术中出血和降低颅内压，手术患者体位应头部略抬高。同时要注意对于浸润性恶性肿瘤，患者术后容易出现脑水肿，输液量应尽量控制。另外，如果肿瘤位于重要功能区（语言中枢或运动中枢），为了不加重脑功能的障碍，多数仅能部分切除，往往需要术中功能区定位、麻醉唤醒等（详见第十八章）。

二、脑膜瘤手术的麻醉处理

脑膜瘤是颅内常见的良性肿瘤，是起源于脑膜及脑膜间隙的衍生物，病程长。一般来讲，脑膜瘤的好发部位是与蛛网膜纤毛分布情况相平行的，多分布于矢状窦旁、鞍结节、筛板、海绵窦、桥小脑角、小脑幕等。据 Russell 等人的经验，大约 50% 颅内脑膜瘤位于矢状窦旁，并且大部分位于矢状窦的前 2/3。脑膜瘤占原发脑肿瘤的 19.2%，仅次于胶质瘤（占 40.49%），居第 2 位。

脑膜瘤呈膨胀性生长，与脑组织边界清楚，患者往往以头痛和癫痫为首发症状。颅内压增高症状多不明显，许多患者仅有轻微的头痛，在 CT 检查日益普及的情况下，甚至经 CT 扫描偶然发现有脑膜瘤。因肿瘤生长缓慢，所以肿瘤往往长得很大，大小可由直径 1 cm 直至 10 cm，而临床症状还不严重。有时患者眼底视乳头水肿已很严重，甚至出现继发性视神经萎缩，而头痛并不剧烈，没有呕吐。邻近颅骨的脑膜瘤常可造成骨质的变化，可表现为骨板受压变薄或骨板破坏，也可使骨板增厚，增厚的颅骨内可含肿瘤组织。

各种类型的脑膜瘤都富于血管结构，同时接受来自颈外、颈内动脉或椎动脉系统的双重供血，术中极易出血。位于前颅窝的脑膜瘤可接受眼动脉、筛动脉和大脑前动脉分支供血；位于中颅窝的脑膜瘤可接受脑膜中动脉、咽升动脉供血；后颅窝脑膜瘤可由枕动脉、椎动脉脑膜前支、脑膜后动脉供血。脑血管造影是诊断脑膜瘤的传统重要手段，特别是近年来开展的数字减影技术（digital subtract angiography，DSA）和超选择血管造影，对证实肿瘤的血管结构，肿瘤富于血管程度，主要脑血管的移位，以及肿瘤与大的硬膜窦的关系，窦的开放程度（决定术中是否可以结扎）等都能提供必不可少的详细资料。同时造影技术为术前栓塞提供条件，对颅底和大脑突面脑膜瘤在术前栓塞供应动脉，可为减少术中出血提供帮助。

手术前准备：①影像学资料应尽量齐全，除一般的 CT 脑扫描外，还应对一些脑膜瘤做增强 MRI，以利于术前对肿瘤与周围组织的毗邻关系有所了解，对术后可能发生的神经系统功能损害有所估计。血运丰富的脑膜瘤，脑血管造影是必不可少的，可了解肿瘤的供应动脉，对术中可能损伤的主要血管做到心中有数。②对患者一般状态及主要脏器功能应有充分了解，尤其是老年患者，尽量减少并发症发生。③有癫痫发作的患者，要在术前服用抗癫痫药，以有效地控制癫痫发作。

麻醉维持基本同胶质瘤麻醉，但对于富于血运的肿瘤术前脑血管造影时可将供应肿瘤的颈外动脉系统的分支栓塞，或术中先行颈外动脉颅外段结扎然后再开颅切除肿瘤，这样做可减少术中出血。同时术中行控制性降压，幅度以手术区域血管张力已降低和出血速度减慢为准。在术中降低患者血压时，应注意其平时的血压水平，对于既往有高血压的老年患者应慎重，降压幅度不应超过30%。

对于破坏颅骨骨质的脑膜瘤，手术翻开骨瓣时是整个手术出血较多的阶段，应密切观察出血情况，及时加快输液或输血。另外，硬脑膜的出血多来自脑膜中动脉，因此于硬脑膜中动脉近端缝扎是比较简单易行的止血方法。

近硬膜窦脑膜瘤的切除过程中会因窦破裂发生空气栓塞，必须早期诊断与处理。麻醉期间如发生不明原因血压下降大于 10 mmHg、心率每分钟增加 10 次以上，或保持自主呼吸的患者改变呼吸节律和频率，应当怀疑有气体栓塞可能。压迫颈静脉时可见手术野切断的血管有泡沫样液体流出，心前区听诊可听到特殊的"磨轮声"杂音，呼气末 CO_2 分压突然降低均有助于气体栓塞的诊断。经胸壁多普勒或食管听诊器及右房导管可对气体栓塞做出早期诊断。发生气体栓塞的病例，首先要将手术野切断的静脉或硬膜窦口压住以防空气继续被吸入，并给予快速输液及升压药。血压过低者，视情况将体位改为平卧位或左侧卧位，有利于气泡返回右心室，用100%氧通气，并尝试从右心房插管抽出气泡。循环衰竭时应立即行心肺复苏。

（徐　波　曹铭辉）

参 考 文 献

[1] 王忠诚．王忠诚神经外科学［M］．武汉：湖北科学技术出版社，2005.
[2] 李恒林，王大柱．神经外科麻醉实践［M］．北京：人民卫生出版社，2004.
[3] YMAN BASALI, EDWARD J M, LAIN KALFAS, et al. Ralation between perioprative hypertension and intracranial hemorrhage after craniotomy［J］. Anesthesiology, 2000: 48 − 50.

第九章 下丘脑与垂体区手术麻醉

第一节 概述

一、下丘脑和垂体的解剖与生理

下丘脑又称丘脑下部或下视丘,发生上较古老,与内脏和代谢等机体内稳态有关。在正中矢状面上,下丘脑以水平走行的下丘脑沟与背丘脑分界。下丘脑分视上部、结节部和乳头体部三部分。下丘脑维持内环境稳定和生殖功能的神经内分泌核团位于第三脑室周围,在手术暴露脑室时易造成损伤。钠和糖浓度的化学感受器也在室旁区,手术和牵拉时易受到损伤。

下丘脑的功能包括三方面:控制交感和副交感神经系统;与网状结构有广泛投射;通过神经途径(视上垂体束和结节垂体束)和血管途径(垂体门脉系统)两种不同的机制控制垂体的功能。下丘脑的功能广泛而且复杂,概括而言,与内分泌、热量平衡、渴感和渗透压调节、体温调节、自主神经的平衡、醒觉和睡眠、感情和行为、记忆以及躯体运动等方面功能有关。

垂体位于蝶鞍内,呈卵圆形。垂体的柄紧贴大脑,向下延伸至蝶骨的蝶鞍内。垂体的前部、后部、下方都由骨壁环绕,两侧方是海绵窦,窦内有脑神经Ⅲ、Ⅳ、Ⅴ、Ⅵ和颈内动脉通过。上方是由硬脑膜折叠形成的鞍膈,围绕在垂体柄周围形成蝶鞍的顶。与垂体柄相邻的有视神经和视交叉。垂体柄的上方与下丘脑相邻。

垂体具有复杂而重要的内分泌功能,分为腺垂体(前叶)和神经垂体(后叶)。垂体借垂体柄与第三脑室底和侧壁的下丘脑有密切的联系。垂体前叶分泌的激素包括:促皮质激素(adrenocorticotropic hormone,ACTH)、促甲状腺激素(thyroid stimulating hormone,TSH)、生长激素(growth hormone,GH)、卵泡刺激素(follicle stimulating hormone,FSH)、黄体生成素(luteinizing hormone,LH)和催乳素(prolactin,PRL)。垂体后叶分泌抗利尿激素(antidiuretic hormone,ADH,也叫血管加压素)和催产素(oxytocin),这两者分别由视上核和室旁核神经元形成,经由轴突被输送到垂体后部。ACTH刺激肾上腺皮质释放糖皮质激素。TSH加速甲状腺激素(甲状腺素)的合成和释放，甲状腺正常功能的维持依赖于 TSH 的产生。促性腺激素 FSH 和 LH 在男性促进睾酮释放和精子生成；对于女性可以维持卵巢的周期性功能。生长激素促进组织生长、蛋白质合成和脂肪酸的转移，对碳水化合物代谢的影响表现为减少细胞糖摄取和利用、促进胰岛素的分泌。催乳素的功能是在妊娠期间促进乳腺发育。ADH 作用于肾集合管，通过对水渗透压的影响来调节细胞外渗透压和血容量。催产素作用于乳晕区的肌上皮细胞，当吸吮时引起泌乳反射；分娩时，促进子宫活动。垂体分泌的激素见表 9 – 1。

表 9 – 1　垂体分泌的激素

垂体前叶	垂体后叶
生长激素	抗利尿激素
催乳素	催产素
促性腺激素（卵泡刺激素和黄体生成素）	线右移
促肾上腺皮质激素	
促甲状腺激素	

下丘脑的肽类（分泌的激素）通过毛细血管门脉系统被转运到垂体前叶来调节前叶激素的释放。FSH、LH、ACTH、TSH 的分泌和各自释放激素的分泌都受其靶器官所分泌激素的负反馈调节，如循环中甲状腺激素水平升高会抑制促甲状腺激素释放因子和促甲状腺激素的分泌。下丘脑的渗透压感受器和外周血管牵张感受器调节 ADH 分泌，见图 9 – 1。

二、垂体肿瘤

（一）概述

垂体腺瘤是常见的良性肿瘤，好发于青壮年，人群发生率一般为 1/10 万。在颅内肿瘤中发病率仅低于脑胶质细胞瘤和脑膜瘤，约占颅内肿瘤的 5%~10%，起源于垂体前叶且通常为良性。

垂体肿瘤分无功能性和高分泌性。无功能性垂体肿瘤早期临床症状很少，肿瘤体积增大侵犯邻近组织时，可出现头痛、视野受损、颅神经麻痹、颅内压升高和垂体功能减退。最常见的无功能性肿瘤是嫌色细胞腺瘤、颅咽管瘤和脑膜瘤。当这些肿瘤增大，由于压迫正常腺体，可引起垂体功能的部分或全部减退。少见的情况是垂体内自发出血或者梗塞导致垂体突然增大，引起急性神经功能缺欠和急性全垂体功能减退（垂体卒中），相应的治疗是快速给予皮质激素和急诊外科减压手术。高分泌性肿瘤由于产生一种或多种垂体前叶激素，因而常在早期就得以诊断。最常见的高分泌性肿瘤依次排序为催乳素瘤、生长激素瘤和促肾上腺皮质激素瘤，分泌促甲状腺激素、卵泡刺激素和黄体生成素的肿瘤少见，但同时分泌生长激素和催乳素的肿瘤较常见。

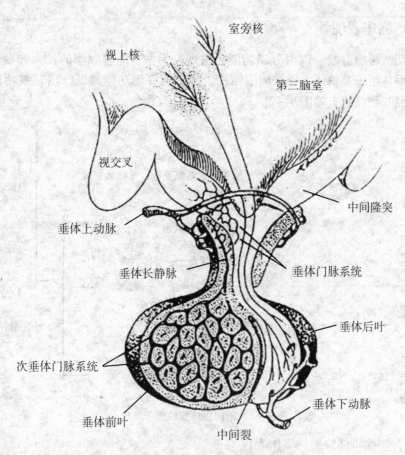

图9-1 下丘脑-垂体矢状面图

(二) 分类

在大体形态上,垂体腺瘤可分为微腺瘤(直径<1.0cm)、大腺瘤(直径>1.0cm)和巨大腺瘤(直径>3.0cm)。

以往分类基于光学显微镜下肿瘤细胞的不同外观,近年来应用免疫分析技术根据细胞分泌的不同激素进行更实用的分类。大约一半的无功能性腺瘤经证实是嫌色细胞瘤,见表9-2。

表9-2 垂体肿瘤的分型

肿瘤类型	发生率
生长激素瘤	20%~25%
催乳素瘤	25%~50%
促肾上腺皮质激素瘤	5%~10%
甲状腺刺激素瘤	罕见
卵泡刺激素/黄体生成素瘤	罕见
无分泌活性肿瘤	25%~40%

(三) 临床表现

在早期微腺瘤阶段，以内分泌功能亢进现象为主。随着腺瘤的长大和发展，可压迫、侵蚀垂体组织及垂体、蝶鞍周围结构，产生内分泌功能减低，出现视功能障碍及其他颅神经和脑症状，如图9-2。

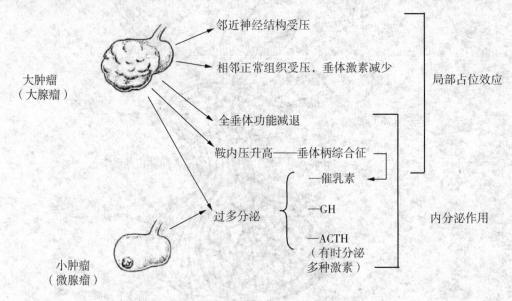

图9-2　不同垂体瘤的临床表现

1. 高分泌性垂体腺瘤的临床表现

(1) 催乳素腺瘤。催乳素帮助促进泌乳。免疫测定技术的介入使催乳素微腺瘤的早期发现成为可能，并证实催乳素瘤是最常见的垂体肿瘤。发病率女性与男性之比为4:1。患者可表现为：①不孕、不育；②闭经；③溢乳。在男性，可表现为阳痿或直到局部压迫效应明显时才被发现。在大多数医疗机构，血清催乳素水平360 mu/L被认为异常。但在确定分泌催乳素肿瘤诊断前，需排除其他引起催乳素升高的原因，如应激、妊娠、药物（吩噻嗪类、雌激素）、甲状腺功能低下、肾脏疾病、垂体腺瘤、下丘脑疾病（如肉瘤、颅咽管瘤）或垂体柄综合征等。因为促甲状腺激素刺激催乳素释放，故在原发性甲状腺功能亢进的患者，催乳素水平升高。催乳素与其他垂体前叶激素不同之处在于它受控于下丘脑的紧张性抑制之下。下丘脑病灶或升高的鞍内压（使下丘脑-垂体血流灌注减少，即垂体柄综合征）引起血清催乳素水平的升高，但很少超过2000 mu/L。催乳素水平高于4000 mu/L，即可认定有催乳素瘤的存在。

(2) 生长激素腺瘤。GH刺激生长，并参与控制蛋白质、脂肪和碳水化合物的代谢。成人过多的GH分泌引起肢端肥大。在青春期前，骨骺未融合前起病者表现为巨人症。生长激素腺瘤在激素分泌性垂体腺瘤中占20%~30%。临床特点是生长缓慢。早期微小腺瘤，患者形体变化轻微，常被人们忽视。随着肿瘤增大，典型的临床表现才出现。GH持续分泌致骨、软组织和内脏过度生长，呈肢端肥大表现。头颅、面容宽大，颧骨高，下颌突出延长，咬合不良，齿缝增宽，鼻肥大，唇增厚，手足肥厚宽大，可出现睡眠呼吸暂停综合征（38%）。心脏、胃肠、肝、脾、肾等内脏亦肥大。甲状腺肿大或可摸到结节，或伴甲亢抑或甲低。代谢改变：由于 GH 过多可致胰岛素抵抗、糖耐量减低和糖尿病。GH 影响肠对钙的吸收。血清钙、磷增多，尿钙增高，约 6%～12.5% 的患者发生尿结石，骨质增生，骨密度增高。晚期患者正常垂体组织受压出现垂体功能减低症状，其中性腺功能影响最早最明显。可有全身乏力、性功能减退、阳痿、闭经（32.7%）、不育、生殖器官萎缩。呼吸道改变：呼吸道管壁肥厚，管腔狭窄，影响肺功能。发生率上呼吸道狭窄为 26%，下呼吸道狭窄为 36%。呼吸道狭窄为麻醉插管增加困难，拔管后易发生咽喉梗阻。多数左心室肥厚，心脏扩大。GH 腺瘤患者由于钠潴留、细胞外液增加可出现高血压。GH 水平经常增加到 >10 mu/L。胰岛素生长因子 -1 增强生长激素对靶器官的效应。正常情况下，血糖升高抑制 GH 分泌。在做糖耐量试验时，GH 样本同血糖一起被采取。给予葡萄糖后，GH 的抑制反应阙如，证实肿瘤存在。

（3）促肾上腺皮质激素瘤。ACTH 刺激皮质醇和雄激素的分泌，垂体腺瘤或增生导致的 ACTH 高分泌状态，引起库欣病（Cushing's desease）。库欣病在激素分泌性垂体腺瘤中占 5%～10%，使垂体 ACTH 腺瘤或 ACTH 细胞增生，分泌过多 ACTH，引起肾上腺皮质增生，产生皮质醇增多症。库欣病可导致一系列物质代谢紊乱和病理变化，临床上表现为库欣综合征（Cushing's syndrome），患者存在下丘脑 - 垂体 - 肾上腺轴功能紊乱，是一种耗竭性疾病，极少自行缓解，病死率高。该综合征亦可由口服大量皮质类固醇、肾上腺肿瘤以及支气管癌的异位分泌引起。患者多为青壮年，女性多于男性。库欣综合征的特征：满月脸、痤疮、多毛和脱发、水牛体型肥胖、腹紫纹、肌无力和肌萎缩、骨质疏松症、高血压、易感染，以及迟发型糖尿病等。

血清检查发现正常或增高的 ACTH 水平，并可被大剂量地塞米松试验抑制，则支持垂体 ACTH 瘤的诊断。异位 ACTH 分泌不能被地塞米松抑制，而对于肾上腺肿瘤，ACTH 水平实际上是检测不到的。其他试验包括：检测促肾上腺皮质激素释放因子的影响（如果是垂体来源的 ACTH）、颞骨岩部与外周静脉血采样比较以明确 ACTH 来源。

2. 低分泌临床表现　许多垂体肿瘤在全垂体功能减退发生前已被诊断，但大肿瘤可引起垂体激素分泌的渐进性损害。生长激素和促性腺激素首先受影响，而后是 TSH 和 ACTH。仅当 80% 以上的垂体前叶被破坏时才出现全垂体功能减退，如 GH 减少在成人引起生长激素缺乏综合征，表现为体重减轻、疲劳、闭经、不育、性欲减低，在儿童即引发垂体性侏儒症，表现为躯体生长减慢、性发育迟缓、发作性低血糖、智力正常。

3. 头痛　大多发生于垂体窝增大的患者。头痛的性质和位置并无特异性。

4. 视野缺损　视交叉下方受压通常先引起颞上象限盲，随着疾病进展引起双颞侧偏盲（图 9-3）。但也可能出现其他表现。

5. 海绵窦受压　在某些垂体肿瘤患者，肿瘤向侧方的生长压迫位于海绵窦侧壁的颅神经。第Ⅲ颅神经特别脆弱。向垂直方向生长可引起室间孔梗阻脑水肿和下丘脑的压迫，但这种情况很少见，如图 9-4。

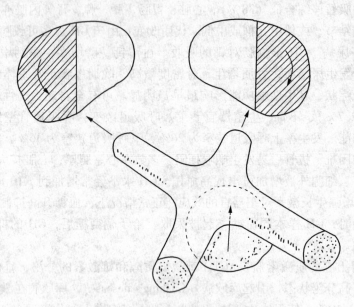

图 9-3 垂体肿瘤对视交叉的压迫

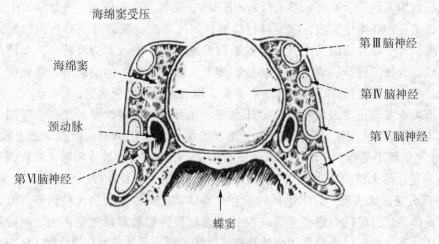

图 9-4 垂体肿瘤压迫颅神经

（四）手术方式

1. 经鼻蝶入路　经鼻腔内侧从鼻中隔剥离鼻黏膜，然后经蝶窦到达垂体窝。

2. 经筛骨入路　在眼眶内侧壁做切口，经筛骨和蝶窦到达垂体窝。选用经筛骨入路和经蝶入路可以直视垂体并定位微腺瘤，甚至伴蝶鞍上生长的大肿瘤也可通过下侧手术入路被切除而避免开颅。

3. 经颞额入路　通过开颅骨瓣，牵拉额叶，以到达垂体肿瘤部位。这一手术入路常用于伴前方或侧面生长的肿瘤。

直径在 10 mm 以下的肿瘤通常采用经蝶骨入路，而直径大于 20 mm 的肿瘤同时向蝶鞍上生长的通常行双额开颅。由于预防性应用抗生素，经蝶骨入路的致残率和死亡率明显降低。经蝶骨入路经鼻腔、鼻中隔，穿过蝶窦顶进入到蝶鞍的底部，在显微镜下进行手术切除肿瘤。由于手术显微镜的引入，经蝶骨入路已用于无明显蝶鞍上生长的所有垂体肿瘤。经蝶骨入路的优点如下：死亡率低且较少发生尿崩症；避免开颅手术对额、嗅、视神经的损伤；视野放大，可行微小腺瘤的切除；减少输血概率；减少住院天数。相关的不利方面包括可能的脑脊液漏和脑膜炎（在抗生素的应用下已少见），不能切除侵犯至中颅窝和前颅窝的肿瘤，难以看清巨大肿瘤周围邻近的神经结构和可能发生海绵窦和颈动脉出血（可能导致脑干受压和大量失血）。经颅入路可直接观察蝶鞍上结构：血管窦环，视交叉，下丘脑和垂体柄。这种入路适用于不明确的垂体肿瘤诊断及有明显蝶鞍上生长和视神经或下丘脑受压的垂体肿瘤。对于这种入路，可能损伤嗅神经、额叶血管、视神经和视交叉，而且，术后发生永久性尿崩症和垂体前叶激素缺乏的概率增加。

第二节　麻醉前病情评估与准备

　　垂体肿瘤患者的术前评估需要对内分泌功能和相伴的内科疾病进行估量。一般来讲，当肿瘤侵犯并压迫垂体组织，垂体激素功能丧失的顺序为首先是促性腺激素，其次是生长激素，第三是ACTH，最后是甲状腺刺激素。明显的皮质功能降低，往往伴随低钠血症，应在术前纠正。甲状腺激素缺乏少见。但甲低应在术前发现并得以纠正，因为甲状腺功能减低的患者对麻醉药的心血管抑制作用耐受性降低。内分泌试验一般在基础状态下测定，必要时可做合适的激发试验作补充。这些试验用来诊断高或低分泌功能肿瘤，评估内分泌紊乱的程度以及治疗的效果。

　　库欣病增加的促肾上腺皮质激素和皮质醇可产生全身多系统效应，如与糖尿病相伴的胰岛素抵抗性高血糖，醛固酮过多导致的低钾血症和代谢性碱中毒，高血压，轻度充血性心力衰竭和肥胖。这些患者术前需要对高血压、糖尿病和电解质失衡进行处理。同时对缺血性心脏病和心力衰竭患者进行心血管评估。

　　肢端肥大症的患者表现为全身的骨骼结缔组织和软组织的生长过度。手和足明显增大，面容宽大，颧骨高，下颌突出延长。心脏、胃肠、肝、脾、肾等内脏亦肥大。这些患者也需要在术前对高血压、糖尿病、缺血性心脏病、心肌肥大和心力衰竭进行评估并做合适的内科治疗。肢端肥大症的患者可发生显著的气道解剖改变，致使气道处理变得困难。面骨增生，特别是下颌骨和鼻骨增生，增厚的舌和嘴唇，肥大的鼻甲、软腭、扁桃体、会厌和喉使得面罩难匹配和窥喉难度增大。软组织过度增生引起的声门狭窄术前可引起声嘶和呼吸困难。这些患者常需使用比按其面部特征尺寸估计偏细的气管导管，且易发生拔管后声门水肿。喉部软组织或甲状腺增大造成喉返神经的牵拉或受压可致声带麻痹。

　　鉴于以上解剖改变，详细的术前气道检查很有必要。主诉有声嘶、呼吸困难或吸气性喘鸣的患者需行间接喉镜检查和颈部X线或CT检查，以了解气道构造和气管内径。根据困难气道情况,做好困难气道处理准备。对于上呼吸道或声带没有受到病变波及的患者,可以采用常规方式处理。对于有困难气道和声门异常的患者,建议行清醒纤维光学支气管镜插管。这使大部分的患者免除气管切开。

蝶鞍旁肿瘤或其他病灶对正常垂体的压迫可引起全垂体功能减退。此类患者需要用相应激素做替代治疗。在术前需保证这些患者的甲状腺功能正常。开始甲状腺素治疗的同时,应补充糖皮质激素,以缓解本就分泌不足的肾上腺皮质轴受到的压力。由于糖皮质激素在肾排除水分中的关键作用,一直补充到皮质醇替代治疗开始之前。垂体功能不全的糖尿病患者经常症状阙如。术前全垂体功能减退的患者应该接受口服类固醇和甲状腺素治疗,必要时,经鼻滴注血管加压素。

麻醉前评估时,应明确肿瘤的位置、大小和它对颅内动力学的影响。垂体微腺瘤对邻近组织很少产生压迫。而伴有蝶鞍上生长的垂体肿瘤、颅咽管瘤和其他的蝶鞍上肿瘤可对周围组织产生明显压迫效应。在这些患者,需行 CT 或 MRI 和神经学检查来评估颅内压增高的体征。所有拟行垂体手术的患者围手术期都应补充短效糖皮质激素治疗。因为手术需切除垂体前叶,故可能导致一过性或永久性促肾上腺皮质激素和皮质醇分泌缺乏。为评估视神经和视交叉功能,应进行包括视野检查在内的视觉测试。对经蝶入路的垂体手术,应对鼻腔和鼻咽部进行检查,同时留取鼻腔分泌物进行培养以便发生术后感染时指导抗生素治疗。

第三节　麻醉的实施与监测

拟行垂体手术患者的麻醉处理同其他开颅手术患者无根本性不同。无论是经蝶入路或者开颅入路,基本的神经麻醉原则都适用。选择经颅入路时,由于肿瘤的压力影响、术中牵拉脑组织和可能发生大出血,应控制颅内压。

一、监测

一般的常规监测是必要的,应包括 ECG、BP、SpO_2、$P_{ET}CO_2$。很多麻醉医生行动脉穿刺置管,但并非必需。如发生尿崩症,动脉通路可辅助进行血液采样。经蝶入路手术时,一般不常规监测中心静脉压。术中失血量常为中等。但海绵窦与垂体侧面直接相邻,在行大的肿瘤切除时可能受到侵扰。颈动脉行经海绵窦,术中同样有受损伤的风险。此外,在一些患者,垂体前可存在一个连接两侧海绵窦的静脉窦。这可引起大量出血。有时它会妨碍垂体经蝶入路手术的进行。当患者体位为头高侧向倾斜时,术中有发生空气栓塞的可能,应密切注意呼吸、循环变化。有学者建议,当手术部位同心脏水平有显著的梯度差(15°或者更多)存在时,可行心脏多普勒超声和右心房置管,以便诊断和治疗空气栓塞。

视觉诱发电位(VEP)监测可用于垂体手术中以监测视神经和视交叉受压或血供减少情况。干扰 VEP 术中记录的技术难题包括瞳孔大小的改变、眼的偏斜和刺激的传输。因为起源于大脑皮质，VEP 对全麻药也很敏感。

二、麻醉技术

尽管伴蝶鞍上生长的垂体肿瘤可引起脑积水，并因此限制一些增高颅内压的麻醉药物的应用，但可选的麻醉药物范围仍较宽。手术操作前可用4%可卡因拭子放置于鼻孔，随后黏膜下注射2%利多卡因（含1:20万肾上腺素）。两者的结合产生一个剥离层，减少了出血和鼻操作刺激引起的高血压。起初，可卡因和肾上腺素可引起高血压、心动过速和心律失常，因此需准备治疗药物。通常此类手术体位为仰卧头高位，以避免静脉充盈。口咽部塞入盐水纱块可防止胃内血的积聚（引起呕吐），或者声门处血液残留（在拔管时可引起呛咳）。经蝶手术行唇下切口并经行鼻中隔，因此，需行经口气管插管。RAE 管置于与外科医生优势手相反的口角处（如对于一个习惯右手操作的外科医生，放于患者左侧口角）较为妥当，并牢靠固定于下颏。此类手术术中常行颅骨侧位 C 臂 X 线透视检查，故手术铺巾后致使麻醉医生无法接近患者的头和手臂。

对 CO_2 的管理视手术需要而不同。在一些情况下，要求低碳酸血症以减少脑容量和最大程度减少蛛网膜凸入蝶鞍的程度。如有可能，手术中尽量避免切开蛛网膜，因可引起术后持续脑脊液漏并有相当大的脑膜炎发生概率。相反的，对于伴蝶鞍上生长的肿瘤，正常或较高的 CO_2 有助于病灶进入鞍内以便切除。作为上述方法的替代手段，一些外科医生向腰部脑脊液腔"泵"入生理盐水或空气。

所选用的麻醉技术应该可以允许患者拔管前行一般的视敏度检查。如果视力同术前一致或有改善，可拔除气管导管。如果视力减退，需行进一步的诊断研究和急诊减压手术。在经鼻蝶手术，患者清醒后，由于已行鼻腔填塞，术后需要经口呼吸，故需待患者完全清醒和能遵循指令后方予以拔除导管。

平稳的复苏很重要，特别是脑脊液腔已被打开（用纤维胶粘住或用脂肪或肌肉填塞蝶窦）的患者。多次剧烈增加颅内压的动作，如呛咳或呕吐，可能导致脑脊液漏和增加继发性脑膜炎的风险。气道应清除干净，包括凝血块。手术者考虑到患者可能出现持续的脑脊液漏时，可请麻醉医生在术后早期于腰部放置脑脊液引流管行脑脊液减压。

在经鼻蝶或者经颅入路垂体手术后，首要考虑的问题是补充皮质类固醇激素和维持液体平衡。术后先给予地塞米松 5 d 或直到术后检查表明完整的垂体 - 肾上腺轴功能已建立，后继以强的松治疗。

伴蝶鞍上生长的垂体肿瘤手术中需要在下丘脑及其周围进行操作。下丘脑的损害可导致一系列的生理紊乱，在水平衡方面表现特别显著。尿崩症（diabetes insipidus, DI）是最常见的并发症。抗利尿激素在下丘脑视上核合成，经视上核 - 垂体束转运至垂体后叶。垂体后叶常被保留而不切除，即使后叶被切除，也不影响水平衡，可能是因为抗利尿激素从视上核 - 垂体束的断端释放。当垂体柄被切断，有时即使垂体后叶完好无损，也可能发生暂时性的尿崩症。其他如脑性盐耗综合征（cerebral saltwasting syndrome）也可发生，但非常罕见。尿崩症一般表现为迟发性，很少见于术中，常开始于术后 12~24 h，一般持续 2~4 d。诊断基于以下几点：多尿（2~15 L/d），高钠血症，高血清渗透压（≥300 mOsm/kg），低尿渗透压（200 mOsm/kg）和低尿相对密度（1.005 或更少）。

当尿崩症确诊后，合适的液体补给方案为每小时的维持量 +2/3 前 1 h 的尿量（另一种方案是前 1 h 的尿量 -50 mL + 维持量）。液体的种类根据患者的电解质检查结果而定。一般而言，患者丢失的液体是低渗低钠的，0.45%盐水和5%葡萄糖水常用于补充体液。当应用大量的5%葡萄糖水时，需警惕高糖血症。当每小时需要量超过 350~400 mL 时，通常需要去氨加压素（desmopressin, DDAVP）。

采用额叶下入路的患者术后即刻可表现意识障碍。对额叶下表面的牵拉和激惹可导致患者延迟苏醒和嗜睡，这一现象在双侧额叶下牵拉的患者更多见。故对麻醉医生而言，拔管前应更注意患者意识的恢复。对于术中将行双侧额叶下牵拉的情况，应更谨慎地使用静脉麻醉药（如阿片类、苯二氮䓬类）。这一推论基于此类患者对静脉麻醉药耐受性差，使用合适小剂量药物允许术后快速苏醒。额叶下入路常见于伴蝶鞍上生长的垂体肿瘤手术。

其他的垂体肿瘤手术并发症包括脑脊液鼻漏、下丘脑损伤、脑缺血和脑膜炎。经蝶手术后，患者需在复苏室监测以防由出血和咽部分泌物引起的气道梗阻。应多次行神经学检查以观察患者精神状态发生的改变。如无特殊情况，一般经蝶入路垂体手术后 5~6 d 可出院。

（许立新）

参 考 文 献

[1] 王忠诚. 王忠诚神经外科学 [M]. 武汉：湖北科学技术出版社，2005：96-97.
[2] CIRIC I, RAGIN A, BAUMGARTNER C, et al. Complications of transsphenoidal surgery: results of a national survey, review of the literature, and personal experience [J]. Neurosurgery, 1997, 40: 225.
[3] INDER W J, HUNT P J. Glucocorticoid replacement in pituitary surgery: guidelines for perioperative assessment and management [J]. J Clin Endocrinol Metab, 2002, 87 (6): 2745-2750.
[4] KORULA G, GEORGE S P, RAJSHEKHAR V, et al. Effect of controlled hypercapnia on cerebrospinal fluid pressure and operating conditions during transsphenoidal operations for pituitary macroadenoma [J]. J Neurosurg Anesthesiol, 2001, 13 (3): 255-259.
[5] MATJASKO M J. Anesthetic considerations in patients with neuroendocrine disease. In: Cottrell J E and Smith D S, eds [J]. Anesthesia and Neurosurgery, 2001, 591-

597.
[6] RAPPAPORT H, YANIV E. Endoscopic transseptal transsphenoidal surgery for pituitary tumors [J]. Neurosurgery, 1997, 40 (5): 944-946.
[7] SHIMON I, MELMED S. Management of pituitary tumors [J]. Ann Intern Med, 1998, 129 (6): 472-483.
[8] STOCKARD J J, BICKFORD R G. The neurophysiology of anesthesia. In Gordon E (ed). A basisand practice of neuroanesthesia [M]. 2nd ed. Amsterdam: Elsevier, 1981: 3.
[9] BARASH P G, CULLEN B F, STOELTING R K. Clinical Anesthesia [M]. 4th ed. Philadelphia: Lippincott Williams & Wilkins, 2001: 743.
[10] BRUDER N, RAVASSIN P. Recovery from anesthesia and postoperative extubation of neurosurgical patients: A review [J]. J Neurosurg Anesthesiol, 1999, 11: 282.
[11] CIRIC I, RAGIN A, BAUMGARTNER C, et al. Complications of transsphenoidal surgery: Resultsof a national survey, review of the literature, and personal experience [J]. Neurosurgery, 1997, 40: 225.
[12] NEMERGUT E C, DUMONT A S, BARRY U T, et al. Perioperative management of patients undergoing transsphenoidal pituitary surgery [J]. Anesth Analg, 2005, 101: 1170-1181.
[13] KORULA G, GEORGE S P, RAJSHEKHAR V, et al. Effect of controlled hypercapnia on cerebrospinal fluid pressure and operating conditions during transsphenoidal operations for pituitary macroadenoma [J]. J Neurosurg Anesthesiol, 2001, 13: 255-259.
[14] NATH G, KORULA G, CHANDY M J. Effect of intrathecal saline injection and Valsalva maneuver on cerebral perfusion pressure during transsphenoidal surgery for pituitary macroadenoma [J]. J Neurosurg Anesthesiol, 1995, 7: 1-6.
[15] SPAZIANTE R, DEDIVITIIS E. Forced subarachnoid air in transsphenoidal excision of pituitary tumors (pumping technique) [J]. J Neurosurg, 1989, 71: 864-867.

第十章　后颅窝手术麻醉

第一节　后颅窝病变的临床特征

后颅窝是颅内较大的腔隙，有较厚的枕骨和肌肉，并有枕动脉和颞浅动脉的吻合支，血运非常丰富。因此，后颅窝区手术较为复杂，任何增加颅内压的因素均可危及生命。

后颅窝外科疾病包括肿瘤、血管病变、发育异常和脑神经功能紊乱疾病。常见后颅窝肿瘤有髓母细胞瘤、小脑星形细胞瘤、听神经鞘瘤、脊索瘤及脑干肿瘤。后颅窝脑血管病变有动静脉畸形、动脉瘤、梗死和出血等。

后颅窝病变继发性脑积水引起的非特异性症状有：头痛、呕吐、乏力、厌食、个性改变。肿瘤压迫或破坏后颅窝结构所导致的特异性症状有：共济失调、脑神经麻痹和（或）长传导束损伤症状等。后颅窝病变的典型三联征为头痛、呕吐和共济失调。不同的病变部位上述症状可先后出现。除一般症状外，脑瘤还有许多显著的特征。后颅窝病变导致的脑积水是颅内压增高的主要原因，表现为逐渐加重的晨起头痛、颈项疼痛、呕吐、复视、共济失调、尿失禁甚至嗜睡、昏迷等。第四脑室和其他中线部位肿瘤常伴发脑积水，婴幼儿表现为囟门饱满、颅缝加宽、头围增大以及眼球"落日征"，成人表现为生理盲点扩大。颅内高压引起的脑干纵向移位使外展神经受到牵拉，产生单侧或双侧外展神经麻痹等假性球麻痹症状。随着肿瘤增大及颅内压的增高导致小脑扁桃体下疝，出现颈项强直、垂直眼震和角弓反张，上述症状可发作性加重，易被误认为癫痫发作。严重的颅内高压可出现典型的库欣反应，表现为血压增高和心动过缓。任何颅内高压的诱发因素均可导致枕骨大孔疝，如咳嗽、用力排便等，表现为突然发生的意识丧失和呼吸抑制。

其中与麻醉有关的临床表现有后组脑神经麻痹造成的吞咽困难、呛咳等，脑干功能紊乱引起的呼吸无力、通气不足、麻醉药物敏感以及 PaO_2 降低、$PaCO_2$ 升高的呼吸功能代偿表现；心血管功能异常和心律紊乱；脑干上行网状激动系统受损引起的意识障碍和持续昏迷及颈颅交界区病变引起的颈部活动受限造成气管插管困难等。

第二节 后颅窝病变手术的麻醉

一、术前评估

(一) 术前全身情况的评估

术前全身情况的评估对手术入路和手术体位的选择具有重要意义。为使后颅窝入路手术术野暴露清楚,摆放体位极为重要,既要兼顾体位与麻醉间的关系,又要考虑到功能性和病理性血管和神经损伤的危险。临床常用的预测方法是在患者清醒的状态下要求患者尝试术中体位(包括头部的屈曲或旋转),对于清醒合作的患者如果不能耐受这种体位、出现病情加重或产生新的神经病理学损害,那么在麻醉下就不能采取这种体位。

术前要充分了解患者的心血管状况、肺功能、血容量、气道解剖以及周围血管状况。心血管状况包括有无高血压、心脏病或颈动脉疾病等,这些病变对于患者术中是否发生低血压、脑灌注不足或脑血管自动调节异常均有重要影响。坐位手术对于这些患者危险性更大,因为坐位麻醉后可引起低血压导致脑供血不足。

颅内高压的患者可因呕吐、使用脱水剂或禁食而发生低血容量,在麻醉诱导后或摆放体位后更易发生低血压,因此,在此阶段补液(晶体液或胶体液)以增加前负荷或腿部穿高张力的长筒袜,或者在麻醉诱导及摆放体位中严密监测动脉压。这些措施均可减少低血压的发生。需注意的是成血管母细胞瘤能引起红细胞增多症,易被误诊为体液不足。

对于心内间隔缺损的患者不应采用坐位,因为有发生脑动脉反常空气栓塞的可能。随着非侵袭性经食管心电图技术的应用,坐位手术患者术前已常规进行食管心电图检查,对于这类患者(包括疑有心脏杂音的患者)至少要做一个超声心动图检查。

对于伴有肺部疾病或肥胖的患者,采用坐位手术更符合生理要求,因为坐位改善了术中的通气功能,所以,坐位手术比侧卧位手术术中发生低氧和肺内分流的危险性减少。对有明显肺功能不良的患者,术中需要高浓度的氧吸入或实行 PEEP,只有这样方可抵消肺功能余气量的减少和胸壁扩张受阻。术前应详细询问患者是否有睡眠呼吸暂停、吞咽困难、反复发作的肺炎、吸入性肺炎或发音困难等病史,并仔细检查与评估患者气道是否有插管困难。如果患者气道解剖结构有问题或有疾病,必须使用纤维光学内镜插管技术,且术前要避免过度镇静,以防止低氧血症和高碳酸血症,同时还应预防清醒患者气道内操作和插管引起的高血压反应。对颅颈交界区疾病的患者颈部活动范围要加倍注意,要特别注意术前将患者头部摆放在外科手术体位或插管体位是否使原有症状恶化或产生新的症状。所有坐位手术的患者均需放置右心导管,且在术前选好导管的最佳位置。对于肥胖的患者或不易找到静脉的患者,术前先行中心静脉导管置管,麻醉诱导后再置入右心导管。

麻醉访视时,要详细了解术前的各项实验室检查,如血常规、尿常规、生化检查、凝血功能等结果,对患者作出客观评估,如发现明显异常应予纠正。

(二) 影像学

MRI检查可使后颅窝病变在早期及时发现,为外科医生确定病变位置、选择手术入路提供重要依据,是目前后颅窝病变解剖学图形显示最好的影像学方法。在CT影像中,虽然后颅窝的骨轮廓能产生条纹样伪影,但是CT检查速度快,因此更适合于急症患者。

二、麻醉方法

(一) 麻醉目标

既要保持最适当的脑灌注压(脑内平均动脉压减去脑静脉压或颅内压二者中值较小者),又要准备在术中出现颅内大出血时,能迅速有效地降低脑灌注压(颅内压),目的是使颅内体积减小,便于术者在颅内的操作,即将脑体积减到最小。当把代谢率和脑耗氧量降到最低,意味着大脑要耐受低血压和平均动脉压突然下降所致的局部缺血。因此,保证脑灌注压非常重要也是必要的。

(二) 麻醉诱导和维持

麻醉诱导和维持要考虑为手术提供适当的麻醉深度(特别是有严重颅内并发症的患者)、维持血流动力学稳定、提供良好的神经生理监测条件、减少出血、使急症手术趋平稳、促进患者早醒、早期评估神经病理学损害以及防止手术后疼痛等。

目前,还没有一种技术能同时达到以上这些要求,应根据患者的年龄和临床情况选择麻醉诱导。硫喷妥钠 2~5 mg/kg(或异丙酚 1~2 mg/kg),使患者产生遗忘以及脑血流量因脑血管收缩而减少;芬太尼 5~8 μg/kg,使患者耐受插管及手术开始时镇痛;哌库溴铵 0.1 mg/kg、维库溴铵 0.15 mg/kg 或罗库溴铵 0.7 mg/kg,使患者肌肉松弛,以利于气管内插管及为患者摆放体位。

吸入麻醉剂可用异氟醚,≤1%(如有诱发电位监测可≤0.6%)。由于 N_2O 有潜在的对抗硫喷妥钠作用,现已很少使用。异丙酚 75~100 μg/(kg·min)可用来进一步减少脑血流量,降低脑代谢及脑氧耗量。罗库溴铵 0.7~1 μg/(kg·min)可以保持适当的神经肌肉阻滞,以助有效地控制呼吸运动。在没有诱发电位监测的情况下,可以静脉注射瑞芬太尼 0.05~0.1 μg/(kg·min)维持麻醉。如果术中出现脑组织缺血,如动脉瘤或脑血管畸形的供血血管暂时闭塞以及术中有明显的低血压等,最好不要输入含糖的溶液,否则会增加缺血组织的损害程度。术中适当低温(34℃)可起到一定程度的脑保护作用,防止继发性缺血损害。术中可以根据麻醉计划适当降压。

（三）苏醒

手术关闭硬膜时开始减小麻醉药用量，如吸低浓度七氟醚（0.5%）或地氟醚（2%），瑞芬太尼 0.05 μg/（kg·min）。在麻醉复苏时，患者由于复苏刺激血压通常会升高，可用 β 肾上腺素受体阻滞剂（如柳胺心安、艾司洛尔）和（或）血管扩张药（如硝普钠）。吸入麻醉剂在包扎敷料时可以停用，大部分的患者自主呼吸恢复后可拔管。

由于瑞芬太尼的作用，拔管时不致出现病情大幅度的波动，如果患者的大脑在手术当中没有受到损伤，在停用瑞芬太尼 10 min 后即可被唤醒。患者清醒后，应确保肌松完全恢复，停止血压调节。如果患者在拔管时呛咳，静脉注射 0.5%～1% 利多卡因缓解呛咳。将患者置于头高 30°位置，送入重症监护室全天监测，吸氧并保持平稳的血压，拔管前 30 min 应给予止吐药物（如氟哌啶 0.625 mg，胃复安 10 mg，昂丹司琼 4 mg 或格拉司琼 12.5 mg）。

手术后拔管前应仔细检查患者是否清醒、是否有足够的肌张力、气道反射是否存在、是否能维持气道通畅；要反复检查患者的意识水平、吞咽、皱眉及伸舌的能力；将气管导管气囊排空后再次检查患者的呼吸功能，同时对术前已有的原发性神经性缺陷或麻痹性疾病及手术情况均应进行评估。如果术后出现脑肿胀、脑神经功能紊乱或通气不足需要气管切开。

三、围麻醉期管理

（一）循环系统管理

1. 低血压　全身麻醉下使血管张力及调节作用消失，同时在坐位时受重力作用，血液在下肢淤积增加，使心脏前负荷减少而引起体位性低血压。如果缓慢摆放体位，且在摆放体位前足量补液（成人，晶体 1000 mL，胶体 500～1000 mL），则可减少血压下降的程度。在补液时应进行中心静脉压或肺动脉压监测。诱导前应给患者下肢穿弹力袜，减少静脉淤血。即使如此，有些患者仍需用血管收缩剂维持血压。老年患者特别是慢性高血压和轻度心功能损害者，坐位时很容易发生顽固性的低血压。如果这些患者计划采用坐位手术，那么必须更加严密地监护动脉血压、中心静脉压和肺毛细血管嵌压。

2. 心律失常　脑干的室管膜瘤、成血管母细胞瘤及胶质细胞瘤切除手术常可引发心律失常，表现为心动过缓、室性逸搏心律、交界性心动过速、窦房结停跳和室性心动过速等。在脑神经的入口区或神经节部位进行操作或烧灼可引起严重的高血压、心律失常、室性心动过速和 ST 段压低，通常刺激停止即可恢复，必要时可采取一些恰当的治疗，如给予阿托品、血管收缩剂、血管扩张剂或电除颤。对于有冠状血管疾病或心功能不全的患者，高血压和心律失常可引起严重的心肌缺血、梗死或心力衰竭、肺水肿，更需细心监测并且要备好足够的抗心律失常药、心肌正性肌力药、血管扩张药或血管收缩药，必要时放置 Swan-Gans 导管。

（二）呼吸系统管理

后颅窝手术，特别是靠近脑桥、延髓、脑干区手术，对患者的呼吸管理要加强。有时需要术中保留自主呼吸，以便观察手术对患者呼吸的影响。如保留自主呼吸，要密切观察呼吸频率、幅度，监测潮气量、分钟通气量、$P_{ET}CO_2$，发现通气不足应给予辅助通气，与手术医生保持沟通。

部分患者的体位要求较高，特别是半俯卧位、俯卧位、头部过屈位等，容易引起气道受压，可能导致气管导管扭曲、打折，出现气道压力高，甚至不能通气，如不及时发现和处理，后果严重。因此，麻醉中主张使用加强型气管导管。

后颅窝手术后可能发生气道梗阻，俯卧位或头部过屈位可使面部和舌头水肿从而导致术后拔管困难。可以通过持续气管插管和恢复头高位缓解，直到水肿完全消失方行拔管。低温引起的神经肌肉传递功能减弱、过度镇静、肌松药拮抗不充分或脑神经功能失调等均可引起气道梗阻。这些情况多见于术前有呼吸异常或呼吸困难等气道疾病的患者（如过度肥胖），但也可发生在以往体健的患者。脑干附近的手术或在第Ⅶ对脑神经起源处附近的手术，最有可能并发后组脑神经功能紊乱，导致正常气道反射迟钝、不能发音或吞咽困难。对这些患者，拔管前应使患者完全清醒，遵嘱活动，能伸舌吞咽，并充分吸痰。如果不能达到以上标准，但又希望拔出气管导管，应将气管内导管的套囊排空，以观察患者带管呼吸和发音的能力，这样有助于了解声带的功能和气道水肿程度。对开口器的反射和吞咽能力的评估能反映患者拔管后的呼吸状况。

四、特殊体位的麻醉处理

（一）体位的合理选择

体位对于手术操作至关重要，麻醉医生术前必须了解手术的过程与体位，单纯追求体位对手术的方便，或单纯强调体位对生理的干扰都不妥。术前麻醉医生与神经外科医生应共同讨论决定体位。常用体位有仰卧位、侧卧位、坐位、俯卧位及半俯卧位。合理选择体位原则：保证颅内静脉回流、避免神经和组织压迫和对呼吸影响小。

（二）空气栓塞的预防和治疗

由于术野静脉压力低于大气压，在静脉不能完全塌陷闭合的情况下可能会导致空气进入静脉引发空气栓塞（venous air embolism，VAE）。常常是由于颈静脉、颅骨静脉窦或静脉丛等出现破口，空气不断进入静脉系统所致。后颅窝坐位手术常常遇到这种情况：头部处于高出心脏的水平，通常包裹颅骨或粘连于硬脑膜的大静脉开放并暴露于空气中使空气进入静脉系统，从而引起静脉空气栓塞。

多数情况下通过对患者的细微观察和一些基本措施可以防止空气栓塞的发生，如止血要迅速有效并在所有的颅骨创痕表面涂抹骨蜡等。对有空气栓塞倾向的患者放置中心静脉导管可以早期诊断和治疗。

术前 ECG 检查能早期发现卵圆孔未闭或右左分流，对这部分患者摆放体位时要避免易发生空气栓塞的体位。术前没有确定是否有分流或没有进行 ECG 检查的患者，术中很可能发生空气栓塞。

要诊断是否发生空气栓塞，除通过观察循环变化，$P_{ET}CO_2$ 的监测非常重要，$P_{ET}CO_2$ 的变化先于血流动力学的临床改变，进入到肺循环的空气栓子增加了肺泡死腔量，可使 $P_{ET}CO_2$ 突然下降。如果怀疑患者有空气栓塞，应使用经食管超声心动图检查（TEE），目前它已成为空气栓塞的标准检测工具。

如果发现有空气连续进入体内或有大的空气栓塞发生，麻醉医生应立即通知手术医生，手术医生立即用盐水冲洗术野或用湿海绵按住伤口，可以从中心静脉导管中连续抽出空气或暂时使床头降低。必要时可用支持疗法治疗低血压和低氧血症，如输液，使用血管收缩剂、心肌收缩剂和抗心律失常药物等。如果使用氧化亚氮麻醉应立即停止，因为氧化亚氮可明显增加静脉内空气气泡的体积。此时应置患者于头低左侧卧位（Durant 体位），这样可以限制空气进入肺血管。

采用呼气末正压（positive end expiratory pressure，PEEP）可以预防和治疗空气栓塞，原理是 PEEP 可间接增加右心房压，从而增加中心静脉压（central venous pressure，CVP）。此论点目前仍有争议，因为右心压力的增高可增加血管内空气通过卵圆孔的可能，且增加了反常空气栓塞的发生率。

军队抗休克裤（millitary antishock trousers，MAST）是预防小儿空气栓塞的一种有效工具，充气压力在 30~40 mmHg 时可使颈静脉压升高到大气压以上。应用 MAST 可使左右心房压力同时显著增加，故不会增加反常空气栓塞的危险。这种抗休克裤的使用有利于减少下肢静脉血淤积和坐位下麻醉导致的低血压。但是 MAST 维持中心静脉压升高不会超过 30 min，因此，临床使用并非绝对安全。

小 结

对于后颅窝手术的患者，无论是脑发育不良的婴儿，还是后颅窝转移肿瘤的老人，手术和麻醉都很复杂。治疗效果受多种因素影响，诸如患者的一般状况、疾病的性质、手术与麻醉情况以及各种指标的监护情况等。许多并发症和困难是后颅窝病变手术特有的，这与后颅窝的解剖特点、疾病的性质及手术入路、体位等有关。手术前做到对每一个患者具体情况进行充分讨论和论证，并使患者和家属对治疗方案充分理解和配合，多数后颅窝手术可成功完成。随着手术、麻醉及监护技术等相关科学的进步与发展，后颅窝手术的并发症和死亡率将明显降低。

（罗爱林　韩东吉）

参 考 文 献

[1] 王忠诚. 神经外科学 [M]. 武汉：湖北科学技术出版社, 1998.

[2] 王恩真. 神经外科麻醉学 [M]. 北京：人民卫生出版社, 2000.

[3] 李恒林, 王大柱. 神经外科麻醉实践 [M]. 北京：人民卫生出版社, 2004.

[4] SCHESSEL D A, ROWED D W, NEDZELSHI J M, et al. Postoperative pain for following excision of acoustic neuroma by the acoustic suboccipital approach: ovservations on possible cause and potential ameliotation [J]. Am J Otol, 1993, 14: 491.

[5] DONAGHY R M P. History of microneurosurgery [M]. New York: McGraw Hill, 1985.

[6] CHSHING H. Tumors of nervus acusticus and syndrome of cerebello – pontine angle [M]. Philadelphia: W. B. Saunders Conpany, 1917.

[7] FABEROWSKI L W, BLACK S, MICKLE J P. Incidence of venous air embolism during craniectomy for craniosynostosis repair [J]. Anesthesiology, 2000, 23: 706.

[8] ADCOCK J, MARTIN D C. Air embolus associated with tubal insufflation [J]. J Am Assoc Gynecol Laparose, 1999, 6: 505.

[9] BRAZENOR G A, CHAMBERLAIN M J, GELB A W. Systemic hypovolemia afite subarachnoid hemorrhage [J]. J Neurosurg Anesthesiol, 1990, 2: 42 – 49.

[10] CULLY M D, Larson C P Jr, SILVERBERG G D. Hetastarch coagulopathy in a neurosurgical patient [J]. Anesthesiologly, 1987, 66 (5): 706 – 707.

[11] MOLYNEUX A. Intenational Subarachnoid Aneurysm Trial (ISAT) of neurosurgical clipping versus endovascular coiling in 2143 patients with ruptured intracranial aneurysms: a randomized trial [J]. Lancet, 2002, 360 (9342): 1267 – 1274.

[12] SCHMIDEK H H, SWEET W H. OperativeNeurosurgical Techniques: Indications, Methods, and Results [M]. Philadelphia: WB Saunders, 2000.

[13] MIRSKI, MAREK A, LELE, et al. Diagnosis and Treatment of Vascular Air Embolism [J]. Anesthesiology, 2007, 106 (1): 164 – 177.

[14] ARORA D, GANIOO P, TANDON M S. Anesthetic considerations in a patient with mitral value disease for posterior fossa surgry [J]. J Neurosury Anesthesiolgy, 2004, 16 (3): 244 – 247.

[15] HERNÁNDEZ – PALAZÓN J, MARTÍNEZ – LAGE J F, DE LA ROSA – CARRILLO V N. Anesthetic technique and development of pneumocephalus after posterior fossa surgery in the sitting position [J]. Neurocirgia (Astur), 2003, 14 (3): 216 – 221.

第十一章 脑干肿瘤手术麻醉

脑干肿瘤是指发生在中脑、脑桥、延髓甚至全脑干的肿瘤，其发病率占颅内肿瘤的1.4%~2.4%。脑干部位的手术必将对脑干功能产生一定影响，严重者可对机体生理活动造成很大影响，甚至危及生命，因此，在麻醉处理和监测上有其特殊性，围手术期管理更注重对脑干功能的保护。

第一节 脑干解剖和生理功能

脑干位于后颅窝，上靠间脑，下连脊髓，由下而上人为地分成延髓、脑桥和中脑三个部分。脑干在中枢神经系统中是非常重要的结构。它将脊髓与间脑和大脑互相联系起来，又是第Ⅲ~Ⅻ对颅神经进出脑的部位。其内有大量传导纤维、神经核团及网状结构，与运动、感觉及意识状况密切相关，也是调节血压、呼吸和心跳的中枢。

1. 呼吸中枢　传统上将延髓内产生自主呼吸节律的区域称为呼吸中枢。最新的研究表明，呼吸中枢是指位于脑干网状结构内的一系列神经元复合体，其中位于延髓孤束核内及其邻近的神经元群体，以吸气神经元为主，称之为背侧呼吸组（dorsal respiratory group, DRG）；位于后疑核团的神经元群体，以呼气神经元为主，称之为腹侧呼吸组（ventral respiratory group, VRG）。两组神经元群体，控制着呼吸的基本节律。在脑桥，存在呼吸调整中枢（pneumotaxic area）和长吸中枢（apenustic area），协同参与呼吸间期及强度的调节。

2. 心血管中枢　传统上认为脑干网状结构中存在心血管中枢（cardiovascular center），协助调节心率和心排出量。心血管中枢内根据神经元对心脏的作用不同分为心脏兴奋中枢（cardiostimulatory center）、心脏抑制中枢（cardioinhibitory center）、血管收缩中枢（vasoconstrictor center）以及血管舒张中枢（vasodilator center）。血管运动中枢在控制血管收缩的同时亦控制心脏的活动。血管运动中枢的侧方释放兴奋性冲动，通过交感神经纤维支配心脏，增加心率和心肌收缩强度；而血管运动中枢的内侧，位于迷走神经背侧运动核的内侧，释放冲动，通过迷走神经支配心脏，减慢心率和减少心肌收缩强度。

整个脑桥、中脑及间脑网状结构中的大部分区域，均能对血管运动中枢产生兴奋或抑制的作用。

第二节 脑干占位性病变的症状和体征

脑干是脑神经、核团、传导束集中的总枢纽,具有复杂的解剖生理功能。脑干病变所引起的临床症状及体征复杂、多样,其轻重程度悬殊很大,并与病变的性质有一定的关系。

1. "经典"症状及体征 脑干占位性病变的"经典"症状及体征有:①颅神经及其核性损伤症状:颜面麻木、面瘫、眼球外展不能、眩晕、复视、听力下降以及声音嘶哑、呛咳、呕吐等;②肢体运动、感觉障碍:主要为交叉性麻痹和偏身感觉障碍;③小脑症状:主要为眼球震颤、共济失调和走路不稳等。

非脑干病变特有的一般症状,包括高颅内压、感觉及运动功能障碍等。

2. 特定症状及体征 特定症状及体征包括:①意识障碍:可呈发作性,表现在中脑肿瘤的患者中;②侧向注视麻痹:病变累及脑桥背侧展神经核与内侧纵束之间的侧视中枢,使两眼不能向病灶侧注视;③排尿障碍:病变累及脑桥背盖外侧区的排尿中枢;④呼吸困难:呼吸变慢或停止,病变侵及延髓背部的呼吸中枢;⑤顽固性呃逆:与延髓网状结构受累有关;⑥胃肠出血、心跳改变:可能与迷走神经受刺激有关。

第三节 脑干肿瘤手术的麻醉

一、病情评估及准备

1. 误吸或肺炎 脑干肿瘤累及迷走和舌咽神经核时,患者常有吞咽困难、饮水发呛,易造成误吸或吸入性肺炎。术前应注意肺部 X 线检查及听诊,并应检查体温、血常规和血气分析。

2. 呼吸功能不全 位于延髓的病变可造成呼吸中枢功能不全,患者表现为呼吸节律及幅度改变,通气不足,对 $PaCO_2$ 敏感性降低,发生低氧血症,应注意呼吸功能观察,必要时及早进行吸氧及辅助呼吸。

3. 心功能 位于延髓和脑桥的循环中枢受损表现为血压波动大、心率快及心律失常,应注意对心功能的评估及适当控制。

4. 脱水或电解质紊乱 肿瘤压迫致中脑水管狭窄和闭锁可产生梗阻性脑积水。患者长期卧床,饮食差,表现为头痛、呕吐、血压升高、脉搏减慢等高颅压症状,加之脱水治疗,应用皮质激素,易掩盖循环血容量不足、严重脱水等体征,尤其要注意电解质紊乱,术前应给予相应治疗。

二、麻醉选择

麻醉选择应以保证脑灌注，防止脑缺血，降低脑代谢，避免药物和手术麻醉操作引起颅内压增高为前提；以防止呛咳、紧张和血流动力学不稳定，应用降低颅内压措施促进脑松弛，保证最佳手术条件为目标。

（一）麻醉诱导

1. 快诱导方法　随着麻醉药物和麻醉技术的发展，为了减少气管插管的刺激，目前大多数选用快诱导方法。咪达唑仑、依托咪酯以及异丙酚因对机体影响小、半衰期短等特点而被广泛使用，此类患者对麻醉药敏感，易发生呼吸、循环抑制，应小量缓慢给药。

2. 慢诱导方法　对延髓呼吸中枢受损的呼吸功能不全患者，为观察患者自主呼吸功能可选择慢诱导方法，即在保留自主呼吸下行气管插管，尽量少用或不用麻醉性镇痛药及肌松剂。以往的临床观察证明，使用 γ-OH 后患者呼吸频率略减慢，但潮气量增大，中枢对 CO_2 敏感性不变，很少抑制呼吸，不增加颅内压；而且可降低脑氧代谢率，抑制咽喉反射，使患者更易耐受气管插管。目前，使用适量镇静药物及气管内表面麻醉，保留自主呼吸，均能顺利完成气管插管。

3. 注意勿使头颈过度后仰　在插管时注意勿使头颈过度后仰，必要时保持自然头位或抬高 15°，以免加重脑干损伤。插管难度较大，运用纤维插管喉镜或可视喉镜均是较好的辅助工具，但插管前应做到充分镇静和黏膜表面麻醉，以免引起反射性血压及颅内压上升。

4. 防止头颅过度扭转　患者仰卧位改为手术体位时应将头部与脊柱同步转动，以防因头颅过度扭转引起损伤。

（二）麻醉用药选择

此类患者大多数术前经过适当的准备，全身情况已改善，而少数患者因禁食、呕吐、脱水等因素的影响，或多或少存在营养不良和水、电解质失衡情况。在使用麻醉药物时，必须考虑到以上诸多因素。

1. 异丙酚　为首选静脉麻醉药，可有效收缩脑血管，降低颅内压，增加脑血管阻力，降低脑血流量和脑耗氧量，而不影响脑血管自动调节功能，有利于神经外科手术患者的脑功能保护。Engelhard 等研究表明异丙酚具有持久的神经保护作用。但注射速度过快易引起血压下降，心率减慢，故在该药使用方法上主张靶控输注。

2. 瑞芬太尼　是一种强效超短时阿片类镇痛药，具有起效快、作用时间短、恢复迅速、无蓄积等优点。瑞芬太尼对呼吸的抑制呈剂量依赖性，并取决于患者年龄、疼痛和其他刺激等因素。发生轻度呼吸抑制时，减少用量或停药后 3 min 内，呼吸即可恢复正常；若呼吸深度抑制，停药后 10 min 内自主呼吸恢复。

3. 氯胺酮　早期的研究认为氯胺酮可增加脑耗氧量、脑血流量和颅内压，因此近

30年来,氯胺酮很少用于神经外科麻醉,尤其是有颅内高压的患者。另一方面,作为非竞争性NMDA受体拮抗药,氯胺酮降低谷氨酸的兴奋性细胞毒性而减轻脑缺血或颅脑外伤后继发性缺血缺氧性损害,发挥脑保护作用。Sakowitz等研究发现氯胺酮可以抑制人类急性脑损伤时去极化反应的扩散,产生神经保护效应。最近有研究表明,氯胺酮可使脑血流量下降,在缺血后再灌注损伤中有脑保护作用,而且由于脑血流量下降可影响其在脑中的摄取。对术中需保持自主呼吸患者,应用氯胺酮静脉滴注配合利多卡因、异丙酚等,易于呼吸管理,未见明显颅内压增高。

4. 吸入麻醉药 存在与剂量相关的呼吸抑制。当吸入浓度小于1 MAC时,对脑血管自动调节功能无影响,也不影响脑血管对CO_2的反应性,当吸入浓度大于1 MAC时,即可破坏脑血管对CO_2的反应性,从而影响患者呼吸功能。

(三) 麻醉维持

1. 保留自主呼吸 – 静脉全麻 北京天坛医院麻醉科最初为了在脑干手术中保留自主呼吸,选择以0.2%利多卡因与0.4%异丙酚混合液分别以2~3 mg/(kg·h)和4~6 mg/(kg·h)及1%氯胺酮和0.006%尼莫地平以1.0~1.5 mg/(kg·h)和0.012~0.018 mg/(kg·h)持续输注维持麻醉,根据血流动力学及呼吸指标调节静脉药的输注速度。其呼吸方式为自主呼吸模式,呼吸压力支持0.49~0.98 kPa(5~10 cmH_2O)。呼气末正压为0~0.29 kPa(0~3 cmH_2O)。吸气流量3 L/min,FiO_2 0.3~0.4,当自主呼吸减弱或暂停时则改为SIMV模式。虽可导致$PaCO_2$升高,致脑血流量增加,但利多卡因、异丙酚均能有效地收缩脑血管,增加脑血管阻力,降低脑血流量、脑代谢及脑氧耗,氯胺酮不仅可使脑血流量下降,而且由于脑血流量下降可影响其在脑中的摄取,有利于神经外科手术患者脑功能的保护。随着手术刺激的减少,肿瘤切除后呼吸频率增加,MV升高,$PaCO_2$下降至诱导前水平,表明脑干手术中虽可引起$PaCO_2$升高,但由于利多卡因、异丙酚、氯胺酮麻醉药的应用,脑氧供需平衡能得到较好的维护。

2. 异丙酚 – 瑞芬太尼组合 近年来麻醉药物的进展促进了麻醉技术的改进。我们应用异丙酚和瑞芬太尼组合TCI技术,根据BIS监测和患者血流动力学反应调整麻醉药物血浆浓度,达到靶控目标。麻醉过程平稳,对呼吸、循环影响小,术后清醒迅速,利于尽早评估神经生理功能,尤其适于延髓呼吸功能不全患者。

3. 异丙酚 – 七氟醚静吸复合 七氟醚吸入麻醉既可维持呼吸、循环功能稳定,又达到了镇静、镇痛、安全、可靠、应激反应小的效果,术后患者能及时清醒,恢复其生理功能,但吸入浓度高,扩张脑血管,影响神经电生理监测,不适合单独用于脑干手术麻醉。异丙酚和七氟醚静吸复合麻醉能在浅麻醉下抑制呛咳反射,耐受气管插管并维持呼吸、循环系统稳定,麻醉更平稳,术后苏醒恢复快,用于脑干肿瘤切除术麻醉,在临床上有一定的使用价值。

(四) 麻醉管理

术中分离肿瘤时牵拉刺激中枢易出现呼吸、循环波动,术中应密切观察患者血压、心电图和呼吸频率、节律、潮气量、$P_{ET}CO_2$。

1. 呼吸管理　这是控制颅内压、保护脑功能的一个重要环节。轻度的过度通气可以使术野清晰，颅内压降低。由于麻醉下的自主通气会导致通气不足而出现脑肿胀和术野暴露困难，一定要先与外科医生商定后再实施。运用 SIMV 的通气模式对脑干延髓区域手术需要术中保留自主呼吸的患者可明显改善通气，使 $P_{ET}CO_2$ 下降并维持 $PaCO_2$ 在 25～30 mmHg 范围，既可获得良好的降颅压效果，又可保持脑氧供需平衡。而过低的 $PaCO_2$（＜25 mmHg）将对脑氧供产生不利的影响。

是否需要保留自主呼吸作为监测脑干功能的一种手段是个有争议的问题。有的作者赞成保留自主呼吸，认为在脑干损伤或缺血时，呼吸方式变化早于心血管系统变化和诱发电位变化，而且体感诱发电位和脑干听觉诱发电位易产生假阳性和假阴性结果。呼吸中枢周围的手术，如突然出现呼吸改变，则考虑与手术有关，应及时告诉术者，减轻或暂停手术，否则牵拉时间过长会导致脑干损伤。我们认为随着显微外科的发展和操作技术的改进，不需过多考虑手术操作误伤的问题，而是需要考虑保留自主呼吸对机体不利的因素，如呼吸本身存在耗能和应激反应。另外，保留自主呼吸对呼气末二氧化碳的控制难以把握，血中二氧化碳分压增高或降低对控制脑血流和颅压也不利。也有学者报道由于保留自主呼吸发生术中咳嗽、躁动而导致意外。笔者所在医院麻醉科常规选择控制呼吸方式。

2. 心血管反射　应常规监测血压、脉搏血氧饱和度、ECG，必要时监测直接动脉压。手术可能牵拉损伤脑干而造成循环的急剧波动。手术操作中因为延髓网状结构或三叉神经、迷走神经的刺激常会引起高血压，伴随心动过缓，应立即暂停手术操作，时间过长可造成脑干缺血损伤。这些症状总是突然而短暂，一般无需应用抗心律失常药和血管活性药物，也不主张预防性用药，以免掩盖不良手术刺激所造成的影响，除非反复出现而且症状严重。

3. 控制颅内压　颅内压增高影响手术操作，并直接影响预后，有报道高颅内压者可出现脑干损伤和急性脑疝而死亡。因此，对颅内压增高必须提高警惕；从麻醉诱导、插管、术中维持，到术后吸痰、拔管，都应控制颅内压的升高。选用降低颅内压的药物和方法如利尿、限制入液量、激素、过度通气、麻醉药物、低温等。

4. 麻醉苏醒　要求快速、平稳，避免患者躁动、呛咳和血压的突然升高。由于病变或手术造成颅神经感觉和运动障碍，患者会有吞咽、发声困难和气道失去保护性。另外，手术造成的呼吸中枢损伤或水肿可导致通气不足和呼吸不规则，因此，一些患者需要较长时间的机械通气。手术后拔管与否取决于术前是否存在后组颅神经麻痹、手术的性质和程度及脑干水肿和损伤的可能性，要和手术医生协商。

5. 术后管理　脑干患者手术后常规保留气管导管并给予吸氧，目的是保证正常通气，防止窒息和误吸。患者完全清醒后若潮气量正常，咳嗽反射好，再考虑拔除气管导管送 ICU 观察。应密切观察生命体征变化，特别是注意呼吸频率、幅度和末梢血氧饱和度改变，监测动脉血气，防止缺氧和 CO_2 潴留，对于脑干肿瘤有明显后组颅神经损害者，邻近肿瘤术前有明显脑干移位者，术后应暂缓拔出气管导管。因此类患者呼吸中枢易受影响，吞咽、咳嗽反射差，易发生缺氧及误吸，必要时应行气管切开及呼吸支持。另外，术后脑干、颈椎区域的组织失去骨骼的保护作用，在术毕翻身改变体位、搬运患者时，动作应轻柔，防止头部过度活动，以免造成脑干、颈髓牵拉移位而发生呼吸停止。

三、神经电生理监测和脑保护

神经电生理监测包括体感诱发电位、脑干听觉诱发电位和自主诱发肌电图。监测第Ⅴ、Ⅶ、Ⅷ、Ⅺ、Ⅻ对脑神经也十分必要。有关内容详见第七章第七节。

近年来，应用诱发电位技术对神经外科手术进行功能监测，及时发现神经损伤并提醒术者减少对神经组织的损伤，对脑保护的作用十分明显。诱发电位包括：感觉诱发电位、运动诱发电位（MEP）和感觉神经动作电位（SNAP）。而感觉诱发电位有：体感诱发电位（SEP），听觉诱发电位（AEP）和视觉诱发电位（VEP）。每一种诱发电位形式在反映相应神经通路功能完整性方面都具有独特的作用。术中监测主要应用感觉诱发电位的短潜伏期成分、运动诱发电位和感觉神经动作电位。感觉诱发电位短潜伏期成分有脑干听觉诱发电位（BAEP）和短潜伏期体感诱发电位（SLSEP）。BAEP、SLSEP、MEP、SNAP等之所以被广泛地应用于术中监测，主要原因是其神经发生源和传导路径相对明确，不受意识水平的影响，易于引出，重复性好，而且受麻醉药物和麻醉水平影响较小。

1. BAEP 大量的动物实验及临床研究均证明BAEP在反映脑干功能状态方面有很高的应用价值，术中BAEP监测对减少术中神经功能损伤及判断预后有较大意义。

文献表明，BAEP各成分的稳定性受静脉麻醉剂的影响较少，吸入麻醉药物对其影响较大，脑干病变只要累及脑干听觉传导通路就会表现出相应的BAEP变化。各种手术刺激如牵拉、电凝对脑干功能均能产生一定影响，引起诱发电位改变，BAEP的Ⅲ、Ⅴ、Ⅰ~Ⅲ、Ⅲ~Ⅴ、Ⅰ~Ⅴ潜伏期均是敏感指标。Ⅴ波波幅、Ⅴ波潜伏期和Ⅰ~Ⅴ、Ⅲ~Ⅴ峰间期变化可作为相对独立的手术及术后恢复的预警性指标，确定上述观察指标有利于监测过程中对BAEP变化的及时判断，并且观察方便。乔慧等对术后无昏迷患者术中进行BAEP统计分析，认为术中Ⅴ波潜伏延长不超过1 ms，Ⅰ~Ⅴ峰间期延长不超过0.65 ms，手术相对安全。Catherin观察后颅窝手术对脑干功能的影响，认为Ⅰ~Ⅴ峰间期延长超过1 ms时，脑干功能严重障碍，若不超过0.6 ms时则手术是安全的。

2. SEP 它是通过监测体感传导通路的功能完整性间接地反映其周围的神经组织包括运动通路的功能状态，但其变化与术后神经功能改变仍然具有明显的相关性。

一般认为，延髓存在着基本的心血管中枢，因此，围脑干手术期心率突然而明显的改变常被视为脑干功能受到影响的一种警示。而短潜伏期的SEP（上肢刺激腕正中神经，<25 ms）由于反应形式固定，与刺激的时间关系明确，尤其适用于术中监测体感传导通路功能的完整性，具有客观简便、能连续进行等特点。围脑干手术期利用SEP进行监测，就是通过其对脑干内侧丘系功能完整性的反映，对脑干的整体功能进行评价。延髓心血管中枢包括位于其腹外侧部的缩血管区和舒血管区及位于迷走神经背核和疑核的心抑制区。术中影响血压的因素较多，缩血管区和舒血管区受刺激引起的血压变化反映脑干功能往往不够敏感，而心抑制区受刺激引起的心率明显减慢（多见）

或增快（较少见）更为迅速和直观，故术中常以此作为脑干功能受影响的一项指标。迷走神经背核和疑核位于延髓中段靠背侧，与传导 SEP 的内侧丘系解剖关系并不密切，与锥体束的距离则更远，因此它受刺激引起的心率明显变化不能很好地反映躯体感觉及运动功能的变化，把它看作是对延髓脑神经核团功能的反映更为恰当，对于监测围脑干手术期，SEP 比心率的变化更为客观、可靠。由于 SEP 和心率的变化各反映脑干中两种不同神经结构的功能状态，在围脑干手术期将这两者结合起来进行监测对于预防或减少术后神经系统并发症是非常有意义的。

第四节　手术并发症及处理

1. 意识障碍　意识障碍是中脑肿瘤手术常见及严重的并发症，因影响进食及排痰，容易导致呼吸道感染、电解质紊乱。短期内不能恢复意识者，建议早期行气管切开及鼻饲，加强翻身拍背。

2. 呼吸功能障碍　呼吸功能障碍是延髓肿瘤术后最容易出现而且是最危险的并发症。一般对于位于延髓背部的肿瘤，术中应尽量保持自主呼吸。在切除肿瘤时，常出现呼吸的改变，手术要轻柔，必要时暂停操作。手术后需用呼吸机维持呼吸，一般先给予控制呼吸，患者自主呼吸有所恢复后可给予间歇同步指令通气（SIMV）模式，然后逐渐改用压力支持模式直至脱机。

3. 吞咽功能障碍　延髓肿瘤患者术后经常出现吞咽障碍，故麻醉清醒前暂不拔除气管插管。对一些咳嗽反射不佳或不能伸舌的患者，不要勉强拔除气管插管，以防舌后坠出现窒息。

4. 上消化道出血　延髓肿瘤术后患者常规给予抗酸制剂、H_2 受体阻滞剂（如甲氰咪胍、法莫替丁等）。严重出血时可给予泵抑制剂（如奥美拉唑）和生长抑素（如奥曲肽）等药物治疗。禁食和持续胃肠减压，给予胃黏膜保护剂，勿用激素类药物。大出血不能控制者，可在胃镜下止血。

5. 肺部感染的治疗　由于术后咳嗽无力，对于迷走神经核的刺激引起的支气管分泌物过多应尽早气管切开，以利于痰液引流，合理应用抗生素等。

（李淑琴　王恩真）

参 考 文 献

[1] 王忠诚. 脑干肿物及其治疗［M］. 北京：中国科学技术出版社，2004.
[2] 王保国. 神经外科麻醉手册［M］. 北京：人民卫生出版社，2009.
[3] 周晓莉. 脑干实质肿瘤手术麻醉方法探讨［J］. 北京医学，1997，19（4）：

228-229.

[4] 张淑珍. 脑干手术全静脉麻醉中保留自主呼吸应激反应的变化 [J]. 中华麻醉学杂志, 1999, 19 (3): 140-142.

[5] 谢柏章. 麻醉手册 [M]. 3版. 北京: 人民卫生出版社, 1993: 441-442.

[6] 毛晓东, 岳云. 颅脑手术中是否需要保留自主呼吸监测脑干功能 [J]. 国外医学·麻醉学与复苏分册, 1997, 18 (3): 164.

[7] 王竹梅, 岑汉杰. 重型颅脑损伤术中及术后死亡原因分析 [J]. 临床麻醉学杂志, 1995, 11 (3): 184.

[8] 孙永梅, 唐胜平, 郑斯聚. 神经外科麻醉现状 [J]. 国外医学·麻醉学与复苏分册, 1999, 20 (4): 196.

[9] 李全正, 张建新, 高维东. 颅后窝手术麻醉与术后恢复的相关临床意义 [J]. 华北煤炭医学院学报, 2001, 3 (4): 460.

[10] 王伟民, 施冲, 李天栋, 等. 脑功能区胶质瘤的手术策略 [J]. 中华神经外科杂志, 2004, 20 (2): 147-150.

[11] 施冲, 吴群林, 刘中华, 等. 脑功能区手术唤醒麻醉与清醒程度的研究 [J]. 中国微侵袭神经外科杂志, 2005, 10 (11): 497-498.

[12] 曾子洋, 崔剑. 脑干手术麻醉中保留自主呼吸1例 [J]. 重庆医学, 2005, 34 (11): 1757-1758.

[13] 施冲, 张兴安, 赵高峰, 等. 丙泊酚靶控输注在神经外科手术中的应用 [J]. 中国微侵袭神经外科杂志, 2005, 10 (5): 209-210.

[14] 莫怀忠, 俞宏丽, 谭明祥. 脑干及相邻区域手术的麻醉处理 [J]. 贵州医药, 2000, 24: 352-354.

[15] 李勇, 保建基, 冯祖荫. 后颅凹肿瘤切除术前后脑干听觉诱发电位监测. 临床脑电学杂志 [J], 2000, 9 (2): 91-93.

[16] 田月霞, 李红. 颅后窝手术的麻醉处理 [J]. 广西医学, 2002, 24 (6): 893-894.

[17] 王先祥, 冯春国, 李长元, 等. 脑干肿瘤的显微手术治疗 [J]. 安徽医学, 2005, 26 (4): 263-265.

[18] 李天栋, 白红民, 林健, 等. 脑干听觉诱发电位监护在脑干肿瘤手术中的应用研究 [J]. 中国微侵袭神经外科杂志, 2003, 8 (5): 214-216.

[19] 韦红恩, 李连, 刘寿堂, 等. 后颅窝邻近脑干部位病变术中脑干听觉诱发电位实时监测24例报告 [J]. 广西医学, 2008, 30 (12): 1853-1855.

[20] 李天栋, 白红民, 蒋晓星, 等. 后颅凹肿瘤术中脑干听觉诱发电位监护的临床意义 [J]. 中国神经肿瘤杂志, 2003, 1 (3): 150-153.

[21] 黄绍强, 梁伟民, 顾华华. 围脑干手术中体感诱发电位与心率监测的比较 [J]. 临床麻醉学杂志, 2000, 16 (10): 481-483.

[22] 王建, 曹桂茂, 赵建华, 等. 延颈髓肿瘤手术的麻醉管理 [J]. 中国微侵袭神经外科杂志, 2006, 11 (11): 513-514.

[23] ENGELHARD K, WERNER C, EBERSPACHER E, et al. Influence of propofol on neuronal damage and apo ptotic factors after incomplete cerebral ischemia and reperfusion in rats: a long-term observation [J]. Anesthesiology, 2004, 101 (4): 912 - 917.

[24] LEI B, COTTRELL J E, KASS I S. Neuroprotective effect of lowdose lidocaine in a rat model of transient focal cerebral ischemia [J] Anesthesiology, 2001, 95 (2): 445 - 451.

[25] BASAGAN MOGOL E, BUYUKUYSAL R I, KORFALI G. Effects of ketamine and thiopental on ischemia reoxygenation-induced LDH leakage and amino acid release from rat striatal slices [J]. J Neurosurg Anesthesiol, 2005, 17: 20 - 26.

[26] SAKOWITZ O W, KIENING K L, KRAJEWSKI K L, et al. Preliminary evidence that ketamine inhibits spreading depolarizations in acute human brain injury [J]. Stroke, 2009, 40 (8): 519 - 522.

第十二章　动脉瘤与动静脉畸形手术麻醉

颅内动脉瘤（intracranial aneurysm，ICA）为血管异常所致的颅内动脉壁上的瘤样异常突起，好发于脑底大动脉环的动脉分叉处，常伴管壁的薄弱和缺损。据统计每年每10万人中就有8人发生动脉瘤破裂，发病率在脑血管意外患者中居第3位，是造成自发性蛛网膜下隙出血（subarchnoid hemorrhage，SAH）的最常见原因（85%）。颅内动脉瘤所致的SAH多见于青、中年患者，起病急、病情重，出血后的脑血管痉挛、再出血与急性脑积水是危及生命的严重并发症，早期死亡率约43%，手术死亡率达1.9%。目前颅内动脉瘤的治疗方法主要为手术夹闭和介入治疗。颅内动脉瘤手术视野局限、部位较深，手术操作容易导致血管破裂和脑动脉痉挛，同时手术对脑组织的牵拉压迫或电凝止血，均可造成术野周边脑组织不同程度的缺血缺氧性损害，因此如何保障颅内动脉瘤治疗的顺利进行是麻醉医生急需解决的问题。颅内动静脉畸形手术的麻醉与颅内动脉瘤手术麻醉相似，因此，本章重点介绍动脉瘤手术的麻醉。

一、动脉瘤破裂后的病理生理

（一）颅内压增高

动脉瘤破裂后，若短时间内大量血液流入蛛网膜下隙可致颅内压急剧升高，当颅内压升高到与脑循环灌注压相等时，可导致颅内血液循环短暂中断，使患者出现头痛甚至意识障碍。颅内压升高一方面可以止血并阻止进一步出血，但同时又可引起严重的全脑暂时性缺血和脑代谢障碍。研究表明，颅内压 > 15 mmHg 且合并血管痉挛患者的预后较差，当颅内压持续升高 > 20 mmHg 时，可出现 β 波，说明脑顺应性降低。但目前蛛网膜下隙出血后颅内压升高的确切机制还不明确，可能与蛛网膜下隙内血块、脑脊液循环通路阻塞，弥散性血管麻痹和脑内小血管扩张有关。

（二）脑血流和脑代谢改变

当平均动脉压在 50~150 mmHg 范围内波动时，脑血管具有自动调节作用，当颅内压升高超过 20 mmHg 时，脑血管自动调节曲线右移，脑血管无法自行进行调节，脑血流随系统血压而波动，使得脑血流急剧减少至正常值的 30%～40%，脑氧代谢率（$CMRO_2$）也下降到正常值的 75%，而局部脑血容量（rCBV）因脑血管特别是小血管扩张而增加。研究显示，单纯颅内压增高须达到 60 mmHg 才引起脑血流量和局部脑氧代谢率降低，但蛛网膜下隙出血在颅内压增高前已有上述变化，颅内压增高后则加剧这些变化。此时，在临床上不必盲目降低患者的血压，因为颅内压升高可导致脑灌注压下降，适当的血压升高可以提高脑血流量并在一定程度上增加脑的灌注，从而尽可能避免加重脑缺血引起的神经损伤。

（三）心功能障碍

SAH 后由于交感神经兴奋，儿茶酚胺释放增加，使得心肌细胞钙超载，导致细胞坏死和凋亡，引起神经源性心肌顿抑综合征（可逆性左心室功能障碍、心源性休克、肺水肿）。临床上约 91% 蛛网膜下隙出血者因神经源性肺水肿出现心律异常，其中左心室功能障碍的发生率为 8%～30%，少数可引起室性心动过速、室颤等危及生命的严重并发症，尤其多见于老年人、低钾和心电图上 Q-T 间期延长者。心律和心功能异常时可加重脑缺血和缺氧，应引起重视。神经源性心肌顿抑综合征的程度与神经功能障碍的严重程度密切相关，多为可逆性，不需要特殊治疗，在 SAH 治疗好转后往往能够自愈。因此当患者出现心功能异常时，需要明确是由于 SAH 所致，还是原来已存在异常，从而进行相应的处理。但无论如何，当血压降低、肺水肿及左心室功能障碍较严重时，都应给予适当的循环支持治疗。

（四）水、电解质失衡

SAH 后颅内压升高，脑血流减少致脑细胞能量代谢障碍（乳酸性酸中毒、氧自由基生成、离子平衡失调、细胞内能量产生和转运障碍等），加之由于卧床、禁食、呕吐和应用脱水剂等导致下丘脑功能紊乱、患者血中抗利尿激素（ADH）增加等，引起全身电解质异常，其中最常见的有低钠血症、低钾血症、低钙血症和低镁血症。约 35% 的患者在发病第 2～10 天出现低钠血症。低钠血症可加重意识障碍、癫痫和脑水肿。引起低血钠的原因主要有脑性盐耗综合征和抗利尿激素分泌失调综合征（syndrome of inappropriate secretion of antidiuretic hormone，SIADH）。脑性盐耗综合征是由于脑源性及心源性利尿钠肽释放增加，导致尿钠排出过多从而造成低钠血症和血容量不足。脑性盐耗综合征表现为低钠血症、容量减少和尿中高钠（>50 mmol/L）三联征。SIADH 是 ADH 分泌增多引起的稀释性低血钠和水负荷增加，区分它们是很重要的。两种综合征的治疗都要以改善血管内容量为目标。脑性盐耗综合征的治疗应输入生理盐水和胶体溶液，紧急情况下也可输入高渗盐水。适当给予氢化可的松有助于缓解低钠血症和血容量不足；而 SIADH 的治疗则应限水和应用抑制 ADH 的药物如苯妥英钠针剂，实际上在临床上对于 SAH 患者则应保持正常甚至稍高的血容量状态。

（五）脑血管痉挛

最常见于动脉瘤破裂引起的蛛网膜下隙出血，也可见于其他病变如脑动、静脉畸形等引起的蛛网膜下隙出血。此时脑血管收缩,受累动脉区域脑组织供血下降是造成颅内动脉瘤夹闭术患者术后死亡及预后不良的重要原因。血管痉挛的确切病理机制尚未明确,但血红蛋白及其降解产物聚集在脑底动脉环附近可能是造成脑血管痉挛的原因。有研究认为,血红蛋白的降解产物氧化血红蛋白能直接引起脑血管收缩,还能刺激血管收缩物质如内皮素-1(endothelin-1,ET-1)的产生,并抑制内源性血管扩张剂如一氧化氮的生成。其进一步降解生成的氧自由基如超氧阴离子残基、过氧化氢等可引起脂质过氧化反应,刺激平滑肌收缩,诱发炎症反应(前列腺素、白细胞三烯等),激活免疫反应(免疫球蛋白、补体系统)和细胞因子(白细胞介素-1),从而加重血管痉挛。此外,血液对血管壁的机械刺激及其他各种血管活性物质,如ET-1、Boxes(由胆红素、胆绿素及血红素的氧化自由基相互作用产生)、5-HT、儿茶酚胺及花生四烯酸代谢产物的缩血管作用等都对脑血管痉挛起到相应的作用。

(六)其他

1. 血压 蛛网膜下隙出血时血压升高可能是机体的一种代偿性反应,以增加脑灌注压。疼痛、烦躁和缺氧等因素也可促使全身血压升高。可适当控制过高的血压以免再出血,但也应避免血压过低加重脑组织的缺血缺氧性损害。

2. 高血糖 蛛网膜下隙出血可引起高血糖,原有糖尿病患者更容易发生。严重高血糖可加重脑缺血缺氧和神经元损害,与患者预后不良密切相关。

3. 胃肠道和应激性溃疡 约4%蛛网膜下隙出血者有胃肠道出血。在前交通动脉瘤致死病例中,83%有胃肠道出血和应激性溃疡。

二、麻醉特点

动脉瘤手术的麻醉要求整个麻醉过程尽可能平稳。颅内动脉瘤血运丰富、手术难度大,对麻醉的要求也高,关键在于防止麻醉诱导及手术过程中动脉瘤破裂,避免血管痉挛引起的脑缺血和颅内压增高。麻醉时要注意避免插管时的血压骤升和呛咳,必要时施行控制性降压(如夹闭瘤壁时)并注意降压幅度;同时还应确保脑灌注,保证患者平稳度过麻醉苏醒期并减少术后脑损害。总的来说,动脉瘤手术的麻醉应注意以下方面:①保持脑松弛;②避免颅内压急剧升高并维持适当的脑灌注压;③保持充分供氧;④保持手术野清晰;⑤保证患者术后早期苏醒。

三、麻醉前病情评估与准备

(一)麻醉前病情评估

术前应详细了解动脉瘤的部位、患者的一般情况和手术方案。对于合并严重的电解质失衡、高血压、肝肾功能损害、贫血等患者应进行积极的内科治疗,给予相应的支持和调整,并积极做好麻醉前准备。

SAH 后常合并全身多器官系统的功能异常，尤其是颅内高压、脑血管自动调节功能受损、脑血管对低碳酸血症的反应性减弱、脑血管痉挛、水电解质失衡、心功能不全、心律失常以及呼吸功能不全等严重危象，更严重的是某些急诊患者在入院时已存在意识障碍、偏瘫、中度去大脑强直和自主神经功能紊乱。因此，对患者有效而客观地评估显得尤为重要，这将关系到患者能否接受手术及麻醉风险，从而尽量采取有效措施以降低风险。临床上通常使用 Hunt – Hess 分级表和以 Glasgow 昏迷评分为基础的世界神经外科医师联合会（world federation of neurosurgical societies，WFNS）分级表进行综合评级（表12 – 1），使临床评估标准化，并可用于评估预后。临床分级越高越容易出现脑血管痉挛、颅内压增高、脑自动调节及血管对 CO_2 的反应性受损、心律失常、心功能障碍、低血容量和低钠血症等。Ⅰ、Ⅱ级患者的颅内压多正常，因此可以耐受脑灌注压的轻度降低而不发生急性脑缺血，这类患者可使血压降低基础值的20%左右，以减轻气管内插管造成的血流动力学波动。Ⅲ级以上的患者术前已经存在颅内压升高和脑灌注压降低，并多合并脑缺血的表现，因此诱导时可将血压维持于术前水平，以避免血压增高造成动脉瘤破裂的风险，又要防止低血压进一步降低脑灌注压而加重脑缺血。

表12 – 1　SAH 临床分级

Hunt – Hess 分级	WFNS 分级（1988）	
	Glasgow 昏迷评分	运动功能障碍
Ⅰ 无症状或轻度疼痛及轻微颈强直	15	无
Ⅱ 轻至中度疼痛，颈强直，除颅神经麻痹外，无其他神经功能损害	13 ~ 14	无
Ⅲ 嗜睡，谵妄，轻度神经功能损害	13 ~ 14	存在
Ⅳ 木僵，中度至重度偏瘫，可能出现早期去大脑强直，自主神经紊乱	7 ~ 12	存在或无
Ⅴ 深昏迷，去大脑强直，濒死状态	3 ~ 6	存在或无

（二）麻醉前准备

由于患者已发生颅内出血，SAH 后多器官系统，尤其是神经系统和内分泌系统都发生了急剧变化，因此对患者进行适当的麻醉处理具有重要意义。合并颅内压升高的患者应在颅内压监护下缓慢降低颅内压，而不是在短时间内大幅度快速降低颅内压，以避免动脉瘤透壁压（MAP – ICP）急剧增加而导致再出血。约 1/3 的 SAH 患者可出现与临床级别相关的血管内容量减少；而 30% 的脑血管痉挛患者可出现伴随血容量减少的低钠血症，这往往需要正确鉴别引起低钠的原因（脑性盐耗综合征和 SAHID）并做出正确处理。此外低钾、低钙也非常常见。50% 以上的患者还会出现心电图改变，如 T 波倒置、ST 段降低、病理性 U 波，以及 Q – T 间期延长等，术前对心律失常的患者应力求弄清楚病因并给予相应的治疗。同时也要控制血糖水平，对血糖过高患者应适当降低血糖。钙通道拮抗剂可用于已有脑血管痉挛的患者以改善症状。

四、麻醉的实施与监测

(一) 麻醉监测

常规监测指标包括心电图、直接动脉压、脉搏血氧饱和度、呼气末二氧化碳分压、尿量、体温及肌松。对于临床分级差及颅内压升高的患者，最好在麻醉诱导前就进行直接动脉压监测。其他特殊的监测包括：脑电生理（脑电图、诱发电位和肌电图等）监测，用于判断麻醉深度，以指导手术操作并减少手术造成的神经损伤，监测时应选择对诱发电位干扰最小的全凭静脉麻醉；脑氧分压监测，可反映脑代谢与脑供血之间的平衡（脑 $PaO_2 < 10$ mmHg、脑 $PaCO_2 > 60$ mmHg、脑 pH 值 <7.0，提示患者的预后不良）；脑血流监测，可用于判断大脑的氧供情况及其功能状态；经颅多普勒超声监测，可辅助诊断脑血管的自主调节能力及手术前和麻醉诱导瞬间动脉瘤是否破裂。

(二) 麻醉实施

1. 麻醉前用药 对于 WNFS Ⅰ、Ⅱ级患者术前给予镇静药以消除患者紧张，防止血压升高，防止动脉瘤再破裂。但用量要适当，避免过量后引起呼吸抑制、CO_2 蓄积、颅内压升高。对于Ⅲ级以上的患者，术前禁用镇静药。抗胆碱药是否属术前给药目前尚存争议。

2. 麻醉药的选择 麻醉药要能提供足够的麻醉深度和肌松，维持适当的血压和颅内压，保持脑灌注压和最佳脑松弛。吸入麻醉药多具有升高颅内压的作用，而静脉全麻药却具有降低颅内压、增加脑灌注压的作用，因此更适用于神经外科麻醉。尤其对于术前发生脑水肿的患者，应禁用任何吸入麻醉药。麻醉性镇痛药中瑞芬太尼是超短效的麻醉性镇痛药，镇痛完善且有降压作用。异丙酚具有快速诱导，降低脑血流量、颅内压和脑氧代谢率，不干扰脑血管自主性调节和 CO_2 反应性等特点，因此具有脑保护及维持心血管状态稳定的作用。肌松药可选择起效快、效果完善、不影响脑血流量或颅内压的非去极化肌松药罗库溴铵，禁用琥珀胆碱。静脉诱导可选用依托咪酯（0.1~0.3 mg/kg）、咪达唑仑（0.1~0.2 mg/kg）、异丙酚（1.0~1.5 mg/kg）、芬太尼（3~7 μg/kg）或瑞芬太尼（1~3 μg/kg）等，此外还可以选用利多卡因喷喉或静脉注射以及普萘洛尔（1~2 mg）、艾斯洛尔（0.5 mg/kg）等心血管活性抑制剂以抑制插管、头架固定等刺激引起的应激性高血压反应。术中可使用钙通道阻滞剂尼卡地平（0.01~0.02 mg/kg）和地尔硫䓬（0.2 mg/kg 或 10 mg）控制高血压。

3. 麻醉诱导 麻醉诱导时颅内动脉瘤破裂出血的概率为 1%~2%，死亡率却可高达 75%。因此麻醉诱导中必须要维持足够的麻醉深度，以避免插管刺激引起平均动脉压剧烈波动而导致的动脉跨壁压急剧升高。可适当施行控制性降压，但应注意降压的幅度。研究发现，Glasgow 0~2 级患者的颅内压一般是正常的，即便将平均动脉压降低至基础血压的 30%~35% 或收缩压 100 mmHg 以下，对无脑缺血的患者也不影响其脑灌注。相反，Glasgow 4～5 级的患者因已存在高颅压和低脑灌注压，若过度降低平均动脉压可致动脉跨壁压增大而加大动脉瘤破裂和脑灌注降低的风险。故对没有脑缺血和颅内压接近正常的患者，应控制血压下降不低于麻醉前水平的 30% 且持续时间不宜过长，反之则应尽可能将血压维持于诱导前水平。在控制性降压期间还要精确估计患者的血容量，适当补充液体，以防降压后发生低血容量。此外，给予足够的药物（镇静药、镇痛药、非去极化肌松药和心血管活性抑制剂）、通畅的气体交换、避免过度通气，气管插管技术熟练、动作轻柔能避免血压的剧烈波动。若诱导前血压过高，可先将血压控制在合理水平后再开始诱导，同时诱导剂量要相对较大，尽可能减少气管插管引起的心血管反应。

4. 麻醉维持　动脉瘤手术的麻醉管理应力求做到降低动脉瘤跨壁压、保持正常脑灌注、谨慎降低平均动脉压、防治脑缺氧和脑水肿并尽早让患者平稳苏醒。

诱导后，摆体位、安装头架、切皮、颅骨钻孔及去骨瓣时刺激较强，可适当加深麻醉。在切皮和上钉前可做头皮局部浸润麻醉，但应避免加入肾上腺素，以免吸收入血后引起血压升高。为了避免刺激引起的平均动脉压升高，也可适当加深麻醉，但当刺激减小时要及时调整麻醉深度以免出现低血压及低灌注压。异氟醚可降低外周阻力，缓解血管痉挛，改善供血，对脑血管起到调节保护作用。异丙酚降低脑血流量、颅内压和脑氧代谢需要，不干扰脑血管自主性调节和 CO_2 反应性等特点，具有脑保护及维持心血管状态稳定的效应，因此麻醉维持可选择异丙酚和异氟醚。夹闭动脉瘤时可行控制性降压，血压下降不低于术前水平的 30% 或将收缩压降至 100 mmHg 以下，以减少术中动脉瘤破裂的危险，提高手术安全性。若术前已存在低血压，则应避免过度降压。动脉瘤夹闭后，应提高血压至正常水平，以增强侧支循环血流，改善血管痉挛引起的灌流不足，同时补充血容量，达到轻度容量过负荷及血液稀释。术中补液应根据需要量、失血量和尿量，在中心静脉压（CVP）和肺毛细血管嵌楔压（pulmonary capillary wedge pressure，PCWP）监测指导下进行，维持最佳的血细胞比容（30%）。过去有学者建议在低温下施行手术，但目前的研究并没有发现低温对动脉瘤手术有利，只有巨大动脉瘤（直径 >2 cm）手术需要使用心肺转流术时才进行深低温停循环麻醉（<28℃）。术中还应注意控制血糖以免加重神经损伤，血糖可控制在 4～6 mmol/L。术中若发生动脉瘤破裂，可迅速将平均动脉压降至 40～50 mmHg，以便于及时阻断供血动脉或暴露瘤颈以进行夹闭。阻断供血动脉后，要随即提高血压至正常水平，以增加侧支循环血流；也可压迫同侧颈动脉 3 min，以减少失血。如果出血量大而出现低血压时，应快速静脉输入全血、血制品或胶体液，以维持血容量。

5. 麻醉苏醒　若术前情况尚可，术后应使患者尽早苏醒，以便于对神经系统进行评估并进行诊断。为了避免再出血的发生，麻醉苏醒期应尽可能平稳，避免呛咳和血压的剧烈波动（血压较术前基础值增高 20%～30% 时颅内出血的发生率增加）。可在拔管之前给予艾司洛尔 10～20 mg 或佩尔地平 0.1～0.2 mg，预防拔管过程中的血压升高，减少再出血的发生。但对有脑血管痉挛危险的患者，血压可高于术前基础值的 10%～20%。此外还应注意监测 $P_{ET}CO_2$，防止因 CO_2 蓄积出现颅内压升高。术前 Hunt - Hess 分级为 3～4 级或在术中出现并发症的患者，术后不宜立即拔管。严重的患者术后需要加强心肺及全身支持治疗。对预后差的昏迷患者需要考虑早期行气管切开术。

五、麻醉时的注意事项

（一）脑松弛

颅内动脉瘤手术需要有良好的脑松弛以暴露术野，降低脑回缩力将有利于动脉瘤的夹闭。要实现良好的脑松弛需注意：

(1) 充分供氧并过度通气使 $PaCO_2$ 维持在 25～30 mmHg。
(2) 调整体位以利于静脉回流，一般认为将头抬高 10°并不会降低脑灌注。
(3) 维持适当的麻醉深度。
(4) 若患者已出现颅内压升高和脑水肿，可在开颅前 0.5 h 给予甘露醇 1～2 g/kg 或呋塞米 10～20 mg。但必须要注意，打开硬膜前应缓慢输注甘露醇，以免动脉瘤跨壁压急剧增加；而且还可以在给予甘露醇前先用呋塞米，以防止使用甘露醇后引起的颅内压短暂升高。

（二）避免动脉瘤透壁压急剧波动

动脉瘤透壁压（transmural pressure，TMP）与脑灌注压在数值上相等，与平均动脉压和颅内压密切相关（CPP = MAP - ICP）。透壁压升高可增加动脉瘤破裂的危险。因此麻醉医生一方面要适当降低体循环血压，一方面又要防止颅内压下降过于迅速。诱导时和术中既要降低血压又要防治脑缺血，因此降压的幅度不宜过大，一般降低幅度不超过基础血压的 30%，同时还要给予足够的药物以避免插管、摆体位、切皮等刺激所致的血压剧烈变化。此外还要在打开硬膜前控制甘露醇或呋塞米的给药速度，并在有监测的情况下缓慢降低颅内压，对于颅内压已明显升高的患者要叮嘱手术医生缓慢打开硬膜，以防止颅内压骤降造成动脉瘤破裂，同时还要注意在硬膜打开后不要盲目减浅麻醉，以防发生术中知晓和体动反应。因此维持动脉瘤透壁压和脑灌注压的动态平衡对于保障手术的顺利进行及改善患者的预后至关重要。

（三）动脉瘤阻断时的注意事项

临床上常用临时阻断载瘤动脉的方法来降低透壁压，从而为动脉瘤的夹闭提供便利的手术条件。为了降低脑缺血缺氧性损害，临时阻断时间一般不应超过 60～120 min。在此期间应注意：①适当升高血压，使血压较基础值提高 20% 左右；同时还应注意观察失血量并及时补充。②使用巴比妥类药物降低脑代谢，也可加用神经节苷脂抑制病理性脂质过氧化和减少自由基对脑细胞的损害。③提高吸入氧浓度（FiO_2），但也有学者质疑提高吸入氧浓度会导致自由基的生成增加而加重脑损伤。

（四）防治脑血管痉挛和脑保护

手术中可以通过使用尼莫地平、适当镇静、避免电解质紊乱等措施防治脑血管痉挛。在缺氧及再灌注损伤过程中会产生大量的自由基,可使用如维生素 C、维生素 E、过氧化氢酶、谷胱甘肽过氧化酶、超氧化物歧化酶和黄嘌呤氧化酶抑制剂等减少自由基对脑细胞的损坏,但作用有限。此外,常用的麻醉药异氟醚及甘露醇和地塞米松等对脑缺血有一定的保护作用。

六、脑动静脉畸形手术的麻醉

脑动静脉畸形是一种好发于顶、额叶的,在胎儿期形成的先天性脑血管异常。其由一团盘绕成团的动、静脉组成,中间可夹有被压缩的硬化性神经组织。以脑动静脉短路为主要病理生理改变,以癫痫、出血、偏瘫为主要症状。发病年龄为 20~30 岁,男性多见。该疾病的主要危险是出血,目前多使用畸形血管切除术进行治疗。麻醉方法和一般原则与动脉瘤手术相同,即应避免出现急性高血压并在手术期间精确控制血压。因此,在手术剥离血管期间使用异氟醚进行控制性降压,对年老、体弱、心功能差的患者可以用硝酸甘油降压,速率为 0.02~0.04 mL/(kg·h)。尼莫地平对脑血管有选择性扩张作用;对心肌抑制轻,用药后心排出量反而增加,停降压后无反跳现象,对预防手术后心脑血管痉挛尤其有效,在脑血管手术用药中已被列为首选。此外还应注意补充血容量。

(刘敬臣 王海棠 蔡业华)

参 考 文 献

[1] 王恩真. 神经外科麻醉学 [M]. 北京:人民卫生出版社,2000:662.

[2] BEDERSON J B, AWAD I A, WIEBERS D O, et al. Recommendations for the management of patients with unruptured intracranial aneurysms: a statement for healthcare professionals from the Stroke Council of the American Heart Association [J]. Stroke, 2000, 31 (11): 2742-2750.

[3] DAVENPORT R J. Sudden headache emergency in the department [J]. Pract Neurol, 2005, 5 (3): 132-143.

[4] VAN CIJN J, RINKEL G J E. Investigate the CSF in a patient with sudden headache and a normal CT brain scan [J]. Pract Neurol, 2005, 5: 362-365.

[5] VAN GIJN J, KERR R S, RINKEL G J E. Subarachnoid haemorrhage [J]. Lancet, 2007, 369 (58): 306-318.

[6] BRISMAN J L, SONG J K, NEWELL D W. Cerebral aneurysms [J]. N Engl J Med, 2006, 355 (9): 928-939.

[7] QURESHI A I, SURI M F, NASAR A, et al. Trends in hospitalization and mortality for subarachnoid hemorrhage and unruptured aneurysms in the United States [J]. Neurosurgery, 2005, 57 (1): 1-8.

[8] MOLYNEUX A, KERR R, STRATTON I, et al. International Subarachnoid Aneurysm Trial (ISAT) of neurosurgical clipping versus endovascular coiling in 2143 patients with ruptured intracranial aneurysms: a randomized trial [J]. Lancet, 2002, 360 (9342): 1267-1274.

[9] PRIEBE H J. Aneurysmal subarachnoid haemorrhage and the anaesthetist [J]. Br J Anaesth, 2007, 99 (I): 102-118.

[10] REINACHER P C, PFIEBE H J, BLUMRICH W, et al. The effects of stimulation pattern and sevoflurane concentration on intraoperative motor-evoked potentials [J]. Anesth Analg, 2006, 102 (3): 888-895.

[11] LEIPZIG T J, MORGAN J, HOMER T G, et al. Analysis of intraoperative rupture in the surgical treatment of 1964 saccular aneurysms [J]. Neurosurgery, 2005, 56 (3): 455-468.

[12] DELPHIN E, JACKSON D, GUBENKO Y, et al. Sevoflurane provides earlier tracheal extubation and assessment of cognitive recovery than isoflurane in patients undergoing off-pump coronary artery bypass surgery [J]. J Cardiothorac Vase Anesth, 2007, 21 (5): 690-695.

[13] N UEDO, R ISHIHARA, H LISHI, et al. A new method of diagnosing gastric intestinal metaplasia narrow band imaging with magnifying endoscopy [J]. Endoscopy, 2006, 38 (8): 819-824.

第十三章　颈动脉内膜剥脱术麻醉

据卫生部统计，1997年我国脑卒中的年发病率达到200/10万，脑卒中已跃居死因首位，存活者中约3/4不同程度地丧失劳动力。缺血性脑卒中的原因之一是颈动脉粥样硬化性狭窄。颈动脉内膜剥脱术（carotid arterectomy，CEA）作为治疗颈动脉狭窄的规范及标准方法一直沿用至今。因为颈动脉狭窄通常由动脉硬化疾病引起，常合并多系统疾病，如冠心病、高血压、糖尿病等，其围手术期致残和死亡率可高达5%。患者在围手术期可发生各种并发症，尤其是源于心脑血管的并发症。因此，我们要了解相关知识，重点考虑对于患者的围手术期管理，包括手术麻醉适应证与禁忌证、术前评估、麻醉技术、脑功能监测和脑保护等。

一、手术适应证、禁忌证及时机

（一）手术适应证

手术适应证取决于患者的临床表现和病变特征。

（1）短暂性脑缺血发作（transient ischemic attack，TIA）。包括：①多发TIA，相关颈动脉狭窄>60%；②单次TIA，相关颈动脉狭窄≥70%；③颈动脉软性粥样硬化斑或有溃疡形成；④抗血小板治疗无效；⑤术者以往对此类患者手术的严重并发症（卒中和死亡）发生率<6%。

（2）轻、中度卒中（相关颈动脉狭窄50%~69%）。

（3）无症状颈动脉狭窄。①狭窄≥70%；②软性粥样硬化斑或有溃疡形成；③术者以往对此类患者手术的严重并发症发生率<3%。

（二）手术禁忌证

（1）重度卒中，伴意识改变和（或）严重脑功能障碍。
（2）脑梗死急性期。
（3）颈动脉闭塞，且闭塞远端颈内动脉不显影。
（4）持久性神经功能缺失。
（5）6个月内有心肌梗死，或有难以控制的严重高血压、心力衰竭。

(6) 全身情况差，不能耐受手术。

（三）手术时机

1. 择期手术　①短暂性脑缺血发作；②无症状性狭窄；③卒中后稳定期。
2. 延期手术　①轻、中度急性卒中；②症状波动的卒中。
3. 急诊（或尽早）手术　①颈动脉高度狭窄伴血流延迟；②颈动脉狭窄伴血栓形成；③TIA频繁发作；④颈部杂音突然消失。

（四）手术相关的病理生理学改变

颈总动脉邻近组织的分离和牵拉或直接刺激颈动脉窦常引起减压反射，导致剧烈的血流动力学变化，甚至冠状动脉痉挛。在此过程中，粥样硬化内膜的粗暴剥离、动脉弹性纤维层的暴露（目前认为也有神经分布）也可能促进上述感受器的兴奋，导致血压升高。阻断并纵形剪开颈动脉后，在颈动脉窦内分布的Ⅰ、Ⅱ型压力感受器通过舌咽神经迅速将低压信号上传至孤束核，触发中枢性缩血管效应，导致血压急剧升高。与此同时，颈动脉血氧分压迅速下降，并通过颈动脉体内的化学感受器经上述通路将低氧信号上传，从而加剧中枢性缩血管效应，导致心脏的前、后负荷增加。目前认为颈动脉窦附近常规注射2%利多卡因1~2 mL可能有一定的预防作用。再者，过度挤压、牵拉颈动脉还可引起内膜粥样斑块脱落，导致脑梗死。

因此，颈动脉阻断期间必须经常对区域麻醉患者进行神经系统检查，或应用EEG对全麻患者进行评估。一旦发现异常EEG或任何神经功能改变的征兆，必须立即进行干预，以防发生永久性脑损伤。

二、术前评估及准备

（一）详细的病史询问

1. 既往史　了解患者既往脑梗死的面积、时间、病变部位和程度，对侧颈动脉病变和大脑动脉环是否完整。
2. 心肺功能评估　评价患者的心肺功能、对手术的耐受性。如近期有脑梗死发作、双侧颈内动脉严重狭窄、对侧颈内动脉闭塞、颈动脉分叉位置高和大脑动脉环不完整、冠状动脉供血不足、慢性阻塞性肺疾患、严重糖尿病，均被认为是颈动脉手术的高危患者。

（二）必要的检查

（1）心脏超声。心脏超声心动检查：动脉硬化病变是全身性的，并具有进行性加重的特点。颈动脉内膜剥脱术患者常常患有冠状动脉硬化性心脏病，也是患者早期和晚期死亡的首要原因。

（2）肺功能检查。

(3) 双侧颈动脉多普勒超声。
(4) CTA、DSA 和大脑动脉环检查。明确诊断和评估手术风险及疗效。

(三) 增加手术风险的因素

1. 内科危险因素　如心绞痛、6 个月内心肌梗死、充血性心力衰竭、严重高血压（＞180/110 mmHg）、慢性阻塞性肺病、年龄＞70 岁、严重糖尿病等。

2. 神经科危险因素　进行性神经功能缺损、术前 24 h 内新出现神经功能缺损、广泛性脑缺血、发生在术前 7 d 之内的完全性脑梗死、多发脑梗死病史、不能用抗凝剂控制的频繁 TIA（逐渐增强 TIA）。

3. 血管造影的危险因素　对侧颈内动脉闭塞、虹吸部狭窄、血栓在颈内动脉远端延伸＞3 cm 或在颈总动脉近端延伸＞5 cm、颈总动脉分叉在第 2 颈椎水平并伴短且厚的颈部、起源于溃疡部位的软血栓、颈部放疗病史。

(四) 术前准备

由于患者多为老年人，大多合并有冠心病、高血压和糖尿病，又可能发生术后脑梗死和脑出血等较严重并发症，因此术前准备极其重要，包括：

(1) 改善心脏功能。颈动脉狭窄的患者常伴有冠状动脉狭窄，术前检查若有严重心肌缺血，应做心血管造影，排除冠状动脉狭窄，并在介入治疗后再行颈动脉内膜剥脱，以防止术后出现心功能不全和心跳骤停，降低死亡率。心脏治疗药物服用到手术当日。

(2) 控制血压和血糖。有效的抗高血压治疗可以改善脑血流，恢复脑的自动调节机制。术前宜将血压控制在理想范围，但应避免快速激烈的降压治疗，否则可损伤脑的侧支循环，加重脑局部缺血。患者所患糖尿病大多为 2 型糖尿病，宜将血糖控制在 8～10 mmol/L 水平。

(3) 血液黏滞性增高者要给予适当抗凝治疗，降低血脂和停止吸烟等。

三、麻醉管理

麻醉目标：保护心脑不遭受缺血性损害，控制心率和血压，消除手术疼痛和缓解应激反应，同时保证患者术毕清醒以便进行神经学检查。

(一) 麻醉方法选择

至今没有研究证实局麻和全麻哪个方法远期效果更好，最终选择应取决于患者的适应能力和愿望、外科医生和麻醉医生的经验和技术，以及脑灌注状况。

1. 区域麻醉　颈深丛及浅丛阻滞是内膜剥脱术最常用的区域麻醉。沿胸锁乳突肌后缘皮下注射局麻药以阻滞颈丛从该处发出的支配颈部外侧皮肤的浅支。颈深丛阻滞是在椎旁对第 2～4 颈神经根进行阻滞，包括将局麻药注入到椎间孔（横突）以阻滞颈部肌肉、筋膜和邻近的枕大神经。局麻药物应尽量选择作用时间长且毒性小的药物，如左旋丁哌卡因和罗哌卡因,其效能与丁哌卡因相似,但毒性更小、术后镇痛时间更长。

为使患者感觉舒适并能合作,可以辅助用药,小剂量多次静脉给予芬太尼 10~25 μg 和(或)咪达唑仑 0.5~2 mg 镇静,也可以选择异丙酚 0.3~0.5 mg/kg 间断静脉给药,或 1~5 mg/(kg·h) 小剂量持续给药。但要严格控制镇静药用量以保证术中进行持续的神经功能监测,要监测患者的觉醒程度、言语以及对侧肢体力量。Krenn 等报道颈丛阻滞下行 CEA 时,联合应用异丙酚和雷米芬太尼的镇静方法可引起较强的呼吸抑制,应谨慎使用。推荐使用一种 α_2 受体激动剂右旋美托咪啶,补充镇静,其呼吸抑制作用最小并且不影响认知功能。

2. 全身麻醉　全身麻醉是 CEA 手术采用最多的麻醉方式,要求在手术结束时患者能迅速清醒,并提供心肌保护和脑保护。

(1) 药物选择。避免使用大剂量的长效抑制药,尽量选择具有良好心、脑保护作用的短效麻醉药,如雷米芬太尼、依托咪酯和异丙酚,同时在麻醉诱导和拔管期间尽量减少循环波动。可应用艾司洛尔以控制喉镜和气管插管过程中的血压心率波动。

(2) 麻醉维持。通常使用吸入麻醉药(异氟醚、地氟醚或七氟醚)复合静脉阿片类镇痛药。瑞芬太尼广泛用于 CEA 手术,短时效便于控制麻醉深度,促进迅速苏醒,特别是在联合使用短效的吸入麻醉药如地氟醚和七氟醚时。

(3) 肌松药。所有非去极化肌松药均可达到插管时所需的肌松程度,使用琥珀胆碱无禁忌。通常推荐维库溴铵,因为整个手术过程一般不会超过 90 min。

(4) 全麻与区域麻醉的比较。目前的资料表明,不同的麻醉方法之间术后病死率和并发症并没有显著差异:①一些研究表明,颈丛阻滞可明显降低严重心脏不良事件的发生率,且血流动力学更加稳定。患者同侧脑血流更好,耐受颈动脉阻断的时间更长。与全麻相比,局麻的主要优点是可以提供患者清醒状态下的持续神经功能评价、评估脑灌注是否充足。但是,因患者紧张、不适等因素,术中血压波动比较明显,血中儿茶酚胺水平较高;而且要求患者能够主动配合才能完成手术。如果在这种麻醉方法下出现脑缺血,会导致患者失去定向力、通气和氧供不足、手术视野的破坏。为了提供最佳的脑保护,经常需要改用全麻,有利于紧急情况下控制气道。另外,镇静作用可能破坏清醒状态神经功能评价的价值。②全麻有利于有效维持气道管理,术中更好地保持患者体位,减轻心理负担,减少脑代谢,增加脑对缺氧的耐受性。同时当缺血发生时能提供最佳的脑灌注和脑保护,减少心肌氧耗,并能迅速复苏,便于术后神经功能评价。其缺点是不能完全准确地判定脑灌注的状态,特别是在颈动脉夹闭时。最近有学者提出,全麻术中唤醒的麻醉方法可以融合全麻与局麻两种麻醉方法的优点,起到扬长避短的功效。

(二) 术中管理

1. 常规监测

(1) ECG。Ⅱ导联和 V_5 导联监测异常心律和 ST 段改变,连续监测动脉压、温度和脉搏血氧饱和度。一般不采用经颈中心静脉置管,以免颈静脉穿刺不慎导致血肿形成。

(2) $PaCO_2$。$PaCO_2$ 对脑血流量具有明显影响，术中应进行血气的动态监护，维持正常的 PaO_2 和 $PaCO_2$，以保证正常的脑血流量。

2. 维持血流动力学稳定　围手术期血流动力学的稳定是减少围手术期并发症，尤其是心脑血管并发症的重要因素。

(1) 控制血压。通过预先观察患者的基本生命体征，确定将其血压维持在一个较稳定的范围内。上限是术前血压的最高值，但不会造成心肌缺血；下限是术前血压的最低值，但不会造成脑缺血。

(2) 减少应激、疼痛以及颈动脉切开常引起的心动过速。在镇痛充分、麻醉深度适宜的情况下可选择性应用 $β_1$ 受体阻断药如艾司洛尔。

(3) 维持脑灌注压。在阻断颈动脉时，适当提升患者的血压以保证脑血流灌注，为了维持血压，必要时可应用苯福林、多巴胺、硝酸甘油和硝普钠等血管活性药。在恢复颈动脉血流时适当地降低血压，以防止脑过量灌注而引起并发症。

(4) 维持肌松。为了保证在颈动脉钳夹时患者不活动，需要加肌松药。

(5) 阻滞压力感受器反射。颈动脉窦部操作可激活压力感受器反射，导致心动过缓和低血压，通常用1%利多卡因在颈动脉分叉处作浸润麻醉进行预防。

(6) 维持血容量。术中常有血容量减少，应补充液体（5 mL/kg），低血压必须立即处理。

四、脑功能的监测和保护

(一) 神经监测与脑灌注

在术中阻断一侧颈动脉后对脑血流及脑功能进行监测是降低术后卒中及死亡发生率的较理想方法。

1. 颈内动脉残端压（carotid artery stump pressure, CSP）　颈内动脉残端压是阻断颈总动脉和颈外动脉后颈内动脉远端的压力，反映对侧颈动脉和椎基底动脉系统的血管环侧支循环对患者血压的代偿情况。通常情况下，颈内动脉残端压低于 50 mmHg 则意味着低灌注。

2. EEG　可对皮质神经元的电活动进行持续监测，其波形的减慢和衰减常反映同侧大脑皮质的缺血。一般认为，当脑血流降至 15 mL/（100 g·min）以下时，大脑将发生缺血损伤，EEG 也将发生改变，出现 α 波的明显低电压或频发 4~7 次中至高幅 θ 节律，特别是出现在头中后部的异常，均提示脑缺血，此时应提高血压 10~20 mmHg，以改善颈动脉阻断后脑血流的侧支循环；如 EEG 仍无改善，则应考虑放置转流管。但越来越多的证据表明，EEG 监测有许多局限性，如无法监测皮质下损伤、假阳性率较高、对有脑梗死史的患者敏感性差、全麻药物可影响 EEG 等。

3. TCD　为目前应用最为广泛的无创脑血流监测方法，通过颞窗探头可以连续观察到大脑中动脉的血流速度变化。阻断颈动脉后应用 TCD 技术可连续对 Willis 环的各个组成动脉进行血流监测，以弥补监测颈内动脉残端压的一些不足。

4. 皮质体感诱发电位（SEP） 此电位是基于感觉皮质对外周感觉神经受刺激后产生的电冲动反应。感觉皮质基本上由大脑中动脉供血，在颈动脉夹闭时有受损的危险。诱发电位振幅下降超过50%时则提示有脑缺血，需放置转流管。但麻醉药物、低温以及血压可以显著影响SEP。

5. 局部脑血流量测定 通过经静脉或同侧颈动脉内注射放射性氙元素，并在大脑中动脉供血的同侧大脑皮质区域放置探测器分析放射性衰变而获得脑血流量。通常在夹闭前、夹闭时或夹闭后即刻进行测量。局部脑血流量测定与脑电图的联合应用可以获得脑缺血时的脑血流量和脑电图变化，并得到不同麻醉药物的临界局部脑血流量。

（二）脑保护措施

良好的脑保护措施、预防脑缺血损伤是手术成功的关键之一。

1. 手术方面

（1）试验性阻断颈动脉或重建血管。在维持理想血压的前提下先试验性阻断颈动脉，测量阻断远端血压，如血压高于50 mmHg，即开始重建血管，如血压低于50 mmHg，则考虑在临时旁路下行血管重建。放置临时旁路分流管能够保证术中足够的脑灌注，使患侧脑组织血供不受明显影响。但这可增加血栓形成及颈动脉内膜剥脱的危险。

（2）充分灌洗剥脱的血管。手术中应注意充分灌洗剥脱的血管，并采取颈内与颈外动脉开放反冲，以防止残存的碎屑在血流开放后脱落引起脑栓塞。

（3）减轻脑水肿。开放前静脉注射甘露醇200~250 mL，开放后即刻头部抬高10°~20°，减轻脑组织水肿。

（4）按顺序依次开放动脉。血管吻合完毕后，按顺序依次开放颈总动脉、颈外动脉及其分支，最后开放颈内动脉，这可以避免栓子进入颈内动脉引起缺血性脑卒中。

2. 生理方面

（1）低温。有研究显示，将患者（尤其是老年患者）头部温度降至34 ℃，可明显增加缺血期的安全性。但要注意恢复期很多患者出现寒战，从而增加心肌氧耗并促使心肌缺血的发生，并不推荐常规使用。

（2）二氧化碳。颈动脉阻断期间诱导性高碳酸血症可扩张脑血管，改善脑缺血区域的血供，但研究表明它具有脑窃血效应，可引起对侧半球血管扩张，加重同侧脑缺血，因此目前仍主张维持$P_{ET}CO_2$在正常范围。

（3）血糖。术中监测血糖，控制血糖在正常范围。

（4）血液稀释。脑缺血期间理想的血细胞比容约为30%，对CEA患者应该避免血细胞比容过高。

3. 围手术期处理

（1）尼莫地平。手术前2 d、术中和术后用尼莫地平0.2 mg/（kg·d），以1 mg/h速度静脉泵入以扩张脑血管，增加脑组织血供。

（2）异丙酚。麻醉选择有脑保护作用的静脉麻醉药异丙酚。异丙酚控制性降压幅度达30%~40%时，$SjvO_2$不仅未降低，反而升高，显示了异丙酚在脑低灌注状态时有明显的脑保护作用。

（3）高血压。在缺血期间，机体自动调节功能被破坏，脑血流对灌注压的依赖变得更加明显。应保持正常或稍高的血压水平。但当收缩压 > 160 mmHg，且持续时间较长时，可加重心肌缺血，导致心肌梗死或脑出血，必须给予降压处理。

（4）低血压。颈动脉开放后的再灌注期间是低血压的高发期，尤其常见于严重颈动脉狭窄的患者，其具体原因尚不清楚，可能是大脑的自我保护机制。恢复血供的大脑组织通过自身调节，减少脑内凝乳酶、ADH 和去氧肾上腺素的合成以降低血压，从而减轻缺血再灌注损伤。如果颈动脉阻断期间血压低于术前水平，可通过适当扩容和使用小剂量缩血管药物来纠正。当然，适度的低血压可降低患者心肌氧耗，减轻脑缺血再灌注损伤，故不宜进行过于积极的处理，具体情况应视患者的基础血压和病情来决定。

（5）地塞米松。术中静脉注射地塞米松 10 mg，稳定细胞膜。

（6）全身肝素化。血管分离完毕静脉内注入肝素 0.5~1 mg/kg，全身肝素化。

（7）防止躁动和呛咳。拔管和苏醒期间应防止躁动和呛咳，以免引起剧烈的循环波动和颅内压升高，加重缺血再灌注过程对脑功能的不利影响。

（8）术后监护。术后应进行 12 h 的 ICU 监护，重点监测血压和心功能。

五、术后并发症及其防治

（一）脑卒中和死亡的相关危险因素

1. 患者因素　年龄 >75 岁、对侧颈动脉闭塞、颅内动脉狭窄、高血压（舒张压 > 90 mmHg）、有心绞痛史、糖尿病、CT 和 MRI 检查有相应的脑梗死灶、术前抗血小板药物用量不足等。

2. 手术因素
（1）内膜剥脱术后急性血栓形成造成颈动脉闭塞。
（2）内膜剥脱时脱落的栓子造成脑栓塞。
（3）术中阻断颈动脉时间过久造成脑梗死。

3. 防治
（1）术前合理评估高危患者。
（2）尽量减少术中脑缺血时间。
（3）维持围手术期血压平稳。

（二）过度灌注综合征

多发生于术后 1~5 d。

1. 机制　这是由于术前脑血管高度狭窄，狭窄远端的大脑半球存在慢性灌注不全，大脑血管扩张以弥补血流灌注不足的影响。当严重狭窄解除后，正常或过高的血流灌注进入扩张的失去收缩调节能力的大脑半球，脑血管持续扩张，引起血浆或血液外渗，导致脑水肿或脑出血。

2. 处理　术后严格控制高血压，最好不用脑血管扩张药，慎用抗凝及抗血小板药物，严密监测神经功能的变化。应常规给予甘露醇以减轻脑水肿。

（三）高血压

1. 机制　可能与手术引起颈动脉压力感受器敏感性异常有关。
2. 处理　积极将血压控制在术前水平，收缩压理想值为 110~150 mmHg（慢性严重高血压者可耐受较高血压），短效药物往往是安全有效的。

（四）低血压

1. 机制　颈动脉粥样斑块去除后，完整的颈动脉窦对升高的血压产生反应导致低血压。
2. 处理　对液体疗法、血管加压药的反应较好，可以通过在颈动脉窦内注入局麻药而抑制。要排除心源性休克，保持扩容状态，维持一定的输液量（24 h 内成人为 100 mL/h），严重者给予升压药。术后需要持续小心地监测血压、心率和氧供。

（五）血管再狭窄

血管再狭窄为常见远期并发症之一。

1. 机制　它是动脉内膜切除后的一种损伤反应，涉及平滑肌细胞、血小板、凝血因子、炎细胞和血浆蛋白之间复杂的相互作用。
2. 处理　术后给予小剂量阿司匹林抗凝，同时治疗全身动脉粥样硬化及高血压、糖尿病等合并症。

（李淑琴　王恩真）

参 考 文 献

[1] 赵继宗. 神经外科学［M］. 北京：人民卫生出版社，2006.
[2] 曾因明，邓小明. 麻醉学新进展［M］. 北京：人民卫生出版社，2007.
[3] 王保国. 神经外科麻醉手册［M］. 北京：人民卫生出版社，2009.
[4] 徐美英，马宇，张富军，等. 颈动脉手术的麻醉管理与脑保护［J］. 临床麻醉学杂志，2002（6）：303-304.
[5] 张福先，刘文宏，张昌明，等. 颈动脉内膜切除术全程脑保护的应用［J］. 中国医学科学院学报，2007，29（1）：37-39.
[6] 王志文. 颈动脉狭窄与颈动脉内膜剥脱术［J］. 医学综述，2007，13（16）：1243-1245.

[7] 许平波,李文献,邓小明. 颈动脉内膜切除术的麻醉进展 [J]. 临床麻醉学杂志, 2007, 23 (6): 526-528.

[8] ROUBIN G S, YADAV J S, LYER S S, et al. Carotid stent-suppoted angioplasty: a aneurovascular intervention to prevent stroke [J]. Am J Cardiol, 1996, 78 (10): 8-12.

[9] SCHULZ U G, ROTHWELL P M. Sex differences in carotid bifurcation anatomy and the distribution of atherosclerotic plaque [J]. Stroke, 2001, 32 (7): 1525-1531.

[10] ARNOLD M, STURZENEGGER M, SCHAFFLER L, et al. Continuous intraoperative monitoring of middle cerebral artery blood flow velocities and electroencephalography during carotid endarterectomy. A comparison of the two methods to detect cerebral ischemia [J]. Stroke, 1997, 28 (7): 1345.

[11] BOONTJE A H. Carotid endarterectomy without a indwelling shunt: results and analysis of back pressure measurement [J]. Cardiovas Surg, 1994, 2: 549.

[12] DELLAGRAMMATICAS D, LEWIS S, COLAM B, et al. Carotid endarterectomy in the UK: acceptable risks but unacceptable delays [J]. Clin Med, 2007, 7 (6): 589-592.

[13] KLIJN C J, HOEFNAGELS W A, BROUWERS P J, et al. Effectiveness of endarterectomy for symptomatic stenosis of the internal carotid artery; more risk factors important than only the severity of the stenosis [J]. Ned Tijdschr Geneeskd, 2007, 151 (50): 2770-2775.

[14] CHOI S S, LIM Y J, BAHK J H, et al. Coronary artery spasm induced by carotid sinus stimulation during neck surgery [J]. Br J Anaesth, 2003, 90: 391-394.

[15] KRENN H, DEUSCH E, JELLINEK H, et al. Remifentanil or propofol for sedation during carotid endarterectomy under cervical plexus block [J]. Br J Anaesth, 2002, 89: 637-640.

[16] STERNBACH Y, ILLIG K A, ZHANG R, et al. Hemodynamic benefits of regional anesthesia for carotid endarterectomy [J]. J Vasc Surg, 2002, 35: 333-339.

[17] SCHWEIGHER H, KANP H D, DINKEL M. Somatosensory-evoked potentials during carotid artery surgery: experienced in 400 operations [J]. Surgery, 1991, 109: 602-609.

第十四章 神经外科介入手术麻醉

第一节 概述

介入神经外科（interventional neurosurgery）技术是通过人体的血管用各种规格的导管对颅脑及椎管内疾病进行治疗的过程，也称神经外科血管内治疗（endovascular treatment）。现已发展为神经外科学的一个重要分支，许多脑血管疾病患者因此避免了开颅手术，提高了生存质量。由于神经外科介入手术在场所及设备、技术要求等方面的特殊性，对麻醉医生也提出了新的要求。我们只有了解了神经外科介入手术的相关知识，才能很好地进行该类手术的麻醉，提高患者围手术期的安全性。

一、神经外科介入手术的特点

（一）神经外科介入手术的设备及技术要求

1. 造影显像设备　造影显像设备是开展神经外科介入手术的基础设备。数字减影血管造影术（digital subtraction angiography，DSA）是电子计算机与常规血管造影结合的检查方法，基本原理为常规 X 线设备检测到的资料在计算机内数字化，经强化及减影处理，减去背景中其他组织的数字信息再还原成图像，单独显示血管系统。它具备对比分辨率高、对比剂浓度低、透视增强、实时显影、轨迹减影透视（示踪图）等优点。

2. 微导管　分为同轴导管、Track 微导管、Magic 微导管、球囊扩张导管等数种，操作者通过导管到达病变位置，从而进行造影、栓塞、扩张等治疗。

3. 栓塞材料

（1）微粒。有冻干硬脑膜微粒、聚乙烯泡沫醇微粒、真丝微粒和线段等，常用于治疗硬脑膜动静脉瘘、硬脊膜动静脉瘘、动静脉畸形等。

（2）微弹簧圈。有钨丝、铂金丝等不同材质，非常柔软，可随动脉瘤大小、形态成形，不会刺破动脉瘤，置入动脉瘤内，促使瘤内血栓形成，主要用于栓塞颅内动脉瘤。

（3）球囊。由硅胶或乳胶制成，有可脱性球囊和开孔球囊两种。

（4）液体栓塞剂。

1）聚乙烯醇（ethylene vinyl alcohol copolymer，EVAC）。主要成分为聚乙烯和聚乙烯醇，溶于二甲基亚砜。与血液接触后，二甲基亚砜立即弥散，而聚乙烯醇聚合成固体，不粘导管。

2）甲基丙烯酸-2-羟基乙酯（2-hydroxyethyl-methacrylate，HEMA）。随人体温度而聚合的物质，用于充填可脱性球囊。

3）醋酸纤维素聚合物混合剂（cellulose acetate polymer，CAP）。低稠性，易通过微导管，可在短期内完全凝固。不粘导管，无须担心导管拔出困难。

4. 支架（stent）　理想的支架应具有以下优点：易释放；属具有各种长度和直径的系列产品；所用递送系统小；扩张力（支架完全展开与压缩成最小直径状态的关系）高；不透X线；能准确定位；如位置不佳能回收；有纵向柔顺性并与血管的纵向柔顺性一致；不会由于局部长期直接受压而变形；抗血栓形成；不会移位；可嵌入管壁，形成的新内膜薄且腔表面内皮化；能长期保持通畅；有生物惰性或阻止再狭窄；始终能维持结构的整体性；可做非损伤性影像学检查及随访；能对抗弹性回缩，消除狭窄，且能避免因狭窄及异物引发的血栓形成。常用的有球囊扩张式支架、自动扩张式支架、形状记忆金属支架、带膜血管支架等。

5. 对比剂　理想的血管对比剂应毒性低或无毒性，对血管无刺激，显影后排泄迅速，在具备一定浓度的情况下黏度甚低。目前所用的对比剂化学性质稳定。离子型对比剂进入体内后，正离子和负离子分别以原形排出体外；非离子型对比剂在体内不代谢，毒性极低，临床上的不良反应多为过敏反应。

（二）神经外科血管病变的主要类型

1. 脑血管疾病

（1）脑动静脉畸形（arteriovenous malformation，AVM）：是一种先天性局部脑血管上发生的变异，在病变部位脑动脉与静脉之间缺乏毛细血管，形成了脑动静脉之间的短路，产生一系列脑血流动力学上的紊乱。

（2）硬脑膜动静脉瘘（dural arteriovenous fistulae，DAVF）：是指动静脉直接交通在硬脑膜及其附属物大脑镰和小脑幕的一类血管性疾病，颅内外供血动脉直接与颅内静脉窦沟通。

（3）颅内动脉瘤（intracranial aneurysm）：是颅内动脉壁上的异常膨出。动脉壁发育性中层缺陷、动脉硬化和高血压是发生动脉瘤的三个主要因素。

（4）颈动脉海绵窦瘘（carotid cavernous fistula，CCF）：颈内动脉海绵窦段的动脉壁或其分支发生破裂，以致与海绵窦之间形成异常的动静脉沟通。

（5）椎动静脉瘘。

（6）Galen静脉瘤样畸形（vein of Galen aneurysm）：是由于胚胎发育时期原始

Galen 静脉保留、扩张和动脉化，而 Galen 静脉和直窦阙如而形成。其解剖基础是动静脉短路和硬脑膜静脉窦的闭塞。

(7) 脑梗死与颅内静脉窦血栓形成。

(8) 脑血栓形成。

(9) 颈外动脉系统血管病变：如颅外软组织的动静脉畸形、外伤性假性动脉瘤、颅骨骨膜静脉窦、外伤性动静脉瘘等。

2. 脑肿瘤

(1) 脑恶性肿瘤：患者术前或术后可行颅内动脉超选择性化疗。

(2) 脑膜瘤的术前栓塞：对于血供丰富的脑膜瘤术前可行供血支术前栓塞，作为手术的辅助措施。

3. 脊髓血管疾病

(1) 脊髓动静脉畸形。

(2) 髓周动静脉瘘。

(3) 硬脊膜动静脉瘘。

(4) 椎管内静脉高压综合征。脊髓正常静脉回流障碍、脊髓充血、毛细血管淤滞，最终导致小动脉缺血，脊髓间质水肿、缺血坏死。

1) 椎管内血管疾病引起的椎管内静脉高压：如硬脊膜动静脉瘘、髓周动静脉瘘的异常引流；椎旁动静脉畸形、硬脊膜外血管瘤、椎管节段性血管瘤等。

2) 左肾静脉、下腔静脉和奇静脉狭窄。

（三）神经外科介入手术的主要类型

(1) 栓塞术。所用材料包括微粒、可脱性球囊、开孔球囊、微弹簧圈、电解铂金微弹簧圈、机械解脱钨丝弹簧圈等。

(2) 腔内血管扩张成形术。

(3) 超选择动脉内溶栓术。

(4) 超选择动脉内化疗术。

(5) 支架植入术。

二、神经外科介入手术麻醉特点

通常神经外科的介入治疗地点都远离手术室，使得其麻醉要求较手术室内工作又多了些困难。神经外科介入麻醉具有以下特点：

1. 麻醉设备有限　场地设计时没有考虑到麻醉的需要，通常没有便利的插座、吸引、中心供氧等，麻醉设备的放置场地也局限。

2. 观察患者受限　由于庞大的放射设备和工作时的射线环境，麻醉医生常难以接近患者，使得观察患者受限。

3. 周边人员难以提供帮助　麻醉经常会遇到一些突发情况，如意料外的困难气道，但介入治疗室的工作人员不熟悉麻醉难以给予到位的帮助。

4. 缺乏相应监测设备　介入治疗室监测设备往往不及手术室完善，行介入治疗的患者往往病情又比较复杂，手术过程中也会有一些不良事件，因此介入治疗室的患者监护标准不能低于手术室内。

5. 放射线防护问题　注意：①利用屏蔽的保护作用：穿着铅衣、铅帽、铅领，戴铅眼镜，使用铅吊屏；②尽可能选小的光栅；③透视时间尽可能缩短；④双手尽量少暴露在X线下；⑤与被检查部位保持尽可能远的距离；⑥有双向球管时远离水平射线球管；⑦使用对比剂自动注射设备；⑧使用个人射线剂量检测笔。

第二节　麻醉前病情评估与准备

神经外科介入治疗的病情评估同其他类型的手术一样，麻醉医生应该在手术前对患者全身情况和重要器官生理功能做出充分估计，将其调整至最佳状态，最终目标是保证患者围手术期的安全。病情评估和准备应该包括以下几个方面：①获得病史、体格检查和相关实验室检查的资料，决定是否需要进一步检查和会诊；②与患者沟通，了解相关麻醉问题，解除其焦虑心理，并签订麻醉同意书；③明确器官疾病和特殊病情的关键所在，了解术中可能发生的情况及应对方案；④评估患者接受麻醉和手术的耐受力，确定适当的麻醉方法和围手术期治疗方案；⑤与手术医生沟通，了解手术方式与难点。

1. 病史　神经外科介入手术术前评估与其他手术一样，一般应了解患者的内科疾病史，治疗情况及目前该疾病相关器官的功能状况。患者平素的活动能力，有无长期吸烟、嗜酒史，有无长期服用药物史，有无过敏史。如果是先天性动脉瘤或动静脉畸形患者，发病者为年轻人，心肺功能的状况多无明显异常。若为高血压所致动脉瘤、动脉狭窄或脑卒中的患者，应警惕有无合并多处大动脉粥样硬化，了解血压控制和心肺功能储备，以及各个重要器官的功能状况。仔细评估神经系统功能。因为术中要全身肝素化，术后多需要抗凝治疗，所以凝血功能也很重要。

应了解患者既往造影史，有无对比剂过敏。同时应注意患者的气管插管条件，颈部及下颌关节的活动度，及是否存在脊柱和其他关节的疾病，能否保持平卧位，患者在镇静情况下能否保持呼吸道通畅。

2. 术前准备　血管疾病的患者应避免剧烈运动和情绪波动，禁烟酒，保持大便通畅，改善睡眠状态，适当控制血压。癫痫患者可根据发作类型选择抗癫痫药物。对可能出现脑血管痉挛的患者，术前3d开始口服尼莫地平。有出血的患者可适当服用抗纤溶药物。术前镇静药物的给予应根据具体情况决定。术前常规禁食，留置尿管。

血管闭塞试验：对可能需要闭塞一侧颈动脉或椎动脉的患者，需先行耐受试验（Mata test），以了解患者对闭塞该动脉的耐受性，如果不能耐受，会出现头晕及神经症状，应该逐渐延长压迫时间，以期得到基底动脉Willis环的开放，颅内前、后交通动脉侧支循环的建立，使手术顺利实施。方法：至少由医生亲自指导做1~2次，后可由患者自己做。拇指用力触压患侧颈动脉，同时用另一手示指触摸耳前颞浅动脉搏动情况，当患侧颞浅动脉搏动消失，说明压迫有效，一般每次颈动脉压迫持续30 min以上，每天4~5次。若患者不能耐受，可从5 min开始，直至一次压迫颈动脉30 min而不出现缺血症状，并坚持一周以上。同时术中要行血管暂时性闭塞试验，在闭塞后行对侧血管造影，了解颅内前、后交通动脉侧支循环（Willis环）的状态，作为闭塞此动脉的参考依据。方法是将球囊置于准备闭塞的动脉内，用低浓度对比剂将球囊充盈，并经导引管注入对比剂证实该动脉确实被阻断，开始记录时间，严密观察患者神志、瞳孔、神经系统和脑电图变化。其中脑电图紊乱是最早的脑缺血临床征象，通常在闭塞血管30 s内突然出现。若闭塞试验不能持续30 min，则不能行一侧颈动脉或椎动脉的永久性动脉栓塞治疗，应行颅内外动脉分流术，之后再行血管内治疗。

第三节　麻醉的实施与监测

一、神经外科介入手术对麻醉的要求

1. 镇痛的要求不高　介入手术属微创手术，除血管穿刺需局部麻醉外并无较强的疼痛伤害，故对镇痛的要求不高。注入对比剂时会出现恶心、头晕；导管进入微动脉时，可能会因血管痉挛而导致头痛、血压升高。

2. 减少应激反应　患者的应激反应往往使血压产生波动，增加操作时血管痉挛发生的可能，进入小动脉时躁动和血压升高，还可能导致血管破裂。

3. 完全制动　畸形血管往往较为细小，微导管定位时需要示踪图来确定，头部稍有变动，定位就会发生偏差，部分患者术前即有意识改变，加上长时间平卧，微导管对血管的不良刺激均会使患者躁动不安，给治疗带来困难。

4. 保持意识　保持意识、定向力、认知能力的存在，便于术中进行神经功能的检查。

5. 全身肝素化　注意让患者达到全身肝素化。

6. 控制性降压　以防脑灌注综合征发生及脑动脉瘤破裂出血。

7. 保持呼吸道通畅　防止缺氧和二氧化碳的蓄积，加重脑组织损害。

9. 尽可能估计手术结束时间　一般手术的结束时间估计较困难，应尽可能做到准确。

从理论上来说，应用小剂量镇静剂加上患者的合作可足以完成神经外科介入手术的操作，似乎还有利于观察患者的意识及神经系统的反射；但由于手术时间并不短，在关键操作步骤时患者轻微的活动都会产生较大的危害，故全身麻醉已经是越来越多麻醉医生的选择，它更有利于保障患者的安全，保证呼吸道通畅和血压的调控。随着神经系统监测水平的提高，保持患者处于可唤醒状态并不是一件非常必要的事情。

二、麻醉的实施

常用的麻醉方法如下：

1. **全身麻醉** 神经外科介入手术医生和麻醉医生越来越倾向于选择全身麻醉，因为全身麻醉可以让患者感觉舒适，更好地掌控呼吸道和血流动力学状况，而且完全没有体动，可以产生更清晰的图像。但是不利之处是无法及时评估神经系统功能；而且插管和拔管时的血流动力学和颅内压的波动可能对患者会有不良影响。

麻醉药物的选择以麻醉深度易于调控、麻醉过程平顺、术后苏醒快的短效药物为首选。目前常用异丙酚、七氟醚、地氟醚、瑞芬太尼等药物。有研究比较神经外科介入手术中使用异丙酚或七氟醚，发现七氟醚较异丙酚苏醒快速、彻底。高浓度的地氟醚会增加脑血流，使脑血管丧失自动调节功能。在一项动物实验中证实，吸入 0.5 MAC 和 1 MAC 的地氟醚较异氟醚和七氟醚在动脉二氧化碳分压正常时，扩张脑血管和升高颅内压作用更为明显。

最好避免使用 N_2O，因为会增加注射对比剂时引起微气泡的风险。

是否提倡使用喉罩仍有争议。使用喉罩可以避免气管插管及拔管时的刺激和呛咳，减少血流动力学的波动，减少颅内压增加的可能。但是喉罩提供的气道不如气管导管稳固，有移位的可能，而神经介入手术中，麻醉医生通常不在患者头端，不能及时发现喉罩移位，会引起通气不足，颅内压升高。

2. **镇静** 需要强调的是，镇静下的患者发生危险的可能性并不比全身麻醉下者低，所以绝不能掉以轻心。镇静下施行治疗的好处是可以与术者合作，进行神经系统方面的测试，在患者能充分配合的情况下，可以维持血流动力学的稳定。但患者常有恐惧感，会不自觉体动，若镇静药使用不当，会出现气道不通畅、呼吸抑制和血流动力学的波动。

目前最常使用的药物是异丙酚，但应注意有较明显的呼吸抑制。还有多种药物组合使用，如神经安定药丁酰苯类氟哌啶和强效镇痛药芬太尼，咪唑安定和阿片类药物组合等，但均存在镇静深度较难调控、苏醒质量不高等问题。近年来推荐使用的镇静药右旋美托咪啶（dexmedetomidine）是一种 α_2 受体激动剂，与受体的亲和力较可乐定强 8 倍，患者没有明显的呼吸抑制，易唤醒和取得合作。

三、监测

虽然是手术室外的麻醉，但不能因为场地不够或设备不全而降低监测的要求。麻醉医生应具有一定的数字减影读片能力，通过图像就可直接了解脑血管痉挛的程度和范围，治疗中有无血管的破裂出血，有无正常血管的误栓塞等。呼吸功能应监测血氧饱和度、呼气末二氧化碳分压、气道压。监测循环功能应测定心电图、脉率、心率、无创血压（至少 5 min 一次）；高危患者应进行中心静脉压和持续有创动脉压监测。重点在于完善神经功能的监测，这样即使没有患者的配合，也能立即了解脑氧供和脑功能变化。

(一) 脑血流监测

1. 脑血流量　放射性^{133}Xe 的清除率为脑血流测定的金标准。通过放射性元素被吸收或注射后在头部标定位置上的闪烁计数来记录其放射量的衰减得出脑血流信息。不足之处在于因为技术上的难度和对缺血诊断缺乏特异性等问题，在手术室应用较难。

2. 脑血流速度（CBFV）　经颅多普勒通过测定大脑中动脉直径和流速变化来评价脑血流，为无创技术。术中头位的变化对精确度有一定影响。也可在术中直接监测主要脑动脉。

3. 脑局部血流　利用激光多普勒测定脑局部血流。

(二) 颅内压监测

颅内压监测不但数值有意义，波形分析也有价值。颅内压波形分 A 波、B 波和 C 波。A 波由一组 60~75 mmHg 的压力波构成，压力在一般水平，突然上升并持续 5~20 min 后下降到原压力水平且反复出现者，预示颅内压代偿能力耗竭，脑血管舒缩的自动调节趋于消失，颅内血容量增加，致颅内压骤升。B 波为压力 4.87~10 mmHg 的阵发性低幅波，表示颅内压顺应性降低。C 波为偶发单一的低或中波幅波形，无特殊意义。

1. 腰椎穿刺脑脊液压力测定　方法简单，校正及采集脑脊液容易，但有增加感染的可能，对已有脑疝的患者风险更大，也有损伤脊髓的报道。

2. 硬脑膜外颅内压测定　通过气体压力传感器或将压力传感器直接放置在硬脑膜下测定。但术中使用受到限制。硬脑膜下颅内压数据不如脑室内精确可靠。

3. 脑室内置管测颅内压　将导管置入侧脑室内，传感器的零点与外耳道水平。需钻孔穿刺脑实质，易合并感染、出血，有脑室系统梗阻或脑室受压脑脊液较少时影响准确性。

4. 脑实质内颅内压　采用光导纤维导管通过钻孔插入脑实质，压力通过导管末端光反应膜的运动被感应，通过数字或类似方式来显示。费用昂贵，操作过程中如有梗阻可破坏光导纤维。

(三) 脑代谢监测

1. 脑氧代谢率（$CMRO_2$）　颈内静脉球部和动脉置管可同步抽血测定二者的血气，$CMRO_2 = CBF \times (CaO_2 - CjvO_2)$。还可同时持续测定颈内静脉血氧饱和度（$SjvO_2$）。$SjvO_2$ 对了解脑氧摄取很有价值，其正常值为 60%~70%，若低至 54%，则提示存在代偿性大脑低灌注压，有脑缺血的可能，但只能代表多脑区域的综合结果。

2. 局部脑血氧饱和度（rSO_2）　应用近红外分光镜，无创测定所选择的局部脑组织的氧饱和度，代表局部脑组织中的动脉、静脉及毛细血管三种成分的信号。由于脑血管床中静脉占主要成分（70%~80%），所以主要反映静脉血氧饱和度（SvO_2）。临床上将 $rSO_2 < 55\%$ 作为脑组织缺氧的界限，实际上连续监测动态变化更有意义。

(四) 脑电生理监测

1. **脑电图** 反映脑功能状态的电生理指标，是脑皮质神经细胞电活动的总体反映，受丘脑的节律性释放影响，也受到代谢活动因素的干扰。目前国际上脑电图的识别采用频域法，即用一种数学模型（Foriers 分析）对原始脑电波进行分析，根据分析方法不同分为95%边缘频率和50%中心频率、双频谱分析等。

2. **诱发电位** 根据刺激形式的不同，分为躯体诱发电位、听觉诱发电位、视觉诱发电位和运动诱发电位。优点在于监测本身对手术影响小，能及时客观反映手术操作不当引起的神经组织损伤，使手术操作由过去的神经解剖阶段进入功能解剖阶段，大大提高了手术质量，且在一定程度上可反映麻醉深度。

四、手术中需用相关技术

1. **控制性降压** 一般应用于对颅内高血流病变的栓塞，如 AVM、Galen 静脉瘤，CCF（颈内动脉－海绵窦瘘）和颅内动脉瘤。在对这些疾病进行栓塞治疗后较易发生脑过度灌注综合征，通过控制性降压，可防止正常脑血管区出现过高的血管内压力，减少脑出血及脑水肿的发生。在对颅内动脉瘤治疗时，控制性降压可减少由于导管对血管内压力的干扰而引起的动脉瘤破裂。控制性降压所用的药物种类很多，关键是要控制到目标血压。控制性降压的最大顾虑之一是脑血供不足和脑缺氧所造成的危害。当平均动脉压在 60～150 mmHg 范围内，脑血流存在自动调节，脑血流量无明显变化时，高血压患者此阈值会升高，故一般控制平均动脉压在 60 mmHg，而老年人不低于 80 mmHg。颅内压升高的患者如果事先未采用降低颅内压措施，应慎用控制性降压。高危患者行控制性降压时，应加强脑氧供氧耗及神经系统的监测，如脑电图、颈静脉球血氧饱和度。

2. **全身肝素化** 所有需行血管内治疗的患者必须进行抗凝处理，以防止微导管在颅内血管激活凝血系统，导致血栓形成，阻塞正常血管和微导管。常用的抗凝剂为肝素，首次剂量为 1 mg/kg，ACT > 200 s，间隔 2 h 追加半量。对行开孔球囊用 NBCA 栓塞剂的患者，在栓塞前应适当追加肝素用量，以防凝固过快导管粘于颅内血管。由于肝素给药量个体差异较大，最好行 ACT 监测。而对于老年人或血液黏度偏高的患者，即使在造影中，也可考虑肝素化。术毕用鱼精蛋白中和肝素，一般按肝素总量 1∶1 给予，应缓慢推注以免引起低血压。

第四节 血管内治疗术常见并发症

神经外科血管内治疗术中并发症的发生常常是突然的，且后果严重。神经外科介入医生与麻醉医生应该时时沟通，麻醉医生应该具有一定读片能力以及时发现脑血管痉挛、血管破裂、误栓塞等情况。以下是常见并发症的表现和处理。

1. 脑血管痉挛　它是血管内治疗最严重的并发症之一，最常见于动脉瘤血管内治疗中，因动脉瘤与载瘤动脉成角小，微导管进入动脉瘤内困难，反复操作使得已经敏感的血管发生挛缩。脑血管痉挛分3级：Ⅰ级局部血管痉挛范围不到50%；Ⅱ级局部血管痉挛范围超过50%；Ⅲ级为弥漫而广泛的血管痉挛，预示预后不良。轻、中度的脑血管痉挛可暂停血管内治疗，经微导管注入罂粟碱（1 mg/mL）20~30 mL（整个过程可用罂粟碱30~90 mg），据报道可获得25%~50%的缓解率，但应警惕罂粟碱的不良反应，包括单眼盲、瞳孔散大、惊厥、颅内压短暂升高、一过性高血压、心动过速、加重传导阻滞及反常的血管痉挛加重等。同时给予尼莫地平或尼卡地平也认为有一定作用。可采用加深麻醉、适当升高血压、扩容的方法以达高血容量扩张血管目的，稀释血液。脑血管痉挛缓解后可继续血管内治疗。重度脑血管痉挛常危及患者生命，应停止血管内治疗，输入甘露醇降颅压、减轻脑水肿，维持血流动力学的稳定。全脑血管痉挛的救治是比较困难的，关键是快速解除血管的痉挛，减轻脑损害。诱发血管痉挛的因素包括血管兴奋性增高、精神紧张、寒冷刺激、手术操作刺激、血压波动等。

2. 脑出血　脑出血通常伴发动脉压的升高，应立即中和肝素（每1 mg鱼精蛋白中和100单位肝素），快速输入甘露醇降颅压，适当降低动脉压，维持血流动力学稳定，保证充分供氧和二氧化碳排出。同时根据导管的位置及出血的情况决定继续导管内治疗或行开颅手术。若决定行开颅手术，应注意转运途中患者的安全。

（1）血管破裂：插入导引钢丝或导管遇阻力时，暴力插入或不恰当地应用压力注射器，以过大的压力注入过多的对比剂，均可能引起血管破裂。颅内动脉破裂时引起意识障碍、血肿形成。

（2）动脉瘤破裂：可为操作相关性，包括微导管头、微弹簧圈顶破动脉瘤壁或弹簧圈过度堵塞撑破动脉瘤。也可为自发性破裂，如以往破裂过的动脉瘤在术中再次发生破裂；或导管粘于供血动脉，抽出导管时动静脉受牵拉破裂出血。此时导管到位者，可继续填塞动脉瘤腔，直至完全闭塞；导管未到位者，终止手术，急诊开颅手术。此时应中和肝素。

（3）过度灌注综合征：见于动静脉畸形的引流静脉与静脉窦被栓塞；微导管牵拉出血；脑血管痉挛；术中血压过高；畸形血管自然再破裂；动脉瘤球囊栓塞过程中球囊过大撑破动脉，或过小发生"水槌效应"将血管击破等。

（4）血管破裂出血：球囊进入畸形血管团，膨胀球囊时血管破裂出血；脑血管痉挛拔管时牵拉出血。

3. 误栓塞　包括供血动脉和引流静脉及静脉窦的栓塞。误栓供血动脉主要由于微导管插管不到位，没有避开供应正常脑组织的分支动脉。引流静脉或静脉窦栓塞多见于高血流病变时，应用栓塞剂尝试调配不当，栓塞剂很快流入引流静脉或静脉窦将其栓塞，而畸形仍存在。正常供血动脉栓塞而产生相应的神经功能缺损症状时，一定要将微导管送到位，如果不能避开供应正常脑组织的分支时不能实施栓塞治疗。在高血流病变栓塞IBCA时，一定要根据动静脉循环时间来调配栓塞浓度或改用其他方法进行栓塞。

4. 脑血栓形成　在血管造影和血管内治疗期间患者可能发生脑血栓形成或栓塞意

外，尤其多见于老年动脉硬化，颈动脉、椎动脉存在动脉粥样硬化性狭窄，血液黏滞性极高的患者。在治疗过程中如突然发生病情变化，应考虑此种并发症的发生，立即行血管造影证实。一经证实应即行以下治疗：

（1）溶栓治疗：在确定栓塞部位的主要输入动脉干注入尿激酶，每 15 min 动脉造影一次了解血管再通情况。

（2）抗脑水肿治疗：应用肾上腺皮质激素、高渗溶液、浓缩白蛋白。

（3）保证血管扩张：可给予硝普钠。

（4）维持动脉压和脑灌注压。

（5）保持充分供氧和二氧化碳排出。

（6）肝素化治疗。

5. 脑过度灌注综合征

（1）栓塞后脑血管自动调节功能不适应，引起过度灌注性脑水肿。

（2）栓塞剂弥散到静脉端，使静脉回流不畅，而畸形供血动脉未完全栓塞使畸形血管团压力升高而血管破裂。

主要发生在高血流病变如脑动静脉畸形、颈动脉海绵窦瘘、椎动静脉瘘、硬脑膜动静脉瘘等血管病变和应用 NBCA 栓塞过程中。由于在瞬间将动静脉短路阻断，原处于低灌注的正常脑组织供血动脉的血流迅速增加，加之脑血管长期处在低血流状态下，其自动调节功能失调，不能适应突如其来的血流动力学变化而导致严重的脑水肿、脑肿胀甚至颅内出血。

为避免发生过度灌注综合征，对高血流的巨大病变栓塞时应逐渐闭塞动静脉短路，每次只能栓塞病变体积的 1/3 或 1/4，同时在栓塞时甚至栓塞后酌情采用控制性低血压治疗。

若脑血管畸形靠近静脉窦，无明显的回流静脉，血液直接回流入静脉窦，或畸形伴有动静脉瘘，栓塞时 IBCA 进入静脉窦而将静脉窦栓塞，使颅内静脉回流障碍，脑肿胀，脑出血，可导致患者死亡。对一侧横窦栓塞者，可采用脱水、脑室外引流等降低颅内压措施，等待对侧横窦回流代偿。

6. 对比剂过敏　目前最常用的对比剂是非离子型的，渗透压为 672 mOsm/kg。据报道非离子型对比剂的轻中度过敏反应发生率明显低于离子型，但致命性过敏反应的发生率相近（约 1/10 000）。对于有过敏史的患者，术前建议给予抗组胺药物和糖皮质激素。

轻度的过敏反应有皮肤潮红、瘙痒、打喷嚏、出汗、流涎、恶心呕吐和风疹等，重度可表现为休克、喉头水肿、喉痉挛、哮喘样发作和惊厥等。

7. 气体栓塞　由于操作不正规而导致空气进入血管内，动脉气体栓塞，可导致供血器官组织缺血坏死，功能障碍，出现相应的症状。气体栓塞重在预防，注意严格按规程操作。

8. 操作并发症

（1）微导管断于颅内：多由于注射 NBCA 栓塞剂时粘于颅内，或因真丝线段堵塞微导管末端，用力推注时，将线段卡在微导管，继而卡住血管致拔管困难，或因脑血管痉挛致拔管困难，或因微导管经过的动脉过于扭曲，形成襻，拔管困难，或因导管质量问题所致。如微导管断于颅内较小的供应正常脑组织的血管，一般影响不大，无须特殊处理。如断于颅内主干血管，则术后应用肝素化治疗 3~5 d。

（2）可脱性球囊脱落于正常部位：这种情况见于输送球囊出现困难的时候，由于血管弯曲、扭折（如因动脉硬化），使可脱球囊卡在此部位，向后抽拉时球囊解脱而存留于正常血管内。如被栓塞的血管无较好的侧支循环进行代偿，将会出现相应神经功能障碍症状。

（3）可脱性球囊位置不当：其尾端存留于载瘤动脉内，致载瘤动脉远端供血障碍。若动脉瘤栓塞后造影时出现以上情况，应尽快置入另一末端带有球囊的 Magic 导管，经导引管放入，使球囊接触解脱于动脉瘤内的可脱球囊，此时间断向球囊内注入对比剂使其膨胀，利用此冲撞力改变动脉瘤内球囊位置，解除其尾端对载瘤动脉的堵塞。

（4）球囊内对比剂过早溢出：海绵窦内血栓形成不完全，使瘘复发或假性动脉瘤形成。一旦发生，必须再行栓塞治疗，以闭塞瘘口或假性动脉瘤。

9. 癫痫发作　术前即有癫痫发作病史或病变在致痫区附近、较大的病灶或有大量盗血脑动静脉畸形者的长时间血管内导管刺激，以及紧张、寒冷都可诱发癫痫发作，加重脑损害。患者有发生坠床和自伤可能。应用全身麻醉后，应警惕全麻拔管时诱发癫痫。

10. 对比剂肾病　此为医院获得性肾病的第三大原因，大约占 12%。危险因素包括糖尿病、大剂量使用对比剂、容量不足、同时使用肾毒性药物、患者本身患有肾脏疾病。一般认为对比剂的渗透压与肾毒性直接相关，非离子型的对比剂肾毒性较小。为了预防肾脏并发症，围手术期应维持有效的血容量。有报道认为术前和术后使用 N-乙酰半胱氨酸（N-acetylcysteine）600~1200 mg，每日两次，能显著减少肾损害的发生。输注碳酸氢钠碱化尿液，减小肾小管的损害，也能降低对比剂相关肾损害的发生。其他药物如血管扩张剂、钙离子通道阻滞剂、抗氧化剂无明显证据证明有效。

第五节　常见神经外科介入治疗

一、颅内动脉瘤

颅内动脉瘤为颅内动脉管腔局部的异常扩张，常在动脉管壁局部缺陷和腔内压力增高的基础上发生和发展。颅内动脉瘤的发病率为 1.5%~8%，其中约有 20% 为多发性动脉瘤，多以蛛网膜下隙出血（SAH）、颅神经麻痹、惊厥、脑占位表现、脑积水等为首发症状，约 77% 的 SAH 是由于颅内动脉瘤造成的。SAH 发生后 24 h 内再出血的风险为 4%，之后为 1%。血管内治疗越来越多地用于颅内动脉瘤的栓塞，尤其对后循环直接手术难度较大的动脉瘤更有其优越性。

(一)病因和分类

病因有先天性、动脉硬化性、感染性、外伤性等几种。

根据其形状和瘤颈大小分为囊状（瘤颈较宽）、浆果状（囊颈较窄）、分叶状（多个子囊突出）、梭形（无颈）动脉瘤。根据动脉瘤大小，一般在 0.5~1.2 cm 的为小动脉瘤，1.2~2.4 cm 的为大型动脉瘤，超过 2.4 cm 的为巨大型动脉瘤。大动脉瘤内常有附壁血栓，应警惕其脱落向颅内迁移发生继发性脑栓塞的可能。动脉瘤颈 <4 mm 的完全栓塞率可达 57%~85%，当瘤颈 >4 mm 时完全栓塞率仅 15%~35%。追踪 100 个术后患者 2~6 年，小动脉瘤的再出血率为 0，大型动脉瘤为 4%，巨型动脉瘤为 33%。

(二)颅内动脉瘤的分级（Hunt 分级）

Ⅰ级：微量出血，无症状或有轻度头痛和颈项强直。

Ⅱ级：有少量出血，清醒，头痛较重，脑膜刺激征明显，可有第Ⅲ、Ⅳ、Ⅵ对脑神经受累症状。

Ⅲ级：中等量出血，嗜睡或朦胧，颈项强直，有神经系统障碍和颅内压增高的表现。

Ⅳ级：中等量或较大量出血，有明显神经系统功能障碍、半昏迷和颅内压增高表现。

Ⅴ级：严重出血，昏迷，对刺激无反应，有一侧或两侧瞳孔散大、去大脑强直和病理呼吸等濒危状态。

(三)治疗原则

1. 造影时机　未破裂或病情属 Hunt Ⅰ 至 Ⅱ 级者，尽早造影，尽快治疗。病情属 Hunt Ⅲ 至Ⅳ级，待病情好转后再造影。

2. 破裂出血的治疗时机　力争在首次破裂出血后 72 h 内，继发脑血管痉挛到来之前（是颅内动脉瘤破裂出血的严重并发症之一，多在出血 4 d 后发生，持续 10~15 d）行脑血管造影，紧接着行血管内栓塞治疗或开颅手术。

3. 适应证

(1) 未出血的颅内各部位的动脉瘤。

(2) 颅内囊状动脉瘤破裂出血后，病情属Ⅰ、Ⅱ级者，可择期实施血管内栓塞治疗。

(3) 属Ⅲ、Ⅳ级者应在脑血管痉挛发生前，最好在出血 6 h 内，或者说 3 d 内致死性脑血管痉挛到来前实施血管内栓塞治疗。

(4) 如患者并发颅内血肿或急性脑积水，病情进行性加重时应急诊手术。

4. 禁忌证

(1) 动脉瘤患者动脉严重硬化扭曲或动脉瘤破裂后严重脑血管痉挛，或患者病情属于Ⅴ级处于濒死期。

(2) 颅内、颈内动脉段巨大动脉瘤，颈内动脉海绵窦段或椎基底动脉系统巨大动脉瘤而血管闭塞试验不能耐受，脑血管造影颅内侧支循环不良，颅内动脉分流术无法补偿者，不适于行闭塞载瘤动脉治疗。

（四）主要并发症

(1) 术中动脉瘤破裂。
(2) 脑血管痉挛。
(3) 血栓脱落。

二、脑动静脉畸形

脑动静脉畸形（AVM）是一种先天性局部脑血管上发生的变异，在病变部位脑动脉与静脉之间缺乏毛细血管，致使动脉直接与静脉相通，产生一系列脑血流动力学紊乱，发生率约0.5%，其中约10%合并动脉瘤。首发症状常为自发性出血、惊厥，或由于"窃血"或静脉高压致脑局部缺血而导致的神经系统症状。

（一）分类

Drake 分型根据大小，一般将 AVM 病变直径在 2.5 cm 以内的称为小型 AVM，超过 2.5 cm 不到 5 cm 的称为中型 AVM，最大直径超过 5 cm 的称为大型 AVM，超过 7.5 cm 的称为巨大型 AVM。

（二）治疗原则

1. 适应证
(1) 病变广泛深在，不适宜直接手术者。
(2) 病变位于重要功能区、语言功能区、脑干等，手术后将产生严重并发症或后遗症者。
(3) 高血流病变盗血严重，病灶巨大，直径超过 3 cm，术后可能发生过度灌注综合征者，可分期栓塞，待病变缩小后，再行手术或放射治疗。

2. 禁忌证
(1) 病变为低血流，供血动脉太细，微导管无法插入者，或不能避开供应正常脑组织的穿支动脉者。
(2) 超选择性脑血管造影显示病灶穿支供血，区域性功能闭塞试验产生相应神经功能缺失者。
(3) 严重动脉硬化，血管扭曲，导管无法插入病变供血动脉者。
(4) 全身衰竭状态，不能耐受者。

（三）术后并发症

(1) 误栓塞。包括穿支动脉和引流静脉及静脉窦栓塞。误栓塞穿支动脉，影响正常脑组织供血；误栓塞引流静脉或静脉窦，立即发生急性颅内出血。

(2)正常灌注压突破综合征。即脑过度灌注综合征,多发生在高血流病变,瞬间将动静脉短路阻断,原处于低灌注的正常脑组织供血动脉血流量迅速增加,加之脑血管长期处在低血流状态下,自动调节功能失调,不能适应血流动力学变化而导致严重脑水肿、脑肿胀,甚至出血。对高血流巨大病变栓塞时应逐渐闭塞动静脉短路,每次1/4~1/3,术中术后应采用控制性降压。

(3)脑血管痉挛。为防止脑血管痉挛,术中应动作轻柔,栓塞过程中间断经微导管注入罂粟碱溶液,必要时用微量泵注射尼莫通,术后继续应用3~5 d。

(4)颅内出血。

(5)微导管断于颅内。

(古妙宁　廖志婕)

参 考 文 献

[1] YOUNG W L. Anesthesia for endovascular neurosurgery and interventional neuroradiology [J]. Anesthesiol Clin, 2007, 25 (3): 391 – 412.

[2] VARMA M K, PRICE K, JAYAKRISHNAN V, et al. Anaesthetic considerations for interventional neuroradiology [J]. Br J Anaesth, 2007, 99 (1): 75 – 85.

[3] ARMONDA R A, VO A H, DUNFORD J, et al. Anesthesia for endovascular neurosurgery [J]. Neurosurgery, 2006, 59 (5 Suppl 3): S66 – 76.

[4] SCHUMACHER H C, MEYERS P M, HIGASHIDA R T, et al. Reporting standards for angioplasty and stent – assisted angioplasty for intracranial atherosclerosis [J]. Stroke, 2009, 40 (5): 348 – 365.

[5] ARD J, DOYLE W, BEKKER A. Awake craniotomy with dexmedetomidine in paediatric patients [J]. J Neurosurg Anesthesiol, 2003, 15: 263 – 266.

[6] RENOWDEN S. Interventional Neuroradiology [J]. J Neurol Neurosurg Psychiatry, 2005, 76: 48 – 63.

第十五章 小儿神经外科手术麻醉

第一节 小儿神经系统生理学特点

一、小儿脑代谢和脑血流

脑产生能量的底物是葡萄糖，葡萄糖的耗竭将快速导致昏迷并最终导致脑死亡。8岁儿童的脑重量只占体重的2%，但可消耗掉全身ATP总量的20%。新生儿脑储存的糖相对比成人多，因此表现出更耐受缺氧。不同年龄段小儿的脑氧代谢率（$CMRO_2$）不同，新生儿和婴儿脑氧耗量（VO_2）只有2.3 mL/（100 g·min），3~12岁儿童为5.2 mL/（100 g·min），成人为3.5 mL/（100 g·min）。成人脑血流量大约是50 mL/（100 g·min），早产儿和足月新生儿的脑血流量稍低，约为40 mL/（100 g·min）。而婴幼儿脑血流量则明显高于成人，6~40个月龄的小儿的脑血流量是90 mL/（100 g·min），此后一直增加，11岁为100 mL/（100 g·min）。小儿脑血流量的调节受多种因素的影响。调节模式有以下几种。

（一）自动调节

脑阻力血管随着血压的变化而收缩和扩张，从而维持脑血流量的相对恒定，此即脑血流量的自动调节。成人的自动调节范围为平均动脉压50~150 mmHg，儿童的自动调节上下限仍是未知数。新生动物模型的研究认为，当平均动脉压在40~90 mmHg波动时，脑血流量可通过小动脉的收缩或扩张而维持在一个恒定的水平，当平均动脉压超出此范围时，脑血流量即随着平均动脉压的变化而变化。

许多因素可损害脑的自动调节能力，如缺氧、高碳酸血症、血管扩张剂、高浓度挥发性麻醉药；颅内病理改变如创伤、炎症、缺血等都会改变自动调节功能。病理状态下，小儿的脑血流自动调节会减弱或消失，如新生儿发生严重的呼吸窘迫时，其脑血流量自动调节功能将减弱或消失。另外，危重患儿，其脑自动调节范围也可能会发生变化，脑血流量不能维持于恒定的状态，而随着平均动脉压的变化而变化。

（二）化学调节

CO_2 能使脑血管阻力和脑血流量发生明显改变。在成人，正常的脑血管随着 $PaCO_2$ 的升高或降低而发生扩张和收缩，当 $PaCO_2$ 维持在 20～80 mmHg 范围内时，$PaCO_2$ 增加或减少 1 mmHg，脑血流量将增加或减少 2%～4%，儿童变化幅度偏低。近年来的研究表明，麻醉下的婴幼儿，脑血流量的变化与呼气末 CO_2 浓度呈对数正相关。

新生儿脑血管对 $PaCO_2$ 变化反应不完全，动物模型中新生动物在高碳酸血症时脑血流量增加，而新生儿大脑对中等程度的低碳酸血症表现相对不敏感，直到 $PaCO_2$ 低于 15 mmHg 时，脑血流量才会有显著的下降。

儿童对低氧的反应仍然不很清楚，在成人中 PaO_2 低于 50 mmHg 时，脑血流量呈指数形式的增加。由于胎儿血红蛋白与氧的亲和力较高，胎儿和新生儿的循环系统对 PaO_2 的微小变化可产生明显变化。

（三）代谢调节

氧供量常与氧需量紧密关联，因此脑血流量随着 $CMRO_2$ 的升高而增加，例如精神紧张、焦虑、应激等都可增加脑氧代谢，脑血流量也随之增加；小儿如果出现癫痫发作或发热脑血流量也会相应增加。相反，在低温或使用巴比妥类药物后，可引起 $CMRO_2$ 降低，脑血流量减少。在降温时，体温每降低 1 ℃，$CMRO_2$ 和脑血流量可降低 7%。

（四）神经调节

脑实质外的血管主要由神经调节，而脑实质内的血管主要是化学和代谢调节。正常情况下，神经因素对脑血流量的影响很小，但在应激状态下，交感神经受刺激，自动调节的上下限升高，神经因素可起到较明显的作用。

二、小儿颅内压

颅内压反映了颅内容物与颅腔容积的关系。颅内容物的总容积相对固定，颅内容物——脑血流、脑脊液和脑组织中任一成分的增加或减少均可引起其他成分的相应改变。

（一）小儿颅内压的特点及其调节与代偿

（1）小儿颅内压较成人低，3 岁前为 2～4 mmHg，新生儿为 0.8～1.1 mmHg，5 岁后接近正常人水平。新生儿出生后几天可因体内盐分和水的丢失而出现颅内压低于大气压的情况，这种负值的颅内压可导致脑室内出血。

（2）颅内占位病变对颅内压的影响取决于占位的体积及生长速度。病变初始机体通过减少脑脊液和（或）减少脑血流等代偿而使颅内压保持相对正常。随着颅内容物的进一步增加,颅内顺应性降低,颅内压迅速升高,顺应性降低的患儿,即使颅内容物稍稍增加也会引起颅内压的明显升高。快速发展的占位病变(颅内出血)可引起颅内压的急剧升高。

(3) 新生儿的颅骨在满一岁前并未完全闭合,当脑组织水肿时,硬膜有一定的延展性,因此新生儿或小儿在发生导致脑容量增加的病理改变早期可没有症状和体征出现。而当其出现颅内压增高的临床症状和体征时,可能已发展到疾病的晚期了。

(4) 当颅骨骨缝融合后,儿童往往表现出较成人更差的颅内顺应性,相对较轻的水肿或较小的肿瘤即可导致颅内压增高。

(二) 小儿颅内压增高的原因

(1) 颅内占位病变如脑肿瘤、脑脓肿等导致脑实质体积增大,颅腔内空间相对变小。

(2) 颅腔内容物的体积增大,如由于低血压、缺血、代谢异常等原因导致的脑水肿,各种原因引起的脑脊液增多,颅内静脉回流受阻或过度灌注,脑血流量增加,使颅内血容量增多。

(3) 先天性畸形使颅腔的容积变小,如狭颅症、颅底凹陷症等。

(三) 小儿颅内压增高的表现

小儿颅内压增高的早期体征和症状包括头痛、恶心、呕吐和意识障碍,颅内压进一步增高会引起脑疝,并伴有心动过缓或心动过速、不规则呼吸以及颅神经麻痹,最终导致昏迷和呼吸停止。有些颅内高压的小儿并不出现典型症状,出现上述症状的也不一定有颅内高压。

第二节 小儿神经药理学特点

目前有关儿童麻醉药物的药代动力学和药效学还缺乏足够的深入研究。由于婴幼儿在不同阶段生长的发育特点不同,对药物的反应受许多因素的影响,如身体体积构成、蛋白结合、体温、心排出量不同的分布、血脑屏障的成熟度及肝肾的成熟度等。婴幼儿,特别是新生儿,对镇静药、催眠药和麻醉药的敏感性比成人要高。动物试验表明,婴幼儿对静脉麻醉药的敏感性增加,许多药物的平均致死剂量均低于成人。婴幼儿对这些药物的反应也存在个体差异性。为避免致命的心血管反应,这些药物必须缓慢地注射。

一、吸入麻醉药

所有吸入麻醉药都不同程度地扩张脑血管,增加脑血流量和脑血容量,使颅内压增高。神经外科手术的麻醉可通过吸入较低浓度的麻醉药和过度通气来减少其扩张脑血管作用。研究表明，吸入麻醉药的 MAC 与年龄有关。新生儿的 MAC 要低于 1~6 个月的小儿，早产儿的 MAC 更低，大于 6 个月以上的婴儿其 MAC 随年龄的增加而增加。为避免新生儿的心血管抑制，吸入麻醉药必须减量，其减少呈年龄依赖性。

（一）恩氟醚

恩氟醚增加脑血流量的幅度低于氟烷而高于异氟醚。高浓度的恩氟醚可使脑血流量增高达 12%~37%，在常用浓度下，恩氟醚可使脑血流量增加 8%~10%，同时使 $CMRO_2$ 降低，降低程度与氟烷相似。恩氟醚对正常颅内压影响小，但对颅内占位病变的患者颅内压增加明显。由于恩氟醚使脑血流量和脑脊液容量增加，长时间使用恩氟醚麻醉可出现明显的迟发性的颅内压增高。同时由于恩氟醚深麻醉时脑电图会出现惊厥样棘波，合并过度通气时可出现癫痫样脑电活动，$CMRO_2$ 增加。因此，在神经外科手术的麻醉中，恩氟醚不适宜作为首选麻醉药。

（二）异氟醚

由于有刺激性气味，异氟醚不适宜作为小儿的吸入诱导药，但却是小儿神经外科麻醉维持中普遍使用的吸入麻醉药之一，这主要是因为异氟醚不影响脑血流量而降低脑代谢，且与等 MAC 的氟烷相比，异氟醚对脑血流自动调节功能以及脑血管对 CO_2 反应的影响要小。应用 0.5~1.5 MAC 的异氟醚时，小儿脑血流和脑血管对 CO_2 反应影响最小。异氟醚对脑脊液的生成无影响，但可使脑脊液的重吸收阻力减少。如患儿伴有低碳酸血症时，1.0 MAC 异氟醚与 75% N_2O 合用比单独使用 N_2O 降低脑血流量更明显。与此相反，1.0 MAC 的氟烷合用 75% N_2O 则可使脑血流量升高。随着异氟醚吸入浓度的增加，外周血管阻力降低，血压下降。许多研究表明，异氟醚麻醉即使升高颅内压，能力也较弱，并可为过度通气所预防。有研究发现异氟醚可抑制新生儿的压力感受器反射，从而削弱其对血压变化的代偿能力和对低血容量的反应能力。

（四）七氟醚

七氟醚具有与剂量相关的脑血管扩张作用，但比等效剂量的氟烷、异氟醚和地氟醚作用轻微。七氟醚在体内代谢成无机氟，停止吸入后 2h 内可达最高水平，但所达到的血浓度一般低于肾毒性的阈值，且其浓度可在儿童体内迅速下降。七氟醚气味芳香，对呼吸道无明显刺激，对脑血流量、颅内压的影响比氟烷轻，且血/气分配系数小，更适用于小儿神经外科手术患者的吸入诱导和麻醉维持。6 岁以上的儿童采用单次吸气法吸入 8% 的七氟醚可进行平稳而迅速的诱导。

（五）地氟醚

地氟醚具有剂量相关的扩张脑血管、增加脑血流和升高颅内压的作用，同时也引起与剂量相关的脑氧代谢率降低，其对全脑的脑血流－脑代谢耦联的影响与氟烷和异氟醚相似。地氟醚抑制脑电活动的作用与异氟醚相似，不引起异常的癫痫样改变和异常脑电活动。成人单独使用地氟醚时，突然增加吸入浓度可导致较强的交感神经中枢兴奋，引起突然的血压升高、心率增快，而在儿童未见类似的报道。地氟醚对呼吸道的刺激性较强，常引起喉痉挛，不适合用于小儿的麻醉诱导。由于地氟醚可引起脑血管扩张，导致敏感患者的颅内压升高，故应维持适当的麻醉深度和过度换气。

（六）氧化亚氮

许多动物模型证实，60%~70%的 N_2O 可使 $CMRO_2$ 和脑血流量增加，但它的脑血流量增加作用可被过度通气或巴比妥类药阻断。成人和儿童使用 N_2O 的情况与动物模型相似。N_2O 对脑血管的自动调节功能和脑血管对 $PaCO_2$ 变化的反应性无影响。颅内压升高的患者吸入50%或以上浓度的 N_2O 可引起具有临床意义的颅内压升高，因此对颅内顺应性降低的患儿应慎用 N_2O。

二、静脉麻醉药

除氯胺酮可使脑血流量、颅内压增高外，其他静脉麻醉药均可使脑血流量、颅内压降低或无影响。

（一）咪达唑仑

咪达唑仑呈剂量依赖性降低脑血流量、颅内压和脑代谢。小儿麻醉诱导剂量一般为 0.2~0.3 mg/kg，成人在诱导剂量下，呼吸暂停发生率为10%~77%。临床上对已有颅内顺应性降低或颅内压增高的患者，使用临床剂量仍有保护作用。咪达唑仑对脑电活动也呈剂量相关性抑制，对诱发电位影响不大，临床剂量会使颅内压降低，但不影响脑血流对 CO_2 的反应性，也不影响脑血流自动调节功能。

（二）硫喷妥钠

动物实验证明，硫喷妥钠可引起剂量依赖的脑血流量和脑氧代谢率减少，同时也降低颅内压。目前它仍是神经外科手术的常用麻醉诱导药，5~8 mg/kg 静脉注射。

（三）异丙酚

异丙酚可使脑血流量和 $CMRO_2$ 降低，CVR 增加，颅内压降低；随着剂量的增大可明显降低动脉血压。异丙酚麻醉时脑血管压力调节和 CO_2 反应性保持完整。其药效为硫喷妥钠的 1.8 倍，静脉注射后 30 s 起效。因小儿中央室分布容积大于成人，而且清除率高，因此小儿应用异丙酚诱导和维持的剂量更大，一般麻醉诱导剂量为 2~2.5 mg/kg。

（四）依托咪酯

依托咪酯的作用类似中枢性 GABA 或非巴比妥类药，其作用强度是硫喷妥钠的12倍，可进行性地降低 $CMRO_2$ 直到出现等电位脑电图。当高浓度时脑电呈现爆发性抑制，可使脑缺氧后的多巴胺及其他代谢产物释放减少，抑制兴奋性氨基酸生成，减少高能磷酸盐消耗，防止有害物质的释放。因此，依托咪酯具有脑保护作用。麻醉诱导剂量 0.15～0.3 mg/kg，因可能抑制肾上腺皮质功能，故不宜连续静脉滴注。

(五) 氯胺酮

氯胺酮麻醉可使脑血流量增加 50%，氧代谢增加 20%，颅内压也相应升高。其扩张脑血管作用部分归于它的增强代谢作用。氯胺酮可显著增加颅内压，这种增加可被过度通气、硫喷妥钠或苯二氮䓬类药阻断或减弱。氯胺酮的致幻和致抽搐作用可引起相应的脑电图改变，增加脑电图的频率，并引发癫痫发作。

三、麻醉性镇痛药

麻醉性镇痛药对脑血流量和颅内压的影响报道不一，这种差异主要与患者的基本状态以及合并使用的其他麻醉药有关。一般小剂量的阿片类药物对脑血流和颅内压等几乎无影响。对正常颅内压的患者，神经安定镇痛麻醉不升高或轻度降低颅内压。对颅内压升高的患者，芬太尼单独或与氟哌啶联合应用时不引起颅内压的显著改变。与 N_2O 合用时，芬太尼可使脑血流量降低 47%，$CMRO_2$ 降低 18%，但脑血管的自动调节能力及对 CO_2 的反应性不受影响。芬太尼对新生儿的脑循环没有影响，甚至降低脑脊液的生成。但有人报道尽管进行了过度通气，芬太尼仍可增加脑外伤患者的颅内压。有人研究证明舒芬太尼使严重脑外伤患者颅内压增高，其机制不明。但另有报道称舒芬太尼静脉滴注 4 h，颅内压没有增加。阿芬太尼使脑肿瘤患儿的脑脊液压力增加，同时降低平均动脉压和脑灌注压。对儿科脑积水患者，背景麻醉为异氟醚和 N_2O，阿芬太尼不增加颅内压。Warner 在幕上手术用异氟醚和 N_2O 麻醉，$PaCO_2$ 小于 40 mmHg，雷米芬太尼 0.5 μg/kg 和 1.0 μg/kg 静脉注射，颅内压没有显著升高而平均动脉压呈剂量依赖性降低。

四、肌肉松弛药

大多数肌松药对脑血管没有直接的作用，颅内压升高患者的脑血流自动调节功能受损时，升高动脉压的肌松药会升高颅内压。有些肌松药因释放组胺引起脑灌注压降低。曾报道琥珀胆碱升高颅内压，但多是麻醉浅、操作不当所致。应用硫喷妥钠和过度通气，一般不会引起明显的颅内压升高。

(一) 非去极化肌松药

非去极化肌松药对脑血流量、脑氧代谢率和颅内压的影响很小，其对脑血管的影响主要通过释放组胺，引起平均动脉压的降低，导致脑灌注压降低，脑血管扩张从而使颅内压升高。维库溴铵对心血管的影响最小，对 $CMRO_2$、脑血流量、脑血管作用小，轻度降颅内压，故小儿神经外科手术多选用维库溴铵作为肌松剂。只要掌握适当的剂量和给药速度，大多数非去极化肌松药都可以用于颅压高的患儿。应注意运动神经功能状况和抗惊厥药可影响非去极化肌松药的剂量，上运动神经元功能受损引起的偏瘫侧躯体对非去极化肌松药不敏感，而由下运动神经元疾病如截瘫、四肢麻痹等引起偏瘫的肌肉对非去极化肌松药的反应性则比较高。

（二）去极化肌松药

颅内顺应性低的患儿用琥珀胆碱可使脑血流量和颅内压升高，特别是麻醉偏浅的状态下。因此，为防止颅内压的增高，可采用麻醉诱导前期使用少量非去极化肌松药的方法或应用硫喷妥钠和过度换气的方法减轻琥珀胆碱增加脑血流量和颅内压的作用。但闭合性脑损伤、脑缺氧、脑血管意外及截瘫等中枢神经系统损伤时使用琥珀胆碱有可能引起致命性的高钾血症，此类患者应慎用琥珀胆碱，或除了受伤即刻使用外，在其他时候应避免再次使用。

第三节 麻醉前病情评估与准备

一、术前评估

神经外科患儿的术前访视，除遵循儿科患者术前评估的一般原则外，还必须对其神经功能受损程度和有关术中并发症的危险性进行评估，以确定其麻醉风险。神经外科患儿术前评估应重点关注以下几点。

（一）判断患儿是否存在颅内高压情况

婴幼儿的颅内压升高多数是由于颅内肿瘤引起的，其临床表现主要为应激性增加、喂养困难、疲倦、前囟饱满等，较大的儿童可出现头痛、复视及视乳头水肿。如颅内压增高达危象水平，患儿可出现意识消失甚至影响呼吸和循环中枢。因此，在制订麻醉方案时应先复习患儿的 CT、MRI 等检查结果。

（二）了解患儿术前的用药情况

注意抗惊厥药及激素类药物的使用。对有激素类药物使用病史的患儿，必须在术中或术后给予此类药物来治疗脑水肿及作为肾上腺轴抑制时的替代治疗。麻醉医生还应了解患儿是否有癫痫病史，是否经常应用解痉药及有关药物间的相互作用。

（三）判断患儿是否存在反流误吸的危险

患儿如有颅内高压可导致胃排空延迟，因此患儿因颅脑损伤或急性脑出血需进行急诊手术时，应将之视为饱胃患者处理。在麻醉前、麻醉中及麻醉清醒时均应采取有效措施防止反流、误吸。

(四) 了解患儿术前电解质情况

患儿有颅内病变时，常会引起水电解质失衡，有时可能还会出现抗利尿激素异常分泌综合征。

二、术前准备与术前用药

颅内压增高的患儿术前一般不主张使用镇静药，以免发生呼吸抑制，引起缺氧和二氧化碳蓄积，从而加重颅内高压。轻度的呼吸抑制会引起脑血流量的轻微增加，而这一变化可能会对原来有颅内高压的患儿的意识状态产生巨大影响。如必须使用，则应对患儿进行颅内压监测。由于止痛药会引起呕吐及呼吸抑制，术前也不主张应用。术前使用阿托品仍列为常规，按 0.02 mg/kg 的剂量肌内注射。但有观点认为术前过早给予阿托品会造成患儿因口干而不适，到诱导时其迷走作用已经消失。因此主张阿托品在入手术室开放静脉后才给予。对于术前经常有癫痫发作的颅内占位疾病患儿，可于麻醉前 30 min 肌内注射苯巴比妥钠 5~8 mg/kg。

第四节 麻醉的实施与监测

一、麻醉诱导

麻醉诱导应避免一切可引起颅内压升高的因素，包括缺氧、高碳酸血症、麻醉药的作用及插管对气道的刺激。

对于择期手术、估计无插管困难的患儿，可采用静脉快速诱导完成气管内插管。麻醉诱导药物可采用硫喷妥钠 (4~8 mg/kg) 或异丙酚 (2~5 mg/kg) 复合肌松药和麻醉性镇痛药。氯胺酮会增加脑代谢率、脑血流量及颅内压，最好避免使用。麻醉性镇痛药可选用芬太尼 (2~4 μg/kg)、舒芬太尼 (0.2~1 μg/kg) 和瑞芬太尼 (1~2 μg/kg)。

吸入诱导可用于建立静脉通道困难、非饱胃的患儿，一般主张在较浅的吸入麻醉下完成静脉穿刺，避免吸入时间过长而造成麻醉过深。吸入诱导药以七氟醚为主，虽然七氟醚会引起脑血管扩张，颅内压增加，但吸入诱导时采用过度通气可减轻其对脑血流、颅内压的不利影响。如患儿对使用琥珀胆碱有禁忌，则应避免采用吸入诱导，以免发生喉痉挛时难以处理。患儿安静后应及时辅助通气，并以最快速度建立静脉通道，在静脉诱导下完成气管插管。

对于饱胃或术前已有中等程度以上颅内压升高的患儿，静脉快速诱导仍是比较好的选择，因多数静脉麻醉药都可降低脑血流量及颅内压。但应注意麻醉前进行静脉穿刺时患儿哭闹常会引起颅内压的进一步升高，因此国外一般采用吸入诱导。对于刚进食或因颅内高压所致的胃排空延迟的患儿,在人工通气时可通过压迫环状软骨防止胃充气,并采用潮气量低、频率快的方式,将 $PaCO_2$ 控制在正常水平。

对于小儿神经外科麻醉中使用琥珀胆碱有许多争议,因对 5 岁以上患儿使用去极化肌松药琥珀胆碱会出现腹内压升高、中心静脉压升高、脑血流量减少、颅内压升高等不良反应;而且对于严重脑缺氧、蛛网膜下隙出血、脑组织缺损或截瘫等患儿,如使用琥珀胆碱会引起高钾血症。但如果使用琥珀胆碱前给予非去极化肌松药如维库溴铵,则可避免上述反应。

对于术中需变动体位的患儿或小婴儿,可用经鼻气管插管;对于较大儿童需仰卧位或侧卧位手术者,可用加强型经口气管导管。

二、麻醉维持

(一) 基础麻醉加局麻

基础麻醉一般适用于手术时间短、操作简单的颅脑损伤,如清创缝合、凹陷骨折复位术、脊膜膨出修补术以及各种诊断性造影术。但对于近期有急慢性上呼吸道感染的患儿和饱食、呼吸道有梗阻者则应禁用。传统的方法是氯胺酮 (4~6 mg/kg) 加咪达唑仑 (0.1~0.2 mg/kg) 肌内注射。手术时间如超过半小时,可酌情追加首次量的 1/3~1/2。近年来,许多麻醉医生尝试采用异丙酚、氯胺酮及少量麻醉镇痛药静脉全麻配合局部麻醉也可取得满意的效果。

不管是基础麻醉还是静脉全麻,麻醉前必须强调禁食禁水 4 h 以上,以防反流误吸,并常规术前使用阿托品,以减少呼吸道分泌物及避免喉痉挛的发生,同时准备好气管插管人工呼吸的用具,术中如出现呼吸抑制应立即建立有效人工气道,进行人工呼吸。

(二) 气管内插管全身麻醉

麻醉维持可采用吸入麻醉、静脉麻醉或静吸复合麻醉。因吸入麻醉剂均能增高颅内压,且呈剂量-效应关系,因此较少单独采用。如单独采用吸入麻醉则应结合过度通气来降低或消除这类药的不良反应。如采用单纯吸入麻醉维持,最好采用七氟醚复合 N_2O,因七氟醚对脑血流量及颅内压影响最小,N_2O 则可减少吸入麻醉药的浓度,同时应结合应用过度通气。

静脉麻醉为主复合少量的吸入麻醉是许多麻醉医生的选择。镇痛药、肌松药、巴比妥类药物的合理搭配既能抑制由于手术操作引起的应激反应,又能维持稳定的血流动力学,即使在长时间的麻醉后也能获得满意的苏醒质量。常用的药物组合是少量多次静脉注射 1~2 μg/kg 芬太尼,或舒芬太尼 0.1 μg/(kg·h)、瑞芬太尼 0.1 μg/(kg·min) 微量泵注,辅助异氟醚或七氟醚的吸入 (0.5~1.0 MAC),或辅助异丙酚 4~6 mg/(kg·h) 微量泵注。肌松剂以短效非去极化类为宜。

不管采用哪种麻醉方法维持,过深的麻醉是不必要的,在一些刺激性较大的操作之前，可给予适量的麻醉性镇痛药。除了切头皮、颅骨钻孔、手术结束缝头皮等操作外，术中对脑组织的手术操作都不会引起患儿强烈的应激反应。

三、围手术期监测

（一）呼吸及麻醉气体监测

神经外科手术中由于手术单常将患儿的头面部完全遮盖，影响了麻醉医生对气管导管的观察，同时此类手术对患者的呼吸尤其是二氧化碳分压要求较严格，因此呼吸方面的监测显得特别重要。在行脑干占位手术时，呼吸指标的变化对手术者的操作有指导意义。术中应持续监测潮气量、呼吸频率、气道压力、氧流量和呼气末二氧化碳，特别是呼气末二氧化碳可评估麻醉中的通气状态，也可及时发现其他意外情况，如低血压发生时呼气末二氧化碳可明显降低。

（二）循环系统及血流动力学监测

对于颅内占位病变、脑血管疾病等术中可能发生大出血的情况术前应常规对患儿进行动脉穿刺置管以便进行动脉血压监测及动脉血气的监测。同时应行深静脉穿刺置管，除了能提供快速输液输血的通道外，还可以监测中心静脉压。深静脉的选择可根据实际情况而定，颈内静脉、颈外静脉、锁骨下静脉、股静脉等都可选择。

（三）血糖监测

手术时间较长时应注意监测血糖。新生儿和小婴儿容易发生低血糖，术中应根据血糖水平适当输入葡萄糖液。输入的葡萄糖量不宜过多，而且浓度不宜过高，以免造成神经细胞的进一步损害。可将葡萄糖加入无糖平衡液中配成1%或2%浓度滴注，使血糖维持在正常范围内。

（四）尿量

所有大手术或术中可能使用利尿剂者应留置导尿管，以监测尿量，指导输液。

（五）肌松监测

神经外科手术对肌松的要求不高，肌松药的剂量常比腹部手术小，但由于神经外科手术的操作多为精细操作，术中患儿发生咳嗽或体动都会影响手术医生的操作，因此术中应用肌松监测可防止因肌松剂不足使患儿突然发生体动而影响手术操作或因肌松剂使用过量造成术后呼吸恢复延迟。

第五节 小儿麻醉的围手术期管理

一、呼吸管理

（一）小儿呼吸系统的特点

与成人相比，小儿呼吸系统有很大的解剖差别，这些差别在新生儿特别明显。小儿头大、颈短，舌相对较大，而鼻腔较狭窄，分泌物多，容易因水肿或被分泌物阻塞而发生呼吸道梗阻。小儿的喉部呈漏斗状，最狭窄处为环状软骨平面，此处可因气管导管的刺激、压迫或炎症而出现喉头水肿。因此一般5岁以下小儿不用带套囊的导管。另外，小儿的喉头位置较高，会厌软骨呈"U"形，较硬较长，在声门上方向后呈45°角，故可造成声门暴露和气管内插管困难。

（二）呼吸道的管理

婴幼儿的气道解剖特点使得呼吸管理较为困难，因此，在神经外科小儿手术麻醉中应注意以下几点：

（1）小儿面罩给氧时应选择合适的面罩以减少机械死腔；对于有腺样体增生的小儿可先放入合适的口咽通气道以免面罩扣紧时引起呼吸道梗阻；学龄前小儿常有松动牙齿，麻醉前应检查好松动乳牙并做相应处置。

（2）5岁以下小儿最好选用不带套囊的气管导管，由于小儿呼吸系统的特殊解剖，导管的大小以正压通气时导管周围有轻度漏气为准。

（3）除非特殊病情的需要，小儿气管插管大多数应选择经口插管，因为经鼻腔插管或清醒插管易造成呼吸道损伤。手术期间麻醉医生应经常检查气管导管与呼吸回路的连接情况，注意导管是否扭曲、脱出及有分泌物堵塞气道，必要时对气管导管内进行吸痰。

（4）小儿气管插管操作应轻柔，右手轻轻托起颈枕部使其头部自然形成后仰位，对于患有脑干及后颅窝病变及枕颈畸形的小儿，插管时禁忌头部后仰，应在枕部放一软垫。

（5）大多数颅脑手术可用麻醉机控制呼吸，而对于后颅窝手术来说，为有利于监测患者延髓功能，通常主张术中保持自主呼吸。但是有学者认为虽然保留患者自主呼吸可作为判断脑干功能的指标，但它的缺点如通气不足、易发生气体栓塞等可能超过其优点。

（6）对于手术中重要步骤应采取过度通气，当$PaCO_2$降低时可导致正常的反应性脑血管收缩，脑血流量减少，而病变区血流量得以改善。

二、容量管理

（一）麻醉前水电解质失衡的纠正

中枢神经系统疾病常伴有水和电解质代谢紊乱，发生低钠血症或高钠血症，小儿以前者多见。小儿低钠血症按临床表现可分为三型：

1. 脑性失盐综合征　常见于颅内出血、硬膜下血肿、颅咽管瘤等。由于间脑醛固酮分泌减少，肾小管回收钠减少，大量钠由尿排出，血钠降低，细胞外液减少。治疗除了迅速补足液体量恢复血液循环、纠正休克外，还应注意给予足够的盐量以维持正常血钠浓度。

2. 脑性水中毒　主要发生在中枢神经系统急性感染、创伤及手术后，由于处于应激状态的机体分泌过多的抗利尿激素和醛固酮，促进水钠潴留，以水的潴留更为明显。治疗上应限制水入量，供给足够的盐量。

3. 无症状低钠血症　与抗利尿激素分泌过多有关。由于发生缓慢，一般无症状。

（二）小儿麻醉过程中液体量的补充

术中液体的管理应考虑：①术前禁食以前存在的脱水情况；②术前禁食引起的液体丧失；③手术时维持液体的需要量；④手术创伤所致的细胞外液丧失量；⑤体温的改变。

如果术前无体液紊乱，只供给正常需要量即可。小儿术中必须精确计算出入量，维持正常的血容量。当有较多出血或体液损失时，应同时等量补充。为避免术中出现脑水肿和颅内压增高，常主张限制液体的摄入。但由于过分限制而影响了血流动力学稳定性和不足以维持正常的脑灌注压时会加重脑损伤。神经外科患者补液的目的是维持血容量在等容、等渗、等张的状态，同时也需保证充分的脑灌注，并应根据患儿的病变性质决定。如颅内高压和脑组织中占位病变常需要脱水处理，此时补液应考虑血管外容量平衡情况。而对于脑室引流术及脑脊膜膨出修补术患儿，补液的目的主要是补足第三间隙液体丢失量。

当使用渗透性或抑制髓襻的利尿药进行脱水时必须警惕脱水造成的低血压及反跳作用。当过度利尿及血容量丢失过多时常需用晶体和胶体混合液来进行补充。补液时，首先应补充 20 mL/kg 晶体液，然后用 3:1 的生理盐水和胶体液的混合液继续进行补充。当血流动力学不稳定使携氧能力降低时可输入血制品。

（三）麻醉过程中液体种类的选择

1. 胶体液与晶体液　围手术期用于治疗或复苏的液体不外乎晶体液和胶体液两大类。对于神经外科手术而言，由于许多不确定因素的存在，神经外科患者液体疗法中，用等张胶体溶液还是等张晶体溶液一直有不同的意见，而且不同的实验得出来的结果不一致。赞成使用胶体溶液的人认为对于大多数有颅脑损害的患者，仍有大面积完整的血脑屏障。而主张使用晶体溶液者认为，胶体分子通过不完整的血脑屏障时，可以把多余的液体带到受损区域，从而加重脑水肿。如果输液的目的是为了达到血流动力学的稳定和尽快扩容，则胶体液比晶体液更合适。

2. 高张溶液与低张溶液　低张溶液可导致脑水肿，故应尽量避免使用。高张生理盐水在颅脑外伤患者复苏中的作用还在研究当中。临床研究报道严重脑外伤患者最初的液体置换高渗液比等渗液更能提高存活率。但是应用高渗液时应考虑高钠血症是否会对心肌、肾脏和其他生理功能产生负性效应。

3. 乳酸林格液与生理盐水　乳酸林格液和生理盐水各有优缺点，多数学者认为晶体渗透压梯度对避免脑水肿更重要，神经外科手术应以晶体液为主。而有一些学者则认为乳酸林格液不能算作等张液体，因其渗透压为 273 mOsm/L，而生理盐水略为高张（308 mOsm/L），因此应选用生理盐水，但快速大量输液可导致高氯性代谢性酸中毒。因此在临床实际应用中，两者可交替使用，既可降低高钠及酸中毒的危险，同时也避免了低渗的可能性。

4. 葡萄糖液　除非患儿已确诊有低血糖，否则应避免使用含糖液体，因为含糖液体会增加脑细胞内的葡萄糖浓度，使脑缺血状态下葡萄糖发生无氧酵解导致乳酸浓度增加，从而加重神经系统的缺血后再损伤。如考虑有低血糖应行血糖监测。

（四）术中输血

麻醉医生在手术前应估计患儿血容量和可接受的最大失血量，并预计术中可能的失血量，对术中可能出现的急性大失血应做好充足的准备。神经外科手术较难准确估计血液丢失量，因此应监测中心静脉压及血细胞比容，以估计血液丢失量。术中出血较多时应及时等量输血。

近代关于输血的一般观点是：失血量小于 20% 血容量、血细胞比容大于 30% 者原则上不输血，但应输注晶体液或胶体液补充血容量；失血量达全身血容量的 20%~30%，除了输注晶体液或胶体液补充血容量，还应输注红细胞以提高血液的携氧能力；失血量大于全身血容量的 30%，在总蛋白不低于 52 g/L 情况下，除输以上各种成分外，还应输全血或部分全血；失血量达血容量 50%，可加用浓缩白蛋白；失血量大于血容量 80% 时，除补充以上成分外，还需加输凝血因子，如新鲜冰冻血浆和浓缩血小板以改善凝血机制。

小儿全血量平均 75~85 mL/kg，对创伤和失血耐受性差，失血量达体重的 1/10 即可引起休克。输血量要量出为入。一般对于出血量在 5 mL/kg 以内者，只需输液即可充分代偿；对于出血量在 5~10 mL/kg，如原来无贫血，用晶体液可维持血容量，但应同时补充胶体液；对于出血量在 10~20 mL/kg 时需加用胶体液以维持血容量；对于出血量超过 20 mL/kg 时，必须进行输血补充，大量出血时以输新鲜血为最有效。

三、患儿体位

神经外科手术患儿体位摆放总的原则与其他手术麻醉时的体位要求类似。手术体位的摆放要注意到每一个细节,以防止并发症及术中出现的问题,如气管导管的选择和固定、眼睛的保护、动静脉留置导管的放置等。大多数情况下患儿采取的是仰卧位,头转向一侧。但也有许多情况需要采用俯卧位、侧卧位或半侧卧位等特殊体位。

麻醉医生应将麻醉机回路、监护仪连线都安置好以防脱落并予以适当覆盖。此外,麻醉医生还应规划好自己的工作空间,包括术中跟患者相关的回路和连线。

患儿俯卧位时,脸、眼等易受伤的部位应用松软的垫子进行保护以防局部受压。摆放体位时应确保腹腔和胸腔有一定的活动空间,从而保证呼吸运动的顺应性,另外还可避免由于胸腹部过度受压引起硬膜外静脉丛的扩张,加重脊柱手术的术中出血。俯卧位患者头颈俯屈时常会导致口腔内的气管导管扭曲,可选用加强钢丝气管导管来减少这类问题的发生。患儿俯屈时应注意气管导管的位置会发生改变,甚至进入主支气管,另外患儿的口腔分泌物会使胶布松动,因此应妥善地固定气管内导管,以防止脱管,同时使用干燥剂减少分泌物,将导管更好地与皮肤固定。

小儿取坐位进行手术虽然不多,但有一些后颅窝的手术需要这种体位。坐位虽然有利于手术医生的操作,但却不利于麻醉医生的麻醉管理。当患儿从仰卧位变为坐位时常会造成体位性低血压。因此在改变体位时应缓慢而有步骤,同时密切监测患儿血流动力学变化。也可在改变体位前通过用弹性绷带缠扎下肢以减少静脉淤血、麻醉减浅等方法来预防上述不良反应。接受神经外科手术的患儿同成人一样,取坐位时容易发生气体栓塞,由于坐位时头部血管和心脏平面之间有一个显著的流体静力梯度,空气可进入术野开放的静脉创面中形成空气栓塞。如果患儿不存在生理性分流,少量的气体在通过肺组织时可被滤去,不会引起心脏血流从右到左的分流。然而当大量的气体聚积在肺部,可以使肺泡死腔增大、CO_2 潴留、通气/血流比值失衡、肺动脉高压等,最终造成肺循环气体栓塞。如果患儿有房间隔缺损等先天性心脏畸形,空气栓子可以通过缺损处进入左侧心腔和全身循环,最终导致重要器官发生空气栓塞。因此对于此类患者,手术体位不应采取坐位。

气体栓塞在手术开始后的第一个小时内容易发生,处理的关键在于迅速识别,心前多普勒超声是监测气体栓塞最敏感的指标,它能在不良后果出现之前确诊。如发现有空气进入血管时,麻醉医生应及时通知外科医生,外科医生可用生理盐水冲洗手术野,同时挤压开放的静脉,当发现空气进入静脉的位置时,应及时用骨蜡加以封闭,同时加快手术操作。麻醉医生则应马上停止 N_2O 的吸入,迅速给患者吸纯氧以防止循环中气泡进一步进入血管,用布条或直接用手压迫颈静脉以减慢空气进入中心循环的速度。如患儿出现伴有低血压的严重气体栓塞或持续存在不稳定的血流动力学情况,应及时翻转患儿并迅速进行心肺复苏。

当将患儿的头部按照手术要求适当摆放好位置后,通常还是存在颈部的弯曲。这可能会导致气管导管向下移位,使气管导管误入右主支气管。因此,在预计颈部有弯曲时,应使气管导管的进入深度相对较浅以抵消其滑入的长度。一旦体位摆放完毕,必须确保两侧肺的呼吸音一致。总的来说,不管是哪种体位,在手术期间都应加强监测,通过观察患儿的四肢以了解患儿周围循环灌注、气体交换、体温等情况。

四、体温维持

新生儿和婴儿的体表面积相对较大,术前有可能已存在体温过低的现象,在麻醉状态下体内热量向周围扩散,故患儿的中心温度降低较快。小儿神经外科手术中为防止人为的体温过低,必须保持手术间的温度,做好术前准备。麻醉诱导时于手术台上放置保暖设备,并防止头部热量丢失。注意使用温暖的麻醉气体和静脉输液,术中注意保持头皮温度及冲洗液的温度。

由于小儿体温中枢发育不完善,容易发生高热,特别是已有感染脱水的儿童或脑室穿刺引流及气脑造影的患儿。对于已有高热者,可适当进行物理降温,避免使用较大量的颠茄类制剂如阿托品。

五、小儿颅内压的控制

在围手术期,麻醉医生主要综合运用多种方法来降低颅内容物的体积,降低小儿颅内高压,同时纠正颅脑异常的病理生理状态。临床上常采取以下措施:

1. 药物性降低颅内压 早年提倡使用的高渗糖溶液、尿素溶液,由于不良反应大,并且有明显的压力反跳现象,今已弃用。当前效力最好、不良反应最小、应用最广的渗透性降颅压药物首推甘露醇,其次为甘油。近年来有人开始尝试将高渗盐水和羟乙基淀粉用于治疗顽固的颅内高压。另外常用的药物还有利尿脱水药、激素类药等。

(1) 甘露醇(mannitol)。甘露醇在体内不被代谢,由肾排出,不进入细胞,没有渗透压逆转,基本上不引起压力反跳。既往认为,甘露醇只对正常的细胞中毒性脑水肿有脱水降压的效果,而对血脑屏障所致的血管源性脑水肿无效。对于小儿,给予甘露醇剂量为 0.5~1 g/kg 时,10~15 min 开始降颅内压,30 min 左右达到高峰,可使颅内压降到比较满意的程度。对于有心肺肾功能障碍者或婴儿、新生儿,一般每次 0.5 g/kg,45~90 min 静脉输注。甘露醇降颅内压的程度和维持时间不完全取决于用药剂量和方法,颅内压越高者效果越差,反复多次用药也使降压效果减退。由于甘露醇长期应用可引起肾功能不全,所以限制了它在脑损伤患儿中的应用。其原因主要是高浓度的甘露醇可引起肾小管发生结晶,从而影响肾功能,如果及时停用甘露醇,一般可使肾功能发生逆转。用药期间还应有颅内压监测,并定期检查血清电解质和渗透压,婴儿每 8 h、年长儿童每 12 h 一次。如反复滥用甘露醇,不但无益,反而会增加血清渗透压,当血清渗透压超过 375 mOsm/L 时,即超过了血脑屏障对甘露醇的阈限,甘露醇将会进入脑脊液和脑细胞内,同时将水带入,诱发颅内压增高,甚至诱发急性肾衰竭。

(2) 甘油。甘油与甘露醇比较,其主要优点是口服给药方便,可长期服用,很少反跳,脑血流量增加缓慢,多次应用时电解质损失不明显,而且由于甘油经肝脏代谢分解为 CO_2 和水,可为机体补充能量。甘油的降压机制主要使血清渗透压增加,在血液与脑脊液和脑组织之间形成渗透压差,使后者中的水分进入血液并由肾排出,由此产生脑容积缩小和颅内压降低的功效。Biestro 比较甘露醇和甘油的降压效果后提出,甘露醇适合于颅内压突然增高的单次冲击疗法，而甘油则适合于颅内压增高的基础治疗。甘油口服后约 30 min 内可出现明显的颅内压下降，降压高峰可持续 40～60 min。口服常用剂量为 0.5～1 g/kg，每日量可达 5 g/kg。首剂用 1.5 g/kg，以后每 4 h 0.5～0.7 g/kg，用生理盐水配成 50% 甘油溶液口服或胃管注入。清醒患儿常引起恶心、呕吐，可加果汁、冰块或同时进少量食物。静脉注射甘油于 10～20 min 内开始降颅内压，维持 4～6 h。常用 10% 葡萄糖液或林格液制成 10% 甘油溶液，每次用量为 0.5～1 g/kg，40 min 左右输完，其后每 6～12 h 用 0.5～0.7 g/kg。甘油静脉给药的缺点为给药后可出现血尿，因此，甘油浓度应控制在 10% 以下。

（3）高张盐水（hypertonic saline，HS）。高张盐水对血浆渗透压、胶体渗透压和血浆钠的暂时升高效果比甘露醇明显，可使正常脑组织的含水量减少，甚至低于使用甘露醇时的水平。但高张盐水在小儿中的应用还在研究当中。

（4）呋塞米（速尿）。它是一种温和的外周血管扩张剂，通过减轻中心静脉压和加快颅脑内的静脉回流而降低颅内压。有研究说明此利尿剂可使神经胶质脱水，也可使颅内细胞外液容量减低。其优点是不必同时输入大量液体，用法简便，缺点是降压效果差，易引起电解质紊乱。常用剂量一般每次用 1～2 mg/kg，静脉或肌内注射，每日 2～6 次。目前临床上大多将高渗性脱水药甘露醇与呋塞米联合应用，可提高降颅内压效果，减少不良反应，延长降压时间，减少反跳现象。

（5）类固醇。类固醇降颅压的机制主要是加强和调整血脑屏障的功能，降低毛细血管通透性。虽然在临床上广泛使用，但其确切机制及效用仍存在争议。糖皮质激素对脑创伤、雷诺综合征（Raynaud's syndrome）、缺氧缺血性脑病的效果仍不确定。常用剂量是冲击量 0.5～1 mg/kg，静脉注射，2～4 次后可减量为每次 0.1～0.5 mg/kg，每日 2～4 次，酌情应用 3～7 d。

（6）巴比妥类昏迷疗法。应用全身麻醉作用剂量的硫喷妥钠或戊巴比妥可降低脑代谢、减少脑血流量、减轻脑水肿，并有利于人工过度通气，减轻脑和全身的应激反应。大剂量的巴比妥类药物治疗颅内高压常会出现低血压反应，可输入胶体液或血制品以提高中心静脉压及肺动脉压。也可应用多巴胺等血管活性药物使血压维持正常。巴比妥类昏迷疗法不良反应较多，必须在颅内压、血压和血药浓度监测下由经验丰富的医护人员施行，治疗时间一般为 48～72 h，应同时给予甘露醇或采取过度通气和冬眠疗法等措施。

2. 生理性降低颅内高压

（1）过度通气。低 O_2 和高 CO_2 会导致脑血管扩张，而通过呼吸机实施过度通气可使 $PaCO_2$ 维持 25～30 mmHg，从而使脑血管收缩、脑血流量减少和脑血容量降低，达到降低颅内压的目的。但 $PaCO_2$ 低于 20～25 mmHg 时，有可能引起脑缺血，因此应避免过分过度通气。由于在脑损伤或中枢神经系统病变或脑代谢改变的患儿脑血流与 $PaCO_2$ 变化的关系还不明确，因此对这一人群通过过度通气来调节颅内压仍存在争议。当血中的 $PaCO_2$ 降低时，可减少脑血流及增加缺氧程度，由于低氧血症时，动脉中的血氧含量常不能维持在稳定水平，故低 $PaCO_2$ 既可引起脑血流量减少，又可使颈静脉的氧分压及氧含量降低。根据对成人的研究发现，当颈静脉血氧分压低于 20 mmHg 时就可能出现脑功能的损伤,但就小儿脑损伤时颈静脉血氧分压的临界值目前仍不清楚。因此在降颅内压过程中,既要使颅内压低于 15 mmHg,又要使颈静脉中血氧分压保持在 25 mmHg 以上。故在过度通气时需辅以其他方法如注入巴比妥钠或降低体温以减少脑的耗氧量、通过利尿减少细胞外液的容量。

(2) 低温疗法。低温可以降低脑组织代谢率,使脑血流量减少,脑容积缩小和颅内压下降。低温还可降低脑细胞的通透性,从而减轻脑水肿。低温疗法最适用于严重脑外伤的患者,因低温可增加未被破坏的脑细胞对缺氧的耐受力,伤后 3 h 内开始降温的疗效最好。Shiozaki 在限制液体入量、过度通气和大剂量巴比妥类治疗的同时,对严重脑外伤患者实施 34 ℃ 轻度降温,能显著减少脑血流量、降低动静脉氧含量差和脑氧代谢率。当患儿体温下降时,其体液可发生明显的转移,此时可出现低温性利尿、细胞外钾离子转移至细胞内引起低钾血症。因此在降温过程中,应严密监测和及时调整循环血量和电解质水平,保持血流动力学的稳定性。低温降颅压带来的主要问题是增加了感染的危险,处于低温和麻醉状态的患儿不能有效地通过热病效应来抵御机体感染,因此需仔细观察血流动力学的变化,加强气体交换、外周血细胞计数及血细胞形态学的监测。

六、麻醉苏醒期管理

小儿神经外科手术麻醉恢复时应考虑麻醉药物的消除情况、神经肌肉阻滞恢复情况、胃排空是否延迟、颅内压是否增高等。

麻醉结束后,如患儿呼吸功能未完全恢复时,患儿容易发生 CO_2 蓄积,可继发颅内压升高,甚至伴发颅内出血等情况,应进行适当的通气支持。当患儿吞咽反射恢复时,呼吸道保护机制已开始恢复。对于伴有颅内高压的患儿术后常需予以镇静和继续辅助通气以达到过度通气的目的。如患儿需要进行 CT 检查时,麻醉科医生应与外科医生商量,确定患儿是否需要麻醉技术。当患儿已完全清醒、神经肌肉阻滞功能恢复及麻醉药物作用已消除后可考虑拔除气管导管。苏醒及拔管应力求平稳,防止颅内压、动脉压的波动。拔管前静脉注射利多卡因可能有助于抑制拔管引起的咳嗽。为缓解肌松作用应给予拮抗剂。

喉痉挛是小儿全麻拔管后常见的并发症。主要是拔管时机掌握不当而诱发。患儿个体差异很大,既有咳嗽反射又不至于诱发喉痉挛的麻醉深度有时难以掌握。对于喉痉挛应以预防为主。应尽量让患儿吸入温暖湿润的气体,并避免使用有刺激性的吸入麻醉药或拔管前应将吸入麻醉药排净代以静脉药维持;在较深麻醉下吸净呼吸道分泌物后尽量少刺激气管,待患儿基本清醒时再拔管是相对安全的做法。拔管后如出现喉痉挛,要立即扣面罩以 100% 纯氧手法正压通气,如未能缓解,则要立即再行气管插管。

第六节 常见的小儿神经外科手术麻醉

一、小儿脑积水分流术麻醉

(一) 病因和术式

脑积水主要表现为脑室内脑脊液的量增多。常见原因有：脑脊液重吸收减少，如先天异常；脑脊液回流受阻，如肿瘤阻塞，脑脊液回流受阻常发生在脑室内、蛛网膜下隙、脑脊液流出处和吸收处；脑脊液产生过多，如脉络膜丛乳头状瘤。不管哪种病因引起的脑积水，脑脊液分流术是目前解决脑积水最常用的方法之一，主要分为脑室－腹腔分流、脑室－心房分流、脑室－胸腔分流。有些小儿由于病情复杂常需分次放置或修改分流道。

(二) 麻醉前准备

由于脑积水的病因很多，术前应注意患儿是否存在颅内高压的情况，如有严重的颅内高压，患儿常因频繁呕吐而存在水电解质的紊乱。对于术前进食不足的患儿，应及时输液纠正脱水。另外要注意患儿术前的意识水平，了解有无反流误吸或胃排空延迟，了解患儿是否存在贫血、肺顺应性差、肾功能不全等情况。

(三) 麻醉管理

1. 麻醉诱导　如患儿无颅内高压表现时，可采用面罩进行吸入麻醉诱导或静脉麻醉诱导。静脉诱导推荐使用异丙酚或硫喷妥钠加肌松药，快速控制气道建立有效通气。麻醉诱导时可静脉注射利多卡因减弱喉镜和气管插管的反应。如患儿有颅内高压或胃排空延迟等情况，如已禁食可谨慎使用硫喷妥钠、异丙酚、利多卡因和非去极化肌松药完成气管内插管。麻醉诱导过程中应避免肌颤或咳嗽，以避免插管时颅内压升高。

2. 麻醉维持　可用 N_2O 和低浓度的七氟醚或异氟醚，或采用异丙酚静脉持续泵注，复合少量的麻醉性镇痛药。如术前患儿有颅内高压，手术过程可采用适当的过度通气，使 $PaCO_2$ 维持在 28~30 mmHg。

3. 注意事项

(1) 有神经缺陷的患儿对吸入麻醉药和镇静药比较敏感，应适当减少用药量。如采用局麻药对手术部位施行局部浸润麻醉，可减少麻醉维持用药量，减少麻醉手术对患儿的不利影响。

(2) 术中注意低血压的发生。如术前高血压是继发于颅内高压，当由于引流大量脑脊液使颅内压恢复正常且麻醉较深时，很容易发生血压急剧下降，因此术中应及时调整麻醉深度，同时适当加快输液速度，补充由于术前呕吐和药物利尿引起的体液丢失。

（3）当脑室内放置导管后，由于脑脊液引流引起颅内压的改变而致颅内容物的移动，可能会引起心动过缓和其他心律失常，术中应加强监护，及时发现并处理。

（4）脑室-胸腔引流术如引流过多的脑脊液会引起胸腔积液甚至呼吸衰竭，一旦发生，需要及时进行胸腔穿刺或胸腔切开术。而行脑室-颈静脉引流术时，应避免在颈静脉穿刺时气体进入静脉引起气体栓塞。

二、小儿颅内肿瘤手术麻醉

（一）幕上肿瘤

1. 麻醉前准备　麻醉医生术前应了解患儿病情及相关的实验室检查结果，以便确定合适的麻醉方案。术前应根据患儿病情，结合患儿的影像学检查结果，了解患儿是否存在严重的颅内高压，并应与手术医生讨论，决定是否在切开软脑膜之前做脑室脑脊液引流以降低颅内压。

2. 术中麻醉管理　患有脑幕上病变的儿童在进行麻醉诱导时应尽可能减少操作刺激，迅速建立人工气道并及时进行过度通气。麻醉诱导时应采取一些措施如静脉注射硫喷妥钠（5~6 mg/kg）、利多卡因（0.5~1 mg/kg）或芬太尼（2 μg/kg）等减少气管插管引起的交感神经兴奋活动。麻醉维持可采用以静脉麻醉药为主复合少量吸入麻醉药如七氟醚、异氟醚等。

术中采取适当的过度通气使呼气末 $PaCO_2$ 维持在 25~30 mmHg 的低碳酸血症状态，但同时应注意过度通气可引起脑血管收缩、脑灌注压降低、脑缺血以及脑功能调节障碍引起的脑内异常分流、脑淤血等。

幕上肿瘤切除手术术中出血较多，血流动力学不稳定，因此为了能有效监测血流动力学状况应进行动脉穿刺置管，同时进行中心静脉穿刺置管以方便快速输血输液，同时可行中心静脉压监测以指导输液。

颅内高压患儿术前多已接受了脱水治疗，且因呕吐、进食少，术前可能已存在电解质紊乱和血容量不足，手术进行切皮和颅骨钻孔时出血会比较多，增加了血管内循环容量不足的发生率，因此术中需通过监测中心静脉压来估计患儿的血容量，指导术中输液。为保持循环的稳定状态，可采取胶体液：晶体液为1:3的比例进行输液。

接受幕上手术治疗的患儿，常需取仰卧位，同时头稍高的倾斜位有利于脑静脉回流。摆放体位时应注意患儿的颈项部有无异常的过度伸屈、转位等，避免阻碍脑静脉回流及脑淤血等情况。

3. 术后注意事项　术后应注意患儿氧合情况及呼吸状况，体温是否稳定；镇痛情况；神经系统功能检查情况；是否存有高血压；是否发生癫痫。

（二）颅咽管瘤

颅咽管瘤产生于幕上区，其病变从局部开始发展，容易造成对下丘脑、视交叉和垂体-肾上腺轴的影响。因此麻醉前评估要考虑患儿内分泌的变化,因为肿瘤压迫可能导致儿童出现低温、生长激素缺乏、促肾上腺皮质激素缺乏等。

麻醉与幕上肿瘤相似,术后患儿可能出现尿崩症、癫痫和低温。尿崩症可导致低血容量、低钠、高渗和稀释尿,早期可用抗利尿激素或 DDAVP(去氨加压素乙酸盐)治疗,另外根据患儿电解质水平调整补液的种类。当下丘脑的体温调节中枢受损时,会引起术后神经源性高热,也可导致低体温。因此需要对此类患儿进行持续的体温监测,并采取相应的措施使患儿的体温维持正常水平。

(三)后颅窝肿瘤

与成人相比,儿童后颅窝肿瘤发生率相对高一些,约占颅内肿瘤的 50%。

1. 麻醉前准备　麻醉前的评估应包括:①对颅内压的评估,如患儿有梗阻性脑积水通常需要先行外部引流。②患儿是否伴有呼吸循环系统功能的异常。如阿-基畸形脑干受压时,心血管敏感性增高;脑干受压常可引起上呼吸道梗阻、吸气性喘鸣或气道保护反射消失,易发生误吸、胃排空减慢而呕吐等。③术前进行降颅压处理后是否存在水电解质紊乱。

2. 麻醉管理

(1) 后颅窝肿瘤手术麻醉一般可分为控制呼吸的全麻和保留自主呼吸的全麻。麻醉机控制呼吸的全麻在麻醉诱导时可选用异丙酚或硫喷妥钠、非去极化肌松药、少量阿片类镇痛药等,诱导时应保证脑灌注充分,注意保持一定的麻醉深度以防颅内压进一步升高。麻醉维持可根据患儿及手术需要合理选择药物。保留自主呼吸的全麻,主要用于延髓实质占位切除术或延髓邻近部位可能损伤呼吸中枢的手术。麻醉诱导时可给予阿托品 0.1~0.2 mg/kg、γ-羟丁酸钠 80~100 mg/kg、咪达唑仑 0.1~0.2 mg/kg 等,加表面麻醉气管插管。也可以给予异丙酚、短效琥珀胆碱加少量麻醉镇痛药静脉快速诱导下行气管插管。气管插管后患儿自主呼吸可很快恢复。麻醉维持可在保持患儿自主呼吸情况下微泵输注异丙酚 4~8 mg/(kg·h)、氯胺酮 4~8 mg/(kg·h),也可追加 γ-羟丁酸钠。麻醉维持期间注意给予患儿间断辅助呼吸,避免呼吸肌疲劳。麻醉中要常规监测 $P_{ET}CO_2$ 和动脉血气,如出现呼吸性酸中毒要及时辅助通气以免造成脑组织肿胀。

应用阿片类药物应注意,如患儿术前体质虚弱、呼吸功能已受抑制或心率减慢时应禁用。不同年龄段的小儿用药规律不一样,用药应个体化;药物推注速度不能过快,避免大量快速注入或时机掌握不当。

(2) 后颅窝肿瘤手术可采取俯卧位、侧卧位和坐位。现多数采用俯卧位。因俯卧位时患儿口腔分泌物流出容易弄湿胶布使胶布松动,因此可考虑使用经鼻插管。患儿应俯卧摆放在松软的垫子或架子上,头抬高 15°,胸腹部不要过度受压,以免影响呼吸。摆放体位或改变体位时麻醉医生应密切注意患者的通气情况,防止因头部位置的变动而引起气管导管滑入主支气管内。

(3) 后颅窝肿瘤手术麻醉的监测与脑幕上肿瘤手术的麻醉监测相同,但术中应加强心电图的监测,当手术医生处理第四脑室底部时可能会出现心律不规则或异位心律,或出现严重的心动过缓、非窦性心律、室性期前收缩等。如出现上述心律失常时应通知外科医生停止在脑干上的操作，这样多数心律失常会消失。如手术采取坐位，为防止空气栓塞的发生，还需进行心前区多普勒的监测以便及时发现空气栓子。

3. 麻醉恢复　长效镇痛镇静药应提早停用，如患儿在麻醉苏醒时呼吸道保护反射还没有恢复，术后需留置气管导管或进行气管切开，以达到保护呼吸道的目的。术后应避免应用对瞳孔和神志有影响的药物。手术结束后，应在患儿自主呼吸恢复良好时拔管，拔管时应保持患儿的血流动力学稳定及保持患儿安静状态。在高位延髓肿瘤切除术后或手术医生术后评估患儿需留置气管导管时，患儿应维持一定的镇静水平。

三、小儿脑血管病麻醉

（一）麻醉前准备

小儿颅内动脉瘤多见，而动静脉畸形少见，一般动静脉畸形以大脑后动脉或 Galan 静脉畸形比较常见。动静脉畸形会导致出血、血栓形成、栓塞、邻近神经结构受压迫，或由于血液重新分配于低阻力的血管网而发生脑实质的局部缺血。

对于动静脉畸形的患儿来说最危险的并发症是充血性心力衰竭，其临床表现包括呼吸加快、心动过速、紫绀、肺水肿、肝大及心电图的阳性表现等。麻醉前应考虑患儿是否并存颅内高压或充血性心力衰竭，或有无各种先天性缺陷；患儿是否因接受长期的利尿治疗而出现水电解质紊乱。麻醉医生术前应充分认识到术中的风险包括颅内压增高、充血性心力衰竭和大量失血。对于有严重充血性心力衰竭患儿术中应考虑应用静脉持续输注正性变力药物。

如患儿并无充血性心力衰竭证据，可在麻醉诱导前给予适当药物以防治心绞痛及高血压；有严重充血性心力衰竭的新生儿可于手术前进行心肌收缩力支持，治疗心力衰竭。

（二）麻醉管理

动静脉畸形的患儿进行麻醉诱导时应特别注意插管时高血压的发生，避免出现心脏抑制和心肌梗死。异丙酚、硫喷妥钠、利多卡因等药物在麻醉诱导时应避免大剂量使用，以防患儿心肌抑制甚至循环虚脱。

由于此类手术出血较多，术前患儿的心功能情况多半不理想，因此这类患儿应进行有创监测，包括留置动脉导管行动脉压监测和深静脉穿刺行中心静脉压监测。术中机械通气时 $PaCO_2$ 应控制在正常范围内，避免 $PaCO_2$ 过低，因为 $PaCO_2$ 过低时会使正常血管灌注血流减少，增加向低阻力血管的血液分流，同时增加动静脉畸形血管的发生率。

麻醉维持与幕上肿瘤相似。术中麻醉医生既要采取有效的降压措施，以减少或消除出血危险，也要在处理假性动脉瘤时，防止发生低血压。控制性降压可采用硝普钠、硝酸甘油、酚妥拉明或高浓度的吸入麻醉药。脑内大的动静脉畸形常会引起脑血管阻力减小,回心血流速度加快,结果会导致高输出量性充血性心力衰竭。可通过温度稀释法来测量患儿的心排出量以确定畸形血管是否已完全分离结扎。当动脉瘤封闭后,心室后负荷增加,可能发生心功能不全,应准备好血管舒张药和正性肌力药物。

动静脉畸形的患儿术中补液既不能过量,也要密切关注术中有可能因大量出血而出现循环衰竭情况,因此术中应做好输血的准备。

(三) 麻醉恢复

如患儿无合并脑神经损伤,术毕可拔除气管导管,但术前有充血性心力衰竭的患儿应保留导管,在 ICU 内进行数天的治疗和观察,包括持续机械通气、血管活性药物治疗等。对于严重动静脉畸形的患儿,术后几天内意识常难以恢复,应密切观察其神经系统的各项功能状况。对于术前已有心力衰竭病史的患儿术后应有充分的心力衰竭治疗准备。

四、小儿颅脑外伤麻醉

颅脑创伤包括多种形式的脑损伤和颅骨损伤,根据脑外伤后的病理生理情况分为颅内血肿(硬膜外、硬膜下、脑内血肿及脑挫伤等)、脑水肿、脑外伤引起的全身改变等。与成人相比,儿童更容易发生弥漫性脑水肿。

儿童硬膜外血肿发生后通常没有中间清醒期,小儿可主诉有进行性头痛,直到进入意识不清及昏睡状态。患儿可迅速出现偏瘫、固定姿势、瞳孔散大等体征。硬膜下血肿常因脑实质挫伤和血管撕裂导致脑皮质组织损伤。脑内血肿虽然占颅内血肿的比例很少,但其预后极差,一般不提倡手术治疗。

(一) 麻醉前准备

麻醉前访视时应对患儿进行神经功能评价,包括脑神经检查及格拉斯哥评分;了解患儿有无存在联合伤,是否存在饱胃现象;如患儿循环呼吸衰竭应尽快进行心肺脑复苏,包括开放气道和稳定循环等。

(二) 麻醉诱导

头部外伤的处理首先要保持呼吸道通畅,尽快气管插管并保持颈部的稳定。存在脑和颈部联合伤的患儿诱导和插管时应避免操作动作过多。插管时可让助手将患儿头部保持中性位置从而有助于保持大脑组织的稳定性。气管插管时绝对禁忌使用 Selick 法。如患儿血流动力学稳定而又排除困难气道,诱导时可采用硫喷妥钠、异丙酚、琥珀胆碱或非去极化肌松药完成气管插管;如患儿颅内情况极差,可在只给肌松药的情况下进行气管插管。意识状态消失的患儿应警惕肺部误吸入胃内容物或分泌物。如怀疑有困难气道,可根据患者年龄及其意识状态,给予吸入合适的麻醉药或神经安定麻醉的同时在喉表面进行局麻后进行气管插管。诱导时用氯胺酮可引起心血管反应,在闭合性颅脑损伤时应禁用。

(三) 麻醉维持及监测

麻醉维持与脑幕上肿瘤手术相似。应注意，当颅内巨大血肿清除后，可使小脑幕上的颅内压迅速降低，造成脑干向上移动穿过小脑幕切迹，结果可引起短暂性的血流动力学变化和心律失常。术中除了常规监测外，尚需进行动脉和中心静脉穿刺置管，对患儿进行导尿，同时持续监测患儿中心体温。

(四) 麻醉复苏

严重颅脑创伤的患者术后仍需留置气管导管，以便继续进行通气支持及控制因脑水肿引起的颅高压。因此麻醉恢复后一般需将患者送至ICU继续进行治疗。

五、脊髓发育不良手术麻醉

脊髓脊膜膨出可见于任何部位，但以腰骶部多见。由于中枢神经系统的组织暴露在外，极易发生局部感染，因此主张尽快手术。

(一) 麻醉前准备

麻醉前评估常可发现患儿存在不同程度的神经系统功能缺陷。准备接受脊髓脊膜膨出修补术的患儿，一般无颅内压增高情况。此类患者有大量的组织液从裸露的脊髓脊膜处蒸发，因此需考虑麻醉前纠正患儿的血容量。

(二) 麻醉管理

麻醉诱导可选用咪达唑仑、异丙酚或硫喷妥钠等和肌松剂。此类患儿因可能合并短气道，插管后应确保没有插入支气管。琥珀胆碱用于脊髓脊膜膨出的婴儿一般不会引起高钾血症。通常可选用异氟醚、七氟醚或氟烷等维持麻醉，也可复合应用异丙酚等静脉麻醉药。麻醉诱导前应在脊髓脊膜膨出处垫一特殊的垫子以防神经囊受压。诱导期间应充分补液，控制脊髓脊膜处水分不要过度丢失，新生儿如考虑有气管插管困难，可考虑进行清醒插管。

此类手术隐性失血较多，因此除了常规监测外，对于脊膜囊非常大或皮肤缺损面积较大，需要进行植皮，以及脑膨出患儿手术时必须进行动静脉穿刺置管，以便监测血压、血红蛋白和中心静脉压。

手术一般采用俯卧位，摆放体位时应注意保证腹部悬空以降低腹内压和减少脊膜扩张。术后注意呼吸抑制或呼吸暂停发生的情况，合并脑积水和阿-基畸形的患儿更易发生，所以应在ICU对小儿进行监测以防止呼吸暂停发生，并在ICU终止麻醉和拔管。脊髓脊膜膨出的患儿因病变以下部位丧失了对体温的自主调节能力，热量容易丢失，术中应加强体温监测，并采取一定措施减少患儿热量丢失，维持正常体温。

六、小儿介入手术麻醉

造影或介入治疗的地点一般远离手术室，因此在麻醉前应准备好一切紧急抢救用品。脑动脉造影术要求造影过程中患儿绝对安静，所以国外一般采取气管内插管全麻，以少量的吸入麻醉药维持麻醉。低碳酸血症可使正常血管收缩，便于放射造影时更清晰显示。因为隔着造影设备不能随意亲近患儿，气管插管后应仔细检查麻醉机，固定好气管导管，必要时可采用异型导管或加强导管。国内多数采用静脉或肌内注射氯胺酮基础麻醉，加穿刺部位局部浸润麻醉。对于5岁以上儿童，可采用氟哌定 0.5~1 mg/kg 加哌替啶 0.5~1 mg/kg、氯胺酮 1~1.5 mg/kg 静脉注射，数分钟后，可酌情给予咪达唑仑 0.1~0.2 mg/kg，穿刺部位行浸润麻醉。对于5岁以下儿童，可以肌内注射阿托品 0.01 mg/kg、氯胺酮 4~6 mg/kg、咪达唑仑 0.1~0.2 mg/kg 合剂加局部浸润麻醉。麻醉过程中应监测血氧饱和度，持续面罩给氧，必要时辅助呼吸。麻醉医生在造影过程中应密切注意操作对患儿造成的生理影响，如手术医生在颈部操作时，直接压迫和刺激气管及喉头，可能会引起呼吸道梗阻及喉痉挛；颈动脉穿刺过程中有可能出现血肿并压迫呼吸道，甚至可以引起窒息。因此在造影过程中必须保持制动和确保呼吸道通畅。

（邓玉萍　黄焕森）

参 考 文 献

[1] 安刚. 婴幼儿麻醉学 [M]. 北京：人民卫生出版社，2002：784-845，618-633.
[2] 王恩真. 神经外科麻醉学 [M]. 北京：人民卫生出版社，2000：676-684.
[3] 姚尚龙，于布为. 小儿麻醉学 [M]. 北京：人民卫生出版社，2006：208-216.
[4] METS B. Acute dystonia after alfentanil in untreated Parkinson's disease [J]. Anesth Analg, 1991, 72：557.
[5] GIGNAC E, MANNINEN P H, GELB A W. Comparison of fentanyl, sufentanil and alfentanil during awake craniotomy for epilepsy [J]. Can J Anaesth, 1993, 40 (5Pt 1)：421-424.
[6] FAHLBUSCH R, HONEGGER J, BUCHFELDER M. Surgical management of acromegaly [J]. Endocrinol Metab Clin North Am, 1992, 21：669.
[7] ARCHER D P, SHAW D A, LEBLANC R L, et al. Haemodynamic considerations in the management of patients with subarachnoid haemorrhage [J]. Can J Anaesth, 1991, 38 (4 Pt 1)：454.
[8] RUTA T S, MUTCH W A C. Controlled htpotemsion for cerebral aneurysm surgery：are

the risks worth the benefits [J]. J Neurosurg Anesth, 1991, 3: 153.

[9] ALEXANDER R H. Advamced trauma life support program [M]. 5th ed. Chicago: American College of Surgeons, 1993.

[10] VERNON D D, WOODWARD G A, SKJONSBERG A K. Management of the patient with head injury during transport [J]. Crit Care Clin, 1992, 8: 619.

[11] AITKENHEAD A R. Textbook of anesthesia [M]. 3th ed. UK: Nottingham, 1996: 551, 603.

[12] ALGOTSSON L, MESSETER K, NORDSTROM C H, et al. Cerebral blood flow and oxygen consumption during isoflurane and halothane anesthesia in man [J]. Acta Anaesthesiol Scand, 1988, 32: 15.

[13] ELLINGSEN I, HAUGE A, NICOLAYSEN G, et al. Changes in human cerebral blood flow due to step changes in PaO_2 and $PaCO_2$ [J]. Acta Phtsiol Scand, 1987, 129: 157.

[14] KAMMERER W A. The anesthetic management of transsphenoidal pituitary surgery [J]. Prog Anesth, 1993, 7: 82.

[15] CHONG K Y, GELB A W. Management of intracranial aneurysms snd subarachnoid hemorrhage [J]. Curr Opin Anesth, 1992, 5: 620.

[16] YONG W L. Pressure autoregulation is intact arteriovenous malformation resection [J]. Neurosurgery, 1993, 32: 491.

[17] VERNON D D, WOODWARD G A, SHJONSBERG A K, et al. Management of the patient with head injury during transport [J]. Crit Care Clin, 1992, 8: 619.

[18] MORROW S E, PEARSON M. Management strategies for severe closed head injuries in children [J]. Semin Pediatr Surg, 2010, 19 (4): 279–285.

[19] BERGER S, SCHWARZ M, HUTH R. Hypertonic saline solution and decompressive craniectomy for treatment of intracranial hypertension in pediatric severe traumatic brain injury [J]. J Trauma, 2002, 53 (3): 558–563.

[20] CARLI P, ORLIAGUET G. Severe traumatic brain injury in children [J]. Lancet, 2004, 363 (9409): 584–585.

[21] DEAN N P, BOSLAUGH S, ADELSON P D, et al. Physician agreement with evidence–based recommendations for the treatment of severe traumatic brain injury in children [J]. J Neurosurg, 2007, 107 (5 Suppl): 387–391.

[22] SPONHEIM S, SKRAASTADØ, HELSETH E, et al. Effects of 0.5 and 1.0MAC isoflurane, sevoflurane and desflurane on intracranial and cerebral perfusion pressures in children [J]. Acta Anaesthesiol Scand, 2003, 47 (8): 932–938.

[23] SEDLACIK J, ÖBEL U, KOCAK M, et al. Attenuation of cerebral venous contrast in susceptibility–weighted imaging of spontaneously breathing pediatric patients sedated with propofol [J]. AJNR Am J Neuroradiol, 2010, 31 (5): 901–906.

[24] BAR JOSEPH G, GUILBURD Y, TAMIR A, et al. Effectiveness of ketamine in de-

creasing intracranial pressure in children with intracraial hypertension [J]. J Neurosurg Pediatr, 2009, 4 (1) 40 – 46.

[25] STILLING M, KARATASI E, RASMUSSEN M, et al. Subdural intracranial pressure, cerebral perfusion pressure, and degree of cerebral swelling in supra – and infratentorial space – occupying lesions in children [J]. Acta Neurochir Suppl, 2005, 95: 133 – 136.

[26] TAKEUCHI M, NOHMI T, ICHIKAWA M, et al. Anesthetic management of a child with moyamoya disease combined with von Gierke's disease [J]. Masui, 2010, 59 (2): 260 – 263.

[27] WOLFE T J, HUSSAIN S I, LYNCH J R, et al. Pediatric cerebral angiography: analysis of utilization and findings [J]. Pediatr Neurol, 2009, 40 (2): 98 – 101.

[28] MISHRA L D, SINHA G K, BHASKAR RAO P, et al. Injectable midazolam as oral premedicant in pediatric neurosurgery [J]. J Neurosurg Anesthesiol, 2005, 17 (4): 193 – 198.

[29] HAMID R K, NEWFIELD P. Pediatric neuroanesthesia: Hydrocephalus [J]. Anesthesiol Clin North America, 2001, 19 (2): 207 – 218.

第十六章　脊髓和脊柱手术麻醉

随着现代医学的迅猛发展，脊柱内固定器械种类不断推陈出新，其使用方法更加精确和完善，脊髓和脊柱手术的种类日益增多，手术范围不断扩展。由于其手术操作复杂，风险大，麻醉医生在处理这类手术时往往面临不少挑战。

第一节　麻醉特点

需要进行脊髓和脊柱手术的疾病，可以主要概括为以下五大类：创伤，如不稳定性脊柱骨折；恶性肿瘤，如原发或转移性肿瘤导致脊柱结构不稳，患者疼痛或出现运动、感觉功能障碍；感染，如结核导致运动、感觉功能障碍；先天或特发性畸形，如脊柱侧凸；脊柱退行性病变，如颈椎病。

脊髓和脊柱手术患者包括从婴幼儿到老年的不同年龄阶段，手术涉及骨骼、肌肉及相关软组织。婴幼儿多为先天性异常如脊髓脊膜膨出行修补术；脊髓和脊柱末端的各种先天性发育异常（隐性脊柱裂、脊膜膨出、脊髓脊膜膨出、腰骶椎管内脂肪瘤）或腰骶部脊膜膨出术后粘连导致脊髓栓系综合征，需施行腰骶部脊髓栓系松解术。青少年多为脊柱侧凸矫形手术，目的是美观和防止侧凸进一步发展影响心肺功能。老年患者多因退行性病变引起椎管狭窄、强直性脊柱炎、椎关节滑脱等压迫神经根需行减压固定术。脊柱肿瘤手术多见于中老年患者。脊柱肿瘤、脊柱感染以及脊柱骨折手术主要目的是清除病灶后使用内固定材料稳定脊柱结构。

脊髓和脊柱手术操作复杂，风险大，对麻醉有着特殊的要求。麻醉医生要为不同体位患者选择合适的麻醉方法，为手术创造良好的条件，同时又要保护好患者肢体功能，避免潜在性损伤。麻醉医生除了掌握常规的麻醉方法外，还需要高度熟练其他技能，如纤维支气管镜插管、诱发电位监测等。对于脊髓损伤患者麻醉医生需协助外科医生积极处理截瘫导致的自主神经功能紊乱，抢救脊髓功能。脊髓和脊柱手术创伤大，失血多，要求麻醉医生科学应用血液保护措施，减少术中出血，如采用控制性降压、术中自体血回收、急性等容性血液稀释等，同时保证脑、脊髓等神经组织的氧供，避免发生或加重脊髓损伤，并处理与输血相关的并发症。手术过程中进行脊髓功能监测或唤醒试验，协助外科医生判断患者脊髓功能是否受损。该类手术患者还是深静脉栓塞、脂肪栓塞、肺栓塞、空气栓塞的高危人群，麻醉医生应能根据其围手术期抗凝情况合理选择麻醉方法及药物。某些系统性疾病患者还常常合并全身其他系统病变和器官功能受损，如类风湿性关节炎患者除破坏关节发生畸形和不稳定，还常累及心脏瓣膜和心包，强直性脊柱炎患者合并主动脉瓣病变和严重的传导阻滞，其围手术期处理尤需麻醉医生谨慎和全面掌握。

第二节 麻醉前病情评估与准备

术前应全面了解和评估患者的身体情况，尤其是合并疾病的严重程度、控制情况、其他系统器官的受累程度、对手术和麻醉的影响。术前应详细询问病史和进行体格检查，评估气道和分级。了解手术体位和手术有无特殊要求，做好充分的术前准备。

一、脊柱创伤患者的术前评估与准备

脊柱创伤患者病情危急而复杂，多需紧急处理。由于剧烈疼痛和使用阿片类止痛药，常导致患者胃排空延迟，麻醉处理应按饱胃患者看待。脊髓损伤常伴有头部外伤，胸椎骨折可并发心肺损伤，腰椎骨折可并发腹部损伤。术前应明确患者有无合并其他脏器损伤，有无手术指征。高位截瘫患者应首先评估生命体征，尤其注意呼吸功能，大多患者存在不同程度的通气功能障碍。脊髓损伤患者如存在自主呼吸，应仔细评估有无胸式呼吸，如胸式呼吸消失提示脊髓损伤严重，应随时做好气管插管行辅助呼吸的准备。入院时已经气管插管的严重患者，应立即行呼吸机支持呼吸。对循环功能的评估也不容忽视，高位截瘫患者入院时大多处于脊髓休克期，交感神经功能下降而迷走神经功能相对亢进，血管加压反射丧失，心率慢、血压低，严重患者可因吸痰等操作刺激迷走神经而引起心搏骤停。患者还常常存在体温调节障碍，表现为午后体温迅速升至40℃以上，损伤节段以下皮肤干燥无汗。排除感染原因后主要采用物理降温和变温毯控制体温。生命体征稳定后的患者应立即评估是否行甲基强的松龙冲击疗法，以保护和促进神经功能恢复。激素冲击可能导致高血糖、感染以及消化道出血等不良反应。脊髓损伤常发生低钠血症。急性期手术存在一定争议，一般认为如果患者入院后损伤平面仍不固定，有上升趋势，应立即行手术减压固定。甲基强的松龙冲击疗法应在术中继续使用。手术的目的主要是解除脊髓受压、恢复脊髓功能和维持脊柱稳定。

二、脊柱侧凸患者的术前准备

脊柱侧凸是青少年常见的脊柱畸形，主要是由于脊柱侧移和旋转造成的，严重者会影响到心肺功能。Moe认为60°以上胸腰段脊柱侧凸可引起或加重心、肺并发症。晚发性青年脊柱侧凸对心肺功能影响较少，40°以下的侧凸可无症状或并发症。手术目的是改善和维持姿势，防止脊柱侧凸和肺功能不全的进一步发展。因此应详细了解病史，重点对其心肺功能进行评估，术前常规行胸腰部 X 线片、肺功能和血气分析、心电图检查，必要时行心脏超声检查。对于中度以上限制性通气功能障碍患者，术前应常规行肺功能训练。了解手术方式，对于胸段的侧凸应明确是否行前后路松解，如果经胸做前路松解，有可能需行双腔气管导管插管。如术中需行唤醒试验，术前访视时向患儿及其家属解释术中唤醒试验的必要性和重要性，取得患儿配合，并让患儿反复练习以形成反射性动作：听到叫其名字，马上动脚趾。

三、颈椎病患者的术前准备

颈椎病患者颈椎活动受限，术前常使用头颈固定架，往往导致气管插管困难。术前应重点评估患者气道，预测气管插管难易程度，还应在患者清醒时了解患者颈部做背屈、伸展和旋转时是否会出现神经系统症状，尤应注意类风湿性关节炎患者下颌活动性可能很差。对脊髓型颈椎病患者术前应明确患者是否患有风湿性疾病及其治疗情况。寰椎关节不稳定的患者，在头颈后展时容易发生脊髓损伤。术前长期应用皮质类固醇的患者，围手术期应给予皮质激素替代治疗。术前应充分与患者探讨解释麻醉手术相关的风险，拟行清醒气管插管的患者应向其正确解释并确保患者能够耐受整个过程。

第三节　麻醉方法的选择

麻醉方法可以选择区域阻滞麻醉和全身麻醉。区域阻滞麻醉的优点包括：提供无痛和肌肉松弛、提供术后镇痛、恶心呕吐发生率低，阻滞交感神经可改善末梢灌注、减少术中出血和降低血栓形成的风险等，但只有部分颈椎手术和脊柱的短小手术可以在区域阻滞麻醉下完成。大多数脊柱和脊髓手术还是应选用全身麻醉。

一、麻醉诱导

估计无困难气道的患者，麻醉诱导常规选用静脉快速诱导法。对于颈椎病患者，麻醉诱导非常关键，尤需谨慎。麻醉诱导后，患者颈部肌肉对脊髓的稳固和衬托作用消失，同时无法对患者进行神经症状评估，这段时间颈部的活动可能引起脊髓压迫。插管时应在头部牵引、固定的情况下进行，动作轻柔，避免暴力和头过度后仰，减少颈部后展或屈曲。采用颈部垫枕，保持颈部水平位插管，对脊髓有一定的保护作用，该体位下经口或经鼻轴线与经喉轴线可成为一条直线。有文献报道，颈椎病患者在气管插管过程中因未制动导致颈髓损伤。对风湿性疾病或 Down 综合征患者，颈部屈曲可能加宽寰枢关节间隙导致脊髓缩窄。脊髓损伤 48 h 后禁用琥珀胆碱以免引起致命性的高钾血症。急性脊髓休克期患者，应警惕气管插管过程中刺激迷走神经引起心跳骤停的风险，可预防性应用阿托品。

对于预计困难气道、术前已行颈托固定、术前访视颈部活动严重受限或轻微颈部活动即引起明显神经症状的患者，可行纤维支气管镜引导下清醒气管插管。操作过程需要轻度镇静，充分的鼻咽喉部局部麻醉，插管过程中需要患者的理解和配合。插管过程中应尽量避免颈部的移动，插管后可以即时对患者进行神经功能检查。

清醒插管过程的镇静药物，如传统的咪达唑仑、芬太尼、异丙酚等，对呼吸有一定的抑制作用，右旋美托咪啶是一较好的选择。右旋美托咪啶（dexmedetomidine，DEX）是一种新型的高选择性、高特异性的α_2肾上腺素能受体激动剂，半衰期短，其分布半衰期约 5 min，清除半衰期约 2 h，具有抗交感、镇静和镇痛的作用，可以降低麻醉剂的用药剂量，改善手术中血流动力学的稳定性，降低心肌局部缺血的发生率，且对呼吸无抑制作用。

Sahin 等研究喉镜明视下插管、置入喉罩和纤支镜引导下插管三种插管方法对颈椎活动度的影响，结果显示，纤支镜引导下气管插管引起的颈椎活动度是最低的。其他插管方法还包括经鼻盲探插管、X 线透视下引导插管、光棒引导下经皮透光插管以及使用喉罩进行通气。每种方法都有各自的优缺点，麻醉医生应根据患者具体情况、自身对某种方法的熟练程度、科室设备等综合考虑选择最佳的方法。对于气道困难患者，术前应准备好至少两套方案：首选方案和备用方案，做到有备无患。

二、麻醉维持与复苏

脊柱和脊髓手术麻醉的维持方式主要取决于术中是否需要行脊髓功能监测。脊髓损伤是脊柱手术尤其是脊柱侧凸矫正手术的严重并发症之一，其主要原因为应用器械撑开脊柱或钢板内固定时所造成的脊髓牵拉、缺血或直接损伤。虽然发生率很低，一般报道不超过 1%，但一旦发生后果非常严重。术中如能及时发现则可以立即采取外科措施解除脊髓及脊髓血管压迫以恢复脊髓神经功能。临床常用的监测脊髓功能方法主要有唤醒试验和神经诱发电位两种。

当术中计划采用唤醒试验时，麻醉维持主要选择快速短效的麻醉药和肌肉松弛剂。术中应当密切关注手术进程，在内固定操作完成前的适当时间停用肌肉松弛剂。唤醒的时候虽然减浅麻醉深度让患者恢复意识，但同时要维持一定程度的镇痛以免患者清醒时因疼痛导致烦躁、剧烈挣扎、恐惧记忆、血压升高等不良反应。唤醒试验结束应迅速加深到合适麻醉深度，给予咪达唑仑可能有助于减少不良记忆。

当术中采用神经电生理监测脊髓功能时，麻醉医生应将麻醉深度控制在合适的程度同时不影响诱发电位水平。目前尚无理想的麻醉药物可以完全不影响诱发电位，强效吸入麻醉药使体感诱发电位的潜伏期明显延长，幅度下降，且随吸入浓度的增加抑制作用增强。麻醉维持可全凭静脉麻醉或静吸复合麻醉，应避免使用高浓度吸入麻醉药，一般主张小于 0.5 MAC 以减少对神经电生理监测的影响。肌松采用非去极化肌松剂维持。

估计出血多的手术可行自体血回收和控制性降压。避免过度通气，因为 $PaCO_2$ 过低可减少脊髓血流。

手术结束后应尽快让患者恢复意识，以便进行症状、体征的检查，及时发现神经损伤及其他并发症，必要时可使用肌松拮抗剂及催醒药物。麻醉医生在复苏过程中尤其应关注患者的四肢活动情况，如发现异常现象应及时与外科医生沟通，以确认有无发生脊髓功能异常并尽早处理。脊柱手术由于体位及手术操作等原因容易造成术后气道水肿、反流误吸、颈部梗阻性血肿等，术后应充分评估患者气道情况，在确保安全的情况下拔除气管导管。困难气道患者应完全清醒后方可拔除气管导管。

第四节　麻醉注意事项

电生理监测技术的进步使得脊髓和脊柱手术中对相关神经损伤的监测日趋完善和丰富。脊髓神经功能监测常用方法有唤醒试验和神经诱发电位。诱发电位的监测非常有意义，它为处于手术和麻醉状态的患者提供实时监护，检测其感觉和运动通路功能的完整性，尽量降低或避免手术可能造成的神经损害。

一、唤醒试验

唤醒试验最先由 Vauzelle 提出，即在脊柱手术器械固定完成后唤醒患者，检查其上下肢活动情况。唤醒试验可看作是监测运动功能一个可靠而简单的方法。唤醒试验是最早应用于脊柱手术中监测脊髓神经功能的方法，其简单易行、效果确切、无需特殊设备，且无阴性结果。但也存在一些不足：唤醒时有气管导管和输液管道脱落的风险，患者可能存在不良的术中记忆，某些患者存在智力障碍等因素不能按要求活动手脚。但是唤醒试验仍然是脊柱手术中监测脊髓功能的最终标准，电生理监测结果最终以唤醒试验为准。

二、体感诱发电位

体感诱发电位（SEP）监测已经普遍应用于脊柱侧凸矫形手术中。这种 SEP 监测与患者的神经病学检测结果紧密相连。其在脊柱不稳固定手术、颈椎手术、脊髓肿瘤手术、脊柱侧凸矫正手术等的应用可有效降低神经损伤的发生率。但是 SEP 监测也有局限性：SEP 主要由上肢产生，代表了本体感觉和震颤通路的活动性（后柱），SEP 监测只能观察到特定通路，而不在此通路上的损伤就不易发现，因而有可能出现假阴性结果，即手术中有正常的 SEP 反应波形，但不能保证术后有正常的运动功能。术中记录 SEP 可以降低神经损害的概率，但神经损害不能完全避免，因为不是所有 SEP 监测发现的脊髓损害都能被逆转。

三、运动诱发电位

运动诱发电位（MEP）的原理是直接或经颅电刺激大脑皮质或脊髓，使锥体细胞轴突产生一个去极化的动作电位，动作电位沿着皮质脊髓束下降到 α 运动神经元或骨骼肌上并被记录，记录到的 MEP 可分为 3 种：神经源性 MEP、脊髓 MEP 和肌源性 MEP（mMEP）。经颅脉冲序列电刺激后监测 mMEP 可以对那些有可能损伤运动系统的手术进行监测，并能快速判断从大脑到肌肉的运动系统的完整性，能够贯穿手术的全过程，是目前为止应用最广泛的技术。MEP 可以评估运动皮质和下行束的功能。

很多麻醉药物如异丙酚、雷米芬太尼或者其他阿片类药物应用于 MEP 监测技术被证实是安全有效且可耐受的。总的来说，静脉麻醉药比吸入性麻醉药对 α 运动神经元兴奋性的干扰要小得多。

目前多主张 SEP 和 MEP 联合用于临床脊髓功能的监测，两者的联合运用可以提供一个安全、可靠和敏感的脊髓功能监测方法，从而大大降低手术引起的脊髓损伤。

四、颅神经的肌电图

颅神经的肌电图（electromyogram，EMG）监测在颈前脊柱手术中可用于监测迷走神经支配的喉功能。

五、血压问题

脊柱手术常常出血量较大，术中出血量主要与患者疾病种类、凝血状况、手术涉及节段、术中血压控制情况和手术时间等因素有关。如何减少术中出血、降低异体血输入量是麻醉医生和手术医生必须面对的一个问题。除术前预存自体血、术中血液稀释以及自体血回收外，在大中型脊柱外科手术中，还常使用控制性降压技术。控制性降压有着重要的意义，既可以减少患者出血，又可以为手术医生创造清晰的术野，以利于手术进行和节约手术时间。在麻醉及系统循环血压降低的情况下，中枢神经系统不能通过自动调节能力维持脊髓血流灌注，脊髓血流量随之降低。因而控制性降压后可能会导致脊髓血流灌注的下降，不利于脊髓的保护。因而控制性降压过程必须保证脊髓与脑等重要脏器的血供充足。控制性降压应慎用于心血管功能较差的脊柱手术老年患者。另外，脊髓型颈椎病患者术中也不应使用控制性降压来减少出血，因为低血压可能威胁脊髓功能，而且低血压对静脉出血或骨创面渗血无明显效果。

目前用于控制性降压的药物和方法有许多，各有优缺点。主要药物有：

1. 尼卡地平　为钙离子拮抗剂，可选择性地作用于血管平滑肌，降低外周血管阻力，降低平均动脉压，降压作用确实、平稳，不易引起血压过度降低。在脊髓的继发性损伤中钙离子起着重要的介导作用，尼卡地平作为钙离子拮抗剂对脊髓损伤具有一定的保护作用，为脊柱外科手术中控制性降压药物的较好选择。

2. 吸入麻醉剂　如异氟醚等在麻醉的同时降低平均动脉压，但异氟醚吸入浓度过高（超过 0.5 MAC）时显著抑制 SEP 波形，通常不将其作为术中控制性降压的手段。

3. 硝普钠　扩张静脉血管，同时降低前负荷和后负荷，动脉压力由于周边血管阻力的减少而降低，脊髓血流有一定程度下降但可以通过自身调节作用很快恢复。硝普钠可用于脊柱手术中控制性降压，是一种非常安全的药物，硝酸甘油的降压特点及其对脊髓血流的影响与硝普钠类似。

六、体位问题

前路颈椎手术患者体位为仰卧位，麻醉管理相对简单。但颈前路手术入路解剖复杂，术野较小，且毗邻重要器官、血管和神经，有可能损伤喉上和喉返神经、脊髓或使原有脊髓损伤加重，术中操作可能会刺激到颈动脉窦、颈动脉体，引起血压、心率的变化。胸段脊柱侧凸经前路松解可能需单肺通气，手术操作可能对心肺功能造成一定的影响。

对于后路脊柱手术，体位问题更为复杂。患者一般在麻醉后由仰卧位转换成俯卧位，此过程需要多人协调和配合。颈椎患者在翻身过程中不允许颈部有任何扭动，脊髓型颈椎病患者颈部一般置于轻度屈曲位，在完成固定融合步骤后才允许调整减压后的颈部位置。对于不伴有四肢麻痹或截瘫的不稳定性脊柱损伤患者，如摆放体位不当可引起截瘫。麻醉诱导后应待患者循环稳定并维持适当的麻醉深度后再尽量轻柔缓慢地翻身，使患者保持头颈脊柱在同一水平整体转动，避免身体扭曲或成角，以免加重脊髓损伤甚至引起心跳骤停。体位变动后需检查气道情况以防止气管导管意外脱出。在手术过程中应准备备用床以便在心肺或气道出现意外情况时可随时将患者转为仰卧位。俯卧位手术后出现缺血性视神经病变虽然罕见，一旦发生后果却很严重，患者甚至有失明的危险。缺血性视神经病变的机制尚未清楚，但临床研究表明其高危因素为：高龄、肥胖、高血压病史、青光眼、肾衰竭、术中高血压、糖尿病、长时间手术和大量失血。预防的主要措施为维持充足的血容量、术中避免血压波动过大、术中头部平面高于心脏以及应用护目镜等。

颈部椎板切除术有时也在坐位下进行。坐位手术患者需予以头、上肢、胸部支撑，在受压部位应小心垫好，以防神经、皮肤损伤，颈部过度前屈可能阻塞气道。坐位手术可减少手术部位血流，使术野清晰、暴露清楚，但同时也增加静脉气体栓塞的风险。

随着脊柱手术种类和范围不断扩大，患者情况更加复杂，这给麻醉医生的工作带来许多新的问题和挑战。麻醉医生只有不断加深对脊柱外科手术的了解，全面熟知患者围手术期不同阶段所面临的主要问题及应对措施，才可能游刃有余地做好临床工作。

（赵国栋）

参 考 文 献

[1] 胥少汀,葛宝丰,徐印坎.实用骨科学[M].北京:人民卫生出版社,2006:1757.

[2] RAWI D A, BEATTIE J K, HUNTER J M. Anaesthesia for spinal surgery in adults [J]. Br J Anaesth, 2003, 91: 886-904.

[3] FRAMPTON A E, EYNON C A. High dose methylprednisolone in the immediate management of acute, blunt spinal cord injury: what is the current practice in emergency departments, spinal units, and neurosurgical units in the UK [J]. Emergency Medicine Journal, 2006, 23.

[4] WANG M Y, SHAH S, GREEN B A, et al. Clinical outcomes following cervical laminoplasty for 204 patients with cervical spondylotic myelopathy [J]. Surg Neurol, 2004, 62: 487-493.

[5] RYAN M. Central cord syndrome following assault and subsequent resuscitation [J]. Emerg Med (Fremantle), 2003, 62: 487-493.

[6] AVITISIAN R, LIN J, LOTTO M. et al. Dexmedetomidine and awake fiberoptic incubation for possible cerevical spine myelopathy: a clinical series [J]. J Neurosurg Anesthesiol, 2005, 17: 97-99.

[7] SAHIN A, SALMANN M A, ERLACHER W. et al. Upper cervical vertebrae movement during intubating laryngeal mask, fiberoptic and direct laryngoscopy: a video-fluoroscopic study [J]. Eur J Anaesthesiol, 2004, 21: 819-823.

[8] BUNCH W H, CHAPMAN R G. Patient preferences for surgery in scoliosis [J]. J Bone Joint Surg (Am), 1985, 67: 794-799.

[9] VAUZELLE C, STAGNARA P, JOUVINROUX P. Functional monitoring of spinal cord activity during spinal surgery [J]. Clin Orthop, 1977, 126: 100-105.

[10] NUWER M R, DAWSON E G, CARLSON L G, et al. Somatosensory evoked potential spinal cord monitoring reduces neurologic deficits after scoliosis surgery: results of a large multicenter survey [J]. Electroencephal Clin Neurophysiol, 1995, 96: 6-11.

[11] PELOSI L, STEVENSON M, HOBBS G J, et al. Intraoperativemotor evoked potentials to transcranial electrical stimulation during two anaesthetic regimens [J]. Clin Neurophysiol, 2001, 112 (6): 1076-1087.

[12] SCHEUFLER K M, ZENTNER J. Total intravenous anesthesia for intraoperative monitoring of the motor pathways: an integral viewm combining clinical and experimental data [J]. J Neurosurg, 2002, 96 (3): 571-579.

[13] CHEN Z. The effects of isoflurane and p ropofol on intraoperative neurophysiological monitoring during sp inal surgery [J]. J Clin Monit Comput, 2004, 18 (4): 303 – 308.

[14] KAKIUCHI M. Intraoperative blood loss during cervical laminoplasty correlates with the vertebral intraosseous pressure [J]. J Bone Joint Surg Br, 2002, 84: 518 – 520.

[15] WANG M Y, SHAH S, GREEN B A, et al. Clinical outcomes following cervical laminoplasty for 204 patients with cervical spondylotic myelopathy [J]. Surg Neurol, 2004, 62: 487 – 493.

[16] MANABE W, YOKOYAMA T, YAMASHITA K, et al. Case of ventricular tachycardia induced by coronary spasm during surgery in the prone position [J]. Masui – Japanese J Anesthesiol, 2004, 53: 1065 – 1068.

[17] HO V T, NEWMAN N J, SONG S, et al. Ischemic optic neuropathy following spine surgery [J]. J Neurosurg Anesthesiol, 2005, 17: 38 – 44.

[18] KUMAR N, JIVAN S, TOPPING N, et al. Blindness and rectus muscle damage following spine surgery [J]. Am J Ophthalmol, 2004, 138: 889 – 891.

第十七章 急性颅脑外伤手术麻醉

急性颅脑外伤包括颅骨骨折、脑挫伤和颅内血肿。受冲击部位、冲击量和受伤方式的不同,可造成不同部位脑组织不同程度的损伤和出血。颅内血肿可发生在硬脑膜外、硬脑膜下或脑内。颅脑外伤的原因包括车祸、跌伤、棍棒伤、家庭暴力、产伤、自杀以及与工作或运动有关的外伤,其中车祸引起的外伤占所有颅脑外伤的50%以上,占所有致命性颅脑外伤的70%以上。

美国每年颅脑外伤发生率约为0.2%,每年大约有500 000人经受严重的颅脑外伤,包括需住院治疗的患者(450 000)和入院前就已经死亡的患者(50 000),在住院治疗的450 000名患者中,每年大约有100 000名患者在住院期间就发生严重的残疾。我国据上海、广州、沈阳等城市报道,交通事故中颅脑损伤发生率在各类创伤中居第二位,为22%~42%;死亡率居首位,死亡人数占创伤总死亡数的72.2%~92.5%。颅脑外伤是年轻人主要的致残和死亡原因,常见于15~24岁的年轻人。男性患者数量为女性患者的2~3倍,颅脑外伤程度也较严重。50%以上重症颅脑外伤患者常合并有全身其他多处损伤,可引起严重失血、低血压和缺氧。

第一节 颅脑外伤的病理生理

一、颅脑损伤分类

(一)根据病理生理改变分类

头部创伤的主要后果是造成脑损伤。脑损伤按其病理生理改变可分为原发性损伤和继发性损伤两大类。

1. 原发性损伤 是指外伤引起脑动、静脉破裂和出血引起的神经元和白质的弥漫性损害。受伤的瞬间首先造成不同程度的原发性损伤,然后发展为继发性损伤,常导致死亡。在撞击的瞬间，由于脑受伤的方式不同，可造成脑震荡、脑挫伤、脑撕裂伤、斑状出血和脑白质受伤等病理改变。脑震荡的特点是意识消失，但不伴有病灶性体征，且在24 h内完全恢复。脑挫伤是较严重的脑损害，肉眼可见脑出血和坏死区，先从脑浅层皮质开始，然后扩展到脑实质。脑在颅腔内转动时，与粗糙的颅前、中窝底及蝶骨翼摩擦，前额叶、下额叶、颞叶的底部易受挫伤，且常发生在受撞击的对侧（对侧伤）。脑撕裂伤发生的位置与脑挫伤相同，但程度更为严重。脑转动时造成的血管撕裂伤可导致脑白质和胼胝体斑状出血，并可融合成血肿。神经纤维撕裂后，造成白质弥漫性损伤，从而使患者处于去大脑僵直状态。

2. 继发性损伤　是指由于缺氧、CO_2蓄积、低血压、颅内高压、脑疝引起的脑缺血（脑低灌注）造成的损害，治疗措施主要针对继发性脑损伤。在所有致继发性损伤的因素中，缺氧、低血压引起的低血容量是继发性损伤的关键，必须及时发现和治疗。

（二）根据致伤原因分类

1. 非火器性颅脑损伤　通常是指由利器或钝器所致脑损伤，脑挫裂伤或血肿主要由接触力所致，挫裂伤和血肿常局限于着力点部位。由钝器伤所致者，除着力点的开放性脑损伤外，尚可有因惯性力所致的对冲性脑挫裂伤和血肿存在。创伤局部往往掺杂大量异物如头发、布片、泥沙、玻璃碎片和碎骨片等。开放性脑损伤由于脑脊液及坏死液化脑组织从伤口溢出，或脑组织由硬脑膜和颅骨缺损处向外膨出，在一定程度上缓和了颅内压增高，但大部分合并凹陷性骨折的开放性脑损伤，因骨折片彼此相嵌重叠和硬脑膜裂口较小，其颅内压增高程度与闭合性脑损伤者无异。开放性脑损伤若发生于皮质功能区或其邻近部位时，症状和体征较闭合性者明显，外伤性癫痫的发生率也较高。CT检查有助于了解颅骨骨折、异物和碎骨片的位置。

2. 火器性颅脑损伤　除具有非火器所致开放性脑损伤的特点外，尚有弹片或弹头所形成的伤道特点。碎骨片通常位于伤道的近侧端，呈放射状分布，弹片或弹头如未穿出颅外，常在伤道的远端。根据损伤方式、创口位置，以及颅骨X线摄片所见骨折碎片和异物分布情况，可大致推测伤道部位和类型。意识障碍进行性加重往往提示脑疝出现，依其出现的时间，结合其他临床表现和体征，可推测是否已有颅内血肿、脑水肿或颅内感染发生。

二、颅脑损伤的病理生理

1. 颅脑外伤后脑血流的改变　正常人的脑血管具有自动调节能力，如压力自动调节、黏稠度自动调节和代谢自动调节。颅脑外伤可影响脑血流量和脑代谢。颅脑外伤早期，常损害脑血流自动调节功能，脑血流呈压力依赖性调节。因此，高血压时可引起高灌注压甚至脑水肿、颅内压增高，低血压时导致脑缺血、脑细胞中毒性水肿。此外，脑血管对$PaCO_2$的反应也受到影响。脑氧代谢率（$CMRO_2$）和乳酸代谢率（CM-RL）是判断脑缺血性损害程度的两个敏感指标，正常人$CMRO_2$相当恒定，正常参考值3.0 mL/（100 g·min）。脑缺氧发生后，由于脑组织能量储备有限，数分钟内ATP迅速耗竭，细胞内由有氧代谢转为无氧代谢，乳酸生成量增加。临床上可通过监测颈静脉血氧饱和度（$SjvO_2$）及脑脊液乳酸值以了解 $CMRO_2$ 和 CMRL。出现脑氧供需失衡时，脑氧摄取增加，$SjvO_2$ 下降和动静脉氧含量差（$AVDO_2$）增大；氧供进一步减少，则引起 $CMRO_2$ 下降及脑细胞乳酸性酸中毒。

2. 颅脑外伤后颅内压升高　颅脑外伤破坏了脑血流、平均动脉压、颅内压和脑灌注压之间的正常关系。脑自身调节机制丧失，脑血流取决于平均动脉压，平均动脉压过高或过低可导致颅内压升高或脑缺血。颅脑外伤常伴有缺氧、高碳酸血症，而脑组织仍保持对 $PaCO_2$ 的敏感性，$PaCO_2$ 升高导致脑血管扩张，加剧了颅内高压。颅脑外伤后脑顺应性降低，脑容量的轻微增加即可引起颅内压急剧升高，导致继发性脑损害。

3. 颅脑外伤后脑水肿的发生　颅内压增高可影响脑的代谢和血流量而引起脑水肿，脑容量增加、颅内压进一步增高。颅脑外伤破坏了血脑屏障，引起血管性脑水肿，应用有扩血管作用的麻醉药物可加重这种脑水肿。脑细胞缺氧或血浆渗透压低时可引起细胞中毒性脑水肿，颅脑外伤后期可由于阻塞性或交通性脑积水引起间质性脑水肿。

第二节　颅脑外伤的初期评估和早期急救

一、初期评估

颅脑创伤后患者死亡有三个时间高峰：第一个时间高峰发生在伤后数秒至数分钟，相当于颅脑外伤的原发性损伤期；第二个高峰为伤后数分钟至数小时，相当于继发性损伤期，该时间段被称为"黄金时间段"；第三个高峰为伤后数天至数周，多继发于全身感染和器官衰竭。由于医疗工作不涉及第一个高峰，而第三个高峰又直接与早期处理是否有效有关，故伤后数分钟至数小时内的早期评估与处理极为重要。

颅脑外伤严重程度的分级根据 Glasgow 昏迷评分而定，依据睁眼反应、言语对答、肢体运动反应以确定神经系统的损伤程度。Glasgow 昏迷评分内容见表 5-2。

总评分 15 分，重度颅脑外伤时 Glasgow 昏迷评分 ≤8 分，持续时间 >6 h。根据颅脑外伤病变的类型、患者年龄以及颅脑外伤后 Glasgow 昏迷评分可预测患者预后，患者初始昏迷评分与死亡率密切相关，病变部位、评分相同时老年患者较年轻患者预后差。

初期评估包括：

1. 了解病史　包括受伤过程，伤后瞬间的情况，既往有何疾病，最后就餐时间，是否有高颅内压症状如恶心、呕吐、头痛等。

2. 体检　接诊后应立即观察生命体征，随后应经常复查。如有低血压，多说明伴有其他系统创伤。如有高血压，尤其同时合并窦性心动过缓，提示高颅内压，需立即处理。

快速神经系统检查对于以后对照很必要，检查内容至少应包括：意识状态，多用 Glasgow 昏迷评分；瞳孔是否对称、瞳孔对光反射和肌力检查等。头部创伤患者即使在颅内压增高时，视乳头水肿也极少见。应注意，严重低血压时瞳孔亦可异常。头部检查应注意有无头皮伤、颅骨骨折，如有明显颅底骨折表现，插管时应注意。如同时伴有面、颈、口腔部外伤，可明显影响气管插管操作。

颅脑外伤引起的基本损伤是由外力对颅骨与脑组织的生物力学作用所造成的，这种外力作用发生在1‰秒内。由基本损伤引起的继发性损伤，如缺血、脑肿胀或脑水肿、颅内出血、颅内高压以及脑疝在几分钟至数小时后产生。加重初始损伤的因素包括缺氧、高碳酸血症、低血压、贫血以及高血糖。损伤后几小时至几天后发生的癫痫、感染以及败血症可进一步加重脑损伤，应加以预防或及时治疗。

对脑实质的基本或生物力学伤害包括振动伤、挫伤、撕裂伤以及血肿。水肿或挫伤对脑组织造成的广泛性伤害比较常见，突发性颅内出血或充血可造成弥漫性的脑肿胀。初始损伤后24 h或更长的时间内，在脑白质的细胞外区域可形成脑水肿。弥漫性脑肿胀的非手术治疗包括过度通气、应用甘露醇或呋塞米脱水利尿、巴比妥类药物与颅内压监测的联合应用等。

二、早期急救

早期急救的主要目的在于维持生命和防止继发性脑损害。对颅脑外伤患者，应首先注意气道是否通畅，呼吸和循环功能是否满意。对脑损伤患者进行气道救护前，应迅速评估患者神经系统的状态以及合并的损伤。

颅脑外伤后存活的成年患者发生颈椎受损的比例为1%~3%，儿童为0.5%。头部首先落地或车速较快时车祸的伤者颈椎骨折发生率常高于10%，单纯拍摄颈椎横断面X线片时20%颈椎骨折患者未能发现，故应同时拍摄颈椎侧位片，外、前后位片以及牙齿的X线片，此时仅漏诊7%颈椎骨折患者。如X线片未能排除颈椎骨折，气管插管时注意颈椎不可过度屈伸，必要时可使用喉罩、纤维支气管镜行气管插管或气管切开。怀疑有颅骨基底骨折、面部骨折严重及有出血倾向者，应避免行经鼻气管插管。面部无明显损伤患者，面罩充分给氧后经口行气管插管。严重颅脑外伤者可不使用麻醉药直接行经口气管插管，对精神状态良好或不合作者可应用除氯胺酮以外的静脉麻醉诱导药物后行气管插管。是否应用肌松药尚存争议，通常认为琥珀胆碱有起效快、消除迅速的特点，其益处超过短暂升高颅内压的缺点。

颅脑外伤患者除维持呼吸道通畅外，心血管系统的稳定也很重要。颅脑外伤后可出现短暂性低血压，如其他部位出血可出现持续性低血压，宜治疗其原发疾病。治疗时应注意避免加重脑水肿，已证实血浆总渗透压与脑水肿有关，血浆渗透压下降时正常及异常脑组织均可形成脑水肿，即晶体钠离子浓度低于血浆钠离子浓度时，水移向脑组织，脑组织水分增加，脑水肿加重。使用大量等渗晶体液进行治疗时可降低胶体渗透压、加重脑组织水肿。为避免胶体渗透压降低，临床应用5%清蛋白或6%羟乙基淀粉的等渗胶体溶液。尚在出血的低血容量患者，输新鲜全血最为理想。

近年来对颅脑外伤者应用高渗盐溶液行容量复苏，认为高渗盐溶液与其他高渗液体（如甘露醇）一样对脑组织有渗透性利尿作用，但长期应用可由于血浆钠离子浓度升高而引起意识抑制或癫痫发作。总之，液体复苏应维持血浆渗透压，防止低血压和预防颅内压严重升高，根据中心静脉压或颅内压监测迅速补充等渗或高渗晶体液、胶体液、血浆或新鲜全血，血细胞比容维持在30%~33%，以利氧的运输。血浆葡萄糖水平与颅脑外伤患者神经功能恶化有明显相关性，应避免应用含糖液体。

颅脑外伤后由于机体释放大量肾上腺素而出现高血压、心动过速和心排出量增加，以年轻患者多见，可应用艾司洛尔。严重颅内高压时可出现低血压、心动过缓，脑灌注压降低而加重脑缺血，应维持血压稳定。

颅脑外伤患者呼吸道通畅、血压稳定后，宜对颅内高压进行干预性治疗。将头部抬高15°并维持在中间位置，不可过度转动和俯屈，应行过度通气使 $PaCO_2$ 维持在30~35 mmHg，给予甘露醇或使用呋塞米降低颅内压。如其他控制颅内压的手段失败，可使用巴比妥类药物。治疗过程中必须注意要避免低血压。

第三节 颅脑外伤的麻醉处理

一、术前评估

颅脑外伤患者常行 CT 扫描后直接推入手术室，术前应迅速进行系统检查，排除其他部位损伤，并应用 Glasgow 昏迷评分法确定昏迷程度。严重颅脑外伤常合并颈椎损伤，在未行 X 线或 CT 扫描之前，如行气管内插管须避免加重颈椎损伤。对所有颅脑外伤患者应视为"饱胃"患者处理，麻醉诱导气管插管时应防止误吸。可通过以下信息短时间内进行病情评估（表17-1）。

表17-1 颅脑外伤患者麻醉前评估

评估内容
气道（颈椎）
呼吸：通气与氧合作用
循环状态
合并有其他系统损伤
神经系统状态（Glasgow 昏迷评分）
外伤前存在的慢性疾病
受伤时情况：受伤时间、意识丧失的持续时间、是否饱食；是否饮酒或使用相关药物。

二、麻醉选择

1. 局部浸润麻醉 适用于意识清楚、能够合作、手术难度小及手术时间短的患者，只需浸润头皮和颞肌,颅骨、脑膜和脑组织无需浸润局部麻醉药。脑膜中动脉、脑内较大血管区、硬脑膜的大脑镰和天幕大部分,以及感觉神经和神经节附近等部位可能有痛觉,需要适当浸润局麻药。无禁忌时可在浸润头皮的局麻药中加1:20万肾上腺素,以延长麻醉时间和减少出血。复合静脉注射芬太尼+氟哌利多合剂,效果较好。应注意观察患者意识改变。

2. 针刺麻醉　适应证同局麻患者。术前应进行试针及耐痛阈测定。

3. 全身麻醉　最常用,能提供较好的手术操作条件,可方便及时处理呼吸循环意外,防止或减轻颅内高压,减轻手术、创伤引起的应激反应。但须注意可能掩盖其他系统的疾病。

三、麻醉前用药

对于保持自主呼吸的颅脑外伤患者,一般不给术前镇静药,仅用阿托品或东莨菪碱等抗胆碱能药。原因是镇静药可抑制呼吸,使 $PaCO_2$ 增加、颅内压增高,同时影响神经系统功能检查。但对躁动、不合作的患者可适当给予神经安定药物,如地西泮、氟哌利多及小剂量麻醉性镇痛药,如哌替啶(0.5~1 mg/kg),但应注意可引起呼吸抑制。已行气管内插管控制呼吸的患者,可用苯二氮䓬类药如咪达唑仑(0.01~0.05 mg/kg)或麻醉性镇痛药如芬太尼(100~200 μg/kg)。

四、术中监测

常规监测心电图、血氧饱和度、食管内或心前区听诊、体温、尿量、呼气末 CO_2 分压和无创血压等。有条件可行有创血压监测,定时观察电解质和渗透压改变。动脉穿刺置管应在诱导前进行。病情严重、血流动力学不稳定或可能需大量输血输液者,最好行深静脉穿刺置管。为减少气胸、颈动脉损伤或颅内血液回流受阻的危险,穿刺点可选股静脉。颅内压监测应在麻醉诱导前建立,以指导麻醉用药。颈内静脉球内置管监测球内静脉血氧饱和度,可反映颅内氧供需平衡情况,最好能连续监测,见表17-2。

表17-2　颈内静脉球内血氧饱和度($SjvO_2$)的持续监测

	病理改变	治疗目标	过度通气
$SjvO_2 > 75\%$	大脑充血	降低脑血流量	需要
$SjvO_2 < 50\%$	代偿性低灌注	增加脑血流量	无需
$SjvO_2$ 不稳	大脑或局部缺血	增加脑血流量	无需

五、麻醉诱导

颅脑外伤患者的麻醉诱导过程要求平稳,尽量避免血压波动和颅内压增高,要考虑到"饱胃"的处理。合并颈椎外伤时，避免颈部弯曲和转动。所有急性颅脑外伤患者均应视为"饱胃"患者，故诱导期间应防止误吸。曾有发生胃内容物反流的报道，可能是因面罩正压吸氧使高压气流迅速进入胃内，引起胃内压升高，导致胃内容物反流，经及时处理未造成意外。因此对急症患者，术前应尽量插胃管，抽出胃内容物，气管插管前，正压通气时，应压迫环状软骨（Sellick 法）。

全身状况较好、循环功能稳定及无呼吸道梗阻的患者，首选异丙酚进行静脉快速诱导，异丙酚通过收缩脑血管、减少脑血流量而降低颅内压，降低脑组织代谢和术后恶心、呕吐发生率。诱导剂量为 1.5~2.5 mg/kg，静脉注射速度要慢，以防止出现低血压。异丙酚诱导时应配合麻醉性镇痛药，如芬太尼、瑞芬太尼、舒芬太尼和肌松剂作气管内插管为首选。肌松药可选用较新的中效非去极化肌松剂，如罗库溴铵（0.6~1 mg/kg）和维库溴铵（0.1 mg/kg）。也可选用琥珀胆碱（1 mg/kg），虽有增高颅内压之弊，但在应用静脉麻醉药和过度通气的基础上使用仍属可取。但琥珀胆碱可引起腹内压增高，使得"饱胃"患者胃内容物反流引起误吸，也应注意颅内压增加、高血钾的可能。也可选用依托咪酯（0.2~0.4 μg/kg），或氟哌利多-芬太尼合剂，要求在置喉镜前 3~4 min 静脉注射。据报道，静脉注射利多卡因 1~1.5 mg/kg 对防止插管时心血管的不良反应和颅内压增高也有显著效果。

循环功能及全身状况稍差的患者，可采用地西泮、咪达唑仑或依托咪酯进行麻醉诱导，配合适量芬太尼或氟哌利多-芬太尼合剂，静脉注射肌松药后插管。呼吸道内聚积较多分泌物、血液以及"饱胃"患者，尤其伴有颌面部损伤的颅脑外伤患者，常合并严重意识障碍、躁动、牙关紧闭和呼吸道梗阻，宜采用保留呼吸、慢诱导气管插管。诱导前应尽量清洁口咽部，缓慢静脉注射氟哌利多-芬太尼合剂 2~4 mL，待下颌松弛后，用喉镜边暴露喉头、边继续清除滞留物，同时用 2% 利多卡因或 1% 丁卡因喉头喷雾和气管内表麻，然后进行气管插管。插管后如气道内有分泌物要及时吸引清除。对于病情危重、反应极差或呼吸微弱甚至停止的患者，可直接或表面麻醉后行气管内插管。

硫喷妥钠现已少用，它可减少脑血流量、降低脑代谢和颅内压，同时还是氧自由基清除剂，尤其适于颅内压增高患者。但硫喷妥钠有明显循环、呼吸抑制作用，诱导前往往很难估计血容量，加之高颅压所致高血压掩盖了低血容量，因此，硫喷妥钠用量建议为 2~4 mg/kg，必要时可分次追加小剂量。

六、麻醉维持

急性颅脑外伤常合并不同程度的颅内高压，去除骨瓣，剪开硬脑膜和清除血肿时容易产生出血而造成急性脑膨出，是术后患者死亡的主要原因。麻醉维持方式包括全凭静脉全麻、吸入麻醉和静脉吸入复合全麻等。

1. 全凭静脉全麻　为麻醉性镇痛药、静脉全麻药和肌肉松弛药联用的神经安定镇痛麻醉方法。神经安定镇痛作用可抑制颅脑损伤手术及其他刺激引起的应激反应，维持心血管功能的稳定。充分的肌肉松弛可保障术中人工通气的平稳、术野暴露清晰，肌松药应选用对颅内压影响小的药物如阿曲库铵和维库溴铵等。目前常用的静脉维持药有芬太尼、瑞芬太尼、舒芬太尼和哌替啶、氟哌利多、氯丙嗪、异丙酚、γ-羟基丁酸钠、地西泮和咪达唑仑等。为使术中麻醉维持平稳，应注重麻醉药物的配伍，术后尽快苏醒。原则上应将作用时间较长的药物如γ-羟基丁酸钠等在麻醉的前半段使用，后半段使用作用时间短较的药物如芬太尼、瑞芬太尼和舒芬太尼等。麻醉维持除根据患者的体重和生理状况决定给药剂量外，还应根据给药后患者的反应，在追加用药时适当调整剂量。

瑞芬太尼镇痛作用强，起效快，作用时间短，消除半衰期为 10~20 min，靶控输注约 5.7 min 时效应室浓度与血浆浓度基本达到平衡。Mertens 等证实全凭静脉麻醉时异丙酚、瑞芬太尼有协同作用，两者合用可降低各自药物用量。张兴安等选择 66 例神经外科择期手术患者，采用异丙酚复合瑞芬太尼靶控输注全静脉麻醉。异丙酚、瑞芬太尼靶浓度分别为 2~4 μg/L 和 2~5 ng/L，间断追加维库溴铵。记录围麻醉期血流动力学、麻醉药用量以及麻醉后恢复情况。结果发现所有患者麻醉诱导后收缩压、舒张压均明显降低，心率减慢，气管插管、切皮前后无明显改变，手术结束后睁眼时心率明显增快，麻醉恢复时患者苏醒较快，舒适，无呼吸再抑制现象。瑞芬太尼和异丙酚为短效静脉麻醉药，停药后迅速在体内清除，具有麻醉诱导迅速、维持平稳、停药后清醒快和对气管导管耐受性好等特点，适用于神经外科手术麻醉。

舒芬太尼脂溶性强，镇痛效能比芬太尼强 5~10 倍。张兴安等比较靶控输注舒芬太尼或瑞芬太尼全静脉麻醉在神经外科手术中的麻醉效果以及术后麻醉恢复情况。分别设定靶浓度异丙酚 3~4 μg/L、舒芬太尼 0.4~0.8 ng/L 或瑞芬太尼 2~4 ng/L 后，视术中情况调整舒芬太尼或瑞芬太尼靶浓度维持麻醉平稳，间断追加维库溴铵或阿曲库铵，证实神经外科手术中靶控输注异丙酚复合舒芬太尼或瑞芬太尼全静脉麻醉均能达到满意的麻醉效果，但复合瑞芬太尼时麻醉恢复彻底，复合舒芬太尼时麻醉恢复平稳。

近年来关于利多卡因脑保护作用的研究越来越多，有实验研究观察到利多卡因并不只有单纯的扩张血管效应，而是具有双相作用。颅内大血管收缩可快速降低颅内压，病灶区微血管解除痉挛则能改善缺血组织的血供而无"窃血"之虑，此为现有其他局麻药和血管扩张药不能比拟的优点。卢振和等发现静脉注射利多卡因 1.5 mg/kg 后，脑氧耗量降低 17.6%，此系利多卡因稳定细胞膜、减少脑电生理活动所需能量所致。在诱发室颤致全脑缺血的家兔模型上，也发现利多卡因静脉注射 1.5~12 mg/kg 时，可明显减轻因缺血引起的脑超微结构的改变，并且剂量越大改善越明显。有人观察利多卡因对急性脑外伤患者脑氧代谢的影响，证实利多卡因以微泵持续输注，可有效降低重度颅脑外伤患者的动脉-颈内静脉球部血氧差，并使脑氧摄取率明显降低，有利于改善急性脑外伤患者脑氧供需平衡和保护缺血脑细胞的功能。

2. 吸入麻醉　现已证实常用的吸入麻醉剂均可增加脑血流量和颅内压，尤其在已有颅内压增高的患者。常用的吸入麻醉药有安氟醚、异氟醚和七氟醚、N_2O 等。安氟醚同样有扩张颅内血管作用，且有诱发抽搐样活动的可能，尤其在低碳酸血症的情况下。异氟醚有扩张脑血管作用，但由于同时降低脑代谢率，实际结果是脑血流量不变。七氟醚可以降低脑代谢,虽然对于颅内压和脑血流研究结果不甚相同,但总体而言,七氟醚不引起具有统计学意义的脑血流量增加和颅内压升高。七氟醚明显降低 $CMRO_2$。一项七氟醚麻醉对脑葡萄糖能量代谢的影响研究发现,吸入 0.5 MAC 七氟醚可使脑内各区葡萄糖能量代谢显著下降,降低 17% 左右,吸入 1.0 MAC 七氟醚后降低 37%。七氟醚对心血管系统影响较小,无明显肝肾毒性,对内分泌干扰小,无呼吸道刺激性,适用于各类颅脑外科手术的麻醉,特别是对老年患者和有心血管系统合并症的患者应用,优势更为明显。吸入 N_2O 有扩张脑血管作用,原则上应避免单独应用。对于已有颅内压增高的急诊神经外科患者,一般不宜单独采用吸入麻醉,但鉴于吸入麻醉的某些优点,如麻醉深浅容易掌握,在过度通气和监测的基础上,采用吸入麻醉仍是可以考虑的。

3. 静脉吸入复合麻醉　是常用的麻醉方法。在静脉应用异丙酚、咪达唑仑、γ-羟基丁酸钠、芬太尼、氟哌利多-芬太尼合剂或舒芬太尼、瑞芬太尼等静脉麻醉药的基础上吸入低浓度安氟醚、异氟醚或七氟醚,并轻度过度通气,具有麻醉管理方便、易于调整麻醉深度及对颅内压无明显影响等优点。

手术过程中脑肿胀或脑疝形成可使血肿的减压治疗更为复杂,可能与体位不合适、对侧脑血肿等因素有关,应迅速消除静脉受压引起的血流受阻及脑室内血肿,充分过度通气及应用脱水药。血气胸、腹腔压力升高、气管导管或呼吸机呼气阈门阻塞可引起吸气与呼气峰压明显升高、缺氧和高碳酸血症。可应用甘露醇,作用时间 1～3 h,必要时可重复应用。脑肿胀也可能与患者水电解质平衡以及血容量超负荷、低钠血症等有关,必须加以纠正。恶性脑肿胀可能需要去除部分脑组织及行去骨瓣减压术。

七、术中管理

麻醉中应注意液体平衡,可使患者处于轻度脱水状态,通常应监测脉搏、无创或有创血压、中心静脉压、颅内压、呼吸末 CO_2 分压等。因此类患者常用脱水利尿剂,用尿量判断液体平衡常不准确。晶体液以乳酸林格液、平衡盐液和生理盐水为好,应避免应用含糖液。颅脑外伤患者由于颅内压增高,常致交感神经兴奋性增高,血中儿茶酚胺浓度增高,易掩盖血容量不足,一旦紧急开颅减压或切开硬脑膜,容易出现低血压,严重者可致心搏骤停。输注甘露醇后可出现一过性血容量增加,利尿作用开始后即出现血容量下降。术中主张输平衡盐液而不主张输含糖液。脑外伤常伴有血糖的升高,伤情越重,血糖越高,高血糖能加重血脑屏障损害并导致钙离子代谢异常。有人主张术中监测血糖,当血糖 >11.1 mmol/L 时,给予胰岛素治疗。

应尽量准确估计术中失血量,并应及时补充。术中血细胞比容最好维持在 30% 左右,有利于脑组织的氧供,过度稀释易致颅内压升高。紧急失血时可选择胶体液,如代血浆、血定安、血代等。双阿司匹林交联血红蛋白液(DELHb)作为无红细胞膜的血红蛋白液,具有无需配型、保存时间长、无病毒感染等特点,在欧洲和美国已进入三期临床实验。机械通气使动脉血 CO_2 分压维持在 25～30 mmHg,呼气末正压(PEEP)可使颅内压增高,但 PEEP <10 cmH_2O 很少影响颅内压。如果需要维持足够氧

合时则不要撤 PEEP。

小儿颅脑外伤手术术中输血输液管理是麻醉管理的重点和难点。术中输液量和质的选择一直是个争论的问题。目前许多临床医生认为在高颅压的时候应该限制静脉入液量，但 White 等在一项回顾性研究中发现，严重脑外伤的患儿在伤后早期维持较高水平的动脉收缩压有利于改善预后，他们发现收缩压增加 1 mmHg 存活率提高 5%。其实在脑外伤的早期（伤后 6~12 h），大脑处于低灌注期，大脑的微血管处于相对缺血的状态，此时维持较高水平的血压能增加脑的氧供给和增加存活率。由于麻醉诱导能降低血压，加之术中一旦掀开颅骨瓣时往往出血较多，进一步降低血压，所以手术开始时血压可能有明显波动。在术前和手术开始的时候输胶体液，造成轻度的高血容量性血液稀释，这样既可以维持血压的稳定，保持脑血流灌注，又不会增加颅内压。术中输液可选择 6% 贺斯、血液、等张晶体液。6% 的贺斯除了有很好的扩容作用外，用于颅脑手术的独特优点在于它具有堵塞和防止毛细血管渗漏的作用，可以减轻脑水肿。中心静脉压和直接动脉测压是小儿急性颅脑外伤麻醉中不可缺少的检测。

八、麻醉苏醒期处理

开颅血肿清除手术的患者手术后应进行机械辅助通气，因为术后 12~72 h 颅内压达高峰，应避免高血压、咳嗽以及气管内刺激，以免引起或加重颅内出血，可用艾司洛尔治疗高血压，追加巴比妥类药物使患者镇静。

患者术前意识存在，呼吸正常，术中脑组织干扰不大，麻醉处理得当，麻醉后应恢复到术前水平，并能拔除气管导管。拔管时机以呼之能应或能睁眼为好。应避免麻醉过浅致吸痰和拔管时剧烈呛咳，以防引起颅内压增高和颅内创面出血。早期拔管的好处是术毕能及时进行神经系统检查。

最常用的安全拔管指标为：①自主呼吸充分；②血氧饱和度达到可接受的水平；③意识恢复；④吸氧时间够长，足以排出 N_2O，避免弥散性缺氧；⑤吸气时气道压力可达 5~10 cmH_2O；⑥患者呼之能睁眼或张口，充分吸痰；⑦产生被动咳嗽。对于颅脑外伤患者，由于多为昏迷状态，颅内压常增高，关键要看患者的氧饱和度情况、通气功能和吞咽反射。吞咽反射是上呼吸道的保护性反射，对于避免误吸有重要作用，且吞咽反射的完整还反映着呼吸中枢和复合脑神经自主功能的情况。术毕拔管指征为正常的氧饱和度、足够的通气量和完整的吞咽反射。

对于术毕尚未清醒、意识抑制较深和颅内创伤严重的患者，宜保留气管插管或做气管切开，便于术后呼吸管理，多送专科 ICU 和综合性 ICU。对于神经外科急诊患者术毕苏醒延迟者，除麻醉因素外，颅内病变本身和手术操作造成的脑组织干扰及脑功能损害也是术后苏醒延迟的重要原因。术毕未醒患者应首先排除麻醉因素，并及时与神经外科医生沟通。

第四节 颅脑外伤后的系统性后遗症

颅脑外伤患者肺功能异常与误吸、肺炎、容量超负荷及与外伤有关的呼吸窘迫综合征有关。神经源性肺水肿为颅内高压的脑损伤引起交感物质大量释放所致，发展迅速，可能与下丘脑病变有关，可应用 α 受体阻断剂和中枢神经系统抑制剂预防和治疗。神经源性肺水肿病理特征为肺血管明显充血、肺泡内出血和蛋白质渗出，采用传统方法治疗无效，预后差，应采用药物或手术解除颅内高压、辅助呼吸及加强液体管理等方法治疗。

轻度、中度和重度颅脑外伤患者以及缺氧性脑损伤后可出现弥散性血管内凝血，可能与脑组织释放促凝血酶原激酶至循环系统有关，可给予冷沉淀物、新鲜冷冻血浆、浓缩血小板及血液治疗。

颅脑外伤后垂体前叶功能不足少见，但垂体后叶功能紊乱却比较常见。颅面骨外伤或基底颅骨骨折可出现尿崩症，临床表现为多尿、烦渴、高钠血症、血浆高渗透压以及尿液稀释。此时尿崩症常为暂时的，可通过液体治疗或给予外源性抗利尿激素治疗。颅脑外伤后 3～15 d 可出现抗利尿激素分泌异常综合征，由 Schwartz 于 1957 年首先报道，为抗利尿激素或类似抗利尿激素样物质分泌过多使得水的排泄障碍所致，以低钠血症为突出表现。患者表现出水中毒的症状与体征，出现食欲缺乏、恶心、呕吐、易激惹以及神经系统异常，可通过限制水的入量等治疗，10～15 d 可好转。

颅脑外伤后可出现非酮症高渗性高血糖性昏迷，表现为高血糖、糖尿、出现酮体、脱水及中枢神经系统功能异常，血浆渗透压 > 330 mOsm/kg，血浆钾离子浓度降低。与应用类固醇激素、长期甘露醇治疗、苯妥英钠及限制液体入量有关。可给予补充 0.45% 盐溶液，应用胰岛素纠正高血糖，糖尿病或肾功能障碍患者间断给予呋塞米以防止脑水肿。

（张兴安）

参 考 文 献

[1] 王恩真. 神经外科麻醉学 [M]. 北京：人民卫生出版社，2000：706－716.
[2] 施冲，张兴安，赵高峰，等. 异丙酚复合瑞芬太尼靶控输注在神经外科手术中的应用 [J]. 中国微侵神经外科杂志，2005，10 (5)：209－211.
[3] 肖彬，张兴安，徐波，等. 靶控输注异丙酚舒芬太尼或瑞芬太尼在神经外科手术中的比较 [J]. 实用医学杂志，2007，23 (8)：3140－3142.
[4] 卢振和，高崇荣，何雁冰. 利多卡因对脑氧耗和脑血管功能的影响 [J]. 中华麻

醉学杂志, 1999, 19: 335-336.
[5] 王伟鹏, 李立环. 临床麻醉学 [M]. 4 版. 北京: 人民卫生出版社, 2004: 690-702.
[6] PASTERNAK J J, MCGREGOR D G, LANIER W L. Effect of single – dose dexamethasone on blood glucose concentration in patients undergoing craniotomy [J]. J Neurosurg Anesthesiol, 2004, 16 (2): 122-125.
[7] STATLER K D, JANESKO K L, MELICK J A, et al. Hyperglycolysis is exacerbated after traumatic brain injury with fentanyl vs isoflurane anesthesia in rats [J]. Brain Res, 2003, 994 (1): 37-43.
[8] MORRIS C, PERRIS A, KLEIN J, et al. Anaesthesia in haemodynamically compromised emergency patients: does ketamine represent the best choice of induction agent [J]. Anaesthesia, 2009, 64 (5): 532-539.
[9] KERWIN A J, CROCE M A, TIMMONS S D, et al. Effects of fiberoptic bronchoscopy on intracranial pressure in patients with brain injury: a prospective clinical study [J]. J Trauma, 2000, 48 (5): 878-882.
[10] SCHUHMANN M U, SUHR D F, GOSSELN H H, et al. Local brain surface temperature compared to temperatures measured at standard extracranial monitoring sites during posterior fossa surgery [J]. J Neurosurg Anesthesiol, 1999, 11 (2): 90-95.
[11] BRUDER N, RAVUSSIN P. Recovery from anesthesia and postoperative extubation of neurosurgical patients: a review [J]. J Neurosurg Anesthesiol, 1999, 11 (4): 282-293.
[12] BEDELL E, PROUGH D S. Anesthetic management of traumatic brain injury [J]. Anesthesiol – ClinNorthAmerica, 2002, 20 (2): 417-439.
[13] VAVILALA M S, LAM A M. Perioperative considerations in pediatric traumatic brain injury [J]. Int Anesthesiol Clin, 2002, 40 (3): 69-87.
[14] WHITE J R, FARUKHI Z, BULL C, et al. Predictors of outcome inseverely head injured children [J]. Crit Care Med, 2001, 29 (3): 534-540.
[15] KARABINIS A, MANDRAGOS K, STERGIOPOULOS S, et al. Safety and efficacy of analgesia-based sedation with remifentanil versus standard hypnotic-based regimens in intensive care unit patients with brain injuries: a randomised, controlled trial [J]. Crit Care, 2004, 8 (4): 268-280.

第十八章 癫痫手术与唤醒麻醉

第一节 麻醉特点

癫痫（epilepsy）是一组由大脑神经元异常放电所致的以短暂中枢神经系统功能异常为特征的慢性脑部疾病，具有突然发生、反复发作的特点，是神经系统的常见疾病之一。世界范围内最新的流行病学调查表明，癫痫的发病率为50/10万~70/10万，年患病率约为0.5%，我国的患病率也与此相当。其中大部分患者用抗癫痫药物治疗可以控制或减少癫痫发作，但有约25%的患者药物治疗无效，成为难治性癫痫，这部分患者只能通过手术治疗。随着癫痫外科技术的发展，至少有60%~80%的患者可以在手术后消除或减少癫痫的发作。在癫痫外科手术前，必须确切了解癫痫灶的部位，虽然通过多次的EEG、MRI、PET检查，绝大多数的癫痫患者癫痫病灶能够定位，但在正式开颅时，癫痫灶的切除必须在皮质脑电（ECoG）的指导下进行，必要时加用深部电极探查深部隐蔽性癫痫灶，在这种技术监测下，病灶和正常脑组织之间的区分可达毫米级，使手术在做到准确切除全部病灶的同时，保护正常脑组织。癫痫手术一般都需要在全身麻醉下进行，但现有的全身麻醉药均可影响到术中脑电监测的结果，如安定、异丙酚早期可导致大量β波，而后出现慢波，七氟醚则可诱发癫痫样放电，这些均可影响对癫痫病灶的定位判断。因此，在全麻实施癫痫手术监测皮质脑电时需要减浅麻醉，但随之将带来一系列的问题，如心率、血压升高，颅压增加，或者由于麻醉过浅而发生术中知晓。另外，癫痫中的1/4~1/3是颞叶癫痫，该部位的病灶有可能涉及功能区，因此还需要术中进行功能区的定位。癫痫外科的上述特点，决定了癫痫灶术中定位及切除时，患者最好是清醒、合作的状态。

术中唤醒麻醉指在手术过程中的某个阶段要求患者在清醒状态下配合完成某些神经测试和指令动作的麻醉技术，主要包括局部麻醉联合镇静或真正的术中唤醒全麻（asleep – awake – asleep）技术。神经外科手术技术近年来发展很快，随着外科医生认识的提高，手术模式逐渐从单纯的解剖学模式向解剖–功能模式转变，手术后大脑功能的改变越来越受到重视。神经影像学和神经电生理技术的发展为减少脑功能区手术的医源性损伤起到了重要的作用，但要精确定位语言、运动中枢，除了上述技术，让患者在病灶定位及切除时保持清醒、合作的状态在现有技术条件下是必需的。唤醒麻醉最大的优点是：在手术期间能够评价患者神经功能状态，一方面提供了合适的镇静、镇痛深度，稳定的血流动力学，安全有效的气道；另一方面使患者能在清醒状态下配合完成感觉、运动及神经认知的测试，为手术成功提供了可靠保障。因此，术中唤醒麻醉是癫痫外科最好的麻醉方式，它有以下几个特点：①患者多处于侧卧位；②强刺激期需要足够的镇痛和抑制应激反应；③脑地形图测定时患者需完全清醒；④患者需合作完成一系列神经功能测试；⑤测试过程需预防癫痫发作。

第二节 麻醉前病情评估与准备

唤醒麻醉与全身麻醉相比，患者需经历完全不同的麻醉、手术过程，这就决定了唤醒麻醉前的病情评估和术前准备有不同于其他麻醉方式的特点，而癫痫手术也有其自身特点，其对麻醉的影响也要求麻醉前访视内容要有别于一般的开颅手术。

一、麻醉前病情评估

（一）一般情况的评估

（1）术前访视患者不仅需要了解患者的心肺功能等一般情况，还应特别注意其神经功能状态及在此期间的用药情况，记录患者的癫痫发作史，发作的类型、方式和抗癫痫治疗情况。

（2）抗癫痫药物多数是肝代谢酶促进剂，由此产生的眩晕、共济失调、复视、眼球震颤等并发症，在术后可能由于肝功能减退而明显；此类患者可能存在骨髓抑制，术前需查全血象，了解抑制情况，适当予以纠正。

（3）症状性或继发性癫痫常合并原发病的一些症状，有部分罕见综合征可能影响麻醉的管理：

1）低血糖和高血糖。癫痫患者在发生低血糖时，有1/3的患者EEG可监测到灶性峰值和慢波活动；而癫痫发作时可以出现明显的高血糖。

2）结节硬化。癫痫患者中，合并结节硬化的，还可以并发脑栓塞、肺功能障碍、肾功能障碍以及主动脉、肝、脑的动脉瘤，从而增加麻醉风险。

3）猝死。癫痫患者没有心脏病先兆突发意外死亡的发生率是正常人群的5倍，其发生机制可能为癫痫发作时自主神经功能亢进而出现室性心律失常。

（二）气道评估

无论哪种麻醉方式，术前必须考虑到术中气道控制的问题，尽管唤醒麻醉采用喉罩控制呼吸，出现困难气道的可能性小，但是张口度、会厌的形状及大小都可能影响置入喉罩的位置。术中患者处于侧卧位，喉罩置入更为困难。位置不当导致漏气、气道压过高都将引起通气不足，二氧化碳潴留，致使脑内压力增高，甚至出现脑肿胀。

因此术前气道评估非常重要，必须有控制气道的备选方案，以便术中及时改变麻醉方式，保证患者安全。

（三）心理评估及辅导

麻醉医生应与患者建立和善关系，帮助患者做好充分的心理准备，在术前谈话中详细解释具体过程及可能的不适，以取得患者的配合。术前的良好沟通，取得患者信任是唤醒麻醉成功的关键步骤。患者神志不清或精神情感障碍、交流困难、过度忧虑是影响术中唤醒麻醉的主要因素。

二、麻醉前准备

（一）术前抗癫痫药物使用问题

由于术中 EEG 监测会受到药物的干扰，且抗癫痫药物可能抑制癫痫放电而影响癫痫病灶定位，因此原则上需要停用抗癫痫药物。对癫痫发作频繁者，则应逐渐减量至停药，避免突然停药导致癫痫持续状态。

（二）麻醉前用药

手术前 30 min 常规肌内注射苯巴比妥钠可能延迟患者术中苏醒时间，可以根据患者术前精神、心理状态决定是否使用；阿托品可以通过血脑屏障，兴奋中枢，可能增加苏醒时的谵妄发生，同时，其增快心率，升高血压，可能升高颅内压，可以用小剂量长托宁代替。

（三）癫痫灶定位

目前医学界已经认识到，癫痫致痫灶和癫痫病理灶是两个不同的概念。癫痫病理灶大多在影像学检查中发现和定位，致痫灶的精确位置和范围多与病理灶并不完全一致，一般位于病理灶周围，也可与病理灶部分重叠。癫痫灶的定位诊断，虽然有越来越多的先进方法，但国内外一致认为采用综合性检查程序和恰当的检查方法组合为宜。由于不同位置癫痫灶所致癫痫发作，可出现不同的先兆和表现形式，例如颞叶癫痫常表现为上腹部不适、恐惧、幻听、幻视等，麻醉医生应该在术前了解癫痫灶位置，这样在术中清醒期才可以及时发现与处理。

第三节　麻醉的实施与监测

早期的唤醒麻醉为保证术中患者清醒，单纯采用局部麻醉。充分的局部浸润麻醉，在切皮、骨膜和硬脑膜分离时是非常关键的，但由于术中镇痛不全发生率高，现已基本不用。目前在美国，局麻联合镇静仍被推荐为某些脑幕上肿瘤手术的常规麻醉方法，因其可缩短住院时间，减少对昂贵仪器的使用，符合一些中心所提倡的日间手术原则。然而在欧洲，患者和外科医生均不愿意在局麻下进行这种手术。因为镇静深度难以控制，容易导致并发症的发生，过度镇静不仅导致患者不合作，也可能导致呼吸抑制。同时由于该种手术创面大、手术时间长、出血量多，所需局麻药多，易致局麻药中毒，对患者生理和心理上造成很大的打击，使患者难以接受。

针刺麻醉是我国传统医学的重要组成部分，其应用于开颅手术已有近40年的历史，随着对其研究的深入，麻醉效果也不断改善和提高，并成为开颅手术麻醉的有效方法之一。其优点是：①安全、并发症少；②对机体生理机能干扰少，对中枢神经系统不产生损害，手术过程血压、脉搏平稳，无呼吸抑制作用；③由于患者术中清醒，可随时检测神经功能和手术效果，预防可能的并发症，特别是对功能区和高危区的手术能做到最大限度地切除病灶并保存功能。但针刺麻醉同时存在镇痛不全，脑膜、颅底及鞍膈刺激反应和低颅压反应等问题，目前临床应用较少。联合应用局麻药及辅助药，可大大提高针刺麻醉的效果。它不失为一种脑功能区手术麻醉的好方法，但尚需进一步临床验证和深入研究。

真正唤醒麻醉的过程就是麻醉－清醒－麻醉三个阶段，其基本要求为：①颅骨切开和关闭期间具备足够的麻醉深度；②神经测试期间患者完全清醒；③麻醉和清醒之间的平稳过渡；④足够的通气或过度通气（$PaCO_2$ 25~30 mmHg）；⑤手术期间患者能配合手术。这就需要麻醉医生根据手术的不同阶段合理选择麻醉药及调节麻醉药的剂量，选择最适合患者的气道管理和术中监测，尽量减少与麻醉相关的并发症。唤醒麻醉实施的关键在于麻醉药物的选择、运用和手术过程的气道管理。与一般气管插管全身麻醉相比，唤醒麻醉有其自身的特点。

（一）药物选择

传统方法是芬太尼辅助吸入麻醉药。随着静脉麻醉药异丙酚和新阿片类药物的问世，唤醒麻醉技术发生了根本性的变革。异丙酚以其起效快、时量相关半衰期短的特点，被广泛应用于术中唤醒手术。然而有文献报道指出，异丙酚在癫痫外科中抑制自发癫痫样皮质脑电活动。但 Soriano 等研究表明，在术中唤醒期间异丙酚并不干扰 ECoG。在 Herrick 等的研究中，30 名成年患者随机接受异丙酚或神经安定镇痛（芬太尼和氟哌利多）行唤醒麻醉，结果发现，两组患者术中癫痫发作的情况无显著性差异，脑电图记录双盲评估两组之间也无明显差异，采用这种麻醉技术能充分评估患者的运动、感觉、认知、语言和记忆功能。新型阿片药舒芬太尼和阿芬太尼也被应用于临床，超短效镇痛药瑞芬太尼的出现为术中唤醒技术提供了更好的可控性，大大缩短了唤醒时间和手术时间。异丙酚和瑞芬太尼全凭静脉麻醉技术有望成为一种替代芬太尼和异丙酚麻醉的很好选择。广州军区总医院从 2003 年开展术中唤醒麻醉，前期均使用异丙酚靶控输注联合芬太尼麻醉，2004 年开始采用异丙酚联合瑞芬太尼双通道靶控输注进行诱导和维持，取得很好的临床效果，患者唤醒时间短、清醒质量高，至今已开展300余例。具体的过程为：患者术前不用镇静及抗胆碱药，入手术室后预充平衡液 10 mL/kg，异丙酚（3~4 μg/mL）联合瑞芬太尼（3~4 ng/mL）双通道靶控输注进行诱导，患者意识消失后置入第三代喉罩，SIMV 模式机械控制呼吸，$P_{ET}CO_2$ 维持在 30～35 mmHg，为保证术中的呼吸道控制，所有患者均采用侧卧位。头钉和切口采用罗哌卡因局部阻滞，硬膜用 2% 利多卡因脑棉片浸润，当颅骨移除后将异丙酚靶浓度降至 1 μg/mL，瑞芬太尼降至 1 ng/mL，并开始培养自主呼吸。由于全麻药物的减少，患者血压、心率逐渐升高，可用艾司洛尔和尼卡地平将其控制在基础值的 120% 以内，患者呼唤睁眼后拔出喉罩，低流量面罩给氧，然后开始脑地形图测定，待功能区操作结束，重新加大异丙酚和瑞芬太尼靶浓度，患者入睡后再次置入喉罩控制呼吸至手术结束。Gignac 等研究指出：舒芬太尼和阿芬太尼与芬太尼一样均能提供满意的麻醉条件，三组并发症的发生率和镇静药的使用剂量无显著差异。广州军区总医院也曾尝试靶控输注舒芬太尼用于唤醒，共进行 40 余例，同样取得类似瑞芬太尼的效果。

由于阿片类药物容易出现耐受，且不良反应多，特别是瑞芬太尼，消除半衰期较短，患者苏醒后容易因痛觉过敏而出现烦躁不安的状况，剂量增大则出现明显的呼吸抑制。因此，充分的镇静、镇痛以及血流动力学的稳定、对呼吸没有抑制的麻醉就显得格外重要。近年来，一种高选择性 α_2 受体激动剂右旋美托咪啶（DEX）用于临床，由于呼吸抑制轻微且具有一定的镇静和镇痛特性，可以提高术中唤醒患者的安全性和舒适性。Bekker 等首次报道了 DEX 用于开颅左颞肿瘤切除术期间语言区定位、术中唤醒的辅助用药。患者麻醉诱导后插入喉罩保留自主呼吸，局麻药阻滞头皮神经，DEX 负荷剂量为 1 μg/kg，维持量 0.4 μg/(kg·h)，同时吸入 N_2O－七氟醚维持麻醉，准备唤醒时停用吸入气体，拔出喉罩，DEX 降到 0.2 μg/(kg·h)，患者表现过度镇静，将剂量调整为 0.1 μg/(kg·h)，语言定位及肿瘤切除过程中合作舒适、血流动力学稳定。Thomas 研究中使用异丙酚和瑞芬太尼进行唤醒麻醉，待患者苏醒后感到不舒适，增加瑞芬太尼剂量导致患者呼吸频率下降，$P_{ET}CO_2$ 增高，给予 DEX 0.2 μg/(kg·h) 输注 5 min 后，患者情绪稳定，镇静良好，可以回答问题并且感到舒适。停止异丙酚和瑞芬太尼输注，DEX 输注减少到 0.15 μg/(kg·h) 并维持，患者能很好地配合手术，成功完成手术。Ard J 等报道 DEX 首次用于儿童开颅术中唤醒，清醒期 DEX 保持在 0.1～0.3 μg/(kg·h)，成功地进行了皮质语言区的定位和癫痫灶的切除。小剂量 DEX 0.1～0.3 μg/(kg·h) 静脉注射可能有助于手术期间轻度镇静、镇痛和功能试验。Souter 等在 3 个清醒开颅患者中仅用 DEX 作为唯一的镇静剂，联合局麻进行神经功能测试和病灶切除，术后随访患者均对这种镇静技术满意，证实了低剂量 DEX 能提供满意的手术条件，不干扰皮质脑电图检查结果，不影响皮质定位及功能测试。Moore 等在 1 例开颅手术中采用了局麻复合异丙酚、瑞芬太尼麻醉，电刺激定位皮质运动中枢，唤醒到 45 min 时患者主诉右侧卧位不适，增加瑞芬太尼的用量导致了呼吸频率减少，触诊脑张力增加。停用瑞芬太尼改用 DEX 0.2 μg/(kg·h) 输注 5 min，患者镇静舒适且能回答问题，顺利地完成皮质运动中枢定位及肿瘤的切除。

DEX 在动物研究中有抗惊厥的作用，但在人的脑电监测中研究相对较少。Huupponen 等研究显示，DEX 诱导脑电的改变与生理性的二相睡眠类似，会出现中度的慢波活动和多量的睡眠梭状波。Oda 等研究 DEX 血浆浓度为 0.5 ng/mL 时对中频率脑电波没有影响，当血浆浓度为 1.6 ng/mL 时降低 ECoG 的频率，但是不影响棘波，因此可以应用于癫痫的切除手术中。Seigi 等报道了 3 例在癫痫唤醒手术中应用 DEX 作为镇静药物，负荷量为 1 μg/kg，20 min 后维持量为 $0.4 \sim 0.8$ μg/(kg·h)，术中血流动力学稳定，在没有应用喉罩的情况下无呼吸抑制，平稳地完成皮质功能区的测定并将病灶切除。

唤醒手术中应用 DEX 作为麻醉的辅助用药，文献报道 $0.1 \sim 0.3$ μg/(kg·h) 低剂量的持续输注可以保护皮质功能，便于脑刺激成像的测绘及对癫痫病灶的切除。DEX 可以减少麻醉药物的用量并且可以给患者提供安全和舒适的环境。清醒状态下应用 DEX 的另一个重要作用是可以预防谵妄的发生。迄今为止，至少已有 6 个前瞻性的临床试验表明应用 DEX 可以减少谵妄的发生率。手术中 DEX 的输入剂量 $0.15 \sim 1$ μg/(kg·h) 可以减少 30% 的谵妄发生率，而在一项研究中，1 μg/(kg·h) DEX 组谵妄的发生率降低 27%，安慰对照组仅降低 7%。

广州军区总医院从 2009 年开始，将 DEX 用于唤醒麻醉清醒期镇静，待患者清醒拔出喉罩后，停止异丙酚及瑞芬太尼的输注，单独输注 DEX 镇静，不给负荷量，输注速率为 $0.1 \sim 0.4$ μg/(kg·h)，至今共 50 余例，患者均很好地保持了清醒镇静的状态，能高质量配合完成神经功能测试，且无一例发生呼吸抑制、寒战、谵妄等并发症，认为 DEX 用于唤醒麻醉的确有其独特的优势，可以提高唤醒麻醉的质量。

吸入麻醉药诱导和苏醒快，可控性强。需唤醒患者前停止吸入，过度通气以加快麻醉气体的清除。与静脉麻醉药比较，其缺点是部分麻醉气体具有刺激性且恶心、呕吐发生率较高，术中一旦出现恶心、呕吐可能导致误吸或影响手术。此外安氟醚可诱发脑癫痫波，麻醉气体的排出污染手术室环境，不利于医护人员的健康。基于上述原因，术中唤醒全麻中静脉麻醉药有取代吸入麻醉药的趋势。

（二）气道管理

术中唤醒麻醉的气道管理直接关乎患者的生命安全，是麻醉技术的关键部分。一直以来，麻醉医生都在寻找一种更为安全可靠、损伤小又易于为患者接受的通气方式。最早采用让患者保留自主呼吸、鼻导管给氧，由于所用药物对呼吸均有不同程度的抑制，患者常常表现为高碳酸血症，血氧饱和度下降。后来采用气管内插管全麻，麻醉效果好，不存在呼吸抑制的问题，但气管内插管可造成呼吸道创伤，在唤醒过程中，患者常难以耐受气管导管，易导致烦躁不安、呛咳，使颅内压增加、脑张力升高。特别是在需口头交流的语言功能区手术时，需要拔除气管导管，然而重新置入时非常困难，因为麻醉的操作区与手术区重叠，有时再插管很难成功。此外，采用这种通气方式术后气道的并发症也比较多。喉罩发明后，喉罩广泛取代气管插管应用于术中唤醒麻醉，特别是第三代喉罩具有呼吸和消化双重管道系统，长时间通气对气道的损害最小，并且其前端直接顶住食管上口，大大减少了呕吐和反流的发生率。喉罩的应用能保证呼吸道通畅，同时采用间歇指令通气（SIMV），加强了对呼吸的管理，减少了因呼吸抑制导致高碳酸血症的发生率。术中患者清醒过程中能很好地耐受喉罩，无论是仰卧或侧卧位均易于拔除或再次插入喉罩。广州军区总医院所有病例均采用三代喉罩控制呼吸道，SIMV 模式辅助通气，除早期技术不够成熟时，有 1 例重新置入喉罩失败，其余均顺利完成了二次诱导。喉罩的二次置入与患者的体位关系很大，成功的关键在于患者头部需保持嗅物或稍后仰的位置。近年来，无创正压通气（NPPV）广泛应用于有呼吸系统疾病的患者，使患者避免了气管插管或置入喉罩的不适。相对而言，双水平气道正压通气（BiPAP）和比例辅助通气（PAV）是更为舒适的通气模式。Yamamoto 等成功地报道了 2 例 NPPV（BiPAP 或 PAV）在术中唤醒麻醉中的应用，2 例均未出现氧饱和度下降或上气道阻塞，也无人机对抗、恶心、呕吐及胃胀等情况，认为 NPPV 技术适用于轻度阻塞性睡眠呼吸暂停综合征和需避免过度通气的患者。虽然这种方法可作为唤醒麻醉通气的选择，然而也有一些限制：①不能用于有严重上呼吸道阻塞或对面罩不适的患者；②固定鼻面罩的皮带偶尔会干扰手术视野；③BiPAP 或 PAV 可能均不适合需过度通气的患者。近年来，Audu 等论证了带套囊的口咽通气道（COPA）可能是喉罩或光纤气管插管的安全代替品，在 20 例仰卧或侧卧位术中唤醒患者的手术中证明 COPA 是安全的气道管理；所有患者均通过 COPA 自主呼吸，比喉罩或气管导管更容易插入。COPA 在唤醒麻醉中侧卧位比仰卧位更能维持有效气道。在术中最强刺激时期可给予吸入麻醉剂，患者能够很好耐受。在此研究中 COPA 没有对机体造成不利影响。Gonzales 等报道了 1 例使用双侧鼻腔插管压力支持模式（PSV）改善唤醒麻醉期间自主呼吸所致高碳酸血症的情况。PSV 可能是降低自主呼吸患者 $P_{ET}CO_2$ 的有效通气模式。不管怎样，每种用于术中唤醒的气道管理技术均有其优点和缺点，最合适的方案应该根据麻醉实施者的掌握程度和每个患者具体情况而定。

（三）术中监测

双频谱指数（BIS）、脑电熵（entropy of the EEG）、Narcotrend、患者状态指数（PSI）、麻醉意识深度指数（CSI）、听觉诱发电位指数（AEP），均可用来监测麻醉深度，但将其用来指导唤醒麻醉的报道并不多见，有个别使用 BIS 监测的病例报道。Narcotrend 是一种新型的麻醉深度监测仪，它应用 Kugler 多参数统计分析方法，对原始脑电信号进行计算机处理，基于大量处理过的脑电参数进行脑电自动分析，通过计算数值来对意识状态和麻醉深度进行分级，A～F 6 个级别表示从觉醒到深度麻醉再到脑电爆发抑制期间脑电信号的连续性变化，其中 B、C、D、E 级又各分为 0、1、2 三个亚级别，B、C 级表示镇静，D、E 级表示麻醉，每个级别都对应于一定的数值（NI），与 BIS 相似，从 100 到 0 定量反映意识的连续性变化。现有的大量研究均表明，无论吸入或静脉麻醉 NI 与 BIS 的相关性都很好，是临床用来监测麻醉和催眠深度的有效指标，它配有针式电极，可以无障碍地用于开颅手术。广州军区总医院从 2007 年开始应用 Narcotrend 来指导唤醒麻醉的实施，取得很好的临床效果，麻醉的可控性得到增强，可以缩短唤醒时间，为清醒期的镇静深度控制提供指导。有学者报道 1 例唤醒手术，术中监测脑组织氧分压（PbO_2）的作用，手术刺激功能区时，PbO_2 从 28 mmHg 降至 3 mmHg。虽然 PbO_2 电极可能产生了对微血管的压迫，导致读数低于实测值，但作者结合其变化趋势和临床指征认为存在真正的组织损害。这个病例表明 PbO_2 可以在唤醒手术中作为监测术中不良事件的指标，但该项技术在国内并未广泛使用。

(四) 唤醒质量评估

根据临床实践，提出脑功能区定位时态的概念，用以评价唤醒麻醉的质量。可根据评分将脑功能区定位时态分为优、良、差；评价指标包括语言、神智、定向力与计算力、听从指令情况、疼痛程度和颅内压变化情况等，对提高麻醉清醒质量有一定指导意义。具体内容见表18-1。

表18-1 脑功能区手术定位时态表

项目	分值	项目	分值
语言		疼痛	
清晰	4	无	4
尚清晰	3	轻微	3
模糊	2	可忍受	2
不清晰	1	不可忍受	1
指令		颅内压	
准确完成	4	正常	4
尚准确	3	轻微高	3
迟钝	2	明显高	2
不听指令	1	脑膨胀	1

注：总分16分为优；12~15分为良；<12分为差

总之，唤醒麻醉为需行术中唤醒的颅内手术提供了可靠保障，这一技术涉及麻醉药物和给药方式的选择、术中气道管理、术中监测及预防和降低并发症等多方面内容。麻醉医生应严格把握其适应证，制订周详的麻醉方案，以期在提高手术准确性、麻醉可控性、患者舒适性的同时将并发症的发生率降至最低。

第四节 麻醉注意事项

术中唤醒全麻为术中需进行脑电监测和完成指令动作的颅内手术提供了很好的选择，有利于提高手术的准确性，降低神经功能损害；然而其也存在一些局限性和并发症，还可能出现一些突发的心血管事件。因此术中唤醒麻醉的成功实施，还需要注意以下一些问题。

(一) 术中的心理辅导

患者术中唤醒后需要及时与之沟通，取得患者的信任与配合，原因如下：
(1) 癫痫灶定位需要患者不断接受电刺激和进行语言、运动配合，有时还需要加用深部电极，因此清醒期可能比较长，而患者体位已经固定，长时间同样的体位，可以导致患者情绪急躁，甚至无法控制运动。

（2）患者清醒后虽然脑部操作无感觉，但手术室的各种仪器噪音，手术团队之间交流的声音，手术器械摩擦的声音均可使之产生恐惧，需要及时予以解释。

（3）清醒期主要使用局部阻滞进行镇痛，但可能存在镇痛不完全，另外脑膜刺激时有明显的痛觉，在追加局麻药和适当辅以静脉少量镇痛药的同时，需要取得患者的理解和配合。

（二）并发症的预防

术中并发症的发生可能导致神经功能测定无法完成，因此针对不同的并发症需要做到早预防、早治疗。

1. 呼吸抑制　术前头皮的局部阻滞非常重要，包括头钉处和头皮切口，阻滞需完善；清醒期镇静尽量选用呼吸抑制作用小的药物。用药方式，如靶控输注小剂量异丙酚等；尽量选择单一药物镇静，避免多种药物不良反应的叠加；清醒期全程给予低流量吸氧。

2. 恶心、呕吐　针对清醒过程中可能出现的恶心、呕吐，可以在唤醒前给予 H_2 受体阻滞剂预防，同时尽量减少阿片类药物的使用。

3. 低温　可以导致苏醒延迟、寒战和影响凝血，术中应该注意环境温度不能过低，有条件的可以使用变温毯和液体加温。

4. 脑肿胀　可以导致术中唤醒麻醉的失败。病理灶较大、占位效应明显的患者，在打开硬膜前可以给予甘露醇脱水，待颅内压降低后进行下步操作，如果效果不明显，可以考虑先行脑室穿刺，放出部分脑脊液降低颅内压；也可以术前先进行腰大池置管，需要时从腰大池释放脑脊液。

5. 癫痫发作　术中最严重的并发症之一，疼痛、声音、光、双极电凝、电刺激均可诱发，处理不当可危及患者生命。

（1）一般预防。保持手术环境的安静，降低或消除仪器报警声音；癫痫灶定位时，刺激电流应从小开始，熟悉患者发作前先兆，密切注意患者反应，及时与术者沟通，提醒术者轻柔操作。

（2）药物预防。病灶切除过程中可以使用药物预防发作，常用的有：①苯妥英钠：可迅速通过血脑屏障，负荷量可使脑中很快达到有效浓度，无呼吸抑制，不减低觉醒水平，但可致血压下降及心律失常，有心功能不全、心律失常、冠心病及高龄者慎用；②丙戊酸钠：广谱抗癫痫药，不影响意识，与血浆蛋白结合力高，但半衰期短，术中需持续泵注。

（3）治疗及麻醉处理。停止手术操作，解除诱因，术野用冰盐水冲洗。部分发作可以先观察，一般消除诱因后发作可自然停止；大发作或持续状态，需迅速置入口咽通气道，高流量面罩给氧，同时使用药物终止发作。可用药物有：①咪达唑仑：0.05~0.1 mg/kg 静脉注射，起效快，意识恢复快，偶有呼吸抑制；②异丙酚：30~50 mg/次，可反复给药，直到发作终止，降血压效应明显，但仍有呼吸抑制的问题，如有条件可使用靶控输注,靶浓度在 1~2 μg/mL 一般可终止发作,可控性好;③硫喷妥钠:起效快,效果确切,但其二次分布可明显影响意识,大发作后脑电恢复慢,甚至无法再次唤醒,不做首选。

(施 冲 何 洹)

参 考 文 献

[1] 江澄川. 针麻在大脑深部及功能区新生物手术中的应用 [J]. 针刺研究, 1996, 21 (2): 4 - 7.

[2] 施冲, 吴群林, 刘中华, 等. 脑功能区手术唤醒麻醉与清醒程度的研究 [J]. 中国微侵袭神经外科杂志, 2005, 10 (11): 497 - 498.

[3] 周声汉, 施冲, 刘中华, 等. 瑞芬太尼与芬太尼复合异丙酚在脑功能区手术唤醒麻醉中的应用 [J]. 广东医学, 2007, 28 (4): 569 - 571.

[4] 何洹, 施冲, 张春梅, 等. 靶控输注丙泊酚与瑞芬太尼复合 Narcotrend 监测在唤醒开颅中的应用 [J]. 中国微侵袭神经外科杂志, 2009, 14 (4): 159 - 162.

[5] 张春梅, 施冲, 何洹, 等. Narcotrend 监测下舒芬太尼或瑞芬太尼复合异丙酚在唤醒麻醉中的应用 [J]. 中国微侵袭神经外科杂志, 2009, 14 (12): 539 - 542.

[6] JONES H, SMITH M. Awake craniotomy [J]. Continuing Education in Anaesthesia, Critical Care & Pain, 2004, 4 (6): 189 - 192.

[7] SARANG A, DINSMORE J. Anaesthesia for awake craniotomy - evolution of a technique that facilitates awake neurological testing [J]. Br J Anaesth, 2003, 90 (2): 161 - 165.

[8] BLANSHARD H J, CHUNG F, MANNINEN P H, et al. Awake craniotomy for removal of intracranial tumor: considerations for early discharge [J]. Anesth Analg, 2001, 92 (1): 89 - 94.

[9] RAMPIL I J, LOPEZ C E, LAXER K D, et al. Propofol sedation may disrupt interictal epilepiform activity from a seizure focus [J]. Anesth Analg, 1993, 77 (5): 1071 - 1073.

[10] SORIANO S G, ELDREDGE E A, WANG F K, et al. The effect of propofol on intraoperative electrocorticography and cortical stimulation during awake craniotomies in children [J]. Paediatr Anaesth, 2000, 10 (1): 29 - 34.

[11] HERRICK I A, CRAEN R A, GELB A W, et al. Propofol sedation during awake craniotomy for seizures: electrocorticographic and epileptogenic effects [J]. Anesth Analg, 1997, 84 (6): 1280 - 1284.

[12] GIGNAC E, MANNINEN P H, GELB A W. Comparison of fentanyl, sufentanil and al-

fentanil during awake craniotomy for epilepsy [J]. Can J Anaesth, 1993, 40 (5 Pt 1): 421 – 424.

[13] MANNINEN P H, BALKI M, LUKITTO K, et al. Patient satisfaction with awake craniotomy for tumor surgery: a comparison of remifentanil and fentanyl in conjunction with propofol [J]. Anesth Analg, 2006, 102 (1): 237 – 242.

[14] ARD J L Jr, BEKKER A Y, DOYLE W K. Dexmedetomidine in awake craniotomy: a technical note [J]. Surg Neurol, 2005, 63 (2): 114 – 117.

[15] ARD J, DOYLE W, BEKKER A. Awake craniotomywith dexmedetomidine in pediatric patients [J]. J Neurosurg Anesthesiol, 2003, 15 (3): 263 – 266.

[16] BADR A, TOBIAS J D, RASMUSSEN G E, et al. Bronchoscopic airway evaluation facilitated by the laryngeal mask airway in pediatric patients [J]. Pediatr Pulmonol, 1996, 21 (1): 57 – 61.

[17] YAMAMOTO F, KATO R, SATO J, et al. Anaesthesia for awake craniotomy with non – invasive positive pressure ventilation [J]. Br J Anaesth, 2003, 90 (3): 382 – 385.

[18] AUDU P B, LOOMBA N. Use of cuffed oropharyngeal airway (COPA) for awake intracranial surgery [J]. J Neurosurg Anesthesiol, 2004, 16 (2): 144 – 146.

[19] GONZALES J, LOMBARD F W, BOREL C O. Pressure support mode improves ventilation in "asleep – awake – asleep" craniotomy [J]. J Neurosurg Anesthesiol, 2006, 18 (1): 88.

[20] HANS P, BONHOMME V, BORN J D, et al. Target – controlled infusion of propofol and remifentanil combined with Bispectral index monitoring for awake craniotomy [J]. Anaesthesia, 2000, 55 (3): 255 – 259.

[21] KREUERS BUUHN J, LARSEN R, et al. Comparison of Alaris AEP index and bispectral index during propofol – remifentanil anaesthesia [J]. Br J Anaesth, 2003, 91 (3): 336 – 340.

[22] TIJERO T, INGELMO I, GARCIA – TRAPERO J, et al. Usefulness of monitoring brain tissue oxygen pressure during awake craniotomy for tumor resection: a case report [J]. J Neurosurg Anesthesiol, 2002, 14 (2): 149 – 152.

[23] WHITTLE I R, BORTHWICK S, HAQ N. Brain dysfunction following awake craniotomy, brain mapping and resection of glioma [J]. Br J Neurosurg, 2003, 17 (2): 130 – 137.

[24] KREUER S, WILHELM W. The Narcotrend monitor [J]. Best Pract Res Clin Anaesthesiol, 2006, 20: 111 – 119.

[25] KREUER S, BRUHN J, STRACKE C, et al. Narcotrend or bispectral index monitoring during desflurane – remifentanil anesthesia: a comparison with a standard practice protocol [J]. Anesth Analg, 2005, 101: 427 – 434.

[26] SCHMIDT G N, BISCHOFF P, STANDL T, et al. Comparative evaluation of Narcotrend, Bispectral Index, and classical electroencephalographic variables during induc-

tion, maintenance, and emergence of a propofol/remifentanil anesthesia [J]. Anesth Analg, 2004, 98: 1346 - 1353.

[27] MYLES P S, LESLIE K L, MCNEIL J, et al. B - aware Trial Group. Bispectral index monitoring to prevent awareness during anaesthsia: the B - aware randomised controlled trial [J]. Lancet, 2004, 363: 1757 - 1763.

[28] LARS P W, PETER M, MICHAEL J, et al. Low and moderate remifentanil infusion rates do not alter target - controlled infusion propofol concentrations necessary to maintain anesthesia as assessed by bispectral index monitoring [J]. Anesth Analg, 2007, 102: 325 - 331.

[29] BHANA N, GOA K L, MCCLELLAN K J. Dexmedetomidine [J]. Drugs, 2000, 59 (2): 263 - 268; discussion 269 - 270.

[30] ALKIRE M T, MCREYNOLDS J R, HAHN E L, et al. Thalamic microinjection of nicotine reverses sevoflurane - induced loss of righting reflex in the rat [J]. Anesthesiology, 2007, 107 (2): 264 - 272.

[31] EBERT T J, HALL J E, BARNEY J A, et al. The effects of increasing plasma concentrations of dexmedetomidine in humans [J]. Anesthesiology, 2000, 93 (2): 382 - 394.

[32] ARD J, DOYLE W, BEKKER A. Awake craniotomy with dexmedetomidine in pediatric patients [J]. J Neurosurg Anesthesiol, 2003, 15 (3): 263 - 266.

[33] UNLUGENC H, GUNDUZ M, GULER T, et al. The effect of pre - anaesthetic administration of intravenous dexmedetomidine on postoperative pain in patients receiving patient - controlled morphine [J]. Eur J Anaesthesiol, 2005, 22 (5): 386 - 391.

[34] TUFANOGULLARI B, WHITE P F, PEIXOTO M P, et al. Dexmedetomidine infusion during laparoscopic bariatric surgery: the effect on recovery outcome variables [J]. Anesth Analg, 2008, 106 (6): 1741 - 1748.

[35] OLSEN K S, PEDERSEN C B, MADSEN J B, et al. Vasoactive modulators during and after craniotomy: relation to postoperative hypertension [J]. J Neurosurg Anesthesiol, 2002, 14 (3): 171 - 179.

[36] KROSS R A, FERRI E, LEUNG D, et al. A comparative study between a calcium channel blocker (Nicardipine) and a combined alpha - beta - blocker (Labetalol) for the control of emergence hypertension during craniotomy for tumor surgery [J]. Anesth Analg, 2000, 91 (4): 904 - 909.

[37] BEKKER A, STURAITIS M, BLOOM M, et al. The effect of dexmedetomidine on perioperative hemodynamics in patients undergoing craniotomy [J]. Anesth Analg, 2008, 107 (4): 1340 - 1347.

[38] SANDERS R D, XU J, SHU Y, et al. Dexmedetomidine attenuates isoflurane - induced neurocognitive impairment in neonatal rats [J]. Anesthesiology, 2009, 110 (5): 1077 - 1085.

[39] BELLEVILLE J P, WARD D S, BlOOR B C, et al. Effects of intravenous dexmedetomidine in humans. I. Sedation, ventilation, and metabolic rate [J]. Anesthesiology, 1992, 77 (6): 1125-1133.

[40] EBERT T J, HALL J E, BARNEY J A, et al. The effects of increasing plasma concentrations of dexmedetomidine in humans [J]. Anesthesiology, 2000, 93 (2): 382-394.

[41] HALL J E, UHRICH T D, BARNEY J A, et al. Sedative, amnestic, and analgesic properties of small-dose dexmedetomidine infusions [J]. Anesth Analg, 2000, 90 (3): 699-705.

[42] HANS P, BONHOMME V, BORN J D, et al. Target-controlled infusion of propofol and remifentanil combined with bispectral index monitoring for awake craniotomy [J]. Anaesthesia, 2000, 55 (3): 255-259.

[43] AD M T A, MARKERT J M, KNOWLTON R C. Dexmedetomidine as rescue drug during awake craniotomy for cortical motor mapping and tumor resection [J]. Anesth Analg, 2006, 102 (5): 1556-1558.

[44] ARD J, DOYLE W, BEKKER A. Awake craniotomy with dexmedetomidine in pediatric patients [J]. J Neurosurg Anesthesiol, 2003, 15 (3): 263-266.

[45] ARD J L Jr, BEKKER A Y, DOYLE W K. Dexmedetomidine in awake craniotomy: a technical note [J]. Surg Neurol, 2005, 63 (2): 114-116; discussion 116-117.

[46] SOUTER M J, ROZET I, OJEMANN J G, et al. Dexmedetomidine sedation during awake craniotomy for seizure resection: effects on electrocorticography [J]. J Neurosurg Anesthesiol, 2007, 19 (1): 38-44.

[47] AD M T A, MARKERT J M, KNOWLTON R C. Dexmedetomidine as rescue drug during awake craniotomy for cortical motor mapping and tumor resection [J]. Anesth Analg, 2006, 102 (5): 1556-1558.

[48] HUUPPONEN, MAKSIMOW A, LAPINLAMPI P, et al. Electroencephalogram spindle activity during dexmedetomidine sedation and physiological sleep [J]. Acta Anaesthesiol Scand, 2008, 52 (2): 289-294.

[49] ODA Y, TORIYAMA S, TANAKA K, et al. The effect of dexmedetomidine on electrocorticography in patients with temporal lobe epilepsy under sevoflurane anesthesia [J]. Anesth Analg, 2007, 105 (5): 1272-1277.

[50] ALMEIDA A N, TAVARES C, Tibano A, et al. Dexmedetomidine for awake craniotomy without laryngeal mask [J]. Arq Neuropsiquiatr, 2005, 63 (3B): 748-750.

[51] EVERETT L L, VAN R I F, WARNER M H, et al. Use of dexmedetomidine in awake craniotomy in adolescents: report of two cases [J]. Paediatr Anaesth, 2006, 16 (3): 338-342.

[52] IBACACHE M E, MUNOZ H R, BRANDES V, et al. Single-dose dexmedetomidine reduces agitation after sevoflurane anesthesia in children [J]. Anesth Analg, 2004,

98 (1): 60 – 63.

[53] SAADAWY I, BOKER A, ELSHAHAWY M A, et al. Effect of dexmedetomidine on the characteristics of bupivacaine in a caudal block in pediatrics [J]. Acta Anaesthesiol Scand, 2009, 53 (2): 251 – 256.

[54] GOYAGI T, NISHIKAWA T, TOBE Y, et al. The combined neuroprotective effects of lidocaine and dexmedetomidine after transient forebrain ischemia in rats [J]. Acta Anaesthesiol Scand, 2009, 53 (9): 1176 – 1183.

[55] HOFFMAN W E, KOCHS E, WERNER C, et al. Dexmedetomidine improves neurologic outcome from incomplete ischemia in the rat. Reversal by the alpha 2 – adrenergic antagonist atipamezole [J]. Anesthesiology, 1991, 75 (2): 28 – 32.

[56] COSAR M, ESER O, FIDAN H, et al. The neuroprotective effect of dexmedetomidine in the hippocampus of rabbits after subarachnoid hemorrhage [J]. Surg Neurol, 2009, 71 (1): 54 – 59.

[57] PRIELIPP R C, WALL M H, TOBIN J R, et al. Dexmedetomidine – induced sedation in volunteers decreases regional and global cerebral blood flow [J]. Anesth Analg, 2002, 95 (4): 1052 – 1059.

[58] DRUMMOND J C, DAO A V, ROTH D M, et al. Effect of dexmedetomidine on cerebral blood flow velocity, cerebral metabolic rate, and carbon dioxide response in normal humans [J]. Anesthesiology, 2008, 108 (2): 225 – 232.

第十九章 其他神经外科手术麻醉

第一节 脑立体定向手术麻醉

一、脑立体定向概述

传统神经外科手术方案的设计，如皮肤切口设计、骨窗位置、颅内病灶的定位和寻找、病灶切除范围等，主要依靠神经外科医生的经验。为了有效解决这些问题，Horsley 和 Clarke（1908年）首先开展脑立体定向研究工作，1947年 Spiegel 和 Wycis 真正将之用于临床。脑立体定向手术是经颅骨钻孔完成，用针将三维有框架定向仪和颅骨连接固定，这种方法可对任意的脑区进行定位和病灶切除或活检。随着 CT 及 MRI 技术相继问世，计算机等学科的迅猛发展，使脑立体定向更准确地显示颅内病灶的三维空间位置及其邻近重要神经血管结构，保证手术的精确定位和最小损伤。1986年 Robert 创造了神经外科导航系统（neuronavigation），又称无框架立体定向外科（frameless stereotaxy）技术。它将现代神经影像技术、立体定向外科和显微外科相结合，主要由计算机图像处理和图形显示系统、定位装置和信号传递系统三个核心部分组成。工作原理是术前和术中获取患者的 CT 或 MRI 等图像，并对其进行图像滤波、图像增强等处理，再通过定位系统（光学定位器、机械定位器、超声波定位器等）测定手术目标上标志点的空间位置，并进行标志点配准，经计算机处理图像进行三维立体显示，可重塑脑部结构及其内容物，精确立体定位脑部病灶，导航手术。在无框架导航系统临床应用中，发现术中脑脊液丢失、脱水剂应用、病灶组织切除以及脑肿胀等因素可引起颅内解剖结构移位或变形。为纠正这种偏差，出现了术中实时扫描影像导航手术或功能性影像导航手术，其中功能性磁共振（fMRI）、术中磁共振（iMRI）神经外科导航技术，可弥补术中目标移位，进行实时导航，完成精确的手术。目前比较先进的导航系统定位精确度能够达到 5 mm 以内。

为保证导航系统的准确性，必须选择 7 个以上的标志物，使用激光注册器进行注册。头架固定头部,扫描时患者保持安静、头部制动,必要时可应用镇静剂或麻醉剂,以防头部摆动产生伪影。

定位后,通过毁损靶点和靶点的神经元达到治疗目的。调频电流(射频)已广泛应用,它可瞬间加热周围组织至某一温度而使之凝固,其他技术包括直接电凝、冷凝、机械破坏。也可进行活检,吸引脓肿或囊肿,或注入放射性同位素或插入装有同位素的套管,可以从内至外照射肿瘤,或直接切除肿瘤。

立体定向外科手术用于控制帕金森病,震颤最适宜的靶点位于丘脑、室侧神经结或室间神经结;运动障碍、僵直和左旋多巴不良反应的最佳靶点位于室后苍白球,行立体定向苍白球切除术。

立体定向手术治疗精神病,毁损部位主要涉及扣带回、内囊前肢、杏仁核、隔核和前连合等。

立体定向手术治疗偏身颤搐、运动障碍、其他癫痫性震颤,靶点通常位于基底节内锥体束外环。相当一部分的疼痛治疗也应用功能立体定向手术,特别是癌症,立体定向治疗癌痛的靶点位于丘脑。

目前,脑立体定向已广泛适用于神经系统各种病变的治疗,包括颅内占位病变(肿瘤、囊肿、脓肿等)、脑血管畸形、癫痫、颅底肿瘤,尤其是一些颅脑深部、体积较小的病变,如脑干、丘脑部位的海绵状血管瘤、胶质瘤、转移瘤。

二、麻醉特点

立体定向手术过程中,往往麻醉地点要经常变换,如病房→手术室→CT 或 MRI 室→手术室,这给麻醉监测和管理带来一定困难。对不合作患者可在病房内行基础麻醉,入手术室后麻醉诱导行气管插管,安装脑立体定向仪框架。在保留自主呼吸下转送到影像室进行定位扫描,再返回手术室加深麻醉进行手术。在转运过程中应保持呼吸道通畅,维护循环功能稳定,预防低血压、缺氧、CO_2 蓄积。同时备有必要的麻醉药物、监护仪器以及抢救物品。

立体定向神经外科手术,有时需要术中生理监测来验证靶点的准确性,一旦电极触及可能的邻近区域,通过刺激和电学记录以辨别靶区组织;或估计毁损的即时效应。而许多镇静药及麻醉药可改变靶点的重要神经活性,干扰必要的神经生理观察,所以通常在局麻下进行。

大多数功能立体定向操作,需要患者在手术过程的关键时刻清醒,以便神经外科医生能与患者进行交流,验证手术效果,发现出血或其他并发症。这就需要实施唤醒麻醉,详细内容见第十八章。

三、麻醉前病情评估与准备

1. 麻醉前病情评估　患者一般病程及药物治疗时间均很长,医生应全面了解病情,术前进行必要的准备。首先应全面了解病史和认真体检,尤其是发病情况、病程、药物治疗效果、有无不良反应、患者目前状况（如颅内压、呼吸和循环功能状态）。对癫痫患者需要了解每次发病情况，尤其是单次发病持续时间，有无癫痫持续状态发作；对凡经药物久治无效的严重而难治的情感精神障碍（如抑郁症、强迫观念、恐惧症）患者，应详细了解是否有破坏和攻击行为——以防自残并危及医护人员的安全。其次对患者精神状况及合作程度进行正确评估，为选择麻醉方法提供依据。立体定向手术的患者，一般均有中枢神经系统病变和术前长期药物治疗两个特点，患者体格检查的重点在于了解有无肝肾功能损害（有的患者可出现黄疸和转氨酶升高等肝脏功能损害迹象）、颅内高压、呼吸与循环系统并发症。

向患者介绍手术过程及要求患者配合的事项，消除患者恐惧心理，使其情绪稳定。

总之，立体定向手术麻醉前要准确地掌握患者的全部情况，估计手术麻醉期间可能发生的意外，防患于未然。

2. 麻醉前停药问题　术前应消除癫痫患者紧张，保持良好睡眠，杜绝癫痫诱发因素，常用的治疗药物术前不要突然停药，以免诱使癫痫发作，宜维持术前适量用药。帕金森病用抗胆碱和抗组胺类药物治疗时，主张术前停药时间至少持续 24 h；对用大剂量左旋多巴治疗的患者，术前可以酌情减量，以利于术中检测手术效果，但不可突然中断给药，以免病情迅速恶化；长期服用抗精神病药物患者，术前必须适量减少抗精神病药物剂量，但一般情况下不宜停药。

3. 麻醉前用药　几乎所有镇静药都有消除或减弱帕金森病震颤症状的作用，普通剂量阿托品也有类似效应，故对此类患者术前镇静剂和阿托品用量应减少或不用；癫痫、舞蹈病等治疗用药量减少时，术前苯巴比妥钠可酌情增加用量。精神病患者由于长时间服用抗精神病药物，麻醉前应依据精神症状控制的满意程度，决定术前是否能选用安定镇静剂和颠茄类药物及其剂量。要求所选择的药物对疾病本身症状、体征影响不大，常用药物有苯巴比妥钠、安定、阿托品和东莨菪碱等。灭吐灵和氟哌啶能拮抗多巴胺作用并加重帕金森病症状，不宜作为帕金森病术前用药。

4. 其他　如果是应用 MRI 进行立体定向，还需详细询问是否植入过可吸引磁极的含铁金属如铁、钴和镍。安装起搏器的患者不可做 MRI，因为起搏器会失灵。另外还必须注意在以前的手术过程中是否用过含铁磁性材料，在重要部位（脑、眼、心室）的金属异物会因磁性转矩而造成人身伤害，它也可以被磁极吸引而发生移位。眼部化妆品在磁场中可能会发热以致灼伤眼皮。

四、麻醉实施与监测

1. 麻醉实施　大多术中要求保持患者清醒和合作状态，麻醉深度须与手术操作步骤相衔接以便检验定向术疗效，及时发现其并发症。

麻醉方法及用药选择应根据手术的大小和患者的病情、神志状况以及呼吸道控制的难易程度等来考虑。单纯局麻，或者局麻＋神经安定镇痛剂（芬太尼－氟哌利多合剂）或少量镇静药（咪达唑仑、异丙酚），适用于合作、手术时间短的患者，如帕金森病定向毁损术，经鼻蝶垂体瘤射频热凝术，颅内囊性肿瘤穿刺引流术等。气管插管全麻适用于较大或较为复杂的手术或不合作患者，如精神病患者或部分癫痫患者立体定向毁损术、脑肿瘤切除术，应选短效或超短效且不影响颅内压及脑血流量的药物，使麻醉诱导、苏醒迅速，可控性强，如常用短效镇静药（咪达唑仑、异丙酚）+镇痛药（芬太尼、阿芬太尼、雷米芬太尼）+肌松药复合（维库溴铵、阿曲库铵），辅以低浓度吸入麻醉药，或实施术中唤醒麻醉（相关内容见第十八章）。单纯静脉麻醉，或静脉麻醉+局麻因为容易出现呼吸抑制，而立体定位仪又妨碍应用面罩、气管插管，因此，不主张选用。

2. 监测 立体定向手术麻醉期间应常规监测血压、脉搏、心电图、呼吸、血氧饱和度、神志，必要时监测脑电图、经颅多普勒超声、脑氧饱和度。

(1) 心率。立体定向手术中常见患者在刺激或毁损神经核时心率变化，在行脑室造影或刺激丘脑腹外侧核时，引起迷走神经兴奋，出现心动过缓。

(2) 呼吸。确保呼吸道通畅情况下，应对呼吸频率、幅度、类型和SpO_2、$PaCO_2$进行密切观察和动态监测。电刺激脑神经核时常引起反射性呼吸改变，癫痫患者刺激杏仁核行癫痫激发试验时，可引起癫痫发作，并导致严重呼吸困难。帕金森病患者立体定向手术期间引发迷走神经反射时，往往出现呼吸改变，甚至会出现一过性呼吸暂停。

(3) 脑电图（EEG）。较直观地反映麻醉深浅所导致的大脑皮质抑制程度、缺氧和CO_2蓄积情况，有助于监测清醒和浅麻醉患者的异常EEG波形，也可利用诱发电位来记录脑深部神经核团电活动或描记深部脑电活动。各种感觉诱发电位的监测有利于提高定向毁损术的成功率和手术安全性。

(4) 脑电双频指数（BIS指数）。BIS指数是由EEG量化处理后所得的0～100的一组数值，其由大到小相应代表清醒状态至深度意识抑制，清醒患者BIS值一般在95以上。BIS值与安定、异丙酚、依托咪酯、硫喷妥钠等镇静催眠药的镇静深度相反。

(5) 脑氧饱和度。脑氧饱和度监测仪可连续无创监测局部脑组织的氧饱和度（reginal saturation of cerebral oxygen，$rScO_2$），$rScO_2$是动、静脉血氧饱和度的混合值，可反映脑缺氧供需平衡。

五、麻醉注意事项

1. 麻醉管理注意事项 手术前麻醉医生和手术医生应充分沟通以便制订出麻醉计划。若要进行神经生理监测，镇静剂量和时程会成为麻醉的重点。

由于定向仪架可能妨碍实施面罩通气和置入喉镜，因此，应备有喉罩及清醒插管的器材，最好备有纤维支气管镜，紧急情况下也可拆除固定架。

立体定向术大多数毁损的核团属于边缘系统，在受到电刺激时可导致自主神经功能紊乱，如呼吸暂停、心率变慢、血压升高等变化，应加强监测。

由于多数患者处于清醒状态，所以手术室内任何人不应进行一些使患者感到不被关心与注意的交谈，保持患者平静。

MRI检查环境有强大的磁场，所以对麻醉及监测设备有特殊的要求。所有含铁成分的麻醉设备皆妨碍了它在 MRI 中的应用。麻醉医生应检查自身携带的物品以确认它们不会被磁化或破坏，磁码系统（信息卡、银行卡、电子表、录像带、录音带）可被磁场改变或删除，钢笔、带夹子的写字板、耳机的金属耳塞皆可被磁极吸引。

2. 麻醉用药注意事项　患者必须处于清醒或很浅的麻醉状态，以确保定位准确。必要时予以催醒，临床上可供选择的催醒药物有氨茶碱、纳洛酮、氟马泽尼等。

术中患者清醒且合作，应尽量不用或少用能消除或增加疾病本身异常运动的药物，避免使用较大剂量的镇静剂，如吩噻嗪类、丁酰苯类药物，这类药物本身既能引起因基底神经节功能紊乱所致的异常运动，又能抑制已有锥体外系功能紊乱患者的异常运动，还可延长意识恢复时间；阿托品类药物，可引起肌肉强直、高碳酸血症、声门关闭和肺通气困难等不良反应。

（1）癫痫患者麻醉用药注意事项。氯胺酮麻醉可使患者中枢神经系统兴奋，不但 EEG 可出现痫波类似的波形和脑血流量、颅内压增加，还常有手足徐动以及口舌呈纤颤样活动，因此，氯胺酮不宜用于癫痫患者。γ-羟丁酸钠在浅麻醉状态下可出现兴奋症状，如患者四肢不自主活动或躁动甚至惊厥、心率减慢、血压升高、流涎、恶心呕吐、呼吸道分泌物增多等，癫痫患者禁用此药。氯丙嗪、氟哌啶醇皆能提高海马神经元兴奋性，引发癫痫，癫痫患者应慎用。安氟醚有时可出现类似癫痫发作波形，癫痫患者脑立体定向手术麻醉以不用安氟醚为好。总之，氯胺酮、γ-羟丁酸钠、安氟醚、氯丙嗪、氟哌啶醇及普鲁卡因不宜用于癫痫患者的麻醉。

麻醉期间避免缺氧、二氧化碳蓄积、体温升高，以免诱发癫痫发作。注入局部麻醉药时注意反复回抽，避免误注血管内而诱发惊厥。诱发出癫痫发作症状时，即刻缓慢静脉注射硫喷妥钠（1.0～2.0 mg/kg）或异丙酚（0.5～1.0 mg/kg）或咪达唑仑（0.1～0.2 mg/kg），即可使患者迅速止痉入睡，有效控制癫痫症状。

（2）精神患者麻醉用药注意事项。①神经安定药恶性综合征（neuroleptic malignant syndrome，NMS）是服用抗精神病药（氯丙嗪、氟哌啶醇、奋乃静）出现的严重反应，它不同于麻醉药引起的恶性高热。导致 NMS 的主要原因可能是由于中枢神经系统中绝大多数多巴胺受体阻滞，致使锥体外系和丘脑下功能障碍。临床上 NMS 主要表现为持续性高热（药物热）、肌肉强直、意识模糊、呼吸衰竭、因自主神经功能障碍所导致的严重心血管功能紊乱、肌酸磷酸激酶升高，病死率 20%～30%。非去极化肌松药可使骨骼肌松弛，这点可与麻醉药所导致的恶性高热鉴别。NMS 应尽早发现，及时处理。②体位性低血压。抗精神病药氯丙嗪、单胺氧化酶抑制剂（如优降宁）易引起体位性低血压，表现为交感神经阻断症状，此时禁用肾上腺素（肾上腺素可引起猝死），输血和去甲肾上腺素治疗低血压效果好。单胺氧化酶抑制剂有抗抑郁症和降压作用，可使儿茶酚胺类药物代谢减慢，若同时与升压药（如麻黄碱）合用，可使后者升压效应增强许多倍，甚至会引发高血压危象。

（3）帕金森病麻醉用药注意事项。阿片类药物的大量应用或依赖者常出现帕金森病，氯丙嗪、氟哌啶醇也可引发药物性帕金森病；N_2O、氯胺酮等可引起肌肉强直。术前苯巴比妥钠和阿托品均应减量或不用，以免消除或减弱震颤症状，不利于手术中疗效判定。麻醉前左旋多巴突然撤除可能导致严重并发症——NMS；大剂量阿片类药物也可诱发 NMS；琥珀酰胆碱可诱发高血钾。

第二节　神经外科内镜手术麻醉

寻找最优手术技术，获得最佳治疗效果、最小医源性损伤，一直是神经外科医生的梦想，这就要求发展微创神经外科技术，在不降低手术效果的同时能够显著减少患者负担。日新月异的科技为这种进步提供了条件：光纤技术的发展包括内镜、光源、摄像机和特殊显微器的进步，使显微神经外科技术逐步发展成为一个以内镜为基础的专业，实现神经外科从传统开颅手术到内镜手术的发展。

神经内镜手术包括完全内镜下手术和内镜辅助手术。完全内镜下手术是通过颅骨钻孔后应用硬质或软质内镜进入脑室进行手术操作，不需要开颅或牵拉脑组织。神经内镜在非交通性脑积水和脑室病变的治疗中应用越来越广泛，目前已成功地应用于第三脑室底造口，打通第三脑室和小脑幕下蛛网膜下隙治疗非交通型脑积水是最常见的神经内镜手术；内镜经鼻入路可达垂体及其周围结构，进行垂体手术；内镜眶上入路的神经外科手术，用于切除前、中颅底不同类型的肿瘤，如脑膜瘤，颅咽管瘤，向鞍上、鞍旁蔓延的垂体瘤，嗅神经母细胞瘤和其他肿瘤；内镜乙状窦后入路的神经外科手术，可行听神经瘤、脑膜瘤切除。内镜辅助手术在开颅显微外科手术过程中使用硬质内镜，可以在深部狭窄的手术区域提供一个清晰、扩展的全景术野图像，不仅可以检查周围各角落的血管和神经，而且可以切除显微镜不能直视的残余病变，并且只要用支持臂固定内镜，就可以用常规的显微外科器械进行双手操作。这种内镜辅助的显微外科技术介于传统开颅技术和完全内镜技术之间，可以为外科医生提供一个逐渐适应的机会。

内镜手术其特点是不需开颅、对脑组织创伤小、不易损伤脑神经、瘢痕小、手术效果优异、手术时间较短、患者恢复较快、并发症较少、总致残率较低、住院时间短、发病率和死亡率低。

内镜神经外科给麻醉医生带来了挑战。为了适应微创内镜神经外科的需要，确保这种精细手术安全，麻醉医生应采取相关措施和处理技巧。

一、麻醉特点

患者头部通常用 Mayfield 三钉头架固定以保持体位，为术者提供良好的手术途径。在内镜颅底手术过程中最为重要的是保持手术区域的静止，因为患者的任何移动都可能使内镜或内镜仪器移位，导致颅内组织损伤，同时由于头部被固定在 Mayfield 头架上，可能造成脊髓损伤。因此，内镜神经外科手术中，要绝对避免体动，必须达到充分肌肉松弛，防止呛咳、屏气。这种体位难以观察到患者的面部和呼吸道，所有的麻醉管道及静脉、动脉输液通道，都必须足够长，同时必须严密观察以确保患者呼吸道的安全。加强型钢丝气管导管可防止导管扭结，适合于此手术的应用。

颅内手术常需要开通大口径静脉，发生静脉空气栓塞的风险较高，可以考虑应用中心静脉通路。复杂、长时间手术，应动脉直接穿刺测压。

二、麻醉前病情评估与准备

接受神经手术的患者大都具有相应病变的症状，患者多伴有颅内压升高的症状，如呕吐、头痛和意识改变等。长期呕吐的患者可能存在严重脱水或电解质紊乱，术前应尽量予以纠正。对于内分泌和其他系统代谢紊乱，术前应进行系统内分泌功能检查。术前应用镇静药应慎重，最好避免使用。

垂体瘤患者常伴有库欣病、甲状腺功能亢进或低下等内分泌紊乱表现。对于分泌生长激素型垂体瘤引起肢端肥大症者，应关注其舌头变厚、增大，因为这可能增加导入喉镜和气管插管的困难。此外，肥大的杓状软骨和气管环缩小了患者的功能性气道，这时就必须使用小口径的气管插管。诱导前建议常规使用抗胆碱药减少分泌物，准备纤维支气管镜插管。垂体功能低下者通常要接受激素替代治疗，这种治疗必须贯穿整个围手术期，尤其在手术当天特别需要应激剂量的皮质醇激素。

三、麻醉实施与监测

此类手术麻醉的具体目标是制动、保持心血管稳定、必要时快速苏醒以便进行神经功能评定。

尽管颅骨钻孔在局部麻醉或镇静下也可以完成，但为了保证制动还是应该选择全身麻醉。有研究报道约15%的神经内镜手术后患者出现苏醒延迟，所以应尽量避免使用苯二氮䓬类和其他影响意识恢复的药物；N_2O有使脑室内气泡扩大的危险，所以应避免使用；颅骨钻孔后疼痛较轻，可以考虑使用小剂量短效的阿片类药物。麻醉诱导可用硫喷妥钠（3~5 mg/kg）或异丙酚（0.05~0.3 mg/kg），它们能减少脑血流量，降低颅内压。气管插管用非去极化肌松药如维库溴铵（0.1 mg/kg）或罗库溴铵（0.7~1 mg/kg）完成，麻醉维持用异氟醚、七氟醚、瑞芬太尼，依手术过程再给维库溴铵（0.1 mg/kg）或罗库溴铵（0.2 mg/kg）。从麻醉开始行手动或机械通气，调整潮气量和呼吸频率使$P_{ET}CO_2$维持在35~40 mmHg。

鼻内垂体瘤手术可引起强烈的交感神经反应，所以，必须联合应用深度麻醉和抗高血压药物。为麻醉平稳，应采用（静脉和吸入）复合麻醉技术，静脉输注异丙酚，间断或持续输注抗高血压药物如拉贝洛尔和硝普钠，并进行持续动脉压监测。垂体瘤手术的患者在围手术期多存在抗利尿激素缺乏的风险，临床表现为尿崩症。大量稀释尿液的产生可致血浆高渗，因此要严密监测血糖、血电解质、血浆渗透压和尿量，必要时给予抗利尿激素替代治疗。

后颅窝内镜手术，术中可能需要监测脑神经肌电图（EMG）和脑干听觉、体感诱发电位。EMG用于评估面神经（Ⅶ）的完整性和三叉神经（Ⅴ）的运动功能；脑干听觉诱发电位可评估前庭蜗神经（Ⅷ）的功能；脑干体感诱发电位可反映上肢和下肢的功能。当患者摆好正确的手术体位后，神经肌肉的阻滞必须逐渐消失，并且整个手术过程中患者要一直保持非瘫痪状态，这就给神经外科麻醉医生提出了挑战。术中脑神经和脑干功能的监测，要求只能用中等剂量的吸入麻醉，因为高剂量的吸入麻醉将损害运动电位和皮质诱发反应；同时术中患者移动可能非常危险，应采用钢丝气管导管或者至少放一口咽通气道，以预防术中面神经和三叉神经刺激时患者咬管和气管阻塞。因此，麻醉医生必须保证必要的麻醉深度，以避免在剧烈刺激期间患者运动，同时又允许对敏感脑神经进行监测，有效解决这一难题的方法是在应用低到中等水平吸入麻醉药物的基础上，输注异丙酚和短效阿片类药物如瑞芬太尼，或实施术中唤醒麻醉（相关内容见第十八章），提供稳定的麻醉水平，允许进行良好的神经生理监测。在脑神经刺激期间为防止患者运动，可能需要将静脉用药增加到相当高的剂量，在患者平静期该剂量可导致低血压，在这种情况下，可能需要输注升压药如去氧肾上腺素。

行第三脑室底造瘘术的患者可能在术前已经进行了脑室－腹腔分流术，在进行中心静脉穿刺时一定要注意避开引流管。

四、麻醉的注意事项

神经内镜术中需要经内镜进行连续脑室内冲洗清除血液和组织以获得良好的视野。最常用的冲洗液为乳酸林格液和生理盐水，后者有可能引起发热和头痛等炎症反应。使用中应将冲洗液加温至37℃以预防大量液体冲洗引起的体温降低。应注意保持冲洗液和引流液的平衡，以防过渡灌注引起颅内压急剧升高和脑循环障碍。如果手术部位距心血管控制中枢较近，术中易发生心律失常、高血压和心动过缓，多数属自限性，暂停手术后多可缓解。另外，快速灌注可扩张第三脑室，导致脑组织移位和激动下丘脑的某些神经核引起急性循环衰竭，甚至心跳停止。所以必须准备好急救复苏药品如阿托品和肾上腺素。

内镜术后暂时性神经功能障碍是最常见的并发症，主要表现为苏醒延迟、高钾血症、精神错乱、瞳孔功能障碍、偏瘫和记忆丧失等。可能的原因有：术中冲洗压过高，冲洗液的种类和用量影响脑脊液的成分，尤其是长时间手术。研究发现许多神经内镜手术后患者发生尿崩症和下丘脑功能障碍，术后应常规进行血电解质监测。

第三节 脑脊液分流手术麻醉

脑脊液分流主要用于缓解脑积水和假性脑瘤病情。脑积水有先天性和后天性两种，其产生有四个原因：①先天异常；②肿瘤；③炎性反应；④脑脊液产生过多。脑积水还可分为交通性和非交通性两种。在非交通性脑积水中，脑脊液从脑室流出过程受阻，这种阻塞可能是由于脑室内积血、感染、肿瘤位于脑室或邻近脑室。在交通性脑积水中，脑脊液从脑室中流出但不被蛛网膜绒毛吸收，这最常见于继发性脑脊液腔感染或出血，有些交通性脑积水在蛛网膜下隙出血（SAH）后尤其常见。

脑室分流有三种类型：脑室-腹腔分流；脑室-胸腔分流；脑室-心房分流。

脑室-腹腔分流术是脑积水患者最常用的治疗方法。导管通过穿刺孔插入非优势脑（通常右脑）侧脑室的枕（额）部，钻孔后将导管放入脑室，并与皮下的储备囊连接，储备囊放置在邻近穿刺孔的皮下，与之相连的引流导管在皮下潜行，经头、颈、胸、到达上腹部，并通过一个很小的腹部切口将导管放入腹腔。脑室系统偶尔可能不只一处阻塞，最常见于小儿，这需要双管穿刺。这种情况有两个引流端点，通常一个在侧脑室，一个在第四脑室。后者常需俯卧位操作，而大多数脑室-腹腔分流术采用仰卧位。脑室-腹腔分流有时引流管远端会穿透肠襻引起腹胀及肠梗阻等，如肠道菌群通过引流管逆行至脑部时会引起中枢神经系统感染。

过去曾采用脑室分心房分流的方法，这种分流术的非脑内端通过颈静脉插入静脉系统，因为可能发生气体栓塞已不再使用。

脑室-胸腔分流术（引流管的一端置入胸腔中）如引流出脑脊液过多会引起胸腔积液甚至呼吸衰竭。如果胸腔积液影响呼吸或发生低氧血症时，需要进行胸腔穿刺或胸腔引流术。

偶尔交通性脑积水采取腰椎分腹腔分流术。患者取侧卧位，导管通过 Tuohy 型穿刺针置入脑脊液腔，然后导管经皮下隧道至腹前壁通过一个小切口放入腹腔内。

一、麻醉特点

这些患者的麻醉处理取决于疾病的急性程度。急性脑积水会使颅内压迅速增高，造成缺血性神经损伤，需要进行脑外科急症手术。处理的关键是降低患者的颅内压，灌注压至少保持在 60 mmHg，并进行快速神经外科减压手术。择期脑室-腹腔分流术的麻醉管理应该达到很好和安全的目标，避免引起颅内压极度增高的因素。

脑室阻塞的患者可通过枕（额）部钻孔进行脑室引流。因为在灌注溶液冲洗的时候颅内压可能增高，这会造成患者不适或意识状态改变，对这些患者可采用全麻。

分流术的患者小儿比成人更常见，常见病因如脑脊髓瘤、新生儿脑室内出血和后颅窝肿瘤伴脑积水。小儿患者不合作，须选择气管插管全麻；成人则可选局麻+基础麻醉（静脉麻醉），必要时选择气管插管全麻。

二、麻醉前病情评估与准备

手术前必须注意患者的意识水平。接受初次引流术及引流障碍修复术的患者常伴有严重的颅内高压，这种情况即使积极处理，患者的意识水平也常会从清醒状态很快变为意识模糊及昏迷状态。术前注意有无恶心呕吐和胃排空延迟以及患儿是否还有其他器官功能异常（如肺顺应性差、心功能不全等），有无贫血。

关于是否需气管内插管的问题，由于患者多存在恶心和呕吐，插管有利于吸引分泌物并保持气道通畅，况且许多婴儿在脑室-腹腔分流术中仍发生严重的呼吸道梗阻，因此仍主张气管内插管。术中镇痛药需要谨慎应用。手术开始后，可适当使用局麻药以减少全麻药物的使用。

脑室-腹腔分流通常不会产生明显的失血,但突然大量丢失脑脊液会引起心动过缓和低血压。由于患者呕吐和应用利尿剂引起的体液丢失,需要补充平衡液,因此必须输液维持血容量。

三、麻醉实施与监测

首先应对患者进行常规监测,一般不需采用有创监测,如患者的颅内压及血流动力学不稳定时应进行动脉穿刺置管。许多脑积水患者常有多次手术病史,如果患者无颅内高压表现时,可用快速诱导法进行麻醉诱导,应用异丙酚、瑞芬太尼、非去极化肌松剂等完成气管内插管。避免肌颤或咳嗽,减少插管时的颅内压升高。

麻醉实施时应避免选择进一步增加颅内压的麻醉方法。根据小儿不同的条件,可选择不同的诱导方法。当不能建立外周静脉通道时,常用七氟醚诱导,快速面罩手动辅助呼吸。

麻醉维持应用七氟醚或异氟醚,也可用60%~70% N_2O 机械控制过度通气,采用异丙酚、瑞芬太尼静脉微泵靶控式持续输注。大于6个月的小儿囟门已闭合,我们常经静脉应用2~3 μg/kg 的芬太尼,因为这种操作术后并非完全无痛,此外在有镇痛药的情况下术后苏醒较平稳。

在保证呼吸道通畅的基础上,对于有颅内高压的患者应进行过度通气,使血中的 $PaCO_2$ 维持在28~30 mmHg。通常将患儿置于平卧位,头略抬高25°~30°。对有神经缺陷的患儿应减少药量,因为他们对麻醉药和镇静药特别敏感。如果使用1%(婴儿用0.5%)利多卡因对手术部位施行局部浸润麻醉,将大大减少麻醉维持用药量,使麻醉更平稳,减少手术麻醉对患儿的不利影响。中度肌松可能有助于操作。

四、麻醉的注意事项

整个手术过程中,患儿的头、胸、腹部暴露在外面,所以应尽量避免发生低体温。最好将非手术区用温暖的毯子包裹,并在术前将手术室加热至32~33 ℃以维持正常的中枢体温。

对于接受脑室-腹腔分流术的早产儿,必须保证患儿的 PaO_2 维持在70 mmHg左右,动脉血氧饱和度维持在95%~97%的水平。这样可以减少早产儿视网膜病的发生率。另外,必须进行控制通气,注意防止肺气压过高,以免发生肺气压伤。

当脑室插入导管时,颅内压力减轻,血压可能忽然下降,偶尔需用短效升压药。建立皮下隧道可能会出现突然疼痛刺激,术后患者不适感轻微。

最常见手术体位是仰卧位时将头放置正中位或略侧位。在摆放体位时应注意脑静脉回流是否通畅,如回流不畅时易引起脑静脉淤血。因此,对于有神经系统损伤患者需要30°的头高位,以加快脑静脉回流。由于脑积水患者脑脊液引流管常先从颅的后部引流到腹腔,故需使患者头部放置于适当位置。

第四节 妊娠期神经外科手术麻醉

妊娠期合并神经系统疾患，如脑内肿瘤、动静脉畸形、动脉瘤、颅脑外伤、蛛网膜下隙出血等，常需要手术治疗。由于妊娠期母体的特殊生理改变，麻醉医生既要满足神经外科手术的需要，又要考虑母婴的安全，这就要求采取与非妊娠状态下有所不同的麻醉方法。

一、麻醉特点

（一）妊娠期母体的生理改变

1. 呼吸系统　妊娠期，母体细胞外液体蓄积造成软组织水肿，特别是在上呼吸道，黏膜脆性会增加。除非有绝对必要，经鼻气管插管和放置鼻咽通气道应尽量避免，以免引起严重鼻出血。喉部水肿可能使声门口变小。

由于孕妇膈肌上升，潮气量增大，补呼气量及余气量下降，功能残气量降低约40%，意味着麻醉诱导时更易出现缺氧。氧耗量在妊娠期增加了20%。这就要求全麻诱导时至少吸氧去氮4 min。

妊娠第3个月末开始分钟通气量显著增加，由于通气量的增加超过CO_2排出的增加，$PaCO_2$约降到32 mmHg。pH值轻度增加，为7.42~7.44。

2. 心血管系统　孕期血容量增加35%，母体血容量的增加系血浆和红细胞两者均增加的结果，前者增加超过后者导致血液稀释。

由于孕激素的作用，出现血管阻力降低，心率增快，每搏量增加，心排出量增加等显著改变，心脏储备功能降低。

妊娠20周以后，平卧位时，增大的子宫压迫下腔静脉，这时静脉回心血量减少，会引起心排出量下降和血压降低。这种情况减少子宫血流量到一定程度会影响胎盘氧供。因此麻醉时应避免让患者平卧位，手术床左倾30°或右髋垫高可预防腔静脉压迫（又称仰卧位低血压综合征）。

3. 消化系统　孕妇容易发生反流误吸。内分泌激素作用和机械性压迫使胃贲门括约肌张力降低，胃蠕动降低，排空时间延长，易发生反流误吸。

（二）麻醉药物选择

1. 静脉麻醉药

（1）硫喷妥钠。硫喷妥钠是产科最常应用的全麻诱导药。临床研究表明，全麻时用小于4 mg/kg硫喷妥钠诱导，对新生儿并没有明显的影响。虽然硫喷妥钠可迅速通过胎盘，但临床检测胎儿脑血硫喷妥钠的浓度却并不高，因为进入胎儿的硫喷妥钠绝大部分被胎儿肝脏代谢或被胎儿体循环的血液稀释。大剂量硫喷妥钠可能抑制新生儿呼吸，故应限制剂量不超过 7 mg/kg。因胎儿窒息而需行急症剖宫产时由于巴比妥类药对脑似有保护作用，故仍可考虑用本药进行麻醉诱导。孕妇对硫喷妥钠敏感性增加，注意诱导剂量须比正常量减少约 1/3。

（2）氯胺酮。氯胺酮可迅速通过胎盘，但静脉用 1～1.5 mg/kg 氯胺酮对胎儿没有明显影响。有报道静脉用 2 mg/kg 以上的氯胺酮对胎儿产生了呼吸抑制，因此，产科麻醉一般不超过 2 mg/kg。氯胺酮有交感兴奋作用，故高血压的孕妇禁用。氯胺酮还能兴奋中枢神经系统，患者脑血流量、颅内压增加，脑电图可出现癫痫类似波形，神经外科患者慎用。

（3）异丙酚。为新的静脉催眠药，催眠效能较硫喷妥钠强 1.8 倍。起效快，维持时间短，苏醒迅速。该药可透过胎盘，大剂量使用（用量超过 2 mg/kg）可抑制新生儿呼吸。该药说明书强调：妊娠期异丙酚除用作终止妊娠外，不宜用于产科麻醉。但也有报道：异丙酚用于剖宫产有许多优点，患者迅速苏醒，并未引起新生儿长时间抑制。异丙酚能降低患者脑血流量、颅内压、脑氧代谢率。但异丙酚对循环有抑制作用，容易发生低血压，影响胎儿血供，建议稀释、少量、分次应用。

（4）咪达唑仑。咪达唑仑为高度亲脂性药物，微溶于水，可迅速透过胎盘，但透过量少于安定，对胎儿的影响尚不清楚。抗焦虑、催眠及抗惊厥的效力为安定的 1.5～2 倍。咪达唑仑本身无镇痛作用，但可降低吸入全麻药的 MAC，与麻醉性镇痛药有协同作用；有一定的呼吸抑制作用，对血流动力学影响轻微。在产科麻醉方面可用于不能够使用硫喷妥钠或异丙酚进行全麻诱导的产妇。

（5）依托咪酯。依托咪酯 0.3 mg/kg 可用于孕妇的麻醉诱导，新生儿评分和硫喷妥钠相似。依托咪酯可用于血压低、心血管功能较差的孕妇，降低脑氧耗、脑血流量、颅内压，同时增加脑灌注压，具有脑保护作用。

（6）地西泮。地西泮在分娩过程中可用于镇静和抗焦虑，但其容易通过胎盘，静脉注射 10 mg 在 30～60 s 内，或肌内注射 10～20 mg 在 3～5 min 内即可进入胎儿。地西泮在新生儿的半衰期较长，可能导致胎儿出生后镇静、肌张力减退、发绀以及对应激的损害。

（7）氯丙嗪和异丙嗪。主要用于先兆子痫和子痫患者，以达到解痉、镇静、镇吐及降压作用。氯丙嗪过量引起中枢抑制，少数敏感者可出现一过性黄疸，有严重肝损害的患者慎用。有研究报道氯丙嗪的抗应激作用可提高新生儿复苏成功率。临床多与哌替啶、异丙嗪合用。异丙嗪静脉注射 1.5 min 后即出现在脐静脉血中，15 min 之内达到平衡。异丙嗪是在产科中最常使用的吩噻嗪类药物，常和哌替啶联合使用。

2. 吸入麻醉剂

（1）氧化亚氮。氧化亚氮具有较强的镇痛作用，可迅速通过胎盘，对母婴无明显的不良影响。氧化亚氮可促进子宫的收缩，使收缩力和频率均增加，对母亲有利。当然，高浓度吸入易导致细胞再增殖，而且容易发生缺氧；而此种高浓度氧化亚氮绝不会应用于临床麻醉。氧化亚氮的麻醉作用较弱，不能单独用于麻醉维持，必须复合其他吸入麻醉药。

（2）安氟醚、异氟醚、氟烷。安氟醚和异氟醚的镇痛作用比氟烷稍强，氟烷对宫缩的抑制作用较强。低浓度吸入安氟醚与异氟醚对子宫收缩的抑制较轻，麻醉诱导较氟烷慢。安氟醚麻醉患者 EEG 可出现类似癫痫发作波形，癫痫患者不用为好。异氟醚可引起与剂量相关的子宫收缩抑制，浅麻醉时对子宫抑制不明显，对胎儿也无明显影响；深麻醉时对子宫有较强的抑制，易导致子宫出血，同时对胎儿不利。

（3）七氟醚与地氟醚。七氟醚较氟烷更易通过胎盘，对子宫收缩的抑制强于氟烷。地氟醚对血流动力学影响弱于异氟烷，肌松作用强于异氟醚和氟烷，故对子宫的抑制强于异氟醚。地氟醚可迅速通过胎盘。

3. 麻醉性镇痛药

（1）哌替啶。哌替啶在产科麻醉中较常用，一般肌内注射 50～100 mg 或静脉注射 25～50 mg，有较好的镇痛效果。最强的镇痛效应出现在肌内注射后 40～50 min 或静脉注射后 5～10 min，作用时间一般为 3～4 h。哌替啶对新生儿有一定的抑制作用，可导致新生儿呼吸抑制，Apgar 评分及神经行为能力评分降低。哌替啶的抑制程度和用药的剂量有明显的相关性。

（2）芬太尼。芬太尼半衰期短，因此适用于分娩中连续用药，可以静脉给药，也可以患者自控给药。但由于芬太尼对胎儿的不良影响使其在产科中的应用受到限制。芬太尼可迅速通过胎盘，在产科麻醉或镇痛的常用剂量为肌内注射 50～100 mg 或静脉注射 25～50 μg，静脉注药后 3～5 min 作用达高峰，维持时间 30～60 min。有研究认为，在分娩过程中使用芬太尼（肌内注射或静脉注射），新生儿纳洛酮的使用率明显升高。剖宫产全麻在胎儿娩出前一般不用芬太尼。芬太尼最常用于硬膜外分娩镇痛，低浓度的局麻药复合小剂量的芬太尼从硬膜外给药，镇痛效果良好且对母婴无不良影响，在临床上应用很广。

（3）舒芬太尼。舒芬太尼亲脂性为芬太尼的 2 倍，与阿片受体的亲和力也较芬太尼强，因而起效更快、镇痛作用更强、持续时间也更长。

（4）瑞芬太尼。瑞芬太尼是一种作用强的短时效阿片受体激动剂，半衰期 1.3 min，持续使用无蓄积效应。瑞芬太尼容易通过胎盘，但可被胎儿快速代谢，不引起胎儿呼吸抑制。临床研究表明，瑞芬太尼可为产妇提供良好的镇痛，同时对胎儿无明显的不良反应。

（5）吗啡。因为胎儿的呼吸中枢对吗啡极为敏感，因此，常规剂量的吗啡就会造成胎儿明显的呼吸抑制。现在吗啡基本上已被哌替啶、芬太尼等药取代。

（6）非麻醉性镇痛药。曲马多主要作用于阿片受体，镇痛效价约为吗啡的 1/10，其对呼吸循环的影响轻微。曲马多起效稍慢，但镇痛时间长，可维持 4～6 h，因此适合于分娩镇痛。分娩时，100 mg 曲马多静脉单次应用，对母婴没有明显不良影响。

4. 肌肉松弛剂　产科理想的肌松药应具有起效快、持续时间短、极少透过胎盘、新生儿对其排除迅速等特点。在临床剂量下，无论是去极化肌松药还是非去极化肌松药都可安全地应用于产科麻醉，因为各类肌松药都具有高度的水溶性和高离解度，不容易通过胎盘，因此，对胎儿几乎没有影响。

（1）去极化肌松药。琥珀胆碱脂溶性较低，且迅速被胆碱酯酶分解，故其常用剂量较少通过胎盘屏障影响胎儿；但用量在 300 mg 以上或一次大量使用，仍会移行至胎儿，抑制胎儿呼吸。如孕妇胆碱酯酶活性异常，使用该药后可引起母子呼吸抑制。

（2）非去极化肌松药。种类较多，如泮库溴铵、维库溴铵、哌库溴铵、多库氯铵、米库氯铵、罗库溴铵等，使临床用药有更多的选择。上述药均属高水溶性，常用剂量时不易（但非完全不能）通过胎盘，对胎儿影响小。有报道，剖宫产时应用0.3 mg/kg的阿曲库铵，仅有微量通过胎盘，胎/母比值为12%，娩出新生儿Apgar评分正常，但出生后15 min时的神经学和适应能力评分（NACS）有45%较差，说明使用阿曲库铵后新生儿的自主肌张力较差，表现为颈部屈肌和伸肌主动收缩力于出生后15 min时仍有残存肌松现象，对早产儿在这些方面应予重视。

5. 其他 β受体阻滞剂短时或单次注射是安全的，大剂量应用艾司洛尔或其他β受体阻滞剂会引起胎儿心动过缓，长期使用导致宫内发育延缓，但并不因此将β受体阻滞剂列为孕妇禁忌。

（三）妊娠期麻醉与出生缺陷

任何物质，在妊娠重要时期大剂量长时间应用均会对胎儿造成伤害，包括发育迟缓和结构畸形，甚至死亡。妊娠妇女应最大限度地减少胎儿接触各种潜在毒性物质的机会。但大部分麻醉药物只在短时间内应用，潜在毒性非常小。没有任何确切的证据表明常规应用麻醉药物对人类胎儿有害，在人类和动物研究中阿片类药物均无致畸作用。多项人类研究表明，在妊娠期长期应用苯二氮䓬类药物使唇颚裂发生增加，但是这些研究并未排除同时存在的其他致畸因素，没有证据表明单次应用此类药物对胎儿有任何影响；肌松药在临床应用剂量无致畸作用，没有人类证据表明局部麻醉药有致畸作用；由于肝素不通过胎盘，孕期需抗凝治疗时可以选择。总之，高浓度和较长时间使用麻醉药可能对胎儿有不良影响，但短时间小剂量应用麻醉药不会有致畸危险，临床麻醉所用的药物和辅助用药，都不能列为致畸因素。

母体低血压和低氧血症对胎儿的危害大于任何一种麻醉药。必须认识到，母体的安全最重要，如果为避免使用致畸药物而使母体产生不良后果甚至死亡，那么也无所谓胎儿的安全。

妊娠期神经外科手术，麻醉特点主要是避免使用对母婴生理产生不利影响而导致胎儿窒息、胎儿畸形和可诱导早产的麻醉药物或方法。维持血流动力学平稳，避免颅内压升高，避免代谢并发症如酮症酸中毒，避免脑出血或脑缺血加重神经系统损伤。

二、麻醉前病情评估与准备

神经外科医生要权衡孕妇的神经外科情况与孕周，决定手术时机，是否继续妊娠至足月，或者同期施行剖宫产。

分娩时机与手术的关系取决于孕周及神经外科情况。评估时需考虑多种因素，如孕周、神经外科情况、推迟分娩是否会危及孕妇等。在胚胎形成的孕早期和早产高风险期、孕妇高风险期和孕晚期一般应避免择期手术。妊娠中期为最佳的限期手术时间，畸胎、自发性流产发生率较低。妊娠32周通常作为是否终止妊娠的分界线，32周之前可以继续妊娠，32周之后，可以剖宫产，而且剖宫产手术应安排在神经外科手术之前施行。这样可避免长时间麻醉、特殊手术体位、术中大量出血、母体过度通气对胎儿的危害。因为32周后胎儿存活力较强，而且早产的风险较小。择期手术应推迟到产后6周以后，因为此时妊娠期生理改变已恢复正常。

术前除常规评估外尚需评估胎儿健康状况，行胎心、B超检查确定胎儿存活。术前做好充分的解释工作，告知患者麻醉和手术对孕妇及胎儿的潜在危险，消除孕妇的焦虑情绪，并给予术前药以免紧张焦虑导致血儿茶酚胺增加，子宫血流减少。为预防术中误吸可用抗酸药、H_2受体阻滞药、甲氧氯普胺等。麻醉医生在制订麻醉方案时，要考虑到母体和胎儿双方的安全性，在麻醉期间保障孕妇和胎儿的安全，避免使用致畸药物和导致胎儿窒息的药物，防止胎儿流产、早产。

三、麻醉实施与监测

1. 麻醉实施　麻醉应尽量减少对母体、胎儿影响，保障母体和胎儿安全。麻醉处理的关键在于避免母体缺氧、低血压和过度通气，维护母体心排血量、氧运送和子宫血流灌注，避免导致子宫收缩的原因。

麻醉诱导血压必须相对稳定。血压降低将会导致低血流灌注区发生缺血性改变及子宫血流减少。平均动脉压应维持在正常范围高限（血压正常的患者维持在70~85 mmHg），以保证适宜的子宫血流量，血压过高则会使动脉瘤破裂，加重颅内高压。诱导期为减少气管插管反应，常用利多卡因及β受体阻滞剂，尤其是艾司洛尔，有时也用硝酸甘油或硝普钠。

麻醉诱导前应准备好吸引器，麻醉诱导时应持续按压环状软骨预防反流误吸，充分给氧去氮。考虑到孕妇气道水肿、黏膜血管增生、肥胖等因素，导管型号宜偏小。

2. 麻醉诱导和维持　常用静吸复合全麻。麻醉维持主要依靠阿片类药和非去极化肌松药。常用麻醉药包括氧化亚氮、阿片类药物（芬太尼、苏芬太尼、阿芬太尼和雷米芬太尼）、异氟醚、地氟醚和异丙酚。静脉麻醉药如异丙酚、咪达唑仑和硫喷妥钠也常应用。神经肌肉阻滞药，包括去极化和非去极化肌松药，因低脂溶性和高离解度而不易通过胎盘，因此对胎儿影响不大。孕6周后，应用氧化亚氮并无禁忌，但需强调氧化亚氮浓度应限制在50%或更低，且禁止长时间使用；术中吸入麻醉药浓度必须用低浓度，以防止对母体心肌抑制、减少心排出量导致低血压，危害胎儿，导致子宫收缩无力；异氟醚、地氟醚比氟烷效果更佳。

3. 监测　常规的监测手段包括心电图、脉搏血氧饱和度、CO_2浓度、动脉直接测压、中心静脉监测、血糖监测。

中晚期妊娠的患者应监测母婴情况。妊娠16周后的患者可应用多普勒胎心监护仪监测胎心率（FHR）变化，胎心率的变化是母体通气功能、子宫血供或胎儿情况异常的信号。麻醉后若胎儿心率减慢，提示需立即增加孕妇氧供、升高血压或增加血容量、纠正酸碱失衡、加大子宫左移位置，以增加子宫灌注并开始保胎治疗。胎儿出现心动过缓时，可能提示胎儿对母体低血压或缺氧的反应。孕妇收缩期血压低于100 mmHg可能会引起病理性的胎儿心动过缓，这种情况可能会在母体血压降低后的几分钟和暂时性的胎儿心动过速发生后出现。妊娠25～27周后胎儿持续严重心动过缓，经过常规处理（吸氧、变换母体体位、调整血压等）不能改善，必须暂停神经外科手术，行急诊剖宫产。胎儿监测同样可评估控制性降压母体子宫胎盘的灌注。麻醉前和麻醉后应进行B超检查以明确胎儿生存情况。胎心率监测最好有专职医生在场，以免误判。

四、麻醉注意事项

妊娠期施行神经外科手术麻醉期间应注意一些特殊药物和方法对母婴带来的影响。

1. 利尿剂　神经外科手术中常用渗透性利尿剂甘露醇，通过减少大脑细胞内液体量以减轻颅内水肿，改善术野暴露。但应用利尿剂常可由于母体脱水致使孕妇血压降低、子宫血流灌注不足，而造成一系列对胎儿不利的影响。研究已经证实，甘露醇可在一定程度上通过胎盘在胎儿体内蓄积，从而导致胎儿的严重脱水，有人建议妊娠期禁止使用。然而这些研究所用的剂量都大于实际临床应用量。没有任何证据表明小剂量的甘露醇（0.25 g/kg）会对胎儿产生不利影响。呋塞米也已应用于孕妇而对母婴无不良影响，在某些情况下可替代甘露醇。尽管如此，神经外科手术中对孕妇应用利尿剂必须小剂量。

2. 控制性降压　神经外科手术中常用控制性降压，以减少出血及血管破裂。控制性降压的措施为在麻醉诱导期使用短效β受体阻滞剂，如柳胺心定、艾司洛尔。控制性降压常用于动脉瘤剥除、动脉瘤夹闭，以降低动脉瘤内压，最常用的降压药是挥发性麻醉药、硝酸甘油及硝普钠。

（1）低浓度的卤化物麻醉药。例如氟烷和异氟醚应用后由于降低子宫血管阻力，不减少子宫血流量，但高浓度可抑制心肌收缩，产生严重低血压，子宫血供减少，导致胎儿窒息。

（2）硝普钠。它是一种强效的静脉应用的抗高血压药物，能迅速通过胎盘。硝普钠在体内降解为氰根，氰根对胎儿毒性较大。尽管对妊娠患者可应用硝普钠以治疗体循环、肺循环高血压以及诱导术中低血压而对胎儿无不良影响，但应限于短期、低剂量应用。

（3）硝酸甘油。已成功应用于孕妇，而对胎儿及新生儿无不良影响，其作用较硝普钠缓慢，且部分患者不敏感。

（4）控制性降压潜在并发症。子宫血流灌注依赖于灌注压，母体血压直接影响子宫血流灌注。控制性降压降低子宫血流灌注，引起胎儿窒息，损害胎儿中枢神经系统、心肺功能。因此，血压下降幅度、下降持续时间应控制在最小的需求，血压宜降到刚好维持母体生理需求的范围而且时间尽可能短。同时，术中应密切监测胎心率，严重低血压会造成胎儿窒息。

3. 低温　低温降低$CMRO_2$，体温每下降1℃，$CMRO_2$下降7%，低温可能还有拮抗兴奋性氨基酸的作用。轻度低温（33～35℃）已经成为颅脑手术中常用的脑保护措施。轻度低温似乎并不增加胎儿危险性，母体低温则胎儿也处于低温状态，其代谢相应降低。尽管低温使子宫血管阻力增加,子宫胎盘血流灌注减少,但氧气交换并未受影响。注意避免深低温,因其会引起胎儿心律失常。

4. 过度通气 过度通气在孕妇中应用受到限制,其原因是妊娠引起代偿性呼吸性碱中毒,导致了氧合血红蛋白解离曲线轻度左移,因而减少了胎盘向胎儿的 O_2 供应,引起胎儿缺氧和酸中毒。因此,孕妇应避免应用过度通气,保持 $P_{ET}CO_2$ 在 30 mmHg 左右。

(陈培恒 高崇荣)

参 考 文 献

[1] 佘守章. 微创手术麻醉学 [M]. 北京:人民卫生出版社,2008:336-337.
[2] 李恒林,王大柱. 神经外科麻醉实践 [M]. 北京:人民卫生出版社,2004:565-570.
[3] 安刚. 婴幼儿麻醉学 [M]. 北京:人民卫生出版社,2002:825-826.
[4] 王恩真. 神经外科麻醉学 [M]. 北京:人民卫生出版社,2000:690-691.
[5] 邓小明,曾英明. 2009 麻醉学新进展 [M]. 北京:人民卫生出版社,2009:557-561.
[6] PETER F. DUNN. 麻省总医院临床麻醉手册 [M]. 7 版. 于泳浩,译. 天津:天津科技翻译出版公司,2009:376.
[7] 罗森. 施奈德与莱文森产科麻醉学 [M]. 4 版. 张友忠,荣风年,译. 济南:山东科学技术出版社,2005:276-282.
[8] PHILIPPA NEWFILD,JAMES E COTTRELL. 神经外科麻醉手册 [M]. 王保国,韩如泉,译. 北京:人民卫生出版社,2009:294-307.
[9] JAFFE R A,SAMUELS S I. 斯坦福临床麻醉全书 [M]. 3 版. 陈宁,韩建阁,译. 天津:天津科技翻译出版公司,2005:63.
[10] G E DWARD,MORGAN J R,MAGED S MIKHAIL. 摩根临床麻醉学 [M]. 4 版. 岳云,吴新民,译. 北京:人民卫生出版社,2007:540.
[11] 汪业汉,吴承远. 立体定向神经外科手术学 [M]. 北京:人民卫生出版社,2005:85-90.
[12] RONALD D MILLER. 米勒麻醉学 [M]. 6 版. 曾英明,邓小明,译. 北京:北京大学医学出版社,2006:2166-2168.
[13] HRAYR K SHAHINIAN. 内镜颅底外科 [M]. 张亚卓,译. 北京:科学出版社,2010:1-8.

[14] OTSUBO H, HWANG P A, HUNJAM A, et al. Use of frameless stereotaxy with location of electroencephalographic electrode on three-dimensional computed tomographic image in epilepsy surgery [J]. J Clin Neurophyisiol, 1995, 12: 363-371.

[15] FABREGAS N, RAPADO J, GAMBUS P L, et al. Modeling of the sedative and airway obstruction effects of propofol in patients with parkinson disease undergoing steretactic surgery [J]. Anesthesiology, 2002, 97: 1378-1386.

[16] KOFKE W A, TEMPELHOFF R, DASHEIFF R M. Anesthetic implications of epilepsy, status eoilepticus, and epilepsy surgery [J]. J Neurosurg Anesthesiol, 1997, 9: 349.

[17] CIPRI S, GAMBARDELLA G. Neuroendoscopic approach to complex hydrocephalus. Personal experience and preliminary report [J]. J Neurosurg Sci, 2001, 45 (2): 92-96.

[18] KING W A, WACKYM P A. Endoscope assisted surgery for acoustic neuromas [J]. Neurosurgery, 1999, 44: 1095.

[19] HOPF N J, PEMECZKY A. Endoscopic neurosurgery and endoscope-assisted Microneurosurgery for the treatment of intracranial cysts [J]. Neurosurgery, 1998, 43: 1330-1336.

[20] COHEN S E. Physiologic alterations of pregnancy: anesthic implications [J]. Am Soc Anesthesiol Refresher Course Lectures, 1993, 21: 51.

[21] DONALDSON J O. Neurology of Pregnancy [M]. 2nd ed. London: W B Saunders, 1989.

第二十章 神经外科围手术期液体管理

颅脑手术的麻醉处理是当今麻醉学发展的重点之一，而液体治疗是麻醉处理的重要环节，并具有特殊性，应避免因体内液体过多或不足而影响患者的康复。

第一节 液体治疗的基础知识

一、人体体液的组成

围手术期液体治疗是维持循环稳定的重要环节。人的体液组成为：成年男性平均身体所含的总体液量为体重的60%，女性为50%，身体总体液由细胞内液和细胞外液组成。机体通过调节电解质、体液量和体液酸碱平衡的功能，确保机体内环境的稳定。细胞外液则由组织间液和血浆溶液组成（表20-1）。人体的总体液随年龄增加有一定变化（表20-2）。

表20-1 成人的体液组成

成人（体重70 kg）	占身体重量（%）	体液容量（L）
总体液量	60	42
细胞内液	40	28
细胞外液	20	14
组织间液	16	11
血浆	4	3

表20-2　不同年龄人体的体液组成

	足月儿（%）	6个月婴儿（%）	2~14岁（%）	成年人（%）
总体液量	80%	80%	70%	60%
细胞内液	35%	40%	40%	40%
细胞外液	45%	40%	30%	20%
组织间液		34.5%	25%	16%
血浆		5.5%	5%	4%
全血容量	85	80	80	70

细胞内液：由于细胞膜的保护调整作用，细胞内液的容量和成分保持恒定，细胞膜上的 $Na^+ - K^+ - ATP$ 泵调节细胞内外电解质浓度。细胞内液中阳离子主要为 K^+，其次为 Mg^{2+}，阴离子为磷酸离子和蛋白质离子。K^+ 是维持细胞内液渗透压（285 mOsm/kg）的主要成分。在缺血或缺氧状况下，细胞膜上的 $Na^+ - K^+ - ATP$ 泵会受影响，导致进行性细胞肿胀。

细胞外液：细胞外液的阳离子主要是 Na^+，阴离子有 Cl^- 和 HCO_3^-。Na^+ 和 Cl^- 是细胞外液渗透压的主要组成部分，渗透压的平衡是维持机体器官功能和体内物质代谢的基本条件之一，血浆渗透浓度正常为 280 mmol/kg，血浆中溶质渗透浓度变化特别是血钠的变化可使体液的渗透压发生改变。在酸碱平衡缓冲系统中起主要作用的是 HCO_3^-。细胞外液的主要功能是维持细胞营养和为电解质提供载体，维持正常细胞外液容量特别重要，因为它是血管容量的循环部分。钠是形成细胞外液渗透压的主要物质（270 mOsm/kg），细胞外液的 K^+、Ca^{2+}、Mg^{2+} 浓度虽低，但与神经肌肉系统的兴奋性密切相关。

胶体渗透压：人体80%以上的胶体渗透压是由清蛋白产生的，清蛋白是维持细胞外液中胶体渗透压的主要物质（18~22 mOsm/kg）。虽然由血浆清蛋白产生的胶体渗透压在血浆总渗透压中只占很小比例，但它对维持体液在血管内外分布平衡中起着极其重要的作用。因为血浆清蛋白不能透过正常毛细血管，使血管内胶体渗透压高于组织间隙。根据 Starling 公式，血浆的胶体渗透压是维持血管内容量的最重要因素。

二、常用输液剂

麻醉期间液体治疗所用的溶液有晶体溶液和胶体溶液。晶体溶液含有小分子离子，包含或不包含葡萄糖。胶体则含有大分子物质，如蛋白、羟乙基淀粉或明胶等。胶体溶液维持血浆胶体渗透压，并且保留在血管内。

1. 晶体溶液　根据临床症状和治疗需要选择相应晶体溶液。患者仅丢失水分，则选择低渗晶体溶液。患者同时丢失水分和电解质，或合并电解质缺少，则选择等渗溶液。5%葡萄糖溶液用于补充纯水分丢失或限制补盐患者的液体维持。某些溶液中葡萄糖可在初级阶段维持一定张力，也可以提供一定能量，尤其麻醉期间低血糖患者。麻醉期间部分患者出现低血糖，考虑由术前禁食导致，应补充葡萄糖。研究表明，儿童禁食4~8 h可能导致低血糖（<50 mg/dL）。女性患者相对比男性患者较容易发生低血糖。麻醉期间常用等渗性溶液，其中以乳酸林格溶液和醋酸复方电解质溶液常用。乳酸林格溶液渗透压略偏低，进入机体后在肝脏代谢，转化为碳酸氢根，它是目前临床液体治疗中使用较多的晶体溶液。醋酸复方电解质溶液的pH值是7.4，最接近生理值，临床上大量使用并不会导致酸中毒或高氯血症。晶体溶液在血管内半衰期为20~30 min，扩容效果不如胶体溶液。3%~7.5%盐溶液主要治疗严重低钠患者和低血容量休克患者（用量2~4 mL/kg）。输注速度应缓慢，以免快速输入导致溶血。

2. 胶体溶液　胶体溶液是大分子物质，产生的渗透压使溶液主要保留在血管内。胶体溶液在血管内半衰期为3~6 h。目前胶体溶液适用于：①患者血容量严重不足（如失血性休克）的补充治疗。②麻醉期间增加血容量液体治疗。③严重低蛋白血症或大量蛋白损失（如烧伤）的补充治疗。许多人工胶体代用品是用大分子物质溶解于生理盐水制成的，因此也会导致高氯血症。

常用人工胶体代用品是羟乙基淀粉和明胶。人工胶体代用品的过敏率低，在安全剂量范围内对肾和凝血功能影响小。

第二节　颅脑手术患者的液体治疗

一、围手术期体液的变化

要求患者术前禁食，以防止胃内容物误吸，尤其是颅脑手术患者在麻醉前均要禁食和禁饮。正常禁食和禁饮会出现一定程度的体液缺少，此外，非正常的体液损失，如术前呕吐、利尿也应引起注意。麻醉前还要注意一些不显性失液，例如过度通气、发热、出汗。以上均属于术前液体丢失量。这使患者在接受麻醉时处于一种液体缺乏状态，静脉补充一些液体可以肯定对所有患者均有好处。麻醉前体液的丢失都应在麻醉前或麻醉开始初期给予补充，并应采用与损失体液成分近似的晶体溶液。一项关于补偿术前禁食造成液体丢失的液体治疗研究表明，约1 000 mL的液体补充可以改善患者的临床预后。另一项试验显示，术前不补充液体与平均补充晶体液2 000 mL患者比较，不补充液体的患者出现较明显体位性低血压、尿量减少以及血浆肌酐增加。

体液缺少量的估计可以根据术前禁食的时间来估算。人体每天生理需要量的估计见表20-3，由于肾脏功能对水的调节作用，实际缺少量可能会少于此数值。

表20-3 人体每日生理需要量

体重	液体容量（mL/kg）	输入速度 [mL/(kg·h)]
第一个 10 kg	100	4
第二个 10 kg	50	2
以后每个 10 kg	20~25	1

　　颅脑手术患者手术期间液体治疗的目的是补充最合适的液量，维持组织灌注和细胞氧合，以达到保证患者术中重要器官的灌注和氧供。液体治疗对于麻醉医生来说是最常接触又是最具挑战性的工作之一，特别是急性颅脑创伤手术的容量管理更是如此。传统的输液方案是按公式计算用量、按预定速度持续输入，同时应追加额外的丢失量，但这种方法没有考虑到患者术前体内液体状况、术中估计出血及其他液体丢失的不准确性、围手术期心功能和血管张力的变化。

　　颅脑手术中体液变化特点与手术部位和手术大小有关。颅脑中小手术，因创伤小，即使液体治疗不足也不会影响机体内环境的稳定。然而一旦遇到危重病例，其存在重要脏器功能不全、严重水电解质酸碱失衡或术中创伤，液体治疗不足将导致低血容量和低组织灌注，最终导致多脏器功能衰竭，手术死亡率升高。在围手术期中，比较"更干（dry）"或"更湿（wet）"的不同输液策略效果哪一个更优，目前还处于争论当中。输液不足组织灌注下降和输液过多致水肿形成之间的平衡点对于不同手术来说是不同的。患者术前血容量状态不同以及手术大小的不同决定了不同的液体治疗策略。对于颅脑外科颌面整形手术来说，水肿可使塑形效果变差，相对保守的液体治疗策略可产生更好的效果。"更干"的输液策略已经广泛应用在许多手术中，如胸外、颅脑手术，并被证实是安全可行的，且有利于降低肺水肿的发生，但让患者在围手术期处于"更干"的状态无疑是一把双刃剑，它既有利于术后转归，又要承受低血容量可能造成的脏器灌注和组织供氧不足的风险。接受腹部及颅脑外科手术的患者由于术前禁食，肠道准备时的液体丢失，以及术中失血失液，若不能有效进行液体治疗则会加重术中的缺水程度。颅脑手术围手术期为了维持术中液体平衡所需输入的平衡盐溶液的范围从40~67 mL/kg不等。研究结果显示，给予足够输液可改善颅脑手术的术后转归，并减少术后恶心、呕吐等并发症。因此，区别不同的手术类型、患者的容量状况以及引起低血容量的因素是非常重要的。颅脑手术期间应避免体内液体过多或不足。目前研究的热点是从经验输液治疗转向目标指导（goal directed）输液治疗，而目标指导输液原则是丢失的液体须及时补充，但应避免过量的液体。

二、围手术期液体治疗的评估指标

　　围手术期的麻醉监测是麻醉期间液体治疗的评估指标，但目前还没有一个被广泛接受的标准或评估指标来判断输液是否足够。

　　1. 动脉血压　动脉血压并不能及时反映器官血流，在正常体循环和充盈压的情况下，仍可能存在低血容量状态。在一项健康志愿者的试验中，丢失20%~30%血容量，包括动脉血压在内的传统血流动力学参数没有变化，但却显著影响了组织灌注。术中维持平均动脉压在术前基础之上应该是所有液体复苏的基本目标，然而这只能防止重要器官（脑、肾等）的低灌注，不足以保证全身的组织灌注。

2. 中心静脉压或肺动脉楔压　二者常用于评估血管内容量状况：左右心的充盈压分别与左右心室舒张末期容积有着恒定关系，但是血管内容量、心室充盈压、舒张末容积以及血管自身张力之间的关系非常复杂，无法简单模型化，以简单的充盈压作为液体管理策略的目标不如以血流动力学指标更合适，通过当前的压力值并不能可靠地预测液体复苏后充盈压的变化。

3. 组织灌注情况　可通过微穿刺技术，利用氧电极测定肌肉组织内氧运输参数及组织氧分压（PbO_2）、组织二氧化碳分压（$PbCO_2$）来反映组织的灌注性。间接测定肌肉组织氧分压较直接测定更快捷方便，对判断复苏后疗效更有价值。目前还有很多技术可用于监测围手术期组织灌注情况，包括胃肠张力仪、激光多普勒流量测量仪已用于评价内脏器官的灌注情况。微透析导管、近红外光谱、经皮氧测量技术及组织pH值监测技术都已用于监测围手术期患者局部或全身的组织灌注情况。但是，还没有干预性研究表明通过使用上述监测技术指导液体治疗可以改善临床转归。直接监测组织灌注并通过它来指导输液，仍需要更多的临床试验数据支持。在此领域的研究仍在继续，这种方法在将来也许会变得越来越重要。

4. 血流动力学指标（每搏输出量）　可通过经食管多普勒监测技术获得。输入液体引起每搏量增加，当继续输入液体不再使搏出量增加时，提示进一步液体治疗是不恰当的，最有可能的结果是左室功能下降。输液过程中应用食管多普勒监测技术可使搏出量达到最大而不出现液体过量。目前已有研究涉及经食管多普勒技术与其他方法比较指导液体管理对术后转归的影响，采用经食管多普勒技术指导肠道手术中的液体输入，与对照组比较，该方法使术中胶体液的需求量明显增加，各项血流动力学参数明显改善，术后监护时间也缩短。该方法与传统监测中心静脉压的方法用于指导结肠切除手术的术中液体治疗管理比较，结果发现，经食管多普勒组的患者术后住院时间明显缩短，胃肠功能恢复快。运用经食管多普勒监测技术来指导术中容量管理已被越来越多的学者重视，它能否成为较佳方案，还需要更多的临床研究。

影响平均动脉压（MAP）的三个主要因素：①心肌收缩力；②前负荷；③后负荷。根据欧姆定律就可以知道，平均动脉压与心肌收缩力、前负荷、后负荷有关，即 MAP = CO × SVR + CVP。这公式给临床医生提供了保持循环稳定的清晰思路：维持正常范围中心静脉压的前提下，平均动脉压的稳定主要依靠心排出量和全身血管阻力。而希望短时间增加中心静脉压，以明显增高平均动脉压是危险的处理，而且效果不确切。临床麻醉的处理是首先维持正常范围中心静脉压。Starling原理提示，正常心脏前负荷超过18 mmHg时，心脏输出量不再增加，因此中心静脉压应维持在正常范围，即 < 18 mmHg。其次，通过机体或血管活性药物维持或增加每搏输出量，以代偿因麻醉等因素导致的交感神经阻滞引起的动脉张力下降，静脉血管扩张，SVR下降。由于每搏输出量代偿范围不可以超过正常的3倍，因此麻醉期间可以在维持每搏输出量一定正常范围之后，酌情使用α受体激动剂的血管活性药（如麻黄素、去甲肾上腺素或苯肾上腺

素)。

三、麻醉手术期间的液体治疗

颅脑手术患者在麻醉手术期间的液体治疗应有针对性,分别处理才可能达到较为有效的效果。针对人体的液体变化特点,麻醉手术期间的液体治疗可针对性地分成五方面:①手术出血;②麻醉导致血管扩张;③手术期间每天生理需要量;④术前体液缺损;⑤体液在第三间隙分布。

(一)正常生理需要量和术前体液缺损的治疗

颅脑手术期间每日生理需要量和术前体液缺损量的计算与其他手术方式一样。颅脑手术研究表明,给予足够的容量治疗可以明显减少术后的恶心和呕吐,尤其恶心和呕吐发生率高的患者或女性患者等。颅脑手术患者麻醉手术期间给予足够的容量,可使患者舒适度明显提高,并有助于恢复。

手术期间每日生理需要量是麻醉手术期间的正常基础生理需要量,可按照麻醉手术期间的液体变化结果调整。例如:体重50 kg患者,每日正常基础生理需要量为100 mL/kg × 10 kg + 50 mL/kg × 10 kg + 25 mL/kg × 30 kg = 2250 mL,补充速度约为90 mL/h($4 \times 10 + 2 \times 10 + 1 \times 30$)。

术前体液缺损主要是禁食后液体缺少量和患者术前存在非正常的体液损失。围手术期生理需要量应从禁食时间开始计算,直至手术结束。例如:体重50 kg的患者,禁食8 h,术前体液缺损量大约为720 mL,即($4 \times 10 + 2 \times 10 + 1 \times 30$)$\times 8 = 720$ mL。由于每日基础生理需要量,禁食后液体缺少量和额外体液需要量是机体新陈代谢或体内再分布所需要,因此补充液体应选择晶体溶液,并根据监测结果调节Na^+、K^+、Mg^{2+}、Ca^{2+}、HCO_3^-的输入剂量。围手术期的颅脑患者要预防低血糖,目前围手术期脑组织的葡萄糖需要量为5 mg/(100 g·min),成年人的大脑大约1400 g,故需要葡萄糖$5 \times 14 = 70$ mg/min,每小时需要4.2 g,若采用5%葡萄糖生理盐水500 mL,就要6 h缓慢滴入($25 \div 4.2 = 6$)。

体液在第三间隙的分布主要是体液在麻醉手术期间在体内的再分布,或炎症、应激、创伤情况下液体转移至细胞间隙和腹腔、胸膜腔(通常很少量),该间隙被无功能的细胞外液填充。以上三部分需要量的补充应采用晶体溶液。颅脑手术导致体液再分布的第三间隙需要量应根据病情而定。颅内病变的患者第三间隙病理生理变化若不合并肝功能衰竭、心力衰竭、急性呼吸窘迫,不存在腹水、心包积液、胸腔积液,可以不考虑第三间隙液体丢失。围手术期第三间隙液体丢失就等于液体丢失,若补充可采用以下治疗方案:第一小时7 mL/(kg·h);第二小时5 mL/(kg·h);第三小时后3 mL/(kg·h)。

(二)麻醉导致血管扩张的液体治疗

由于颅脑手术的麻醉方法主要采用全身麻醉,麻醉处理产生血管明显扩张,导致有效血容量减少。身体血容量需要维持在原有正常范围，这部分血容量的补充主要依靠胶体液。因为若采用晶体溶液补充需要量很大，并会导致补液引起的其他不良反应，如肠道、脑、肺、肌肉等组织明显水肿。颅脑手术尤其强调避免液体过多，故麻醉方法导致血管扩张部分采用胶体补充。建议创伤患者的液体处理初期阶段不宜采用血管活性药物。

针对麻醉导致血管扩张时采用液体治疗是使用晶体液（crystalloid）还是胶体液（colloid）的争论已经超过30年。采用晶体液的理由是费用低，容易得到，不良反应小，对肾功能保持较好，有维持体液平衡的电解质，普遍认为足量晶体液能恢复血浆容量，有利于患者复苏。主张采用胶体液者则强调在高危手术患者中仅20%的乳酸林格溶液停留在血管内，平均只有45 min，需要反复大量应用晶体液以维持有效血容量，这样可使血浆清蛋白浓度下降，毛细血管渗漏及血浆胶体渗透压下降。并且过量输入晶体液可导致组织水肿及肺水肿。而胶体在血管内扩容能力强，停留时间长，可改善血压、血流速度和组织灌注。一项随机对照试验比较了晶体液和胶体液对非心脏手术术后的影响，结果显示胶体液组恶心、呕吐发生率明显降低。

例：体重70 kg患者若补充血浆容量1000 mL，所需5%葡萄糖、乳酸林格溶液或5%清蛋白量如下。

根据晶体液的分布特点，可以按下列公式计算：

$$晶体需要输入量 = \frac{血管补充量 \times 体内分布容量}{正常血浆容量}$$

1. 输入5%葡萄糖 由于葡萄糖输入身体后很快代谢，代谢后仅是纯水，将分布于细胞内液和细胞外液，因此输入5%葡萄糖体内分布容量为细胞内液和细胞外液，即全身总体液。正常体重70 kg的成人，全身总体液为60%，即为42 L，血浆容量为4%，约为3 L（表20-1）。补充患者血浆容量1 L（1000 mL）。

输入5%葡萄糖应为 $\frac{1\,L \times 42\,L}{3\,L} = 14\,L$

2. 输入乳酸林格溶液 乳酸林格溶液含小相对分子质量Na^+，由于细胞膜正常完整，输入的Na^+不能进入细胞内，所以乳酸林格溶液容量体内分布为细胞外液，体重70 kg的成人细胞外液为20%，即为14 L，血浆容量为4%，约为3 L（表20-1）。补充患者血浆容量1 L（1000 mL）。

输入乳酸林格溶液应为 $\frac{1\,L \times 14\,L}{3\,L} = 4.7\,L$

3. 输入5%清蛋白 清蛋白是维持血浆胶体渗透压的主要物质，输入的清蛋白主要保留在血管内。1 g清蛋白在血管内吸附水分14~15 mL，因此输入5%清蛋白1 L，在血管内保留量为50 g×15 mL/g，约为750 mL。因此补充血浆容量1000 mL，需要5%清蛋白约为1.4 L。研究证实，给患者25%的清蛋白250 mL就可以在输注后45 min提升1000 mL血浆容量。

根据上述案例，补充血容量应采用胶体溶液。胶体溶液维持血容量稳定效果和持续时间都明显优于晶体溶液。麻醉手术期间若输入大量晶体液，将导致大量水溶液积蓄在组织间液或细胞内液。这部分体液是在术后72 h才可以返回血管内，若术后第3

天患者的肾功能或心脏功能不能代偿,将会出现高血容量甚至肺水肿。

(三) 麻醉手术期间失血的液体治疗

手术失血的针对性处理要求主要包括三方面:①红细胞丢失以及对症处理;②凝血因子丢失以及对症处理;③血容量减少以及对症处理。

1. **手术出血** 麻醉手术期间患者体液改变的原因之一是手术出血。监测手术期间出血状况,并估计出血量是麻醉医生最重要的工作任务之一,及时观察手术操作过程以及熟悉手术操作步骤,可使麻醉处理更有针对性。目前术中出血的测量方法是测定吸引瓶中的出血量加上手术敷料(纱布和夹纱)吸附的血液。一块纱布(4cm×4 cm)湿透一般吸附10 mL血液,而湿透的一块夹纱吸附约100 mL血液。精确测定手术敷料吸附血液方法是称量纱布和夹纱,吸附血液之后的重量与使用之前的重量之差(尤其是小儿手术过程出血量的监测)即为出血量。应注意术中冲洗液的使用,以免引起估计出血量时出现偏差。术中患者血红蛋白和血细胞比容值可以反映患者红细胞的浓度,术中快速输液也会影响其变化。在出血估算量较困难时,可在一段时间多次监测血细胞比容作为参考指标。

人体对失血有一定代偿能力,但当红细胞下降到一定程度则需要给予补充。大多数国内患者要维持血红蛋白70 g/L(或血细胞比容21%)以上。因为个体差异,每个患者需要输血的时机可能不同,其目的主要是避免组织器官缺氧。判断患者开始需要输血的标志,是患者的血红蛋白实际值。绝大多学者认为,当患者的血红蛋白为60~70 g/L(血细胞比容18%~21%)时应考虑输血,而对于心肌缺血、冠状血管疾病等患者,在血红蛋白为100 g/L,血细胞比容30%以上时应考虑输血。

是否要输血,主要取决于患者的血红蛋白实际值,患者的失血量也是需要考虑的。患者的失血量是容量治疗的主要处理范畴。失血量的判断:目前精确评估失血量是采用称重法。切除的器官和组织也会影响估计失血量。若需要输血,可首先考虑成分输入浓缩红细胞,当失血量大于2000~2500 mL时才采用全血。

麻醉手术期间允许的失血量范围可以通过下列方法测算:
(1) 估算患者全身血容量(表20-4)。
(2) 测定术前患者的红细胞容量,通过术前血细胞比容×全身血容量计算。
(3) 计算患者安全范围,30%×全身血容量。
(4) 计算患者从术前红细胞容积到安全血细胞比容30%时,红细胞容量的差值。
(5) 允许失血量为3×上述差值。

例:男性患者70 kg,术前血细胞比容为37%,全身血容量为70 kg×75 mL/kg = 5250 mL,术前红细胞容量为5250 mL×37% = 1943 mL,到安全血细胞比容30%时红细胞容量为5250 mL×30% = 1575 mL。估算至血细胞比容30%时红细胞损失为1943 mL - 1575 mL = 368 mL,因此允许失血量为3×368 mL = 1104 mL。

表20-4 不同年龄平均血容量

年龄段	平均血容量
新生儿：	
早产儿	95 mL/kg
足月儿	85 mL/kg
小儿	80 mL/kg
成人：	
男性	75 mL/kg
女性	65 mL/kg

临床工作中可根据下述公式大约测算浓缩红细胞补充量。

浓缩红细胞补充量 =（血细胞比容预计值 ×55× 体重 – 血细胞比容实际观察值 ×55× 体重）/ 0.60

例：体重60 kg 患者，术中监测血细胞比容为20%，计算该患者达到血细胞比容为30%时需要浓缩红细胞（60% ~70%红细胞）的量。

$$\frac{30\% \times 55 \times 60 - 20\% \times 55 \times 60}{0.6} = 550 \text{ mL}$$

2. 凝血因子损失以及对症处理　目前主要的临床处理方法是补充输注新鲜冰冻血浆（FFP）、浓缩血小板（PLT）和冷沉淀。

3. 麻醉手术期间失血导致血容量减少的对症处理　若需要输血和补充输注新鲜冰冻血浆，则应及时补充。部分患者可以不需要血制品，失血导致血容量减少部分需要采用人工血浆代用品。临床麻醉医生更重要的责任是保证手术患者的生命安全，及时有效处理围手术期出现的各种病情变化。

颅脑手术的患者，在麻醉手术期间首先要开放外周静脉或中心静脉输液通路，并留置足够大口径的留置针或导管。20 G 留置针允许最大流量只有 50~60 mL/min，18 G 留置针允许最大流量为 98~100 mL/min，而 16 G 留置针允许最大流量为 200~210 mL/min，14 G 留置针允许最大流量为 340~360 mL/min。颅脑手术的患者在麻醉手术期至少应放置 18 G 或 16 G 外周静脉留置针，中心静脉留置导管可考虑 7.0 F 或 8.5 F 双腔导管。

（黄文起）

参 考 文 献

[1] ORLINSKY M, SHOEMAKER W, REIS E D. Current controversies in shock and resusci-

tation [J]. Surg Clin North Am, 2001, 81 (6): 1217 - 1262.

[2] SCHIERHOUT G, ROBERTS I. Fluid resuscitation with colloid or crystalloid solution in critical ill patients: a systematic review of randomized trails [J]. B M J, 1998, 316 (7136): 961 -964.

[3] CHOI P T, YIP G, QUINONEZ L G. Crystalloid vs. Colloid in fluid resuscitation? a systematic review [J]. Crit CareMed, 1999, 27 (1): 200 -210.

[4] WILKES M M, NAVICKIS R J. Patient survival after human albumin administration: a meta-analysis of randomized, controlled trails [J]. Ann InternMed, 2001, 135 (3): 149 - 164.

[5] FINFER S, NORTON R, BELLOMO R, et al. The SAFE study: saline VS. albumin for fluid resuscitation in critical ill [J]. Vox Sang, 2004, 87 (suppl 2): 123 - 131.

[6] KASPER S M, MEINENT P, KAMPE S, et al. Large dose hydroxyethyl starch 130 /0. 4 does not increase blood loss and transfusion requirements in coronary artery bypass surgery compared with hydroxyethyl starch 200/0. 5 at recommended doses [J]. Anesthesiology, 2003, 99 (1): 42 -47.

[7] ARIEFF A I. FATAL postoperative pulmonary edema: pathogenesis and litera-ture review [J]. Chest, 1999, 115 (5): 1371 - 1377.

[8] ALLISON S P, LOBO D N. Albumin administration should not be avoided. Crit Care, 2004, 4 (3): 147 - 150.

[9] HOLTE K, SHARROCK N E, KEHLET H, et al. Pathophysiology and clinical imp lications of perioperative fluid excess [J]. Br J Aneasth, 2002, 89 (4): 622 - 632.

[10] PETRASOVICOVAI, SKLIENKA P, KOLORL, et al. The clinical relevance of the fluid balance in critically ill patients [J]. Crit Care, 2000, 4 (supp l): 19.

[11] MOLLER A M, PEDERSEN T, SVENDSEN P E, et al. Perioperative risk factors in elective pneumonectomy: the impact of excess fluid balance [J]. Eur J Anaesthesiol, 2002, 19 (1): 57 - 62.

[12] ALSOUS F, KHAMIEES M, DEGIROLAMO A, et al. Negative fluid balance p redicts survival in patients with sep tic shock?: a retrospective p ilot study [J]. Chest, 2000, 117 (6): 1749 - 1754.

[13] HOM C, MELVER B, HORBRAND F, et al. The relationship between oxygen delivery and oxygen con2 sump tion during fluid resuscitation of burn-related shock [J]. J Burn Care Rehabil, 2000, 21 (2): 147 - 154.

第二十一章 神经外科麻醉期的特殊管理措施

第一节 过度通气

自1957年Furness首次阐述了过度通气在神经外科麻醉中的优势以来,过度通气在神经外科手术中的应用已超过50年。在相当长一段时期,过度通气作为神经外科手术麻醉常规。1991年Muizelaar报道了长时间过度通气对脑外伤患者预后的不利影响,此后过度通气临床应用的利弊面临许多争议。

一、过度通气的定义

"过度通气"在学术命名上存在明显的混淆,实际上"过度通气"是指"低碳酸血症"。通过增加肺泡通气量使$PaCO_2$降至正常范围(35 mmHg)以下,因此"过度通气"是"低碳酸血症"的同义词。"过度通气"可以定义为"诱导和(或)维持$PaCO_2$在正常范围以下"。同时,正常的$PaCO_2$水平应该根据不同的海拔大气压进行校正。$PaCO_2$ 30~35 mmHg时为轻度过度通气,25~30 mmHg为中度过度通气,<25 mmHg为重度过度通气。临床上多采用轻中度过度通气。

二、神经外科麻醉过度通气的意义

脑重量约占体重的2%,但脑血流量却占心排出量的15%左右。脑组织耗氧量也很大,安静状态下,每百克脑组织每分钟耗氧3~3.5 mL,占全身耗氧量的20%。脑血流量取决于脑循环动静脉压差的大小,与脑血管阻力成反比。由于无法测量毛细血管床静脉端的压力,而颅内压十分接近静脉压,因此可以通过颅内压来推算脑灌注压。脑灌注压等于平均动脉压与颅内压的差值。颅腔内容物由三部分组成,脑组织体积约占85%以上,脑脊液约占10%,颅内血容量占2%~5%。颅内血液大部分位于静脉系统,动脉内仅占15%。颅内压有十分严密的调节机制,当脑组织体积增大时,脑脊液量或脑血容量就会代偿性缩减以维持正常的颅内压。脑脊液系统的缓冲能力最强，脑脊液从颅内转移至蛛网膜下隙以降低颅内压力。而颅内血容量的减少，首先是挤压低压的静脉血管，然后是毛细血管，最后为动脉，这将导致脑缺血。成人正常颅内压值 < 10 gmmHg，超过 20 gmmHg 阈值就可以开始积极治疗。

CO_2 是调节脑血管张力的重要物质。当 $PaCO_2$ 升高时，CO_2 透过血脑屏障引起脑脊液 CO_2 浓度升高，在碳酸酐酶作用下，CO_2 与 H_2O 结合生成 H_2CO_3，H_2CO_3 再解离成 H^+ 和 HCO_3^-，使脑脊液中 H^+ 浓度升高，脑血管内皮细胞和星状细胞 NO 合成酶活性增加，NO 合成增多，血管平滑肌内的鸟苷酸环化酶活化，cGMP 浓度和 PKG 活性升高，细胞内游离 Ca^{2+} 浓度降低，脑血管舒张。反之亦然。

$PaCO_2$ 升高引起脑血管扩张、脑血流量增加、颅内压升高，增加脑水肿或脑疝风险。$PaCO_2$ 每超过 1 mmHg，脑血流量就增加约 3%。因此临床上常采用过度通气来降低颅内压，预防脑疝，并为颅脑手术创造更好条件。过度通气使 $PaCO_2$ 降低，脑脊液 pH 值升高，脑血管收缩、脑血流量和脑血容量减少，降低颅内压。为达到降颅内压的目的，需将 $PaCO_2$ 降至 25～30 mmHg，$PaCO_2$ 每降低 1 mmHg 使脑血容量降低 1%，脑血流量则降低 2%～3%。过度通气还能使脑血液由正常脑区"分流"到缺血区（逆行盗血），改善缺血区供血。此外，低碳酸血症还能缓解脑乳酸中毒。

三、过度通气的临床应用

1. 控制脑损伤危急性颅内高压　脑损伤后因急性脑水肿导致脑容积增加、颅内压升高，出现脑疝等危急情况，那么短期过度通气对于挽救生命具有重要意义。

2. 改善颅内肿瘤患者术中条件　轻中度的过度通气对减轻脑组织肿胀、降低颅内压、改善手术条件仍具有重要意义。一项包含 275 例幕上肿瘤患者的国际多中心随机交叉试验研究，将患者根据通气方式顺序不同随机分为两组：先过度通气 [$PaCO_2$ (25 ± 2) mmHg]，后正常通气 [$PaCO_2$ (37 ± 2) mmHg]，或先正常通气 [$PaCO_2$ (37 ± 2) mmHg]，后过度通气 [$PaCO_2$ (25 ± 2) mmHg]。所有患者接受麻醉方式也是随机的：异丙酚静脉注射或异氟醚吸入，以此来判断麻醉方式是否影响过度通气的降颅内压作用。研究过程中记录硬膜下颅内压平均值以及脑组织的肿胀程度。研究结果显示，适当过度通气时，硬膜下颅内压下降 24% (5 mmHg)，脑肿胀发生率减少 13.9%，可以使大脑放松，改善手术条件，且不受麻醉药异丙酚或异氟醚的影响。中度过度通气虽然可以改善择期开颅手术的手术条件，但是一旦颅内占位病变切除后应该恢复正常通气，以减少脑缺血等并发症的发生。

择期神经外科手术术中如出现急性脑膨出，在维持足够麻醉深度、维持循环稳定、保证脑灌注压适当的情况下适度过度通气，使 $PaCO_2$ 维持在 25～30 mmHg 范围，有利于减少脑体积，降低颅内压，同时将脑缺血风险降到最小。

四、过度通气的注意问题

(一) 过度通气与脑缺血

过度通气时脑组织存在缺血缺氧的风险,虽然这个观点曾遭到临床医生的质疑,但是越来越多的证据表明过低的 $PaCO_2$ 可引起脑缺血甚至影响脑外伤患者预后。即使是正常大脑,在严重低碳酸血症时也可出现脑代谢及脑电图异常。有研究表明,当 $PaCO_2 < 20$ mmHg 时,健康人类志愿者出现脑电图改变和感觉异常,高压氧治疗可迅速纠正。过度通气通过减少脑血流量,减少颅内容积,达到降低颅内压的目的,但这种作用是有限的,过低的 $PaCO_2$($<20 \sim 25$ mmHg)对改善脑顺应性并无额外好处,因此对于术前血碳酸正常的患者应该避免 $PaCO_2$ 过快降至 25 mmHg 以下。

对于脑外伤患者,急性过度通气增加脑局部区域低灌注的范围。当脑血管收缩时,颅内血流减少,颅内压降低,同时脑血管阻力增加而使脑血流量降低到缺血阈值以下,对已知有严重脑外伤或血管痉挛等低脑灌注情况者影响更大。此外,中度过度通气降低大脑半球脑血流量,但不改变脑氧代谢率($CMRO_2$)。严重脑外伤后过度通气引起的低脑血流量与正常或偏高的脑代谢率不匹配可能导致脑缺血,进一步加重神经损伤。一份大样本研究发现过度通气的不良影响。严重脑外伤患者分为过度通气组[$PaCO_2$ 为(25 ± 2)mmHg]与正常通气组[$PaCO_2$ 为(35 ± 2)mmHg]进行 5 d 的机械治疗,与正常组相比,过度通气组 3 个月内临床结果更差。对于急性脑损伤患者,脑血流量在最初 24 h 明显减少。严重急性脑损伤发生的第一天,脑血流量减少至少为正常人的一半,如采用过度通气易导致脑缺血。考虑到风险 - 获益关系,应该明确只有颅内压升高的患者才考虑是否要进行过度通气。理论上脑血管扩张脑血流增加导致颅内压升高的患者,尤其能从中获益。而颅内压不高者,不可能从中获益。根据脑外伤基金会(Brain Trauma Foundation)2007 版"严重颅脑外伤治疗指南"中关于过度通气应用,Ⅰ级推荐:尚无充分证据支持;Ⅱ级推荐:不推荐预防性过度通气使 $PaCO_2 < 25$ mmHg;Ⅲ级推荐:过度通气仅作为降低颅内压的暂时性措施;脑外伤后 24 h 内由于脑血流量常明显减少,故不推荐使用过度通气。使用过度通气时,需监测颈内静脉血氧饱和度或脑组织氧分压以避免低氧血症的发生。颈静脉血氧测定可以检测全脑的氧解离,局部脑组织 PO_2 监测还可以获得挫伤组织周围半影区的信息。

大多数研究主要集中在 ICU 长期过度通气治疗对脑外伤患者脑血供的影响,但并无相关证据证明手术过程中短时间过度通气也能导致脑缺血的发生。不过为了更安全地使用过度通气,避免脑缺血,$PaCO_2$ 一般维持在 30 mmHg 以上,当 $PaCO_2$ 降至 20 mmHg 时脑血流减少 35% ~ 40%,已经达缺血程度,由于麻醉药可影响脑代谢及脑血管对 CO_2 的反应,所以这一阈值在不同的麻醉深度,以及不同的麻醉用药情况中可能有所不同。当需要过度通气降颅内压时应监测脑代谢包括颈内静脉血氧饱和度、近红外光谱、脑组织氧合(PtO_2),预防脑氧供需失衡。

(二)过度通气降低颅内压作用的时限

低碳酸血症对脑血流量的影响是不稳定的,脑血流量和脑脊液的 pH 值变化呈连续非定量过程。在过度通气初期,脑脊液和脑细胞外液 pH 值升高,引起脑血流量急剧下降。由于碳酸酐酶功能改变,脑脊液和脑细胞外液中的碳酸氢盐浓度逐渐下降,6~18 h 后 pH 值恢复正常,同时脑血流量也恢复至正常水平。理想的过度通气仅在颅内容量需要减少时使用,长时间过度通气不仅无降低颅内压的效果,甚至会引起颅内压升高、脑代谢障碍及加重病情。这是由于过度通气改变脑组织及脑脊液中的 pH 值后,大脑细胞外间隙扩大,脉络丛缓冲液氢离子浓度增加,通过自身调节使 $PaCO_2$ 恢复正常,从而导致脑血管扩张、血容量增加、颅内压显著反弹。因此过度通气每施行 1 h 或更长时间,应该将呼吸机调整至正常通气状态,按需间断重复使用。

(三)过度通气的全身效应

在实行过度通气控制颅内压时,应重视低 $PaCO_2$ 对机体其他器官的影响,特别是心血管系统和呼吸系统。

1. 过度通气对心血管系统的影响 正压通气时,肺容积及胸内压增加,即使 $PaCO_2$ 维持在正常范围,仍会引起血流动力学及肺生理变化。由于过度通气需通过增加潮气量或呼吸频率,使分钟通气量增大以实现低碳酸血症,因此加重正压通气对心肺的影响。对于循环稳定的患者,适度过度通气对胸内压的影响并不显著。然而突然的、急剧的过度通气常导致循环的波动,特别是对于低血容量的患者。胸内压增加使右心室回心血量减少(前负荷下降);过度通气肺血管收缩,肺血管阻力增加,右心室后负荷增加。这些均影响右心功能,使右心室排出量减少。虽然正压通气对左心室的影响相对较小,但是由于右心室收缩末容积增加,室间隔左移,导致左心室大小、容积、顺应性降低,透壁左心室输出压减少,仍可能导致心排出量下降,血压下降。

正压通气通过降低右心前负荷(减少回心血量)及增加后负荷(增加肺血管阻力)影响右心功能。正压通气对左心室的影响相对较小,仍可能减少心排出量。严重的低碳酸血症可引起心肌缺血、心律失常及循环抑制。

由于 $PaCO_2$ 降低,CO_2 通过细胞膜明显减少,细胞内碱中毒使磷酸果糖激酶活化,激活糖酵解。糖酵解产生的乳酸对维持细胞内酸碱稳态起重要作用:通过生成 H^+ 迅速拮抗细胞内碱中毒。乳酸水平升高,$H^+ - K^+$ 通道开放,H^+ 从细胞内转移到细胞外,同时 K^+(Na^+)从细胞外移至细胞内。细胞磷酸化导致磷酸从细胞外迅速转移到细胞内,同时细胞质磷酸浓度显著下降。严重碱中毒的患者,白蛋白释放 H^+,与 Ca^{2+} 结合增加,导致游离型 Ca^{2+} 减少,可能导致心动过缓、传导阻滞、心力衰竭甚至心脏骤停等临床症状。

对于有冠心病的患者,低碳酸血症减少冠状动脉灌注可能增加心肌缺血风险。Kazmaier 等发现冠心病患者接受适度过度通气治疗后,全身血管阻力有轻度增加,心脏指数轻度下降。虽然冠脉灌注压及心肌血流并无明显改变,但冠脉窦氧分压及氧饱和度均出现明显下降。由于低碳酸血症时冠脉痉挛风险增加,因此主动过度通气已用于冠脉痉挛的非侵袭性诊断。

2. 过度通气对氧解离的影响　$PaCO_2$ 降低或 pH 值升高时,血红蛋白对 O_2 亲和力增加,P_{50} 降低,氧离曲线左移,氧合血红蛋白释放氧障碍,引起组织缺氧。此外长时间过度通气致呼吸性碱中毒,体内乳酸代偿性产生增多,高乳酸血症严重影响内环境稳定,加重机体缺氧。

3. 过度通气与肺损伤　实施过度通气时常需调整呼吸机参数,增加呼吸频率及潮气量,气道压随之增高。由于气道压力过高,引起肺泡破裂,气体在肺泡外组织的积聚称为肺气压伤。因此实施过度通气时,应该避免气道压过高、潮气量过大,尤其是有慢性肺部疾病的患者。

呼吸性碱中毒使肺血管收缩,通气/血流比例失调导致 PaO_2 降低。有研究指出,严重头部损伤患者,过度通气 1 h 后 PaO_2 从 115 mmHg 降到 99.5 mmHg。其他临床研究显示了更多的肺脏不良作用,包括气道渗透性增加、肺泡表面活性物质功能障碍以及肺顺应性降低。此外,还有研究发现呼吸性碱中毒会加重肺的缺血再灌注损伤。TBI 患者常规采用的通气策略包括大潮气量、低呼气末正压,均使急性肺损伤恶化的危险性增加。

4. 过度通气的校正　关于过度通气的强度,要注意两个特殊的情况。首先,海拔较高时,正常的 $PaCO_2$ 水平可能低于普遍认同的 35~45 mmHg 水平,因此,需要校正海拔的影响。其次,还要考虑低温的作用,尤其是进行低温治疗时。通常实验室血气分析是在 37 ℃下进行的,没有按照实际温度校正结果。

总而言之,过度通气不能作为神经外科手术麻醉常规,它应当同其他治疗措施一样,规定相应的适应证。应认识到过度通气像其他治疗措施一样存在不良反应,无适应证时应避免使用。短期谨慎使用过度通气来控制升高的颅内压还是一种有效的治疗手段,但为了提高过度通气临床应用的安全性,还需要进行多峰形监测。另外采用过度通气降低颅内压的同时,还要联合其他措施,比如维持足够麻醉深度、使用脱水剂、低温、脑脊液引流等。一旦颅内高压解除应该停止过度通气。

（吴铟生　何荣芝）

第二节　脱水与利尿

颅内高压是一种继发性综合征,药物治疗可临时降低颅内压,为手术治疗原发病赢取宝贵时间。坚持对原发病和颅内高压并重治疗是临床处理颅内高压的基本原则。通过减少脑体积、脑脊液和颅内血容量等途径,临床上已建立起多种治疗颅内高压的方法,对之应权衡利弊,合理选择。在神经外科手术中广泛使用利尿剂、类固醇激素等来减少脑组织细胞内液和细胞外液的容量。临床上常用的有渗透性脱水剂和襻利尿剂。虽然资料显示襻利尿剂的有效性显著,但渗透性脱水剂因快速有效而更为常用。

一、渗透性脱水剂

Weed 等首先提出了用渗透性方法来降低颅内压的概念,多年来临床使用过多种渗透性药物如高渗糖、甘油、尿素、白蛋白和甘露醇等。高渗糖代谢快故其降低颅内压作用很短暂;静脉输入甘油会导致溶血、血红蛋白尿和肾衰竭等;尿素易导致颅内压反跳;而清蛋白要伴随呋塞米来降低颅内压。目前,应用最广的渗透性脱水剂主要是甘露醇。近年来,高渗胶体液已开始用于临床。

1. 甘露醇(mannitol) 甘露醇用于降低颅内压已有多年,其缩小脑容积和降低颅内压的效果迅速且持久,是目前效能最佳、不良反应最小和应用最广泛的高渗性脱水剂。

(1) 主要作用机制。静脉内输入高渗性甘露醇溶液后,血清渗透压迅速升高,在血液和脑实质之间形成渗透压梯度,将脑组织中的水分吸入血液中从而减小脑组织的容积和降低颅内压。以前认为甘露醇只有当血脑屏障(blood brain barrier,BBB)完整时才能发挥这种渗透性脱水的作用,而对血管源性水肿(BBB 已损害)无效。但最近研究结果表明,这种脱水作用主要发生在原发性损伤病变邻近区域。甘露醇还可通过暂时的血容量增加作用使脑血流量增加,从而使血液稀释及血黏度下降,改变了细胞的变形性,这些作用促进了组织水平的氧转运,最终使脑动脉血管反射性收缩,从而减少脑血流量而使 ICP 下降。此外,甘露醇还可减少脑脊液的分泌和抑制其再吸收,最终使脑脊液容量减少,颅内压降低。甘露醇还可降低乳酸丙酮酸盐比率,因此对脑代谢也有益。

(2) 适应证。①颅脑外伤:在颅压监测下,凡持续昏迷、CT 扫描显示有重度脑水肿以及脑室压缩、病情危重的颅内血肿或术中血肿清除后仍有颅内压增高的,均可使用甘露醇。②颅内肿瘤:对有脑疝可能的肿瘤患者,术前应用甘露醇可以制止脑疝发生发展,为手术赢得宝贵时间;术中应用甘露醇使脑容积减少,松弛硬脑膜,以利于手术操作和防止脑组织手术损伤。③其他原因引起的颅内高压:例如脑炎、子痫、心肺复苏后的脑缺血缺氧、中毒性脑病等。

(3) 用法。甘露醇的一次剂量为 0.5~3 g/kg,最常用剂量 1~2 g/kg。然而,研究显示在颅脑损伤的患者 0.25 g/kg 剂量也可以降低颅内压,但作用不像大剂量那么持久。以 20% 的溶液静脉快速滴注,10~25 min 输完,10~15 min 发挥作用,30~45 min 达高峰,1.5~2 g/kg 的甘露醇可以降低颅内压的 50%~90%,维持时间 60 min 左右,多数在 120~180 min 后颅内压恢复至用药前水平;每 6~8 h 可重复使用 1 次,连续应用 48 h 后,应减少每日给药次数。甘露醇最适合颅内压突然升高的单次冲击治疗,同时适当限制液体补充,这样可以增强降低颅内压效果。当血浆渗透压大于 320 mOsm 时,则使用甘露醇无效。对于两次给药无明显效果者即不宜再用而应改用或加用其他降低颅内压的药物。

甘露醇的脱水作用虽已得到充分肯定,但其脱水效果并非与其使用剂量和次数呈正相关,而是在一定剂量后随着甘露醇的使用次数增加,脱水效果反而减弱,甚至可加重脑水肿，其具体机制尚未完全清楚。可能与以下因素有关：①甘露醇在血中清除很快，而在脑组织特别是脑水肿区有明显的聚集作用，随着甘露醇使用次数的增加，血脑屏障两侧渗透梯度减小，甚至形成逆向渗透梯度，减弱其脱水作用，甚至加重脑水肿。②由于缺血缺氧，钠、钾、氯离子泵的能量 ATP 很快耗竭，泵功能衰竭，细胞内钙、钠、水潴留，致细胞肿胀，但细胞外间隙并不扩大，形成细胞毒性脑水肿，此时血脑屏障可遭破坏，毛细血管通透性增加，血浆蛋白和水分外溢至细胞间隙，形成血管源性水肿，甘露醇可通过血脑屏障，输注早期由于血脑屏障相对完整，进入细胞间隙的量较少。随着使用次数的增加、脑缺血时间的延长，血脑屏障破坏加重，甘露醇进入细胞间隙的量明显增加。因此临床上连续多次使用甘露醇是无益的，甘露醇只能在病情急需时短期使用最小有效剂量。

有些人提倡将甘露醇与襻利尿剂合用，其作用原理是，甘露醇形成渗透压梯度，使脑实质脱水，利尿剂通过加速血管内水的排出来维持该梯度。另一种机制进一步确定合用的好处：神经元和神经胶质细胞有很强的动态平衡机制来确保细胞容量的调节。当细胞外液渗透压增加时，神经元和神经胶质细胞由于自发的渗透压积累，可收缩以迅速恢复容量，使细胞内液和细胞外液的渗透梯度达到最小，因此延缓正常容量恢复机制。但是联合用药容易导致电解质紊乱的发生率增加，应密切监测血清钾离子的浓度。

（4）禁忌证。①重症肾功能障碍，包括对试用甘露醇无反应者，因甘露醇积聚引起血容量增多，加重心脏负担；②严重失水者；③颅内活动性出血，但颅内手术时除外；④重度肝脏疾病和心力衰竭、急性肺水肿者。⑤慢性硬膜下血肿未能确诊。

（5）不良反应。甘露醇不良反应发生率很少且通常不严重。包括：①水和电解质紊乱最为常见。快速大量静脉注射甘露醇可引起体内甘露醇积聚，血容量迅速大量增多（尤其是急、慢性肾衰竭时），导致心力衰竭（尤其有心功能损害时），稀释性低钠血症，偶可致高钾血症。②大量细胞内液转移至细胞外可致组织脱水，并可引起中枢神经系统症状，如头晕、视力模糊、眩晕和寒战。③血栓性静脉炎，甘露醇外渗可致组织水肿、皮肤坏死。④过敏引起皮疹、荨麻疹、呼吸困难、过敏性休克。⑤渗透性肾病（或称甘露醇肾病），主要见于大剂量快速静脉滴注时。其机制尚未完全阐明，可能与甘露醇引起肾小管液渗透压上升过高，导致肾小管上皮细胞损伤有关。病理表现为肾小管上皮细胞肿胀，空泡形成。临床上出现尿量减少，甚至急性肾衰竭。渗透性肾病常见于老年肾血流量减少及低钠、脱水患者。

2. 高渗盐复合液　即高渗氯化钠羟乙基淀粉40注射液。高渗盐复合液最初用于抗休克治疗，后逐渐应用于神经外科。动物实验提示高渗盐溶液降低颅内压和脑含水量的疗效与甘露醇相仿，其降颅内压作用在临床研究中也得到了证实。主要优点在于避免了甘露醇在降低颅内压的同时导致明显的血压降低，可以改善脑灌注。特别是对出血性休克伴颅脑损伤者，高渗盐复合液在发挥抗休克效应的同时还可以降低颅内压，是一种理想的复苏液体。

（1）主要作用机制。增加血管内渗透浓度从而对抗血管外异常增高的渗透浓度，进而吸收脑组织间的水分，减轻脑组织水肿，减少脑脊液的生成；并且还可以帮助脑毛细血管内皮细胞脱水,并吸收红细胞内过多的水分,从而增加脑毛细血管的内径,减少红细胞的体积,改善红细胞在脑组织的迁移,提高脑血流量,对抗脑血管痉挛和脑血流灌注不足,改善脑血管的舒缩功能,减少大脑缺氧,减轻脑水肿。

(2)用法。高渗盐复合液渗透压为 1440 mOsm/L,主要成分氯化钠的浓度为 4.2%,羟乙基淀粉40 为7.6%,两者混合可增强渗透压的协同作用。羟乙基淀粉为羟乙基化支链淀粉的水解产物,平均相对分子质量为2.5 万~4.5 万。静脉滴注,一次 100~500 mL,每天的最大用量不超过 750 mL,输注速度以 250 mL 在 30 min 输入为宜。

(3)注意事项。使用本品可引起高血钠及高血氯,特别是输注剂量大、速度快时,一般在停药 24 h 后可恢复。停用本品后应给予含钠量少的液体如林格溶液等。停药后应监测电解质,如血钠过高(175 mmol/L),可给予适量的利尿剂,以加速钠的排出。

二、利尿剂

利尿剂(diuretics)作用于肾脏,增加水和电解质的排泄,使血浆渗透压增高,与脑组织间形成渗透压梯度,从而将脑组织中的水分吸入血液中,减小脑组织的容积和降低颅内压。用于临床的利尿剂种类较多,可以根据其作用部位、化学结构、利尿效能,以及对尿钾的影响等进行分类。近年来,随着对肾脏生理学和利尿剂药理学研究的深入,所有利尿剂实际上是作用于不同节段肾小管发挥利尿作用。其中,高效能利尿药(high efficacy diuretics)主要作用于肾脏髓袢升支粗段髓质部和皮质部,利尿作用强大,直接抑制 Na^+、K^+、Cl^- 同向协同转运,药物的最大排 Na^+ 能力为肾小球滤过 Na^+ 的20%以上,同时 K^+ 排出增加。如呋塞米、布美他尼等,常用于预防和治疗术中颅内高压。

呋塞米能使肾小管对 Na^+ 的重吸收由原来的99.4%下降为70%~80%。正常状态下,持续给予大剂量呋塞米可使成人24 h 内排尿 50~60 L。呋塞米是最为常用的治疗颅内压增高的利尿剂。

1. 呋塞米的作用机制　利尿作用的分子机制是特异性地抑制分布在髓袢升支管腔膜侧的 $Na^+-H^+-2Cl^-$ 共转运子,因而抑制 NaCl 的重吸收,降低肾的稀释与浓缩功能,排出大量接近于等渗的尿液。同时由于 K^+ 重吸收减少,也可以降低由于 K^+ 的再循环导致的管腔正电位。而管腔膜正电位降低,减小了 Ca^{2+}、Mg^{2+} 重吸收的驱动力,使它们的排泄也增加。长期应用可使某些患者产生明显的低 Mg^{2+} 血症。而由于 Ca^{2+} 在远曲小管可被主动重吸收,故一般不引起低钙血症。输送到远曲小管和集合管的 Na^+ 增加又促进 Na^+-K^+ 交换增加,从而使 K^+ 的排泄进一步增加。综上所述,呋塞米可以使尿中的 Na^+、K^+、Cl^-、Mg^{2+}、Ca^{2+} 排出增多,大剂量呋塞米也可以抑制近曲小管的碳酸酐酶活性,使 HCO_3^- 排出增加。

2. 呋塞米在颅脑手术中的应用　呋塞米的优点是不需要输入大量液体即能降低颅内压,稳定血容量,减轻心肺负荷。另外一个优点是改善长时间应用甘露醇脱水后的反跳现象,故临床上多将其与甘露醇联合使用。用法简便,口服、肌内注射和静脉应用均可。但其效果不如甘露醇,且易引起电解质紊乱,应用过程中注意监测电解质水平。每次 10～20 mg，静脉注射后 30 min 颅内压开始明显下降，维持时间 5～8 h，可重复使用。肌内注射后 6 h 颅内压开始降低，可以持续 10 h 左右。颅内压平均可降低 41.7%。联合使用其他治疗颅内压的药物，可提高降低颅内压的效果和减少不良反应。

三、糖皮质激素

糖皮质激素（cortical hormone）在神经外科中被广泛应用，已证实糖皮质激素可以减轻脑肿瘤引起的水肿。给予糖皮质激素可以减少或限制脑水肿的形成和发展，从而降低颅内压。虽然它的效果不足以立即处理术中的紧急事件，但其作用相对迅速持久。择期手术术前 48 h 使用糖皮质激素可以改善开颅手术期间的临床症状。术中和术后一般使用糖皮质激素，以维持术前应用糖皮质激素的作用效果，但仍然存在争议。

1. 主要作用机制　①通过非特异性的抗炎抗毒作用，对抗病原体毒素，减轻其对脑组织的损害作用。②非特异性的细胞膜稳定作用，加强和调整血脑屏障功能，降低毛细血管的通透性，减轻血管源性脑水肿。③抑制机体炎症反应，减少肿瘤坏死因子、白介素、一氧化氮等炎症介质的过度产生，减轻脑组织炎症反应，从而减轻细胞性脑水肿。④对抗自由基的毒性作用，抑制其对脑组织细胞膜的脂质过氧化反应，减轻脑水肿。⑤对神经肽的表达有调控作用，抑制其对脑血管的损害作用，减轻脑水肿。⑥通过稳定钠泵和钙泵功能，抑制脑细胞从细胞外液摄钠，使脑细胞内含钠量减少，从而治疗脑水肿。

2. 适应证　①颅脑外伤、颅内肿瘤、细菌性或病毒性脑炎以及多发性硬化等引起的脑水肿。②鞍区肿瘤伴有垂体或肾上腺功能异常，应用糖皮质激素可以预防术后脑水肿或减轻下丘脑损伤反应。③用于无颅内压增高的患者，预防术后脑水肿发生。

3. 用法　地塞米松（dexamethasone）以其抗炎作用最强、水钠潴留的不良反应最弱而在临床上最为广泛应用，是治疗脑水肿的首选药。每次 5～10 mg 肌内或静脉注射，每日 2～3 次。地塞米松控制脑水肿的作用强而持久，但起效慢，需要 48 h 才能起效，无立即降压作用，对于急性脑水肿的抢救而言，单独使用有远水救不了近火之嫌，故需与甘露醇等配伍使用。另外，对于预防神经外科手术术后脑水肿发生，应于术前 1 d 开始用药。泼尼松龙（prednisolone）和甲基强的松龙（methylprednisolone）在临床上的使用也很普遍。每次 10～25 mg 静脉滴注。需要说明的是，甲基强的松龙疗效优于地塞米松，这可能与甲基强的松龙穿透血脑屏障和细胞膜能力明显优于地塞米松等有关。长时间应用糖皮质激素治疗者不应突然停药，应逐渐减量后停药，否则容易导致颅内压急性升高即"反跳现象"和病情恶化。

4. 禁忌证　对本品及肾上腺皮质激素类药物有过敏史患者禁用，特殊情况下权衡利弊使用，注意病情恶化的可能：高血压、血栓症、胃与十二指肠溃疡、精神病、电解质代谢异常、心肌梗死、内脏手术、青光眼等患者一般不宜使用。

5. 不良反应　①长期使用可引起以下不良反应：医源性库欣综合征面容和体态、体重增加、易出血倾向、创口愈合不良、股骨头缺血性坏死、骨质疏松及骨折、低血钾综合征、消化性溃疡或穿孔、儿童生长受到抑制、糖耐量减退和糖尿病加重。②患者可出现精神症状：欣快感、激动、谵妄、不安、定向力障碍，也可表现为抑制。精神症状易发生于患慢性消耗性疾病者及以往有过精神不正常者。③并发感染为肾上腺皮质激素的主要不良反应，以真菌、结核菌、葡萄球菌、变形杆菌、绿脓杆菌和各种疱疹病毒为主。为预防诱发溃疡出血，可以同时口服甲氰咪胍、氢氧化铝凝胶和抗胆碱药预防。

四、脱水与利尿治疗中的并发症

1. 电解质紊乱　一方面，机体创伤后，由于下丘脑-垂体-肾上腺轴的作用而导致水钠潴留，表现为水和电解质的排出减少，加重脑水肿；另一方面，甘露醇、呋塞米尿等脱水剂，可以增加尿的排出，造成组织脱水，使机体内的水、钠、氯、钾的排出增多；此外，加上围手术期的液体限制、禁食、术中血液丢失等，均会导致复杂的水、电解质改变，严重的将危及生命。因此，围手术期管理过程中，应严密监测水、电解质改变。

（1）低钾血症。颅脑手术的患者术前由于液体限制、长时间禁食，以及应用呋塞米、甘露醇等降低颅内压，常出现低钾血症（血钾<3 mmol/L）。主要临床表现为心电图早期显示T波低平或倒置，继而ST段降低，QT间期延长，出现U波，可引起房性和室性早搏、窦性心动过缓甚至室性心动过速和心室纤颤；腱反射减退或消失，肌肉乏力甚至呼吸困难等。

预防与处理：该类患者在进行病因治疗的同时以补钾治疗为主，补钾过程主要还需考虑补钾的速度、途径以及剂量等。原则上，能进食者尽量口服补钾，否则从静脉补充，但对于已经发生或伴有严重心脏症状或肌无力的患者，应该进行静脉补充。补钾量可参考血钾降低程度，每天补钾3～6 g，浓度不宜高过0.3%，通常采取分次补钾，边治疗边观察的方法。补钾过程中应严密监测心电图和尿量，并避免过度通气。低钾血症伴有代谢性碱中毒时，氯化钾溶液是比较合适的钾盐溶液，它可同时补氯，纠正氯缺失。

（2）低钠血症。脑损伤时所导致的抗利尿激素分泌增多，引起抗利尿激素紊乱综合征（SIADH），以及围手术期呋塞米、甘露醇等药物的应用，常导致低钠血症（血钠<135 mmol/L）。临床表现为机体总含水量增加，尿钠排出量增加（>20 mmol/L）。严重低钠血症（<110～115 mmol/L）时，大量水分进入脑组织，使脑水肿加重，引起精神状态的改变，神志消失等。

预防与处理：严重低钠血症的急性精神症状需及时治疗。宜补充高张盐溶液，使血清钠恢复到正常水平。在有急性水中毒症状的患者，以每小时1～2 mL/kg的速度输注3%生理盐水，可以每小时1～2 mmol/L的速度升高血浆钠离子浓度，但是这种治疗不能持续超过数小时。由于ECV扩充的同时增加尿钠的排泄，所以3%生理盐水可能只是一过性地增加血浆钠离子浓度。还可以静脉给予呋塞米的同时，给予等渗或高渗盐溶液以补充钠的丢失。即使症状性低钠血症也应谨慎纠正，不恰当的快速纠正可能导致突发脑脱水、脑出血或充血性心力衰竭等。可先补充半量，其余半量在第二天补充。

补钠量（mmol）= 血钠降低值（mmol/L）×体重（kg）×0.6。

（3）高钠血症。由于术中大量输入高渗盐溶液、甘露醇、蛋白分解产物等，导致尿溶质负荷增大，引起继发性的钠潴留，以及为了降低颅内压限制液体输入均可导致高钠血症（>150 mmol/L）。主要表现：血钠浓度升高至 150 mmol/L 以上；红细胞计数、血红蛋白量升高。高钠血症也会导致神经症状、低血容量和肾功能不全的产生。

预防与处理：解除病因的同时对症治疗同样重要。无法口服的患者，可以静脉输入低渗 0.45% 的氯化钠溶液或葡萄糖溶液，补充已丢失的液体。所需补充液体量可先根据临床表现，估计丧失水量占体重的百分比，然后按每丧失体重的 1% 补液 400~500 mL 计算。为避免输入液体过量而导致血容量过度增加或者水中毒，一般将补液量分两天补完。补液治疗的过程中严密监测水和电解质。

2. 非酮性高渗性昏迷　非酮性高渗性昏迷的特征：高血糖、高钠血症和血浆高渗透浓度、高尿素氮，无酸中毒。血糖常大于 28 mmol/L，血浆渗透压大于 300 mmol/L，尿糖、尿酮阴性，血酮基本正常。其诱发原因可能是脱水、无症状性糖尿病，应用苯妥英钠、甘露醇、肾上腺皮质激素等药物。需要用胰岛素治疗，但血糖不能急速降低，否则会诱发脑水肿加重。早期临床表现为多尿、烦渴等，进一步发展成为严重脱水、四肢颤抖，严重者由于血容量降低发生低血压。

预防与治疗：主要应用胰岛素治疗，其应用剂量应小于酮症酸中毒，首次剂量不宜超过 20 u。有低血压者应积极补水，纠正脱水和血液高渗状态。处理的过程中监测血糖、中心静脉压和电解质水平。

（马武华　吴财能）

第三节　控制性降压

控制性降压或控制性低血压（controlled hypotension）是指在全身麻醉手术期间，为减少手术中出血和库存血用量，提供一个干燥的手术视野，在保证重要脏器良好氧供情况下，采用降压药物与技术等方法，人为地将平均动脉压减低至 50~60 mmHg，终止降压后血压可迅速恢复至正常水平，不产生永久性器官损害。控制性降压的应用能减少出血，降低血管内张力，可避免输血或使输血需要量降低，并使手术野清晰，有利于手术操作，提高手术精确性，缩短手术时间，减少结扎烧灼组织，使水肿程度降低，伤口愈合加快。降压时间一般不超过 30 min。随着对控制性降压生理的深入研究、新型降压药的应用、给药方法的改善和监测方法的进展等，目前临床应用的控制性降压药物调节性更好，安全性更强，为外科手术的顺利进行提供了许多便利条件。

一、控制性降压的理论基础

（1）维持血压的主要因素是心排出量、外周血管阻力、循环血容量、血管壁弹性和血液黏稠度。机体在相对稳定情况下平均动脉压可用心排出量乘以外周血管阻力表示，据此，将外周血管阻力降低而保持心排出量不变，可达到降低血压的目的。

（2）正常人平均动脉压在 80~100 mmHg 时，毛细血管前动脉压仅为 32 mmHg，说明动脉压的大部分已消耗于克服动脉阻力。控制性降压人为扩张血管，使动脉阻力下降，动脉压力的消耗即可减少。此时，尽管动脉压降低，但毛细血管前小动脉内压可基本不变，控制性降压的安全性即在于此。理论上讲，只要血容量正常，平均动脉压超过 32 mmHg 时，微循环灌注即可维持正常，不会发生缺氧。临床上把平均动脉压降至 50~60 mmHg 定为控制性降压的最低界限。

（3）组织灌流量主要随血压和血管内径的变化而变化，血压降低，灌流量也降低。在血压下降的同时，只要血管内径扩大，完全可保证组织血液灌流量不变甚或增加。这一理论为安全实施控制性降压提供了依据。理论上，只要保证毛细血管前血压大于临界闭合压，就可保证组织的血流灌注。器官对血流的自身调节能力在一定血压范围内发挥作用，手术创面的血流灌注降低、出血量减少时，重要器官血管仍具有较强的自主调节能力，维持足够的组织血供。不同的器官发挥自身调节血流作用的血压范围亦不同。目前所公认的控制性低血压"安全"低限为 50~55 mmHg，其依据就是脑血流量的自主调节能力在这个范围之内，一旦平均动脉压低于这个限度，脑血流量就会随血压降低而呈线性减少。

二、控制性降压对脑组织的生理影响

脑组织代谢率高，血流量在安静时为 750 mL/min 左右，约占心排出量的 15%，同时脑神经对缺血的敏感性极高。因此控制性降压最大的危险在于脑血流量不足和脑缺氧带来的危害。正常情况下脑血管存在自身调节功能，这种调节功能对局部体液因素敏感，而对神经调节无显著效应。当平均动脉压在 50~150 mmHg 范围内波动时，只要动脉血氧分压、二氧化碳分压、氢离子浓度和温度恒定，脑血管可调节其血管阻力，以保持脑血流量恒定，即 50 mL/min，高于或低于此范围，脑血流量才随血压的高低而增减。

对脑血管自主调节影响最重要的是脑灌注压，而不是血压。脑灌注压是动、静脉的压力差，由于脑动脉血流入压相当于平均动脉压，脑的静脉压与颅内压差不多，脑灌注压一般计算为：脑灌注压 = 平均动脉压 - 颅内压。颅内压增高的患者，在切开硬脊膜之前不要进行控制性降压，以免造成脑血流量急剧降低，产生脑缺血。

三、常用控制性降压的药物和方法

麻醉药物和血管活性药物是控制性降压的常用药物，药物与血液稀释联合应用是有效的控制性降压方法。

（一）吸入麻醉药

常用的有氟烷、恩氟醚和异氟醚。随着吸入浓度的增加，平均动脉压可相应降低。

但需注意，氟烷和恩氟醚主要通过抑制心肌收缩、降低心排出量使动脉压下降；而异氟醚降压系扩张外周血管，对心排血量无明显影响。研究证明，异氟醚能明显减轻脑缺血后脑梗死体积，改善功能；异氟醚预处理也能有效减轻脑缺血缺氧损伤；而且异氟醚可发挥抗氧化剂作用，调控神经递质，延迟神经元死亡及调节脑血流代谢。由于异氟醚独特的降压效应和其对脑缺血具有保护作用，尤其适用于神经外科患者。但是单纯用异氟醚控制性降压，往往需要较高的浓度（4%～5%），而且降压速度慢，此外，吸入大量异氟醚可能导致术后患者躁动及苏醒延迟。为了加强异氟醚控制性降压的效果，防止吸入过高浓度异氟醚的不良反应，可联合应用异丙酚等药物。

（二）血管扩张药

1. 硝普钠（sodium nitroprusside）　硝普钠能使中小动脉血管的平滑肌松弛，是目前最强有力的血管扩张药。其作用机制是通过释放一氧化氮（NO）自由基，通过一些中介酶，作用于血管的内皮细胞，引起血管舒张。由于其起效快，作用时间短，通过微量泵输注方法易于控制血压至需要水平，并维持稳定的血压，不降低心排出量，故是控制性降压的首选药物。

硝普钠代谢产物的毒性作用是其应用的主要顾虑，从而限制了其临床应用。硝普钠与其他药物如β受体阻滞剂艾司洛尔、吸入麻醉药以及异丙酚等联合应用，可明显减少硝普钠的用量。

2. 硝酸甘油（nitroglycerin）　硝酸甘油是亚硝酸类药物，与体内半胱氨酸和谷胱甘肽等含硫基物质进行酯化反应，产生一种不稳定的 S – 亚硝基硫醇，自行分解释放 NO，通过 NO 途径发挥其扩血管作用，不产生明显的毒性代谢产物，没有反跳性高血压是优于硝普钠之处，而且价格便宜，临床易于推广。但该药有时难以达到足够低的血压，某些年轻患者用量即使达 40 μg/（kg·min），平均动脉压还不能降到 60 mmHg。

3. 嘌呤类衍生物（purine derivatives）　腺苷及三磷酸腺苷（ATP）是人体内的生理性代谢物质。ATP 直接为脑细胞代谢提供能量，能减轻由能量缺乏所致的代谢改变；ATP 能恢复钠泵功能，有助于减轻脑水肿。腺苷是其中间代谢物，有较强的调节心血管系统功能的作用，使体内（或局部组织）血管扩张，血流量增加。腺苷的降压作用比 ATP 强一倍。目前倾向于直接用腺苷作为控制性低血压的血管扩张药。腺苷扩张阻力血管作用显著，增加心排出量，而血浆儿茶酚胺及肾素活性不会增加。但是，腺苷可干扰及损害各器官血管的自主调节能力，造成不开颅患者颅内压增高。该药的另一致命缺点是它可引起心脏传导阻滞。

4. 前列腺素 E_1（PGE_1）　前列腺素 E_1 是体内自然存在的一种激素，对心血管系统有广泛作用，通过抑制血管平滑肌细胞的游离 Ca^{2+}，抑制血管交感神经末梢释放去甲肾上腺素，使血管平滑肌扩张，外周血管扩张，血压下降。前列腺素 E_1 对动、静脉有均衡的扩张作用，程度与剂量成正比。由于前列腺素 E_1 首次通过肺循环时有 80%～90% 被肺前列腺素脱氢酶灭活，因而作用时间短，易于调节，一般采用连续静脉滴注，滴速为 0.1 μg/（kg·min），血压即可明显下降。停药后血压恢复慢，30 min 时收缩压仍低于降压前水平。

5. 异丙酚(propofol) 异丙酚被认为是目前较理想的静脉麻醉药,越来越广泛地应用于临床。异丙酚能降低外周血管阻力,从而降低术中患者的血压,使麻醉过程平稳。快速分布与广泛代谢(主要在肝脏)使异丙酚具有较短的清除半衰期,有起效快、作用时间短、无药物蓄积等优点,停药后血压较快恢复正常。异丙酚具有降低颅内压、脑血流量、脑氧代谢率的作用,加之异丙酚麻醉的迅速恢复,有利于术后早期评价中枢神经系统的功能。另外异丙酚还具有与其他药物无相互作用、代谢产物无活性、无蓄积作用等特点,且不影响其他药物的药效。近年来研究发现,异丙酚通过以下途径产生脑保护作用:清除氧自由基,降低氧化应激反应,抑制脂质过氧化作用,减轻兴奋性氨基酸堆积,抑制N-甲基-D-门冬氨酸(NMDA)受体活性,增强γ-氨基丁酸(GABA)的作用。

6. 硫酸镁(magnesium sulfate) 镁离子对心血管和神经系统具有抑制作用,能减少乙酰胆碱的释放,扩张外周血管和毛细血管,降低心脏前、后负荷,使血压下降。研究发现:镁离子可以舒张由于缺血缺氧而致的冠状动脉痉挛,降低细胞内钙离子浓度,保护缺血和再灌注的心肌。镁作为一种神经保护剂,可促进颅脑创伤后运动和认知功能的恢复,对缓解脑创伤后的紧张和焦虑症状也有一定作用。镁离子能以电压依赖方式拮抗 NMDA 受体通道,抑制受体的活性,减少钙离子内流,同时也可抑制自由基的形成,减轻脑水肿,产生神经保护作用。

(三)钙通道阻滞剂

钙通道阻滞剂通过特异性抑制心肌和血管平滑肌的跨膜 Ca^{2+} 内流而抑制血管平滑肌收缩,降低全身的血管阻力,从而起到降压作用。代表药物如尼卡地平、尼莫地平、维拉帕米等。实验证实,预防性应用钙通道阻滞剂有脑保护作用,其机制可能为:防止 Ca^{2+} 进入细胞,防止 Ca^{2+} 在线粒体内聚积,改变脂肪酸代谢,舒张脑血管,清除自由基,防止血小板凝集,防止血液黏稠度升高等。

(四)肾上腺受体阻滞剂

1. 艾司洛尔(esmolol) 为超短效的选择性 $β_1$ 受体阻滞剂,主要在心肌通过竞争儿茶酚胺结合位点而抑制 $β_1$ 受体,可减缓静息和运动心率,降低血压,降低心肌耗氧量,同时也能降低颅内压,改善脑缺血,保持术中脑血管血流动力学的稳定,使脑组织保持在高灌注状态。由于其作用时间短,效力强,故常用于辅助降压。

2. 酚妥拉明(regitine) 通过阻断 α 受体,可对中枢和外周血管产生直接效应,对动、静脉都有扩张作用,对小动脉扩张作用更强,降低血压,对脑血流无明显影响。

3. 拉贝洛尔(labetalol,柳胺苄心安) 是 α 和 β 肾上腺能受体拮抗药,可降低心排出量和外周血管阻力,因阻滞 β 受体可防止反射性心动过速。用药后颅内压保持正常,起效慢,平均动脉压难达到预期水平,也用于辅助降压。

4. 乌拉地尔(urapidil,压宁定,利喜定) 乌拉地尔兼有外周和中枢性降压作用。它选择性地抑制突触后 $α_1$ 肾上腺素能受体,扩张血管,降低血压;也可轻度扩张冠状动脉,增加心肌供血;与脑干延髓5-羟色胺能受体亲和力高,抑制交感神经反馈调节，在降低血压的同时，不会出现反射性心动过速；血压下降至一定程度，又可兴奋延髓的血管中枢，不致造成血压过低。其作用平和，耐受性好，因此难达到深度降压，可作为基础降压药物。

（五）复合控制性降压方法

单个药物实施控制性降压用药量大，常出现一些不良反应。理想的控制性降压药应具备：①使用方便。②有剂量依赖性效应。③可控性好，快速起效以及快速恢复。④消除快，没有毒性代谢物产生。⑤对重要器官的血流量影响少。⑥不会在神经外科手术中增加脑体积或影响脑血流自身调节等特点。到目前为止仍没有发现理想的药物。目前多主张联合用药，起效快，用药量少，不良反应小，较单一药物降压效果确切、平稳，能够取长补短，达到良好的降压目的。

（六）控制性降压与血液稀释联合应用

药物控制性降压与血液稀释均是减少手术中出血的有效方法，从理论上讲，这两种技术结合应用有取长补短的好处。大量临床资料显示，联合技术比单独应用控制性降压或血液稀释能更有效地减少手术出血和输血量。用吸入麻醉药或血管扩张药行控制性降压，可使失血量减少约30%，而联合技术可使失血量减少50%~80%。

控制性降压由于血管扩张，血流横切面增加，在血流量不变情况下，血流速度会减慢，个别患者可能发生脑微血管栓塞。而血液稀释改变血液流变学，使血液黏滞度减小，血流速度增快，微循环得到改善。近年来已逐渐应用于临床，其确切效果还有待观察。

四、控制性降压的适应证、禁忌证和并发症

（一）适应证

（1）血运丰富区域的手术，如颅内海绵窦血管瘤切除术。
（2）大血管手术，如颈动脉内膜剥脱术。
（3）颅内动脉瘤和血管畸形，手术时需降低血管张力，以避免剥离、钳夹血管时损伤血管和周围神经组织，便于手术操作，增加手术安全性。
（4）创面较大、出血可能难以控制的手术，如脑膜瘤切除术等。
（5）显微外科手术、狭小区域的精细手术，如颅咽管瘤切除术、经蝶鞍垂体瘤切除术等和下丘脑等深部颅内手术。
（6）大量输血有困难或有输血禁忌证的患者，如体内存在P抗体者。
（7）麻醉期间的血压、颅内压、眼内压过度升高，可导致严重不良后果者，如引发急性左心功能不全和肺水肿等。

（二）禁忌证

1. 绝对禁忌证

（1）麻醉者对控制性低血压的生理和相关药物缺乏了解，技术不熟练或设备不全者。

（2）患者有器质性疾病：严重心脏病、动脉硬化、严重高血压、脑血管病变、严重糖尿病，循环功能不全如严重贫血或低血容量休克。

（3）严重肝肾功能障碍者。

（4）有哮喘史的患者应避免用β受体阻滞药进行控制性降压。

2. 相对禁忌证

（1）年龄过大或过小患者。

（2）慢性缺氧患者。

（3）缺血性周围血管病。

（4）有静脉炎或血栓史。

（5）窄角型青光眼（禁用神经节阻滞剂）等患者应慎重使用控制性降压。

（三）并发症

控制性降压大多数是安全的，但不等于无并发症发生。大多数的并发症，都与降压适应证选择、降压技术不当有密切关系，降压过急或药物过量，以及对患者术前潜在危险性因素缺乏应有了解。

常见的并发症有：①脑栓塞、脑缺氧；②冠状动脉供血不足、栓塞，心肌梗死，心力衰竭甚至心跳骤停；③肾功能不全，少尿、无尿；④血管栓塞；⑤降压后反应性出血，手术部位出血；⑥持续性低血压，休克；⑦嗜睡、苏醒延迟等。

五、控制性降压的监测与管理

对脑灌注压、脑血氧代谢和脑电生理功能的靶器官监测有助于更准确有效地进行控制性降压和预防并发症，提高控制性降压的安全性。

（一）监测

1. 动脉血压　最好采用有创连续监测血压，有创血压监测数据可靠，血压波动显示快捷。但条件不允许、手术小或降压时间短者可用袖带血压计进行监测。

2. 中心静脉压　主要用作血容量测定指标。

3. 心电图　V_5 导联有助于发现心肌缺血，另外应选用可直接显示 ST 段数据变化的监护仪，密切注意有无心肌缺血及心律失常的发生。

4. 血气分析　间断抽取动脉血进行血气分析，以便随时调整患者的 $PaCO_2$、PO_2、pH 值在正常范围。

5. 心排血量　对重大手术及危重患者，可置 Swan-Ganz 导管，用以了解左心室充盈压及心排血量。

6. 脑电图和体感诱发电位　借助脑电图了解有无脑缺血，在神经外科麻醉中相对来说较为容易简便；体感诱发电位既能反映大脑灌注情况，又能及早显示出细胞功能受损。脑功能监测能及时提供全脑皮质电活动的情况，而且解释容易，能尽量准确地说明脑的功能状态。电极放置的最好位置是大脑前动脉、大脑中动脉和大脑后动脉的交界处。

7. 近红外分光镜（near-infrared spectroscopy）　近红外分光镜是研究颅内血流动力学变化的一种非侵袭性的神经影像工具。通过这项技术，光吸收的改变随着时间的推移被记录，而且被用于评价在脑活动中，因大脑血管和氧代谢物的影响而产生的大脑氧合血红蛋白和去氧血红蛋白功能性的诱发改变。经颅脑氧饱和度（regional cerebral oxygen saturation，$rScO_2$）监测是利用近红外光谱技术进行的一种无创监测方法。$rScO_2$ 作为评价脑部氧合的指标，能及时、准确、动态地反映脑氧供需平衡的变化，同时也是一种用于监控颅内压变化的敏感指标。在围手术期有多种因素影响 $rScO_2$ 的变化：控制容量和其他原因引起的动脉压下降减少，插入的自动牵引器装置，临时性的脑动脉与脑动脉血栓夹闭，脑血管痉挛，动脉瘤破裂以及动静脉畸形破裂等。低于正常（10%～20%）的 $rScO_2$，表明脑部发生缺血的可能性很大。$rScO_2$ 监测在相当大的程度上与脑灌注压相关，当 $rScO_2 \geqslant 75\%$ 意味着脑灌注是充分的，当 $rScO_2 < 55\%$ 意味着脑灌注不充分。

8. 经颅多普勒（transcranial doppler，TCD）　经颅多普勒是一种动态和静态脑血流及治疗反应的床旁监测器，在临床实践中已成为必不可少的工具。它提供了代表颅骨特定位置的声窗优势，分别有颞叶、眼眶、枕骨下和下颌后四个声窗。其主要临床应用有评估脑血管痉挛，探测颅内动脉狭窄，评价脑血管自身调节功能，非侵入性估测颅内压，测量有效下游压力和判定脑死亡。颈动脉和脊椎双重扫描的便携式 TCD 的使用为神经检查与检测提供了结构和生理的图像扩展，因此 TCD 被称作"大脑的听诊器"。

9. 多参数脑组织代谢（Neurotrend 系统）监测　Neurotrend 系统监测是随着电子和光纤技术的发展而新近涌现的有创脑氧监测技术，是采用原用于血管内血气监测的 Paratrend 7 探头技术，在直径 0.5 mm、长约 25 mm 的微导管中同时容纳有两个用于测定组织二氧化碳分压和 pH 值的光纤探头、一个用于测定组织氧分压的微型 Clark 电极和一个测脑温的热偶电极。使用前先在体外经过三种精确气体的标定，然后利用颅骨钻孔或术中置入脑组织，进行多参数变化的连续监测。由于是多参数反映脑组织的氧合情况，因而 Neurotrend 系统较为准确、全面。

10. 尿量　降压期间不可长时间无尿，至少应保持 1 mL/（kg·h）。

11. 其他　如脉搏血氧饱和度、体温、失血量等监测。

（二）管理

1. 麻醉要求　要做到麻醉平稳，全身麻醉必须达到一定的深度。麻醉医生必须具备熟练的麻醉技术和正确处理病情的能力，并要求手术者充分配合，以确保安全。

2. 降压与复压

（1）降压开始过程必须慢慢诱导，使脑、冠状动脉及肾血管有一定的时间逐渐适应低压，达到一定舒张程度，以维持足够灌注。控制性降压的很多并发症都与降压太快有关，一般认为动脉压降低的速率应低于 10 mmHg/min。

（2）降压幅度、健康状况良好的患者可较长时间耐受 60~70 mmHg 的平均动脉压。对有血管硬化、高血压者和老年患者应区别对待，一般应以血压降低不超过原水平的 30%~40% 为宜，或收缩压降至比术前舒张压低 0~10 mmHg 的范围，可基本保持安全。

（3）一旦主要手术步骤结束，即应停止降压。停止降压时，应缓慢恢复血压，尤其在应用脑血管扩张药物，降压时间长，降压程度较深时，或怀疑存在缺血性脑损伤和血脑屏障破坏及血压恢复困难，需同时应用血管活性药物的情况下，应防止血压突然升高使脑血管扩张，充血引起血脑屏障功能损伤和血管源性脑水肿。一般应在 10~20 min 内逐渐恢复至原来水平，并经彻底止血后再缝合切口，以避免术后继发出血。

3. 体位调节　在控制性降压中，改变体位将促使血液潴留于下垂部位，导致有效循环血量相对减少。因此，在控制性降压中可充分利用体位来调节降压的幅度和速度，并尽量设法使手术部位高于身体其他部位。若头抬高 25°，头部比心脏水平高 25 cm，此时若心脏水平的平均动脉压为 70 mmHg，则头部的血压将是 50 mmHg。颅脑手术可取头高 10°~25°位，并根据手术野出血情况随时进行调整。后颅窝手术如果采取坐位，降压需谨慎，提防脑缺血的发生。

4. 液体管理　术中应精确估计出血量，并及时应用晶体或胶体溶液进行补充。由于是限制性输液，应特别注意晶体量的控制，尽量减少进入第三间隙的液体量，相对降低患者脑组织、肺组织受损害的概率。降压前和降压中应严格限制葡萄糖的用量，以减轻降压中脑细胞外液酸中毒。

5. 通气管理　多主张机械控制呼吸，但气道压不宜过高，否则影响静脉回流。控制性降压后，肺内分流和无效腔增大，气体交换功能降低，因此降压时务求麻醉平稳，呼吸道通畅和通气量足够。术中最好维持 $PaCO_2$ 于正常范围或稍低，尤其对脑血管疾病或颅脑损伤患者，应避免降压中发生高或低 $PaCO_2$。

6. 术后护理　在搬动患者时要严防剧烈改变体位。手术后采取头高位者有可能导致脑缺血性肢瘫。对控制性降压术后的患者还要做到及时补足术中的失血量，用面罩或鼻导管给氧，并严密观察尿量。

总而言之，控制性降压是一种特殊的麻醉临床技术，麻醉医生需要经过专项培训，要全面掌握控制性降压的病理生理理论，积累临床经验才能保证安全性。脑靶器官的功能和血流动力学监测是控制性降压的研究热点和发展趋势，脑局部区域的血流控制将是控制性降压技术的新命题。

（余　革）

第四节　脑脊液外引流

一、脑脊液的生理学基础

（一）脑脊液的产生

在正常状态下，脑脊液主要由脑室内的脉络丛产生，并且大部分来自侧脑室的脉络丛。脑脊液的产生与脉络丛的重量成正比。此外，蛛网膜下隙（可能主要是软脑膜）及室管膜与血管周围的间隙（Virchow-Robin 间隙）也有产生脑脊液的功能。颅内压与脑脊液的产生有关，如脉络丛乳头瘤患者脑脊液产生增加，可引起脑积水，颅内压升高；切除肿瘤，可使脑积水所致的颅内高压恢复正常。

脑脊液的产生受颅内压升高影响小，而与脑灌注压关系大。有报道颅内压升高到 20 mmHg 时，只要脑灌注压保持在 70 mmHg 以上，脑脊液产生没有变化。而脑灌注压低于 70 mmHg，不管是由血压低还是血压低伴颅内压升高引起，脑脊液产生均减少。脑灌注压低到 70 mmHg，脑血流量和脉络丛血流量减少；脑灌注压低到 50 mmHg，如由颅内压升高而非单独血压降低引起，造成脉络丛血流量进一步降低。这表明脑脊液产生和脉络丛血流量与脑灌注压呈正相关，与脉络丛血管的静水压和阻力增加呈负相关。颅内压降低，脑灌注压和脉络丛血流量增加，脑脊液产生可能增多。比如脑体积因变性或萎缩而变小，脑脊液即增多加以代偿。

（二）脑脊液的循环

侧脑室的脑脊液，经室间孔流至第三脑室，连同第三脑室脉络丛产生的脑脊液一起通过中脑水管进入第四脑室，与第四脑室产生的脑脊液一起经第四脑室正中孔和外侧孔离开脑室系统进入蛛网膜下隙，经脑干周围的脑池到达大脑半球表面，最后被上矢状窦两旁的蛛网膜绒毛吸收进入静脉血液；另一部分脑脊液向下进入椎管蛛网膜下隙，由脊神经根处的蛛网膜绒毛吸收入血，完成整个循环。一般认为，脉络丛的每次动脉性搏动为脑脊液循环的主要动力。但经脑室造影发现，脑部血管的搏动才是脑脊液搏动的来源和循环动力。此外，脑脊液的分泌压、室管膜细胞的纤毛运动、呼吸运动、脑脊液（15 cmH_2O）与上矢状窦（9 cmH_2O）的压力梯度及蛛网膜绒毛的泵吸作用可能都参与脑脊液循环。脑脊液循环由脑室向下流动速度快，由脊髓腔向上流动很慢。咳嗽或体位变化可能影响循环速度。循环速度也受年龄影响，年龄越大，速度越慢。当循环梗阻时，出现梗阻性脑积水，颅内压升高；解除梗阻，颅内压恢复正常。而颅内压升高又可使脑脊液向椎管蛛网膜下隙循环加快，当压迫循环通路时导致脑脊液循环障碍。

(三) 脑脊液的吸收

脑脊液通过蛛网膜绒毛吸收，蛛网膜绒毛直径 4~12 μm，为小管形成的迷路样结构，小管由蛛网膜细胞变长而形成，各管相互通连，管的一端开口于蛛网膜下隙，另一端开口于硬脑膜的静脉血管腔或静脉窦，其间具有瓣膜样功能，当迷路中的压力低于静脉内的压力时，小管即塌陷关闭，因而可防止血液向蛛网膜下隙反流。脑脊液的吸收速度主要取决于它的压力。促使脑脊液进入血管系统的动力是脑脊液压与静脉窦血压之差。此外，也受蛛网膜绒毛对脑脊液流出的阻力影响。当脑脊液压增加到 22.5 mmHg 以上，吸收阻力接近正常；脑脊液压进一步增加，吸收阻力下降。动物实验发现，头低位时颅内压增高，脑脊液吸收加快；直立位时颅内压降低，脑脊液吸收减慢。脑脊液吸收障碍，引起交通性脑积水，颅内压升高。正常状态下，脑脊液吸收速度与其产生速度相适应。

二、脑脊液引流的应用

脑脊液引流是减少脑脊液容量快捷有效的手段。手术野紧张时，手术医生通过穿刺针穿入侧脑室放出脑脊液，有时能改善症状。当幕上结构导致压力下传引起后颅窝状态差时，脑脊液引流可能是幕上与幕下手术的关键。在没有沟回疝和枕骨大孔疝危险时，能应用腰部脑脊液引流改善手术野因压力高引起的脑肿胀，利于手术操作。

(一) 脑脊液引流对脑产生保护作用的机制

1. **降低颅内压** 脑脊液由所有脑室内的脉络丛分泌而产生，流经侧脑室—第三脑室—第四脑室—枕大池及整个蛛网膜下隙通路，最后到上矢状窦旁蛛网膜颗粒被吸收，系动态的循环过程。但是，如果以上某一个环节梗阻或有病变，颅内压就会增加。而脑脊液引流能降低颅内压，避免出现剪开脑组织时脑组织嵌顿和损伤局部脑组织。

2. **减少由牵拉引起的脑损伤** 脑深部病变因位置深，手术中显露差，操作空间小，光线差，给手术带来了不少困难，而牵引所引起的脑损伤是不可避免的。据有关文献报道，颅底肿瘤手术后晚期出现与脑牵拉力有关的并发症发生率为 10%，而术中出现脑牵拉伤的发生率为 5% 左右，后颅窝手术中牵拉小脑，间接影响脑干，是手术后患者听力丧失或长期昏迷以致死亡的重要原因。为减少脑牵拉伤术中常规采取应用高渗性脱水剂、利尿剂及过度换气、控制性降压等措施，但其控制作用不仅有限、显效慢、时间短而且有电解质流失等相应的并发症。脑脊液引流则主要是通过使深部病变充分显露，减少术中过度或不恰当牵拉引起脑挫裂伤、脑水肿、脑缺血或脑梗死以及脑出血等脑牵拉伤的机会。

(二) 脑脊液外引流方法

按照病变部位、颅内压高低以及手术入路的不同采取不同的脑脊液引流方法。

1. **脑池脑脊液引流** 适用于颅神经减压和动脉瘤及深部手术，术中仔细解剖邻近的脑池，如延脊髓池、枕大池、脚间池、环池、侧裂池、交叉池、鞍上池等，释放脑脊液，使颅内压降低。它在深部手术中应用最多，是达到最终良好显露及顺利进行手术的关键。

2. 侧脑室脑脊液引流　侧脑室脑脊液引流适用于脑脊液循环受阻，有脑积水的病例。穿刺应根据影像学资料，避开血管及功能区，选择有利于脑脊液引流和手术操作的相应部位，并置管引流。手术中按照脑组织的塌陷程度决定释放脑脊液的流速。

3. 腰大池持续脑脊液引流　腰大池持续脑脊液引流适用于颅底神经外科手术以及幕上巨大肿瘤、后颅窝肿瘤、垂体瘤、脑动脉瘤等。位置不固定的深部肿瘤，采用本方法有诱发脑疝的危险，为禁忌证。方法是气管内插管全麻成功后常规腰椎 3~4 或 4~5 椎间隙穿刺。先测压，如果压力大于 20 cmH_2O，则缓慢放出脑脊液至压力低于 20 cmH_2O，再用 16 号腰穿针穿刺入腰大池，向前置入配套脑脊液分流管，在腰大池内向颅脑方向置入深度 8~10 cm，接延长管和引流袋，判断有脑脊液流出后关闭阀门。手术开始后，于剪开硬膜前缓慢放出脑脊液 30~50 mL。释放脑脊液一定要慢，特别是处理后颅窝病变，以避免诱发枕骨大孔疝。术中根据情况可继续引流。

以上第 1、2 种引流方法，术后如无特殊情况，一般可立即拔管。如有蛛网膜下隙出血或脑室内手术，可持续引流 1~3 d，并根据脑脊液的性状（如清亮程度，是否有新鲜出血等）决定拔管时间；另外，应在拔管前闭管 24 h，如无明显高颅压等反应者可拔管。

（三）脑脊液引流的并发症及注意事项

1. 感染　是脑脊液引流最常见的并发症，感染的范围各异，轻者为伤口感染，重者可发生脑膜炎、脑室炎和脑脓肿等。虽然脑室引流引起伤口感染的发生率较低，但脑室炎的发生率较高，为 0~26.8%。对伤口及引流管穿出部位的护理措施不得力、管道的冲洗和其他操作（如脑室造影）、存在脑脊液口鼻漏或鼻漏以及脑室内出血等因素均可增加感染的发生率。

脑室插管保留时间对感染发生率的影响仍不清楚，最近研究发现，脑室穿刺的感染性并发症最常发生在开始的 6 d 内，此后感染发生的危险性降低。这说明感染主要与引流管的置入有关。因此认为，除非出现明显的感染危险因素（如脑脊液漏）以及脑脊液培养和细胞学检查提示有感染等情况，否则不宜随便更换脑室引流管。

预防性应用抗生素的作用亦有争议，由于感染的发生率较低和反复应用抗生素具有产生耐药性的可能，一般认为，最好在有感染早期征象时根据细菌的药敏试验应用抗生素。

2. 颅内出血　虽然颅内出血性并发症的发生率较低（0.2%~1.4%），但这是严重致命性并发症。出血可由穿刺的直接创伤或脑脊液过度引流引起。在第一种情况下，出血可发生在脑室内或脑实质内。脑室内出血是脑室穿刺的并发症，主要表现为脑室引流管中有血性脑脊液流出，但应与脑病理性出血（如脑创伤或高血压脑室内出血）进行鉴别。在无凝血机制障碍的患者，此种出血多为自限性，所以其处理主要为严密观察颅内压，并根据需要进行脑室引流。由脑脊液引流过度所致的出血主要为硬脑膜下出血,此可发生在脑室或脊髓蛛网膜下隙引流的情况下,虽然硬膜下出血常为寂静型,但如血肿明显,亦可出现临床情况恶化或颅内高压。另外,颅内出血亦与凝血机制障碍有关。

通过采取合理的预防性措施,能有效防止颅内出血性并发症。在穿刺引流前,如患者存在凝血功能异常应进行纠正,这对于脑创伤患者相当重要,因为脑组织中的凝血活酶浓度极高。在技术方面,应避免反复穿刺,并应防止脑脊液引流过快或将颅内压降至不合理的低水平。

3. 脑实质损伤 主要由穿刺方向失误引起,最常发生在脑室穿刺患者。脑室穿刺方向不当常可损伤尾核、内囊或丘脑前部的神经核群,而引流管放入过深,常损伤下丘脑。脑损伤或肿瘤组织水肿所致的脑组织结构移位等能增加上述误操作的可能性。因此限制脑穿刺的次数和引流管置入的深度极为重要,并应及时寻找穿刺不成功的原因。无论何种原因,穿刺针置入硬脑膜下的距离决不能超过 6 cm,如果穿刺针进入硬脑膜下 6 cm 仍无脑脊液流出,大多说明穿刺方向不当。如果三次脑室穿刺均未成功,而且患者必须进行脑室引流,可改在另一侧进行脑室穿刺,但同样需限制穿刺的次数。

4. 低颅压、气颅等并发症 在侧脑室脑脊液引流过程中如脑脊液清亮通畅应将引流瓶(袋)置于高过头部 15~20 cm 处,不然可能因"虹吸作用"而引起低颅压。

5. 腰大池穿刺引流引起的并发症

(1)脑疝。在颅内压增高的情况下快速放出脑脊液有发生脑疝的危险。

(2)头痛。头痛的发生率为 2.5%(95% 可信区间为 1.3%~4.2%),与刺破硬膜有关,有时需要用自身血液注入穿刺部位的硬膜外腔进行治疗。

(3)神经损伤。全身麻醉后行腰大池穿刺引流,神经损伤的发生率较低(0~0.7%),其发生情况与椎管内麻醉引起的神经损伤相当。

(4)引流管折断。引流管折断与下列因素有关:①在置管过程中有意或意外地退出引流管;②导丝的错误使用;③拔管时用力过猛。

(杨荣富)

第五节 重要生理参数的调控

颅脑手术期间一些重要生理参数,如平均动脉压、脑灌注压、二氧化碳分压、血糖和体温等,对预防脑缺血的发生及治疗均有重大影响。

一、体温

深、中度低温对大脑的耐受性作用是众所周知的。例如,常温下脑可承受缺血 5 min,但在 16 ℃低温下大脑可以容忍缺血达 30 min(在某些情况下可以更长)。后来发现浅(轻)低温(33~34 ℃)也可降低大脑缺血的危害。在全脑缺血动物模型,轻低温已被证明可以明显降低神经元损伤。此外，缺血后轻度低温也可以降低脑局灶性缺血损伤。这种低温保护作用在缺血后血流恢复时意义更大。但对持久性缺血（例如脑血管持久闭塞未能再通）的保护作用就不那么明显。鉴于浅低温这一戏剧性的保护作用，使其在手术室中被推广应用。因浅低温很容易实施，一般没有心肌抑制或心律失常，而且患者在手术室可随时复温。浅低温在持续蛛网膜下隙出血和动脉瘤夹扎术的应用，已做了临床随机对照试验，但研究所得数据不支持低温使用于动脉瘤夹扎术，为了短时夹扎应用长时间低温，其意义太小。因此，有一种意见认为Ⅳ~Ⅴ级蛛网膜下隙出血患者和预计需延长临时夹扎患者，诱导亚低温可能会有一定的受益。应用亚低温治疗颅脑损伤以降低颅内压和改善神经功能的研究仍在试验中。

最近两项研究报道，应用亚低温（32~34℃）于心脏骤停复苏成功的患者6个月后产生神经功能显著改善。相反，脑缺血期间和之后体温的任何升高可加重损害，温度只增加1℃，就可以大幅度增加损伤。因此，对有缺血或缺血危险的患者应注意避免体温升高。在手术室，虽然高温很少见，但有人建议，复温时避免温度超过37~38℃。

血管内热交换降温技术是近年来发展起来的一种新型降温方法，它的工作原理是采用介入方法将温度控制导管插入人体静脉血管内，直接对血液进行降温或复温。大量动物实验和临床研究表明：血管内热交换控制仪降温具有快速达到目标温度（2 h内从38.5℃降至33.5℃）、维持低温稳定、温差波动小（＜0.1℃）、复温快速等优点（见第二十八章）。

二、脑灌注压

脑的灌注是被动的并取决于脑灌注压，一般脑灌注压在60 mmHg以上，脑血流量可以得到维持。脑组织内部和周围组织受伤时，自动调节可能减弱或消失。在这些患者中理想的脑灌注压尚没有得到充分论证，但提倡脑灌注压的管理必须个性化，如头部受伤的患者，需要高于正常的脑灌注压才能保持正常的脑血流量。一般认为颅脑损伤患者脑灌注压应大于70 mmHg。因此，在有脑缺血危险患者，70 mmHg的脑灌注压是较合理的目标。持续缺血性脑损伤患者可能需要较高的血压来维持较高的脑血流量。增加平均动脉压20%（基础压）以上，对不能溶栓的急性脑卒中患者可得到某些改善。但高血压患者在血压增高的同时，也存在出血性中风的潜在风险。因此，血压应缓慢增加；增加基础压10%~15%是一个合理的目标，而低血压已证明是非常有害的（缺血性或外伤性），因低血压可以显著增加脑梗死体积。因此，围手术期维持适当的平均动脉压和脑灌注压至关重要。必要时可应用α受体激动剂如苯肾上腺素升高血压（患者的血容量正常）。有人担心，这些血管收缩药可能导致脑血管收缩，从而消除平均动脉压增加的有益作用。但实践显示，α受体激动剂不会减少脑血流量。

三、血糖

葡萄糖是脑能量代谢的基本物质，但在缺氧情况下葡萄糖可带来严重损害，加剧由缺血引起的损伤程度。许多动物研究都表明各种类型高血糖对脑损伤都有不利影响。在人类的研究也表明，与正常血糖比较，高血糖可迅速促使缺血性损害恶化。此外，有越来越多的证据显示中风患者或急性脑损伤恢复患者，血糖的精细调节常常可产生一个好的结果。鉴于以上原因，对有缺血危险的患者维持血糖正常水平非常重要。

正常大脑有足够的灌注，葡萄糖依靠氧进行代谢。有氧代谢的最终产物是水、二氧化碳和ATP。当脑缺血时葡萄糖的有氧代谢被抑制，葡萄糖通过酵解途径进入无氧代谢。这个途径的最终产物是乳酸和ATP，乳酸可引起酸毒症。因为大脑不能储存葡萄糖，乳酸中毒的程度是有限的。然而，在高血糖期间，大脑血糖供应增加。在这种情况下，乳酸大量产生使脑pH值降低，最后酸中毒导致神经元坏死。在全脑缺血模型，高血糖可明显加剧脑损伤。急性高血糖或糖尿病性高血糖在局灶性脑缺血研究中也显示脑梗死增加，给予胰岛素可以缓解。多数证据表明，对这类高血糖患者应实施积极治疗。

应当指出，低血糖也可加重脑损伤。随着血糖值逐渐减少至 40 mg/dL，脑电频率由 α 和 β 波转变为 θ 和 δ 波。血糖低于 20 mg/dL，脑电图出现严重抑制（扁平）。这种低血糖程度如果持续存在可导致癫痫发作和神经元损伤，特别是海马部位神经元损伤。低血糖对大脑的影响促使人们用更积极的方法来控制有缺血危险患者的血糖水平。最近研究报道，血糖控制在 100～140 mg/dL，低血糖的发生率仅为 0.2%。高血糖可以用输注胰岛素葡萄糖进行控制，但血糖水平须严密监测，防止低血糖也非常重要。目前普遍的做法是输注胰岛素 - 葡萄糖 - 钾可以安全控制血糖水平。

四、动脉血二氧化碳分压

动脉血二氧化碳分压（$PaCO_2$）与脑血流在生理范围内呈线性关系，过度通气成为脑复苏的重要措施。降低 $PaCO_2$ 可减少动脉流通截面直径，因而使脑血流灌注压减少，这可抵消颅内压力的增高。然而，在心肺复苏期间使用过度通气有助于增加胸内压力，从而降低灌注压。因此，目前在脑复苏时几乎不支持过度通气。

$PaCO_2$ 是响脑血流和脑血容量的重要参数。低碳酸血症可以降低脑血流量、CBV 和颅内压。因此，过度通气往往被用于大面积颅内损伤和颅内高血压及术中需"脑松弛"情况。短期内临时使用过度通气显而易见是有利的，但值得关注的是中枢神经系统在缺血或外伤性损伤时，患者的脑血流量是否会因酸血症减少而加重脑的损伤。预防性过度通气对脑卒中患者无益。事实上，实验室研究已表明缺血性脑损伤患者的低碳酸血症可显著降低脑血流量，临床上预防性过度通气往往加重病情，区域性脑缺血随低碳酸血症而急剧恶化。因此，颅脑损伤早期应避免预防性过度通气。倘若应用过度换气，当达到预定目标时应随时停止。

五、动脉血氧分压

一般对缺血组织的最佳供氧可得到较佳的结果。缺氧是导致组织死亡最主要的原因。然而，脑组织再灌注时由于氧代谢的紊乱，高氧可增加活性氧诱导形成的二次脑组织损伤，进而加重其损害。关于人类复苏时最佳 PaO_2 的资料很少。一项围产期回顾性分析发现，在新生儿复苏或早产儿中，高氧或低二氧化碳状态长期效果更差。其他研究也发现40%的氧气比100%的氧气更能促进 Apgar 评分迅速正常化。

（高崇荣　梁茜茜）

参考文献

[1] 庄心良．现代麻醉学［M］．3版．北京：人民卫生出版社，2004：23-28．

[2] 张凯颖，韩如泉．过度通气在神经外科的作用［J］．中华临床医师杂志（电子版），2011，5（6）：67-70．

[3] 杭燕南．当代麻醉学［M］．上海：上海科学技术出版社，2002．

[4] 王恩真．神经外科麻醉学［M］．北京：人民卫生出版社，2000．

[5] 金惠铭．病理生理学［M］．北京：人民卫生出版社，2002．

[6] 吴在德．外科学［M］．6版．北京：人民卫生出版社，2003．

[7] 屠伟峰．麻醉相关并发症处理学［M］．北京：中国医药科技出版社，2005．

[8] 王志刚．不同剂量甘露醇单用或合用速尿治疗颅内高压的疗效观察［J］．临床神经病学杂志，2006，19（6），422-424．

[9] 季占胜，陈卫国．甘露醇脑脱水作用的研究现状［J］．中国煤炭工业医学杂志，2000，3（2）：100-101．

[10] 金启建．甘露醇在神经科临床应用的经验教训［J］．贵阳医学院学报，2003，28（5）：449-451．

[11] 张治平，袁贤瑞．糖皮质激素对颅脑损伤的作用［J］．国外医学·神经病学·神经外科学分册，2003，30（5）：437-440．

[12] 麦水强，闫玉欣．地塞米松治疗感染性脑水肿的临床观察［J］．中国妇幼保健，2006，21（5）：718-720．

[13] 黄孟华，翁迪贵，王金来．艾司洛尔复合硝普钠控制性降压用于老年人颅脑手术的观察［J］．中华麻醉学杂志，2004，24：784-785．

[14] 陈艾芳，吴莉，龚玉华．硝普钠复合异丙酚及异氟醚控制性降压用于颅内动脉瘤夹闭术［J］．内蒙古医学杂志，2005，37：79．

[15] 吴仕燕，甄新焕．硫酸镁在静脉溶栓治疗急性心肌梗死中的临床意义［J］．中国急救医学，2003，23：890-891．

[16] 包映晖，卢亦成，江基尧．多参数脑组织代谢监测在神经外科中的应用［J］．中华神经外科杂志，2003，19：319-321．

[17] 龚会军，李玉保，杨智勇，等．脑脊液引流在脑部手术中的应用［J］．中华神

经外科疾病研究杂志, 2004, 3 (1): 80-81.

[18] 李旭琴, 考宏盛, 刘业俭, 等. 后颅窝手术中脑压板牵拉力对脑组织影响的临床观察 [J]. 中华神经外科疾病研究杂志, 2002, 1 (1): 80.

[19] 刘俊杰, 赵俊. 现代麻醉学 [M]. 2版. 北京: 人民卫生出版社, 1997: 698-700.

[20] 王大柱. 人体疾病与麻醉 [M]. 天津: 天津科技翻译出版公司, 1994: 293-295.

[21] 张剑宁. 脑牵拉伤及其防治研究进展 [J]. 国外医学·神经病学·神经外科学分册, 1995, 22 (1): 10-13.

[22] 朱贤立, 朱先理, 赵洪洋, 等. 翼点入路技术改进及其在显微神经外科的应用 [J]. 中国临床神经外科杂志, 1999, 4 (1): 1-4.

[23] 顾应江, 詹书良, 官明, 等. 脑脊液引流在脑深部手术的应用体会: 附87例报告 [J]. 泸州医学院学报, 2000, 23 (6): 486-487.

[24] 伍海青, 张玉成, 余俐, 等. 腰大池引流在脑肿瘤切除术中的辅助作用46例分析 [J]. 中华神经医学杂志, 2005, 4 (3): 272-273.

[25] 曾因明, 颜学军, 王建国. 脑保护和脑复苏研究进展 [J]. 现代实用医学, 2001, 13 (7): 317-319.

[26] 董瑞国, 刘春风. 血管内热交换降温技术及其临床应用 [J]. 国际脑血管病杂志, 2006, 2 (14): 113-117.

[27] RONALD D MILLER. Miller's anesthesia [M]: 7th ed. London: Churchill living stone, 2009.

[28] GELB A W, CHAN M T. Hyperventilation——an ill wind that sometimes blows good [J]. Can J Anaesth, 2008, 55 (11): 735-738.

[29] FATHI A R, YANG C, BAKHTIAN K D, et al. Carbon dioxide influence on nitric oxide production in endothelial cells and astrocytes: cellular mechanisms [J]. Brain Res, 2011, 1386: 50-57.

[30] GELB A W, CRAEN R A, RAO G S, et al. Does hyperventilation improve operating condition during supratentorial craniotomy? A multicenter randomized crossover trial [J]. Anesth Analg, 2008, 106 (2): 585-594.

[31] STOCCHETTI N, MAAS A I, CHIEREGATO A, et al. Hyperventilation in head injury: a review [J]. Chest, 2005, 127 (5): 1812-1827.

[32] BRIAN J E Jr. Carbon dioxide and the cerebral circulation [J]. Anesthesiology, 1998, 88 (5): 1365-1386.

[33] MUIZELAAR J P, MARMAROU A, WARD J D, et al. Adverse effects of prolonged hyperventilation in patients with severe head injury: a randomized clinical trial [J]. J Neurosurg, 1991, 75: 731-739.

[34] ORCHINIK M, WEILAND N G. Chronic exposure to stress level of corticosterone alters GABAArecepor Subunit mRNA levels in rat hippocampus [J]. Brain Res Mol Res,

1995, 34 (1): 29 - 37.

[35] HELBOK R, KURTZ P, SCHMIDT J M, et al. Effect of mannitol on brain metabolism and tissue oxygenation in severe haemorrhagic stroke [J]. J Neurol Neurosurg Psychiatry, 2010, 9: 30.

[36] POPOVIC R, LINIGER R, BICKLER P E. Anesthetics and mild hypothermia similarly prevent hippocampal neuron death in an in vitro model of cerebral ischemia [J]. Anesthesiology, 2000, 92: 1343 - 1349.

[37] XIONG L, ZHENG Y, WU M, et al. Preconditioning with isoflurane produces dose - dependent neuroprotection via activation of adenosine triphosphate - regulated potassium channels after focal cerebral ischemia in rats [J]. Anesth Analg, 2003, 96: 233 - 237.

[38] KIMBRO J R, KELLY P J, DRUMMOND J C, et al. Isoflurane and pentobarbital reduce AMPA toxicity in vivo in the rat cerebral cortex [J]. Anesthesiology, 2000, 92: 806 - 812.

[39] SULLIVAN B L, LEU D, TAYLOR D M, et al. Isoflurane prevents delayed cell death in an organotypic slice culture model of cerebral ischemia [J]. Anesthesiology, 2002, 96: 189 - 195.

[40] WARNER D S. Isoflurane neuroprotection: a passing fantasy, again [J]. Anesthesiology, 2000, 92: 1226 - 1228.

[41] WILSON J X, GELB A W. Free radicals, antioxidants, and neurologic injury: possible relationship to cerebral protection by anesthetics [J]. J Neurosurg Anesthesiol, 2002, 14: 66 - 79.

[42] HENGLIN W, JIANGBEI C, ZHAOQIANG W. Protection of propofol on cultured PC12 cells impaired by N - methyl - D - aspartate [J]. Chin J Pharmacol Toxicol, 2003, 17: 202 - 206.

[43] VINK R, O'CONNOR C A, NIMMO A J, et al. Magnesium attenuates persistent functional deficits following diffuse traumatic brain injury in rats [J]. Neurosci Lett, 2003, 336: 41 - 44.

[44] ALTURA B M, GEBREWOLD A, ZHANG A, et al. Low extracellular magnesium ions induce lipid peroxidation and activation of nuclear factor-kappa B in canine cerebral vascular smooth muscle: possible relation to traumatic brain injury and strokes [J]. Neurosci Lett, 2003, 341: 189 - 192.

[45] STANGL K, DSCHIETZIG T, RICHTER C, et al. Pulmonary release and coronary and peripheral consumption of big endothelin and endothelin-1 in severe heart failure: acute effects of vasodilator therapy [J]. Circulation, 2000, 102: 1132 - 1138.

[46] CHERNEY D, STRAUS S. Management of patients with hypertensive urgencies and emergencies: a systematic review of the literature [J]. J Gen Intern Med, 2002, 17: 937 - 945.

[47] MANSOURI T B, GROSSMANN R, REITH H B, et al. Measures for allogeneic blood conservation in surgery [J]. Zentralbl Chir, 2000, 125: 111-122.

[48] PANDIN P. The neuro-anaesthesiology assisted by the electroencephalogram [J]. Ann Fr Anesth Reanim, 2004, 23: 395-403.

[49] HUPPERT T J, DIAMOND S G, FRANCESCHINI M A, et al. HomER: a review of time-series analysis methods for near-infrared spectroscopy of the brain [J]. Appl Opt, 2009, 48: 280-298.

[50] CASATI A, SPREAFICO E, PUTZU M, et al. New technology for noninvasive brain monitoring: continuous cerebral oximetry [J]. Minerva Anestesiol, 2006, 72: 605-625.

[51] RASULO F A, D E PERI E, LAVINIO A. Transcranial Doppler ultrasonography in intensive care [J]. Eur J Anaesthesiol Suppl, 2008, 42: 167-173.

[52] GARAMI Z, ALEXANDROV A V. Neurosonology [J]. Neurol Clin, 2009, 27: 89-108.

[53] GRADY R E, HORLOCKER T T, BROWN R D, et al. Neurologic complications after placement of cerebrospinal fluid drainage catheters and needles in anesthetized patients: implications for regional anesthesia [J]. Anesth Analg, 1999, 88 (2): 388-392.

[54] OLIVAR H, BRAMHALL J S, ROZET I, et al. Subarachnoid lumbar drains: a case series of fractured catheters and a near miss [J]. Can J Anaesth, 2007, 54 (10): 829-834.

[55] TODD M M, HINDMAN B J, CLARKE W R, et al. Mild intraoperative hypothermia during surgery for intracranial aneurysm [J]. N Engl J Med, 2005, 352: 135-145.

[56] BERNARD S A, GRAY T W, BUIST M D, et al. Treatment of comatose survivors of out-of-hospital cardiac arrest with induced hypothermia [J]. N Engl J Med, 2002, 346: 557-563.

[57] MARZAN A S, HUNGERBUHLER H J, STUDER A, et al. Feasibility and safety of norepinephrine-induced arterial hypertension in acute ischemic stroke [J]. Neurology, 2004, 62: 1193-1195.

[58] BRUNO A, LEVINE S R, FRANKEL M R, et al. Admission glucose level and clinical outcomes in the NINDS rt-PA Stroke Trial [J]. Neurology, 2002, 59: 669-674.

[59] AUER R N. Hypoglycemic brain damage [J]. Metab Brain Dis, 2004, 19: 169-175.

第二十二章 神经外科围手术期麻醉并发症

神经外科围手术期发生麻醉并发症涉及患者的疾病情况、麻醉医生素质和技术水平、麻醉药及麻醉相关设备等多方面问题，其中麻醉医生起主导作用。术前、术中对病情判断错误，特别是对麻醉风险丧失警惕，均可导致麻醉并发症的发生。在很多情况下，麻醉并发症的发生牵涉到患者的并存病、创伤及手术引起的病理生理变化等因素，因此完全避免麻醉并发症发生很难做到，但如果麻醉医生能意识到在围手术期各阶段都有可能发生麻醉并发症，并制定出必要的防范措施，则可减少并发症的发生。下面对神经外科围手术期麻醉并发症作分类介绍。

一、循环系统并发症

（一）低血压

低血压指血压降低幅度超过麻醉前20%或收缩压降低达到80 mmHg。神经外科全麻期间发生低血压的原因有：

1. 麻醉因素　各种麻醉药物引起的心肌抑制及血管扩张作用，过度通气所致的低碳酸血症，使用利尿剂后排尿过多导致的低血容量，以及低体温等影响，均可导致不同程度的低血压。

2. 手术因素　术中失血多而未能及时补充，或止血困难，出血过多。

3. 患者因素　术前即有明显低血容量而未予以纠正、肾上腺皮质功能衰竭、严重低血糖、血浆儿茶酚胺急剧降低、心律紊乱或急性心肌梗死，都可以伴有不同程度低血压。低血压和心率增快者，应查明原因。闭合性颅脑外伤或脑瘤患者，一般极少出现低血压和心动过速，一旦提示有其他并发症，如肝脾破裂、肾损伤、骨折、胸部挤压伤等，应及时输液、补充血容量、纠正休克后方可手术，必要时对颅脑和其他损伤部位同时手术止血。对于儿童来讲，头部伤口出血就会导致血压明显下降。脊髓受到损伤时，脊髓休克导致交感神经阻断，从而引起血压下降。

神经外科患者收缩压低于80 mmHg往往预后不好，因此伴有低血压出现时应先处理低血压。通常麻醉医生认为，胶体液比晶体液更能有效地防止脑水肿，进行容量复苏时应首先输注胶体液和血液。严重低血压时，可以短暂使用血管活性药物提升血压。有创血压、颅内压、中心静脉压及肺动脉压的监测，对患者均有意义，但是在实施这些操作时不能耽误诊断和治疗。

（二）高血压

高血压是指血压升高超过麻醉前的20%，血压过高则是血压升高超过麻醉前30 mmHg。严重高血压常可引起脑卒中（脑出血、脑梗死、高血压脑病）。麻醉期间发生高血压的原因有：

1. 麻醉因素　气管插管操作，某些麻醉药物作用，缺氧及CO_2蓄积早期。
2. 手术因素　颅内手术时牵拉额叶或刺激第V、IX、X脑神经，可引起血压升高。
3. 患者因素　部分高血压脑出血的患者入院时伴有血压升高，此时是否控制血压要根据具体情况而定。一般收缩压不高于200 mmHg者可不进行降压处理，而应积极进行其他手术准备，否则可因血压降低而导致正常脑组织缺血，或因降压引起的颅内压降低加重颅内出血。术中尽量维持血压平稳，由于高血压患者脑血管自身调节功能已经发生了变化，为防止引起正常脑组织缺血，一般不推荐术中采用控制性低血压。
4. 对血压控制的要求　动脉瘤手术时，暂时阻断血流可以方便动脉瘤的夹闭。这时可以维持或轻微地提高血压，增加由于动脉夹闭造成短暂血供减少区域的侧支灌注压。相反，在直接夹闭动脉瘤时，调低血压能降低动脉瘤内压，从而减少由于手术操作造成动脉瘤破裂的发生率。

（三）术中心律失常

海绵窦区域肿瘤应注意术中出血的问题；术中对三叉神经的刺激而引起血压升高、心率减慢甚至心跳骤停；颈静脉孔区的肿瘤术中刺激迷走神经也可出现血压不稳定和心律不稳定的情况。适时提醒手术医生停止手术操作，如果效果不佳，给予对症治疗措施。

患者术前已存在循环系统器质性病变，往往合并有心律失常，如心房纤颤、频发室性期前收缩等，在手术中由于手术因素、失血、酸碱失衡、电解质紊乱等，容易使心律失常加重，当患者出现心律失常的时候，应针对病因处理，必要时使用抗心律失常的药物。

二、呼吸系统并发症

1. 上呼吸道梗阻　神经外科手术发生上呼吸道梗阻的情况多见于无气管插管的静脉麻醉。由于使用镇静药、镇痛药，当患者仰卧时由于重力的作用，容易发生舌后坠，特别是舌体过大、身体矮胖、颈短、咽后壁淋巴组织增生以及扁桃体肥大者，更易发生。当舌后坠阻塞咽部后，多为不完全阻塞，患者随呼吸发出强弱不等的鼾声，SpO_2会偏低；如为完全阻塞，则无鼾声，只见呼吸动作而无呼吸交换，SpO_2呈进行性下降，如未及时发现，可引起缺氧等严重后果，甚至心跳骤停。应立即托起下颌，必要时辅助通气，放置口咽或鼻咽通气道是解除舌后坠引起的上气道阻塞的有效方法。

2. 通气异常 神经外科麻醉插管以往基本选用普通型气管导管，插管后由于体位的改变，特别是俯卧位、半俯卧位、侧身头过曲位等，加之普通型气管导管在患者体温的作用下，在口腔段变软，非常容易发生气管导管打折、扭曲等，造成术中通气异常。目前，主张在神经外科麻醉最好选用加强型气管导管，避免气管导管打折、扭曲情况的发生。术中要加强监测，注意气道压力、呼气末 CO_2 波形变化、SpO_2 变化等情况。

3. 喉痉挛与支气管痉挛 喉痉挛与支气管痉挛常见于哮喘、慢性支气管炎、肺气肿、过敏性鼻炎等患者，此类患者气道对外来异物刺激容易引起高敏感性气道反应。

（1）喉痉挛：它是呼吸道的保护性反射——声门闭合反射过度亢进的表现，临床表现为吸气性呼吸困难，可伴有高调的吸气性哮鸣音。正常情况下声门闭合反射是使声门关闭，以防异物或分泌物进入气道。喉痉挛则是因支配咽喉部的迷走神经兴奋性增强，使咽喉部应激性增高致使声门关闭活动增强。在某些神经外科手术选择静脉全身麻醉，如硫喷妥钠静脉麻醉时引起喉痉挛比较常见。喉痉挛多发生于全麻Ⅰ～Ⅱ期麻醉深度，其诱发原因是低氧血症、高碳酸血症、口咽部分泌物与反流胃内容物刺激咽喉部以及口咽通气道、直接喉镜、气管插管操作等直接刺激喉部均可诱发喉痉挛。

喉痉挛在去除局部刺激后会自行缓解，中度者需用面罩加压吸氧治疗，重度者可用粗输液针头行环甲膜穿刺吸氧，或静脉注射肌肉松弛剂解除痉挛，然后加压吸氧或立即行气管插管进行人工通气。

（2）支气管痉挛：在支气管平滑肌过度敏感情况下，外来刺激如气管插管、反流误吸、吸痰等都可以引起支气管痉挛。某些药物如硫喷妥钠、吗啡、阿曲库铵、明胶类人工代血浆等均有可能引起支气管肥大细胞释放组胺，也可引发支气管痉挛。

支气管痉挛表现为呼气性呼吸困难，呼气期延长，常伴哮鸣音，心率加速，甚至心律失常。机械通气时，往往有气道压力升高，听诊呼吸音减弱，可闻及哮鸣音。由于通气量不足，可表现为 SpO_2 下降。小儿较成年人容易发，而且症状重，风险更大。

发现支气管痉挛可静脉给予糖皮质激素，如地塞米松、甲强龙等，必要时给予解痉药如氨茶碱，如准备有表面激素喷雾剂，可以直接口腔或导管内喷雾。对严重支气管痉挛常需用 β_2 受体兴奋药治疗，已证实氯胺酮是有效治疗哮喘持续状态药物之一。对气管痉挛，需加深麻醉，追加肌松药。

三、围手术期颅内高压

颅内高压指颅内压持续超过 15 mmHg。造成颅内高压的因素很多，可分为颅内因素和颅外因素两部分。其中颅内因素包括脑组织体积的增大、颅内占位性病变、脑脊液循环障碍等；颅外因素包括颅腔狭小、动脉血压或静脉压持续升高、恶性高热、输血输液过量、胸腹腔内压力长时间增高、体位不当、缺氧、二氧化碳蓄积等。颅内压增高的处理需针对病因进行相关处理，必要时需紧急手术处理。颅内高压治疗总的原则是：原发病与继发病症兼治。降低颅内压是临时性措施；解除颅内压增高的原因和终止其发病机制是根治性治疗。对急性颅内高压患者必须首先处理危及生命的病情，包括止血、保持呼吸道通畅、充分供氧、有效治疗休克、提升血压以维持脑灌注压，以及有效降低颅内高压。这些都是为下一步紧急手术做好准备。对慢性颅内高压主要是针对原发病进行确诊和治疗，采取直接降低颅内压的措施虽然重要，但不能替代原发病的手术治疗。作为麻醉医生一般可通过两种途径来达到降低颅内压的目的：药物性降低颅内压和生理性降低颅内压。

（一）药物性降低颅内压措施

1. 渗透性脱水剂　其原理是通过提高血浆渗透压，使多余的细胞内水分进入血管，经肾脏排出体外达到降压目的，以缓解颅内压增高。同时可防止和缓解脑水肿。脱水应以减少细胞内液和血管外液为主，而血管内液应至少保持正常并适当稀释。脱水时应维持血浆胶体渗透压不低于 15 mmHg，血浆清蛋白在 30 g/L 以上，维持血液渗透压在 280～330 mmol/L。

2. 襻利尿剂　抑制髓襻升支粗段对原尿的重吸收，使到达远端肾小管和集合管的尿液增多而产生利尿作用。其代表性药物是呋塞米，呋塞米 20～40 mg 静脉注射后 30 min 开始发挥其降低颅内压的作用。

3. 肾上腺皮质激素　能增强和调整血脑屏障功能，降低毛细血管通透性，减少脑脊液的产生。肾上腺皮质激素对脑水肿的预防作用强于逆转脑水肿的作用，因此需早期运用。其代表性药物为地塞米松，一般 10～30 mg 静脉注射。

4. 高张液体　高张液体较高的渗透压可以使组织脱水，可以使脱出的水分保留在血管内，经血液循环由肾脏排出。高张液体一般指由 7.5% 的氯化钠溶液和 6% 的羟乙基淀粉组成的混合液。

（二）生理性降低颅内压措施

1. 过度通气　通过呼吸机施行过度通气，使 $PaCO_2$ 降低，可使脑血管收缩、脑血流量减少和脑血容量降低，从而降低颅内压。临床上常通过过度通气来达到降颅内压的目的，一般需将 $PaCO_2$ 降至 25～30 mmHg，每降低 1 mmHg 使脑血流量减少 2%～4%；同时过度通气可以使中心静脉压降低，利于静脉回心血流；可以使正常脑血管收缩而脑梗死区周围血管麻痹不受 $PaCO_2$ 影响，从而使血液由正常脑区"分流"到梗死区，改善梗死区供血。但是，长时间的过度通气会使乳酸生成增多，有可能引起脑水肿加重或者产生循环抑制。因此，要控制 $PaCO_2$ 的降低程度和时间，可采用间断过度通气措施。

2. 高压氧疗法　高压氧可使脑血管收缩，脑血流量和脑血液容积减少，从而使颅内压降低。两个大气压的高压氧可使 PaO_2 增加到 1000 mmHg，使颅内压迅速降低 30%。高压氧引起脑血流量减少，仅为过度通气的 1/3，所以降颅内压效果较弱。高压氧可使血氧含量增高，增加氧的弥散率和弥散范围；增加脑组织储氧量；使脑血管收缩；促进脑血管修复；清除自由基和缓解钙通道的异常开放；使 ATP 水平增高；促进神经组织修复；对脑电活动有保护作用，有利于昏迷患者的苏醒。

3. 气管内吹气法（tracheal gas insufflation，TGI） 颅内高压伴成人呼吸窘迫综合征（ARDS）的通气处理比较困难。治疗颅内高压需要降低 $PaCO_2$ 和肺内压，而治疗 ARDS 需要较高的 $PaCO_2$ 和使用呼气终末正压（PEEP）。为提高 ARDS 患者的氧分压，常使用反比通气（吸呼比大于1）和较高的呼吸频率，气道内压力甚高。为降低颅内压而不增加气压伤，Levy 使用 TGI 治疗 2 例此类患者，先在气管导管内放细管（内径 1.1 mm）距隆突上 2 cm，持续给氧 4 L/min，1 h 内颅内压持续降低而 $PaCO_2$ 仍在 50 mmHg 以上。过度通气降颅内压的作用仅能持续 6 h，而 TGI 能持续降低颅内压，但其机制尚不清楚。

4. 低温疗法 低温可降低代谢率，体温每降低 1℃，脑耗氧量降低 5%，同时脑血流量减少，脑容积缩小和颅内压下降。低温还降低脑细胞通透性，从而减轻脑水肿。用于治疗颅内压增高的低温度数以 32~35℃ 为宜，先给予冬眠药以控制机体御寒不良反应，然后施行物理降温，用冰袋置于四肢大动脉处，头戴冰帽，控制体温降至预定温度。低温疗法最适用于严重脑外伤患者，低温可增加未被破坏脑细胞对缺氧的耐受力，伤后 3 h 内开始降温的疗效最好；心肺复苏后脑缺氧应用低温治疗，具有重要价值。Shiozaki 给严重脑外伤患者在限制液体入量、过度通气和大剂量巴比妥治疗下，施行 34℃ 轻度降温，认为能显著降低脑血流、动静脉氧含量差和脑氧代谢率，增加存活率和减少病残率。

低温治疗中应避免寒战发生，否则全身耗氧增加，反而升高血压和颅内压；复温过程中应注意复温休克（rewarming shock），因复温时的血管扩张可导致严重血压降低。快速复温和术后体温过高与神经功能并发症风险有关联，复温到 34℃ 比复温到 37℃ 更能改善术后神经功能，建议避免术中或术后体温过高。

5. 脑室外引流 多用于严重急性脑外伤，宜在伤后 72 h 以后进行，此时脑水肿开始消退，而脑脊液产量增多、脑脊液动力学障碍，脑室扩大，颅内压增高较早期更甚。引流管高度不应低于 180 mm，以免引起脑室塌陷而出现颅内血肿。

6. 手术体位 患者手术体位的摆放与脑保护有直接关系。要充分考虑体位对颅内压、脑血流和呼吸的影响，避免过度屈曲颈部致使脑静脉回流和通气障碍，同时避免颈部关节及神经受损伤。头部应高于心脏平面，可降低双侧颈静脉压和颅内压，可将手术床的上半部抬高或头高脚低位，头部抬起 15°~30°，但不要超过 45°，否则有气栓的危险。

长期颅内高压、频繁呕吐、不能进食、有脱水及电解质紊乱者，术前应尽量纠正，同时降颅内压、高营养及纠正电解质紊乱，待衰竭状态改善 3~5 d，病情稳定后再行开颅手术。由于中枢介导的内分泌紊乱，如垂体肿瘤合并血糖增高、颅咽管瘤合并尿崩症等，应结合病情对症处理。

四、体位引起的并发症

神经外科手术大多需在全麻下施行，有些手术需要采取特殊体位。体位对中枢神经系统、呼吸系统和心血管系统都可能带来不利影响，特别在一定深度全麻下容易发生严重抑制和代偿失调。手术者单纯追求操作便利的特殊体位而不顾患者生命安全，或麻醉者一味强调该体位对麻醉管理有困难而拒绝安置，都是不恰当的，关键在于了解各种体位对生理状态的影响程度，如何加以避免，或将影响缩小至最低程度。

（一）俯卧位

如果能将骨盆和下肢用橡胶圈或充气垫等包裹和垫撑，以利于下肢血液回流，则对心血管系统影响不大，否则因腹部受压可造成下腔静脉受阻，致血压下降及脊髓手术区大量渗血，若将双腿下坠，则血压更不稳定。而且俯卧位对胸部及腹部的压迫，可造成通气不足，特别是对横膈挤压，可严重阻碍患者有效呼吸。术中必须严密监测通气量和呼吸频率。应避免眼受压（可致视网膜受压而失明），前额、颧骨受压（可引起局部软组织坏死）或俯卧头高位（可发生气栓及循环抑制）。

（二）坐位

坐位常用于后颅窝、延脑和颈髓手术，容易发生空气栓塞、低血压、气脑、硬膜下血肿、周围神经压迫性损害、四肢麻痹、口腔分泌物反流误吸等并发症，目前已较少采用。但坐位有其优点，如手术视野暴露好，静脉回流好，利于脑脊液引流和降低颅内压。因此仍有神经外科医生喜欢采用坐位手术。坐位对血流动力学的影响较大，对神志清楚的患者心排出量可减少18%，对心血管储备能力降低的患者可减少50%，对 N_2O - 氟烷麻醉患者，颈内动脉血流量可减少52%。对术前有心力衰竭史、严重冠状动脉硬化或脑血管阻塞的患者，坐位手术属相对禁忌证。坐位手术中应积极预防低血压，措施有双下肢弹性绷带包裹；术前补充适量血和液体；提高交感张力，少用血管扩张药；避免深麻醉；控制呼吸压力不宜过大；必要时给少量升压药等。坐位手术中容易出现的并发症是静脉空气栓塞。

当被开放的静脉压力低于大气压时就会发生静脉栓塞。在手术过程中，只要手术切口高于心脏水平就有可能发生栓塞。坐位开颅手术时，静脉空气栓塞率最高可达20%～40%。

静脉空气栓塞造成的生理影响取决于空气进入静脉的量和速度以及患者是否存在卵圆孔未闭（10%～25%的发生率）。空气栓子进入静脉系统通常停留在肺循环，栓子中的气体最终进入到肺泡被排出体外，然而卵圆孔未闭者使空气更容易进入体循环。大多数患者能够耐受气体小栓子，当进入的气体量超过肺的清除能力，肺动脉压会迅速升高，导致右心室后负荷增加，最终导致心排出量下降。氧化亚氮可使进入的气体体积增加，明显加重少量空气栓塞对机体的影响，因此许多麻醉医生主张坐位手术时不应使用氧化亚氮。

一般只有较大量的气体进入到静脉才会出现明显的临床症状。首先表现出来的是呼吸末 CO_2 分压或动脉血氧饱和度的降低，继而可能出现血流动力学的改变。血流动力学发生改变，如突然的低血压，虽然通气功能正常，但肺脏的灌注下降，从而导致肺的死腔增加，有可能 $PaCO_2$ 仅仅轻微升高。更为严重的是当大量空气快速进入静脉系统时，心腔内空气损害三尖瓣和肺动脉瓣功能或阻塞肺细小动脉，使右心室流出道梗阻，导致突然的循环停止。

伴有卵圆孔未闭的患者，尤其是正常心房压被逆转的情况下，更容易发生体循环的空气栓塞。体循环空气栓塞（又称反常空气栓塞）会导致脑卒中或冠脉阻塞，而且在手术后才表现出明显的临床症状。低血容量和使用PEEP可能会加重这种情形。一些研究表明，即使在心脏循环周期中平均左房压力高于右房压力，但是在某段时间右房压力也可能高于左房压力，从而导致静脉空气栓子经过肺循环进入动脉系统，因此建议静脉输液时即使小空气泡都应避免。

静脉空气栓塞的处理：

（1）一旦发生空气栓塞，要立即通知手术医生，在手术野内充满或注满盐水、颅骨的边缘涂抹骨蜡，直至寻找到空气的入口。

（2）如果使用了氧化亚氮，应立即停止吸入，给予100%的纯氧吸入。

（3）通过中心静脉导管抽吸进入的空气。

（4）加强输液，提高血管内容量，提高中心静脉压，减少气体栓塞。

（5）血流动力学发生改变时，应使用血管活性药物，纠正低血压等。

（6）压迫双侧颈内静脉提高颅内静脉压力，减慢空气进入的速度，而且血液回流有助于明确空气的来源。

（7）如果上述方法失败，立即将患者的头部置于头低位，迅速关闭切口。循环停止时，要立即将患者置于平卧位，按照高级生命支持步骤进行复苏。

空气进入体内是否产生临床症状取决于三个因素：空气进入的数量、空气进入的速度和有无房间隔缺损。损伤机制和最终的器官功能紊乱程度取决于空气进入的速度。

反常空气栓塞（paradoxical air embolism，PAE）：静脉空气栓塞引起肺动脉高压，当有心房右向左分流时，空气可以通过未闭的卵圆孔处分流，分布到周身循环。空气可进入冠状循环，引起心肌缺血或心律失常；进入到脑循环的空气会引起脑梗死或仅在CT上见到多发的小面积梗死。

如果怀疑患者有空气栓塞，应使用经食管超声心动图检查（transesophageal echocardiography，TEE）。心前区多普勒探头对于监测心内空气是非常灵敏的装置，可以检测到0.05 mL/kg的空气，目前已成为空气栓塞的标准检测工具。监测静脉空气栓塞的其他方法包括肺动脉压监测、连续动脉氧和CO_2浓度监测等。$P_{ET}CO_2$的变化对静脉空气栓塞监测也很有意义，它在多普勒探测到静脉空气栓塞后出现。$P_{ET}CO_2$的变化先于任何血流动力学的临床改变。进入到肺循环的空气栓子增加了肺泡死腔量，可使$P_{ET}CO_2$突然下降。

五、体温异常

体温是重要的生命体征之一，正常情况下，机体产热和散热保持动态平衡，当这一平衡因环境因素、麻醉影响或疾病等原因遭到破坏时，就会出现体温上升或降低，这种体温变化会导致极为有害的结果。

(一) 术中低体温的诱发原因

(1) 室温低。当室温低于 21 ℃时，皮肤和呼吸道散热明显增多，患者体温易下降，体温下降幅度与手术时间长短、患者体表面积和体重有关。一般手术时室温应在 24~26 ℃，相对湿度 40%~50%。

(2) 室内通风。对流散热是在空气流动情况下实现的，手术室内使用层流通气设备，可以使对流散热由正常的 12% 上升到 61%，而使蒸发散热由正常的 25% 下降到 19%。

(3) 术中输入大量冷的液体，特别是输入 4 ℃的冷藏库存血可使体温下降 0.5~1 ℃，输血量越大，体温下降越明显。为防止体温下降过多，应将输入的液体或者库存血用 40 ℃温水加温或用输血、输液加温器加温后再输入。

(4) 全身麻醉药有抑制体温调节中枢的作用，此种情况下使用肌肉松弛剂，使体热产生减少，致体温降低。

(二) 体温升高的诱发原因

(1) 室温超过 28 ℃，且湿度过高。
(2) 无菌单覆盖过于严密，妨碍散热。
(3) 开颅手术在下丘脑附近操作。
(4) 麻醉前阿托品用量过大，抑制出汗。
(5) 输血、输液反应。

出现以上情况应严格控制室温勿超过 26 ℃，一旦发现体温升高，立即用冰袋等物理降温措施。

六、水、电解质失衡

自 20 世纪 50 年代以来，神经外科患者的补液问题，一直是研究的热点。目前关于静脉用液的问题上，神经外科医生和麻醉医生之间仍存在分歧。神经外科医生要求通过限制输液量来减轻或预防脑水肿，但易致相对低血容量，麻醉管理时容易发生血流动力学不稳定。因此，找出限制液体量和积极补液量之间相互兼容的措施，是总的研究方向。

1. 脑水肿加重　血脑屏障的组织结构基础是脑毛细血管的内皮细胞，它们围绕着脑血管形成一个五层的粘连物，阻止了细胞之间的分子通道。在健康大脑中，分子通过血脑屏障的唯一通道是分子自身穿过内皮细胞，这与中枢神经系统以外的毛细血管不同，后者内皮细胞之间呈缝隙状连接，分子可从血管内直接到血管外空间，而相对分子质量大于 8000 D 的水溶性离子则不能透过血脑屏障。

血脑屏障的毛细血管内皮细胞连接一旦被机械分离（直接分离），可造成血脑屏障功能破坏，水及分子进入脑实质，血脑屏障的通透性即发生改变。临床上有许多病理生理状态以及特殊药物可改变血脑屏障的通透性，例如，①颅内肿瘤可破坏血脑屏障，

②高血压超过脑自身调节范围，可引起连接分离，高热、持久高碳酸血症和头部外伤也可导致连接分离。③长时间低氧（6～12 h）可出现不可逆性血脑屏障破坏；④脱水利尿药如甘露醇和呋喃苯胺酸可使毛细血管内皮细胞皱褶，发生细胞连接破坏，这种现象可解释用大量甘露醇后发生颅内高压反弹的现象。⑤糖皮质激素类药物如地塞米松具有稳定和修复已破坏的血脑屏障作用。

血脑屏障破坏时，不论输注晶体液或胶体液，都会从血管外渗到脑组织，从而加重脑水肿。有人认为补液首选胶体液不易加重脑水肿，但多数研究表明，输注两种液体无明显差异。

2. 电解质紊乱　神经外科手术中出现电解质紊乱比较常见，主要与术中控制颅内压而使用脱水剂和利尿剂有关，其在增加尿的排出，减轻脑水肿的同时，使机体内钠、氯、钾的排出增多。

（1）低钾血症。颅脑手术的患者术前由于液体限制、长时间禁食，以及应用呋塞米、甘露醇等降低颅内压，常出现低钾血症（血钾＜3 mmol/L）。术中应注意监测，如过低应予补钾。补钾量可参考血钾降低程度，浓度不宜高过0.3%。补钾过程中应严密监测心电图和尿量。低钾血症伴有代谢性碱中毒时，氯化钾溶液是比较合适的钾盐溶液，它可同时补氯，纠正氯缺失。

（2）低钠血症。围手术期呋塞米、甘露醇等药物的应用，常导致低钠血症（血钠＜135 mmol/L），临床表现为机体总含水量增加，尿钠排出量增加（＞20 mmol/L）。严重低钠血症时（＜110～115 mmol/L），大量水分进入脑组织，脑水肿加重、反跳，引起患者精神状态的改变、神志消失等。严重低钠血症宜补充高张盐溶液，使血清钠达到正常水平。

3. 水代谢紊乱疾病

（1）抗利尿激素分泌亢进综合征：头部创伤和其他颅内疾患时，抗利尿激素（ADH）分泌增多，可引起抗利尿激素分泌亢进综合征，表现为尿钠升高（＞20 mmol/L）、血钠下降和体内游离水总量相对增多。血钠骤降至120 mmol/L以下时会产生精神错乱、共济失调、癫痫发作、反射增强或减弱、昏迷和不可逆性脑损伤。抗利尿激素分泌亢进综合征之初应限制输液量；如果低血钠严重（＜110 mmol/L），应使用高渗含盐溶液（3.5%）；同时应用呋塞米10～20 mg 静脉注射以诱导游离水的负向平衡；也可选用6%碳酸氢钠溶液，按2 mL/kg 使用，1～2 min 后血钠浓度可增加6 mmol/L。一旦神经症状稳定后，酌情调整用药，含钠溶液每小时不超过100 mL；血钠升高不超过2 mmoL/（L·h）时，在心血管监测下使用高渗含盐溶液，以避免血钠纠正过快，否则会影响中枢脑桥髓鞘，或可能造成肺水肿和颅内出血，应引起高度重视。

（2）尿崩症（DI）：尿崩症多发生于鞍区垂体瘤手术及颅咽管瘤手术，其他颅内疾患特别是头外伤也可发生。其根本病因是ADH分泌降低或缺乏，导致多尿和脱水，尿液相对密度低和渗透压低，血浆呈高渗和高钠。尿崩症在术中发生较少，一般都在术后逐渐发生多尿，待数天后可自行缓解而自愈。一旦确诊尿崩症，施行液体治疗的目标是维持血管内容量及正常电解质水平，计算方法为每小时液体生理维持量＋前1 h 排尿量的3/4。另一计算方法是：液体缺失量（I）＝正常体液总量－实际体液量；实际体液量＝预计血钠÷实测血钠×正常体液总量；正常体液总量＝60%体重（kg）。

液体的选择取决于患者电解质状态。因尿崩症时丢失的是低渗游离水，所以常输入正常量盐水的50%或25%。不提倡使用D_5W，因输注大量D_5W会导致高血糖。如果尿量大于300 mL/h并持续2 h，则应给予ADH类似物以施行药物配合液体治疗。可短期使用水溶性血管加压药，剂量为5～10 IU/4 h皮下注射；长效油剂型鞣酸加压素可经皮下或肌内注射，剂量5 IU/(24～36)h。合成的类似物去氨加压素已逐渐用于临床，剂量为10～20 μg经鼻滴入，或1～2 μg/(8～24)h静脉注射。

（3）脑性盐耗综合征：常见于蛛网膜下隙出血患者，表现为低血钠、脱水及高尿钠（＞50 mmol/L）三联征，可能与心房利钠因子释放增加有关。本综合征与抗利尿激素分泌亢进综合征的电解质表现相似，需要鉴别诊断。抗利尿激素分泌亢进综合征属血管内容量增多和稀释性低血钠状态，治疗以限制容量为目标；而本综合征属低血容量和低血钠状态，治疗目标是输入等渗含钠溶液，以重建正常血容量。

七、术后并发症及处理

术后最常见的并发症是血流动力学不稳定、呼吸功能不全、中风和苏醒延迟。

1. 术后低血压　可能与低血容量、残余麻醉药对循环抑制、心律失常和心肌梗死等有关，应及时寻找原因并进行纠正。

2. 术后高血压　常见原因是手术损伤颈动脉压力感受器，可导致手术部位出血、心力衰竭、颅内出血和脑水肿等并发症，可联合应用硝普钠、肼肽嗪与普萘洛尔或埃莫洛尔，也可用拉贝洛尔。

3. 呼吸功能不全　常见于喉返神经损伤导致声带麻痹、局部血肿和颈动脉体功能损害等患者。此外，空气经伤口进入纵隔和胸膜腔导致张力性气胸也可引起呼吸功能不全，应尽快找出原因及时处理。

4. 颈动脉体功能损害　一般持续10个月。双侧颈动脉内膜剥脱术后，患者将完全丧失对缺氧的通气和循环代偿机制，术后患者静息$PaCO_2$比术前约高6 mmHg，应尽可能消除导致缺氧的因素，必要时吸入高浓度氧，同时避免使用抑制通气的药物，或在严密监测下使用。

5. 中风　颈动脉内膜剥脱术患者的围手术期中风发生率约为3%。如果术后出现新的神经功能损害症状，应立即进行脑血管造影，以确定在手术部位是否形成了内膜瓣，如果有内膜瓣形成，立即切除后可减轻神经损害的程度。如果发现手术侧颈动脉再次栓塞，或疑有技术缺陷，应尽早重新探查。当患者有突发性症状和难以控制的高血压，应怀疑有脑出血的可能，再探查的时间最好在1～2 h内。术后心肌梗死发生率约为1%。

6. 苏醒延迟　主要原因为麻醉药的影响、呼吸抑制、术中发生严重并发症及术前有脑血管疾患。

7. 术后癫痫　脑皮质损伤是术后癫痫的主要病因之一。术后脑内出血、蛛网膜下隙出血等也被认为是术后癫痫病因之一；感染也是造成后期脑瘢痕组织形成、广泛粘连而致癫痫的原因。预防用药：在接近大脑中央前、后回及其邻近皮质区域手术患者，手术后不论有无癫痫发生均应采用抗癫痫预防用药。对于难治性癫痫如脑电图多次证实有明确局限性致痫灶，而患者无其他手术禁忌证者应考虑手术治疗。

8. 术后气管导管的保留　神经外科手术后需要保留气管导管的情况见于脑干实质及邻近区域手术后有呼吸功能障碍者；后组颅神经损伤出现吞咽困难或呛咳反射明显减弱者；颈段和上胸段脊髓手术后呼吸肌麻痹或咳嗽无力者；严重颅脑外伤伴有脑脊液鼻漏或口鼻出血者；经蝶窦垂体手术或经口斜坡手术后压迫止血或渗血较多，而患者没有完全清醒者；其他原因的呼吸功能不全术后需要呼吸机支持者。气管导管可根据情况保留 1～7 d。

对呼吸困难严重缺氧者，要辨清病因，尽快建立有效通气，确保气道通畅。估计术后难以在短期内清醒者，应做好气管造口术准备。

（郭曲练　唐建成）

参 考 文 献

[1] 庄心良，曾因明．现代麻醉学［M］．3 版．北京：人民卫生出版社，2002：1117 - 1131.

[2] 徐启明．临床麻醉学［M］．2 版．北京：人民卫生出版社，2005：163 - 179.

[3] 摩根．摩根临床麻醉学［M］．岳云，译．北京：人民卫生出版社，2007：534 - 546.

[4] LEE S T, LUI T N. Prophylactic anticonvulsants for prevention of immediate and eady post Craaiotonmy seizures［J］. Surg Neur, 2003, 31（2）：361 - 364.

[5] TISERMAN S A. Hypothermia and injury［J］. Curr Opin Care, 2004, 10：512 - 519.

[6] ALBIN M S. Clinical considerations concerning detection of venous airembolism［J］. Neurosurgery, 1978, 3：380.

[7] AGARWAL A, WINGO C S. Treatment of hypokalemia［J］. N Engl J Med, 1999, 340（2）：154.

[8] FRANK MIELCK, HEIDRUN STEPHAN, ANDREAS WEYLAND , et al . Effects of one minimum alveolar anesthetic concentration sevoflurane on cerebral metabolism, blood flow, and CO_2 reactivity in cardiac patients［J］. AnesthAnalg , 1999 , 89 : 364 - 369.

[9] WINKLER S R, MUNON - RUIZ L. Mechanism of action of mannitol［J］. Surg Neurol. 1995, 43（1）：59.

[10] KAYE A H, BLACK P M. Operative neurosurgery［M］. London：Churchill Livingstone, 2000：45 - 48.

第二十三章 神经外科麻醉苏醒期管理与术后镇痛

第一节 神经外科麻醉苏醒期管理

神经外科手术无论是颅内肿瘤摘除术、颅内动脉瘤夹闭术、动静脉瘘畸形切除，还是颅内血肿清除术，疾病本身以及术中操作都有可能影响呼吸和心血管中枢；此外，术中特殊体位如坐位的采用、术中为降低颅内压而过度脱水，通常影响水、电解质平衡；术中出血、术后术野出血也难以发现。神经外科手术全麻以后，如果心血管和呼吸功能不稳定，任何低血压、低氧血症或高碳酸血症都可能降低颅内顺应性并加剧神经功能的恶化。因此加强苏醒期管理对于减少患者围手术期的风险十分必要。

神经外科手术后，患者必须由手术医生和麻醉医生共同护送回监护室。搬动患者时，动作要轻巧，防止头部扭转或震动，根据病情选择体位。从手术室到监护室的转运过程中，如果无明确禁忌证（如分流术或腰椎椎板切除术后），患者应放置头高位15°~30°，并予吸氧和持续监测生命体征。患者一旦到达监护室，护士应继续给予供氧，及时评估呼吸状态。呼吸监测包括频率、潮气量、脉搏血氧饱和度；心血管系统监测包括血压、心电图，此外应测量并记录基础生命体征，必要时检测血电解质、血红蛋白和动脉血气分析，并评估神经系统功能和颅内压。

一、神经功能学的观察与评价

当患者转运进入监护室以后，护士应立即评估患者的基础神经系统功能，并详细记录，以后每10~15 min 重复一次。神经外科患者术后意识水平的准确判断对于正确选择治疗有着非常重要的意义。

意识水平、肢体运动能力、应答能力、瞳孔大小及是否对称、对光反射是常规监测项目。全麻术后短期内能进行检查的项目也许仅限于瞳孔大小和对光反射。监护室中要求护理人员不仅工作认真，而且具有较好的业务素质，这样才能发现病情变化的第一手资料。护理人员要仔细观察患者的表情与姿势，并通过语言刺激，观察患者的反应，同时观察其他神经系统的改变等，并做好完整、准确的记录，以供前后对比，如发生意识障碍或清醒后又昏迷等变化，立即报告医生，及时处理。

1. 意识观察 人类的意识状态取决于醒觉功能和认识能力，前者是由脑干网状结构功能决定的，而后者是由于大脑半球正常活动保持的，大脑半球任何局部的功能丧失或广泛损害都可导致不同程度的意识丧失，严重者可出现昏迷，所以意识障碍是中枢神经系统损害的客观标志。脑外科手术后对意识状态的观察和准确判断非常重要，有利于指导临床救治，挽救生命。

意识障碍是指人体对周围环境及自身状态的识别和察觉能力障碍的一种精神状态，包括意识水平和意识内容两方面的异常，前者表现为意识清晰程度的改变，后者表现为定向力、感知力、注意力、思维、情感等精神活动内容的改变。严重的意识障碍表现为昏迷（表23-1）。

表23-1 意识障碍的临床表现

意识障碍	程度	临床表现
嗜睡	程度最轻的意识障碍	患者处于持续睡眠状态，可被唤醒，醒后能正确回答问题和做出各种反应，当刺激停止后很快又入睡
意识模糊	程度深于嗜睡	患者能保持简单的精神活动，但对时间、地点、人物的定向能力发生障碍
昏睡	接近不省人事的意识状态	患者处于熟睡状态，不易唤醒，虽经压迫眶上神经、摇动身体等强烈刺激可被唤醒，但很快又入睡。醒时答话含糊或答非所问
昏迷	轻度昏迷	意识大部分丧失，无自主运动，对声、光刺激无反应，对疼痛刺激尚可出现痛苦的表情或肢体退缩等防御反应。角膜反射、瞳孔对光反射、眼球运动和吞咽反射可存在异常，生命体征无明显异常。
	中度昏迷	对周围事物及各种刺激均无反应，对剧烈刺激可有防御反应。角膜反射减弱、瞳孔对光反射迟钝、无眼球运动，生命体征轻度异常
	深度昏迷	意识完全丧失，全身肌肉松弛，对各种刺激全无反应，深、浅反射均消失，肌张力低下，排便排尿失禁或出现去大脑强直状态，生命体征明显异常
谵妄	一种以兴奋性增高为主的高级神经中枢急性功能失调状态	表现为意识模糊、定向力丧失、感觉错乱、躁动不安、言语杂乱等

2. 瞳孔观察 正常人的瞳孔位置居中，等大等圆，边缘齐，室内自然光下直径为2~5 mm，反应灵敏。反之则为瞳孔异常。瞳孔改变对判断病情和及时发现颅内高压危象非常重要。护理人员应了解患者术前的瞳孔情况，做连续动态的观察、记录。

3. 头痛、呕吐的观察　头痛剧烈且伴呕吐频繁，患者躁动不安者，常为颅内压急剧增高的表现，应警惕术后颅内血肿、脑疝等形成的可能。

4. 术后神经系统功能恶化　术后常因血压下降、颅内压升高或脑血管痉挛使脑组织的灌注和氧合能力下降；血肿压迫脑组织并使颅内压增高，以及脑水肿和气颅使神经功能恶化，患者苏醒困难。Glasgow 评分对评估头颅外伤和开颅术后的预后有帮助，低于 7 min 持续 6 h 提示颅脑损伤严重。

表 23-2　Glasgow 昏迷评分

评估项目	反应	得分
睁眼反应	自动睁眼	4
	呼唤睁眼	3
	疼痛刺激睁眼	2
	任何刺激无睁眼反应	1
运动反应	能按指令动作	6
	对疼痛刺激能定位	5
	对疼痛刺激有肢体退缩反应	4
	疼痛刺激时肢体过屈	3
	疼痛刺激时肢体过伸（去大脑强直）	2
	对疼痛刺激无反应	1
语言反应	能准确回答时间、地点、人物等定向问题	5
	回答切题，但不能准确回答时间、地点、人物等定向问题	4
	答非所问，字语不当	3
	字音模糊不清，无法理解	2
	任何刺激无语言反应	1

二、颅内压监测与处理

开颅术后颅内压变化的早期可无临床症状。及时发现颅内压增高的临床表现有助于对开颅术后颅内压升高作出早期诊断，故颅内压监测是术后重要的观察方法。

1. 术后颅内压的常用监测方法　①腰椎穿刺：该方法简便易行，操作方便。如术中已行穿刺留有引流管，可以连接压力传感器进行监测；术中如未行穿刺，苏醒期有需要也可以进行，但要注意观察患者体位改变、呼吸循环变化等，如患者不合作容易产生并发症，如神经损伤、出血等。也要注意腰椎穿刺所测得的压力不一定能够真实地反映颅内压的变化。②脑室内监测：乃目前临床上最常用的方法，是颅内压监测的金标准。该方法简便、直接客观、测压准确，便于检测零点漂移，同时可以引流脑脊液。详细见第七章第二节内容。缺点是当颅内压增高、脑肿胀导致脑室受压变窄、移位甚至消失时,脑室穿刺及置管较困难。在监护时应避免非颅内因素导致的颅内压增高,例如呼吸道阻塞、烦躁、体位偏差、高热等。③脑实质内监测:导管头部安装极微小显微芯片探头或光学换能器,放置在脑实质内。它只能反映局部颅内压,因为颅内颅内压并不是均匀分布,例如幕上监测可能不能准确反映幕下颅内压。④蛛网膜下隙监测:颅骨钻孔后透过硬脑膜将中空的颅骨螺栓置于蛛网膜下隙。蛛网膜下隙脑脊液压力可以通过螺栓传递到压力换能器进行测压。此方法操作简便,对脑组织无明显影响。但是感染概率较大,螺栓容易松动、堵塞而影响测量结果。后面三种方法均受设备条件的限制。

2. 术后颅内压增高的处理　一般成人颅内压的正常值为 5.3～13.5 mmHg。任何一种颅内容物成分的失代偿性增多,将会导致颅内压增高;压力在 13.5～15 mmHg 为可疑颅内压增高,超过 15 mmHg 可确认为颅内压增高。轻度增高:15～20 mmHg;中度增高:20～40 mmHg;重度增高:>40 mmHg。

开颅手术后颅内压增高时脑灌注压降低,严重时影响脑代谢,一旦发生脑疝,将危及患者的生命。①大脑镰下疝:局部颅内压增高导致扣带回移位,使一侧半球的扣带回被挤入对侧。②小脑幕切迹疝:幕上病变,使颞叶的海马、沟回移位,神经、大脑后动脉受压,出现病变对侧上位神经元损害,同侧瞳孔先缩小、后放大、对光反射消失以及枕叶皮质坏死一系列综合征;③枕骨大孔疝:颅内病变,颅内压增高,使小脑扁桃体移位,通过枕骨大孔,压迫延髓、椎动脉,而出现瞳孔时大时小、呼吸骤停、脑干出血等表现。

一旦怀疑颅内压增高,应及早进行头颅 CT、动脉血气分析检查等来明确病因。如有占位性血肿需立即手术清除,同时检查患者的出凝血功能。如有大量气颅可通过钻孔引流。给予甘露醇静脉滴注可帮助降低颅内压,一次用量为 0.5～2 g/kg,常用剂量为 1～2 g/kg,起效时间在 20 min 之内,最大效应在 1～2 h。术后颅内压增高的处理见表 23-2。

表 23-2　颅内压增高的处理

病因	诊断	治疗
血肿	CT 扫描、凝血功能测定	手术引流
气颅	头颅 X 线平片、CT	钻孔引流
脑水肿	CT、颅内压监测	过度通气、利尿剂
低氧和高碳酸血症	动脉血气分析	呼吸支持
脑血管痉挛	临床征象恶化,脑血管造影	维持血压、血管扩张

三、呼吸系统管理

颅脑重要部位手术、麻醉药物的影响、心肺功能障碍和颅内高压均会导致呼吸系统并发症的发生。术后患者任何程度的通气不良均应及时纠正,否则低氧血症和高碳酸血症可增加脑血流量和颅内压,并导致脑水肿。每增加 1 mmHg 的 $PaCO_2$ 可增加 4%

的脑血流量。

呼吸系统监测包括呼吸次数、节律、类型、呼吸幅度，有无辅助呼吸肌参与呼吸，患者的皮肤是否苍白、发绀、潮红、湿冷，通气动力学、气体交换功能、血气分析等。多数神经外科患者，呼吸过快是一种生理代偿机制，通过增加呼吸次数，使摄氧量增加，减轻脑组织的缺氧状态，但当呼吸频率过快时易引起呼吸性碱中毒。危重患者出现病理性呼吸时需采用呼吸机辅助呼吸。护理人员一定要熟悉掌握呼吸机的所有性能和操作方法，并做好记录。

1. 麻醉苏醒期呼吸功能障碍的主要原因　神经外科手术后的呼吸功能障碍主要有颅神经功能不全、气道保护性反射异常、气道机械性梗阻和中枢性呼吸肌无力四类。具体原因：

（1）舌后坠：处于半清醒期者，特别是垂体瘤肢端肥大症的患者，由于舌体过大肥厚，拔管后易产生舌后坠。

（2）反流或误吸：外伤患者胃内容物滞留造成的反流或误吸，颅底骨折时血液和脑脊液的移位，额部开颅时术野的血液和冲洗液流入咽部等所造成的分泌物及呕吐物堵塞气道。

（3）脑神经功能不全产生的吞咽功能障碍。

（4）呼吸道的保护性反射引起的喉痉挛。

（5）由于手术刺激（鞍膈、三叉神经、迷走神经以及颅底大血管等）产生反射性支气管痉挛等。

2. 呼吸功能障碍的处理　复苏期如通气不足，应保留气管导管在 PACU 行呼吸机辅助通气，以避免低氧血症和高碳酸血症的发生，通气模式选用 PSV 或 SIMV。如患者躁动或不能配合呼吸机治疗，可静脉持续应用异丙酚，直至患者通气功能恢复。神经外科全麻患者术后应尽量减少拔除气管导管时的反应，口咽部和气管内的分泌物可以在较深麻醉状态下吸除，以减少拔管时的刺激；深麻醉状态下的拔管可以减少血压剧烈波动和呛咳的发生，但其先决条件是神经外科手术不会影响患者的神经功能（尤其是气道反射功能）、气道易于开放并且苏醒不会延迟，大多数情况下不主张使用这项技术。

对于脑干实质及邻近区域手术后有呼吸功能障碍者，有后组脑神经损伤出现吞咽困难或呛咳反射明显减弱者，颈段脊髓手术后呼吸肌麻痹或咳嗽无力者，严重脑外伤伴脑脊液漏者，经蝶窦垂体瘤手术后压迫止血或渗血较多而患者没有完全清醒者均应保留气管插管，维持呼吸道通畅。苏醒期应将患者头部尽量后仰，托起下颌，放置口咽及鼻咽通气道保持气道通畅，必要时应用拮抗剂，促使患者尽早清醒，特别是拔管前放松套囊时，及时有效地清理呼吸道分泌物及呕吐物，严重者静脉注射糖皮质激素、利多卡因、β_2 受体兴奋剂，必要时再次行气管内插管或气管切开术，有效地控制呼吸道梗阻的发生，保持呼吸道通畅，降低颅内压增高发生的危险。

全麻后，由于患者舌体肥大和没有完全清醒，气管拔管后常存在呼吸道不通畅，可采取以下方法解决：放置口咽通气道或者鼻咽通气管；头偏一侧，托起下颌；选择适当型号的喉罩。长时间应用呼吸机，气管内痰多而稠、不易排出者，应予气管切开。

呼吸道的正常反射依赖于三叉神经、面神经、舌咽神经、迷走神经和舌下神经的功能正常。舌咽和迷走神经损伤可发生吞咽功能异常。舌下神经损伤后舌体的运动不良，易导致上呼吸道阻塞。迷走神经损伤可引起声带麻痹，严重时可发生肺水肿。脑神经在吞咽和气道保护中的作用见表23-3。

表23-3　脑神经在吞咽和气道保护中的作用

颅神经	在吞咽和气道保护中的作用
三叉神经（Ⅴ）	咀嚼肌，正常下颌活动
面神经（Ⅶ）	口腔感觉
舌咽神经（Ⅸ）	触发吞咽反射，咽相吞咽
迷走神经（Ⅹ）	声带运动和感觉，声带-咽的协调，颈部食管的运动
舌下神经（Ⅻ）	舌的运动

四、循环系统管理

神经外科手术后，由于中枢神经系统功能不稳定、疼痛、应激反应和低温等均可引起心血管系统波动，低血压、高血压和心律失常是术后PACU常见的并发症，因此必须监测血压和心电图，特别是当病变位于胼胝体、下丘脑及脑干附近时，可产生复杂多变的心率变化。这类心率变化的特点是变化突然，无规律性，无明显周围性因素可寻。这更加要求医务人员责任心强，工作仔细。

颅内压增高和大手术后的患者，在输液量和输液速度上，很大程度上依赖于中心静脉压的监测。正常的中心静脉压值5~12 cmH$_2$O（0.49~1.18 kPa）。通过中心静脉压测定值估计有效循环血量，对患者心功能和血容量的判断以及指导输液、输血很重要。

颅内动脉瘤、手术失血没有及时补充血容量、长时间应用利尿剂导致血容量不足，术后将出现低血压，收缩压比术前降低30%以上。低血压将引起器官灌注不足体征，如心肌缺血、中枢神经功能障碍、少尿或代谢性酸中毒。一旦发现患者低血压，应检查血红蛋白及血细胞比容以排除内出血。对于顽固性低血压者，应监测尿量、直接动脉压、中心静脉压等。及时补充血容量，应用血管收缩药恢复血管张力及治疗引起低血压的病因。

神经外科术后，患者由于疼痛、躁动不安、呼吸抑制导致低氧血症或高碳酸血症、颅内压升高等会出现血压升高。由于血压升高超过25%可能导致脑内出血、心力衰竭或心肌梗死、术野出血、脑血流量增加、脑水肿形成而使颅内压增高，因此控制术后高血压非常重要。但对库欣反应引起的高血压——改善脑灌注的重要保护机制，必须加以鉴别。当患者出现高血压的时候，要针对病因治疗，如镇痛、纠正低氧血症和高碳酸血症、降颅压等。应用短效降压药控制血压。常用药物有：①乌拉地尔：每次12.5~25 mg静脉注射，或2~4 μg/（kg·min）静脉滴注。②艾司洛尔0.5~1.0 mg/kg

静脉注射后持续静脉输注以维持血压、心率到理想水平。

在苏醒期还应联合应用心血管活性药物以有效抑制血压的升高,可选用的药物包括尼卡地平、艾司洛尔和拉贝洛尔。由于肼屈嗪、硝普钠和硝酸甘油均可引起脑血管扩张,增高颅内压,明显降低脑灌注压,除非特殊病情需要,一般尽量避免使用。

由于过度通气和利尿治疗是神经外科常用的治疗措施,两者均可导致低钾血症和室上性心动过速,所以必须进行心电图监测和血电解质测定,及时纠正水电解质失衡。当患者出现心律失常的时候,应针对病因处理,必要时使用抗心律失常的药物。

五、体温管理

手术室温度一般控制在 20~22 ℃,对全身裸露的患者来说是冷环境。术中失血、失液及输入大量与室温等同温度的液体会使体温下降。全麻药物能不同程度地抑制体温调节中枢,降低了体温的应激能力,使其不能及时调节。术中应用肌松药也阻滞了肌肉收缩使机体产热下降。低温使患者感觉不适,血管收缩及寒战,而寒战增加基础代谢率、心排出量和分钟通气量。全麻术后患者体温 < 35 ℃,不仅影响切口愈合,增加感染率,而且可引起严重的心肺疾患等并发症。

因此,围手术期体温监测和有效的复温措施很重要。可将所输液体在不改变其晶体成分的情况下预热至生理温度再输入。库存血尽可能地在室温下复温 30 min 或用温水法升高温度后再输入患者体内。在监护室可提高室内温度或用红外光灯、电热毯等使患者体温恢复。

六、体液和电解质管理

术后水、电解质紊乱和酸碱代谢失衡不仅是神经外科患者危重的信号,也是加剧病情变化导致患者死亡的重要原因之一。体液和电解质紊乱在神经外科手术后较常见,尤其是下丘脑和垂体及其周围的手术。因此,加强电解质、血气分析监测能及早发现机体内环境变化及酸碱平衡失调,有助于提高疾病的治疗效果。

头部创伤和其他颅内疾患时,抗利尿激素分泌增多引起抗利尿激素分泌亢进综合征,表现为尿钠升高、血钠下降和体内游离水总量相对增多。血钠下降会导致精神错乱、共济失调、癫痫发作、反射增强或减弱、昏迷和不可逆性脑损伤。开始应限制输液量;如血钠 < 110 mmol/L,应使用高渗含盐溶液(3.5%);同时应用呋塞米 10~20 mg 静脉注射以诱导游离水的负向平衡;也可选用 6% 碳酸氢钠溶液,按 2 mL/kg 使用,1~2 min 后血钠浓度可增加 6 mmol/L。

脑性盐耗综合征常见于蛛网膜下腔出血患者,表现为低血钠、脱水及高尿钠(> 50 mmol/L)三联征,本综合征与抗利尿激素分泌亢进综合征的电解质表现相似,需鉴别诊断。抗利尿激素分泌亢进综合征属血管内容量增多和稀释性低血钠状态,治疗以限制容量为目标;而本综合征属低血容量和低血钠状态,治疗目标是输入等渗含钠溶液,以重建正常血容量。

尿崩症多见于鞍区垂体手术及颅咽管瘤手术，其他颅内疾患特别是头外伤也可发生。其根本病因是 ADH 缺乏或分泌减少，导致多尿和脱水，尿液相对密度低和渗透压低，血浆呈高渗和高钠。一旦确诊，液体治疗的目标是维持血管内容量及正常电解质水平。

七、癫痫处理

约 20% 未处理的颅脑手术后患者，可在术后 24 h 内出现癫痫样发作。原因包括手术后脑水肿、脑缺氧；合并颅内血肿；手术操作对脑组织的直接损伤；药物使用不当。由于癫痫发作可引起低氧血症和误吸，因此应在心电图监测下静脉注射苯妥英钠进行控制。18 mg/kg 的苯妥英钠稀释至生理盐水中以 50 mg/min 的速度滴注可达到有效治疗浓度，并可维持 24 h。为了减轻对心血管的抑制作用，速度不宜超过 50 mg/min。对于癫痫持续状态，主张联合用药治疗。

八、术后躁动处理

1. 术后躁动的原因　神经外科术后各种有害刺激是引起躁动的最常见原因，如气管导管、疼痛、留置导尿管、留置胃管、各种引流管的刺激等。

全身麻醉药作用于中枢的抑制程度不一，因此恢复时间也不一样。麻醉药残余作用可导致患者严重的焦虑和躁动，发生原因可能是呼吸功能未完全恢复。在某些情况下，患者烦躁误以为是由于气管导管引起的，如果此时拔除气管导管，患者会更加烦躁，出现无力咳嗽，舌后坠，呼吸道不全梗阻，可伴有剧烈的不协调运动，并有明显定向障碍。吸入麻醉剂如七氟醚对气管的刺激作用，及全麻引起呼吸道分泌物增多，气道不畅通，静脉麻醉药如异丙酚、维库溴铵、咪达唑仑、芬太尼等，都有可能引起术后精神症状。术前应用东莨菪碱可致术后定向力障碍及躁动不安，术前使用阿托品可致术后谵妄。

颅内压增高是引起患者烦躁各因素中最危险的一个，处理不及时可形成脑疝，危及患者生命。颅内压增高是由于术前或术后继发性脑出血或脑水肿形成所致。患者表现为躁动不安，身体和四肢不停地扭动或抽动，呕吐频繁。

2. 术后躁动的处理　神经外科手术后必须约束好患者，仔细观察患者，一旦患者出现躁动要及时处理。保持室内环境安静，确保患者安全，去除诱因，可适当镇静、镇痛，给予咪达唑仑 1～2 mg 静脉注射。疼痛是神经外科患者术后躁动的主要原因之一，恰当的镇痛非常重要。有文献报道，给予氟比洛芬酯 100 mg 可减轻七氟醚全麻下的神经外科术后躁动。广州医学院第二附属医院 2010 年开始将右旋美托咪啶用于控制神经外科术后躁动取得满意的效果。考虑到对中枢神经系统和瞳孔收缩的抑制作用，应用麻醉性镇痛药要十分慎重，因为上述两种抑制作用可以掩盖颅内压增高的临床表现。此外，麻醉性镇痛药引起的呼吸抑制致 CO_2 升高可使颅内压增高。详细内容见下节。

第二节　神经外科术后镇痛

近年来，随着对术后疼痛的病理生理及其对机体影响的认识逐渐深入和提高，术后镇痛已经成为临床上提高患者围手术期安全性、舒适度，促进患者早日康复的重要环节。神经外科手术后疼痛的治疗原则上要求不影响神志的观察，不能抑制呼吸或引起呕吐而增加颅内压或颅内出血的危险。由于神经外科疾病的特殊性，以及麻醉医生和外科医生对神经外科手术后镇痛重视不足或心存顾虑，神经外科患者术后镇痛问题并未得到很好的解决。

一、神经外科术后镇痛的意义

神经外科患者的术后疼痛及处理问题一直存在着争议。以往有学者认为神经外科患者术后疼痛较少或较轻，不需镇痛药物。虽然目前对神经外科术后疼痛的发病率仍存在争议，但越来越多的学者倾向于认为，神经外科术后疼痛明显存在且治疗不足，应引起重视。有研究认为60%的脑部手术患者出现了不同程度的术后疼痛，其中2/3为中度以上的疼痛。此外，女性患者术后疼痛较为普遍，而且手术路径也对术后疼痛的发生有影响，经颞下及枕下入路手术的患者容易出现术后疼痛。

脑组织本身无痛觉，开颅手术后的疼痛与脑内切口无关，但如果手术过程中损伤了脑膜中动脉周围的上、下颌神经分支以及大脑镰前端及天幕等处的眼神经分支、颅前窝底部的筛前神经、后颅窝的脊神经、动脉环附近的交感神经等则可能会引起疼痛。研究表明，神经外科术后疼痛的患者有86%是浅表性疼痛，提示疼痛的主要根源是附着于颅骨的肌肉及软组织。头皮和硬脑膜虽然也有痛觉神经末梢分布，但疼痛主要是肌肉牵拉引起的。手术入路不同，术后疼痛的发生可能会有差别。一般认为，颈后枕部入路由于术后肌肉张力较大以及活动时易受牵拉，颞下入路破坏颞肌，影响上下颌运动，都易引起术后疼痛。调查表明，经鼻蝶垂体瘤切除术后，由于损伤了三叉神经及上颌神经分布区的蝶窦、鞍底硬膜等组织，疼痛最为剧烈，而经额顶入路只是头皮、骨膜损伤，术后疼痛较轻。以上结论的差异可能与手术方式不同有关。由此看来，肌肉牵拉、软组织损伤、神经损伤都可能参与了神经外科术后疼痛的形成。

术后疼痛可引起机体交感神经活性增强并引起应激反应，尤其是对神经外科患者，可导致烦躁、血压升高及恶心、呕吐，这些都可能增加颅内出血的危险。颅脑手术后发生高血压的原因很多，疼痛是一个不容忽视的因素。至少有90%的神经外科患者存在术后高血压。术后发生高血压的患者体内儿茶酚胺、醛固酮、肾素以及血管内皮素含量都显著高于无高血压的患者。由于脑血流量存在着自身调节机制，血压在一定范围内波动时可以保持脑血流量的稳定，但颅脑手术有可能破坏这一调节机制，导致脑血流量随血压的升高而升高。如疼痛刺激血压升高，可引起脑血流量增加，继而导致脑动、静脉分压差减小，引起过度灌注综合征，最终导致脑组织充血水肿，甚至颅内出血。

疼痛应激可刺激血管内皮细胞等分泌血管内皮素，后者是一种强烈的缩血管物质，不仅能收缩脑血管造成脑缺血、缺氧，还能引起神经细胞内兴奋性氨基酸释放，促使钙离子（Ca^{2+}）内流和氧自由基生成，从而加重术后的颅脑损伤。术后疼痛以及组织损伤还可促进体内各种促炎性细胞因子如白细胞介素-1（IL-1）、肿瘤坏死因子-α（TNF-α）、IL-6、IL-8等的释放，这些细胞因子的超量表达可产生神经细胞毒性作用，导致细胞肿胀和死亡，并破坏血脑屏障，促进脑水肿形成，还可诱导其他大量炎症介质的表达，从而引起继发性颅脑损伤。此外，为预防颅内压增高、脑水肿，神经外科的患者术后一般都要限制入水量，而术后疼痛可引起体内醛固酮、抗利尿激素增多，导致体内水钠潴留，进而引起疼痛。

神经外科患者的术后镇痛，不仅可以减轻患者的痛苦，而且可以提高患者自理能力，有利于患者术后恢复。良好的术后镇痛，可减少患者体内儿茶酚胺和其他应激激素的释放，有利于维持循环功能的稳定，保持脑血流动力学和颅内压的相对稳定；有利于患者术后肺功能的恢复和减少肺部的并发症；降低心脑血管意外的发生率；术后镇痛还可减少躁动，改善患者情绪，为术后的神经功能评估提供良好的条件。

二、神经外科术后镇痛原则

神经外科术后往往要求能及早评估患者的神经功能，意识水平是判断颅内并发症的重要标志，因而除非有特殊原因，术后有必要尽快恢复患者意识，以便尽快完成神经系统检查和术后病情评估。

由于神经外科手术患者的特点，术后镇痛的处理均应遵循以下原则：①进行围手术期脑功能保护，维持脑氧供需的平衡。②维护脑血流动力学和颅内压的相对稳定，保持颅内顺应性和血脑屏障功能正常。③减少手术、麻醉和术后镇痛的并发症，加强术后的监护和治疗。

三、镇痛方法与药物选择

在传统的镇痛方法中，局部神经阻滞虽然方法简单，但维持时间较短，需要重复给药，而且由于硬脑膜的感觉神经末梢来自三叉神经，头皮神经阻滞很难消除其疼痛。目前公认的理想方法是多模式镇痛治疗，镇痛药、镇静药联合用于术后患者恢复的不同阶段。神经外科患者的术后镇痛多采用全身用药方式，对具体患者来说，如何准确选择镇痛方法及镇痛药物，应根据药物的风险效益比和患者的临床具体情况决定。联合使用镇痛作用机制不同的各种药物，可以产生相加或协同作用，减少不良反应发生率。

开颅术后疼痛治疗的理想镇痛药应具有以下特点：①镇痛效果完善；②有较高的治疗指数；③对中枢神经系统、清醒程度、瞳孔无影响；④对循环及呼吸系统无不良作用；⑤不诱发癫痫；⑥可经肝脏和肾脏代谢排泄，严重的器官功能衰竭时不影响药物代谢动力学;⑦不改变凝血及血小板功能;⑧不引起恶心呕吐。目前尚没有药物能完全达到这一要求。

可用于神经外科术后镇痛的药物包括阿片类镇痛药、非阿片类中枢镇痛药、非甾体类药物、NMDA受体拮抗药及抗惊厥药。神经外科术后镇痛的方法包括:传统方法的间断肌内或静脉注射法;芬太尼经皮贴敷;经皮电刺激镇痛(TENS);超前镇痛(premptive analgesia);患者自控镇痛(patient-controlled analgesia, PCA)等。

可待因一直是神经外科患者常用的术后镇痛药物,由于直接静脉注射有导致心血管虚脱的危险,所以一般采用肌内注射。该药通过在肝脏中去甲基转变成吗啡而发挥药理作用,一般无呼吸抑制、镇静过度、瞳孔变化等不良反应。但可待因的代谢有很大的个体差异,其转变为吗啡的比例从0.5%~15%不等,同时,临床上所用的剂量大都偏低,再加上需要依赖肌肉的吸收,影响了药物的镇痛效果。

麻醉性镇痛药由于强效镇痛药物如吗啡、芬太尼等可能会导致患者意识水平的改变及呼吸抑制,影响对患者术后神经功能的判断,所以这些药物在临床上较少应用。

曲马多通过抑制痛觉下行抑制通路中的神经递质5-羟色胺(5-HT)和去甲肾上腺素(NE)的再摄取而发挥镇痛作用。治疗剂量无呼吸抑制、镇静及心血管不良反应。

非甾体类抗炎药(NSAID)如对乙酰氨基酚、氯若昔康、氟比洛芬酯、帕瑞昔布钠等近年来也被用于神经外科术后疼痛的治疗,但单独应用一般效果难以保证,可以通过联合应用其他药物如曲马多来提高疗效。但这类药物中有些对凝血功能有影响,有增加颅内出血的危险,应用时注意适应证的选择。

患者自控镇痛(PCA)技术的发展为颅脑手术后的镇痛提供了安全、有效的方法:①PCA操作简单,适用药物较多,止痛药的使用能够做到真正及时、迅速;②满足患者对止痛药需求的个体差异,解决了用药的不足与过量;③有利于抑制机体过于强烈的应激反应,加快患者免疫功能的恢复,降低了并发症的发生率;④有利于患者咳嗽排痰,改善呼吸功能,维持循环的稳定;⑤有利于患者充分配合治疗,促进早日康复。PCA的使用可以避免镇痛药物不良反应的发生,以较少的药物达到较好的镇痛效果。PCA可采用阿片类药物如芬太尼等,还可应用NMDA受体拮抗药,如氯胺酮,其作用于NMDA受体型联结的阳离子通道,抑制伤害性刺激在中枢的短时累积,从而起镇痛作用。

术前、术中、术后可选择以下方法达镇痛目的:降低周围致敏;阻滞伤害感受传入;降低中枢兴奋性。常见的超前镇痛药包括:①局麻药:阻断伤害性感受到达中枢神经系统,从而防止中枢致敏。还有抗炎作用,能减轻初始阶段致敏。头部神经阻滞联合术后曲马多PCA镇痛是有效的手术后镇痛方法。②非甾体类抗炎药:其抑制环氧合酶使前列腺素合成减少,从而阻滞周围致敏达到超前镇痛作用,也具有部分中枢镇痛作用。研究表明,术前应用氯诺昔康能够剂量相关性减少术中呼气末异氟醚的浓度,同时维持血流动力学平稳,由此可以促进患者术后早期清醒,利于恢复,并能减少恢复期的不良反应。

镇痛对于神经外科手术患者的术后康复有着重要的意义。理想的镇痛方法既不能影响对病情的判断，更不能加重病情，又要有满意的镇痛效果。目前的镇痛方法还不能达到这一要求，但已取得不小的进步。多种药物及治疗方法联合应用，新的镇痛药物如高选择性麻醉性镇痛药、长效局麻药等的研制成功都有可能解决这一难题。

（王卓丹　黄焕森）

参 考 文 献

[1] 王恩真. 神经外科麻醉学［M］. 北京：人民卫生出版社，2000：403-416.
[2] 钟泰迪. 麻醉苏醒期患者的管理［M］. 北京：人民卫生出版社，2003：332-350.
[3] 王春晓. 现代术后镇痛学［M］. 广东：广东科学技术出版社，2008：240-243.
[4] 李锦，张雪梅，程灏，等. 神经外科麻醉后恢复期常见病症及处理［J］. 中华神经外科杂志，2010，26：9.
[5] TARRAC S E. A description of intraoperative and postanesthesia complication rates［J］. Journal of Perianesthesia Nursing，2006，63（2）：1072-1074.
[6] LUIJSTERBURG P A，VERHAGEN A P，BRAAK S，et al. Neurosurgeons management of lumbosacral radicular syndrome evaluated against a clinical guideline［J］. European Spine Journal，2004，84（8）：1534-1537.

第二十四章 神经外科手术后重症监测与治疗

神经外科手术后及时、准确地监测与治疗不仅可以维持生命体征稳定，减少术后并发症，而且可以尽早发现手术并发症，尽早处理，挽救患者生命。

第一节 一般监测和治疗

1. 意识 Glasgow 昏迷评分是反映意识状态的客观指标，昏迷程度以睁眼、语言、运动三项分数加总来评估。正常人的昏迷指数是满分 15 分，昏迷程度越重者昏迷指数评分越低。轻度昏迷：13～14 分；中度昏迷：9～12 分；重度昏迷：3～8 分。注意运动评分左右侧可能不同。

术后出现意识障碍的主要原因有：①脑血管病：脑出血、脑梗死、暂时性脑缺血发作等；②颅内占位性病变：如脑脓肿；③蛛网膜下隙出血；④脑水肿；⑤脑变性及脱髓鞘性病变；⑥癫痫发作；⑦急性感染性疾病：各种败血症、感染中毒性脑病等；⑧缺氧、严重贫血等；⑨水、电解质平衡紊乱：如高渗性昏迷、低渗性昏迷、酸中毒、碱中毒、高钠血症、低钠血症、低钾血症等。

2. 瞳孔观察 瞳孔是大脑的窗户。神经系统特别是颅脑发生病变时，瞳孔常发生变化。密切观察瞳孔的变化，对神经系统疾病的诊断和判断病情演变，有重要的帮助。手术后瞳孔变化的临床意义：①双侧瞳孔缩小：脑桥出血或肿瘤压迫时，由于脑桥内的交感神经中枢受到破坏，可使患者的双侧瞳孔极度缩小，临床上常以"针尖样"瞳孔来描述。②单侧瞳孔缩小：多为支配瞳孔开大肌的交感神经麻痹所致。使瞳孔散大的中枢在丘脑，经脑干达颈交感神经节，由颈交感神经达眼球瞳孔扩大肌。如果一侧颈交感神经受损而麻痹，不能使瞳孔散大，瞳孔缩小，同时上眼睑下垂，眼裂变窄，眼球内陷，即所谓的 Honer 征。引起交感神经病损的病变很多，如间脑、中脑、脑桥、延髓、颈髓的交感神经中枢病损，均可引起一侧瞳孔缩小。动眼神经受刺激，如海马钩回疝的早期刺激动眼神经，可表现为一侧瞳孔缩小。③两侧瞳孔散大：见于各种昏迷的患者。颅内高压导致脑疝晚期或脑中线结构下移，造成两侧动眼神经损害者，均可导致双侧瞳孔散大。④单侧瞳孔散大：常见于一侧动眼神经麻痹或一侧交感神经受刺激。如大脑半球的基底节区出血，易引起海马钩回疝。当发生脑疝时，动眼神经下移而受压迫，并将中脑向后下方推移，牵拉动眼神经造成麻痹，出现瞳孔散大。⑤瞳孔大小交替：常发生在脑干损伤或脑病时。脑干损伤特别是中脑顶盖部受损害，影响到艾魏核，即出现瞳孔大小形状多变。临床上表现为瞳孔忽大忽小，时而一侧瞳孔散大，时而一侧瞳孔缩小或两侧交替散大，光反射消失。⑥对光反射异常：瞳孔的对光反射分为直接对光反射和间接对光反射。两侧对光反射迟钝或消失，常见于昏迷的患者。如果一侧瞳孔的直接对光反射和间接对光反射均阴性，而另一侧瞳孔直接、间接对光反射均阳性，说明该侧动眼神经受损。如果一侧瞳孔直接对光反射阴性，另一侧间接对光反射也阴性，同时该侧间接对光反射阳性，另一侧直接对光反射阳性，表明该侧视神经受损伤。

神经外科术后早期，神经系统疾病变化迅速，因此对瞳孔的观察要做到"及时准确，前后对照，全面观察，综合分析"。

3. 体温监测　体温变化及临床意义：①体温升高：感染，脑室或蛛网膜下隙出血，中枢性高热。②体温过低：全麻后早期下丘脑损伤或濒临死亡的患者。③中枢性体温升高常见于脑干损伤、肿瘤或手术所致体温调节中枢受损，此时主要是以物理降温为主。中枢性高热的患者常同时伴有意识障碍、尿崩及上消化道出血等症状。④周围性体温升高常见于感染引起的炎症，可采取药物或物理降温。

4. 心率及脉搏　术后脉搏的变化及临床意义：①血容量不足：失血、脱水过度、大量出汗、补液不够；②高热：一般体温每升高1℃，脉搏增加15～20次/min；③低氧；④神经源性脉搏加快：多见于脑干损伤、脑室出血或脑疝晚期；⑤贫血；⑥心脏功能不全。

5. 呼吸　呼吸变化及临床意义：①呼吸频率加快（大于30次/min）：缺氧导致低氧血症，脑脊液酸中毒，高热，中枢神经源性病因如基底节、下丘脑、延髓受损；②呼吸频率减慢（小于10次/min）：酸中毒，库欣反应，脑的不同水平损害可引起不同的呼吸紊乱形式；③潮式呼吸（重症脑缺氧）：双侧大脑半球病变，间脑病变；④叹气样呼吸：脑桥上部被盖部损害；⑤点头样呼吸：濒死状态；⑥间停呼吸：脑炎、颅内压增高、剧烈疼痛时；⑦叹气样呼吸：癔症、焦虑症。

6. 血压　血压变化及临床意义：①血压升高：库欣反应（两慢一高，心率、呼吸减慢，血压进行性升高），原有高血压病；②血压降低：容量不足、脱水过度，感染或过敏性休克，中枢循环系统衰竭导致延髓功能衰竭。

第二节　特殊监测

一、颅内压监测

颅内压监测适应证：脑积水、脑水肿、颅内出血、脑室膜炎、结核性脑膜炎、颅内占位性病变、脑手术后或脑外伤、脑脊液分泌过多或循环吸收障碍、颅内高压时做控制性脑脊液引流减压、颅内高压危象或脑积水等做颅内减压、脑室膜炎需局部注药治疗。

手术后颅内压监测的意义：能够在出现意识障碍等严重问题之前发现脑部的变化如出血、梗阻性脑积水等，能够及早干预，挽救患者生命。

颅内压监测的方法有：

1. 监测视神经鞘直径（ONSD） 通过超声检查脑水肿患者眼球后 3 mm 处 ONSD 来确定颅内压。Newan 等报道正常儿童的 ONSD 平均为 3 mm，颅内压增高时儿童 ONSD 达 4.5 mm 甚至更大，认为 ONSD 超声检测能快速诊断和监测颅内压。Blaivas 等通过大样本研究认为，在条件不允许情况下，可用超声检查 ONSD 代替 CT 扫描判断颅内压。

2. 监测视网膜静脉压 RVP 或动脉压（RAP） 正常情况下，RVP 大于颅内压，颅内压影响 RVP 的部位为视神经基底鞘部。颅内压增高将导致视乳头水肿和视网膜动脉搏动消失。但该法只能瞬间测定，不能连续、重复监测。当视乳头水肿明显或眼内压高于静脉压时不适合用。

3. 监测经颅多普勒超声（TCD） 当颅内压增高时，脑血管自动调节功能减退，脑循环变慢，脑血流减少，收缩期、舒张期及平均血流速度均降低，而反映脉压差的搏动指数和阻力指数明显增大，同时频谱形态也有相应的变化。Schmidt 等测定大脑中动脉血流速度后进行波形分析发现动脉灌注压和平均颅内压相关。相比而言，TCD 参数分析比频谱分析更为重要。因为频谱仅起到定性作用，缺乏定量概念，而 TCD 能反映脑血流动态变化，观察脑血流自身调节机制。但脑血管活性受多种因素影响，颅内压和脑血流速度的关系会发生变化，脑血管痉挛时出现的流速增加需与脑充血相鉴别，否则会影响判断。

4. 监测闪光视觉诱发电位（flash visual evoked potentials，fVEP） fVEP 可以反映整个视觉通路的完整性。当颅内压升高时，电信号在脑内传导速度减慢，fVEP 波峰潜伏期延长，延长时间与颅内压值成正比。fVEP 同时还可以监测和随访危重患者脑功能，对判断颅内压增高的预后有一定帮助。该方法的局限性如下：易受年龄、与脑代谢有关因素、全身疾病代谢紊乱等影响；颅内占位性病变压迫或破坏视觉通路时，fVEP 对颅内压的反映将受影响；严重视力障碍和眼底出血等眼部疾病也会影响 fVEP。部分深度昏迷患者或脑死亡者 fVEP 不出现波形。

5. 监测鼓膜移位（tympanic membrane displacement，TMD） 颅内压变化引起外淋巴液压力变化可使镫骨肌和卵圆窗的位置改变，继而影响听骨链和鼓膜的运动，导致鼓膜移位。TMD 能在一定范围内较精确地反映颅低压，能准确区分高颅压和低颅压引起的头痛。但该方法也有缺陷：过度暴露于声音刺激中能引起暂时性音阈改变而影响测量；有脑干和中耳病变的患者，因镫骨肌反射缺陷不能监测；不能连续监测；不安静、不合作及老年人均不宜监测。

6. 前囟测压（anterior fontanel pressure，AFP） AFP 主要用于新生儿和婴儿监测。将前囟压平，然后连接传感器测量。因为要压平前囟，只有突出骨缘的前囟才适用。压平前囟在一定程度上缩小了颅腔容积，会导致所测颅内压值偏高。运用平置式传感器测定前囟压,能够较好地排除前囟软组织对结果的影响。

7. 无创脑电阻抗监测（noninvasive cerebral electrical impedance measurement, nCEI） 近10年来,部分学者开始使用体表电极 nCEI 技术。Liu 等报道了脑卒中的临床实验；nCEI 是脑水肿的灵敏监测指标。但该方法有以下缺点：对中线附近、体积过小的病灶,双侧多发腔隙性梗死不敏感；操作上影响因素较多,需进一步改善。

8. 近红外光谱技术（near infrared spectrum, NIRS） 650~1100 mm 范围的近红外光能穿透头皮、颅骨及脑皮质达 2~2.5cm,然后返回到头皮。在头皮上放置光源感受器可以测量相关信息的变化。以此方法获得的监测值来计算颅内压,敏感性较高,具有良好的应用前景,但尚处于研究阶段。

9. 压力传感器测量 包括腰椎穿刺、脑室内监测、脑实质内监测、蛛网膜下隙监测、硬脑膜下或硬膜外监测、神经内镜监测、有创脑电阻抗监测（CEI）等方法。这些方法均是将压力测量传感器置于脑、脑脊液或脑膜的不同部位测量颅内压,具有准确性高、连续性好等优点,但会有感染、出血等风险。

二、影像学监测

影像学监测（主要是 CT、MRI）具有客观、准确,能定位、定性等优点,但价格较贵,且不能进行床旁和连续监测。

第三节 术后治疗

一、呼吸道的管理

神经外科术后早期出现呼吸功能障碍的原因：处于半清醒期者,特别是垂体瘤肢端肥大症的患者,由于舌体过大肥厚,使用肌松剂后易产生舌后坠；外伤者胃内容物滞留造成的反流或误吸,颅底骨折,血液和脑脊液的移位,额部开颅时术野的血液和冲洗液流入咽部等所造成的气道堵塞；脑神经功能不全产生的吞咽功能障碍；呼吸道的保护性反射引起的喉痉挛；由于手术刺激（鞍膈、三叉神经、迷走神经以及颅底大血管等）产生反射性支气管痉挛（2.1%）等。对于脑干实质及邻近区域手术后有呼吸功能障碍者,有后组脑神经损伤出现吞咽困难或呛咳反射明显减弱者,颈段脊髓手术后呼吸肌麻痹或咳嗽无力者,严重脑外伤伴脑脊液漏者,经蝶窦垂体瘤手术后压迫止血或渗血较多而患者没有完全清醒者均应保留气管插管,维持呼吸道通畅；苏醒期应将患者头部尽量后仰,托起下颌,放置口咽及鼻咽通气道保持气道通畅,必要时应用拮抗剂,促使患者尽早清醒,特别是拔管前放松套囊时,及时有效地清理呼吸道分泌物及呕吐物,严重者静脉注射糖皮质激素、利多卡因、β_2 受体激动剂,必要时再次进行气管内插管或气管切开术,有效地控制呼吸道梗阻的发生,保持呼吸道通畅,降低颅内压增高发生的危险。

神经外科术后后期出现呼吸功能障碍的主要原因：①呼吸中枢受损（脑干周围手术创伤、出血、脑水肿等）；②严重肺部感染；③各种原因导致的昏迷；④反流误吸；⑤休克等。处理上主要是建立人工气道，呼吸机辅助呼吸，解除病因（包括再次手术等）。人工气道可以选择经口气管插管、经鼻气管插管或气管切开等。

二、颅内压增高的控制

手术后早期颅内压增高的原因主要是出血和脑水肿，后期颅内压增高的主要原因是感染、梗阻性脑积水或肿瘤复发等。

（一）病因治疗

病因治疗是最根本和最有效的治疗方法，如切除颅内肿瘤、清除颅内血肿、穿刺引流或切除脑脓肿、控制颅内感染等。病因一旦解除，颅内压即可能恢复正常。

（二）对症治疗

1. 脱水　①限制液体入量：颅内压增高较明显者，摄入量应限制在每日 1500～2000 mL，输液速度不可过快。②渗透性脱水：静脉输入或口服高渗液体，提高血液渗透压，造成血液与脑组织和脑脊液间的渗透压差，使脑组织内的水分向血循环转移，从而使脑水肿减轻，脑体积缩小，颅内压降低。常用的渗透性脱水剂有：20% 甘露醇溶液，125～250 mL，静脉快速滴注，紧急情况下可加压推注，每 6～12 h 一次。甘露醇溶液性质稳定，脱水作用强，反跳现象轻，是当前应用最广泛的渗透性脱水剂。但大剂量应用可能对肾有损害。甘油果糖，250 mL，静脉滴注，每 8～12 h 一次。甘油果糖既有脱水作用，又能通过血脑屏障进入脑组织，被氧化成磷酸化基质，改善微循环，且不引起肾损害。③利尿性脱水：能抑制肾小管对钠和氯离子的再吸收而产生利尿脱水作用，但脱水作用较弱，且易引起电解质紊乱，故很少单独使用。如与渗透性脱水剂合用，则可加强其降压效果。氢氯噻嗪（双氢克脲塞），25 mg，每日 3～4 次，口服。呋塞米，20～40 mg，每 8～12 h 一次，静脉或肌内注射。依他尼酸，25～50 mg，每 8～12 h 一次，肌内注射。

应用脱水疗法需注意：根据患者的具体情况选用脱水剂；渗透性脱水剂应快速滴注或加压推注；长期脱水需警惕水和电解质紊乱；严重休克，心、肾功能障碍，或颅内有活动性出血而无立即手术条件者，禁用脱水剂。

2. 肾上腺糖皮质激素　肾上腺糖皮质激素能改善血脑屏障通透性，减轻氧自由基介导的脂质过氧化反应，减少脑脊液生成，因此长期以来用于重型颅脑损伤等颅内压增高患者的治疗。糖皮质激素的使用方法分常规剂量和短期大剂量冲击疗法两种。在治疗中应注意防止并发高血糖、应激性溃疡和感染。但近年来对糖皮质激素的疗效提出了质疑。

3. 冬眠低温　冬眠低温是在神经节阻滞药物的保护下，加用物理降温使机体处于低温状态以达到治疗目的。冬眠低温能保护血脑屏障，防止脑水肿；降低脑代谢率和耗氧量；保护脑细胞膜结构；减轻内源性毒性产物对脑组织的继发性损害。按低温程度可分为轻度低温（33~35℃）、中度低温（28~32℃）、深度低温（17~27℃）和超深低温（<16℃）。临床上一般采用轻度或中度低温，统称为亚低温。

应用冬眠低温疗法需注意：根据患者的具体情况选用药物和用量；加强呼吸道管理，保持呼吸道通畅；注意观察病情，防止体位性休克、冻伤和压疮；儿童和老年患者慎用，休克、全身衰竭或房室传导阻滞者忌用。

4. 过度换气　过度换气可以降低 $PaCO_2$，使脑血管收缩，减少脑血容量，降低颅内压。但有发生脑缺血的危险，需适度掌握。

5. 手术　包括侧脑室穿刺引流、颞肌下减压术和各种脑脊液分流术等。

三、心血管系统功能障碍的治疗

神经系统重症如急性脑血管病、急性颅内感染、颅内压增高、癫痫持续状态等患者同时并发心血管功能障碍者并不少见，其中以脑血管疾病与心血管功能障碍关系最密切。据统计，急性脑血管病患者 50%~90% 存在心电图异常。可能原因在于：心脑血管疾病可能存在共同的疾病基础，如高血压、糖尿病、高血脂等，在急性脑血管病发作之前已经存在心血管功能障碍；急性脑部病变发作之前并无心血管病基础，如脑源性心血管功能障碍，主要由急性脑部病变或创伤（包括手术）累及下丘脑、脑干自主神经中枢时引发急性心血管功能障碍。在 NICU 常见的严重心血管功能障碍表现为急性心力衰竭、致命性心律失常、急性心肌梗死，甚至猝死。

对于心血管系统原有疾病的治疗与心血管内科的治疗并无不同，而脑源性心血管功能障碍涉及复杂的神经-体液调节异常机制，并随脑功能损伤而迅速出现，目前尚缺乏敏感、特异的早期预警指标，一旦出现心电图改变、心律失常和心肌酶学改变，则提示心肌损伤已经形成。治疗原则如下：

（1）积极治疗脑部原发疾病。

（2）分层干预。①单纯心电图复极改变，无心律失常和心肌酶的异常可以动态观察，随着原发病的好转，心电图可以迅速好转。②心律失常，伴或不伴心肌酶异常，可根据 ACC/AHC "心律失常治疗指南" 制订治疗方案，对于新发房颤、室上速或室速必须予以及时有效治疗，以防止心血管功能衰竭。③心电图出现异常 Q 波、ST 段抬高或压低、T 波倒置等类似心肌梗死图形，伴心肌酶异常则提示心肌损伤，其可以随脑部病变好转而好转，甚至完全恢复正常，故称为 "假性心肌梗死"。但临床上对类似心肌梗死的心电图不容轻视，应该给予改善心肌供血和保护心肌治疗，一旦并发心肌梗死则抢救困难，预后不良。④合并急性心力衰竭的患者，应该积极控制诱发心衰的因素，注意早期识别、早期治疗，改善心功能，恢复正常的循环，保证足够的脑灌注。

四、消化系统并发症的治疗

神经外科大手术后有可能引起脑源性的多器官功能障碍综合征，在消化系统主要表现为：肝功能不全和肝衰竭、急性胆囊炎、应激性溃疡、肠道功能障碍。其中应激性溃疡发生率很高，且有一定的致死率。

治疗上主要是：控制脑水肿，减少应激反应；神经外科大手术后常规给予 H_2 受体拮抗剂，保护胃黏膜；保护胃肠道的微生态平衡，保护消化道黏膜屏障；促进肠蠕动，排空肠道毒素；对症治疗等。

五、内分泌紊乱的治疗

应激反应一般都是通过神经内分泌系统表达在机体上。应激反应分为两类：一类为有利应激，即正常应激或适应应激；另一类为不利应激，即不良应激或过度应激。前者可以使机体更好地适应变化；后者可对机体造成损害。脑内因素引起的应激反应与脑组织病理损害的性质、程度呈正相关。神经外科大手术之后，尤其是重型颅脑外伤术后，应该对反映应激强度的神经内分泌功能进行监测，当神经内分泌功能亢进将对机体造成不良损害时，应该积极采取措施干预。

常用的监测项目是：促肾上腺皮质激素和肾上腺皮质激素、肾上腺髓质激素、精氨酸加压素、生长激素、内源性阿片肽、促甲状腺素和甲状腺激素、胰高血糖素和胰岛素。根据监测结果按一般的内科原则进行治疗。

六、预防深静脉血栓

手术后深静脉血栓形成的发病率在欧美国家较高，我国的发病率近年有升高趋势，尤其是神经外科大手术或重型颅脑外伤术后长期卧床者，深静脉血栓发病率较高。深静脉血栓重在预防。

（1）长期以来，临床均采用抬高患肢和术后早期活动作为预防下肢深静脉血栓形成的方法。目前许多学者认为，传统做法在血栓预防方面的作用不大，尤其是对血栓形成的高危患者更无显著临床意义。

（2）常用抗凝药物包括口服抗凝药、抗血小板药和低分子右旋糖酐等。主要应用小剂量肝素（low dose heparin, LDH）和低相对分子质量肝素（low molecular weight heparin, LMWH）。

（3）循序减压弹力袜（graduated elastic compression, GEC）和患肢间断气囊压迫（intermittent pneumatic compression, IPC）等机械方法在临床广泛应用，其作用是阻止深静脉扩张，保护静脉内膜不致损伤，并有防止足、股部静脉血流迟缓，促进血液回流，增加静脉血液流速的作用。

（4）积极治疗高血压、糖尿病及其他心血管疾病，纠正贫血。

（5）鼓励患者早期下肢活动和下肢按摩及被动运动，避免长时间、大剂量使用止血药物。

（6）提高医护人员预防下肢深静脉血栓形成的意识，并向患者及其家属宣传、讲解。

不少学者认为，联合应用药物和机械性预防措施，可进一步降低术后下肢深静脉血栓形成的发生率。

七、神经外科术后的镇静

（一）NICU 应用镇静剂的必要性

尽管综合 ICU 及其他专科 ICU 在镇静剂的使用上已相对规范化，NICU 对镇静剂的使用一直持非常谨慎的态度，特别是对围手术期患者镇静剂的使用。

NICU 拒绝使用镇静剂的理由包括：①镇静剂加深患者的意识状态，影响对病情的正确判断；②使用镇静剂容易掩盖病情，对术后颅内出血不便观察，延误治疗；③镇静剂存在不良反应，特别是对呼吸、循环存在抑制作用；④长期以来镇静剂的使用不规范，影响了镇静效果，使得神经外科医生对镇静剂使用的信心受到影响；⑤部分镇静剂导致瞳孔变化，影响医护人员对病情的观察等。

然而，NICU 不使用及不规范使用镇静剂，患者躁动可能引起严重的后果：①血压、颅内压增高，心率增加，围手术期患者出现脑出血和心血管系统并发症的危险性随之增加；②降低脑灌注压，减慢脑血流速度，影响患者预后；③意外拔除气管导管、胃管、动脉或静脉导管等治疗性导管；④机械通气时人机对抗；⑤激素异常分泌，内环境紊乱，并使氧耗增加等。

NICU 应用镇静剂的必要性已经得到重视，有必要明确和强调 NICU 使用镇静剂的适应证，合理使用镇静剂，尽量减少镇静剂导致的不良反应。

（二）适应证

对于神经外科危重患者而言，传统的镇静剂使用指征是：躁动影响医疗和护理操作的实施，或躁动对患者造成伤害。目前尚缺乏专门性针对神经外科危重患者的镇静剂应用指南。

1. NICU 应用 ①机械通气时；②神经外科围手术期；③颅脑创伤后；④某些创伤性诊断及治疗时；⑤出现其他躁动、精神症状，特别是以上症状影响治疗或有潜在危险时。引起躁动的原因主要有疾病因素、环境因素和心理因素。常见引起躁动的疾病因素有：脑出血、脑水肿等引起的颅内压增高，低灌注，低血糖，低氧血症，疼痛等。神经外科在使用镇静剂之前，必须先排除引起躁动的疾病因素，如纠正低氧血症，适当镇痛，术后及时复查影像学以排除颅内出血、脑水肿等，监测颅内压以排除颅内压增高等。在排除疾病因素后，再考虑使用合适的镇静药物。

2. 癫痫持续状态 癫痫持续状态是癫痫性发作持续时间长（超过 30 min）而有潜在性神经损伤的癫痫类型。癫痫持续状态会引起神经元能量消耗增高，氧耗增加，在大脑血供减少时，更易导致脑氧供需失衡；同时兴奋性氨基酸过度活动，通过一系列复杂机制导致神经元凋亡和坏死。癫痫持续状态是神经系统危重急症，如果处理不及时，将导致不良转归，因此临床治疗上越来越强调对癫痫持续状态的快速终止，这也使得镇静剂的应用越来越受到重视。

3. 作为脑保护剂　脑保护药物的作用是神经外科研究热点之一。镇静类脑保护药物主要有巴比妥类、异丙酚等。巴比妥类镇静药的作用机制包括：降低脑代谢率；保护脑细胞，稳定溶酶体膜，减轻脑水肿；清除脑缺血或损伤时产生的自由基；抑制癫痫发作等。近年来，异丙酚的脑保护作用得到越来越多的重视，其作用机制为：清除自由基和抑制脂质过氧化作用，减轻兴奋性氨基酸的堆积，增强 γ - 氨基丁酸的作用等。

4. 亚低温治疗辅助用药　亚低温治疗可以改善心跳骤停患者的转归。虽然欧美国家对亚低温在急性颅脑损伤中的作用持怀疑态度，但文献分析显示，低温治疗可降低死亡率和改善患者预后。综合多项有关亚低温随机对照实验的降温方法，发现物理降温与镇静剂、肌松药相结合，如苯二氮䓬类药物或鸦片类药物与肌松药联合应用，在取得良好低温效果的同时，不良反应也很小。

（三）镇静后评估

对使用镇静剂的患者，必须作出正确的评估，以便寻找合适的镇静点，及时调整镇静剂的用量和用法。常用的镇静评价方法有主观评价法（镇静评分系统）和客观评价法。

理想的镇静评分系统要求对患者的镇静和躁动程度作出正确的评判，易于记录，并能够指导镇静剂的用量。常用镇静评分系统有 Ramsay Scale、Sedation - Agitation Scale（SAS）、Motor Activity Assessment Scale（MAAS）、Vancouver Interaction and Calmness Scale（VICS）、Alertness/ Sedation Scale 和 COMFORT Scale 等。在这些评分系统中，最为常用的是 Ramsay Scale 系统。主观镇静评分系统主要描述患者对刺激的运动反应，其有效性和可靠性基于相互比较，通过对患者主观感觉的检查来实现，因此具有一定的局限性。特别是当患者处于较深的镇静水平或出现神经肌肉阻滞时，这些主观的评判系统就难以发挥作用，此时需要客观的镇静深度评价。对于重症患者来说，生命体征如血压、心率已不是评价镇静深度的特异性敏感指标，而心率变异性、食管下端的收缩性及患者的脑电图变化等才是有价值的客观评价指标。

1996 年，美国 FDA 通过了脑电双频指数（BIS）作为监测仪器在手术室中的应用，BIS 是用来客观监测镇静和麻醉深度的一种持续、量化的脑电图。BIS 评分为 0~100 分，代表了大脑的活动程度。一般情况下，BIS 评分在 80~100 分代表了清醒状态，60~79 分为镇静状态，40~59 分为轻度催眠状态，小于 40 分表现为深度催眠和各种意识不清的麻醉状态。实践证实，BIS 不仅可在术中评价催眠和麻醉状态，也是一种颅脑手术后、颅脑外伤和 ICU 监测镇静状态的有效指标。理想的镇静方式是患者能保持正常睡眠 - 觉醒周期，即镇静时患者有一定程度的睡眠，但易被唤醒，唤醒后有适当的定向力和识别能力。一般可在夜间加深患者的镇静水平，而白天减少镇静剂的应用，使患者达到睡眠 - 觉醒周期化。

每个患者的镇静目标和镇静点均应进行频繁的评价和再定义，评价结果和机体对治疗的反应均应系统记录，并根据结果判断患者对镇静剂的反应及调整镇静剂的用量。

Stocchetti 等认为在使用镇静剂时对患者病情进行反复评估,可以弥补因使用镇静剂导致的病情误判。

(四) 临床常用镇静剂

1. 苯二氮䓬类药物　具有镇静、催眠、抗焦虑、抗惊厥、引起遗忘以及肌肉松弛作用,并可加强阿片类药物的镇痛效果。其镇静作用机制通过与脑组织中特异的高亲和力受体(苯二氮䓬受体)结合发挥作用。其与受体结合后,引起内源性神经介质γ-氨基丁酸释放,导致神经细胞氯离子内流增加和神经元细胞超极化,超极化状态增加神经细胞兴奋阈值,防止神经元极化,引起临床镇静。其镇静功效与药物的作用强度、起效时间、维持时间、体内分布和代谢等因素有关,同时与患者因素(如年龄、当前的基础疾病和药物治疗情况、酗酒史等)密切相关,因此治疗应个体化。

(1) 安定。安定曾是普遍应用的镇静催眠药,由于其对心血管及呼吸抑制强,且起效时间和作用时间较其他苯二氮䓬类药物长,目前在 NICU 中使用较少。

(2) 咪达唑仑。为短效水制剂,具有抗焦虑、顺行性遗忘作用,对呼吸循环的影响小,重复用药后无蓄积,特别适合 NICU 的短期镇静。本药可间断静脉注射,从小剂量开始,2~5 mg 在 20~25 s 推入,观察 2~5 min,再间断给药至满意的镇静深度。咪达唑仑持续静脉注射的速度是 0.03~0.2 mg/(kg·h),有较高的安全阈,也可在首剂静脉推注后,再持续静脉注射。为保证剂量的可靠性,最好用微量泵持续泵入。咪达唑仑苏醒时间为 45~120 min,因此如果需要完全苏醒以利于神经外科体检或其他检查,应于 2 h 前停药。用药注意个体化,仔细监测镇静深度,长时间用药应减少剂量,肝肾功能不全者可能发生苏醒延迟。对老年患者,首剂给予 5 mg,持续静脉输注速度为 0.05~0.15 mg/(kg·h) 或 2~5 mg/h。

(3) 劳拉西泮。该药的特点是起效慢,维持时间长,功效是咪达唑仑的 2~3 倍。由于其通过糖酯化代谢,因此很少出现潜在的药物相互作用。劳拉西泮在神经系统的起效和消除时间均较慢,因此限制了其在神经外科急症和 NICU 镇静中的应用。但劳拉西泮不受年龄及肝功能障碍的影响,给药方式灵活,价格较低。

2. 异丙酚　异丙酚是一种静脉麻醉剂,低于麻醉剂量使用时具有镇静、抗焦虑、抗惊厥、遗忘、镇吐以及降低颅内压的作用,起效和消除快速。异丙酚具有高脂溶性,因此易于通过血脑屏障。但药物对心肌收缩力具有抑制作用,导致心率减慢,心排出量降低,并具有血管张力作用,因此易导致低血压;长期使用可导致高甘油三酯血症;药物刺激性大,需要中心静脉导管给药;费用较高。

近年来,异丙酚脑保护作用得到越来越多的重视,但其具有剂量依赖性,尚不清楚何种浓度在人体内能获得较好的脑保护作用。大剂量的异丙酚输注会导致较强的心血管系统抑制;另外,长期大量[>5 mg/(kg·h)]使用异丙酚引起的异丙酚输注综合征也需要引起足够的重视。

3. 苯巴比妥类药物　该类药物具有镇静、催眠和抗惊厥作用,对中枢神经、周围神经、平滑肌和骨骼肌的兴奋性均有抑制作用。由于其强烈的呼吸抑制作用以及对脑梗死患者有导致昏迷的危险,目前在 NICU 常规镇静中,不再推荐使用苯巴比妥类,而仅用于难以控制的颅内压增高及癫痫持续状态的患者。

4. 阿片类药物　阿片类药物具有镇痛、镇静以及减少伤害刺激传入的作用，并有免疫调节作用。它可以单独使用或与其他镇静药物协同使用，以改善镇静效果，主要用于神经外科手术后镇静以及机械通气患者。一般与镇静药物联合使用。理想的阿片类药物应当具有起效快、易于控制、累积作用小以及价格便宜等特点。使用阿片类药物必须注意其对呼吸功能和消化功能的抑制作用、对血流动力学的影响以及药物的成瘾性。阿片类药物主要有吗啡、哌替啶和芬太尼。近年来，舒芬太尼和雷米芬太尼也有了长足的发展，并在临床上广泛使用。

（1）哌替啶。由于哌替啶有较强的呼吸抑制作用，且其代谢产物可引起恐惧、震颤、谵妄和癫痫发作等，神经外科使用应慎重，特别是避免反复使用。

（2）吗啡。吗啡的作用强度是哌替啶的10倍，在使用时应注意其呼吸抑制及对瞳孔的影响。在NICU最好持续给药，以免影响对瞳孔的观察，误导对病情的判断。

（3）芬太尼。作用强度是吗啡的100倍。芬太尼起效时间较快，对呼吸的抑制作用轻，同时具有价格优势，因此目前在NICU中应用较广泛。

（4）舒芬太尼。与芬太尼相比，其作用强度强5~10倍，起效和清除快，如果注射时间小于8 h，患者复原相当迅速。舒芬太尼可间断给药或持续给药，其呼吸抑制作用较小且作用时间较短，因而最适用于短期机械通气且需要镇痛的患者。

（5）雷米芬太尼。它是一种新型、短效、代谢迅速、有选择性、具有独特酯类结构的阿片类 μ 受体激动剂，主要经血液和组织中的非特异性酯酶代谢。雷米芬太尼起效和作用消失快，半衰期短，且不依赖于肝肾功能，被誉为21世纪的阿片类镇痛药。该药用于脑外伤患者具有起效迅速，血流动力学稳定，停药后患者迅速清醒，易于对病情作出及时而正确的评估等优点，在ICU中有良好的应用前景；且该药物不通过肝肾代谢，用于肝肾功能不全的患者安全可靠。雷米芬太尼用于术后镇静、镇痛的有效剂量是 0.05~0.15 μg/（kg·min），需持续静脉注射；使用时应注意其呼吸抑制作用。

5. α_2 受体激动剂　右旋美托咪啶（DEX）是一种选择性的 α_2 肾上腺素受体拮抗剂，具有抗交感、镇静和镇痛作用。右旋美托咪啶作用于两种肾上腺素能受体，通过激动突触前膜 α_2 受体，抑制了去甲肾上腺素的释放，并终止了疼痛信号的传导；另外，通过激动突触后膜受体，右旋美托咪啶抑制了交感神经活性从而引起血压和心率的下降。另外，使用本药的患者容易觉醒。不良作用包括低血压、高血压和心动过缓。由于它具有剂量依赖性镇静、抗焦虑和止痛作用，且无呼吸抑制，研究认为右旋美托咪啶可减少麻醉药的用量且其抗交感作用提供的血流动力学稳定，同时，它是唯一可唤醒的镇静药，具有"拟自然睡眠"功能。

右旋美托咪啶作为NICU镇静、镇痛药，已证明可减少其他镇静剂和镇痛剂的需要量，维持血流动力学的稳定并对呼吸功能无影响，患者易被唤醒进行神经学检查，同时可以与医生交流。右旋美托咪啶具有抗伤害性、减少麻醉药用量、增强围手术期心血管稳定性等优点，是唯一容易唤醒患者而无呼吸抑制的镇静剂。其可减少脑血流量，不增加颅内压，改善麻醉恢复过程。

NICU镇静药物的使用是动态过程，在这个过程中经常需要对患者的镇静状态作出正确的判断，并根据镇静状态合理调整镇静药物的种类和剂量。为了减少单一药物使用带来的不良反应，常需联合使用两种或两种以上的镇静药物，或联合使用肌松药。

（徐世元　许　平）

参 考 文 献

[1] 熊峰. 神经外科重症治疗学［M］. 青岛：中国海洋大学出版社，2007.
[2] 王健，杨浩，王平，等. 高血压性脑出血及血肿周围组织水肿的无创性检测［J］. 中华医学杂志，2003，83（6）：471 – 474.
[3] 刘常春，曹佃国，姜安宝，等. 一种新的无创检测颅内压的数学模型［J］. 山东大学学报（工学版），2004，34（6）：62 – 65.
[4] 朱斌，叶铁虎. 异丙酚脑保护研究进展［J］. 国外医学·麻醉学与复苏分册，2004，25（1）：8 – 10.
[5] 苗鲁民，于泳浩. 右旋美托咪啶在神经外科麻醉中的应用［J］. 天津医药，2008，36（2）：159.
[6] ASGEIRSSON B, GRANDE P O, NORDSTROM C H, et al. Effects of hypotensive treatment with alpha 2 – agonist and beta 1 – antagonist on cerebral haemodynamics in severely head injured patients［J］. Acta Anaesthesiol Scand，1995，39：347 – 351.
[7] BUCZKO G B. Sedation in critically ill patients：a review［J］. Med Health R I. 2001，84（10）：321 – 323.
[8] GISSELSSON L, SMITH M L, SIESJÖ B K. Hyperglycemia and focal brain ischemia［J］. J Cereb Blood Flow Metab，1999，19：288 – 297.
[9] MARION D W, PENROD L E. Treatment of traumatic brain injury with moderate hypothermia［J］. N Eng J Med，1997，336：540.
[10] AMATO M B P, BARBAS C S V, MEDEIROS D M, et al. Effects of a protective – ventilation strategy on mortality in the acute respiratory distress syndrome［J］. N Engl J Med，1998，336：347.

第三篇
脑保护

第二十五章 神经外科脑保护概述

围手术期脑保护是指在手术过程中采取措施以预防或减少缺血性损伤和改善神经功能。脑缺血缺氧可发生于围手术期的各种不同情况，其后果可导致认知障碍和灾难性神经并发症甚至死亡。颅脑手术患者常因颅内病变引起脑组织局部缺血、水肿等病理生理变化，手术操作不可避免地会引起病变周围正常脑组织的机械性创伤。麻醉药物选择不当或管理不善同样可导致术后脑功能障碍。某些手术虽然脑缺血缺氧致脑损伤风险较大，但由于大多数并不能预知，往往成为手术或麻醉的意外并发症。因此，神经外科麻醉医生不仅要提供麻醉的基本要求，而且要尽可能地保护脑功能。现将脑保护的过去、目前状况及瞻望概述如下。

第一节 历史回顾

神经外科手术期间脑保护的概念是在20世纪70年代由Michenfeld等提出来的，在剂量依赖模式下，用巴比妥类药物减少脑代谢活动，使EEG活动逐渐减弱，ATP消除率减少，通过降低脑代谢率使大脑可以耐受较长时间的缺血，保护不完全的脑缺血（incomplet cerebral ischemia）。因此，研究人员在初期首先研究那些可能使脑电图发生等电位（减少ATP 50%）的药物。由于巴比妥类药能使EEG产生等电位，因而在早期得到广泛研究。但在后来的研究中证实，在完全没有脑血流后，巴比妥类对人脑无保护作用。在心跳停止复苏后患者，随机分为接受硫喷妥钠（30 mg/kg）组和盐水组，两组死亡率均高（77%和80%），说明在完全缺血无血流至脑的情况下，巴比妥类保护和改善脑缺血损害是无效的。现已证明，巴比妥类在不完全脑缺血情况下有脑保护作用，但在脑血流完全停止情况下无明显作用。

实际上为减少围手术期脑缺血缺氧引起的脑损伤所开展的研究已超过60年。早在1943年就有亚低温用于治疗颅脑损伤患者的报道，但因并发症较多而未被迅速推广应用。然而，由于亚低温治疗能显著降低严重颅脑伤患者死残率，如控制得当可以避免心律失常等不良反应发生。

脑保护的基础研究自20世纪70年代以后取得了重大进展，根据2007年MEDLINE的调查报告显示，以前很少看到发表在公共医学刊物上有关脑保护的相关论文，而在

2000~2010年有关脑卒中和脑缺血的神经保护的相关实验研究论文增至上千篇,超过400篇的临床研究论文被PubMed收录。最近10年来我国研究者在国内核心期刊上发表的有关脑保护论文数也呈逐年增加。

多年来人们对脑缺血再灌注损伤的机制做了许多不懈的研究,取得了一些重要成果,认为缺血再灌注损伤涉及极为复杂的病理生理过程(一个复杂的级联反应),其中各个环节、各种影响因素间又相互作用。目前的研究表明,脑缺血再灌注损伤是多种因素或机制共同或先后作用的结果。

近年来,随着对脑缺血损伤机制和有关脑血流灌注不足病理认识的提高,将研究的重点放在对提供神经保护有希望的具体领域上。如对不同类型脑缺血(全脑和局灶)模型的建立与机制的研究,脑缺血预处理和后处理的实验和临床研究(包括药物预处理和后处理的应用)。然而,在人类脑缺氧缺血所产生的结果多种多样,尽管多年来已有许多成功和有说服力的动物实验,但用于临床实践至今仍难以完全肯定。

第二节 神经外科脑保护现状

目前,脑保护被定义为在尚未发生脑损害之前或在脑损害的早期,采取保护脑细胞的防治措施,以提高脑组织对缺血耐受性,从而改善结果。因此,临床上处理脑缺血性损伤的原则是尽早恢复血液再灌注(reperfusion),使缺血脑组织重新得到氧的供应,提供代谢所必需的营养物质并清除代谢废物。及时地恢复血液再灌注将有利于减轻脑缺血损伤,至少使某些可逆性损伤获得功能上的恢复。然而近10年来发现,缺血后的血流恢复在某些情况下可导致进一步的组织损伤和功能障碍,这种恢复血流灌注后的有害情况称为脑缺血再灌注损伤(cerebral ischemia reperfusion injury, CIR)。因此,抑制再灌注损伤成为目前治疗缺血性脑损伤的关键环节。

首先,我们对目前临床实施的一些脑保护干预方法和进展情况作一个概述;然后对脑缺血的病理生理学和一些具有脑保护效果的内源性保护机制,即缺血预处理和后处理的研究进展进行简要介绍。

一、当前脑保护干预方法

(1) 一般认为吸入麻醉药能提供一些短暂的保护作用,麻醉的大脑与清醒的大脑相比,不易受脑缺血性损害。

(2) 巴比妥类药物虽然长期被认为是脑保护"金标准",然而不作常规应用。在缺血性损伤危险性较高的情况(如动脉瘤和动静脉畸形手术),可给予巴比妥酸盐,但颈动脉内膜切除术(CEA)不用巴比妥类药物。异丙酚预处理对大鼠全脑缺血再灌注损伤的保护作用呈剂量依赖性,其作用机制可能与异丙酚的抗凋亡作用有关。

(3) 动脉瘤和动静脉畸形手术患者常用亚低温(中心体温33~34℃)。CEA的患者不用低温,因为这类患者复温时心肌缺血的风险很大,但应避免体温过高。

(4) 一般患者脑灌注压维持在"正常范围",CEA 的患者,平均动脉压(在无分流的情况下)可增加 10% 以上。

(5) 围手术期避免高血糖。糖尿病患者如血糖值超过 250 mg/dL 时应给予胰岛素,但对血糖水平必须严密监测,以确保不发生低血糖。

(6) 优化血氧饱和度(高压氧在全脑缺血时可能有害),提高血液的携氧量和维持正常血碳酸水平,促进组织充分氧合。

(7) 不提倡使用糖皮质激素,临床前试验显示其对全脑缺血不利。

(8) 亚低温能降低组织代谢率,减轻脑损伤后的神经组织水肿等继发性脑损伤。如发生全脑缺血应考虑持续亚低温。

(9) 关于脑缺血预处理,由于药物治疗脑缺血损伤的临床效果不确定,又有不良反应,因此,启动大脑内源性保护机制,即缺血预处理和后处理的研究引起了广泛兴趣。诱导药理性预处理的一些新药有望应用于神经外科进行预防性脑保护。

(10) 缺血后处理作为近几年提出的脑保护新策略为脑缺血的治疗提出了全新的方向,深入研究后处理有可能为临床治疗带来新的突破。

二、药物脑保护现状

(一)麻醉药

1. 巴比妥类 麻醉剂增加脑缺血耐受性的研究已有 50 余年。因为大多数麻醉药物能抑制神经传递,减少能源需求。但麻醉药的抑制效果还依赖于缺血损伤的程度。如果损害的严重程度足以导致所有的电活动都消失,麻醉药也就无从发挥抑制作用,因而也没有药物增加缺血耐受性的可能。相反,损伤不太严重者,在缺血发生前给予麻醉药(缺血预处理),其抑制作用可推迟 ATP 的衰减,因而也推迟钙离子涌入,许多研究证实了这一理论。然而,在缺血发生后给巴比妥酸盐或挥发性麻醉剂(缺血后处理)在临床上至今未获得足够的支持。

在人类硫喷妥钠负荷已证明可降低体外循环的神经并发症。因此巴比妥类药一直被认为是麻醉剂中脑保护的"金标准",但这种疗效最近被质疑,因为巴比妥类药诱导麻醉行体外循环时的低体温,可使脑损害降低,而非巴比妥类药的作用。不过最近在对大脑温度进行严格控制下,研究证实巴比妥类药确有脑保护作用,值得注意的是,其保护作用十分有限。

另外,关于巴比妥类药物的剂量,没有必要应用使脑电图产生爆发抑制的剂量来达到保护目的,1/3 的剂量就能取得与大剂量相似的降低损害的疗效。临床上将巴比妥类药用于脑保护时,须考虑巴比妥类药物的血流动力学作用、手术后机械通风延长以及麻醉后患者苏醒延迟等问题。因此,建议达到一定程度的脑保护即可。

2. 异丙酚 异丙酚有些性质与巴比妥类相似,特别是异丙酚也可以产生脑电图爆发抑制,减少脑代谢率 50%。在局灶性脑缺血模型,异丙酚显著降低脑梗死的程度。事实上,异丙酚减少损伤能力与戊巴比妥相似。与异氟醚一样,对损害严重者持续时间不超过一个星期。与此相反，在损伤程度非常轻者，异丙酚持续的神经保护作用类似挥发性麻醉药。最近实验研究结果显示，异丙酚预处理能够改善大鼠的神经行为学评分，改善全脑缺血再灌注损伤后的病理改变，同时还能够抑制神经细胞凋亡，并且与异丙酚呈剂量相关。

3. 挥发性麻醉剂　挥发性麻醉剂作为神经保护剂的研究已30余年，但至今仍然没有用于指导临床实践的试验结果，我们知道的多数是实验室结果。以异氟醚为代表的挥发性吸入麻醉药对于许多器官的缺血再灌注损伤具有细胞水平的多脏器保护效应，其保护作用机制尚不完全清楚，但到目前为止国内外所进行的许多研究都充分地显示了该类药物具有明显的多脏器保护作用。

挥发性麻醉剂异氟醚、七氟醚和地氟醚在高剂量（>2MAC）时像巴比妥类一样使脑电图出现爆发抑制。现有数据表明以上挥发性麻醉剂的神经保护作用似乎没有较大差异。在半球缺血、局灶性缺血和近乎全脑缺血模型都显示有保护作用。不过，上述大部分研究提供的挥发性麻醉药资料仅显示短期内产生神经保护作用。川口等人最近指出，异氟醚的神经保护效果不超过两周。虽然挥发性麻醉药的延迟保护作用不能阻止神经元死亡，但通过延迟神经元死亡，可为其他的神经保护药物增加治疗的时间窗。在某些情况下，挥发性麻醉药可达到持续较长保护作用。如半球缺血模型中七氟醚联合低血压产生的神经保护作用持续可达四周。另有数据表明，对伤害非常轻者，挥发性麻醉剂能产生较长时间的神经保护。

新的挥发性麻醉剂氙，能通过非竞争性拮抗谷氨酸NMDA亚基发挥麻醉效应。在离体的NMDA的毒性和氧/糖剥夺的模型中发现氙能明显减少损伤面积，降低脑梗死容积，改善神经功能评分，发挥组织学上的保护作用。

挥发性麻醉剂保护作用的机制，部分是由于挥发性麻醉剂对能量需求的抑制。目前，大量数据是来自实验室的，在人类缺乏证据的情况下，不能说挥发性麻醉剂一定能改善围手术期缺血性损害的结果。但是，如果外科手术需要麻醉，可以考虑选用挥发性麻醉剂。吸入麻醉药发挥脑保护作用的机制极其复杂，可能在脑缺血损伤发生的各个环节中都发挥作用。但作为作用部位在中枢神经系统的全身麻醉药，吸入麻醉药麻醉效能的发生很大程度是通过影响神经元的各种神经递质，进而影响神经元之间的突触传递而发挥作用。随着对信号转导通路研究的不断深入，吸入麻醉药的脑保护机制有望在不久的将来被完全揭开。

4. 其他麻醉药　其他麻醉剂曾见报道对缺血神经有保护作用，包括利多卡因、氯胺酮和依托咪酯。但这些药物没有像巴比妥酸盐、异丙酚或挥发性麻醉剂那样得到广泛研究。

（二）非麻醉药物

在动物实验研究方面已有大量文献证实，不少化学性药物或天然药物均具有脑保护作用，包括通过抗氧化、抗凋亡、抑制兴奋性氨基酸释放、抑制钙离子超载等机制发挥作用。但在临床上仍缺乏足够证据，真正用于临床的不多。近年来，某些化学性药物或天然药物开始在临床用作脑保护剂。

1. 蛋白酶抑制剂　乌司他丁（ulinastatin，UT）是从人尿中提取精制的糖蛋白，有抑制胰蛋白酶、弹性蛋白酶、纤溶酶等蛋白水解酶及透明质酸酶、淀粉酶、脂肪酶等糖类和脂类水解酶的作用，具有稳定溶酶体膜和细胞膜功能，并能抑制多种炎症介质的释放。临床和动物实验也检测到乌司他丁能抑制多种器官缺血再灌注过程中细胞因子IL-6、IL-8、TNF-α的过度生成以及ICAM-1的表达，明显减轻中性粒细胞在器官内的黏附、浸润，改善器官的缺血再灌注损伤。

2. 中药提取物　中国传统医学药物中，如丹参、黄芩苷、栀子苷、梓醇、银杏叶等提取物逐渐开始用于临床，治疗一些脑血管病患者，取得满意的效果。虽然其机制仍未十分清楚，多数临床研究认为，可通过抑制炎症、抗氧化损伤引起的细胞凋亡、抗谷氨酸等引起的兴奋性毒性等产生作用。在神经外科围手术期，中药提取物是值得重视的脑保护药物。

第三节　未来展望：缺血预处理和后处理

急性脑缺血损伤的神经保护和修复仍是现在和未来的重要课题。因为药物治疗临床效果不佳且有不良反应，因此，启动大脑内源性保护机制，即缺血预处理和后处理的研究成为目前研究热点。

一、缺血预处理

预处理也称为诱导耐受，在过去的10年里已产生了各种有前途的治疗策略，其中有些已在进行临床随机对照试验。此外，预处理的研究已产生了预防的理念，如脑部外科手术患者和那些有短暂缺血发作或可能发生蛛网膜下隙出血的高危险性脑损伤患者的预防性保护理念。各种吸入麻醉药（如七氟醚）用于人类诱导脑缺血预处理，作为大脑缺血后保护剂已在进行临床前期试验。详见第二十六章第七节。

二、缺血后处理

缺血后处理的概念最早由Vinten-Johnason于2002年8月在美国举行的第三届国际心脏保护研讨会上提出。2003年Zhao等在犬的在体缺血再灌注模型中，在缺血1h结束时，给予反复3次30s再灌注、30s的缺血，然后进行较长时间的再灌注，发现可显著缩小心肌梗死面积，具有心脏保护作用，首次通过实验证实了缺血后处理对再灌注器官的保护作用。

（一）缺血后处理的脑保护作用

近年来发现缺血后处理对脑缺血也具有显著保护作用。2006年Zhao对大鼠大脑中动脉永久闭塞模型再灌注前施行缺血后处理（双侧颈动脉再灌注30s/缺血10s，循环3

次),脑梗死的面积明显减少,证实缺血后处理对脑缺血损伤的保护作用。大鼠短暂(10 min)全脑缺血后立即给予快速后处理(再灌注后 30 min 之内),7 d 后海马和顶叶皮质神经元的死亡明显降低,并改善了再灌注 3 周后受试大鼠在水迷宫试验中的空间学习和记忆能力,说明快速后处理可对全脑缺血提供长时程保护作用。对于大鼠全脑缺血模型,延迟后处理(局灶缺血 6 h 后或短暂全脑缺血 2 d 后)仍然有效。近年来缺血后处理已成为国内外抗缺血再灌注损伤研究的热点。研究人员采用多种不同的方法对缺血后处理进行了探讨研究,发现缺血后处理对不同动物的心、肝、肾、肠、胃等器官的缺血再灌注均有抗损伤作用。其保护机制主要与氧自由基的生成减少、抑制钙超载、抑制内源性活性物质的释放、膜通道功能状态的变化和蛋白激酶的活化有关。

(二) 缺血后处理的保护机制

1. 抑制氧自由基的堆积　抑制氧自由基的产生,维持活性氧清除系统的平衡是缺血后处理的重要保护机制。研究表明,氧自由基爆发产生于再灌注 1 min 后,并在 4~7 min 达到峰值,缺血后处理通过反复短暂的缺血和再灌注,减少再灌注氧自由基生成底物的供给,同时清除自由基的酶也被大量冲走,使氧自由基的产生/清除趋于平衡。实验发现,缺血后处理后组织超氧化物歧化酶(SOD)升高,而脂质过氧化物产物丙二醛明显降低,进一步证明缺血后处理通过缓解再灌注初期氧自由基的大量产生,抑制细胞膜发生脂质过氧化和细胞凋亡,从而保护再灌注器官。

2. 抑制细胞内的 Ca^{2+} 超载　缺血再灌注初期产生大量氧自由基,使 Ca^{2+} 通透性增加,大量流入胞内引起钙超载,Ca^{2+} 浓度的升高又激活磷脂酶再生成自由基,加重再灌注器官的损伤,最终引起细胞坏死、凋亡。因此,缺血再灌注过程中自由基的生成引发 Ca^{2+} 超载,Ca^{2+} 超载又促进自由基生成,形成一个恶性循环。缺血后处理可通过抑制氧自由基的爆发而抑制细胞内 Ca^{2+} 超载。

3. 抑制中性粒细胞的活化　中性粒细胞的激活、黏附、脱颗粒作用是器官缺血再灌注损伤的重要因素之一。再灌注后活化的中性粒细胞与血管内皮细胞上的黏附分子相互黏附,导致血管功能障碍和组织损伤。Zhao 等发现,与缺血再灌注组相比,缺血后处理组缺血冠状动脉内皮细胞与多形核白细胞(PMN)的黏附能力、髓过氧化物酶(MPO)活性和 P-选择素(黏附分子)的表达均明显降低。

4. 触发内源性活性物质与改变相应膜通道功能　①通过 Akt 途径的保护作用。Akt 又称 PKB,即蛋白激酶 B,是一种丝氨酸/苏氨酸蛋白激酶,在细胞存活和凋亡中起重要作用。快速后处理可使 Akt 磷酸化及其活性增加,抑制 Akt 可以减弱快速后处理的保护性作用。离体试验也证实,抑制 Akt 可以消除海马切片培养应用 OGD 和 3,5-二羟苯甘氨酸后处理的保护性作用。②通过 MAPK 途径的保护作用。MAPK 大致分为:ERK1/2(MAPKerk1/2)、P38(MAPKP38)、JNK(MAPKjnk)、ERK3/4(MAPKerk3/4)和 ERK5(MAPKerk5)。MAPK 家族在各种细胞活动中具有重要作用。有研究证实卒中后 ERK1/2 从 1 h 到 24 h 逐渐升高,快速后处理可降低半暗带 2ERK1/2 水平。显示对 2ERK1/2 的抑制可能是快速后处理保护性作用的机制之一。③通过 PKC 途径参与保护作用。PKC(蛋白激酶 C)家族至少有 11 种同工酶,依据胞内定位和功能不同,分为δPKC和εPKC等,PKC同工酶的活性通过亚细胞定位、分裂方式和磷酸化进行调节。δPKC通常导致细胞死亡,而εPKC则促进神经元存活。快速后处理对δPKC没有明显影响,但可以阻断卒中1h后δPKC的裂解,即降低了δPKC的活性。说明快速后处理可能通过抑制δPKC的有害作用同时促进εPKC的保护作用来降低缺血损伤。④通过KATP通道参与保护作用。缺血后ATP衰竭时KATP通道打开,通道的开放对缺血预处理及后处理保护作用的诱导非常重要。KATP通道依据定位分为肌细胞膜型和线粒体型。线粒体型KATP通道的开放产生外向电流,稳定了线粒体膜,从而阻断了细胞死亡。

(三) 药物后处理

机械性再灌注/缺血循环操作不仅烦琐,而且可能会对血管造成机械损伤。因此,对再灌注器官有保护作用的药物,或许更适合临床应用。我们认为,药物后处理(pharmacological postconditioning)是缺血后处理研究的深入,即在长时间缺血后,于再灌注前或再灌注开始的几分钟内用药,通过药物干预减轻器官的再灌注损伤。现有的资料表明,挥发性麻醉药、腺苷及腺苷受体激动剂、缓激肽、胰岛素等药物都有后处理保护作用。给予MCAO(中脑动脉闭塞)大鼠2%异氟醚60 min作为后处理,显著降低了脑梗死面积并减少了神经功能缺失。

(四) 缺血后处理的临床应用前景

缺血后处理作为近几年提出的脑保护策略为脑缺血的治疗提出了全新的方向。但其临床应用还有许多问题需解决,比如后处理的具体机制、后处理的时间窗、药物后处理的应用等。尽管缺血后处理研究在控制再灌注损伤和调动内源性保护机制方面取得了很多成果,但目前缺血后处理研究还是主要集中在动物实验的研究方面。在防治缺血再灌注损伤的方法中,缺血后处理比预处理有更好的可干预性和可控性。因此,缺血后处理,尤其寻求安全性更好的药物进行缺血后处理仍然是抗再灌注损伤最有前途和临床价值的方法。深入研究后处理将可能为临床治疗带来新的突破。

(高崇荣)

参 考 文 献

[1] 董瑞国,刘春风. 血管内热交换降温技术及其临床应用 [J]. 国际脑血管病杂志,2006,2 (14): 113-117.

[2] 曾因明,颜学军,王建国. 脑保护和脑复苏研究进展 [J]. 现代实用医学,2001,13 (7): 317-319.

[3] 李恒林,王大柱. 神经外科麻醉实践 [M]. 北京: 人民卫生出版社,2004.

[4] 王恩真. 神经外科麻醉学 [M]. 北京：人民卫生出版社, 2000.

[5] 刘敬业, 张赛, 只达石, 等. 亚低温治疗急性重型颅脑损伤的临床研究 [J]. 中华创伤杂志, 1999, 15 (1): 35-37.

[6] STURGESS J, MATTA B. Brain protection: current and future options [J]. Best Pract Res Clin Anaesthesiol, 2008, 22 (1): 167-176.

[7] FUKUDA1 S, WARNER D S. Cerebral protection [J]. British Journal of Anaesthesia, 2007, 99: 10-17.

[8] PATEL P. Brain protection - The clinical reality [J]. Anesthesiology, 2007, 101-107.

[9] FERRER I. Apoptosis: future targets for neuroprotective strategies [J]. Cerebrovascular Diseases, 2006, 21 (suppl 2): 9-20.

[10] LIONEL J, BENJAMIN A, FREDERIQUE M, et. al. Neuroprotective effects of propofol in a model of ischemic cortical cell cultures [J]. Anesthesiology, 2003, 99 (2): 368-375.

[11] FUKUDA S, WARNER D S. Cerebral protection [J]. British Journal of Anaesthesia, 2007, 99 (1): 10-17.

[12] ZHAO Z Q, CORVERA J S, HALKOS M E, et al. Inhibition of myocardial injury by ischemic postconditioning during reperfusion: comparison with ischemic preconditioning [J]. Am J Physiol Heart Circ Physiol, 2003, 285 (2): H579-H588.

[13] DIRNAGL U, BECKER K, MEISEL A. Preconditioning and tolerance against cerebral ischaemia: from experimental strategies to clinical use [J]. Lancet Neurol, 2009, 8: 398-412.

[14] STADNICKA A, MARINOVIC J, LJUBKOVIC M, et al. Volatile anesthetic - induced cardiac preconditioning [J]. J Anesth, 2007, 21: 212-219.

[15] KAPINYA K J, LOWL D, FUTTERER C, et al. Tolerance against ischemic neuronal injury can be induced by volatile anesthetics and is inducible NO synthase dependent [J]. Stroke, 2002, 33: 1889-1898.

[16] CLARKSON A N. Anesthetic - mediated protection/preconditioning during cerebral ischemia [J]. Life Sci, 2007, 80: 1157-1175.

[17] KITANO H, YOUNG J M, CHENG J, et al. Gender - specific response to isoflurane preconditioning in focal cerebral ischemia [J]. J Cerebr Blood Flow Metab, 2007, 27: 1377-1386.

[18] WANG L, TRAYSTMAN R J, MURPHY S J. Inhalational anesthetics as preconditioning agents in ischemic brain [J]. Curr Opin Pharmacol, 2008, 8: 104-110.

[19] OMURA T, TANAKA Y, MIYATA N, et al. Effect of a new inhibitor of the synthesis of 20 - HETE on cerebral ischemia reperfusion injury [J]. Stroke, 2006, 37 (5): 1307-1313.

[20] FORMELA L J, GALLOWAY S W, KINGSNORTH A N, et al. Inflammatory media-

tors in acute pancreatitis [J]. Br J Surg, 1995, 82 (3): 613 –617.

[21] WANG W, HUANG W, CHEN S, et al. Changes of tumor necrosis fac – tar – alpha and the efects of ulinastafin injection during cardiopulmonary cerebral resuscitation. Journal of Huazhong University of Science and Technology [J]. Medical Sciences, 2004, 24 (3): 269 –271.

[22] NISHIJIMA J, HIRAOKA N, MURATA A, et al. Protease inhibitors (gbexate mesylate and ulinastatin) stimulate intraeellular chemilumi—nescence in human neutrophils [J]. Journal of Leukocyte Biology, 1992, 52 (3): 262 –268.

第二十六章 脑保护的神经生物学研究进展

分子生物学的奠基人之一、诺贝尔奖获得者沃森宣称："20世纪是基因的世纪，21世纪是脑的世纪"。神经生物学的内容非常丰富，研究进展很快，作为麻醉医生不仅要掌握神经生物学与麻醉密切相关的内容，还要及时了解新的研究进展。本章拟重点介绍神经生物学在脑保护方面的研究进展。

第一节 离子通道与脑保护

一、离子通道概述

活体细胞不停地进行新陈代谢活动，必须不断地与周围环境进行物质交换，而细胞膜上的离子通道就是这种物质交换的重要途径。大多数对生命具有重要意义的物质都是水溶性的，如各种离子、糖类等，它们需要进入细胞，而生命活动中产生的水溶性废物也要离开细胞，它们出入的通道就是细胞膜上的离子通道。离子通道由细胞产生的特殊蛋白质构成，它们聚集起来并镶嵌在细胞膜上，中间形成水分子占据的孔隙，这些孔隙就是水溶性物质快速进出细胞的通道。离子通道的活性，就是细胞通过离子通道的开放和关闭调节相应物质进出细胞速度的能力，对实现细胞各种功能具有重要意义。

离子通道的开放和关闭，称为门控（gating）。根据门控机制的不同，将离子通道分为三大类：①电压门控性（voltage gated）离子通道，又称电压依赖性（voltage dependent）或电压敏感性（voltage sensitive）离子通道：因膜电位变化而开启和关闭，以最容易通过的离子命名，如K^+、Na^+、Ca^{2+}、Cl^-通道4种主要类型，各型又分若干亚型。②配体门控性（ligand gated）离子通道，又称化学门控性（chemical gated）离子通道：由递质与通道蛋白质受体分子上的结合位点结合而开启，以递质受体命名，如乙酰胆碱受体通道、谷氨酸受体通道、门冬氨酸受体通道等。非选择性阳离子通道

(non-selective cation channels) 系由配体作用于相应受体而开放,同时允许 Na^+、Ca^{2+} 或 K^+ 通过,属于该类。③机械门控性 (mechano gated) 离子通道,又称机械敏感性 (mechano sensitive) 离子通道：是一类感受细胞膜表面应力变化,实现胞外机械信号向胞内转导的通道,根据通透性分为离子选择性和非离子选择性通道,根据功能作用分为张力激活型和张力失活型离子通道。

二、钠通道与脑缺氧的研究

(一) 电压门控钠通道的早期研究回顾

众所周知,钠通道为细胞动作电位的结构基础,钠电流可引起细胞的去极化和传导兴奋。电压门控钠通道(NaCh)对钠离子渗透的电压依赖的调节是必需的,与神经和肌肉动作电位的产生和扩布相关。它们由一个相对分子质量大约 260 kD 的跨膜糖蛋白 - α 亚单位组成,在脑和骨骼肌,与更小糖苷(亚单位多肽)相关。电压门控钠通道有三种不同的功能状态：静息、激活和失活状态。编码 α 亚单位的 4 个 cDNA 与大鼠大脑钠通道紧密相关的异构体(Ⅰ、Ⅱ、Ⅲ 和 Ⅱa)已被克隆。

神经元和肌肉细胞电信号所需的电压门控钠通道可再产生去极化。这些通道由一个 γ 亚单位(250 kD)和许多更小的 p 亚单位所组成。这些功能不同的通道可通过转录后的修饰磷酸化、糖基化得到,并与 p 亚单位相关,影响钠通道的功能。钠通道与神经系统的其他离子通道一样,也是多基因家族。在大鼠至少有 10 种电压门控钠通道的基因,通过改变 RNA 拼接和转录后修饰而产生复杂的分子构型,不同的电压门控钠通道亚型有不同的作用,这些亚型分布在不同组织、中枢神经系统不同的区域以及发育的不同时期。单个神经元和肌肉细胞可表达一种以上的门控钠通道类型,且某些类型位于不同的亚细胞区,如胞体和轴突,这种分布特点可发挥局部调节电兴奋性。

NaCh 6 广泛分布于脊髓和大脑。在运动神经元为强染色,在脊髓中间外侧柱的交感节前神经元也呈强染色。在脑干的初级运动神经元如面神经核也被染色。NaCh 6 mRNA 在许多类型的小脑神经元如浦肯野细胞、颗粒细胞层、小脑核团神经元均有表达。在海马,齿状回的颗粒细胞和锥体细胞也有表达。NaCh Ⅰ 最丰富表达于中枢神经系统尾部,而 NaCh Ⅱ 正相反。NaCh Ⅲ 与 NaCh 6 不同,在成人脑表达水平低,在小脑无表达。因此 NaCh 6 不仅丰富表达于中枢神经系统,而且分布也与大脑其他的 NaCh 不同。

NaCh Ⅰ、Ⅱ 和 Ⅲ 并不是大鼠神经系统所有的 NaCh 类型。经 RT-PCR 证实,NaCh 6 存在于许多组织,包括视网膜、背根节。Rnase 分析证实,大鼠脑 NaCh 6 mRNA 数量至少和 NaCh Ⅰ、Ⅱ 和 Ⅲ 一样丰富,在许多脑区和脊髓深染,背根节也有染色。中枢神经系统的 NaCh 6 表达与 NaCh Ⅰ、Ⅱ 和 Ⅲ 分布有交叉,但其他通道与 NaCh 6 没有相似的分布。因此,NaCh 6 是最丰富表达于脑的钠通道,其在神经元和胶质细胞均有表达,而且分布也与大脑其他的 NaCh 不同。施万细胞和胶质细胞均表达电压门控的钠通道。

已证实 NaCh Ⅰ、Ⅱ和Ⅲ表达于胶质细胞。NaCh 6 属于一个家族,第二种 NaCh 家族由 Na-G 和 Nav2.1 构成。Na-G 的组织分布也与 NaCh 6 十分不同,Na-G 表达于子宫、肺和心肌,而 NaCh 6 在这些组织中无表达。在脑和脊髓 Na-G 低表达,而 NaCh 6 高表达。尽管 NaCh 6 和 Na-G 都表达于胶质细胞,但根据其组织丰富程度和分布特点可判断它们在中枢神经系统的胶质细胞起不同的作用。它们的所有 S4 跨膜片段均为电压感受器,并呈完全保守的序列(如 NaCh 6 的氨基酸也在大脑或肌肉组织钠通道中被确认),而且在跨膜区Ⅲ和Ⅳ之间的短胞浆区对该通道失活十分关键,几乎完全保守(53 个氨基酸中有 52 个既是大脑的序列也是肌肉的序列)。区分 Na^+ 和 Ca^{2+} 渗透性的两个氨基酸(K1409 和 A1701)也与 NaCh 6 的一致。在 NaCh 序列间重要的差异在于细胞内和细胞外区,NaCh 6 这些区域的大小与大脑组织的相近。这些区域含有转录后调节的潜在位点,如磷酸化或糖基化。NaCh 对中枢神经系统的电兴奋性是必须的,经典的例子是有髓和无髓轴突传导动作电位。然而,越来越多的证据表明,NaCh 发挥于神经元更敏锐的、阈下的信号过程。NaCh 发现于小脑浦肯野细胞的树突和海马、皮质的锥体细胞。这些 NaCh 能够产生树突的动作电位,且在树突的密度和分布将修正突触反应。由神经组织分离的 NaCh,包括 NaCh 6 都表达于胶质细胞。由于胶质细胞具有生化和形态学上的异质性,因此确定表达于每一种胶质细胞亚型,以及 NaCh 分布于胶质细胞的不同区域十分重要,如在郎飞结的相反位置等,因此,NaCh 在胶质细胞的分布可能与在神经元的分布同样复杂。

(二)钠负荷与神经损伤的关系

大脑氧供减少,可导致永久性脑功能丧失。许多研究显示,钙、ATP 和兴奋性毒性是导致脑缺氧损伤的重要机制。细胞内高钠水平可能是缺氧性损伤的重要决定因素,因为 Na^+ 是细胞稳态的重要离子。穿过细胞膜的钠梯度是一种 Na^+-Ca^{2+} 和 Na^+-H^+ 交换,以及细胞从胞外摄取谷氨酸的能量资源。Na^+-K^+-ATP 泵消耗大量的 ATP 来维持细胞内的低钠水平,因此,细胞内高钠将改变钙、ATP、pH 值和谷氨酸的水平,这些单一因素或综合因素将促发缺氧性损伤。

通过电压门控钠通道持续的钠内流,触发可逆的钠钙交换,使暴露于缺氧等状态下的轴突的钙大量流入,从而激活损伤性钙介导过程。研究发现,轴突退变时,细胞内 Na^+ 聚集。中枢神经系统和外周神经系统持续的钠内流是沿着轴突干进行的,而钠通道阻断剂具有保护性作用,当缺氧时能预防轴突的退变。钠负荷可由炎症部位持续性表达的诱导性的 NO 合酶(iNOS)来证实,iNOS 可产生持续的高水平的 NO,NO 可能通过几种途径产生钠负荷,包括持续内向钠电流的出现,通过抑制线粒体 ATP 的产生限制轴突排除 Na^+ 的能力,以及直接抑制 Na^+-K^+-ATP 酶等。轴突脱髓鞘后,轴突钠负荷更显著增高,可使脱髓鞘的轴突超兴奋性,产生持续性的频率在 50 Hz 的脉冲阵列,从而使脱髓鞘的位点产生异位冲动。Smith 等研究证实,在格林巴利综合征和多发性硬化症患者,NO 呈高水平状态,可能通过线粒体的损伤导致能量缺乏而触发轴突退化。而后来的研究证实,通道阻断剂能预防这种 NO 介导的轴突退化。Nav1.6 钠通道可产生持续和短暂的钠电流,与钠钙交换器共定位。在实验性多发性硬化症模型的自身免疫性脑脊髓炎动物,Nav1.6 钠通道呈沿退变的轴突广泛分布现象。这些观察预示,钠通道阻断剂可保护神经炎症紊乱的轴突。研究表明,钠通道阻断剂 Phenytoin 和 Flecainide 对脑脊髓膜炎具有保护作用,能减轻轴突退变的频率,使轴突保持传导冲动的能力,改善临床预后。Bechtold 等证实,钠通道阻断剂 Flecainide 能保护实验性自身免疫性神经炎的轴突,也改善临床结果。在脑脊髓膜炎发病后 7~10 d 或发病早期使用钠通道阻断剂 Phenytoin 和 Flecainide 均呈保护性效应。由于钠通道被认为是电源性的,钠通道存在于施万细胞和胶质细胞膜上,因此阻断钠通道可在某种程度上改变这些细胞的功能。Nav1.6 钠通道也见于免疫细胞,近年来研究提示,这些通道促进多发性硬化症和脑脊髓膜炎患者小胶质细胞和巨噬细胞的功能和激活。这些研究提示钠通道阻断剂可减轻神经炎症紊乱的炎症反应。因此,在 Bechtold 的研究中,脑脊髓膜炎大鼠经 Flecainide 处理后,仅见到数个巨噬细胞。炎症和炎症调质能增加钠通道的表达,在多发性硬化症和脑脊髓膜炎,激活的小胶质细胞和巨噬细胞的 Nav1.6 钠通道增加。而且,在外周神经系统,沿着小直径轴突表达的 Nav1.9 钠通道也增加,这些通道促进炎症损伤后病理生理改变。通过计算自身免疫性神经炎大鼠完整轴突的数目及动作电位反应测量发现,向 EAN 大鼠使用 Flecainide 能显著减轻神经缺损的严重程度,显著增加有功能轴突的数目。

(三) 钠通道阻断剂与神经保护机制

钠通道阻断剂可抑制神经元的去极化、谷氨酸释放和 Na^+ 内流,从而通过钙通道和 NMDA 受体通道逆转 $Na^+ - Ca^{2+}$ 交换而减少 Ca^{2+} 内流。由于这种效应能减轻神经元损害,因此,钠通道阻断剂对治疗血栓性中风有效。

钠通道阻断剂如局部麻醉药,呈高亲和力,以频率和电压依赖的方式优先结合于开放和失活状态的通道,这种特征使其优先阻断去极化组织的钠通道而不抑制正常的生理功能。目前已有数种电压门控钠通道阻断剂进入临床试验。其中,Lifarizine 可引起低血压,且观察显示该药的特异性较差,既阻断电压门控的钙通道也阻断钠通道,因此该药的临床试验被终止。苯唑吗啡衍生物 BⅢ890CL 是目前所发现的最强、最特异性钠通道阻断剂,对钠通道有高亲和力和高特异性,它不会阻断 NMDA 受体或其他离子通道受体位点。局麻药和其他药物抑制 BTX 结合钠通道呈一种强大的电压依赖的方式。BⅢ890CL 抑制大鼠大脑切片 Veratridine 诱导的谷氨酸释放,其 IC50 值约为 0.3mmol/L 和 1.2mmol/L。这些研究提示,BⅢ890CL 能阻断持续性开放电压门控钠通道的功能序列,证明其有神经保护作用。在永久性的局部缺血模型,BⅢ890CL 在最低剂量可明显减少损伤范围。最大剂量效应可与 NMDA 受体拮抗剂 MK-801、BⅢ277CL 和 CGP 37849 相当,然而 BⅢ890CL 不会像 NMDA 受体拮抗剂一样干扰运动功能。重要的是,BⅢ890CL 对大鼠大脑皮质和皮质下具有神经保护作用。然而,几乎所有的钠通道阻断剂临床证实是弱效的、非特异性的或不能很好地区分静息和失活状态的通道。BⅢ890CL 克服了上述所有缺点。研究证实 BⅢ890CL 是一种有效的、选择性的、电压依赖的钠通道阻断剂,能够保护脑组织免受永久性局部脑缺血的有害效应而不干扰运动协调作用,因此可作为一种治疗急性血栓性中风的神经保护性治疗剂。

(四)持续性钠通道改变与神经损伤的关系

钠通道的开放发生在局部缺血生化级联反应的早期,在脑缺血的病理过程中起重要作用,可以促进其他缺血性变化。目前研究认为脑缺血缺氧等病理状态下细胞内Na^+浓度增加主要是由持续钠电流的增加引起的。持续钠电流在缺氧神经元损伤中起重要作用。

张一等发现,缺血时持续钠电流明显增加。缺血 30 min 时持续钠电流增加到正常时的 1.59±0.26 倍,到缺血 5 min 时增加到正常时的 2.92±0.46 倍。而使用 1 μmol/L 河豚毒素(TTX,钠通道阻断剂)可完全阻断持续钠通道。脑缺血时持续钠电流增加至少可以促进细胞内 Na^+ 的增加,促进细胞内外 Na^+ – Ca^{2+} 交换,同时钠内流引起细胞膜去极化,激活电压依赖性钙通道,引起 Ca^{2+} 内流增加,导致钙超载。Haigney 等发现,使用钠通道阻断剂可以减轻缺氧时细胞内 Na^+ 和 Ca^{2+} 超载。神经细胞的兴奋性和传导性主要取决于钠通道。钠内流的增加能提高神经元的兴奋性,打破神经元膜电位和节律性动作电位之间的正常转化,增加神经元的放电频率,增加能量的消耗。研究表明,钠通道与兴奋性谷氨酸释放关系密切。持续钠电流的增加引起细胞内钠超载使得谷氨酸的再摄取减少,同时还能引起谷氨酸的大量释放,导致兴奋性氨基酸浓度大大升高,缺血时使用钠通道阻断剂可以减少谷氨酸的释放。目前认为钠通道的开放引起的持续性钠电流增加以及由此引发的一系列病理过程是脑缺血缺氧引起神经元死亡的主要原因。大量研究表明,在整体或局灶性脑缺血模型中,使用钠通道阻断剂 TTX、BⅢ 890CL、盐酸美西律,均有明显的神经元保护作用。

脑神经元对缺氧十分敏感。缺氧使脑电活动迅速减弱,随后导致脑神经元不可逆性损伤。最新的研究发现,持续钠电流在缺氧造成的神经损害过程中起着重要作用,阻断持续钠电流可以减轻缺氧造成的神经元损害和神经元反应。钠通道是防治缺氧性脑神经损害的重要靶位。

1. 持续钠电流 以往普遍认为钠通道电流的失活和激活都非常快,只产生一种钠电流即瞬时钠电流。Hodgkin 和 Huxley 在 1950 年首次描述了一种激活迅速但失活缓慢的钠电流,其明显不同于瞬时钠电流。此后,Linas 和 Stafstron 等也在小脑浦肯野神经元和新皮质神经元上发现了对 TTX 敏感的延迟性钠电流。这些发现均提示,除了瞬时钠电流外还存在另外一种失活较慢的钠电流。数年后,French 等首次在哺乳动物神经元上记录到了持续钠电流。随后他们又在大鼠海马 CA1 区神经元进一步证实了持续钠电流的存在。同时,Saint 和 Gage 分别发现心肌细胞和骨骼肌细胞上也存在持续钠电流,二者对 TTX 均敏感。瞬时钠电流幅度大,激活快,失活也快;而持续钠电流幅度小,激活快,但是失活慢。尽管持续钠电流幅度很小,由于其持续时间很长,常引起细胞内钠的显著升高。

2. 缺氧时持续钠电流的变化及其后果 在缺氧状态下,人新皮质神经元和大鼠海马神经元的瞬时钠电流都是明显减少的。但是,和瞬时钠电流不同,神经元持续钠电流显著增加。Hammarstrom 和 Gage 等使用氰化钠(NaCN)抑制细胞呼吸链或者使用氧剥夺法造成缺氧状态，均可使大鼠海马神经元持续钠电流明显增强，而且随着缺氧时间的延长，持续钠电流有不断增强的趋势。

持续钠电流增加引起细胞内Na^+水平的升高是缺氧、缺血性损伤的早期变化。细胞内钠升高，引起细胞膜异常去极化，进一步导致水和氯内流，引起细胞肿胀。同时，通过钠钙交换导致细胞内钙增高，造成钙超载性神经损伤。而且，钠和钙增高导致兴奋性氨基酸释放增加，造成兴奋性神经损伤。

3. 持续钠通道感受氧分压变化的部位　研究发现，在缺氧期间，细胞膜持续钠电流增加近20倍，而且与一些钾通道对非低氧性氧梯度变化发生反应（氧分压69.92～120.30 mmHg）不同，其仅对严重低氧（氧分压0～45 mmHg）发生反应。由于这些细胞膜不受或极少受细胞内代谢的影响，因此，可以认为钠通道结构上有不依赖于细胞代谢的氧感受机制。这个发现提示，在缺氧和钠通道感受之间存在一种局部联系（与膜有关）。通过药物干预这个机制，能够减轻或预防缺氧期间细胞内钠和钙的增加，减轻细胞损害。这可能成为抗缺血药物的新靶位。

4. 钠通道阻滞剂对缺氧神经元的保护作用　已有大量证据表明，钠通道阻断剂对整体动物缺血模型或离体细胞缺血模型，均有明确的神经元保护作用。Hewitt等在对大鼠进行双侧颈动脉结扎前20 min按80 mg/kg给予钠通道阻断剂盐酸美西律，结果发现使用其预处理的海马CA1区神经元损伤率约为50%，而对照组神经元的损伤率为80%左右。这说明钠通道阻断剂对缺血大鼠海马神经元有明显的保护作用。Lyako预先向大鼠脑室内注射TTX进行预处理，然后建立全脑缺血再灌注模型，同样发现钠通道阻断剂TTX对海马CA1区神经元的保护作用。Wiard等在沙鼠全脑缺血模型中发现，再灌注后立即口服拉莫三嗪100 mg或者再灌注前20 min按30 mg/kg或者再灌注即刻按50 mg/kg给予LTG，可使海马CA1和CA2区神经元的缺失明显减少。另外，拉莫三嗪还能明显降低15 min脑缺血动物的病死率，由对照组的66%下降到23%。Lekieffre等在大鼠血管阻断法缺血再灌注模型制作前20 min，按10 mg/kg或20 mg/kg联合再灌注后4 h腹腔注射等量钠通道阻断剂BW1003C87，可以使CA1区神经元保护率从10%增加到65%或74%，如果再灌注后即刻和再灌注后4 h，按20 mg/kg给予BW1003C87，则保护作用更为明显，神经元保护率达到85%。另外，LTG、BW1003C87、BW619C89等还能使大鼠大脑中动脉永久阻断模型的脑皮质梗死灶面积明显减少。

5. 钠通道阻断剂脑保护作用的机制　一些研究对钠通道阻断剂脑保护作用的机制进行了探讨。钠通道阻断剂有利于细胞在缺氧状态下储存ATP。Raley等将大鼠海马脑片置于缺氧环境中，结果发现ATP在海马CA1区干重中的含量下降到11%，而使用TTX处理组的ATP含量仅下降到24%，使用利多卡因处理组的ATP含量下降到22%。细胞内高浓度的ATP可推迟或防止局部缺氧引起的生化级联反应过程中相继发生的不良反应。另外，钠通道阻断剂在局部脑缺氧时可减轻钠超载和细胞的去极化并通过钠钙交换机制减少钙内流，进而减轻钙超载。Haigney等将成年大鼠心肌细胞置于缺氧状态下，发现细胞钠、钙浓度明显增加，分别使用钠通道阻断剂TTX、利多卡因、R56865处理后，均能使细胞内Na^+、Ca^{2+}浓度降低，并且还能不同程度地减轻由于细胞内钙超载所致的细胞挛缩。利多卡因是一种能减少钠通道传导的局部麻醉药。较大剂量的利多卡因（160 mg/kg）可减少脑缺血时的钾外流。体外实验证实了利多卡因改善脑缺血时电生理和组织学恢复的作用。Shokunbi 和 Miller 等于 1990 年发现低浓度（20 $\mu mol/L$）利多卡因能减少局部缺血的梗死面积，这种保护性作用机制，主要是脑血流的增加。阻滞钠通道还能减少兴奋性氨基酸的释放，减少神经毒性作用，保护神经细胞。有证据表明，钙内流是低氧损伤的触发因子。最高浓度的利多卡因（100 $\mu mol/L$）减少缺氧时的钙净内流，这归结于去极化的减少和电压激活钙通道开放的减少，以及 NMDA 通道的谷氨酸激活减少或增强泵功能将钙泵出细胞。10 $\mu mol/L$ 利多卡因致钙内流的减少不能解释恢复的改善，但能解释 100 $\mu mol/L$ 利多卡因的保护作用。缺氧缺血时谷氨酸的释放可导致兴奋性的损伤，释放的谷氨酸能被高亲和力的 Na^+ 依赖的谷氨酸转运体介导，细胞内钠水平的降低将减少谷氨酸的释放。由于河豚毒素和利多卡因能减少缺血时的谷氨酸释放，而谷氨酸增加 Na^+、K^+ 和 Ca^{2+} 的传导，阻断谷氨酸的释放可能是利多卡因保护低氧或缺血性损伤的机制之一。神经元大部分的 ATP 用于泵顺电化学梯度漏出的离子。在缺氧时，钠内流明显增加刺激 Na^+-K^+ 泵利用 ATP。100 $\mu mol/L$ 或更高浓度利多卡因也减少缺氧时钾水平和钙内流的变化，将帮助维持 ATP，从而支持离子漏和泵利用 ATP 的重要过程。缺氧时这些离子作为正反馈机制将快速消耗细胞的 ATP。利多卡因保护缺氧性损害的机制中钠离子是主导的，它是维持细胞稳态的重要离子，穿过细胞膜的 Na^+ 梯度是用于泵离子、氨基酸和其他分子的能量资源。最重要的是，对缺氧性损害，它是作为泵谷氨酸、Ca^{2+}、H^+ 的能量资源。缺氧时，穿过细胞膜的 Na^+ 梯度降低是由于大量的钠内流，以及这些钠依赖泵严重受损。因此，减轻缺氧时细胞内钠水平增加的药物，如利多卡因等可能是增加细胞内稳态和存活的重要因子，细胞内高的钠浓度使细胞器的钙丢失而导致胞浆高钙。缺氧时降低的 ATP 水平，部分归因于更多的 Na^+-K^+-ATP 泵激活也影响细胞器的功能引起细胞内钙增加。10 $\mu mol/L$ 利多卡因浓度能减少缺氧时细胞内的 Na^+ 升高、减少 ATP，因此，利多卡因在缺氧前使用可保护低氧和缺血性损伤，而缺氧时细胞内钠和 ATP 水平是神经元损伤的关键。钠通道阻滞剂 BW1003C87 对由于大脑中动脉阻断所造成的皮质和尾状核细胞外谷氨酸和天冬氨酸浓度的增加有明显抑制作用。此外，钠通道阻断后可以抑制神经元的高频放电，稳定细胞膜电位，降低神经元的兴奋性，减少细胞能耗，防止缺氧性细胞毒性水肿。

三、钙通道与脑缺血再灌注损伤

（一）钙通道概述

钙广泛存在于人体的细胞和体液中，对细胞的代谢和功能有重要的调节作用。钙不仅参与神经传导、递质释放、细胞分泌等短期过程，也参与细胞分化、增生等过程，影响着诸如神经元生长、轴突延长和突触强度变化等生理过程。钙稳态破坏，细胞就会受到功能性、器质性损伤乃至死亡，细胞钙失稳态与疾病发生、发展密切相关。

神经细胞钙超载是脑缺血损伤的一个重要机制，缺血缺氧后神经元和神经胶质细胞内 Ca^{2+} 过度积聚是细胞死亡的最后共同通路，而电压门控的钙通道和配体门控的钙通道是介导钙内流的主要方式。电压门控钙通道（VGCC）广泛分布于中枢神经系统，参与钙稳态、突触可塑性、基因表达、激素分泌等多种细胞功能的调控，其过度激活与脑缺血、脑肿瘤、癫痫、神经退行性疾病等的病理过程有着密切的关系。

脑缺血再灌注损伤时，由于氧代谢、糖代谢等的紊乱和 ATP 水平低下，使能量的产生不足以维持细胞膜内外的离子浓度，当能量耗竭时，膜电势能减弱，导致神经细胞和胶质细胞产生去极化，随后激活了树突和突触前电位依赖性通道。钙通道不论是 L 型或是其他类型只有在类似于缺血或缺氧的应激条件下才会激活，其开放需要去极化。细胞外的 Ca^{2+} 通过细胞膜上的电压门控钙通道和受体门控钙通道大量涌入胞内，以及胞内钙库如内质网、线粒体上的钙库向胞内释放 Ca^{2+} 导致细胞内钙超载。

经研究证实哺乳动物中枢神经系统存在 L、T、N、P、Q、R 等六种类型电压依赖性钙通道，这些通道的激活阈值、失活特性、单通道电导和药理学敏感性不同。L 型为高电压激活（HVA）通道，膜电位约 -10 mV 时激活，-60～-40 mV 时失活，单通道电导约 25 ps，开放时间长，对 1，4 二氢吡啶类（DHPs）拮抗剂（如尼莫地平、尼卡地平）和激动剂 [如 bayK8644、SZ（+）-（s）-202-791] 高度敏感。最近对 L 型通道的两个亚型 Lp 和 Ls 亚型的研究发现，Lp 通道表现为极低电压依赖性，Lp 型可能对于长期持久的突触强度改变起作用。T 型为低电压激活（LVA）型钙通道，膜电位在 -60 mV 弱去极化时开放，-100～-60 mV 时失活，单通道电导约 9 ps，开放时间短，呈瞬时状态，对 Ni^{2+} 和脉搏地尔高度敏感。N 型为 HVA 型钙通道，膜电位约 -10 mV 时激活，-100～-40 mV 时失活，单通道电导 12～18 ps，持续时间及电流值处于 T 和 L 型之间，蜗牛毒素 ω-芋螺毒素-GVIA（ω-CTx-GVIA）、ω-芋螺毒素-MVⅡA（ω-CTx-MVⅡA）可选择性阻断 N 型通道。P 型为中度高电压激活，较 L 型、N 型通道失活慢，单通道电导 12～20 ps，对 DHPs 及蜗牛毒素不敏感。而蜘蛛毒素 ω-Agatoxin-IVA（ω-Aga-IVA）可以选择性抑制 P 型通道开放。Q 型钙通道的电生理性质与 P 型相似，目前尚未发现特异性 Q 型通道拮抗剂，但它可被高浓度 ω-Aga-IVA 大部分阻断，而 1.5 mmol/L ω-CTx-MVⅡA 则可完全阻断 Q 型通道。R 型的亚基蛋白氨基酸分子序列类似 HVA 通道，但属于 LVA 通道，膜电位 -50～-10 mV 时激活，失活迅速，单通道电导约 14 ps，对 Ni^{2+}、Cd^{2+} 和 SNX482 高度敏感。

各亚型钙通道在中枢神经系统的分布不同。L 型通道主要分布在突触连接密集的区域，如大脑皮质、丘脑腹后核、丘脑外侧核、齿状回分子层、黑质及嗅球丛状层，而突触连接分布少的部位，如胼胝体、海马白质、穹隆后连合、松果体均分布较少。T 型通道分布于海马、大脑皮质、小脑浦肯野细胞及运动神经元，但鼠的交感神经元中不存在 T 型通道。P/Q 型和 N 型通道在大脑皮质浅层、海马分子层、放射层和 Oriens 层、黑质、豆状核尾侧、小脑分子层等突触密集区分布也比较集中，在胼胝体、前连合等白质及中脑深部某些核团则无分布，由此可以看出各亚型钙通道在中枢神经系统大部分脑区存在重叠分布，这有助于理解神经递质在中枢神经系统释放时多亚型钙通道协同作用机制。单个神经元上各种钙通道亚型的分布也不均一，L 型通道多分布于神经元胞体和树突基底部，N型通道主要分布于突触前膜。钙通道亚型在神经元定位的差异可以确保突触刺激引起特定的亚细胞结构内 Ca^{2+} 浓度的变化，从而实现信号的局部传送和执行精细的生理功能。

各钙通道亚型的功能不同，如N型和P型通道与神经递质释放有关，而L型除了与某些神经递质释放的调节有关外，还参与突触后神经元的 Ca^{2+} 依赖性过程。最近证实R型通道可增强P/Q型和N型通道对神经递质释放的调节作用。

（二）钙调控的生理过程与脑缺氧性损伤

Ca^{2+} 从细胞外内流主要通过细胞膜钙通道。钙通道是一种膜结合蛋白，通过构象变化呈开放或关闭状态，从而控制钙流动，参见本章第四节有关内容。目前已知的钙通道种类较多，根据控制启闭的因素主要分为电压门控钙通道及受体门控钙通道两类。

1. 电压门控钙通道

（1）T型电压门控钙通道与脑缺氧性损伤。电压门控钙通道对控制下丘脑和垂体神经元细胞的钙内流具有重要作用。T型钙通道广泛分布于下丘脑，也表达于脑垂体。该通道代表了钙选择性通道的同源性家族对电压高度敏感。可通过分子结构、电生理和药理学特性将它们进行区分。在此家族中，低电压激活的T型钙通道为瞬时电流，与L型钙通道相反，后者为长时程电流。T型钙通道参与起搏活动、神经元振荡（oscillation）和共振，以及弹性爆发性放电（rebound burst firing）。下丘脑神经元与丘脑神经元类似，在使用低阈值刺激（LTS）时产生爆发性放电活动，从而参与中枢神经系统神经元信号扩散。在大鼠和豚鼠的下丘脑神经元发生LTS很普遍。Qiu J等发现弓形神经元经雌激素处理后表达低阈值spikes的数目增多。膜片钳研究显示，类似于T型钙通道产生激活和失活特质的相对快和强的内向电流，可能是LTS。已证实，T型钙通道促进瞬时内向电流，目前已经克隆了集中T型钙通道的亚型（Cav3.1，Cav3.2，Cav3.3）。钙通道是由5种不同的亚单位（α_1，α_2，β，δ 和 γ）组成的结构复杂蛋白质。α_1 亚单位最大，含有电导孔和药物及第二信使调控的结合位点。T型钙通道的不同亚型其生理特征是不同的。Cav3.1、Cav3.2的电流形态与Cav3.3十分相似，这些通道参与丘脑皮质中继神经元的短时爆发性放电。Cav3.1通道的 α_1 亚单位的mRNA和蛋白质高度表达于下丘脑，Cav3.2和Cav3.3通道的 α_1 亚单位的mRNA和蛋白质虽然在下丘脑也有表达，但极少。

低电压激活的T型钙通道如Cav3.1和Cav3.2，能通过它们在低电压时的激活/失活、瞬时运动以及对镍敏感特性等与高电压激活的L型钙通道区分，也可通过它们对阻断剂的敏感性进行区别。

细胞内钙浓度的增加是触发缺血性神经元细胞早期损伤的关键因素。T型电压门控钙通道对神经元缺血性反应的作用，以前从未被研究过。在体外培养的大鼠海马脑片缺血诱导的延迟性细胞死亡模型证实T型钙通道抑制剂能戏剧性地减少缺血细胞的损伤。免疫染色研究显示在培养的大鼠海马脑片中存在Cav3.1和Cav3.2型低电压激活的钙通道。通过BAPTA-乙酰甲基酯降低的细胞外钙（100 nmol/L）或增加细胞内钙缓冲能力能显著减轻缺血诱导的神经元损伤。用新的钙拮抗剂脉搏地尔、Kurtoxin、镍、锌和匹莫齐特处理缺糖无氧下的脑片，药理性抑制 T 型钙电流，能提供明显的对神经元延迟性凋亡的保护作用。脉搏地尔和镍产生神经保护作用不仅表现在缺氧无糖时期，而且还表现在缺血后处理的状况下。缺血性神经元损害是严重神经功能障碍和死亡的常见原因，在缺血诱导的早期级联事件中，细胞外的钙内流是促发并导致神经元损伤和死亡极其重要的原因。阻断可透过 Ca^{2+} 的 NMDA 敏感的谷氨酸受体能显著减少缺氧时细胞钙水平的升高，且证实对培养神经细胞、前脑缺血模型动物、低血糖和损伤动物具有神经保护作用，但对短暂全脑缺血模型无保护作用。在缺血时，L 型电压门控钙通道也能确保细胞内钙早期升高。用二氢吡啶类抑制 L 型电压门控钙通道，观察 2～4 min 可见其能消除细胞内钙升高。然而，未能检测到更早期的低的细胞内钙浓度的增长。脑缺血时低电压激活的钙通道既往还未研究过。低电压激活的钙通道由三种类型的钙通道，即 α_1G 或 Cav3.1、α_1H 或 Cav3.2 和 α_1I 或 Cav3.3 组成一个家族，通常称之为 T 型钙通道。大部分脑区表达不止一种亚型，而且在某些神经元，如嗅觉颗粒细胞和海马锥体神经元这三种基因都表达。T 型钙通道一个有意思的特征是通过窗口电流机制使神经元和胶质细胞在静息状态维持持续的钙内流。T 型钙通道的激活和失活曲线重叠交叉于 -60 mV。当神经元处于静息状态时，一小部分通道持续开放维持一种细微的持续钙内流。这些特征证实了丘脑皮质神经元产生输入信号的扩增和双向稳定性。已证实，人类胚胎肾母细胞瘤过度表达 T 型钙通道能增加细胞内的钙浓度。缺血性损害开始后可观察到早期细胞内钙浓度增加，可能是通过 T 型钙通道介导的钙内流和外流的平衡变化的一种表现。在损伤的即刻和实验的 48 h 内 10 μmol/L 脉搏地尔或 50 μmol/L 的镍能发挥神经保护性作用。诸多证据表明，在神经缺血后最初的 2～3 min，细胞内钙浓度发生小的缓慢的增加，后者开始于细胞短暂的碱化后磷酸肌酸的水解。降低细胞内钙浓度（钙-EGTA 缓冲 100 nmol/L 钙）或用 10 μmol/L BAPTA-乙酰甲基酯增加细胞内钙缓冲能力能起明显的神经保护作用。10 μmol/L 脉搏地尔能减少共转染 eGFP/Cav3.2 人类胚胎肾母细胞瘤细胞（HEK 细胞）钙电流（93±2.7）%，证实此种浓度几乎能完全抑制钙电流，此外，该浓度的脉搏地尔用于培养的海马薄片不显著影响诱发的兴奋性传递，因此，不改变动作电位依赖的突触机制。1 μmol/L 脉搏地尔神经保护作用减小但仍很明显，当脉搏地尔浓度降至 0.2 μmol/L 时，对钙电流的抑制及神经保护作用消失。

LVA 阻断剂是有力的 T 型钙通道阻断剂，在短暂缺糖无氧状态下，确实具有明显的神经保护作用。T 型钙通道选择性抑制剂所产生的神经保护效应印证了 LVA 在缺血诱导的细胞损伤中起重要作用。

（2）T 型电压门控钙通道及其作用药物研究进展。电压门型钙通道具有重要的生理功能。目前已发现了多种电压门型钙通道。L 型钙通道电导大、开放时间长，T 型通道电导小、开放时间短，N 型钙通道则不具备两者的特点；后来发现 P 型钙通道主要在小脑的浦肯野细胞表达。T 型钙通道是唯一的低电压依赖的钙通道，广泛分布于各种组织，参与心脏起搏、肌肉兴奋-收缩耦联、内分泌腺的兴奋-分泌耦联及细胞生长的调控过程，目前已成为药物靶点研究的热点。近年来编码 T 型钙通道的基因已被确定，它的重要功能也得到认识。许多药物可以非特异性地阻断 T 型钙通道。

许多药物都可以作用于T型钙通道,然而它们大都同时作用于其他钙通道及其他的离子通道,目前还没有一种药物完全选择性作用于T型钙通道。最初认为二氢吡啶类主要作用于L型钙通道,后来发现氨氯地平、依高地平、非洛地平、尼卡地平、硝苯地平、尼古地平等均作用于T型钙通道。琥珀酰胺类药乙琥胺、三甲双酮、甲琥胺等临床上主要用于失神性癫痫小发作。苯妥英钠在治疗浓度下也可以阻断T型钙通道。二苯丁基哌啶类如无氟利多、氟司必林、匹莫齐特等多用于多种精神失常,它们不仅作用于T型钙通道,还抑制多巴胺受体、L型钙通道以及钾通道。异氟醚和安氟醚等麻醉剂是一种特殊类型的T型钙通道阻滞剂,它可100%阻断T型钙电流。此外,氧化亚氮可阻断Cav3.2电流,而对Cav3.1电流没有影响。苯二氮䓬类不仅作用于钙通道,还可作用于钠通道和钾通道。

(3) L型电压门控钙通道的功能调控与脑缺血。L型电压门控钙通道(L-VGCCs)广泛分布于中枢神经系统,参与钙稳态、突出可塑性、基因表达、激素分泌等多种功能的调控,L-VGCCs的过度激活与脑缺血、脑肿瘤、癫痫、神经退行性疾病等的病理过程有着密切的关系。L-VGCCs的功能调控:

1) 钙调素(CaM)的调控作用。Ca^{2+}结合蛋白CaM参与L-VGCCs钙依赖性失活和易化的调控。钙依赖性失活和易化是L-VGCCs自身调控的两种方式。L-VGCCs介导的Ca^{2+}内流迅速(通道开放后数个毫秒内)引起通道开放减弱,称为钙依赖性失活。这种负反馈性的调控对于胞内钙浓度维持在正常生理范围,即钙稳态有重要意义,而钙稳态对正常神经功能的维持是至关重要的。反复的去极化刺激引起的Ca^{2+}内流可使L-VGCCs开放增强,称为钙依赖性易化,在突触可塑性调节中有重要意义。研究表明,CaM和α_{1c}亚基C-端IQ基元的相互作用介导了L-VGCCs钙依赖性失活和易化。静息状态下,CaM和α_{1c}亚基结合形成复合体,这是钙依赖性失活得以迅速发生的结构基础。去极化时,L-VGCCs开放,内流的Ca^{2+}与CaM-α_{1c}复合体结合,激活CaM,使其C-端结合于IQ基元,最终导致通道失活。

2) 钙调蛋白酶(calpain)的调控作用。钙依赖的中性半胱氨酸蛋白酶calpain家族广泛存在于哺乳动物各组织中。目前已发现的calpain家族成员有14个,各成员的分布具有组织特异性,其中calpain Ⅰ主要位于神经元胞体和突起,calpain Ⅱ主要分布于神经胶质。calpain Ⅰ、calpain Ⅱ的过度激活参与脑缺血、阿尔茨海默病等中枢神经系统疾病的病理过程。据报道,海马神经元中calpain Ⅰ和calpain Ⅱ的激活介导长型α_{1c}亚基C-端部分肽段的水解,并显著增强L-VGCCs的活性。研究表明,α_{1c}亚基的C-端包含一个由147个氨基酸残基组成的抑制性结构域,缺失这一结构域的α_{1c}亚基构成的通道其电生理活性较野生型长型α_{1c}亚基构成的通道增加10~15倍。从脑、心肌中提取的α_{1c}亚基约90%是短型的(约190 kD),而翻译后水解掉的C-端肽段(约50 kD)仍与L-VGCCs相连,对通道活性起抑制性调控作用。在抑制性结构域上游,富含脯氨酸结构域和末梢C-端结合区参与抑制性结构域与通道的结合。可见,α_{1c}亚基C-端的水解对L-VGCCs功能的调节有着重要的意义,但这种抑制性调控作用的分子机制尚不清楚。

3) cAMP依赖性蛋白激酶的调控作用。蛋白质可逆磷酸化是离子通道和受体功能调控的主要方式之一。研究表明，PKA 和蛋白磷酸酶 2A 均可与 α_{1c} 亚基结合，共同调节其 1928 位丝氨酸残基的磷酸化水平，从而参与 L-VGCCs 的功能调控。P2A 直接结合在 α_{1c} 亚基 C-端，这种结合不依赖于 S1928 的磷酸化水平，其功能是使磷酸化的 S1928 去磷酸化，抑制通道的开放。生理状态下 PP2A 的结合可能介导 α_{1c} 亚基 C-端的抑制性调控作用。微管相关蛋白 2B (MAPK2B) 是目前唯一在 α_{1c} 亚基复合体中提取到的 AKAPs 家族的成员，可与 α_{1c} 亚基特异性地结合。MAPK2B 通过与 PKA、α_{1c} 亚基结合，将 PKA 募集至其底物 α_{1c} 亚基附近，从而促进 PKA 的磷酸化作用，增强 L-VGCCs 的功能。

4) Src 家族酪氨酸蛋白激酶 (SrcPTKs) 的调控作用。近年来，酪氨酸磷酸化对离子通道和受体功能的调控备受关注。SrcPTKs 介导 NMDA 受体和 L-VGCCs 相互对话的假说，即脑缺血引起的胞外谷氨酸堆积和去极化分别激活 NMDA 受体和 L-VGCCs，导致大量的 Ca^{2+} 内流，通过 Pyk2 等激活 SrcPTKs，活化的 SrcPTKs 成员在 PSD-95 介导下磷酸化 NR2A、NR2B 和 α_{1c} 亚基，增强 NMDA 受体和 L-VGCCs 活性，形成正反馈调控。而最终的细胞损伤和死亡可能与 NMDA 受体下游信号转导机制有关，NMDA 受体过度激活引起的兴奋性毒性被认为是神经元损伤的共同通路。

(4) P 型和 Q 型电压门控钙通道与脑缺血。1989 年，Llinas 等在哺乳动物小脑浦肯野神经元发现了一种与 L、N 和 T 型钙通道性质不同的新型钙通道，命名为 P 型。随后，Randall 等在小鼠小脑颗粒细胞记录到一种性质上与 P 型既相似又有明显差别的钙电流，把这种钙电流的通道称为 Q 型钙通道。P、Q 型虽与 N、L 型钙通道都属于高激活阈值钙通道，但在药理学和电生理学性质上，P、Q 型又具有显著的特点，它们对 N 型钙通道特异性阻断剂 ω-Conotoxin GVIA (CgTx) 和 L 型钙通道特异阻断剂二氢吡啶类药物均不敏感；激活电压也较 N、L 型的明显低。P、Q 型钙通道都有相同的 α_1 亚单元 (α_{1A})，故通常把含 α_{1A} 亚单元的钙通道称为 P/Q 型 (P 型和 Q 型)。对 P/Q 型钙通道分布研究发现，其在脑部呈高水平分布，主要集中于小脑多种神经元的突触前末梢及胞体上，尤以浦肯野细胞胞体、树突及小脑颗粒细胞胞体和末梢上密度最高。海马锥体神经元、皮质第五层锥体神经元及前脑、小脑其他部位神经元的胞体上也有一定分布。与 N 型钙通道相比，P/Q 型钙通道更集中分布于神经元的突触前末梢上，提示 P/Q 型钙通道在中枢神经系统突触传递中起着关键作用。

2. 受体门控钙通道与脑功能　受体门控钙通道 (receptor-operated channels, ROCC) 主要由激素、神经递质等配体结合于其受体后调控。ROCC 对相应配体敏感，配体与受体结合，导致受体构型变化，ROCC 开放。如兴奋性神经递质谷氨酸 (glutamate, Glu) 已被公认是通过作用于 ROCC 而发挥作用的。Glu 受体分为三个亚型，即红藻氨酸 (KA) 受体、使君子酸 (QA) 受体和 N-甲基-D-天冬氨酸 (NMDA) 受体，QA、KA 又统称为非 NMDA 受体。近些年来，NMDA 受体的研究有较大的进展，已证实它是一种超分子复合体，具有电压依赖性，最大的内向电流发生在膜电位 -30 mV 时，然后又逐渐减小，逆转电位在 0 mV 左右。Glu 与 NMDA 受体结合后，ROCC 激活，Ca^{2+} 进入细胞，NMDA 受体可调节 Ca^{2+} 内流，NMDA 受体通道与传统的钙通道是两个不同的分子实体。NMDA 受体在突触长时程增强 (long-term potentiation, LTP) 中起重要作用，LTP 的触发与 NMDA 通道电压依赖性开放有关。NMDA 受体通道可被生理范围内（1~2 mmol/L）的 Mg^{2+} 阻断。Mg^{2+} 对 NMDA 受体的阻断效应具有电压依赖性，膜电位越低，其阻断作用越强。非特异性 NMDA 受体阻断剂 MK-801 已应用于临床前研究，NMDA 的竞争性阻断剂 S19755 也被证实对兴奋性毒性损伤有确实的保护作用。甘氨酸可增强 NMDA 受体对激动剂的反应，在甘氨酸缺乏的情况下，低浓度谷氨酸不能使 NMDA 门控离子通道开启。

当 Glu 与 KA、QA 受体结合时，激活 Na^+ 通道，使细胞膜去极化，当膜电位达到 VDCC 激活的阈电位时，VDCC 开放，细胞外钙内流。同时不能排除 KA、QA 对钙通道的直接作用。QA 的结合位点几乎遍及整个中枢神经系统，其中又以海马、大脑皮质密度最高，α-氨基-3-羟基-5-甲基噁唑-4-丙酸（AMPA）能选择性兴奋 QA 受体。QA、KA 尚未找到其特异性拮抗剂。

四、钾通道与脑保护

从新陈代谢角度讲，无论是急性紊乱还是慢性紊乱，脑都是机体最为脆弱的器官，短时间的缺血缺氧就可导致结构和功能不可恢复的损伤。脑缺血再灌注损伤的病理生理过程中，ATP 敏感钾通道已经成为人们研究抗损伤的一个靶点。

ATP 敏感钾通道是非电压依赖性的配体门控通道，由 Noma 于 1983 年首先在豚鼠的心肌细胞上发现。此后人们在血管、胰腺、骨骼肌和神经元等组织上发现有该通道的存在，而且发现其有两种不同的类型，在细胞上有两种分布，即胞膜表面 K_{ATP} 通道（sK_{ATP}）和胞质内线粒体膜上 K_{ATP} 通道（$mitoK_{ATP}$）。这两种定位于不同部位的钾通道既有相同之处也有不同之处。例如，它们的分子组成及药理学特性存在相似之处，但 sK_{ATP} 通道的开放引起细胞的去极化，而 $mitoK_{ATP}$ 通道的开放却引起线粒体去极化。近年来的研究表明，$mitoK_{ATP}$ 通道同 sK_{ATP} 通道一样在神经保护上起一定作用，尤其在脑预处理上，是缺血预处理保护神经细胞的重要机制。

（一）线粒体 ATP 敏感钾通道激活与脑保护

1. $mitoK_{ATP}$ 通道的分子结构　　K_{ATP} 通道是一类由 ATP 结合盒转运载体蛋白（ATP-binding cassette transporter，ABC）家族成员磺酰脲类受体（sulfonylurea receptor，SUR）亚家族亚基与内向整流钾电流（inward rectifying K^+ channel，Kir）亚基组成的异源性多聚体，它们按 1:1 比例连接构成相对分子质量约 950 kD 的八聚体，已经发现存在几个 Kir 和 SUR 的变异体。K_{ATP} 通道在中枢神经系统分布广泛，脑皮质、海马、基底神经节、丘脑核团以及脑干等部位均高度表达。多种神经元如儿茶酚胺能神经元、神经肽能神经元、γ-氨基丁酸能神经元、谷氨酸能神经元以及无长纤维投射的中间神经元都表达 K_{ATP} 通道。神经元的 K_{ATP} 通道分布于胞体、轴丘、轴突以及突触前膜、后膜。不同的神经元表达不同的 K_{ATP} 通道，即使同一类型神经元的 K_{ATP} 通道也可能不同。

2. 神经元 $mitoK_{ATP}$ 通道的功能　　线粒体的钾离子循环对线粒体的体积调节十分重要，而线粒体的体积调节跟线粒体代谢密切相关。质子动势（ΔP）是由电子传递链通过质子喷射发动的，ΔP 跟 Δψ（线粒体膜电位）成正比。在 ATP 高度生成时，Δψ 下降将导致 K^+ 内流的下降，此时 mitoK$_{ATP}$ 通道的开放弥补了这个不足，避免了线粒体轻度去极化引起的基质收缩。因此，生理状态下的 mitoK$_{ATP}$ 通道通过维持线粒体钾平衡来调控线粒体容积，使线粒体容积变化与能量变化相适应。

3. 神经元 mitoK$_{ATP}$ 通道的调节

（1）ATP 等对 mitoK$_{ATP}$ 通道的调节。mitoK$_{ATP}$ 通道对 K^+ 的转运可被 ATP、ADP、长链 CoA 酯类所抑制。ATP 抑制 K$_{ATP}$ 通道的作用需要 Mg^{2+} 的存在。相反，GTP、GDP、UDP 能够激活 mitoK$_{ATP}$ 通道。实验表明脑线粒体调节物发挥作用的浓度跟心脏和肝脏线粒体十分接近。

（2）硫脲类和非硫脲类化合物对 mitoK$_{ATP}$ 通道的调节。二氮嗪（diazoxide）、克罗卡林（cromakalim）、BMS9105 等公认的 K$_{ATP}$ 通道开放剂能够激活 mitoK$_{ATP}$ 通道并且具有高度选择性，而格列本脲（glibenclamide）和 5－羟基葵酸（5－HD）可抑制 mitoK$_{ATP}$ 通道的开放。5－HD 是选择性更高的 mitoK$_{ATP}$ 通道抑制剂，在同时有 Mg^{2+}、ATP 和二氮嗪存在时它才能发挥抑制作用。BMS9105 具有比二氮嗪更高的激活 K$_{ATP}$ 通道的效能，而且它的血脑屏障通透性更好（脑/血浆比率为 0.31）。

（3）一氧化氮（NO）和过氧化亚硝酸盐对 mitoK$_{ATP}$ 通道的调节。缺氧使线粒体源性 NO 生成增多，线粒体呼吸链所产生的超氧化物迅速地与 NO 反应生成 ONOO。Lacza 等提出，内源性活性氧族（NO、ONOO）能激活 mitoK$_{ATP}$ 通道，也许这是细胞器自我调节的一个过程。

4. mitoK$_{ATP}$ 通道与预处理脑保护　给予大脑短暂缺血缺氧或者应用多种药物可以引起脑预适应，即可以使大脑对之后较长时间的缺血性损伤产生显著的耐受性。这种耐受性可分别出现于预处理后的最初 2～3 h（急性预处理）和 1～7 d（延时预处理）。近年来不少研究表明 mitoK$_{ATP}$ 通道可能是各种脑预适应的一个触发器和（或）效应器。无论是在体内还是体外，mitoK$_{ATP}$ 通道均参与预处理对大脑的保护作用，且这种保护作用大多数可被 mitoK$_{ATP}$ 通道拮抗剂 5－HD 所逆转。目前脑预适应的信号转导途径仍不十分确定，但是普遍认为急性预处理和延时预处理有不同之处。

研究显示蛋白激酶 C（PKC）的激活是早期效应和延时效应的共同途径。mitoK$_{ATP}$ 通道作为 PKC 的下游靶标参与了预处理的早期保护和晚期保护机制。Kis 等研究认为二氮嗪预处理神经保护作用的延迟效应与它诱导的一系列级联反应如激活 PKC、细胞外信号调节激酶（ERK2）和有丝分裂原蛋白激酶（p38MAPK）有关。另外，王志萍等发现二氮嗪预处理通过开放 mitoK$_{ATP}$ 通道产生抗缺氧无糖损伤的神经保护作用，且这种保护作用呈剂量依赖性增强。PKC 和 ERK1/2 信号转导通路激活可能参与了二氮嗪预处理神经元保护作用的即时效应。

早期效应的保护作用除了通过激活 PKC 途径外，还和其维持线粒体结构完整密切相关。线粒体结构完整可以避免 Ca^{2+} 大量内流和超氧化离子释放导致的基质酸化作用，从而减少细胞损伤。预处理延迟效应作用大且持续时间长，但其机制较复杂。mitoK$_{ATP}$ 通道的开放、PKC 的激活和活性氧族（ROS）的释放减少或清除率增加以及新的保护性物质的生成可能与延迟效应有关。

mitoK$_{ATP}$通道参与脑预处理神经保护作用机制为：

（1）降低线粒体膜电位。mitoK$_{ATP}$通道开放能够降低线粒体膜电位而产生神经元保护作用。线粒体钙超载是细胞坏死和凋亡的触发因子。线粒体适度去极化抑制细胞内的钙离子向线粒体内流，防止线粒体内钙超载。Domoki 等研究表明，在缺血再灌注小猪模型中，二氮嗪可减少海马锥体细胞线粒体钙离子超载。线粒体膜电位的降低通过活化 PKC 发挥其在急性和延时预处理中的作用，这种作用部分是通过减少 ROS 的生成或加快 ROS 的清除来实现的。

（2）维持线粒体结构的完整性。线粒体的功能与其结构的完整性密切相关。线粒体过度膨胀会导致功能减退或损伤，其基质体积对能量生成的调节有重要作用。Halestrap 的研究发现，线粒体体积适当增加（小于10%）能激活脂肪酸氧化和电子转移，促进 ATP 生成。mitoK$_{ATP}$通道的开放可以限制缺氧缺血后线粒体的肿胀，从而使线粒体的体积维持在适当的范围内以维持线粒体电子传递和能量生成。

（3）抗凋亡效应。线粒体功能及结构的变化不仅能诱导细胞凋亡，还是细胞凋亡的执行者。线粒体内的细胞色素 C 和细胞凋亡诱导因子参与凋亡的诱导，同时 Caspase3、7、9 还参与线粒体/细胞色素 C 诱导的细胞凋亡，线粒体内的 Bcl-2 和 Bcl-X1 也参与细胞凋亡的调节。Wu 等证明活化 mitoK$_{ATP}$通道可以减少离体和在体缺血再灌注神经元线粒体钙超载，抑制 PTP 的通透性。mitoK$_{ATP}$通道活化还可以减少细胞色素 C 的释放，诱导 Bcl-2 表达增加，抑制 Bax 易位。江克文等在新生鼠缺血缺氧前后给予 K$_{ATP}$通道开放剂 Diazoxide 能降低 c-fos 和 c-jun 的表达，抑制 μ-calpain 的活化，减少缺血再灌注损伤作用。

（4）对 ROS 生成的影响。Nagy 等将皮质神经元运用选择性 mitoK$_{ATP}$通道开放剂二氮嗪预处理后，暴露于谷氨酸培养基，结果表明二氮嗪诱导的延迟预适应是通过增加 ROS 生成和削弱谷氨酸盐的氧化应激而起作用的。同样，梁华为等研究认为，ROS 介导了 mitoK$_{ATP}$通道开放剂对缺氧离体海马的神经保护作用。二氮嗪预处理海马脑片可以使海马 CA1 区神经元的缺氧后去极化电位潜伏期及缺氧后群体峰电位（PS）消失的时间延长，提高复氧后 PS 的恢复率。

（5）促进星形胶质细胞摄取谷氨酸。谷氨酸是大脑中的兴奋性氨基酸。目前认为，谷氨酸的过度产生是缺血性神经元损伤的原因之一。戴翠萍等研究发现，二氮嗪呈浓度依赖性促进星形胶质细胞摄取谷氨酸，且能抑制 12-甲基-242-苯基吡啶离子（MPP$^+$）对星形胶质细胞摄取谷氨酸的损伤作用；浓度在 100 μmol/L 以上时，二氮嗪可完全逆转 MPP$^+$ 对星形胶质细胞摄取谷氨酸的抑制作用。二氮嗪的上述作用可被选择性 mitoK$_{ATP}$通道抑制剂 5-HD 拮抗。动物实验也同样表明二氮嗪能减少脑缺血模型大脑谷氨酸的含量。

（6）对中枢呼吸神经元呼吸运动的易化作用。缺氧对神经元具有损伤作用，但短暂缺氧可以加强神经网络的活动，诱导呼吸运动的易化。Mironov 等对脑内 prebftainger complex（pBC）神经元和分离固定的线粒体进行观察，发现这些易化作用可被 mitoK$_{ATP}$通道阻断剂 5-HD 和 PKC 的阻滞剂星形胞菌素阻断。5-HD 增加线粒体膜电位的同时使线粒体内 Ca^{2+} 浓度增加，相反，二氮嗪可以降低线粒体膜电位和线粒

体内 Ca^{2+} 浓度。因此，有作者认为 PKC 诱导的对呼吸神经元线粒体 K_{ATP} 通道的刺激和缺氧对呼吸运动的易化作用密切相关。

（二）细胞膜 ATP 敏感钾通道与脑保护

1. sK_{ATP} 通道的分子结构　分子生物学和电生理学实验证实，sK_{ATP} 通道是由 4 个内向整流钾通道（Kir6.1 或 Kir6.2）亚单位和 4 个调节性磺脲类受体（SUR1，SUR2A 或 SUR2B）组成的八聚体。Kir6.1 和 Kir6.2 为成孔亚基，均由 390 个氨基酸组成，含有 M1 和 M2 两个疏水跨膜区段，SUR 有 17 个分 3 组排列的跨膜区段（TM），2 个细胞内 SUR 区段各含有一个核苷酸结合区。SUR 的主要作用是结合磺脲类药物、钾通道开放剂和 ATP 或 ADP 等细胞内调节因子。

2. sK_{ATP} 通道在神经系统的分布　研究证明，在整个脑组织的不同区域均可以见到 sK_{ATP} 通道亚基的表达。其广泛分布于大脑颗粒细胞神经元，数种通道对二氮嗪不敏感。目前在皮质、海马锥体及中间神经元、纹状体神经元、下丘脑各种神经核团、γ-氨基丁酸能及多巴胺能黑质神经元、迷走神经背根及其他脑干神经元均已发现 sK_{ATP} 通道。

3. K_{ATP} 通道与脑保护研究　缺血缺氧触发并导致神经细胞死亡的关键在于谷氨酸的过度释放从而导致了对细胞的兴奋性毒性。在缺氧的急性期，K_{ATP} 通道激活有可能减轻神经细胞去极化程度，这有助于减少缺血性谷氨酸释放，从而减轻因谷氨酸所致的钙超载以及因此触发的神经元坏死或凋亡。另一方面，缺血开放 K_{ATP} 通道会加速细胞外 K^+ 聚集，这有可能导致 K^+ 平衡电位向正向移动，使细胞膜有去极化趋势，从而使离子梯度最终崩溃。这似乎表明，K_{ATP} 通道激活是一把双刃剑，既有细胞保护性，又有细胞毒性。

在实际的研究工作中，K_{ATP} 通道开放更多的是产生了细胞保护作用。Takaba 等在对大鼠大脑中动脉梗阻模型研究中发现，钾通道开放剂（KCOs）可以明显降低脑组织梗死范围。Blondeau 等也证实在恶性缺血刺激前 3 d 给予开放剂预处理也能产生保护效应。但这些研究并没能排除通过 KCOs 调节血管张力而改善缺血区血液供应或其他因素所产生的神经保护效应。因此，K_{ATP} 通道是否能对急性缺血神经元直接产生特异性保护仍有待进一步研究。最好最直接的证据应该是对细胞特异性转基因动物模型的研究，如观察敲除表达 K_{ATP} 通道基因的动物对缺血再灌注损伤的耐受情况，但目前尚无此方面的报道。

离体模型的研究中，在海马神经元，缺血缺氧或其他原因所导致的 K_{ATP} 通道开放能够形成有效的神经保护；如果特定神经元 K_{ATP} 通道分布密度越大，对缺血缺氧的耐受也就越强。

而今，通过研究缺血预处理保护机制，已经证实了 K_{ATP} 通道激活能够直接对细胞产生内源性保护作用。Perez-Pinzon 等研究了缺氧预处理对海马神经元脑片缺氧复氧损伤的影响，发现短暂缺氧预处理（不出现缺氧去极化现象）能够明显恢复长时间缺氧（出现缺氧去极化现象并维持 1 min）后诱导电位升高幅度。这种保护效应可以被 5 μmol/L 的甲苯磺丁脲所阻断，而 KCOs Pinacidil 10 μmol/L 则可模拟这种缺氧所带来的预处理保护效应。上述研究证明了 K_{ATP} 通道开放直接参与了细胞保护效应，而与血管等其他因素无关。

4. sK_{ATP} 通道的脑保护机制　sK_{ATP} 通道开放，大量 K^+ 外流，细胞膜超极化，从而使 Na^+、Ca^{2+} 内流减少，避免或减轻钙超载，减少能耗，减轻兴奋性氨基酸及氧自由基释放。在 Blondeau 等研究中，sK_{ATP} 通道开放剂 Cromakalim 对缺血海马神经元产生的保护效应可能是通过增强 HSP 的表达来实现的。有的实验还观察到 K_{ATP} 通道开放剂能显著抑制中性白细胞的氧爆发，结合 Gross 在实验犬心脏发现的缺血预处理抑制中性白细胞向梗死区邻近组织浸润，限制梗死范围扩大，而 K_{ATP} 通道阻断剂消除了这种保护，提示 K_{ATP} 通道还可能通过修饰白细胞功能来参与细胞保护。

目前仍不清楚 K_{ATP} 通道开放频率、幅度以及持续时间与其保护效应之间的关系；KCOs 可在什么范围内产生保护作用，即在什么情况下也会像缺氧对 K_{ATP} 通道的影响一样由保护性超极化转向损伤性去极化。这些问题与早期人们对缺血预处理现象的疑惑类似。目前对缺血预处理已经有了一定认识，即预处理的缺血缺氧"剂量"可能存在一个阈值和极值。低于阈值不能获得保护，而高于极值则会导致细胞损伤。KCOs 及其所开放的钾通道是否也符合上述规律有待证实。

五、非选择性阳离子通道与脑保护

非选择性的阳离子通道（non-selective cation channels，NC 通道）在缺血性中风的神经细胞死亡中起重要作用，其参与血管内皮细胞功能障碍导致脑缺血后的水肿改变。两种新近发现的参与缺血性中风的 NC 通道是酸敏感的离子通道和硫脲受体 – 1（SUR – 1）调控的 NC_{Ca-ATP} 通道。NC 通道非特异性阻断剂，包括 LOE908MS 和 SR141716A 对啮齿类动物缺血性中风具有保护作用。短暂受体电通道的成员构成 NC 通道，在缺血性中风时上调，且在钙介导的神经元死亡中起直接作用。

兴奋性毒性、氧应激、凋亡及坏死性细胞死亡等机制参与中枢神经系统缺血和中风所致的细胞死亡，这些机制无一不需要阳离子流入神经细胞，未能检测到的 Na^+ 内流可引起细胞毒性的水肿致细胞死亡，而未能检测到的 Ca^{2+} 内流可触发凋亡以及坏死性死亡。由于阳离子通道司大多数阳离子内流，因此，阳离子通道是缺血性中风时神经细胞死亡过程中的关键因素。

一系列的阳离子通道参与缺血或低氧所诱导的神经元细胞的死亡。其中有的通道对渗透性的阳离子有高度选择性，如电压依赖的钠和钙通道，也有一些非选择性的阳离子通道（NC 通道）。在缺血性卒中时，许多焦点放在二氢吡啶敏感的 L 型电压依赖的钙通道（Cav1.2），但在卒中患者阻断这些通道未显示出优势。可以论证的是，在缺血性卒中，由谷氨酸介导的受体操纵的阳离子通道开放，包括 NMDA 和 AMPA 受体通道参与兴奋性毒性细胞死亡。然而，药物靶位这些机制的临床实验却颇使人失望，而其他的谷氨酸受体非依赖的 NC 通道近来得到重视。

（万　丽）

第二节 谷氨酸与兴奋性神经毒性

一、谷氨酸概述

(一) 谷氨酸的生化作用

氨基酸类神经递质包括兴奋性及抑制性两类,是人类脑组织中最重要的神经递质之一。脑内含量最高的氨基酸是谷氨酸(glutamate,Glu)和门冬氨酸(aspartate,Asp),均属于兴奋性氨基酸。Glu 递质在脑内分布广泛,其作用与脑皮质和海马的许多生理功能有关,包括认知、记忆、运动、感觉等。Glu 递质对神经元的存活与生长调节,以及突触连接等都有重要影响。生理状态下,神经元胞浆内 Glu 浓度约为 10 mmol/L,胞外为 0.6 μmol/L,突触间隙为 1 μmol/L,而突触终端囊泡则可达 100 mmol/L,细胞内外 Glu 的浓度相差达万倍。由于细胞外液中没有使 Glu 失活的水解酶系统,从神经末梢释放到突触间隙内的 Glu 主要通过 Na^+ 依赖谷氨酸转运蛋白(也称谷氨酸转运体)将其摄取转运进入胶质细胞和神经元内,并转变成谷氨酰胺,以消除谷氨酸能的信号传递作用,并保护神经元免受其兴奋性毒性。因此,谷氨酸转运体与胞外谷氨酸浓度有着密不可分的关联。突触后膜受体脱敏是 Glu 活性终止的另一机制。

(二) 谷氨酸转运体分类

谷氨酸转运体(glutamate transporter,GTs)总体上分为两大类:质膜高亲和性转运体(谷氨酸转运体)和囊泡低亲和性转运体。前者将胞外谷氨酸转运至胞内,后者将胞内的谷氨酸转入突触囊泡。

目前有 5 种编码谷氨酸转运体的 cDNA 被克隆并命名,分别为 GLAST(glutamate-aspartate transporter)(大鼠)/EAAT1、GLT-1(glutamate transporter-1)(大鼠)/EAAT2、EAAC1(兔、大鼠)/EAAT3、EAAT4 和 EAAT5(EAAT 专用于人类,其他根据最先被克隆动物而命名)。GLAST 强烈表达于小脑贝格曼胶质细胞及中度表达于中枢神经系统的星形胶质细胞和室管膜细胞。GLT-1 广泛表达于新皮质和前脑的星形胶质细胞。近来在大鼠组织中还发现在肽链 C 末端发生改变的 GLT-1 剪切变异体,与 GLT-1 呈互补性的细胞分布。这种变异体主要分布于神经元,但也表达于胶质细胞(如少突胶质细胞)、室管膜细胞、施万细胞等,偶可表达于星形胶质细胞。EAAC1 广泛分布于神经元,还可表达于少突胶质细胞、室管膜细胞、C6 胶质瘤细胞、新生皮质的星形胶质细胞突起。EAAT4 主要存在于小脑浦肯野细胞。EAAT5 主要在视网膜分布。GLAST、EAAC1 还存在于心脏、肺、肝脏等器官。利用免疫金技术对恒河猴大脑皮质转运体的亚细胞定位研究发现,EAAC1 主要位于突触前区及突触后致密区的边缘,GLT-1 分布于胞膜,而 GLT-1 剪切变异体可能存在于囊泡膜。

(三) 谷氨酸受体分类

谷氨酸受体（GluR）按与配体结合后效应的不同分为两类：代谢型谷氨酸受体（metabotropic glutamate receptors，mGluR）和离子型谷氨酸受体（inotmpic glutamate receptors，iGluR）。mGluR 分为八个亚型，即 mGluR1~8。iGluR 包括：N-甲基-D-门冬氨酸（N-metllyl-D-aspartate，NMDA）受体、2-氨基-3-羟基-5-甲基-4-异噁唑丙酸（α-mino-3-hydroxy-5-methy-4-isoxazole propionic acid，AMPA）受体、海人藻酸氨酸（kanic acid，KA）受体、1-氨基环戊烷-1,3-二羧基（ACPD）受体和 L-2-氨基-4-磷酸基戊酸（L-AP$_4$）受体等 5 型。Glu 与突触后的离子型受体结合，导致阳离子通道打开，使膜的兴奋性增高和去极化。兴奋性突触后电位主要由 AMPA 和 NMDA 受体介导。L-AP$_4$ 受体可能位于兴奋性突触前膜，对 Glu 释放起负反馈作用。代谢型受体与 G-蛋白相耦联可能参与磷酸肌醇的代谢、花生四烯酸的生成和环磷酸肌苷的调节，其功能尚未完全清楚。

1. 代谢型谷氨酸受体　mGluR 根据氨基酸序列的同源性、药理学特性和细胞内信号转导机制的不同，可划分为 Group-Ⅰ、Group-Ⅱ 和 Group-Ⅲ 三组。

(1) Group Ⅰ 包括 mGluR1 和 mGluR5，主要通过激活磷脂酶 C（PLC），促进二磷酸磷脂酰肌醇（PIP$_2$）水解成甘油二酰酯（DG），导致胞内 Ca^{2+} 浓度升高。

(2) Group Ⅱ 包括 mGluR2 和 mGluR3。

(3) Group Ⅲ 包括 mGluR4、mGluR6、mGluR7 和 mGluR8，均与腺苷酸环化酶（AC）系统发生耦联作用。

同一组内 mGluR 氨基酸序列的同源性达 60%~80%，其中 mGluR5 与 mGluR1A 氨基酸序列的同源性最高，达到 87.1%，而不同组之间仅有 45% 的同源性。由于 mGluR5 与 mGluR1A 的药理作用及对激动剂的选择极为相似，故用药理学方法很难将二者加以区分。

2. 离子型谷氨酸受体　NMDA 受体是目前研究较为深入的兴奋性氨基酸受体之一。NMDA 受体是受配体调节（ligand-gated）的离子通道，由不同亚单位组成四聚体或五聚体。研究表明在脑创伤后这些亚单位的浓度发生变化，从而对 Glu 更加敏感。

哺乳动物中枢神经系统内 NMDA 受体从大脑皮质到脊髓都有广泛分布，其中以大脑皮质和海马密度最高。利用分子生物学技术研究发现，NMDA 受体至少存在 6 种功能亚基，即 NR1、NR2B、NR2C、NR2D、NR3A 和 NR3B。NR1 是功能亚基，与 NR2、NR3 亚基组成多聚体后，形成有高度功能活性的 NMDA 受体通道。NMDA 受体是与 Ca^{2+} 通道耦联的离子型兴奋性氨基酸受体，具有多个调节位点（图 26-1）。氯胺酮、MK801 等通过结合于环己哌啶（PCP）位点，阻滞兴奋性神经递质的传递及变构效应，减少 NMDA 受体开放的频率而发挥药理作用。NMDA 受体除具有 Glu 结合位点外，还有甘氨酸结合位点，只有两个位点都被结合方能激活受体。NMDA 受体通道具有一种独特门控方式，既受配基门控，又受电压门控，其电压依赖性是由离子通道内部的 Mg^{2+} 阻滞作用决定的。与非 NMDA 受体不同，NMDA 受体激动时，其耦联的阳离子通道开放，除 Na$^+$、K$^+$ 通过外，还允许 Ca^{2+} 通过。高钙电导是 NMDA 受体的特征之一，也是 NMDA 受体与 Glu 兴奋性神经毒性、触发突触长时程增强（long - term potentiation，LTP）效应、学习记忆形成机制密切相关的原因。

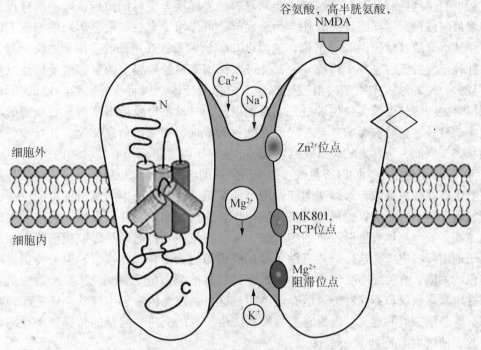

图 26 - 1　NMDA 受体调节位点模式图

二、谷氨酸浓度升高机制

（一）谷氨酸过量释放

谷氨酸是脑内主要的兴奋性氨基酸，细胞外适量的谷氨酸对于维持细胞的正常生理功能是必需的，但脑外伤时神经元崩解，导致大量谷氨酸逸出，突触前神经终板和星形胶质细胞也释放谷氨酸至细胞外，使细胞外液和脑脊液中谷氨酸剧增。细胞外谷氨酸浓度过高会产生兴奋性神经毒性，导致神经元损伤。有学者采用微量渗析技术对脑外伤动物模型进行研究证明，脑损伤后谷氨酸等兴奋性氨基酸水平明显升高，引起继发性脑损伤，并导致预后不良。

以往人们仅注意到神经元通过释放谷氨酸来调节其可塑性，但近年来发现，脑内数量比神经元高出 10 倍的星形胶质细胞同样能释放谷氨酸，并参与神经系统的调节和多种脑损伤性疾病的发生发展过程。目前了解到，谷氨酸的释放主要包括 Ca^{2+} 依赖性释放及非 Ca^{2+} 依赖性释放两大类，涉及以下 5 种机制：①Ca^{2+} 依赖性胞吐释放；②谷氨酸转运体逆向转运假说；③膨胀诱导的阴离子通道假说；④连接蛋白半通道假说；⑤嘌呤受体假说。

在上述星形胶质细胞释放谷氨酸的众多机制中，研究最为深入且较为公认的是

Ca^{2+}依赖性的胞吐释放机制，目前已经开始着手对其上下游信号通路进行探讨。已有研究表明，星形胶质细胞内Ca^{2+}水平在生理范围内的微小波动即足以启动这一胞吐释放过程。当生理性刺激引起突触前神经元释放神经递质至突触间隙后，除一部分作用于突触后膜或被突触前膜再摄取外，其余大部分可作用于突触周围星形胶质细胞上的相应受体，导致其细胞内Ca^{2+}升高，进而以Ca^{2+}波的形式在星形胶质细胞之间相互传递，并伴随着谷氨酸自其中释放，后者又可以作用于突触后膜上的谷氨酸受体或以自分泌或旁分泌的形式作用于星形胶质细胞上的相应受体，从而参与突触功能的调节、不同信号之间的整合等多种生理过程。由此可见，一旦星形胶质细胞释放谷氨酸的水平发生改变，将会严重影响其与神经元之间这种双向、密切的信息交流，并导致各种疾病状态。例如，当发生脑缺血或脑缺氧时，脑组织内ATP含量在短时间内显著降低，胞外K^+浓度迅速增加，同时谷氨酸再摄取所依赖的电化学梯度也遭到破坏，这时谷氨酸就会由谷氨酸再摄取转运体逆向转运而释放至胞外，其所产生的兴奋性毒性则会进一步加重大脑的缺血缺氧性损伤。某些脑损伤性疾病，如闭合性脑损伤或脑水肿等的初期，或多或少都伴有星形胶质细胞肿胀，此时谷氨酸可以通过星形胶质细胞表面的阴离子通道释放出来，这样虽然有助于星形胶质细胞自身容积的恢复，但最终仍将导致损伤的加剧。有关嘌呤受体介导的谷氨酸释放目前越来越受到关注，虽然对此机制还存在着众多争议和不同看法，但有理由相信这条通路无论对于生理状态还是病理状态都具有非同一般的意义，因为它把神经系统中信息的交流和能量的传递紧密地结合在一起，使之更为复杂和深刻。

（二）谷氨酸重摄取减少

谷氨酸转运体能够逆几千倍的浓度差转运谷氨酸，使静息状态下突触间隙的谷氨酸浓度低于可激活其受体的阈浓度（$<1.0\ \mu mol/L$）水平，也能使胞浆内的谷氨酸浓度保持在高达10 mmol/L的水平。这种逆向转运的驱动力来源于钠、钾化学梯度。转运1分子谷氨酸至少需要同时摄取2个Na^+，并向胞外排出1个K^+。但不同转运体转运时所伴随的离子转运情况可能有所不同。GLT-1和EAAC1向胞内转运1分子谷氨酸分别伴随3个Na^+和1个H^+的同向转运，1个K^+和1个OH^-的反向转运。GLAST向胞内转运谷氨酸可能不涉及H^+/OH^-的转运。虽然EAAT1-5在转运过程中不依靠Cl^-，但它们对Cl^-有通透性，尤其是EAAT4和EAAT5有相当高的Cl^-电导，目前认为EAAT4和EAAT5兼有转运体和离子通道的双重功能。

谷氨酸转运体的功能受以下因素调节：

1. 蛋白激酶调节　蛋白激酶C通过磷酸化转运体中的磷酸化位点，抑制GLAST的活性，对GLT-1和EAAC1却有激活作用。

2. 电压依赖性调节　转运速率在膜超极化时增加，膜去极化时减少，而这种电压依赖性受突触前受体活动的影响。

3. 温度依赖性调节　温度降低时转运功能也随之下降。

4. 谷氨酸逆向转运　在缺血缺氧、低血糖等病理情况下，由于能量供应受阻，Na^+-K^+-ATP酶失去正常功能，加上强烈去极化反应使胞内Na^+浓度急剧增高，最终可造成谷氨酸顺着胞内外的 Na^+ 浓度差，从胞内向胞外逸出，形成逆向转运。

5. 代谢障碍　由于代谢障碍所造成的细胞内酸化可能也是谷氨酸逆向转运的重要因素。

由于 GLT-1 的转运能力占脑内谷氨酸转运的 90% 左右，而 GLAST 仅占 5%～10%，通过反义寡核苷酸技术敲除 GLAST 和 GLT-1 时，细胞外谷氨酸浓度增加而产生兴奋性毒性神经变性；但反义敲除 EAAC1 时并不提高细胞外谷氨酸水平，仅产生中度神经毒性。上述证明 GLAST 和 GLT-1 是转运细胞外谷氨酸的主要转运体。

三、谷氨酸介导兴奋性毒性的信号机制

在中枢神经系统，谷氨酸是数量最多、分布最广泛的兴奋性神经递质，是维持神经细胞钙稳态的重要因子。因此谷氨酸与许多脑功能活动如突触可塑性、学习和长时程增强等关系密切。而由谷氨酸产生的上述生理及病理生理效应则主要由 NMDA 和非 NMDA 两类离子型谷氨酸受体介导。NMDA 受体激活后允许细胞外钙离子流入细胞内，但谷氨酸释放过多则引起 NMDA 受体的持久兴奋，引发钙超载和神经元死亡（也称兴奋性毒性）。许多研究证实谷氨酸兴奋性毒性是引发细胞凋亡或坏死效应的主要因素。现已证明，兴奋性毒性涉及许多神经变性疾病如阿尔茨海默病、帕金森病和肌萎缩侧索硬化症等。此外，还有报道谷氨酸兴奋性毒性在环境污染物如甲基汞的神经毒性方面也担当了重要角色。

（一）谷氨酸介导兴奋性毒性的凋亡信号机制

外周神经细胞损伤与中枢神经系统损伤后果的最大差异之一，是后者损伤后直接发生某种程度的细胞死亡。无论哪种损伤类型（外伤、缺氧或神经变性），在中枢神经系统均检测到神经细胞死亡。目前研究最多的是因血管闭塞（如中风等脑血管事件）或窒息等引发的脑缺氧。许多研究显示缺血脑区出现明确的细胞丢失，发生细胞丢失的区域往往也发现细胞凋亡蛋白酶 Caspase-3 活性是增加的，该酶一旦激活，将强制细胞通过凋亡机制走向死亡。多种因素可以刺激激活这种遗传学上的调节机制，如生长因子缺失（剥夺）、缺氧、DNA 损伤及其他细胞应激反应刺激因素等。轴突横断常导致生长因子剥夺，推测是由于移除了神经元靶向的营养供给。DNA 损伤和细胞应激（包括氧化应激的代谢变化）被认为是一些神经变性疾病的发病基础。

Back 等认为，脑损伤后神经元发生凋亡的机制可能包括：谷氨酸过多引起兴奋性毒性；致炎因子与神经细胞膜上受体结合；神经元靶向连接错位和营养支持持续被剥夺等。上述过程可能交错复杂，其中谷氨酸的兴奋性毒性研究最为深入（图 26-2）。一般认为，细胞应激的主要来源是谷氨酸能的过度兴奋，而导致其过度兴奋的原因又可能是局部脑损伤后出现异常的电活动。脑损伤后出现局部癫痫病灶和惊厥电活动也成为这种兴奋性刺激的来源之一。这些升高的电活性及其伴随的结果被称为兴奋性毒性。若兴奋性毒性未加抑制，将导致神经细胞死亡。损伤和惊厥发生后，大量的神经

递质被释放。这些增加的分子信号改变了抗凋亡分子 Bcl-2 家族在细胞膜上的效应。正常状态下 Bcl-2 的效应能够抑制氧化应激所引起的线粒体功能变化。当 Bcl-2 这种效应消失后，允许细胞色素 C 从线粒体上释放出来，一旦细胞色素 C 进入细胞质就促进了细胞凋亡蛋白酶 Caspase-3 的裂解，从而激活了 Caspase-3。活化后的 Caspase-3 发挥活性作用，使其下游分子产生破坏性改变，引起胞核 DNA 断裂，胞膜和细胞骨架变性，最后引起细胞死亡。

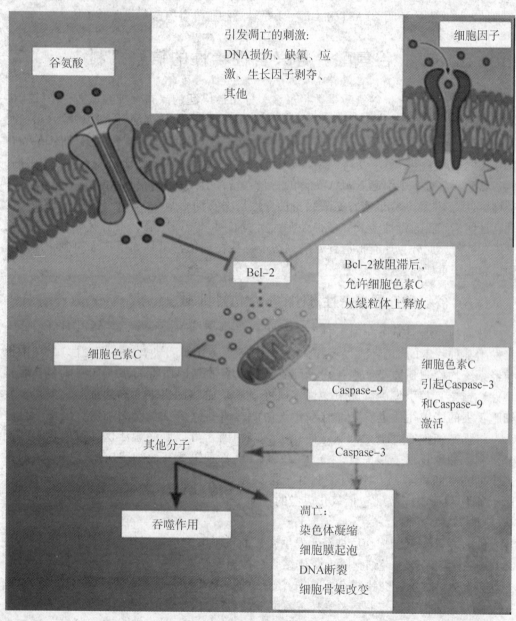

图 26-2 脑损伤后谷氨酸介导的兴奋性毒性信号通路模式图

谷氨酸对离体海马神经元凋亡和 Caspase-3 表达水平影响的研究发现（图 26-3），

对照组（A组）凋亡细胞比例为4.92%，而谷氨酸组（B组）凋亡细胞比例为10.81%，两组差异有统计学意义（$P<0.05$）；与对照组（A组）相比，谷氨酸组（B组）海马神经元Caspase-3表达水平明显增强（图26-4）。

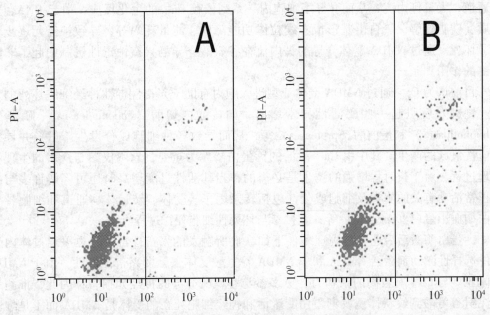

图26-3 谷氨酸对离体海马神经元凋亡的影响

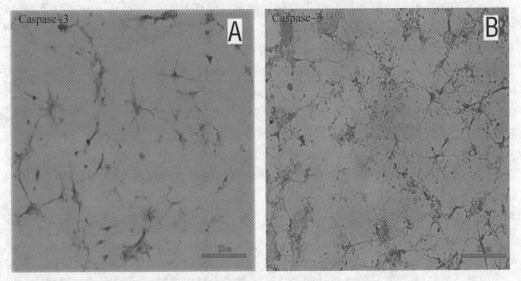

图26-4 谷氨酸对离体海马神经元Caspase-3表达水平的影响

（二）谷氨酸介导兴奋性毒性的细胞坏死机制

一般认为，谷氨酸只有存在于细胞外液时才具有兴奋性毒性作用。脑缺血时大量谷氨酸聚集于细胞外液所造成的神经毒作用，主要经历以下两个过程：一是脑缺血时，激活 AMPA 受体通道开放，使细胞内能量和 ATP 耗尽，细胞外 K^+ 浓度增加，导致细胞膜去极化，Na^+ 在细胞内堆积，Cl^- 和 H_2O 进入细胞内，造成以神经元水肿为特征的急性过程；二是通过激活 NMDA 受体，直接或间接启动电压依赖性和 NMDA 受体相关的钙通道，大量钙内流，从而介导了细胞内一系列依赖 Ca^{2+} 的生化反应，引起 DNA、蛋白质、磷脂降解，氧自由基形成、线粒体功能障碍、能量耗竭等，导致神经元逐步变性、坏死。通过 NMDA 受体介导的钙内流在谷氨酸介导的兴奋性毒性机制中起了非常关键的作用。

目前认为 Ca^{2+} 通过 NMDA 受体亚型进入胞内有助于兴奋性毒性神经细胞坏死的发生。钙进入后引起一些酶活性异常增高，如核酸内切酶（endonucleases）、磷脂酶（phopholipases）和蛋白酶（proteases）等，从而导致各种细胞成分发生降解，并导致反应性氧族的产生。其中由 Ca^{2+} 激活的钙蛋白酶尤为重要，它不仅参与众多的生理和病理过程，对于长时程增强的诱生是必需的，当其活性过度增高时还可降解许多与细胞正常活动有关的酶类及细胞成分，包括转录因子、受体、转运体、通道和细胞骨架蛋白如血影蛋白（spectrin）等，直接参与坏死性细胞死亡过程。

钙蛋白酶激活后还参与病理条件下如缺血所触发的兴奋性毒性，也可通过体内外条件选择性激动剂激活 NMDA 和非 NMDA 谷氨酸受体来触发兴奋性毒性。由于 NMDA 受体亚型与 Ca^{2+} 有较高的亲和力，更多参与谷氨酸介导的神经元损害；因此，推测参与注射谷氨酸到纹状体诱发钙蛋白酶激活和神经细胞死亡的受体是 NMDA 而不是红藻氨酸（kainate）或 AMPA。

为了阐明是否胞内钙增加与钙蛋白酶激活和细胞坏死相关，而 Caspase 活性增加与凋亡关联，Del Rio 等开展了系列研究，包括采用选择性 NMDA 受体拮抗剂 MK-801 和非 NMDA 受体拮抗剂 NBQX，研究体内注射谷氨酸引起钙蛋白酶激活过程中各种离子型受体亚型的作用，以及其在引起纹状体损害中的相互关系；全身给予 MDL-28170（这是一种 μ 和 m 钙蛋白酶抑制剂，给药后能够快速渗透进入脑内抑制钙蛋白酶的活性），观测这种钙蛋白酶抑制剂在谷氨酸介导纹状体损害中的作用。此外，考虑到谷氨酸能够依据兴奋性毒性的强度引起坏死或凋亡性神经元死亡，也研究了一种与凋亡细胞死亡相关的执行蛋白酶 Caspase-3 在纹状体损害中的作用（详见本章第四节）。研究发现，虽然钙蛋白酶是受谷氨酸激活的主要蛋白酶，但它仅仅参与一部分神经元死亡的发生。同时发现，离子型受体亚型均参与了钙蛋白酶激活，但 NMDA 受体主要参与谷氨酸兴奋性毒性所引起的神经元死亡（图 26-5、图 26-6）。从图 26-5 中可见谷氨酸（Glu）组纹状体损害范围（圆形弧线）最大，Glu+MK-801 组纹状体损害范围最小。图 26-6 是图 26-5 纹状体损害"*"号区域的放大。

另外，Nakatsu 等在研究 Tributyltin 引起培养的大鼠皮质神经元细胞死亡过程中，发现谷氨酸兴奋性毒性参与其中，且认为激活 ERK（胞外信号蛋白激酶）是谷氨酸毒性存在的特征性表现（图 26-7）。Tributyltin 引起的细胞死亡能够被 α-tocopherol（一种可透过膜的抗氧化剂）、SB202190（一种 p38 丝裂原活化蛋白激酶抑制剂）和 U-0126（一种胞外信号调节激酶抑制剂）等抗氧化剂或酶抑制剂减缓。该研究结果还表明，谷氨酸受体拮抗剂 MK-801 和 CNQX 能够降低 ERK 的磷酸化，但不能降低 p38 的活性。

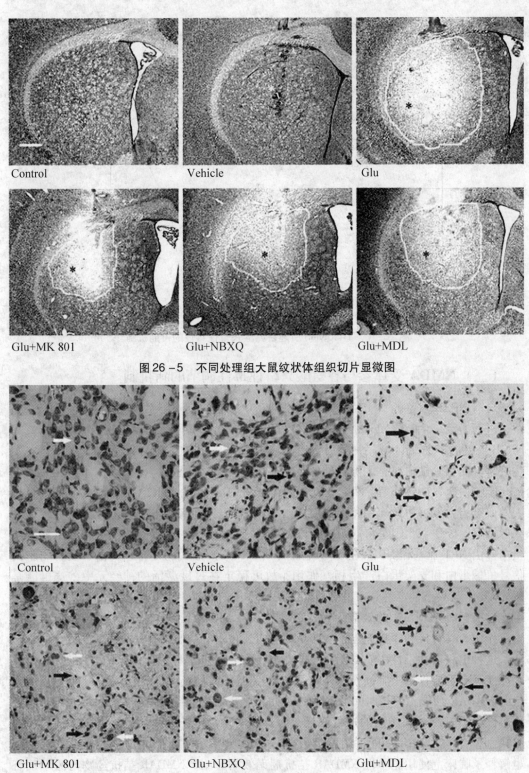

图26-5 不同处理组大鼠纹状体组织切片显微图

图26-6 不同处理组大鼠纹状体组织切片显微放大图

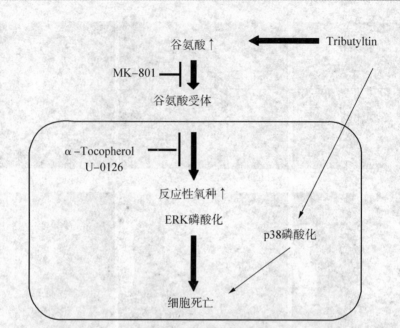

图26-7 Tributyltin引起谷氨酸兴奋性毒性的可能机制

(三) NMDA受体参与谷氨酸兴奋性毒性调节的新机制

含有NR2B亚基的NMDA受体（NMDAR）过度激活可导致突触后神经元Ca^{2+}超载，进而激活一种叫Calpain的Ca^{2+}依赖蛋白酶。该酶能够使许多底物如NR2A和NR2B亚基的C末端区域、突触后致密蛋白PSD-95和脑细胞骨架蛋白即血影蛋白发生裂解。动物脑缺血时，腔隙性梗死区域往往发生突触后密度（PSD）结构机化，Calpain能够快速、高效地解除机化，此过程需要NMDAR中的NR2A和NR2B亚基以及相关的血影蛋白发挥协调作用，而血影蛋白是NMDAR与肌动蛋白细胞骨架、PSD-95联系的桥梁，PSD-95则是将NMDAR与信号蛋白、神经元细胞骨架圈合起来的主要支架蛋白。由NR1亚基和NR2A的N末端碎片（tNR2A）形成的复合物，由于没有与胞内信号机械蛋白和支架蛋白产生相互作用，故可稳定在过度激活的神经元中，这可能是NMDAR参与兴奋性毒性调节的新机制。NR2下调的结果将引起突触功能短暂降低，这可能是突触外NMDAR的效应。钙超载也对NMDAR必需亚单位NR1的转录阻滞发挥重要作用，其直接和间接充当了NMDAR功能长时间下调的机制（见书后彩图26-8）。

这种由兴奋性毒性引发NMDAR自身调节在中风和其他病理情况下发生的神经元死亡可能具有重要作用。脑损伤出现严重细胞受损时，神经元的普遍反应可能是降低突触的NMDAR功能，但长时间的NMDAR功能下调又可能带来不良后果。例如，对脑外伤小鼠给予短暂（<1h）的过度激活，可导致NMDAR长时间功能缺失。在脑外伤或脑缺血患者，NMDAR功能下调可能导致认知功能和其他神经功能损害发生。上述情况也解释了临床上使用竞争性NMDAR拮抗剂无效的原因。NMDAR拮抗药物与激动剂谷氨酸和甘氨酸竞争结合位点，阻滞了NMDAR的正常和过度激活。由于缺血损伤中存活下来的神经元，其突触NMDAR功能会发生适应性下调，一旦利用竞争性NMDAR拮抗

剂来进一步抑制这些受体，不但不能起到保护作用反而加速神经元的死亡。

（招伟贤　项红兵）

第三节　细胞因子与神经毒性

一、细胞因子概述

（一）细胞因子的概念

细胞因子（cytokine，CK）是由免疫细胞（T 细胞、B 细胞、NK 细胞等）和非免疫细胞（血管内皮细胞、成纤维细胞等）受刺激合成和分泌的小分子多肽类因子，是免疫应答中免疫细胞间相互作用的介质，具有介导和调节免疫应答的多种生理功能。

（二）细胞因子的分类

细胞因子可被分为白细胞介素、干扰素、肿瘤坏死因子、集落刺激因子、生长因子和趋化性细胞因子等六类。

1. 白细胞介素（interleukin，IL）　最初是指由白细胞产生又在白细胞间发挥作用的细胞因子，虽然后来发现白细胞介素可由其他细胞产生，也可作用于其他细胞，但这一名称仍被广泛使用。目前已报道的白细胞介素有 23 种（IL-1～IL-23）。

2. 干扰素（interferon，IFN）　干扰素是最先发现的细胞因子，因其具有干扰病毒感染和复制的能力故称干扰素。根据来源和理化性质，可将干扰素分为 α、β 和 γ 三种类型。IFN-α 和 IFN-β 主要由白细胞、成纤维细胞和病毒感染的组织细胞产生，也称为 I 型干扰素。IFN-γ 主要由活化 T 细胞和 NK 细胞产生，也称为 II 型干扰素。

3. 肿瘤坏死因子（tumor necrosis factor，TNF）　肿瘤坏死因子是 Garwell 等在 1975 年发现的一种能使肿瘤发生出血坏死的物质。肿瘤坏死因子分为 TNF-α 和 TNF-β 两种，前者主要由活化的单核-巨噬细胞产生，抗原刺激的 T 细胞、活化的 NK 细胞和肥大细胞也分泌 TNF-α。TNF-β 主要由活化的 T 细胞产生，又称淋巴毒素。具有生物学活性的 TNF-α 和 TNF-β 为同源三聚体分子。

4. 集落刺激因子（colony-stimulating factor，CSF）　集落刺激因子是指能够刺激多能造血干细胞和不同发育分化阶段的造血干细胞进行增殖分化，并在半固体培养基中形成相应细胞集落的细胞因子。目前发现的集落刺激因子有粒细胞-巨噬细胞集落刺激因子（GM-CSF）、单核-巨噬细胞集落刺激因子（M-CSF）、粒细胞集落刺激因子（G-CSF）。此外，红细胞生成素、干细胞生长因子和血小板生成素，也是重要的造血刺激因子。

5. 生长因子（growth factor，GF）　生长因子是具有刺激细胞生长作用的细胞因子，包括转化生长因子-β（TGF-β）、表皮细胞生长因子（EGF）、血管内皮细胞生长因子（VEGF）、成纤维细胞生长因子（FGF）、神经生长因子（NGF）、血小板源的生长因子（PDGF）等。

6. 趋化性细胞因子（chemokine） 趋化性细胞因子是一个蛋白质家族，此家族由十余种结构有较大同源性、相对分子质量多为 8~10 kD 的蛋白组成。这些蛋白在氨基端多含有一或两个半胱氨酸。根据半胱氨酸的排列方式，将趋化性细胞因子又分为亚家族。两个半胱氨酸按 Cys-X-Cys（半胱氨酸-任一氨基酸-半胱氨酸）方式排列的趋化性细胞因子属 α 亚家族，也称 CXC 趋化性细胞因子；以 Cys-Cys 方式排列的趋化性细胞因子属 β 亚家族，也称 CC 趋化性细胞因子。近年来，又发现了氨基端只有一个半胱氨酸（Cys）的趋化性细胞因子，这种趋化性细胞因子被命名为 γ 亚家族趋化性细胞因子，也称 C 趋化性细胞因子。趋化性细胞因子主要由白细胞与造血微环境中的基质细胞分泌，可结合在内皮细胞的表面，具有对中性粒细胞、单核细胞、淋巴细胞、嗜酸性细胞和嗜碱性细胞的趋化和激活活性。IL-8 是 α 亚家族系的代表，对中性粒细胞有趋化作用。单核细胞趋化蛋白-1 是 β 亚家族的代表，可趋化单核细胞。淋巴细胞趋化蛋白是 γ 亚家族的代表，对淋巴细胞有趋化作用。

（三）细胞因子的生物学活性

1. 介导天然免疫 此类细胞因子主要由单核巨噬细胞分泌，表现为抗病毒和细菌感染的作用。抗病毒的细胞因子有 IFN-α、IFN-β、IL-12、IL-15。抑制和排除细菌的细胞因子（前炎症细胞因子）有 TNF-α、IL-1、IL-6；趋化性细胞因子及 IL-10 为天然免疫的负调节因子。

2. 介导和调节特异性免疫应答 介导和调节特异性免疫应答的细胞因子主要由抗原活化的 T 淋巴细胞分泌，调节淋巴细胞的激活、生长、分化和发挥效应。在受到抗原的刺激后，淋巴细胞的活化受到细胞因子的正负调节。如 IFN-γ 通过刺激抗原递呈细胞表达 MHCII 类分子促进 $CD4^+$ 细胞的活化；TGF-β 可抑制巨噬细胞的激活。

在免疫应答的过程中，有多种细胞因子可刺激免疫活性细胞的增殖，如 IL-2 和 IL-4 是 T 细胞的自分泌生长因子，也是 B 细胞的旁分泌生长因子；IL-4 和 IL-3 协同刺激肥大细胞的增殖；IL-5 刺激嗜酸性粒细胞的生长。

在免疫应答的过程中，也有多种细胞因子刺激免疫活性细胞的分化。IL-12 促进初始 $CD4^+T$ 细胞分化成 Th1 细胞，IL-4 促进初始 $CD4^+T$ 细胞分化成 Th2 细胞。B 细胞在分化过程中发生的类别转换也是在细胞因子的作用下实现的，如 IL-4 刺激 B 细胞产生 IgE；IFN-γ 刺激 B 细胞产生 IgG；TGF-β 刺激 B 细胞产生 IgA。从这个意义上讲，细胞因子决定了 B 细胞产生的免疫球蛋白的类别，使其介导不同的效应功能。

在免疫应答的效应阶段，多种细胞因子刺激免疫细胞对抗原性物质进行清除。Th1 细胞分泌 IFN-γ 和 IL-2，IFN-γ 是一种重要的巨噬细胞激活因子（MAFs），它激活吞噬细胞杀灭微生物。IFN-γ 和 IL-2 都可增强 NK 细胞的细胞毒活性。IFN-γ 促进 CTL 成熟，IL-2 刺激 CTL 的增殖与分化，并杀灭微生物，尤其是胞内寄生物。Th2 细胞分泌的 IL-4 和 IL-5 刺激嗜酸性粒细胞分化，使其能够杀伤蠕虫。

有些细胞因子如 TGF-β 在一定条件下也可表现免疫抑制活性。它除可抑制巨噬细胞的激活外，还可抑制 CTL 的成熟。分泌 TGF-β 的 T 细胞表现抑制性 T 细胞的功能。某些肿瘤细胞因分泌大量的 TGF-β 而逃避机体免疫系统的攻击。

3. 诱导凋亡　IL-2 诱导抗原活化的 T 细胞凋亡，限制免疫应答的强度；TNF 可诱导肿瘤细胞凋亡。

4. 刺激造血　在免疫应答和炎症反应过程中，白细胞、红细胞和血小板不断被消耗，因此机体需不断从骨髓造血干细胞补充这些血细胞。由骨髓基质细胞和 T 细胞等产生的刺激造血细胞因子在血细胞的生成方面起重要作用。CSF 作用于造血干细胞后，使其对多种集落刺激因子具有应答性。GM-CSF、M-CSF 和 G-CSF 刺激粒细胞和单核细胞的产生。IL-4 加 GM-CSF 刺激朗格汉斯细胞分化为树突状细胞。IL-7 刺激未成熟 T 细胞前体细胞的生长与分化。EPO 刺激骨髓红细胞前体使之分化为成熟红细胞。IL-11 和血小板生成素均能刺激骨髓巨核细胞的分化、成熟和血小板的产生。

二、细胞因子的神经毒性

细胞因子在神经系统的作用复杂，在不同的具体环境中表现出神经毒性或神经保护作用，下面就几种常见的细胞因子在神经系统的毒性方面做一概述。

（一）IL-6

白细胞介素-6（IL-6）相对分子质量为 21～26 kD，是一种由 184 个氨基酸残基组成的糖蛋白。淋巴细胞和多种非淋巴细胞，如 T 细胞（主要是辅助 T 细胞）、B 细胞、单核-巨噬细胞、成纤维细胞和内皮细胞等都能自发或在其他因素的刺激下产生 IL-6。中枢神经系统的 IL-6 表达细胞为星形细胞、小胶质细胞和神经元。IL-6 是一种促炎症反应的活性介质，其机制可能是调节成熟中性粒细胞的功能。IL-6 通过促进炎症反应而在多种中枢神经系统疾病的脑组织损伤中起重要作用。同时 IL-6 又是一种神经营养性因子，发挥抗凋亡和促进神经元修复的脑保护作用。IL-6 的生物学活性是通过其受体（IL-6R）介导的。IL-6 在靶细胞的信号转导过程主要通过 JAK/STAT 信号传导和 Ras 传导两条途径。

缺血性脑损伤的炎症反应是由多种细胞因子介导的一种级联过程，其中 IL-6 是缺血再灌注损伤中起重要作用的炎性细胞因子。Vila 等应用双抗体夹心 ELISA 法对 231 例急性脑梗死患者的血清 IL-6 含量进行检测，并采用多元回归分析后发现，脑脊液和血清中 IL-6 是脑梗死的独立预测因子，与体温、血糖、纤维蛋白原和脑梗死体积密切相关，脑梗死体积越大，血清 IL-6 水平越高，而与脑梗死发生部位无关。这提示测定 IL-6 的含量可作为早期诊断急性脑梗死脑损害程度的指标。临床研究发现，C4b 结合蛋白（C4b-binding protein，C4BP）是一种调节血浆蛋白 S（protein S，PS）的急性期反应物，而 IL-6 可调节其合成。血清 IL-6 水平越高，C4BP 含量越高，则血浆 PS 水平越低。PS 降低时血液凝固性增高，严重时使微血管阻塞，组织灌注降低，进一步加重脑缺血。

动物实验已证实,脑出血后存在炎症反应,且较非出血性脑损伤更为明显。Roesnberg 等发现,脑出血后 6~12 h 血肿周围出现中性粒细胞浸润,48~72 h 达高峰,人的中性粒细胞浸润发生在脑出血后 5~72 h。炎症反应与脑出血引起的脑细胞损伤有关。Del Bigio 等发现,病灶中强烈的嗜中性反应可加重血肿周围神经元损害。炎症细胞浸润与细胞死亡存在时间上的关联性。中性粒细胞浸润时间短暂,48 h 达高峰,而巨噬细胞反应的持续时间与 TUNEL 阳性细胞存在时间上的一致性,4 h 时开始,持续 4 周以上。渗出的中性粒细胞能释放多种细胞因子,如 TNF-α、IL-6、IFN-γ 和氧自由基等加重脑损伤;同时也可以阻塞微血管,引起局灶性缺血。Takano 等认为,脑脊液中 IL-6 的过度升高与细胞毒性脑水肿和脑实质损伤有关。

在脑损伤中 IL-6 对中枢神经系统的影响是双向的。一方面,IL-6 是具有神经营养和保护作用的因子。另一方面,众多研究也表明,IL-6 作为一种重要的炎症介质,在脑损伤的脑组织中显著增高,过度表达可能参与继发性脑损伤的过程。IL-6 在脑损伤后与急性期反应蛋白的增加平行,提示其与脑损伤后的急性期反应密切相关,可能是脑损伤后急性期反应的重要介质。其可能作用机制为:①IL-6 过度表达刺激和活化炎症细胞分泌 TNF-α、IL-1β 等因子,导致血脑屏障破坏、通透性增加,促进继发性脑组织损伤;②IL-6 增加中枢神经系统对兴奋性递质如 NMDA 的反应性;③IL-6 增加损伤部位神经胶质细胞的活性,破坏神经内分泌调节功能,协同糖皮质激素,刺激肾上腺皮质分泌可的松类物质,加重创伤后炎症与应激反应;④促进氧自由基释放,致神经元死亡;⑤降低脑血流量。此外,在脑室周围软化症中发现 IL-6 与 TNF 明显升高,提示 IL-6 可能与 TNF 共同参与室周白质软化的发生和病理演化。Bell 等报道,母体宫内感染是小儿脑损伤的危险因素之一,其中引起母体宫内感染的主要细胞因子包括 TNF-α 和 IL-6,这为深入研究小儿发育过程中脑损伤机制提供了依据。Harding 等报道,发育过程中脑损伤概率与 IL-6 基因序列有关,在 IL-6 基因中 -174CC 的小儿脑损伤概率高于 -174GC 或 -174GG 的小儿,此结论尚有争议,需进一步深入研究。

Holmin 等通过原位杂交和免疫组化法检测了促炎症细胞因子在实验性大鼠脑挫伤模型中的表达。在挫伤后 48 h 内未发现促炎症细胞因子表达。然而,在损伤后 4~6 d,IL-1β、TNF-α 和 IL-6 mRNA 表达在挫伤组织周围的单核细胞中显著增加。这说明细胞因子在损伤的较晚时期起作用。在损伤反应中,细胞因子是重要的细胞间信息交流的调节剂。不管是在颅脑损伤的临床还是动物实验中,细胞因子如 IL-1、IL-6、TNF-α 和 IL-8 都升高,它们可能在损伤细胞的生化级联反应中发挥一定作用。人和动物注射小剂量细胞因子后可引起一些代谢改变,如发热、白细胞增多、肌肉分解和氨基酸代谢改变、血清 Zn 水平下降和肝脏合成急相蛋白,这些改变都是大家所熟知的严重颅脑损伤后的全身反应。细胞因子也可能在多器官功能衰竭中发挥一定的作用。在基础实验中注射一定量的细胞因子,如 IL-6 可引起脑细胞死亡、血脑屏障通透性增加和脑水肿,而注射大剂量细胞因子可引起肠、肝和肺等器官功能下降。因此,细胞因子通过引起代谢改变和多器官功能衰竭而在损伤中发挥负向作用。

Nagatsu 等研究认为,神经变性疾病,如帕金森病(PD)中黑质纹状体的多巴胺能神经元(DA)变性是由于细胞因子水平升高或神经营养素水平下降引起的细胞凋亡。

他们发现，在帕金森病患者的 DA 区域和脑脊液中，细胞因子，如 TNF-α、IL-1β、IL-2、IL-4、IL-6、TGF-α、TGF-β1 和 TGF-β2 水平增高；神经营养因子，如 BDNF 和 NGF 下降。而且，帕金森病患者的黑质纹状体 DA 区域 TNF-α 受体 1、Bcl-2、可溶性 Fas 以及胱冬酶-1 和胱冬酶-3 活性也都升高。在帕金森病患者的黑质纹状体区或在 MPTP 和 6OHDA 介导的帕金森病动物模型中，促炎症细胞因子、细胞因子受体和胱冬酶活性的增高以及神经营养因子水平的下降，都表明免疫活性以及神经元和（或）胶质细胞凋亡的增加。这些资料表明，在帕金森病患者的黑质中存在促凋亡环境，使得神经元和胶质细胞对各种神经毒性因子的易感性增加。

2000 年，Pe Roh 等研究了 22 例 24 h 内强直阵挛发作的患者和 18 例正常对照组，发现强直阵挛发作后，IL-6 在脑脊液和血浆中明显增加。他们认为，鞘内 IL-6 的产生与癫痫发作有关。注射红藻氨酸诱导癫痫发作过程中，IL-6 在相关脑区神经元内的表达迅速增加，提示癫痫发作早期相关脑区内神经元可迅速而显著地表达 IL-6，可作为兴奋性神经元受损的新的报警信号和标志；而癫痫患者体液中 IL-6 增多则可能在一定程度上反映受累脑区内神经元活性及其可塑性的变化，这将有助于癫痫发作的鉴别，并为干预癫痫发作提供了一个新的靶点。红藻氨酸诱发的癫痫发作，在 IL-6 缺陷鼠中表现为氧化应激和神经元凋亡增加，即 IL-6 缺乏会引起神经元损伤和炎症反应加剧。

总之，IL-6 发挥神经毒性作用或神经保护作用取决于时程和促炎症因子与抗炎症因子之间的平衡关系。在不同疾病以及疾病的不同时期，IL-6 可能发挥不同的作用。阐明其信号转导途径，明确其有益或有害作用，从而进行抗炎或促进 IL-6 生成的治疗，将会对阐明发病机制和指导治疗起重要作用。

（二）IL-18

IL-18 曾被称为 IFN-γ 诱导因子，是 1995 年 Okamura 等在腹腔注射痤疮丙酸杆菌和脂多糖引起中毒性休克的小鼠肝脏中分离出的一种均一小分子多肽，能诱导辅助性 T 淋巴细胞（Th）1 产生 IFN-γ。其氨基酸序列与已知数据库中的任何蛋白质均不同。IL-18 前体无生物活性，相对分子质量为 24 kD，经 IL-18 转换酶切割后转换为相对分子质量为 18 kD 的具有生物活性的成熟 IL-18。IL-18 在体内的生理效应主要是诱导 Th1 和 Th2 的增殖并调控其免疫应答以及加强 Fas L 介导的 NK 细胞的细胞毒作用，此外，还能通过与 Fas/Fas L 系统的相互作用，进一步影响 T 细胞和 B 细胞的凋亡，从而表现出增强免疫、抗肿瘤等生物学作用。

研究表明，IL-18 在神经系统炎症性疾病的发生、发展过程中具有非常重要的作用。一方面，IL-18 可以参与并且加剧炎症反应。在肺炎球菌和隐球菌感染的脑膜炎动物模型中，在动物大脑细胞中都发现有 IL-18 的表达上调现象；而且 IL-18 对炎症所导致的损伤以及二次打击均具有诱导作用。与此同时，IL-18 基因敲除的感染肺炎球菌脑膜炎的大鼠比野生型感染鼠的生存期更长、神经炎症反应更轻微。这提示 IL-18 参与了细菌性脑膜炎内源性炎症反应的损伤。另一方面，IL-18 又有助于清除受感染神经细胞中的病原体，显示出其对机体的保护作用。Moil 等在研究中枢神经细胞受到病毒感染的动物模型时发现，IL-18 可以通过诱导神经元 IFN-γ 的合成和释放、激活小胶质细胞，使病毒得以清除。

局部缺血缺氧、创伤性脑损伤、脑部感染等可以引起神经系统的炎症反应，而炎症反应则能加剧上述病理过程和其形成的二次"打击"。在大脑中动脉闭塞的动物模型中，小胶质细胞、单核-巨噬细胞都可以表达 IL-18 和 Caspase-1，从而诱导局部缺血所导致的炎症反应。在缺血性脑卒中的基础研究中，发现在卒中的最初 24 h 内，IL-18 的表达水平并不增高。但是，在后期即再灌注时，以及伴有功能障碍的后遗症期间，IL-18 的表达水平增高，提示 IL-18 参与了卒中所导致的迟发性炎症反应，而早期 IL-18 表达水平的监测有助于对卒中后遗症的预测。IL-18 在创伤性脑损伤的病理形成过程中也是一个关键角色。Menge 等报道，在视神经挤压伤的大鼠模型中 IL-18 基因及其蛋白表达上调，他们认为 IL-18 来源于浸润的巨噬细胞和小胶质细胞，提示 IL-18 可能是参与脑神经损伤后炎症反应相关的细胞因子之一。

综上所述，可见 IL-18 是介导神经系统疾病的一个关键因子。IL-18 通过与 IL-18R 的结合介导神经细胞之间的信号转导，从而产生网络级联放大效应。此外，IL-18 和 IL-18R 结合还可以通过诱导 Th1 和 Th2 的活化、NK 细胞的细胞毒效应以及诱导细胞凋亡等机制引起神经系统的一系列疾病。IL-18 在神经系统疾病中的作用研究，已经取得了许多突破性进展。但是，就目前的研究水平而言，仍然存在许多问题，均有待于进一步研究阐明。同时，由于 IL-18 能促进 Th1 型免疫应答，降低 IL-18 在某些疾病中的表达、减少 Th1 型免疫应答的治疗策略已经呈现出一定的应用前景。

(三) IL-1

白介素-1 家族包括 IL-1α、IL-1β、IL-1R（IL-1 受体拮抗剂）。IL-1α 主要来源于外周血单核细胞，参与介导炎症反应、免疫调节、脂类代谢。目前，关于 IL-1α 在脑缺血再灌注损伤中的作用的研究还很少。IL-1β 来源于中枢神经系统内的各种细胞，通过刺激内皮细胞表达白细胞黏附分子，使白细胞聚集在缺血脑组织，加重脑缺血损害。体外实验显示，IL-1β 能保护神经元免遭兴奋性氨基酸毒性的损害，低水平 IL-1β 可允许神经元可塑性的保持，过多的 IL-1β 不仅对神经元有损害，对非神经元细胞也有损伤。有学者认为，脑内 IL-1β 因起源不同而有不同的功能，神经元产生的 IL-1β 是周围信息刺激的结果，可引起自身损害；而胶质细胞产生的 IL-1β 有利于神经生长和修复，并能介导慢性神经变性过程。多数研究表明，脑缺血后 IL-1 表达可加重缺血性脑损伤，最直接的证据在于中枢神经系统应用 IL-1 可加重缺血性脑损伤，注射或使皮质过多表达 IL-1 受体拮抗剂，或阻止 IL-1 转换酶活动性能够明显降低脑梗死体积和提高神经功能。IL-1 在缺血性脑损伤中的作用机制尚未完全阐明，可能与上调细胞间黏附分子（ICAM-1）的表达、促使白细胞黏附于血管内皮细胞有关。研究发现，缺乏 IL-1 转换酶的变异大鼠，在大脑中动脉（MCA）闭塞后缺血侧半球 ICAM-1 阳性表达血管明显下降，同时 Westernblot 分析显示缺血半球 ICAM-1 蛋白表达也明显降低。这提示 IL-1 能够刺激 ICAM-1 的表达。脑缺血后在海马 CA1 区及 CA2 区 IL-1 受体（IL-1R）mRNA 表达增高，其细胞源为神经元以及微血管内皮细胞。由此推测血管内皮细胞可能是缺血诱导的 IL-1 产生作用的靶细胞。脑缺血后多种细胞表达 IL-1。IL-1 作用于其受体，引起血管内皮细胞表达 ICAM-1，导致白细胞黏附于血管内皮细胞，进而穿透内皮细胞浸润在炎症病灶引起一系列的病理生理效应。IL-1 可影响缺血后脑损伤的进展，包括刺激其他细胞因子和神经损伤介质的产生，如一氧化氮合酶、白细胞浸润以及黏附分子的产生，进而影响神经胶质基因的表达和损伤少突胶质细胞。

（四）IL-8

IL-8 作为一种潜在的中性粒细胞趋化因子，可引起中性粒细胞在缺血病灶的聚集，从而造成组织损伤。浸润的中性粒细胞作为 IL-8 诱导的产物，可因 IL-8 抗体的应用而减少。同时应用 IL-8 抗体也可明显减轻脑梗死体积和脑水肿程度，表明 IL-8 为缺血后炎症反应的重要介质。脑缺血后 IL-8 的表达与内皮素-1 的诱生有关。内皮素-1 作为潜在的血管收缩剂，与缺血后神经元的损伤有关。内皮素-1 可诱导中枢神经系统内皮细胞产生 IL-8，但此诱导作用可被内皮素-α 受体拮抗剂 bq610 所阻滞，说明内皮素-1 通过与其 α 受体的结合而导致 IL-8mRNA 的表达，继之激活蛋白激酶 C 和酪氨酸蛋白激酶以及核因子 kappa B 而引起一系列的生物学效应，通过自由基的合成以及脂质过氧化物的产生而导致缺血区神经元的坏死。

（五）TNF-α

TNF-α 主要是由巨噬细胞、单核细胞产生，切除前体中信号肽成为相对分子质量为 17 kD 的成熟体，在活化的巨噬细胞内以膜结合型存在并多通过旁分泌或自分泌释放。脂多糖（LPS）是诱导其产生的强效刺激剂。

研究表明，TNF-α 对神经元无直接毒性，而是通过广泛的间接途径产生继发损伤作用，主要机制包括：①使真核细胞触发因子 eIF-4E 快速磷酸化，调控基因转录，并通过磷酸化激活多种蛋白激酶，诱导和刺激包括炎症介质及细胞坏死、凋亡相关因子在内的急性核蛋白分泌。②参与促进脑缺血急性期"瀑布效应"：通过 NB 途径刺激内皮细胞、胶质细胞、巨噬细胞等，产生黏附分子，促进化学激动剂（KC/MCP-1 等）释放，诱导磷脂酶 A2 合成，产生白三烯等花生烯酸类介质，增加血脑屏障通透性，导致白细胞黏附、迁移和活化，促进炎性反应；激活胶质细胞等表达诱生型一氧化氮合酶（iNOS），产生过量 NO，并诱导其他自由基形成，加剧氧化损伤；刺激兴奋性氨基酸（如谷氨酸）释放，促进脑缺血后 NMDA 和非 NMDA 受体激活及钙超载损伤的级联反应；促进内皮素生成，活化 vnll Wiliehfd 因子和血小板活化因子（PAF）等，促进血管收缩，介导凝血反应并通过 PAF 刺激 TNF-α 分泌，形成反馈回路，致缺血损伤不断加剧。③诱导其他免疫反应，损伤胶质细胞及髓鞘。④影响胶质细胞基质金属蛋白酶表达，破坏细胞间通信，恶化脑缺血后内环境紊乱和组织损伤。⑤触发多种凋亡机制，如诱导小胶质细胞释放蛋白激酶，介导由 p53 决定的神经元凋亡。⑥激活 CK 网络，加强损伤作用。

Liu 等发现，大鼠局灶脑缺血后 3~6 h 神经元表达 TNF-α，12 h 后出现中性粒细胞浸润；给正常大鼠皮质注射 TNF-α 后，24 h 内局部毛细血管和小血管中大量白细胞附壁（多为中性粒细胞），很多已侵入内皮下层，提示 TNF-α 可诱导炎性细胞在急性期从外周侵入缺血损伤组织。Barone 等证实，大鼠脑缺血前 24 h 腹腔注射 TNF-α 可明显加重缺血损伤，注射前 0.5 h 应用抗 TNF-α 单克隆抗体（TNF-αmAb）则显著消除上述作用。以上现象提示，外源性及内源性 TNF-α 均可在脑缺血急性期加剧组织损伤。

TNF-α 已被公认为缺血性脑损伤机制中的关键介质。然而，目前尚缺乏能系统阐明 TNF-α 在缺血性脑损伤不同阶段双重作用的独立研究，特别是 TNF-α 在三大调节系统中的关联作用，仍需进一步探索。这不仅有助于缺血性脑损伤机制的阐明，也将为针对 TNF-α 及其受体和信号途径的药理学研究提供依据和指明方向。

TNF-α 是一种炎性细胞因子，在脑缺血再灌注时表达增加。TNF-α 刺激肝脏，使脑缺血急相蛋白合成增多，增加血脑屏障通透性；促进内皮细胞黏附分子表达和多形核白细胞（PMN）、巨噬细胞、内皮细胞及神经胶质细胞释放炎症介质。脑缺血再灌注损伤发病机制主要有：①氧自由基损伤；②钙超载；③白细胞的作用；④内皮细胞自稳态调控失调。而 TNF-α 加重脑缺血再灌注损伤过程的机制涉及其中 3 个方面，即激活 PMN；活化的 PMN 可释放多种炎症介质和氧自由基；增加白细胞-内皮细胞黏附分子的表达，使内皮细胞自稳态调控失调。因此，TNF-α 的细胞毒性在脑缺血再灌注后的组织损伤中起重要作用。

1997 年，Nawashiro 等用 TNF 结合蛋白抑制 TNF-α，使实验组小鼠脑梗死体积明显小于对照组。1998 年，Yang 等发现，拮抗 TNF-α 可减轻脑缺血再灌注损伤并降低 ICAM-1 的表达。同年，Lavine 等进行了抗 TNF-α 循环抗体对大鼠脑缺血再灌注损伤作用的研究，发现在大鼠局灶脑缺血再灌注早期，TNF-α 迅速、短暂释放入血。若预先静脉内给予抗 TNF-α 抗体则可减轻大脑皮质（71%，$P<0.015$）和皮质下（58%，$P<0.007$）损伤，在再灌注后使脑血流增加，改善神经功能。1999 年，Yang 等研究 TNF-α 表达增高与血脑屏障通透性的关系时发现，小鼠大脑中动脉闭塞（MCAO）1 h 再灌注 6 h 后，可见到血脑屏障破坏，破坏面积在再灌注 12 h 时明显增加，24~48 h 达高峰。给予抗 TNF-α 抗体组小鼠脑血脑屏障破坏明显减轻（$P<0.05$），证实用 TNF-α 抗体可减轻血脑屏障破坏，TNF-α 是再灌注期间改变血脑屏障通透性的一个重要介质。同年，刘清和等在大鼠局灶性脑缺血 6 h 再灌注后，立即经股静脉注射抗 TNF-α 单克隆抗体，发现白细胞聚集、黏附减少，脑梗死体积缩小。以上研究提示，用 TNF-α 单克隆抗体可拮抗 TNF-α 对脑缺血再灌注损伤的负面作用。

脑缺血再灌注后，TNF-α 的表达几乎参与了脑缺血再灌注损伤全过程。除了上述损伤作用外，国外已有一些实验提示，TNF-α 尚有神经保护和促进修复作用。预先应用 TNF-α 可提高脑缺血耐受性，抑制神经元凋亡，起到神经保护作用。

TNF-α 是一个既有细胞毒性又有细胞保护作用的细胞因子，而哪种作用占优势在于传递促凋亡或抗凋亡效应的细胞内信号路径间的平衡。

（刘克玄）

第四节 钙蛋白酶与神经毒性

钙蛋白酶（calpain）也称钙激活中性蛋白酶，40多年前在中枢神经系统首先被报道。迄今为止，至少有15种哺乳动物钙蛋白酶已经被鉴定出。钙蛋白酶激活的后续效应在神经系统的许多部位已经显示与神经细胞变性和细胞死亡相关，并能够裂解许多对于细胞生存至关重要的蛋白，对细胞死亡有更直接的促进效应。有研究表明，钙蛋白酶可裂解一种对 DNA 修补有重要作用的酶 PARP-1（poly-ADP-ribose-polymerase）；脑衰蛋白（collapsin）被钙蛋白酶裂解后，导致其产物碎片核转位，继而引起原代培养的神经元和缺血后大脑细胞死亡。虽然有这些发现，但是钙蛋白酶在不同细胞死亡机制中的确切角色还不十分清晰。

一、钙蛋白酶概述

钙蛋白酶是一类钙依赖性的高度保守的蛋白水解酶，其活性中心富含半胱氨酸，其英文名称中"cal-"代表钙调蛋白（calmodulin），"pain"代表木瓜蛋白酶（papain），钙蛋白酶即是钙调蛋白和木瓜蛋白酶以非共价键结合的嵌合体。

近年来，有关钙蛋白酶三维晶体结构及其基因的研究取得了很大的进展。研究认为，钙蛋白酶家族是含有6个结构域（domain）、由55%~65%相同序列的80 kD 催化亚单位和一个相同的 30 kD 调节亚单位组成的（见书后彩图 26-9）。它有两个主要的异聚体，即 calpain 1（μ-钙蛋白酶）和 calpain 2（m-钙蛋白酶）。80 kD 亚单位由 Ⅰ~Ⅳ 四个域组成，30 kD 亚单位由 Ⅴ 和 Ⅵ 两个域组成。80 kD 亚单位的 Ⅰ 域是一个 19-氨基酸 NH_2-末端序列，钙引起自溶（calcium-induced autolysis）时 Ⅰ 域可失去部分。Ⅱ 域是半胱氨酸蛋白酶木瓜蛋白结合区，可分为 Ⅱa 和 Ⅱb 两个接触反应域，Ⅱa 是具有半胱氨酸残基（cysteine residue）活性位点的亚域，而 Ⅱb 是具有组氨酸（histidine）和天门冬酰胺（asparagine）双位点的亚域；在 Ca^{2+} 缺乏时，这两个接触反应的区域分离以阻止底物水解，无活性状态下，其他区域相互作用也保持这两个接触反应区域的分离。Ⅲ 域含有钙蛋白酶抑制蛋白（calpastatin）与磷脂结合的位点，可能是 Ⅳ 域和 Ⅵ 域调节中心，并且 Ⅲ 域能通过 Ca^{2+} 调节盐桥与 Ⅱ 域产生相互作用。Ⅳ 域和 Ⅵ 域是一个 COOH-末端序列，是具有5个 EF 手结构的钙调蛋白结合钙离子区域，人类和鼠的 m-钙蛋白酶的 X 线晶体结构证实了这个区域的功能并解释了钙蛋白酶的激活对 Ca^{2+} 的依赖性，Ca^{2+} 结合到 Ⅳ 域和 Ⅵ 域引起酶构象的改变，导致了 Ⅳ 域和 Ⅵ 域两者的结合。30 kD 调节亚单位中的 Ⅴ 域是具有高度弯曲性能的 NH_2-末端序列、属于非极性甘氨酸残基的疏水区域，是钙蛋白酶与细胞膜结合必不可少的位点。另外，Ⅳ 域和 Ⅵ 域中两个 C-末端序列 EF 手结构之间的相互作用能够稳定二聚体结构，使其完整地发挥钙蛋白酶作用。

二、钙蛋白酶抑制蛋白

钙蛋白酶抑制蛋白（calpastain）是一种依赖 Ca^{2+} 的、有高度特异性的内源性钙蛋白酶抑制剂，在内质网中，钙蛋白酶的催化亚基和调节亚基与钙蛋白酶抑制蛋白发生相互作用。钙蛋白酶抑制蛋白基因包含有至少 4 个不同的启动子，其 mRNA 存在广泛的选择剪接，因此其单个基因易引起不同的钙蛋白酶抑制蛋白异构体。这些不同的异构体在相同的组织中均被观察到。钙蛋白酶抑制蛋白与钙蛋白酶的结合、钙蛋白酶受抑制、钙蛋白酶从钙蛋白酶抑制蛋白的分离以及钙蛋白酶的激活均依赖于 Ca^{2+} 的存在。最近此理论受到质疑，因为有研究在无钙条件下发现钙蛋白酶与钙蛋白酶抑制蛋白存在联系。

钙蛋白酶抑制蛋白由 N 末端的 L 区和 I、II、III、IV 区构成。L 区是 Ca 通道调节区，I～IV 区是钙蛋白酶抑制区，其对钙蛋白酶抑制能力为 I 区 > IV 区 > III 区 > II 区。不同哺乳动物钙蛋白酶抑制蛋白的 cDNAs 片段在 N 末端编码区有显著差别，可被分为四种类型。鼠和牛的钙蛋白酶抑制蛋白（分别是 Type I 和 Type II）N 末端与兔、猪及人（Type III）相比有较长的 L 区序列。还有一种是从 II 区一部分开始有一个不同的 N 末端序列（Type IV）。Type I 和 Type III mRNA 在肝脏中表达较低；Type II mRNA 在心脏和骨骼肌中表达水平较高，而在肝脏、脑和睾丸中表达却较低；Type IV mRNA 则在睾丸中特异性表达。

三、钙蛋白酶的激活

钙蛋白酶属于钙激活的半胱氨酸蛋白酶家族，其激活分为两步。首先是钙蛋白酶抑制蛋白从钙蛋白酶异源二聚体解离，异源二聚体接着发生易位，进入内质网胞质侧或细胞膜，同钙离子结合后导致构象变化，继而 30 kD 调节亚单位与 80 kD 催化亚单位解离，最后有活性的 76～78 kD 蛋白酶发生自溶性裂解。磷脂能够减少钙浓度，不利于钙蛋白酶的激活。通过 ERK（细胞外信号调节激酶）磷酸化钙蛋白酶能够增加其活性，而 PKA（蛋白激酶 A）磷酸化则抑制钙蛋白酶的活性。

哺乳动物钙蛋白酶主要以两种异构体方式存在，即 μ-钙蛋白酶和 m-钙蛋白酶，分别需要的钙浓度为 2～80 μmol/L 和 0.2～0.8 μmol/L。这两种异构体对底物的特异性要求相似，包括细胞骨架蛋白如血影蛋白（spectrin）、肌动蛋白（actin）、微管蛋白（tubulin）、胶质纤维酸性蛋白（glial fibrillary acidic protein）、神经丝（neurofilaments）、微管相关蛋白（microtubule-associated proteins）以及 MAP1B、MAP2。膜蛋白如生长因子受体、钙通道、黏附分子、离子转运体，各种酶如激酶、磷酸酶（神经钙蛋白）、磷脂酶以及其他各种蛋白，也被认为是钙蛋白酶介导蛋白水解作用的潜在底物。暴露于 NMDA 前后，视网膜细胞上的 μ-钙蛋白酶和 m-钙蛋白酶会发生相应变化。图 26-10 中 A 图表示正常视网膜的神经节细胞层（retinal ganglion cell layer, RGCL）和内核层（inner nuclear layer, INL）中 μ-钙蛋白酶的轻微且广泛的免疫反应性；B 图表示 NMDA 注射 12 h 后视网膜 μ-钙蛋白酶的中度 RGCL 免疫反应性（箭头所指）和重度 INL 免疫反应性（箭头所指）；C 图表示正常视网膜的 RGCL、INL 和外核层（outer nuclear layer，ONL) 中 m－钙蛋白酶的轻微且广泛的免疫反应性；D 图表示 NMDA 注射 12 h 后视网膜各层 m－钙蛋白酶表达无变化。

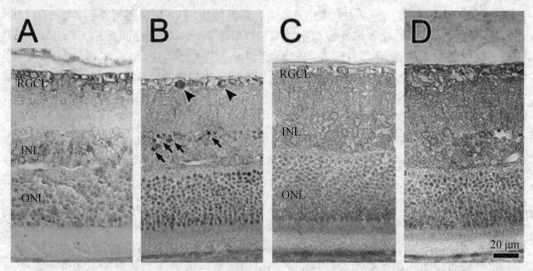

图 26-10　注射 NMDA 12 h 后视网膜 μ－钙蛋白酶和 m－钙蛋白酶的免疫组化图

四、钙蛋白酶介导神经元死亡的机制

细胞死亡分凋亡和坏死两种机制，其中凋亡事件是需要能量和生物合成代谢的主动过程，而坏死事件则是一种涉及多种降解、变性过程的不受控制的细胞死亡类型，它很快发生，需要少许能量。钙蛋白酶被认为主要与坏死型细胞死亡相关，但在凋亡过程中它也被激活，因为它与引发凋亡的前凋亡蛋白酶（Caspase）有相同的底物。另外，钙蛋白酶激活后引起凋亡诱导因子（apoptosis induced factor，AIF）发生和转位，从线粒体进入胞核。钙蛋白酶也能激活前 Caspase-3、Caspase-12 和 c-Jun N 末端激酶（JNK）。钙蛋白酶不能激活 Caspase，可将传统的凋亡转入非凋亡形式的细胞死亡。因此，钙蛋白酶激活在两种类型细胞死亡机制中均具有重要作用。以往认为细胞凋亡和坏死是分离的两个系统过程，近年来则更多地认为它们是在不同条件（能量状态、发展阶段、损伤形式）下细胞死亡这个连续过程的两极，共同发生，相互促进。该假说能够解释运用药理学干预或基因操作来抑制凋亡过程但并不必然促进细胞生存的现象。在一些情形下，预防凋亡有可能导致细胞适应于坏死样机制。最能说明这种变化的一个例子是当能量库得到补充后，可见到如此病理过程：濒死 T 细胞、ATP 衰竭，从凋亡转变到坏死，接着又返回到凋亡。可见，濒死细胞能够通过凋亡或坏死机制利用能量，当然，这种能量利用是不均衡的。

（一）钙蛋白酶和 Caspase-3 在谷氨酸引起的神经元死亡中的机制

NMDA 受体过度刺激在视网膜细胞兴奋性毒性中发挥重要作用，兴奋性毒性导致钙超载，继发钙依赖的酶系统如钙蛋白酶等持续激活。钙蛋白酶和 Caspase-3 在谷氨酸引起的神经元死亡中的确切机制还未完全清晰。Gascon S 等研究显示，谷氨酸能够显著激活钙蛋白酶活性（通过 145/150 kD 血影蛋白片段的存在）。通过光密度分析，注射谷氨酸 2 h 后钙蛋白酶活性增加了 10 倍。谷氨酸使用 24 h 后还可见到 145/150 kD 血影蛋白片段，其原因在于该片段稳定性高和降解率低。与钙蛋白酶相比，Caspase-3 在该研究的时点未被激活，表明在谷氨酸神经元毒性中发生的细胞坏死机制不在于 Caspase 介导的凋亡。以前体外实验显示，选择性激动剂激活 NMDA 和非 NMDA 受体后，能够引起钙蛋白酶活化和部分蛋白分解。另外，许多研究显示，抑制这种钙依赖的蛋白酶能够保护神经元避免兴奋性毒性所引起的损害。为更进一步评价钙蛋白酶在谷氨酸引起的神经元死亡中作用，Gascon S 等用选择性钙蛋白酶抑制剂 MDL-28170 来处理大鼠，结果发现使用 MDL-28170 处理后能够有效防止红藻氨酸（kainate）体外研究和体内缺血模型引起的钙蛋白酶活性和神经元损害。已经证实，在兴奋性毒性期间 NR2A 亚基和突触后蛋白密度-95（PSD-95）是钙蛋白酶作用底物，PSD-95 是一种与 NR2 亚基发生相互作用的主要突触后支架蛋白，在兴奋性毒性期间能够被钙蛋白酶裂解。脑血影蛋白是连接 NR1 和 NR2 亚基的支架蛋白，同样能被钙蛋白酶裂解。总之，这些资料表明，在兴奋性毒性期间，钙蛋白酶激活后将极大地影响 PSD 的组织结构，PSD 结构的裂解将改变与其耦联的突触 NMDAR 功能的发挥，最终导致神经元死亡（见书后彩图 26-11）。

（二）缺氧诱发钙蛋白酶介导神经细胞死亡的分子机制

近年来发现，限制细胞内 Ca^{2+} 流量能够影响钙蛋白酶的活性。一定浓度的 Ca^{2+} 可同时激活 μ-钙蛋白酶和 m-钙蛋白酶，使这两种亚型均参与降解蛋白。通常认为钙蛋白酶受到刺激转移到细胞膜上结合底物，钙蛋白酶、底物、酸性的磷脂和 DNA 之间相互影响，显著增加了钙蛋白酶对 Ca^{2+} 的敏感性。缺氧诱发 Ca^{2+} 流入，进而激活钙蛋白酶。在研究缺氧模型大鼠视网膜细胞中发现，一组称之为 tau 的微管相关蛋白发生裂解后，Caspase-3 转化为 30 kD 的 Caspase，p35 蛋白转化为 p25 蛋白，此过程表明持久激活了细胞周期蛋白依赖激酶 5（CDK5）。另一组结果表明，在缺氧视网膜中钙蛋白酶激活能够裂解与视网膜细胞死亡相关的重要的细胞骨架如 α 血影蛋白和神经元蛋白。α 血影蛋白能够被钙蛋白酶裂解，生成钙蛋白酶特异性 α 血影蛋白裂解产物（calpain-specific α-spectrin breakdown products，SBDP），导致细胞死亡（见书后彩图 26-12）。

最近研究焦点是将具有疾病特异性蛋白水解作用的 αⅡ-血影蛋白（αⅡ-spectrin）作为脑损伤的生物标记物。在轴突和突触前末梢，未受损的 αⅡ-血影蛋白是细胞骨架的主要结构成分。αⅡ-血影蛋白是半胱氨酸蛋白酶的主要底物，参与了钙蛋白酶介导的坏死性细胞死亡和 Caspase-3 介导的凋亡性细胞死亡。有重要的证据表明，αⅡ-血影蛋白经代谢后变成 SBDP，SBDP 可由钙蛋白酶介导生成相对分子质量为 150 kD 的 SBDP150 和相对分子质量为 145 kD 的 SBDP145；它也可由 Caspase-3 介导主要裂解成相对分子质量为 120 kD 的 SBDP120（图 26-13）。目前，许多基础和临床研究已证实 αⅡ-血影蛋白作为脑损伤生物标记物的重要性。

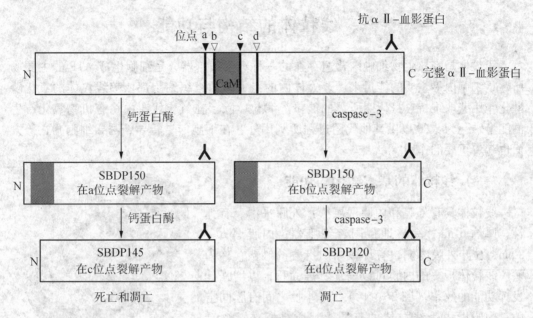

图26-13 αⅡ-血影蛋白裂解通路模式图

（项红兵）

第五节 大脑缺血再灌注和线粒体功能障碍

到目前为止，研究者已经认识到，脑组织发生严重的缺血性损伤时，再灌注后并不能使其损伤减轻或恢复，反而加重了损伤，也就是通常所说的脑缺血再灌注损伤（cerebral ischemia reperfusion injury，CIR）。大脑缺血再灌注时脑细胞的代谢发生一系列的病理生理变化，其产生损伤的机制复杂，归纳起来主要与氧自由基生成过多、细胞内 Ca^{2+} 超载、兴奋性氨基酸的神经毒性作用以及基因表达异常等因素有关。临床上大脑缺血再灌注在上述影响因素的相互作用下，最终主要表现为脑细胞水肿，甚至坏死以及凋亡。线粒体是能量代谢和自由基产生的主要场所，又是调节细胞内钙稳态的重要细胞器之一。近年来对线粒体超微结构的研究发现，细胞受到凋亡信号等不利因素的刺激后，线粒体会发生相应的结构和功能变化，例如位于线粒体内外膜之间的线粒体通透性转换孔（MPTP）的开放、线粒体ATP敏感性钾通道（$mitoK_{ATP}$）的激活等。线粒体结构和功能的变化会进一步通过释放细胞色素C及其他凋亡相关因子启动级联反应，干预着细胞的转归。深入了解及研究线粒体在脑缺血再灌注损伤过程中所发挥的作用，通过各种途径保护线粒体的结构和功能，将有助于脑保护的实施。

一、线粒体的结构与功能

线粒体是真核生物细胞内普遍存在的一种重要细胞器,是细胞生成 ATP 的主要场所,是细胞内最主要的能量来源。人体内的绝大多数组织细胞都依赖线粒体的氧化磷酸化作用获取维持自身代谢所需的能量。线粒体除了在氧化代谢中将有机物氧化产生的能量转化为 ATP 以供其他代谢过程所利用外,在细胞信号转导、诱导细胞凋亡等方面也起着重要的作用。

(一) 线粒体的基本结构与功能

线粒体具有外膜和内膜两层膜:外膜平滑、有弹性,厚约 6 nm,完整地包围着细胞器;内膜厚 6~8 nm,位于外膜内侧,有许多向内折叠的皱褶,称为嵴。线粒体折叠的内膜可以增加其表面积,以增强其发挥功能的效率(图 26-14)。内外膜之间有膜间空隙,内膜以内为线粒体的基质。基质是胶体,含有 5% 以上的蛋白质(酶),此外还含有 DNA、RNA 和核蛋白体等,具有一定的 pH 值和渗透压。线粒体外膜、内膜、膜间空隙和基质均含有很多化学成分和功能各异的酶类,例如与生物氧化呼吸链密切相关的酶类、ATP 合成酶、某些脱氢酶等都集中在线粒体的内膜上,而催化糖有氧分解、脂肪酸氧化、氨基酸分解和蛋白质生物合成等的相关酶类则主要分布在基质中。

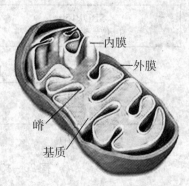

图 26-14 线粒体的基本结构

在线粒体基质内,三羧酸循环酶系通过底物脱氢氧化生成 NADH,NADH 通过线粒体内膜呼吸链氧化成 NAD,与此同时,导致跨膜质子移位形成跨膜质子梯度和(或)跨膜电位。而在线粒体内膜上的 ATP 合成酶利用跨膜质子梯度能量使 ADP 和 Pi 合成 ATP。合成的 ATP 通过线粒体内膜 ADP/ATP 载体与细胞质中 ADP 交换进入细胞质,参与细胞的各种需能量过程。1 分子 NADH 产生 3 个 ATP 分子。

(二) 线粒体跨膜电位

线粒体的外膜通透性很高,可让相对分子质量小于 10 kD 的小分子物质通过,而内膜对离子、小分子物质的通透性有严格的选择性,只有不带电荷的小分子才能通过,较大的分子和离子则需要特异的转载系统才能通过内膜进入基质。因此,由于线粒体内外膜通透性的差异而伴随电子不对称的分布,形成了线粒体膜内负外正的电位差,即线粒体跨膜电位。线粒体内膜的低通透性和电化学质子梯度是维持膜电位的基础。线粒体跨膜电位在维护线粒体内外物质平衡,保持线粒体功能正常方面发挥着重要的作用。线粒体跨膜电位是线粒体合成 ATP 的动力,线粒体内膜上的 ATP 合成酶利用跨膜电位势能合成 ATP,一旦线粒体跨膜电位消散或电子传递受阻导致线粒体跨膜电位下降,可使细胞不能合成足够的 ATP 而无法完成正常的生命活动。越来越多的研究表明，在凋亡信号的刺激下，线粒体跨膜电位降低，这是凋亡级联反应过程中最先发生的重要事件之一。线粒体跨膜电位异常会导致氧化磷酸化脱耦联，氧自由基生成增多，ATP衰竭，线粒体基因转录和蛋白质合成紊乱，同时还可使线粒体膜的通透性发生变化，各种促凋亡因子由线粒体释放到细胞质中，激活半胱氨酸蛋白酶，从而导致细胞凋亡的发生。如果线粒体跨膜电位耗散，细胞就进入不可逆的凋亡过程，反之，如果能稳定线粒体跨膜电位，可以防止细胞凋亡。

（三）线粒体通透性转换孔

在线粒体膜内外交界处，存在着一种蛋白性孔道，称之为线粒体膜渗透性转换孔（mitochondrial permeability transition pore，MPTP）。MPTP是跨线粒体内、外膜的一种电压门控性通道，由内外两层膜和基质多种蛋白质组成，其主要组成部分包括：①位于外膜的电压依赖性离子通道（VDAC）和外周型苯二氮䓬受体（peripherial benzodiapine receptor，PBR）；②位于内膜的腺苷酸转运蛋白（adenine nucleotide translocator，ANT）；③位于基质的亲环蛋白D（cyclophilin D）；④细胞质的己糖激酶（hexokinase-1）。此外，膜间隙蛋白也参与了MPTP的组成。MPTP在上述组成部分的协同作用下，所构成的这一通道仅能让相对分子质量小于1.5 kD的物质通过。另外，抗凋亡蛋白家族成员Bcl-2直接与VDAC结合，抑制VDAC的开放，从而形成正常的离子通道，促进线粒体基质中质子的外流，以及ATP/ADP在线粒体与细胞质之间的交换，维持着线粒体正常的生理功能。

MPTP在生理状态下呈间断开放并有可逆性，能通过相对分子质量小于1.5 kD的非特异性物质，并允许质子自由通过线粒体内膜，可使Ca^{2+}从线粒体基质释放，从而维持胞质Ca^{2+}的平衡，以及线粒体内电化学平衡状态，形成稳定的跨膜电位，也有利于线粒体跨膜电位所驱动的蛋白质输入线粒体基质，保持氧化还原通路通畅，推动线粒体ATP的合成。在不同的生理或病理生理状况下，MPTP的开放有两种模式，分别是低电导开放和高电导开放。低电导开放是可逆的，它使线粒体跨膜电位暂时性降低；高电导模式下MPTP开放则能使各种大分子物质通过线粒体内膜，进而导致基质显著膨胀。高电导模式下MPTP开放有两种状态：短暂和长时程状态，而MPTP长时程开放常常是不可逆的。

在不利条件下（如缺血缺氧、线粒体钙增多、自由基和游离脂肪酸大量生产、兴奋性氨基酸释放等）MPTP不可逆的长时程开放，导致内膜两侧离子梯度消失，使线粒体膜电位下降，甚至丧失，氧化磷酸化脱耦联和呼吸链断裂，ATP水解增加，能量合成障碍，导致细胞能量的丢失，最终可导致细胞死亡。与此同时，在凋亡信号刺激下，MPTP能将凋亡蛋白Bax集中到自身周围，形成更大的通道孔径，相对分子质量小于1.5 kD的物质通过线粒体内膜，使线粒体基质渗透压升高，导致基质高渗性，基质体积膨胀，从而使内膜肿胀甚至外膜破裂，并伴随着线粒体膜间隙的细胞色素C和细胞凋亡诱导因子等促凋亡蛋白质的释放而引发凋亡的级联反应，导致细胞凋亡（图26-15）。

目前已有大量的研究显示，MPTP是神经保护的靶目标，抑制或阻断病理状态下MPTP不可逆的长时程开放，可能是脑保护的重要环节。Sullivan等使用环孢素A与

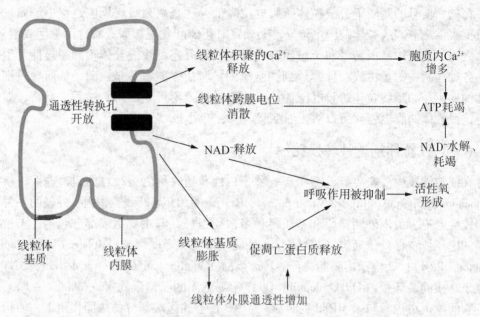

图 26-15　线粒体通透性转换孔开放后的病理生理变化

MPTP 的重要组成部分亲环蛋白 D（cyclophilin D）结合，干预 MPTP 结构的变化，结果显示，这有助于减轻创伤导致的皮质神经元损伤。

（四）线粒体 ATP 敏感性钾通道

本章第一节已有详细介绍。线粒体 ATP 敏感性钾通道（mitoK$_{ATP}$）是 Inoue 于 1991 年在大鼠肝线粒体内膜发现的 ATP 敏感性钾通道。mitoK$_{ATP}$ 也存在于不同细胞的线粒体内膜上，是一种可调节线粒体代谢活动的钾通道。线粒体的钾离子循环可直接影响线粒体基质容积的变化，当 ATP 高度生成时，线粒体跨膜电位下降，线粒体钾离子内流也随之下降，线粒体轻度去极化，此时，mitoK$_{ATP}$ 开放弥补了钾离子内流，避免线粒体轻度去极化引起的基质收缩。因此，在生理状态下，mitoK$_{ATP}$ 可以通过维持线粒体钾平衡，调控线粒体基质的容积，使线粒体容积变化与能量代谢变化相适应，并在线粒体氧化磷酸化产能过程中部分补偿质子泵产生的电荷转移，从而维持跨膜电位差和 pH 梯度，促进线粒体呼吸，增加 ATP 合成，减轻线粒体内钙超载。

近年来研究表明，mitoK$_{ATP}$ 可能是各种脑保护预处理的一个触发器或效应器，是脑缺血缺氧及药物等多种因素预适应的主要机制之一，在脑细胞的缺血保护中发挥重要作用。无论是体内还是体外实验均表明，mitoK$_{ATP}$ 均参与预处理对脑的保护作用。例如，二氮嗪（diazoxide）、克罗卡林（cromakalim）等 mitoK$_{ATP}$ 开放剂可通过抑制线粒体通路和死亡受体通路降低神经元凋亡，保护缺血再灌注损伤后的脑组织，起到脑保护的作用。而且 mitoK$_{ATP}$ 开放剂的这种保护作用大多数可被 mitoK$_{ATP}$ 拮抗剂 5-羟喹酸盐（5-HD）所逆转。Robin 等采取缺血后处理的方法，研究其对大脑中动脉栓塞模型大鼠局灶性脑缺血再灌注损伤的影响，研究显示，在大脑中动脉缺血 1 h 后持续 24 h 再灌注前，给予 3 次 30 s 缺血再灌注短暂的缺血后处理，结果减轻了脑梗死容积的 40% 和改善神经功能评分,结合 mitoK$_{ATP}$ 开放剂二氮嗪后则减轻脑梗死容积60%,但二氮嗪的保护作用可被 mitoK$_{ATP}$ 拮抗剂5-羟喹酸盐逆转。

mitoK$_{ATP}$ 开放与抗凋亡作用关系密切,其可能的机制包括:①mitoK$_{ATP}$ 的开放将导致基质钾浓度升高,线粒体嵴肿胀,呼吸作用增强,达到最优化;②mitoK$_{ATP}$ 的开放可降低线粒体膜电位,阻止线粒体通透性转换孔过度开放及凋亡蛋白酶的释放,同时减少线粒体 Ca^{2+} 通道对 Ca^{2+} 内流的驱动力,减轻钙超载;③开放的 mitoK$_{ATP}$ 可能改变线粒体活性氧的产生,从而激活蛋白激酶,进一步通过钙通道影响细胞凋亡;④轻度脱耦联和钾通道开放剂引起的黄素蛋白氧化作用可以减少线粒体自由基的产生;⑤线粒体膜电位的变化有助于缺血时糖酵解途径向有利于细胞存活的方向转变;⑥减少谷氨酸的释放。

(五)细胞色素

细胞色素是广泛分布于需氧生物细胞线粒体内膜的一类色素蛋白,其辅基为含铁卟啉衍生物。由于各种细胞色素的辅基结构、蛋白质结构及其连接方式均不相同,其最大吸收峰的波长和氧化还原电位也有差别,因此,细胞色素被分为若干种。目前从高等动物的线粒体内膜上至少分离出5种细胞色素,包括细胞色素 a、a_3、b、c、c_1 等。细胞色素 a 和 a_3 现在还不能分开,可能两者结合在一起形成寡聚体,但细胞色素 a 和 a_3 各具有特征的吸收光谱,通常把细胞色素 a 和 a_3 合称为细胞色素氧化酶。在典型的线粒体呼吸链中,氢或电子的传递顺序是 b→c_1→c→aa_3→O_2。

细胞色素 C(CytC)位于线粒体内外膜间,是线粒体呼吸链复合物Ⅲ和Ⅳ之间的基本组成部分,在传递电子和生成 ATP 的过程中起着重要作用。除了参与电子传递外,在细胞凋亡的启动中,CytC 的释放被认为是线粒体凋亡途径的标志性事件,CytC 作为一个凋亡起始因子起着重要作用。然而,生理情况下,由于线粒体内膜对物质通透具有高度选择性,CytC 很难从内膜进入胞质。关于 CytC 释放的机制,有研究认为凋亡蛋白 Bax 或 Bak 与线粒体外膜的电压依赖性离子通道(VDAC)结合后,线粒体通透性转换孔(MPTP)开放,CytC 从 Bax 或 Bak 与 VDAC 共同形成的大通道中释放;另外,MPTP 持续开放导致线粒体肿胀,外膜破裂后,引起内外膜间的 CytC 释放。

在受到损伤性刺激时(如缺血再灌注损伤),MPTP 开放使 CytC 从线粒体中释放入胞质,释放到细胞质中的 CytC 在 ATP 的参与下能与凋亡蛋白酶活化因子1(apoptosis protease activating factor 1,Apaf-1)结合形成寡聚体,Apaf-1 通过其氨基端和 Caspase-9 前体的功能前区相互作用形成"凋亡小体",凋亡小体内的 Caspase-9 前体可通过改变构象发生自身裂解,形成有活性的 Caspase-9,继而激活 Caspase-3,并进一步激活下游的 Caspase。其中,Caspase-3 是 Caspase 家族最重要的凋亡执行者之一,Caspase-3 活化后可作用于胞浆中的细胞骨架蛋白,或作用于胞核中的 DNA 酶,使 DNA 断裂为89 kD 和28 kD 的片段,从而引起细胞凋亡。

(六)线粒体 DNA

线粒体 DNA(mtDNA)位于线粒体内膜基质中,靠近自由基产生的场所,无复杂的染色体结构,成簇裸露分散于基质中,无蛋白保护,缺乏相关的 DNA 修复酶,因此，mtDNA 容易受到缺血缺氧损伤而发生突变、缺失。研究显示，大鼠局灶性脑缺血 30 min 和 90 min 后线粒体 DNA 含量均减少，缺血 30 min 再灌注 24 h 后线粒体 DNA 完全恢复，而缺血 90 min 未恢复。研究结果已证明，脑缺血再灌注可引起线粒体 DNA 损伤，而缺血 30 min 后线粒体 DNA 可恢复至未缺血水平，说明了线粒体 DNA 在短暂性脑缺血后修复的可能性。因此，缺血早期给予治疗纠正脑缺血可减少线粒体损伤以达到保护细胞的目的。

二、大脑缺血再灌注导致线粒体功能障碍的机制

大脑缺血时，脑组织供氧缺乏，只能依靠糖酵解功能，线粒体呼吸链酶活性受到抑制，电子传递功能降低，进而 ATP 合成减少。当脑缺血再灌注后，氧自由基产生增多，急性大量产生的氧自由基可导致电子传递链酶活性进一步降低，形成恶性循环。大脑缺血再灌注后产生大量的自由基，可攻击富含不饱和脂肪酸的线粒体膜，破坏线粒体膜结构的完整性和功能。动物研究发现，脑缺血 20 min，线粒体主要磷脂含量即出现显著下降，再灌注 1 h，主要磷脂和膜流动性均降至最低。另外有研究也显示，大鼠单侧大脑中动脉局灶性缺血 2 h 时，线粒体的大体结构已发生变化，主要表现为轻度肿胀；缺血再灌注 4 h 时，线粒体肿胀更为明显，而且出现嵴断裂、溶解，甚至消失；缺血再灌注 12 h 时，线粒体损伤严重，数量减少，出现胞质空泡化；缺血再灌注 24 h 时，仅残存少量的线粒体尚可辨认。

大脑缺血再灌注导致线粒体损伤的机制复杂，Ca^{2+} 超载和自由基的损伤作用仍然是导致线粒体功能障碍的主要因素（图 26-16）。

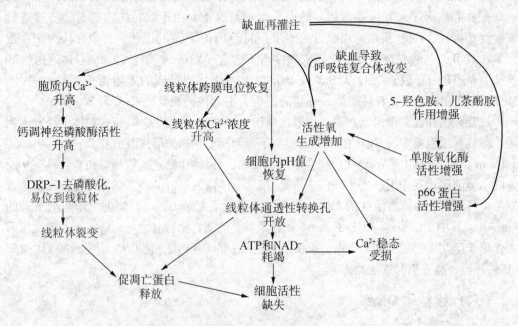

图 26-16 线粒体介导缺血再灌注损伤的机制

1. 钙超载对线粒体的破坏作用　细胞外的 Ca^{2+} 内流入细胞，主要集聚在线粒体内，线粒体具有完善的 Ca^{2+} 摄取、释放系统，可以敏感而快速地感受 Ca^{2+} 信号，并作出恰当的反应。Ca^{2+} 运转机制复杂，线粒体主要通过两条途径影响细胞内 Ca^{2+} 的生成代谢与利用平衡：①利用线粒体合成的 ATP，通过钙依赖的 ATP 酶将 Ca^{2+} 泵出细胞，或泵入细胞内的钙储存器——肌浆网（SR）和内质网（ER）。②直接通过线粒体膜上的通道蛋白摄取 Ca^{2+}。线粒体对钙的摄取可以缓冲胞内 Ca^{2+} 浓度，调节该信号传导，还可以作为胞内钙缓冲池，避免细胞内钙超载。但是，任何原因引起的 Ca^{2+} 浓度升高都可触发线粒体摄取 Ca^{2+}，导致线粒体积聚超量的 Ca^{2+}，对线粒体的结构和功能造成破坏。

大脑缺血再灌注时，细胞 ATP 含量迅速降低，神经细胞内外 Ca^{2+} 浓度紊乱，大量 Ca^{2+} 从细胞外转移到细胞内，细胞内钙超载使磷脂酶激活，磷脂分解，造成线粒体内膜受损，电子转移脱耦联，从而使线粒体氧化磷酸化作用减弱或者停止，产能代谢障碍，使 ATP 生产进一步减少，无氧代谢增强，加重酸中毒，加剧细胞损伤。与此同时，细胞质内过高的 Ca^{2+} 浓度可刺激线粒体摄入 Ca^{2+}，导致线粒体内出现 Ca^{2+} 超载。线粒体内过高的 Ca^{2+} 则可促进线粒体膜上的通透性转换孔开放。线粒体膜通透性转换孔开放后，小分子物质进入线粒体内膜，使线粒体基质渗透压升高，基质体积膨胀，导致线粒体肿胀、破裂，并释放出细胞色素 C、凋亡诱导因子等促凋亡蛋白进入细胞质，继而激活凋亡蛋白酶，从而促发细胞凋亡的级联反应。

2. 自由基对线粒体的损害作用　大脑缺血缺氧时，氧分子缺乏，电子传递链酶氧化还原状态转变为还原状态，并引起还原当量的积聚。缺血再灌注期间，氧气再次进入组织，积聚的还原当量释放电子与 O_2 结合生成 O_2^-，O_2^- 经超氧化物歧化酶（SOD）歧化生成 H_2O_2。H_2O_2 在铁离子螯合作用下发生 Fenton 反应 $[Fe^{2+} + H_2O_2 \rightarrow Fe^{3+} + OH \cdot + OH^-]$ 和 Haber–Weise 反应 $[O_2^- + H_2O_2 \rightarrow O_2 + OH \cdot + OH^-]$，从而生成活性更强的羟自由基（$OH \cdot$）。

线粒体磷脂的多价不饱和脂肪酸链较多，对过氧化物更敏感，缺血再灌注期间产生的大量自由基和活性氧，攻击富含不饱和脂肪酸的线粒体膜，更容易破坏线粒体膜结构的完整性和功能。另外，线粒体 DNA 是裸露的，缺乏蛋白保护，故线粒体 DNA 较核 DNA 易受自由基攻击而损伤。线粒体 DNA 受损，使呼吸链复合物传递完整性受到破坏，主要是呼吸链复合物活性受损，使黄素腺嘌呤二核苷酸依赖性复合物途径被过度利用，自由基生成增加，超过了细胞本身的清除能力，导致细胞凋亡。

三、线粒体功能障碍对大脑的影响

线粒体结构和功能损伤，继之而来的是能量代谢障碍，ATP 含量下降使脑内蛋白质核酸合成障碍，影响神经元的功能。ATP 含量下降还导致细胞膜上的钠-钾泵不能发挥正常功能，造成 Na^+、Cl^- 内流，带动 H_2O 内流增加，细胞水肿。ATP 含量下降以及缺血神经元持续去极化等因素可引起神经元内兴奋性氨基酸大量释放，导致兴奋性神经毒性，神经元死亡。研究证明，兴奋性氨基酸的神经毒性作用部分是通过损伤线粒体实现的。脑缺血时，NO 激活 NMDA 受体，使 Ca^{2+} 通道活化，细胞外 Ca^{2+} 涌入细胞内，Ca^{2+}又激活磷脂酶、蛋白酶、蛋白激酶、磷酸酶和 NOS，使海马、皮质等部位产生过量的 NO，大量的 NO 又激活 NMDA 受体，加重线粒体损伤。另外，线粒体能量代谢障碍就会产生乳酸，而 ATP 的缺乏会使乳酸转化途径如糖异生受阻，加之脑部糖异生能力相对薄弱，从而使乳酸堆积，造成酸中毒。

结束语

线粒体是一种结构和功能复杂而敏感的细胞器，脑缺血再灌注时，通过各种途径造成线粒体功能障碍，能量衰竭，从而进一步导致细胞凋亡或死亡。因此，线粒体是脑缺血再灌注损伤的重要靶目标，研究线粒体在调节脑缺血损伤中的地位，通过多种机制保护线粒体的结构和功能，将有助于脑保护措施的实施。

（黄焕森　邱小弟）

第六节　神经元凋亡与坏死

神经组织是高度分化的组织，构成人体神经系统的主要成分。它广泛分布于人体各组织器官内，联系、调节和支配各器官的功能活动，使机体成为协调统一的整体。神经组织由神经细胞和神经胶质细胞组成。神经细胞（nerve cell）是神经组织的主要成分，是高度分化的细胞，数量庞大，形态多样，结构复杂，在生理功能上具有能感受刺激和传导冲动（进行分析综合）产生反应的特点。它是神经组织的结构和功能单位，故神经细胞又称为神经元（neuron）。

细胞死亡是指细胞作为一个基本单位的永久性功能丧失。细胞死亡的模式至少包括坏死和凋亡。以前一直认为坏死是脑缺血后神经元死亡的唯一方式，但自 1993 年以来，研究发现在多种脑缺血模型如大脑中动脉阻断所致的局灶性缺血模型、全脑缺血模型、沙土鼠全脑缺血模型、光化学法局灶性缺血模型以及新生鼠缺血缺氧模型中均有细胞凋亡现象的大量存在。目前比较一致的观点是缺血（缺氧）性脑损伤引起的细胞死亡可能通过凋亡和坏死两种途径。在缺血后神经元的急性期死亡中以坏死为主，凋亡为辅，坏死一般位于缺血核心区，而凋亡多位于半暗区，与梗死灶的发展扩大有关。缺血再灌注后神经元的细胞死亡及迟发性神经元死亡（DND）则大多是凋亡形式。因此缺血后神经元的凋亡是一个早期发生且动态持续的过程。脑缺血后，细胞凋亡发生的机制既是凋亡相关基因表达的结果，又受许多内外因素的调节，从而体现了这一生命现象的复杂性和多变性。

缺血性脑损害过程中，由于血液供应中断后，氧及葡萄糖供给缺乏，能量耗竭而诱发一系列的细胞内代谢异常，最终导致神经元坏死或凋亡。细胞凋亡最大的特点是具有可控性，利用此特点对病理条件下的凋亡过程进行干预，可以减少细胞死亡，维持组织器官结构和功能的完整。为达到上述目标，首先需掌握不同病理条件下的细胞凋亡机制。脑卒中尤其是脑缺血具有很高的死亡率和致残率。凋亡是一种延迟性的细胞死亡方式，因此从时间上为干预措施的实施提供了可能。目前，生物化学、组织化学、分子生物学及遗传学方面的资料均表明在脑缺血中存在着细胞凋亡，尤其在缺血灶的周边部位凋亡是神经细胞主要的死亡方式。因此，掌握脑缺血后神经细胞的凋亡机制对于脑缺血的治疗具有重大意义。

一、神经元凋亡的特征和机制

凋亡（apoptosis）一词出自古希腊语，原用于描述树叶落下或花瓣自花朵落下。细胞凋亡最早于1972年由Kerr等人首先提出。作为一种有别于坏死的细胞死亡方式，细胞凋亡有其典型的形态学和生化特征，主要表现为核染色质固缩、胞浆膜鼓泡、胞浆浓缩、凋亡小体的出现以及电泳中呈现相对分子质量大小不等的梯形DNA条带（DNA ladder）。越来越多的证据表明，细胞凋亡是受到包括基因在内多因素调控的主动性细胞死亡过程，是在多种内外部信号刺激下细胞内部机制被激活进而导致细胞自我毁灭的过程。细胞发生的自然死亡是生物体以一种与细胞有丝分裂相反的方式去调节细胞群相对恒定的重要方式，它使我们不得不从新的角度来看待细胞死亡现象。细胞凋亡在神经系统的发育及可塑性中有重要的作用。在脊椎动物神经系统的发育过程中约50%以上的细胞经凋亡途径发生自然死亡，从而保证了神经元数量的动态平衡。细胞凋亡的异常发生已被认为与多种神经系统疾病密切相关，如自身免疫性神经疾病、HIV脑病、神经退行性疾病、缺血性脑损伤等，这为疾病发病机制、治疗手段的研究开拓了新的领域。

（一）激活凋亡的因素

在神经系统的发育过程中凋亡是一个正常而且重要的机体自我修正的过程。通过自然的细胞死亡可以去除过量的神经元，清除表型异常的细胞，纠正发育中出现的错误，使系统间更加匹配以及形成二性异型。现在认为当某些细胞不再需要或遭受损伤时凋亡通路将被激活，而激活凋亡的因素包括靶源性营养因子如NGF、BDNF和非靶源性因子如传入信息、胶质细胞源性的营养因子，以及激素。某些疾病情况如脑缺血、神经系统的退行性疾病也可以诱发神经细胞的凋亡，并且凋亡的发生还与神经细胞的类型、成熟度以及所处的发育阶段有关。

（二）凋亡的形态学特征

典型的凋亡细胞的形态学变化过程包括：细胞体积减少，细胞皱缩，细胞器保持完整无损但紧密压缩，细胞核收缩，染色体DNA断裂，染色质沿核膜缩合，然后核裂解成碎块，胞膜逐渐突起形成"大疱"；而后有完整胞膜、包含着核碎片和细胞器的"大疱"从凋亡细胞表面脱离出来，形成所谓的"凋亡小体"；最后凋亡小体被聚集在凋亡细胞周围的吞噬细胞吞噬。对于凋亡的形态描述最早用于分裂中的免疫细胞，就不同类型的细胞而言，发生凋亡时的形态学变化可能不完全一致。例如，并非所有的凋亡特征都能在神经细胞中出现，但其中的某些重要指征，如核凝缩、DNA 断裂可以在受到中风损伤而发生凋亡的神经元及老年性痴呆患者的神经元中找到。也有研究发现，培养的星形胶质细胞暴露在实验性脑缺血的环境下超过 4 h 后出现一些凋亡的形态和生化特征，如核凝缩，染色质沿核膜凝聚等并能检测到 DNA 梯度。

（三）与凋亡的形态学特征相关的机制

1. 细胞核的变化和 DNA 碎片　对于许多细胞来说，相当于寡聚核小体大小（长度为 180~200 bp 的倍数）的 DNA 片段梯度的形成是发生凋亡的典型生化标志，并标志着细胞死亡过程进行到了终点。这种大小的 DNA 片段的形成是由于 DNA 在核小体处被切割，从而产生了成倍于 180~200 bp 的 DNA 梯度片段。最近研究发现更大的 DNA 片段（30~50 kb 和 200~300 kb）甚至 DNA 切割成单链的现象。对凋亡时 DNA 被切割现象的推测之一是可能激活了内源性的、依赖于 Ca^{2+}、Mg^{2+} 的核酸内切酶；推测之二是参与 DNA 修复的酶如 PARP 在凋亡发生时失活。值得一提的是，并不是所有的凋亡都会有 DNA 梯度形成。

2. 胞质的变化　凋亡另一个显著的形态特征是由于胞内微丝网络重新排列，细胞分裂成凋亡小体。1991 年 Cotter 发现将 HL-60 细胞用可以破坏微丝的松胞素 B 进行预处理后再给予足以引起凋亡的刺激，仍可以观察到核裂解和 DNA 切割现象，但看不到凋亡小体。这个实验提示微丝对胞膜破裂至关重要。另外，还发现细胞凋亡时转谷氨酰胺酶在胞内选择性聚集，此酶作用之一是将谷氨酰胺残基交连，而胞内蛋白的交连能稳定将要死亡细胞的胞质，防止胞内有害物质外泄到胞外而引起炎症反应。因此凋亡通常不激活体内的免疫系统。

3. 凋亡时细胞膜的改变　凋亡细胞不再与周围的细胞紧密联系，吞噬细胞在凋亡细胞周围聚集。目前有关吞噬细胞在凋亡细胞周围聚集并发挥吞噬功能的机制并不太清楚。一方面，可能存在着某种化学趋化信号分子，这个被称为脑源性化学趋化因子（BD-CF）的信号分子通过与巨噬细胞上的受体作用而启动后者的趋化。就中枢神经系统而言，有人认为变性的神经元成分就可能充当吸引巨噬细胞的化学趋化性信号。另一方面，细胞与细胞之间的相互作用也保证了只有正处于死亡状态的细胞将被吞噬。例如，正常情况下，位于细胞膜内侧的磷脂酰丝氨酸在细胞发生凋亡时通过位置倒转暴露于细胞表面，从而介导细胞的吞噬。最近发现，被介导的吞噬细胞在向被识别的凋亡细胞迁移、伸展并包裹的过程中，需要在吞噬细胞内表达一类蛋白质——Dockl80。Dockl80 与线虫 ced-5 基因编码的蛋白结构相似，可能两者都参与了细胞骨架重组，以便吞噬细胞向凋亡细胞伸展。

（四）调控神经细胞凋亡的有关分子机制

1. 兴奋性氨基酸的毒性　有关谷氨酸等氨基酸的兴奋性毒性作用及各种自由基的产生已公认在脑缺血急性期的细胞死亡以及再灌注后神经元损害和迟发性神经元死亡中起主要作用，目前认为它们有可能经凋亡途径启动细胞死亡过程。如在去糖及低氧模拟脑缺血的小鼠皮质细胞培养中，神经元在 24 h 内出现急性坏死，随后发生具有凋亡特征的细胞死亡。同样，在整体脑缺血模型中，Montalbett 发现光化学诱导脑缺血后，细胞外液中谷氨酸浓度增高了 6 倍，并在缺血 4 h、24 h 后在缺血周边区出现凋亡特征。以上结果均提示谷氨酸等兴奋性氨基酸在凋亡的发生发展中起促进作用。另一方面，自由基在生理及病理条件下可诱导凋亡，在氧化应激（oxidative stress）的条件下，培养的神经元会发生凋亡，下调铜锌超氧化物歧化酶水平可引起培养细胞凋亡，并可被抗氧化剂所阻断。此外，将自由基生成剂叔丁基过氧化氢（tertiary butylhydroperoxide）注入侧脑室 20 min 后即有凋亡特征的 DNA 断片出现。由此认为 DNA 是自由基袭击的主要目标。从现有的研究来看，在谷氨酸及自由基导致的细胞死亡病理发生过程中可能存在坏死和凋亡两种死亡方式。线粒体内能量产生的恒定（动态平衡）以及兴奋性氨基酸或自由基的浓度或剂量可能决定了神经元死亡的类型、程度和进程。

2. 细胞内钙超载诱导了缺血后的细胞凋亡　细胞内钙超载是缺血性脑损伤的发病机制之一，同样在缺血后神经元凋亡的发生中起着关键作用。由于多种不同刺激信号在不同细胞诱导的细胞凋亡有相似的形态和生化特征，提示可能存在共同的最后通路。第二信使 Ca^{2+} 有望是主要的候选者之一，大量研究表明，在被各种因素诱导的细胞凋亡出现之前，胞浆内游离 Ca^{2+} 的浓度均持续性升高，抑制 Ca^{2+} 浓度的升高则可阻止诱导的细胞发生凋亡。Takel 等在胎鼠皮质神经元培养液中加入 Ca^{2+} 载体（ionomycin），使细胞内 Ca^{2+} 浓度升高，诱发了神经元凋亡的发生，提示 Ca^{2+} 与迟发性神经元凋亡有关。目前认为细胞内钙超载可启动凋亡和坏死两种死亡方式，而 Ca^{2+} 引起凋亡的机制可能是激活凋亡过程中两个主要的 Ca^{2+} 依赖性酶——核酸内切酶和谷氨酰胺转移酶。前者激活后使细胞内染色质 DNA 断裂形成 180～200 bP 的单个和寡聚核苷酸小体，在琼脂糖凝胶电泳中呈现凋亡典型的生化特性——梯形 DNA 电泳条带；而后者激活后，使蛋白质发生交联，并在细胞膜下形成蛋白质网，以防止凋亡细胞膜破裂而造成的胞浆成分外溢，从而避免了周围的炎症反应，同时该酶也参与了凋亡小体的形成。但也有完全相反的报道，可能是 Ca^{2+} 在凋亡中的不同作用与不同的细胞类型有关。

3. 神经元生存环境的变化　在生理情况下，神经元生存环境中的神经胶质细胞、靶细胞、神经营养因子、细胞因子、细胞外间质等因素对神经元的可塑性有直接的影响，这种细胞外的多因素控制主要对神经元发育过程中的生存与死亡以及神经元数量的恒定起关键的控制作用。早期的过量神经元竞争学说，以及近年来神经因子对细胞生存影响的研究发现，神经元发育过程中的死亡不仅取决于靶细胞的数量和体积、形成突触与否以及突触后受体的特性，而且也取决于靶细胞分泌的神经营养因子，只有那些得到足够因子的神经元存活，反之则死亡。神经营养因子诸如 BDNF（脑源性神经营养因子）、NT-3（神经营养因子 3）、NT-4（神经营养因子 4）、NT-5（神经营养因子 5），可减轻无血清培养液所致鼠皮质神经元的凋亡。

但也有相反的报道，认为它们可引起凋亡。神经胶质细胞与神经元之间存在复杂的细胞间相互作用，以维持神经系统内环境的稳定。在某些病理条件下，激活的神经胶质细胞对神经元产生毒性作用，如小胶质细胞和星形胶质细胞参与多种神经退行性疾病及脑缺血的病理发生过程。尽管胶质细胞调制神经毒性的作用机制还不清楚，但有资料表明与胶质细胞分泌产生的多种免疫调制物如细胞因子、毒性自由基、谷氨酸等有关。其中对细胞因子的神经毒作用研究较多,详见本章第三节内容。脑缺血时有大量细胞因子如 IL-1、TGF(转化生长因子)、IL-6、IL-8、TNF 的表达,它们中有的具有神经保护作用,但更多的是神经毒性作用。如短暂局灶性脑缺血后,TNF-α mRNA 的表达增加,而离体细胞培养中已证实 TNF 可以诱导凋亡,因此可以推测 TNF 可能与缺血性脑损伤中的凋亡有关。

4. 基因对缺血后神经元凋亡的调控 细胞凋亡是机体在内外环境刺激下启动自身机制,由基因调控的细胞死亡过程。与细胞凋亡调节有关的基因及表达产物在缺血性脑损伤中有明显的改变,研究较多的是 Bcl-2 家族。Bcl-2 基因是主要的抗细胞凋亡基因,离体细胞培养的研究表明,Bcl-2 对自由基、无糖、谷氨酸、去生长因子所致的细胞凋亡有抑制作用。Bax 与 Bcl-2 作用相反,Bax/Bcl-2 的比率决定凋亡的发生与否。除 Bcl-2 家族外,p53、ICE、Fas 等基因也参与了脑缺血后细胞凋亡的调节。目前凋亡发生的机制还不完全清楚,从现有研究结果来看,有可能通过多种信号传导通路启动自杀过程。由于脑缺血后神经元生存的内、外部环境发生了变化,各种因素如突触间隙内兴奋性氨基酸浓度升高、自由基大量产生、细胞内钙超载以及基因表达的异常等相互交织,有可能存在多条通路调节细胞凋亡,但上述因素在启动凋亡发生中所占的比重还不清楚,有待进一步研究阐明。我们推测,应用分子生物学技术对凋亡的发生机制、凋亡相关基因的研究以及采用多种手段抑制凋亡的发生等有可能是今后凋亡在缺血性脑损伤研究中的主要任务之一。

二、细胞凋亡与坏死

在描述凋亡的形态学特征时不能不提到另一种更为常见的死亡方式——坏死。坏死是细胞在受到致死性损伤时发生的不可逆转的死亡。细胞首先表现为细胞膜完整性的破坏,细胞水肿,对胞外分子的通透性增加,细胞器变性,线粒体内质网肿胀并形成空泡;核固缩,染色质缩合,最终染色质破碎成松散相连的颗粒。坏死细胞的细胞核消失。坏死的细胞发生由溶酶体参与的自溶或异溶现象,细胞碎片由被趋化的炎症细胞吞噬清除。长久以来研究人员都认为凋亡与坏死是截然不同的概念,然而这种观念正受到新的研究结果的挑战。有如下几点理由:

1. 相同的触发因子 许多不同的信号如热休克、病毒、蛋白合成抑制剂、氧化作用、低氧、射线、谷氨酸、一氧化氮等在神经细胞和非神经细胞中既可诱导凋亡又可导致坏死。在不足以产生细胞坏死的刺激诱发下,细胞可能发生凋亡。如处于 45 ℃ 环境 1 h 后的培养细胞发生坏死,而在 43 ℃ 条件下则出现细胞凋亡。与此类似,低浓度的过氧化氢诱导细胞凋亡而高浓度则导致细胞坏死。而且,细胞类型和所处的发育阶段与细胞的反应也有关系。同样是去除 NGF,发育中的背根神经节感觉神经元发生凋亡,但对成熟的感觉神经元却无影响。

2. 可能相同的第二信使及下游因子 在两种形式的死亡中都有 Ca^{2+} 应激依赖的转录因子参与,而且一些被认为是凋亡所特有的信号分子也参与了坏死过程。另外还发现由凋亡受体之一 CD95 介导的少突胶质细胞的死亡也并非凋亡。所以,至少存在一些效应分子在两种死亡方式比较上游的位置起作用。

3. Bcl-2 家族的作用　以往一直认为 Bcl-2 特异性抑制细胞凋亡，现在的研究证明过量表达 Bcl-2 也可以抑制诸如病毒、低氧、氧化刺激以及有毒物质引发的细胞坏死。

4. 线粒体通透性改变　凋亡和坏死过程中都有线粒体通透性改变。凋亡信号在细胞内转导的共同通路是线粒体通透性改变后引起线粒体跨膜电位丧失；而坏死的特征之一就是线粒体通透性改变同时伴有所有的细胞器变性肿胀。这样诱导线粒体通透性改变的刺激的强弱可能就决定了细胞以凋亡和坏死中的何种形式死亡。

5. 死亡细胞残骸的清除　以前的观点强调凋亡通过吞噬细胞或邻近细胞的识别和吞噬作用清除死亡细胞，胞内物质不外泄因而不会引起体内的炎症反应，而坏死的细胞是当胞膜破裂后被体内炎症反应细胞清除。实际上，凋亡并不是绝对不引起炎症反应。有研究发现，一种称为 shigella flexneri 的病原体就可引起细胞凋亡时产生炎症反应，其目的在于通过体内的免疫系统来清除入侵的病原体。因此研究人员对凋亡和坏死是不是两种完全不同的死亡形式这一问题逐步有了新的认识。Leist 和 Nicotera 认为，如果细胞死亡程序在进行过程中不受干扰和抑制，细胞就主要产生凋亡样的形态变化，反之，就表现为坏死。换言之，坏死是凋亡程序执行失败后的结果。而 Zamami 则提出"细胞死亡二部曲"之说。他认为线粒体通透性改变是死亡的第一步，死亡过程第二步的结果有两种：凋亡和坏死，由刺激的强弱程度决定。当线粒体通透性改变迅速发生，严重影响 ATP 产生，在与凋亡有关的蛋白酶激活前坏死就被激活，细胞表现为坏死；反之，线粒体通透性改变发生缓慢，有足够特异的蛋白酶在 ATP 耗竭之前被激活，细胞就进入凋亡。尽管可以肯定凋亡和坏死之间有联系，但目前还不清楚两者之间是怎样联系的，对该问题的解答很大程度上依赖于死亡的分子机制和信号转导通路的研究结果。越来越多的证据表明，细胞凋亡是受到包括基因在内多因素调控的主动性细胞死亡过程，是在多种内外部信号刺激下细胞内部机制被激活进而导致细胞自我毁灭的过程。细胞发生的自然死亡是生物体以一种与细胞有丝分裂相反的方式去调节细胞群相对恒定的重要方式，它使我们不得不从新的角度来看待细胞死亡现象。

三、凋亡与细胞程序性坏死

细胞程序性坏死（programmed cell death，PCD）和细胞凋亡是两个概念不同但通常会被误认为可以互换的名词，将两者加以区别十分必要。PCD 一词最早出现在 1964 年 Lockshin 和 Williams 报道昆虫从幼虫变成蛾期间会有一些特定的肌细胞逐渐死亡的文章里。从此 PCD 即指以发育为背景的细胞死亡，与自然发生的死亡（naturally occurring cell death）或生理性的死亡（physiological cell death）互为同义词。近年来，PCD 被一些研究人员增添了新的含义，PCD 应该是由基因介导的，即被编程（programmed）的细胞死亡。细胞凋亡被生物学家借来描述明显有别于细胞坏死，但仍以细胞死亡为最终结果的一系列形态学改变，与体内基因的表达、蛋白质的合成及核小体间 DNA 的断裂联系在一起，但是这些并不是凋亡所必需的特征（比如细胞毒性 T 淋巴细胞杀伤靶细胞时)。同样,尽管凋亡是许多 PCD 的特征性生化标志,然而不是所有 PCD 都以凋亡的形式发生,一些非凋亡形式的细胞死亡可以在脊椎动物的神经系统中找到。由此看来,PCD 和凋亡是两个不同的概念。

PCD 是体内细胞调节的生理机制,参与细胞数量的调节,不但在细胞的发育、增殖、成熟、死亡中发挥作用,在肿瘤的发生、细胞的损伤反应、神经细胞的退行性改变中也具有重要意义。近年来从 PCD 的角度重新认识缺血性脑损伤的机制取得了许多新进展。

(一) PCD 参与缺血后的病理生理过程

脑细胞在经历缺血缺氧后的最初反应是能量代谢障碍和随后导致的细胞膜上的离子泵功能异常、细胞内钙浓度升高、钙依赖性蛋白激酶激活、自由基大量产生、谷氨酸的过度释放等。这些生理、生化机制的改变是公认的缺血性脑损伤的机制。PCD 作为一种细胞的调节机制,在脑缺血后是否也会发生呢?

PCD 最突出的生化改变是细胞染色质 DNA 的有控裂解,裂解后的 DNA 断片在琼脂糖电泳图谱上呈梯状,称为梯状 DNA(Wyllie,1980)。利用这一特性,1993 年 Mac Man 等在阻断大鼠双侧颈总动脉形成的不完全脑缺血模型观察到,在缺血 16 min 再灌注 48h 后,大鼠脑海马、纹状体细胞 DNA 中分别有 25%、35% 产生了裂解,在琼脂糖电泳图谱上呈梯状,皮质细胞的 DNA 未见有裂解。说明神经元在经历了短暂而轻度缺血后会发生 PCD,并且发生的区域是对缺血最为敏感的部位。1995 年,Nadir 等又用不同于琼脂糖电泳的另一检测方法——原位末端标记法发现,大鼠不完全脑缺血后 1~3 d 的区间内,海马角、海马 CA1 区及皮质处见到凋亡细胞(apoptotic cell)。用不同的方法,在相同的动物模型上得到了几乎相同的结果,有力地证实脑缺血后可以产生 PCD。此后,许多学者在局灶和全脑缺血等不同的脑缺血模型上,都先后证实脑缺血后可产生 PCD。

(二) PCD 在脑缺血中的意义

1980 年,Wyllie 在研究胸腺细胞时提出,细胞凋亡在胚胎发育中不可缺少,它能促进 T、B 淋巴细胞的成熟。在中枢神经系统,首先在去除神经生长因子培养的交感神经上观察到 PCD 现象。神经细胞的 PCD 与其他细胞的 PCD 过程基本相同,其发展包括以下几个过程:①程序性死亡小体的形成;②内源性核酸酶将 DNA 裂解成约 185 bp 的碎片(fragment);③细胞死亡。在脑缺血中,发现大鼠一侧大脑中动脉阻断 2 h 后,在再灌注的 0.5 h 就可检测到凋亡细胞,其峰值出现在再灌注后的 24~48 h 并持续到再灌注 4 周左右,其中 95% 的 DNA 碎片出现在脑缺血区边缘的内侧。还发现脑缺血再灌注不同时间,纹状体、皮质神经元最初的表现为染色质浓缩、核 DNA 裂解以及程序性死亡小体的出现。这些改变随再灌注时间的延长而加重,提示脑缺血后 PCD 的产生可能使损伤更为严重,PCD 参与了缺血性脑损伤。

(三) 脑缺血后 PCD 产生的可能机制

就整个生物学领域来说,PCD 产生的机制目前还不清楚。众多的研究表明,尽管

PCD 的产生来源于不同诱因、不同类型的细胞,但它们的产生有许多共性,与细胞的信息传导、生化改变、基因表达等有关。

1. 细胞内钙   钙是较早发现与 PCD 有关的离子。20 世纪 80 年代发现在糖皮质激素诱导胸腺细胞凋亡的过程中,涉及细胞内钙的增高。细胞内钙升高可激活其他一些钙依赖性酶发挥作用。

2. p53 基因   53 kD 的 p53 基因最初是在非致肿瘤病毒(non-tumor-causing viruses)中发现的。p53 有野生型(wild type,Wt-p53)和突变型(mutant,m-p53)。正常细胞中存在的 Wt-p53 可通过抑制细胞增殖或激活另一种基因(WAF/ C.P1)抑制细胞的增殖循环从而使损伤细胞在分裂之前有足够的时间修复。在外界一些因素作用下,Wt-p53 可发生突变。m-p53 对细胞不但没有保护作用,而且能诱导细胞异常增生,使组织产生肿瘤。在脑缺血研究中,分别阻断有 Wt-p53 及缺少 Wt-p53 的 C57 小鼠的一侧大脑中动脉后发现,缺少 p53 的小鼠其脑梗死体积比有 p53 的小。鉴于 p53 是能够启动 PCD 的基因序列,上述事实说明 p53 基因不仅参与了缺血性脑损伤,而且其作用可能与启动 PCD 有关。

3. 脂质过氧化   许多实验表明,PCD 与对缺氧易感性有关。铜-锌过氧化物歧化酶基因的过度表达可抑制神经元的 PCD 产生。体外给予过氧化物歧化酶能够减轻海马CA1 区神经元的缺血性脑损伤。活性氧自由基可能是细胞产生 PCD 的细胞信息。一氧化氮(NO)作为一种活性很强的小分子物质也是一种自由基。血管内皮、神经元、胶质细胞都可产生 NO,在缺血性脑损伤中,NO 可通过兴奋性毒性作用导致细胞死亡。缺少一氧化氮合酶(NOS)的小鼠对缺血性脑损伤具有拮抗作用。用 NOS 抑制剂能阻止神经元的迟发性损伤,因有实验证明神经元的迟发性损伤是 PCD,因此可以断定 NO 与 PCD 有一定的关系。但尚无直接的实验证据。

4. 神经营养因子   PCD 的产生需要 mRNA 及蛋白的合成。人们早就发现,在胸腺 T、B 淋巴细胞的成熟及神经系统的发育中去除神经生长因子,能使细胞产生凋亡样死亡。用蛋白合成抑制剂可阻止大鼠脑缺血再灌注后的 PCD。因此蛋白质的合成在脑缺血 PCD 的产生中具有重要作用。

5. Fas 蛋白/Fas 配体系统   Fas 蛋白/Fas 配体系统是 20 世纪 80 年代末在免疫研究中发现的触发细胞凋亡的系统。Fas 蛋白在结构上系一种膜蛋白,作为一种膜受体的蛋白可以同某些 T 淋巴细胞的 Fas 配体结合,也可以和抗 Fas 的抗体结合,从而启动细胞凋亡。Fas 配体或抗 Fas 抗体激活 Fas 蛋白的机制尚不清楚,有人认为这些刺激的作用使 Fas 蛋白解聚,由单体变为多体。分子生物学研究表明,在 Fas 蛋白胞内部分近 C-末端含有一段对于诱导细胞程序性死亡必需的序列。脑缺血后,Fas 抗原 mRNA 在缺血 30 min 再灌注 6 h 的小鼠脑内有明显表达。鉴于 Fas 蛋白在细胞程序性死亡中的重要性,有人认为脑缺血后 PCD 的产生与 Fas 抗原有关。

6. 细胞因子   近年的研究表明,缺血性脑损伤的病理生理过程有许多细胞因子参与。TNF-β、IL-1β 能激活核因子 2γB(NF-γB)。脑缺血后可选择性激活海马 CA1 区神经元的 NF-γB,在 NF-γB 被激活的时间点上可见 CA1 区出现凋亡的神经元。

四、神经元凋亡与神经元迟发性损伤

在中枢神经系统中,各种细胞都可能由于缺血缺氧、低血糖和感染等因素的影响而受损害。神经元对各种损害具有较高的易感性,特别是海马区 CA1 神经元对缺血极为敏感,而与之相邻的齿状回对缺血却有很好的耐受性,即所谓"选择易损性"(selective vulnerability)。一次短暂的全脑缺血过程能引起海马 CA1 区锥体细胞在缺血再灌流数天之后发生死亡,而顶叶皮质、海马 CA3 区和齿状回等对这种缺血有一定的耐受性,延长缺血过程能使神经元死亡的范围扩大到壳核和丘脑,这种现象称之为迟发性神经元死亡(delayed neuronal death,DND)。目前海马 CA1 区 DND 发生的确切机制尚未完全阐明,以下为近年来研究 DND 发生的可能机制。

(一)蛋白质代谢障碍

神经细胞蛋白质合成的功能对各种损伤因素非常敏感。就缺血和损伤而言,蛋白质合成的翻译过程较转录过程更易受损。短暂的缺血即可致所有神经元蛋白质合成明显受抑制,再灌注后除海马 CA1 区神经元等易感神经元以外,细胞内蛋白质合成可逐渐恢复。如果缺血的神经元不能有效地补充关键的蛋白质,该神经元最终将面临死亡。因此,神经元蛋白质合成抑制的延长或恢复障碍,同样是 DND 发生的重要环节。然而蛋白质合成抑制的假说并未解决以下问题:①引起神经元死亡的特殊性关键蛋白是什么?②海马 CA1 区和其他选择性易损细胞群为何对缺血特别易感?③缺血后海马 CA1 区神经元的钙超载是短暂的,怎样引起蛋白质合成的长时间抑制?细胞内蛋白质的合成过程是耗能的,以保证合成过程中氨基酸序列的高度准确性。蛋白质合成的抑制说明细胞本身可能已存在能量供应障碍。

(二)脂质代谢与自由基

脑缺血后组织黄嘌呤氧化酶激活和线粒体呼吸功能障碍是自由基产生的原因之一。由于脑缺血期花生四烯酸的释放存在区域差别和游离花生四烯酸可抑制谷氨酸的再摄取,这使花生四烯酸所致海马 CA1 和 CA3 区的神经元损害有所差异。Hillered 等发现花生四烯酸还有促线粒体分解和水肿的作用。然而海马 CA1 和 CA3 区花生四烯酸量的差别尚难解释如此差异所引起的不同损伤过程。再者,在缺血后,游离脂肪酸含量即下降到正常水平,也难以解释海马 CA1 区神经元的 DND。NO 作为一种自由基在中枢神经系统主要由血管内皮细胞、神经元和一些胶质细胞所产生。NO 可介导兴奋性氨基酸、NMDA 受体兴奋和钙超载所致的细胞损害过程。敲除 NO 合成酶基因的小鼠可抵御缺血性脑损害,说明神经元产生的 NO 参与了缺血损害过程。由于血管内皮细胞产生的 NO 在防止白细胞和血小板黏附以及调节局部脑血流方面的有益作用,使目前运用 NO 合成酶抑制剂治疗脑梗死的研究得出不同的结论,这可能与运用 NO 合成酶抑制剂类型不同以及用药时间和剂量不同有关。缺血后脑内胶质细胞产生的 NO 是长时间的,这可能与神经元损害有直接关系。海马 CA1 区神经元 NO 合成酶含量不丰富,在缺血后可有表达增加，1 d 时达高峰，随着锥体细胞的损害表达下降，胶质细胞中诱导型 NO 合成酶表达却增加。给予 SOD 可缓解海马 CA1 区的神经元损害。SOD 转基因小鼠在缺血后梗死体积有明显缩小，而 SOD 转基因治疗的 DND 研究还在进行之中。

（三）兴奋性氨基酸毒性和细胞内钙超载

有学者于 1969 年首先提出谷氨酸对神经元有很强的兴奋性毒性作用。用微透析技术测得脑缺血后缺血区细胞外液的兴奋性神经递质如谷氨酸浓度明显增高，并持续到再灌注的早期。谷氨酸部分来源于突触后间隙，但主要由突触前释放。切除到海马 CA1 区的突触前纤维，能部分降低该区的谷氨酸含量，并可使海马 CA1 区神经元免受缺血性损害。海马 CA1 区神经元具有较密集的兴奋性传入纤维和较少的抑制性传入纤维支配的解剖特点，也是该区易受缺血后兴奋性氨基酸毒性损害的原因之一。在兴奋性谷氨酸的作用下，电压依赖和受体依赖的 Ca^{2+} 通道开启，导致胞浆 Ca^{2+} 浓度增加。细胞内储存钙的释放也使胞浆游离钙浓度增加。胞浆游离钙超载引起细胞内钙依赖 ATP 酶激活，进一步消耗细胞内的 ATP、蛋白酶、磷脂酶和核酸酶，使细胞内环境进一步恶化，从而导致缺血后瀑布效应。N－甲基－D－天冬氨酸（NMDA）受体阻断剂 MK－801 能降低兴奋性氨基酸毒性作用，降低胞浆钙超载，从而保护缺血神经元不受损害。脑缺血后细胞外液和突触间隙谷氨酸浓度的改变并非是持续地增高，而是一个短暂的过程。在再灌注 10 ~ 20 min 即恢复到正常水平。海马 CA1 和 CA3 区 NMDA 受体数，受体 mRNA 水平及谷氨酸浓度在缺血后的变化并无明显不同。因此，只用兴奋性氨基酸毒性和钙超载尚不能完全解释短暂缺血数天后 DND 的发生。

（四）脑能量代谢与脑循环

自发现缺血后现象以来，人们就着眼于缺血和再灌注期脑能量代谢和脑循环变化的研究。研究证明，在脑血流恢复后再灌注期，脑能量代谢即恢复到正常水平。海马 CA1 区的血供低于其他脑区，其毛细血管分配比例较 CA3 区低 20% ~ 30%。然而，这仍难以解释缺血再灌注 3 ~ 4 d 后的 DND。Sepielmeger 曾提出选择性易损的血管理论，而 Kirino 却指出血管理论不能满意地解释海马 CA1 区 DND 的机制，因为缺血后血流的重建在 DND 的发生中是非常关键的。另外，缺血后就易感区和相对耐受区而言，脑血流量变化无明显差异。然而又有学者注意到另一个现象，即海马区的酸中毒的恢复较 CA3 区和皮质区相对缓慢，提示在海马 CA1 区可能存在葡萄糖分解代谢增强或线粒体功能障碍。

（五）线粒体及线粒体运动蛋白

细胞线粒体中的大多数蛋白质成分是在胞核 DNA（nDNA）蛋白体上合成，然后再进入线粒体内发挥作用。线粒体与其他细胞器不同的是它有一套属于自己的线粒体系统（mtDNA），一些蛋白质可由 mtDNA 编码，再由线粒体核蛋白体合成，但其基因的表达则受系统的控制。由于 mtDNA 复制和修复能力低下，在老化的细胞中正常的 mtDNA 就会逐渐减少，这可能就是非分化细胞如神经元和心肌细胞易出现问题的原因之一。线粒体内参与呼吸氧化的复合体蛋白主要由 mtDNA 和 nDNA 共同编码，mtDNA 编码 13 种基本的氧化磷酸化多肽酶。环氧化酶（COX）是一种形成复合体的线粒体酶，它由 13 个单体构成并参与电子传递，其中的 3 个（COX-Ⅰ，COX-Ⅱ，COX-Ⅲ）由 mtDNA 编码。鼠前脑缺血数分钟后，海马 CA1 区神经元 mtDNA 表达进行性下降，而与 CA3 区和齿状回神经元相比，CA1 区 COX-ⅠmtDNA 在再灌注早期即下降，直到再灌注第 7 天时完全消失。缺血再灌注期 CA1 区 COX 活性进行性下降，与葡萄糖摄取增强相平行，提示该区糖分解代谢增强与线粒体功能障碍有关，并与海马 CA1 区酸中毒恢复缓慢相关。

线粒体运动蛋白与线粒体功能密切相关。所谓运动蛋白，它能水解 ATP 将能量转变为机械能，使细胞器沿微管运动，正常情况下运动蛋白附着于细胞器的脂质膜上，构成了线粒体等细胞器的穿梭系统，它们对缺血和缺血后细胞内钙离子的短暂增高非常敏感。线粒体穿梭系统是 mtDNA 表达和线粒体蛋白质更新所必要的，因此运动蛋白的障碍将导致神经元能量代谢的障碍，最终导致神经元死亡。海马 CA1 区神经元在缺血后需要更多的 ATP 以恢复细胞内环境和修复变性的蛋白和脂质，以致很难有过多的 ATP 提供给运动蛋白，运动蛋白的功能障碍又反过来加重能量代谢障碍，形成恶性循环。缺血后兴奋性氨基酸介导的一个短暂的胞浆内钙超载首先损伤细胞器上的运动蛋白，导致线粒体穿梭系统障碍，继而引起能量代谢障碍的恶性循环。海马 CA1 区神经元具有比其他海马神经元更长的轴树突，为此，它对运动蛋白功能障碍和轻微的能量代谢障碍更为敏感，这似乎能部分解释海马 CA1 区神经元选择性易损和 DND 发生的机制。

众所周知，对外界刺激发生反应是一切生物体的生命特征之一。伤害性刺激作用于细胞使细胞死亡，无论坏死、凋亡还是程序性死亡，无疑都伴随着细胞体内一系列生理、生化机制的改变。从广义范围看，这种生理、生化机制的改变实际上也是生物体的一种反应，只是这种改变的最后结果有可能使细胞以坏死或 PCD 的方式死亡。死亡是否还有其他形式，目前尚不得而知。无论其形式有多少，问题的关键无疑在于阐明这些生理生化的改变是如何使细胞走向死亡之路的，在此基础上才有可能有效地阻止死亡的发生。从细胞自身调控的角度研究神经元凋亡与坏死，也为如何减轻缺血性脑损伤提供了新思路。细胞凋亡和坏死是当今生物学研究中的热点，每年发表的有关文章数量以指数级增长。对凋亡和坏死发生的分子机制和信号转导途径的研究吸引了大量的研究力量。随着生物技术的发展，比如通过指印法克隆与凋亡有关的基因，不断找到新的 Bcl-2 和 ICE 家族的成员和生长因子，通过将外源基因转导入神经元和神经胶质细胞的方法对分子进行功能研究，人们对程序性死亡、凋亡和坏死将会有更清楚的认识，并重新认识一些疾病的发生情况。这将有助于不断研究开发出更新更有效的药物来治疗疾病。

五、细胞凋亡与神经系统疾病

神经系统疾病由于发病机制复杂，相比外周疾病难治。神经系统疾病常分为两大类:一类是急性神经系统疾病,如脑出血、脑缺血再灌注损伤、脑脊髓损伤等;另一类是慢性神经退行性疾病,如阿尔茨海默病、帕金森病、肌萎缩性侧索硬化症。研究发现,这些急性和慢性神经疾病的发生发展都与神经细胞凋亡有关。尽管这些疾病的病因不尽相同,但细胞凋亡的机制是相同的。

(一) 脑血管疾病

近年来,脑血管病的发病率逐年升高。越来越多的证据显示,细胞凋亡在脑缺血引起的器官功能障碍过程中发挥重要的作用。缺血性脑卒中是典型的以激活 Caspase 为特征的急性神经性疾病。全脑或局部脑梗死均激活细胞凋亡过程,脑梗死 5 h 脑细胞开始凋亡,48 h 达高峰,且一直持续到血管再通后的 4 周。在小鼠与犬的脑缺血模型中,细胞凋亡出现前,缺血周边区细胞色素 C 释放,Caspase-3 表达明显增加。在大鼠缺血后迟发性神经元凋亡模型中,如果用 Caspase-3 的特异性阻断剂抑制 Caspase-3 活性,则神经细胞凋亡明显减少。此外,在 Caspase-1 基因敲除鼠,观察到脑梗死的面积缩小,脑水肿也明显缓解。

此外,研究发现脑缺血再灌注损伤与细胞凋亡有着密切的关系,脑缺血后的血液再灌注也会导致严重的迟发性神经元损伤。关于脑缺血再灌注后神经元凋亡的发生机制,多数学者认为凋亡的发生既是凋亡相关基因表达的结果,又受许多内外因素的调节。可能与以下几个因素有关:① 缺血缺氧本身激活凋亡相关基因;② 激活凋亡蛋白因子及有关的细胞因子;③ 脑缺血再灌注后产生大量氧自由基对神经元造成严重损伤的同时,诱导凋亡的发生;④ 钙超载激活一系列钙依赖性酶促反应,促进凋亡的发生;⑤ 线粒体损伤导致细胞能量代谢障碍,从而在凋亡发生过程中起重要作用。

在脑出血动物实验中也有类似的研究结果。100 μL 大鼠自体血注射至大脑基底节,印迹细胞学检测显示:Caspase 在注射后 6 h 开始上升,3 d 达到高峰,2 周后下降,说明 Caspase 的含量改变具有时间依赖性,且与脑出血的症状相关。

(二) 外伤性神经损伤

因交通事故或者运动性外伤等引起的脑、脊髓严重损伤病例逐年增加,有许多病例预后不良,留下严重的后遗症。在大鼠和猴子的外伤动物模型研究中,采用 TUNEL、免疫组织化学染色以及脑脊液生化检查都可以发现神经细胞和病变部位周边区 Caspase-3 和 Caspase-9 的活性上升。Cernak 等在研究不同时间段、不同脑区在脑外伤后的表现时发现,Caspase-3 升高都继发在脑外伤以后,细胞凋亡多发生在外伤周边区,在外伤发生 3 d 后达高峰,在液压引起的脑外伤的模型中发现 Caspase-3 明显升高,进一步证实了 Caspase 在诱导凋亡过程中发挥重要作用。线粒体等亚细胞器在中枢神经系统继发性损伤中的作用日益受到重视。蔡卫华等研究表明,SD 大鼠脊髓损伤后伤段脊髓线粒体内膜通透性增加,线粒体氧化磷酸化耦联程度明显受到抑制,利用氧化释放能量转化为 ATP 的效率明显降低。早期使用大剂量甲基强的松龙可明显降低线粒体内膜通透性,改善线粒体氧化磷酸化耦联程度,提高线粒体能量转化效率,减轻线粒体损伤,保护受伤脊髓。此外,许多药物如抗氧化剂、自由基清除剂、促红细胞生成素、抑制凋亡药、免疫抑制剂等对动物脊髓损伤修复显示出巨大的优越性，在一定条件下能减少氧自由基生成，减轻脂质过氧化，抑制神经细胞凋亡，为外伤性神经损伤的治疗奠定重要的理论基础。

（三）中枢神经系统感染

脑炎或脑膜炎的致病菌主要是细菌、病毒、真菌，其发生发展与神经细胞凋亡密切相关。有研究发现，在小儿脑炎脑组织免疫组织化学双重染色中，Caspase-3阳性的细胞明显增加。除神经元细胞以外，Caspase-3在巨噬细胞、小神经胶质细胞也升高。在患脑膜炎的兔子体内注入Caspase的抑制剂z-VDA-FMK可以显著抑制脑炎引起的神经细胞凋亡，同时脑脊液中的白细胞数明显减少，脑部炎症减轻，提示抑制炎症因子可以抑制细胞凋亡的过程。Desforges等在研究病毒感染与细胞凋亡过程中发现，神经元在疱疹病毒持续感染120 d后发生细胞凋亡，而z-VAD-FMK可以使细胞的存活率上升达80%。

（四）神经退行性疾病

凋亡在神经系统发育过程中发挥重要的作用，在神经系统发育成熟之前约50%的神经细胞发生凋亡。然而凋亡信号的异常激活可诱发多种神经系统疾病。急性神经性疾病常常是一次性刺激导致大量的细胞死亡，而持续温和的刺激引发慢性神经细胞凋亡。在急性神经性疾病，坏死和Caspase介导的凋亡都可以发生。相比之下，慢性神经元退行性疾病，多以特定部位的神经元进行性丢失为特征，Caspase介导的凋亡通路在调节细胞功能丧失和细胞死亡中具有更显著的作用。研究表明，无论是在体内还是体外，这些疾病的发生与氧化应激、钙中毒、线粒体缺陷、兴奋性氨基酸损伤和生长因子缺乏有关，而这些因素均是神经元凋亡的易感因素。因此，细胞凋亡是引起这些疾病的基本步骤。

六、药物对神经细胞凋亡的保护作用及其应用前景

细胞凋亡的调控是一个复杂的过程，机制尚未完全清楚。目前国内外研究的影响神经细胞凋亡的药物很多，如钙离子拮抗剂、抗氧化剂、降胆固醇药物等。许多神经保护药物在动物模型研究中证明有效，但临床试验效果却难以令人满意。详细内容见第二十七章第三节内容。

结束语

众所周知，对外界刺激发生反应是一切生物体的生命特征之一。伤害性刺激作用于细胞使细胞死亡，无论坏死、凋亡还是程序性死亡，无疑都伴随着细胞体内一系列生理、生化机制的改变。从广义范围看，这种生理、生化机制的改变实际上也是生物体的一种反应，只是这种改变的最后结果有可能使细胞以坏死或PCD的方式死亡。死

亡是否还有其他形式，目前尚不得而知。无论其形式有多少，问题的关键无疑在于阐明这些生理生化的改变是如何使细胞走向死亡之路的，在此基础上才有可能有效地阻止死亡的发生。从细胞自身调控的角度研究神经元凋亡与坏死，特别是临床上关于缺血性脑损伤的机制，不仅对其机制有了新的认识，也为如何减轻缺血性脑损伤提供了新思路。

（曹铭辉）

第七节 脑缺血耐受与脑保护

1964 年 Janoff 在研究溶酶体和休克的关系时最先提出"预处理（preconditioning）"或"耐受（tolerance）"的概念。脑缺血预处理（ischemic preconditioning, IPC）指的是机体短时间内暴露于某种亚致死性的损伤条件后，脑组织对后续发生的缺血产生耐受（ischemia tolerance, IT）。IPC 的形式包括短暂的亚致死性缺血、低浓度氧、皮质传导抑制（cortical spreading depression, CSD）、高压氧环境、氧化应激、低温或高温环境以及化学药物等。在缺血前进行的非缺血形式的应激预处理被称为交叉预处理（cross tolerance）。预处理通过低能量代谢、兴奋性毒性及与凋亡、感染相关的细胞保护级联反应发挥缺血耐受的作用。对 IPC 的研究已成为脑保护研究的热点之一。最近还有学者提出远隔器官缺血预处理（remote organ ischemic preconditioning, RPC）。

IPC 受很多因素的影响，年龄、高血压病史、预处理的程度和次数、预处理和后续缺血发生间隔的时间等都影响其神经保护作用。一些预处理形式如高压氧、化学药物预处理，可能对卒中高危人群、神经外科或心脏旁路手术患者具有临床应用价值。在临床实践中，约 1/3 的短暂性脑缺血发作（transient ischemia attack, TIA）患者会进展到缺血性脑卒中，那么，TIA 是仅仅作为后续可能发生缺血性脑卒中的预警信号，还是通过诱导一系列体内反应，发挥缺血耐受作用的呢？迄今为止，这个问题仍没有明确的答案。

一、脑缺血耐受的基础研究

（一）脑缺血模型

脑缺血模型形式多种，大体包括体内和体外两种形式。根据损伤的部位和缺血的程度，体内模型分为全脑缺血和局灶性缺血模型、短暂性缺血和永久性缺血模型。常见全脑缺血模型包括大鼠的四血管闭塞（four-vessel occlusion, 4VO）、大鼠、沙土鼠的两血管闭塞（two-vessel occlusion, 2VO）。常见的局灶性缺血模型包括大鼠、小鼠的大脑中动脉闭塞（middle cerebral artery occlusion, MCAO）。各种缺血形式均可作为 IPC 或后续严重缺血的模式。由于采用的模型不同，IPC 和后续缺血时间长度的不同，两者间隔时间的不同及再灌注时间的不同,不同实验者得出的结果也各不相同。缺血耐受早期的保护作用可能与保护神经元避免坏死有关,迟发的保护作用可能与保护细胞免受凋亡、炎症反应有关。因此实验者应根据实验目的选择不同的模型,在不同时间点进行观察分析。

(二) 脑缺血耐受的时间窗

IPC 可以诱导两个治疗时间窗,早期时间窗在 IPC 结束数分钟后即可建立,并可能持续数小时;晚期时间窗在 IPC 结束 24~48 h 产生,持续时间约为 1 周。Gidday 等认为,缺血耐受作用在不同时间窗产生的机制不同。在早期时间窗,缺血耐受作用可能与离子通道通透性改变、蛋白的翻译后修饰有关;在晚期时间窗,缺血耐受作用可能与基因表达、蛋白合成有关。Perez 等的研究发现,短暂的早期时间窗可能与细胞代谢的变化有关,例如与此期线粒体的氧化磷酸化不受保护有关;Dave 等认为晚期时间窗与缺血后线粒体氧化磷酸化的完整性受保护有关。动物模型证实,脑缺血耐受的时间窗仅存在数天,因此这种神经保护作用在临床的应用受到一定限制,但在择期心脏手术或神经外科手术患者中可能有其应用的价值。

(三) 影响脑缺血耐受的因素

1. 年龄 实验研究表明,对老年动物实施缺血预处理可能比年轻动物更为有效。老年动物的 NMDA 受体激活使钙通道开放时间延长,钙离子内流增加,从而介导细胞死亡;老年动物 NMDA 受体的数量和活性下降,可能使兴奋性毒性下降,神经元死亡减少。但就年龄和缺血耐受的关系,不同研究的结果不尽一致。

2. 高血压 预处理可以使自发性高血压种系或自发性高血压有卒中倾向种系的大鼠对后续缺血发挥耐受作用,但有关高血压影响缺血耐受的作用机制方面的研究尚未见报道。

3. 预处理的程度和次数 预处理必须达到足以启动某种反应但又不至于造成永久性损伤的程度。例如,在一项研究中发现,为了诱导对 2 d 后更为严重的缺血损伤产生保护效应,至少需要缺血 2 min。在 5 min 全脑缺血的 1 d 前给予两次 2 min 的缺血预处理,可产生比一次 2 min 缺血预处理更明显的脑保护作用。

4. 预处理与后续缺血的间隔时间 反复多次缺血可使神经元受损程度加重,例如,在一项研究中发现,3 次分别持续 5 min 的缺血处理造成的神经元损伤程度重于单次 15 min 脑缺血造成的损伤。因此,为了诱导神经保护效应的产生,后续缺血必须安排在缺血耐受已确立的一个时间点,同时考虑研究目的与脑缺血耐受的哪个时间窗相关,进而确定预处理及后续缺血的间隔时间。

二、脑缺血预处理的机制

(一) 脑缺血预处理对脑的影响

IPC 可通过诱导热休克蛋白(heat shock protein,HSP)快速表达、减少异常蛋白聚集、调节突触兴奋性、维持缺血半暗带血流等发挥缺血耐受作用。

1. 诱导 HSP 快速表达 IPC 使 HSP70 在海马 CA1 区锥体细胞的表达增多，阻断 HSP70 的功能使 IPC 保护作用消失，而 NMDA 受体拮抗剂 MK801 亦可阻断 HSP70 的产生。IPC 还可使泛素和 HSP70 在严重缺血后快速表达。HSP27、HSP90、鸟苷酸环化酶、血小板激活因子受体、β-actin 亦在预处理 24 h 后表达增加。

2. 减少异常蛋白聚集 一定时间的缺血可使再灌注 48~72 h 后海马神经元区出现迟发性死亡，而齿状回和 CA3 区，以及大多数皮质区域的神经元都可存活。电镜下可见细胞内蛋白聚集。脑缺血减少 ATP，改变细胞内的稳态，使 ATP 依赖的分子伴侣和泛肽蛋白酶体的降解受限，使缺血再灌注 4 h 后蛋白聚集，引发迟发性损伤（再灌注 72 h 后）。IPC 使泛素结合蛋白聚集减轻，游离型泛素消耗减少，此外，还使 HSP70 从细胞溶质成分到包含蛋白聚集成分的再分布减少。

3. 调节神经突触的兴奋性 TIA 长期存活者可有突触损伤的表现，如认知功能缺损，包括记忆障碍，思维、注意力受损，计划、启动、执行等精神活动能力下降。皮质缺血使突触可塑性增强，长时程电位（long term potentiation，LTP）形成，可能与缺血后并发症有关。缺氧可引起 LTP 形成，包括缺血后 NMDA 受体介导的突触反应的过度激活，可能和细胞迟发性坏死有关。突触后密度蛋白（postsynaptic density protein 95，PSD-95）和脑缺血损伤有关，可以调节突触兴奋性与抑制性的平衡。NMDA 受体拮抗剂氯胺酮可使缺血预处理的保护作用消失。

4. 抑制神经元死亡 缺血半暗带的脑血流处于电衰竭和能量衰竭之间，脑组织仍然存在微弱代谢活动，细胞可存活数小时，在这个时间窗内重建血流可以挽救缺血半暗带的细胞。IPC 使全脑缺血 5 min，再灌注 6 h 后全脑的脑血流显著增加，可能与一氧化氮和前列腺素（PG）E2 有关。磁共振灌注加权成像显示，IPC 能够改善局部脑血流，在这个过程中一氧化氮合酶（NOS）系统在保护血管内皮的完整性方面发挥了作用。预处理抑制缺血半暗带神经元的死亡，可以导致预处理后缺血体积减小。磷酸化环磷腺苷反应元件结合蛋白（phosphorylation pattern of cyclic AMP responsive element binding protein, CREB）是一个转录调节因子，可被多种磷酸化酶如蛋白激酶 A（protein kinase A，PKA）、钙/钙调蛋白依赖酶Ⅳ（calcium/calmodulin-dependent kinase Ⅳ）、核糖体 S6 酶 2（ribosomal S6 kinase 2）磷酸化，使带有 CRE 序列的基因转录。预处理的模型中，CREB 在缺血半暗带立即显著出现。由于辨认磷酸化 CREB 的 CRE 元件位于编码抗凋亡蛋白 Bcl-2 基因的上游，CREB 表达的增强可以拯救经过预处理的大鼠的缺血半暗带区的细胞凋亡。

（二）脑缺血预处理的细胞防御机制

IPC 通过以下一系列细胞内外防御机制发挥缺血耐受作用。

1. K^+-ATP 通道 K^+-ATP 通道在 IPC 某些机制中起作用，但对于其究竟是起保护作用还是破坏作用尚有争议。在全脑缺血模型中，K^+-ATP 通道拮抗剂可阻断 IPC 的保护作用，在脑片上 K^+-ATP 通道激动剂可以模拟 IPC 的作用。线粒体内膜 K^+-ATP 通道可能通过使线粒体膜电位去极化、促进电子转运链效能、ATP 生成增加，从而在缺血耐受中发挥作用。

2. 兴奋性与抑制性氨基酸　IPC 通过使兴奋性氨基酸如谷氨酸释放减少，抑制性氨基酸如 γ-氨基丁酸（GABA）释放增多，谷氨酸脱羧酶活性增加，来发挥神经保护作用。谷氨酸通过 NMDA 受体介导的机制使神经元死亡，低水平谷氨酸通过激活 NMDA 受体实施预处理，高水平时则过度刺激受体，引起离子流的不平衡。NMDA 受体是谷氨酸的一种离子型受体，为 Ca^{2+} 配体通道。在预处理中，NMDA 受体被激活，使 Ca^{2+} 内流适度增加，并非像严重缺血那样引起 Ca^{2+} 超载，从而避免缺血导致神经元死亡。激活的 NMDA 受体还可使 NO 生成增多。将皮质组织暴露于谷氨酸或 NMDA 可以诱导 NMDA 受体激活，发挥预处理的作用。镁能阻断 NMDA 受体和 Ca^{2+} 通道，拮抗谷氨酸的释放，有利于脑血流的维持。在脑海马区切片上，IPC 可以抑制缺氧诱导的 LTP。这些提示 IPC 的保护作用可能和抑制缺血后 NMDA 受体的过度激活有关。

3. 活性氧簇（reactive oxygen species，ROS）　脑缺血后，ROS 迅速消耗脑内抗氧化剂储备，使机体处于氧化应激状态。ROS 在继发性大脑损伤中发挥复杂的作用，比如破坏蛋白质、RNA 及细胞膜脂质。亚致死性缺血过程中 ROS 释放，被认为和抗氧化应激有关。机体存在两套抗氧化应激的内源性保护机制，即抗氧化酶（如超氧化物歧化酶）和低相对分子质量抗氧化物酶（Low molecular weight antioxidants，LMWA），后者包括抗坏血酸、尿酸和维生素 E。LMWA 贡献一个电子给 ROS，对氧化应激提供定位保护。尿酸与羟基自由基作用，产生一个稳定的自由基；抗坏血酸氧化产生 PGE2。脑短暂缺血后，肝、心脏、肺 LMWA 消耗和 PGE2 增多，提示全身氧化应激；再灌注 4 h 后，大脑 LMWA 基本恢复正常，其他器官则维持低水平。预处理可使 LMWA 在再灌注 5 min 后显著增加，LMWA 增加以尿酸而非抗坏血酸为主，能降低 ROS 介导的氧化应激。

4. 线粒体功能和细胞凋亡　过氧化可能使大脑缺血后线粒体电子携带体（例如细胞色素 C）丢失，从而影响呼吸链活性或激活凋亡级联反应。在 MCAO 模型中，线粒体功能异常可出现在缺血中央区及半暗带。缺血后线粒体功能异常分为 2 期。灌注早期（1 期）：复合体 IV 活性下降。灌注晚期（2 期）：线粒体 ETC 复合体 I 活性下降。电子转运链中的复合体 I 和复合体 II 是两个生成 ROS 的部位，ROS 和氧化应激在细胞死亡中起作用。IPC 保护线粒体的氧化磷酸化，减少 ROS 生成，使线粒体释放的促凋亡分子减少。

5. 一氧化氮　NO 是重要的信号传导分子，在脑血流的调节、神经递质的释放、脑皮质电活动、性行为和学习行为、突触可塑性等方面发挥重要作用。NOS 包括神经元型（neuronal NOS，nNOS）、内皮型（endothelial NOS，eNOS）和诱导型（inducible NOS，iNOS）。NO 和过氧化物结合形成过亚硝酸盐，可引起 DNA 单股破坏。NO 还可能和凋亡的诱导有关，NO 清道夫或抑制剂可减少脑内皮细胞的死亡。NMDA 受体激活和 NO 的生成有关。暴露于缺氧后 NOS 及 NO 的总量增多，但重复暴露后其水平下降。在皮质神经元的缺血耐受中，NO 可以通过级联反应的激活发挥耐受作用。抑制 NOS，可使血管内白细胞和内皮细胞的黏附增加。不同亚型的 NOS，可能在脑缺血损伤中发挥不同的作用，nNOS 和 iNOS 与大脑损伤有关，eNOS 则引起血管扩张，血流量增加。

NOS 可使血流量增加，但 NO 和 ROS 作用产生自由基，自由基可破坏细胞结构，反应形成过亚硝酸盐，对组织产生更大破坏。

6. 神经营养素　IPC 使神经生长因子（nerve growth factor，NGF）、脑源性神经营养因子（brain-derived neurotrophic factor，BDNF）及其相应受体在后续严重缺血后得到恢复，提示神经营养素在缺血预处理中发挥保护作用。

7. 炎性细胞因子　炎性细胞因子，特别是 TNF-α、IL-1β、IL-6 在缺血耐受中发挥作用。神经酰胺的细胞内路径和 TNF-α 的神经保护作用有关。缺血预处理后 TNF-α 释放增多，进一步通过上调谷氨酸的摄取，发挥神经保护作用。

8. 转录因子　常见的转录因子包括 cAMP 反应元件结合蛋白、激活蛋白因子等。激活蛋白因子是原癌基因，是由 Fos 和 Jun 家族构成的二聚体复合体，p38 酶级联反应可使其构成成分磷酸化，使其激活。Fos 和 Jun 蛋白的表达与缺血耐受和迟发型神经元死亡有关。

9. 腺苷　腺苷 A1 受体拮抗剂 8-环戊-1,3-二丙基黄嘌呤（8-cyclopentyl-1,3-dipropylxanthine，DPCPX）可使预处理对全脑缺血 3 d 后海马 CA1 区的保护作用消失。在大鼠海马脑片上的研究证实缺血或缺氧预处理可通过腺苷 A1 受体发挥脑保护作用。细胞外腺苷水平可以在缺氧后早期促进 CBF 的增加，使膜 K^+ 的泄漏减少，谷氨酸流出减少，下调 NMDA 受体活性和整个细胞电传导。

10. 蛋白磷酸化诱导信号传导通路　IPC 可调节某些蛋白磷酸化，阻断有害的级联反应，使信号传导通路正常化。

11. 酶级联反应　细胞内酶级联反应可以调节转录因子的活性，从而调节基因的表达。

12. 细胞骨架蛋白　Nakajima 等的研究发现，在全脑缺血前给予短暂的非致死性的缺血预处理，可以减轻 CA1 区神经元死亡，其机制与减轻细胞骨架蛋白——血影蛋白及 tau 蛋白的变性有关。

（三）其他预处理形式及可能的保护机制

1. 低氧预处理（hypoxia preconditioning）　低氧预处理与结扎血管的缺血预处理的区别是前者保留葡萄糖的供应。动物暴露于氧浓度体积质量分数低于 8% 的空气时，可出现心律不齐、全身性低血压和缺血等，从而引起与全身性缺血有关的基因改变，而非由单纯缺氧本身所引起的基因改变。因此，在实验中低氧预处理的动物模型一般采用 8% 的 O_2 浓度，以免混淆低氧及短时间全身性缺血这两种预处理形式。Zhan 等在成年大鼠短暂全脑缺血前 1~4 d，给予 30~120 min 的低氧预处理，可使后续发生的短暂全脑缺血后海马 CA1 区神经元死亡减少。缺血前 1 d 给予 30 min 低氧预处理所产生的神经保护作用最显著。低氧预处理通过激活 Akt，使下游底物失活，从而减少缺血后神经元死亡。

低氧诱导因子 1（hypoxia inducible factor-1，HIF-1）是低氧应答过程中起重要作用的转录因子，在缺血缺氧时，机体大部分器官均可表达。HIF-1 由 HIF-1α 和 HIF-1β 组成，与 DNA 结合活性有关。低氧预处理的脑保护机制还可能与 iNOS 或

eNOS有关。低氧预处理促进大脑组织代谢的修复，从而减轻脑组织最终的损伤程度。

2. 物理机械因素

（1）高压氧。高压氧预处理可诱导局灶性脑缺血及全脑缺血动物模型产生缺血耐受。对高压氧预处理的研究，学者多采用氧气压力在2~3.5个标准大气压、重复3~5次的高压氧预处理。Li等对新生大鼠局灶性脑缺血的研究显示，2.5个标准大气压的高压氧预处理2 h，可使后续缺血导致的动物死亡率下降，梗死体积减小以及凋亡细胞减少。Gu等的研究发现，高压氧诱导的缺血耐受与HIF-1α及其目标基因EPO的表达增加有关。加压氧预处理还可以诱导BDNF，抑制其下游的P38/MAPK的磷酸化从而抑制它的活性，使早期凋亡减少，阻碍早期凋亡转换为迟发性凋亡。Hirata等的研究认为，高压氧预处理在一定的时间窗内可诱导缺血耐受的产生。缺血前6~24 h给予高压氧预处理，可诱导产生缺血耐受；若两者间隔72 h，则不能诱导缺血耐受的产生，缺血耐受的机制与神经营养因子、炎症免疫系统等基因的表达有关。Prass的实验表明，高压氧预处理的缺血耐受作用，与动物种属及缺血形式有关，连续5 d每天给予1 h 3个标准大气压的高压氧预处理，可以使SV129小鼠发生后续永久性局灶性脑梗死时缺血体积减少27%，但同样的预处理对短暂性缺血没有保护作用，说明高压氧预处理的脑保护作用可能和缺血模型、动物种属有关。

（2）高温/低温。41.5 ℃的高温预处理15 min，可使海马CA1区受损神经元减少9%。31.5 ℃预处理20 min，可使6 h、1 d、2 d后的脑缺血梗死体积减小，但对7 d后发生的脑梗死无保护作用。Du等以38 ℃或40 ℃ 6 h作为高温预处理，结果发现星形胶质细胞的缺血再灌注损伤减轻，其机制与低氧诱导因子上调有关。低温预处理的优点是风险性较低。

3. 化学预处理

（1）吸入麻醉剂。

1）异氟醚。异氟醚是预处理实验最常用的吸入性药物，大多数实验是在啮齿类动物上进行。实验表明，异氟醚预处理与后续短暂的或永久性的局灶性脑缺血相隔时间达到24 h仍可诱导缺血耐受产生。有研究显示，异氟醚诱导的缺血耐受作用与性别有关，异氟醚在年轻或中年雄性小鼠的短暂局灶性缺血模型上能够诱导缺血耐受，但在同样的雌性模型上，缺血损伤没有减轻甚至加重。

2）七氟醚。Codaccion等研究发现，在大鼠一侧MCAO前1 h给予2.7%的七氟醚预处理，可使脑梗死体积缩小，并且减少缺血所导致的细胞凋亡。Payne等发现在大鼠全脑缺血前15 min或24 h前给予七氟醚预处理，可以减轻神经损伤。

（2）钾通道开放剂。选择性钾通道开放剂如二氮嗪在体内全脑缺血及局灶性脑缺血模型中可诱导缺血耐受产生，其机制可能与促炎性反应和凋亡的介质、活性氧簇和血脑屏障破坏的减少，以及Akt、eNOS、HSP和抗氧化物酶的增加有关。

（3）蛋白酶抑制剂。常规蛋白酶抑制剂或拮抗剂可导致缺血耐受。3-硝基丙酸（3-nitropropionic acid，3-NPA）可通过共价结合，不可逆地抑制琥珀酸脱氢酶，阻断呼吸链。高剂量3-NPA可以选择性地使纹状体和海马的神经元退化。但是，低剂量3-NPA（3mg/kg）即诱导海马CA1区缺血耐受。

(4) 凝血酶。低剂量的凝血酶预处理可以减小梗死体积、减轻脑水肿的形成和运动缺损。低剂量的凝血酶可发挥脑保护的作用。凝血酶预处理的保护作用还可能与HSP27表达、星形胶质细胞增殖、维持细胞内环境、促进NGF合成和分泌、调节细胞骨架等有关。

(5) 氟哌啶醇。氟哌啶醇通过抑制线粒体复合体Ⅰ，阻断线粒体发挥保护作用。

(6) 多胺精胺。低剂量多胺精胺具有神经毒性，大剂量多胺精胺可能通过阻断NMDA受体发挥脑保护作用。

(7) 谷氨酸受体拮抗剂。尽管兴奋性氨基酸在缺血再灌注及IPC中发挥重要作用，但在缺血前3 h给予谷氨酸受体拮抗剂LY354740预处理，并不能显著缩小一侧大脑中动脉闭塞导致的大鼠脑梗死体积。

(8) 腺苷A1受体激动剂。腺苷在IPC中有肯定的脑保护作用。缺血前给予腺苷A1受体激动剂环戊基腺苷（cyclopentyl adenosine, CPA）1mg/kg，再灌注3 d后，海马CA1区70%的神经元免于损伤。而使用腺苷A1受体拮抗剂DPCPX则可减弱异氟醚诱导的缺血耐受作用。

(9) 多不饱和脂肪酸（polyunsaturated fatty acids, PUFA）。海产品和植物油中PUFA含量丰富，其预处理的脑保护机制可能与HSP70诱导、促凋亡蛋白Bax表达减少有关。

(10) toll样受体（toll-like receptor, TLR9）。TLR9是Ⅰ型跨膜蛋白质，识别侵入体内的微生物进而激活免疫细胞的应答，在先天性免疫系统中起关键作用。Bahjat等在灵长类动物猕猴模型上证实，B型富含胞嘧啶鸟嘌呤DNA的寡核苷酸可作为TLR9的配体，在短暂脑缺血模型上诱导缺血耐受的产生，此类化学剂的临床试验已经在进行中。

三、脑缺血预处理的临床研究

对脑缺血耐受机制的研究有助于我们评价脑缺血耐受的利弊、缺血耐受的临床应用、模拟缺血耐受机制进行药物开发。一些预处理方式，如高压氧、化学药物预处理，有可能改善卒中高危人群、神经外科或心脏旁路手术患者的临床转归，但出于伦理及安全性考虑，用于诱导缺血耐受的药物或方法必须考虑有效、安全。

（一）短暂性脑缺血发作

TIA究竟能发挥多大的保护抑或有害作用，或是否可能对后续发生在其他脑血管供血区的严重缺血性卒中有保护作用仍是一个难以澄清的问题。有观点认为，TIA后发生卒中的患者病情较轻，无TIA而直接发生卒中的患者病情较重，其原因很可能由于两者栓塞来源不同，而并非TIA的保护作用。一部分TIA患者可能在严重卒中发生之前就使用抗凝剂或抗血小板聚集药物治疗，也会混淆TIA可能产生的效应及药物的作用。

（二）其他预处理方式的临床研究

1. 高压氧治疗　Alex的一项前瞻性研究表明，在心脏血管旁路移植手术前，给予3次高压氧预处理的患者，手术后的神经精神功能障碍较对照组轻，提示了高压氧预处理对中枢神经系统的保护作用。

2. 化学药物治疗　有研究发现，IPC 可使 HIF-1 脯氨酸羟化酶抑制，从而保持转录激活因子 HIF-1 的稳定性，激活下游具有脑保护作用的 EPO 和 VEGF。因此，Ratan 等提出，可将脯氨酸羟化酶抑制剂应用于脑卒中的治疗，但将其应用于临床治疗仍须进一步验证。

目前对缺血预处理的研究，实验研究主要采用不同的预处理形式来研究缺血耐受的机制，临床研究主要通过探讨 TIA 与后续缺血性脑梗死的关系，了解 TIA 对卒中的预警信号与脑保护作用。我们期待，随着缺血耐受研究的进一步深入，将有可能为缺血性脑卒中的高危人群提供有效预防及为新的神经保护药物的开发提供理论依据。

（徐　恩　李　雯）

参 考 文 献

[1] 王志萍，张兆航，王胜. 二氮嗪处理大鼠海马脑片抗缺氧无糖损伤作用与激活 PKC/ERK1/2 通路有关 [J]. 中国药理学通报，2006，22（8）：968-971.

[2] 梁华为，夏强. ROS 介导线粒体 ATP 敏感性钾通道开放剂对缺氧脑的保护作用 [J]. 中国病理生理杂志，2005，21（10）：2018-2021.

[3] 李雯，徐恩. 低氧预处理在缺血性卒中的脑保护作用机制 [J]. 中国脑血管病杂志，2008，5（1）：42-45.

[4] 蔡卫华，贾连顺，叶晓健，等. 甲基强的松龙对脊髓损伤后伤段脊髓线粒体功能的影响 [J]. 中国脊柱脊髓杂志，2005，15（12）：749-752.

[5] 孙欣，陈建宗. 通过抑制神经细胞凋亡对帕金森病有神经保护作用的药物. 国外医学·老年医学分册，2009，30（1）：33-36.

[6] 王善金，张学利，夏英鹏. 脊髓损伤药物治疗实验研究进展. 国际骨科学杂志，2007，28（6）：384-386.

[7] VACHER H, MOHAPATRA D P, TRIMMER J S. Localization and targeting of voltage-gated ion channels in mammalian central neurons [J]. Physiol Rev, 2008, 88（4）：1407-1447.

[8] AN W F, BOWLBY M R, BETTY M, et al. Modulation of A-type potassium channels by a family of calcium sensors [J]. Nature, 2000, 403：553-556.

[9] ARIKKATH J, CAMPBELL K P. Auxiliary subunits: essential components of the voltage-gated calcium channel complex [J]. Curr Opin Neurobiol, 2003, 13：298-307.

[10] BARANAUSKAS G, TKATCH T, NAGATA K, et al. Kv3. 4 subunits enhance the repolarizing efficiency of Kv3. 1 channels in fast-spiking neurons [J]. Nat Rev Neurosci, 2003, 6：258-266.

[11] BEAN B P. The action potential in mammalian central neurons [J]. Nat Rev Neurosci, 2007, 8: 451-465.

[12] BLACK J L. The voltage-gated calcium channel gamma subunits: a review of the literature [J]. J Bioenerg Biomembr, 2003, 35: 649-660.

[13] BOIKO T, RASBAND M N, LEVINSON S R, et al. Compact myelin dictates the differential targeting of two sodium channel isoform in the same axon [J]. Neuron, 2001, 30: 91-104.

[14] BOLAND L M, JIANG M, LEE S Y, et al. Functional properties of a brain-specific NH2-terminally spliced modulator of Kv4 channels [J]. Am J Physiol Cell Physiol, 2003, 285: 160-171.

[15] BROOKE R E, ATKINSON L, BATTEN T F, et al. Association of potassium channel Kv3.4 subunits with pre- and post-synaptic structures in brainstem and spinal cord [J]. Neurosci, 2004, 126: 1001-1010.

[16] CHEN R S, DENG T C, GARCIA T, et al. Calcium channel gamma subunits: a functionally diverse protein family [J]. Cell Biochem Biophys, 2007, 47: 178-186.

[17] CHUNG H J, JAN Y N, JAN L Y, et al. Polarized axonal surface expression of neuronal KCNQ channels is mediated by multiple signals in the KCNQ2 and KCNQ3 C-terminal domains [J]. Proc Natl Acad Sci USA, 2006, 103: 8870-8875.

[18] CZIRJAK G, TOTH Z E, ENYEDI P. Characterization of the heteromeric potassium channel formed by Kv2.1 and the retinal subunit Kv8.2 in Xenopus oocytes [J]. J Neurophysiol, 2007, 98: 1213-1222.

[19] DAVIES A, HENDRICH J, VAN MINH A T, et al. Functional biology of the alpha (2) delta subunits of voltage-gated calcium channels [J]. Trends Pharmacol Sci, 2007, 28: 220-228.

[20] DELMAS P, BROWN D A. Pathways modulating neural KCNQ/M (Kv7) potassium channels [J]. Nat Rev Neurosci, 2005, 6: 850-862.

[21] DEVAUX J J, KLEOPA K A, COOPER E C, et al. KCNQ2 is a nodal K^+ channel [J]. J Neurosci, 2004, 24: 1236-1244.

[22] DOLPHIN A C. Beta subunits of voltage-gated calcium channels [J]. J Bioenerg Biomembr, 2003, 35: 599-620.

[23] GOLDIN A L. Evolution of voltage-gated Na^+ channels [J]. J Exp Biol, 2002, 205: 575-584.

[24] GUAN D, LEE J C, HIGGS M H, et al. Functional roles of Kv1 channels in neocortical pyramidal neurons [J]. J Neurophysiol, 2007, 97: 1931-1940.

[25] HANLON M R, WALLACE B A. Structure and function of voltage-dependent ion channel regulatory beta subunits [J]. Biochemistry, 2002, 41: 2886-2894.

[26] HANSON J E, SMITH Y. Subcellular distribution of high-voltage-activated calcium

channel subtypes in rat globus pallidus neurons [J]. J Comp Neurol, 2002, 442: 89 - 98.

[27] HEDSTROM K L, RASBAND M N. Intrinsic and extrinsic determinants of ion channel localization in neurons [J]. J Neurochem, 2006, 98: 1345 - 1352.

[28] KOLE M H, LETZKUS J J, STUART G J, et al. Axon initial segment Kv1 channels control axomal action potential waveform and synaptic efficacy [J]. Neuron, 2007, 55: 633 - 647.

[29] LAI H C, JAN L Y. The distribution and targeting of neuronal voltage - gated ion channels [J]. Nat Rev Neurosci, 2006, 7: 548 - 562.

[30] LI Y, UM S Y, MCDONALD T V. Voltage - gated potassium channels: regulation by accessory subunits [J]. Neuroscientist, 2006, 12: 199 - 210.

[31] YUAN L L, CHEN X. Diversity of potassium channels in neuronal dendrites [J]. Prog Neurobiol, 2006, 78: 374 - 389.

[32] MICHAEL A. ROGAWSKI. Molecular Targets Versus Models for New Antiepileptic Drug Discovery [J]. Epilepsy Res, 2006, 68 (1): 22 - 28.

[33] STRIESSNIG J, KOSCHAK A. Exploring the function and pharmacotherapeutic potential of voltage - gated Ca^{2+} channels with gene knockout model [J]. Channel, 2008, 2 (4): 1 - 19.

[34] KATSURA M, OHKUMA S. Functional proteins involved in regulation of intracellular Ca^{2+} for drug development: chronic nicotine treatment upregunates L - type high voltage - gated calcium channels [J]. J Pharmacol Sci, 2005, 97: 344 - 347.

[35] TEDFORD H W, ZAMPONI G W. Direct G protein modulation of calcium channels. Pharmacol Rev, 2006, 58: 837 - 862.

[36] HORN J, LIMBURG M. Calcium antagonists for ischemic stroke: A systern Review [J]. Stroke, 2001, 32: 570 - 576.

[37] KHOSRAVANI H, ZAMPONI G. Voltage - gated calcium channels and idiopathic generalized epilepsies [J]. Physiol Rev, 2006, 86: 941 - 966.

[38] HOU X Y, ZHANG G Y, YAN J Z, et al. Activation of NMDA receptors and L - type voltage - gated calcium channels mediates enhanced formation of Fyn - PSD95 - NR2A complex after transient brain ischemia [J]. Brain Res, 2002, 955: 123 - 132.

[39] HOU X Y, ZHANG G Y, YAN J Z, et al. Increased tyrosine phosphorylation of α_{1c} subunits of L - type voltage - gated calcium channels and interactions among Src/Fyn, PSD95 and α_{1c} in rat hippocampus after transient brain ischemia [J]. Brain Res, 2003, 979: 43 - 50.

[40] LIU Y, ZHANG G Y, GAO C, et al. NMDA receptor activation results in tyrosine phosphorylation of NMDA receptor subunit 2A (NR2A) and interaction of Pyk2 and Src with NR2A after transient cerebral ischemia and reperfusion [J]. Brain Res, 2001, 909: 51 - 58.

[41] SEABOLD G K, BURETTE A, LIM I A, et al. Interaction of the tyrosine kinase Pyk2 with the NMDA receptor complex via the SH3 domains of PSD95 and SAP102 [J]. J Biol Chem, 2003, 278: 5040-5048.

[42] YUNKER A M, MCENERY M W. Low-Voltage activated ("T-Type") calcium channels in review [J]. J Bioenerg Biomembr, 2003, 35 (6): 533-575.

[43] LI J Y, STEVENS L, WRAY D. Molecular regions underlying the activation of low- and high-voltage activating calcium channels [J]. Eur Biophys J, 2005, 34 (8): 1017-1029.

[44] DEL TORO R, LEVITSKY K L, LOPEZ-BARNEO J, et al. Induction of T-type calcium channel gene expression by chronic hypoxia [J]. J Biol Chem, 2003, 278 (25): 2316-2324.

[45] SHI X L, GUAN Y Y. Alterations of ion channels in cerebrovascular smooth muscle cells during hypertension [J]. Chin Pharmacol Bull, 2005, 21 (2): 129-132.

[46] BLALOCK E, CHEN K, VANAMAN T, et al. Epilepsy-induced decrease of L-type Ca^{2+} channel activity and coordinate regulation of subunit mRNA in single neurons of rat hippocampal zipper slices [J]. Epilepsy Res, 2001, 43 (3): 211-226.

[47] JOUVENCEAU A, EUNSON L, SPAUSCHUS A, et al. Human epilepsy associated with dysfunction of the brain P/Q-type calcium channel [J]. Lancet, 2001, 358 (9248): 801-807.

[48] CHEN Y, LU J, PAN H, et al. Association between genetic variation of CACNA1H and childhood absense epilepsy [J]. Ann Neurol, 2003, 54 (2): 239-243.

[49] STEFAN I M, LINDA M B, BRUCE P B, et al. Interaction among toxins that inhibit N-type and P-tyoe calcium channels [J]. J Gen Physiol, 2002, 119: 313-328.

[50] ZHANG C, ROSENBAUM D M. protective role of neuronal K_{ATP} channels in brain hypoxia [J]. J Exp Bio, 2004, 207, 3201-3212.

[51] JOHNSTON D, HOFFMAN D A, MAGEE G C, et al. Dendritic potassium channel in hippocampal pyramidal neurons: Topical review [J]. J Physiol, 2000, 525 (1): 75-81.

[52] KIM J, HOFFMAN D A. Potassium channel: newly found players in synaptic plasticity [J]. Neurocientist, 2008, 14 (3): 276-286.

[53] YI B A, MINOR D L, LIN Y F, et al. Controlling potassium channel activities: interplay between the membrane and intracellular factors [J]. PANS, 2001, 98 (20): 1016-1023.

[54] MATSUMOTO N, KOMIYAMA S, AKAIKE N, et al. Pre- and postsynaptic ATP-sensitive potassium channels during metabilic inhibition of rat hipocampal CA1 neurons [J]. Physiol, 2002, 541 (2): 511-520.

[55] HONGSHUO SUN, ZHONGPING FENG, TAKASHI MIKI, et al. Enhanced neuronal damage after ischemic insults in mice lacking Kir6.2 containing ATP-sensetive K^+

channels [J]. J Neurophysiol, 2006, 95: 2590-2601.

[56] SUSUMU SEINO, TAKASHI MIKI. Gene targeting approach to clarification of ion channel function: studies of Kir6.x null mice [J]. J Physiol, 2003, 554 (2): 295-300.

[57] HAITIN Y, ATTALI B. The C-terminus of Kv7 channels: a multifunctional module [J]. J Physiol, 2008, 586 (7): 1803-1810.

[58] LACAS Z, SNIPES J A, KIS B, et al. Investigation of the subunit composition and the pharmacology of the mitochondrial ATP-dependent K^+ channel in the brain [J]. Brain Res, 2003, 994 (1): 27-36.

[59] BAJGAR R, SEETHARAMAN S, KOWALTOWSKI A J, et al. Identification and properties of a novel intracellular (Mitochondrial) ATP-sensitive potassium channel in brain [J]. J Biol Chem, 2001, 276 (36): 3369-3374.

[60] KIS B, RAJAPAKSE N C, SNIPES J A, et al. Diazoxide induces delayed pre-conditioning cultured rat cortical neurons [J]. J Neurochem, 2003, 87 (4): 969-980.

[61] DOMOKI F, BARI F, NAGY K, et al. Diazoxide prevents mitochondrial swelling and Ca^{2+} accumulation in CA1 pyramidal cells after cerebral ischemia in newborn pigs [J]. Brain Res, 2004, 1019 (1-2): 97-104.

[62] WU L, SHEN F, LIN L, et al. The neuroprotection conferred by activating the mitochondrial ATP-sensitive K^+ channel is mediated by inhibition the mitochondrial permeability transition pore [J]. Neurosci Lett, 2006, 402 (1-2): 184-189.

[63] JIANG K W, YU Z S, SHUI Q X, et al. Activation of ATP-sensitive K^+ channel prevents the cleavage of cytosolic mu-calpain and abrogates the elevation of nuclear c-Fos and c-jun expression after hypoxic-ischemia in neonatal rat brain [J]. Brain Res, 2005, 133 (1): 87-94.

[64] NAGY K, KIS B, RAJAPAKSE N C, et al. Diazoxide preconditioning protects against neuronal cell death by attenuation of oxidative stress upon glutamate stimulation [J]. Neurosci Res, 2004, 76 (5): 697-704.

[65] BUSIJA D W, KATAKAM P, RAJAPAKSE N C, et al. Effects of ATP-sensitive K^+ channel activators diazoxide and BMS-191095 on membrane potential and reactive oxygen species production in isolated piglet mitochondria [J]. Brain Res Bull, 2005, 66 (2): 85-90.

[66] MAYANAQI K, GASPAR T, KATAKAM P V, et al. The mitochondrial K (ATP) channel opener BMS-191095 reduces neuronal damage after transient focal cerebral ischemia in rats [J]. J Cereb Blood Flow Metab, 2007, 27 (20): 348-355.

[67] MIRONOV S L, HARTELT N, IVANNIKOV M V, et al. mitochondrial K (ATP) channel in respiratory neurons and their role in the hypoxic facilitation of rhythmic activity [J]. Brain Res, 2005, 1033 (1): 20-27.

[68] TESHIMA Y, AKAO M, LI R A, et al. Mitochondrial ATP-sensitive K^+ channel acti-

vation protects cerebellar granule neurons from apoptosis induced by oxidative stress [J]. Stroke, 2003, 34: 1796-1802.

[69] TRIMMER J S, RHODES K J. Localization of voltage-gated ion channels in mammalian brain [J]. Ann Rev Physiol, 2004, 66: 477-519.

[70] SIMARD J M, TARASOV K V, GERZANICH V. Non-selective cation channels, transient receptor potential channels and ischemic stroke [J]. Biochem Biophys Acta, 2007, 1772 (8): 947-957.

[71] WON S J, KIM D Y, GWAG B J. Cellular and molecular pathways of ischemic neuronal death [J]. J Biochem Mol Biol, 2002, 35: 67-86.

[72] SIMARD J M, KENT T A, CHEN M, et al. Brain edema in focal ischemia: molecular pathophysiology and theoretical implication [J]. Lancet Neurol, 2007, 6: 258-268.

[73] BASSLER E L, NGO ANH T J, GEISLER H S, et al. Molecular and functional characterization of acid-sensing ion channel (ASIC) 1b [J]. J Biol Chem, 2001, 276: 3782-3787.

[74] ALLEN N J, ATTWELL D. Modulation of ASIC channels in rat cerebellar Purkinje neurons by ischemia-related signals [J]. J Physiol, 2002, 543: 521-529.

[75] IMMKE D C, MCCLESKEY E W. Protons open acid-sensing ion channels by catalyzing relief of Ca^{2+} blockade [J]. Neuron, 2003, 37: 75-84.

[76] BENVENISTE M, DINGLEDINE R. Limiting stroke-induced damage by targeting an acid channel [J]. N Engl J Med, 2005, 352: 85-86.

[77] XIONG Z G, ZHU X M, CHU X P, et al. Neuroprotection in ischemia: blocking calcium-permeable acid-sensing ion channels [J]. Cell, 2004, 118: 687-698.

[78] XIONG Z G, CHU X P, SIMON R P. Ca^{2+}-permeable acid-sensing ion channels and ischemic brain injury [J]. J Membr Biol, 2006, 209: 59-68.

[79] SIMARD J M, CHEN M, TARASOV K V, et al. Newly expressed SUR1-regulated NC (Ca-ATP) channel mediates cerebral edema after ischemic stroke [J]. Nat Med, 2006, 12: 433-440.

[80] KUNTE H, SCHMIDT S, ELIASZIW M, et al. Sulfonylureas improve outcome in patients with Type 2 diabetes and acute ischemic [J]. Stroke, 2007, 33: 71-62.

[81] LARGE W A. Receptor-operated Ca^{2+}-permeable non-selective cation channels in vascular smooth muscle: a physiologic perspective [J]. J Cardiovasc Electrophysiol, 2002, 13: 493-501.

[82] WICHER D, AGRICOLA H J, SCHONHERR R, et al. TRP gamma channels are inhibited by cAMP and contribute to pacemaking in neurosecretory insect neurons [J]. J Biol Chem, 2006, 281: 3227-3236.

[83] DEMION M, BOIS P, LAUNAY P, et al. Ca^{2+} activated nonselective cation channel in mouse sino-atrial node cells [J]. Cardiovasc Res, 2007, 73: 531-538.

[84] PERTWEE R G. Pharmacological action of cannabinoids [J]. Handb Exp Pharmacol,

2005: 1 - 51.

[85] LIPSKI J, PARK T I, LI D, et al. Involvement of TRP - like channels in the acute ischemic response of hippocampal CA1 neurons in brain slices [J]. Brain Res, 2006, 1077: 187 - 199.

[86] AARTS M, IIHARA K, WEI W L, et al. A key role for TRPM7 channels in anoxic neuronal death [J]. Cell, 2003, 115: 863 - 877.

[87] AARTS M M, TYMIANSKI M. TRPM7 and ischemic CNS injury [J]. Neuroscientist, 2005, 11: 116 - 123.

[88] MILLER B A. The role of TRP channels in oxidative stress - induced cell death [J]. J Membr Biol, 2006, 209: 31 - 41.

[89] YAO X, GARLAND C J. Recent developments in vascular endothelial cell transient receptor potential channels [J]. Circ Res, 2005, 97: 853 - 863.

[90] NILIUS B, PRENEN J, DROOGMANS G, et al. Voltage dependence of the Ca^{2+} - activated cation channel TRPM4 [J]. J Biol Chem, 2003, 278: 813 - 820.

[91] NILIUS B, PRENEN J, TANG J, et al. Regulation of the Ca^{2+} sensitivity of the non - selective cation channel TRPM4 [J]. J Biol Chem, 2005, 280: 6423 - 6433.

[92] DELRÍO P, MONTIEL T, MASSIEU L. Contribution of NMDA and non - NMDA receptors to in vivo glutamate - induced calpain activation in the rat striatum. Relation to neuronaldamage [J]. Neurochem Res, 2008, 33 (8): 1475 - 1483.

[93] GASCON S, SOBRADO M, RODA J M, et al. Excitotoxicity and focal cerebral ischemia induce truncation of the NR2A and NR2B subunits of the NMDA receptor and cleavage of the scaffolding protein PSD - 95 [J]. Molecular Psychiatry, 2008, 13: 99 - 114.

[94] GASCON S, DEOGRACIAS R, SOBRADO M, et al. Transcription of the NR1 subunit of the N - methyl - D - aspartate receptor is down - regulated by excitotoxic stimulation and cerebral ischemia [J]. J Biol Chem, 2005, 280: 5018 - 5027.

[95] NAKATSU Y, KOTAKE Y, KOMASAKA K, et al. Glutamate excitotoxicity is involved in cell death caused by tributyltin in cultured rat cortical neurons [J]. Toxicol Sci, 2006, 89 (1): 235 - 242.

[96] VILA N, CASTILLO J, DAVALOS A et al. Proinflammatory cytokines and early neurological worsening in ischemic stroke [J]. Stroke, 2000, 31 (10): 2325 - 2329.

[97] VILA N, REVERTER J C, YAGUE J, et al. Interaction between interleukin - 6 and the natural anticoagulant system in acute stroke [J]. J Interferon Cytokine Res, 2000, 20 (3): 325 - 329.

[98] LODDICK S A, TURNBUL A V, ROTHWEL N J. Cerebral interleukin - 6 is neuroprotective during permanent focal cerebral ischemia in the rat [J]. J Cereb Blood Flow Metab, 1998, 18 (2): 176 - 179.

[99] ALI C, NICOLE O, DOCAGNE F, et al. Ischemia - iduced interleukin - 6 as a potential endogenous neuroprotective cytokine against NMDA receptor - mediated excitotoxicity the

brah [J]. J Cereb Blood Flow Metab, 2000, 20 (6): 956-966.

[100] DIHNE M, BLOCK F. Focal ischemia induces transient expression of IL-6 the substantia nigra pars reticulata [J]. Brain Res, 2001, 889 (1-2): 165-173.

[101] XUE M, DEL BIGIO M R. Intracortical hemorrhage injury in rats: relationship between blood fractions and brain cell death [J]. Stroke, 2000, 31 (7): 1721-1727.

[102] XUE M, DEL BIGIO M R. Intracerebral injection of autologous whole blood in rats: time course of inflammation and cell death [J]. Neurosci Lett, 2000, 283 (3): 230-232.

[103] DEL BIGIO M R, YAN H J, BUIST R, et al. Experimental intracerebral hemorrhage in rats: Magnetic resonance imaging an histopathological correlates [J]. Stroke, 1996, 27 (12): 2312-2319.

[104] OTT L, MCCLALN C J, GILLESPIE M, et al. Cytokines and metabolic dysfunction after severe head injury [J]. J Neurotrauma, 1994, 11 (5): 447-472.

[105] NAGATSU T, MOGI M, ICHINOSE H, et al. Changes in cytokines and neurotrophins in Parkinson's disease [J]. J Neural Transm Suppl, 2000, 60: 277-290.

[106] PEKOLA J, PAKNIO J, KORHONEN L, et al. Interleukin-6 and interleukia-1 receptor antagonist in cerebrospinal fluid from patients with recent tonic-clonic seizures [J]. Epilepsy Res, 2000, 41 (3): 205-211.

[107] DINARELLO C A, FANTUZZI G. Interleukin-18 and host defense against infection [J]. J Infect Dis, 2003, 187: 370-384.

[108] NAKANISHI K, YOSHIMOTO T, TSUTSUI H, et al. Interleukin-18 regulates both Th1 and Th2 responses [J]. Annu Rev Immunol, 2001, 19 (7): 423-474.

[109] SCHNEIDER E, TONANNY M B, LISBONNC M, et al. Pro-Th1 cytokines promote Fas-dependent apoptosis of immature peripheral basophils [J]. J Immtmol, 2004, 172 (9): 5262-5268.

[110] FELDERHOF-MUESER U, SIFRINGER M, POLLEY O, et al. Caspase-1-processed intedeukins in hyperoxia-induced cell death in the developing brain [J]. Ann Neurol, 2005, 57 (1): 50-59.

[111] ZWIJNENBURG P J, VAN DER P T, FLORQUIN S, et al. Interleukin-18 gene-deficient mice show enhanced defense and reduced inflammation during pneumococcal meningitis [J]. J Neuroimmtmol, 2003, 138 (1-2): 31-37.

[112] MAFEI C M, MIRELS L F, SOBEL R A, et al. Cytokine and inducible nitric oxide synthase mRNA expression during experimental murine cryptococcal meningoencephalitis [J]. Infect Immun, 2004, 72 (4): 2338-2349.

[113] MOIL I, HOSSAIN M J, TAKEDA K, et al. Impaired microglial activation in the brain of IL-18-gene-disrupted mice after neurovirolent influenza A virus infection [J]. Virology, 2001, 287 (1): 163-170.

[114] JANDER S, STOLL G. Diferential induction of interleukin - 12, intefleukin - 18, and interleukin - 1β converting enzyme mRNA in experimental autoimmune encephalomyelitis of the Lewis rat [J]. J Neuroimmunol, 1998, 91 (1-2): 93-99.

[115] LEDDIEK S A, WONG M L, BONGIORNO P B, et al. Endogenous interleukin - 1 receptor antagonist is neuroprotective [J]. Biochem Biephys Res Commun, 1997, 234 (1): 211-221.

[116] TOUZANI O, BOUTIN H, CHUQUET J, et al. Potential mechanisms of interleukin - 1 involvement in cerebral ischaemia [J]. J Neuroirmnunol, 1999, 100 (1-2): 203-215.

[117] YANG G Y, SCHIELKE G P, GONG C, et al. Expression of tumor necrosis factor - alpha and intercellular adhesion molecule - 1 after focal cerebral ischemia in interleukin - 1 beta converting enzyme deficient mice [J]. J Cemb Blood Flow Metab, 1999, 19 (10): 1109-1117.

[118] ZIDOVETZKI R, CHEN P, CHEN M, et al. Endothelin - 1 - induced interleukin - 8 production in human brain - derived endothelial cells is mediated by the protein kinase C and protein tyrosine kinase pathways [J]. Blood, 1999, 94 (4): 1291-1299.

[119] YAMASAKI Y, ITOYAMA Y, KOGURE K. Involvement of cytokine production in pathogenesis of transient cerebral ischemic damage [J]. Keio J Med, 1996, 45 (3): 225-229.

[120] UNO H, MATSUYAMA T, AKIRA H, et al. Induction of tumor necrosts factor - α in the mouse hippocampus following transient forebrain ischemia [J]. J Cereb Blood Flow Metab, 1997, 17 (5): 491-499.

[121] NAWASHIRO H, MARTIN D, HALLENBECK J M. Neuroprotective effects of TNF binding protein in focal cerebral ischemia [J]. Brain Res, 1997, 778 (2): 265-271.

[122] LAVINE S D, HOFMAN F M, ZLOKOVICC B V. Circuiating antibody against tulnor necrosis factor - α protects rat brain from reperfusion injury [J]. J Cereb Blood Flow Metab, 1998, 18 (1): 52-58.

[123] DI LISA F, CANTON M, CARPI A, et al. Mitochondrial injury and protection in ischemic pre - and postconditioning [J]. Antioxid Redox Signal, 2011, 14: 881-891.

[124] ROBIN E, SIMERABET M, HASSOUN S M, et al. Postconditioning in focal cerebral ischemia: role of the mitochondrial ATP - dependent potassium channel [J]. Brain Res, 2011, 1375: 137-146.

[125] SULLIVAN P G, SEBASTIAN A H, HALL E D. Therapeutic window analysis of the neuroprotective effects of cyclosporine a after traumatic brain injury [J]. J Neurotrauma, 2011, 28: 311-318.

[126] SULLIVAN P G, RABCHEVSKY A G, WALDMEIER P C, et al. Mitochondrial per-

meability transition in CNS trauma: cause or effect of neuronal cell death? [J]. J Neurosci Res, 2005, 79: 231 – 239.

[127] MARTIN L J, ADAMS N A, PAN Y, et al. The mitochondrial permeability transition pore regulates nitric oxide – mediated apoptosis of neurons induced by target deprivation [J]. J Neurosci, 2011, 31: 359 – 370.

[128] BOENGLER K, HEUSCH G, SCHULZ R. Mitochondria in postconditioning [J]. Antioxid Redox Signal, 2011, 14: 863 – 880.

[129] REN R, ZHANG Y, LI B, et al. Effect of beta – amyloid (25 – 35) on mitochondrial function and expression of mitochondrial permeability transition pore proteins in rat hippocampal neurons [J]. J Cell Biochem, 2011, 112: 1450 – 1457.

[130] GUILLET V, GUEGUEN N, CARTONI R, et al. Bioenergetic defect associated with mKATP channel opening in a mouse model carrying a mitofusin 2 mutation [J]. FASEB J, 2011, 25: 1618 – 1627.

[131] BARSUKOVA A, KOMAROV A, HAJNOCZKY G, et al. Activation of the mitochondrial permeability transition pore modulates Ca^{2+} responses to physiological stimuli in adult neurons [J]. Eur J Neurosci, 2011, 33: 831 – 842.

[132] GE Z D, PRAVDIC D, BIENENGRAEBER M, et al. Isoflurane postconditioning protects against reperfusion injury by preventing mitochondrial permeability transition by an endothelial nitric oxide synthase – dependent mechanism [J]. Anesthesiology, 2010, 112: 73 – 85.

[133] NAOI M, MARUYAMA W, YI H, et al. Mitochondria in neurodegenerative disorders: regulation of the redox state and death signaling leading to neuronal death and survival [J]. J Neural Transm, 2009, 116: 1371 – 1381.

[134] ZARCH A V, TOROUDI H P, SOLEIMANI M, et al. Neuroprotective effects of diazoxide and its antagonism by glibenclamide in pyramidal neurons of rat hippocampus subjected to ischemia – reperfusion – induced injury [J]. Int J Neurosci, 2009, 119: 1346 – 1361.

[135] GONZALEZ D R, TREUER A V, DULCE R A, et al. Neuronal nitric oxide synthase in heart mitochondria: a matter of life or death [J]. J Physiol, 2009, 587: 2719 – 2120.

[136] THOMAS S, MAYER L, SPERBER K, et al. Mitochondria influence Fas expression in gp120 – induced apoptosis of neuronal cells [J]. Int J Neurosci, 2009, 119: 157 – 165.

[137] PALLAST S, ARAI K, WANG X, et al. 12/15 – Lipoxygenase targets neuronal mitochondria under oxidative stress [J]. J Neurochem, 2009, 111: 882 – 889.

[138] RACAY P. Effect of magnesium on calcium – induced depolarisation of mitochondrial transmembrane potential [J]. Cell Biol Int, 2008, 32: 136 – 145.

[139] ZHANG D, ARMSTRONG J S. Bax and the mitochondrial permeability transition coop-

erate in the release of cytochrome c during endoplasmic reticulum – stress – induced apoptosis [J]. Cell Death Differ, 2007, 14: 703 – 715.

[140] RAJAPAKSE N, SHIMIZU K, KIS B, et al. Activation of mitochondrial ATP – sensitive potassium channels prevents neuronal cell death after ischemia in neonatal rats [J]. Neurosci Lett, 2002, 327: 208 – 212.

[141] GUNTER T E, BUNTINAS L, SPARAGNA G, et al. Mitochondrial calcium transport: mechanisms and functions [J]. Cell Calcium, 2000, 28: 285 – 296.

[142] OLEKSANDR EKSHYYAN, TAK YEE AW. Apoptosis in acute and chronic neurological disorders [J]. Frontiers in Bioscience, 2004, 9: 1567 – 1576.

[143] GRAHAM S H, CHEN J. Programmed ceil death in cerebral ischemia [J]. Cereb Blood Flow Metab, 2001, 21: 99 – 109.

[144] GONG C, BOULIS N, QIAN J, et al. Intracerebral hemorrhage induced neuronal death [J]. Neurosurgery, 2001, 48: 875 – 882.

[145] CERNAK I, CHAPMAN S M, HAMLIN G P, et al. Temporal characterisation of pro – and anti – apoptotic mechanisms following diffuse traumatic brain injury in rats [J]. J Clin Neurosci, 2002, 9: 56 – 72.

[146] GARDEN G A, BUDD S L, TSAI E. Caspase cascades in human immunod eficiency virus – ssociated neurodegeneration [J]. J Neurosci, 2002, 22: 4015 – 4024.

[147] AYALA-GROSSO C, NG G, ROY S, et al. Caspase – cleaved amyloid precursor protein in Alzheimer's disease [J]. Brain Path, 2002, 12: 430 – 441.

[148] YAMAZAKI Y, TSURUGA M, ZHOU P, et al. Cytoskeletal disruption accelerates caspase – 3 activation and alters the intracellular membrane reorganization in DNA damage – induced apoptosis [J]. Exp Cell Res, 2000, 259: 64 – 78.

[149] ROHN T T, RISSMAN R A, DAVISM C, et al. Caspase – 9 activation and caspase cleavage of tau in the Alzheimer's disease brain [J]. Neurobiol Dis, 2002, 15: 341 – 354.

[150] CHAN S L, CULMSEE C, HANGHOY N, et al. Presenilin – 1 mutationssensitiseneuronstoDNAdamage – induced death by a mechanism involving perturbed calcium homeostasis and activation of calpalns and caspase – 12 [J]. Nurobiol Dis, 2002, 11: 2 – 19.

[151] MORISHIMA N, NAKANISHI K, TAKENOUCHI H, et al. An endoplasmic reticulum stree – specific caspase in apoptosis Cytochromec – independent activation of caspas – 9 by caspase – 12 [J]. J Biol Chem, 2002, 277: 4287 – 4294.

[152] NAKAGAWA T, ZHU H, MORISHMA N, et al. Caspase – 12 mediates endoplasmic – reticulum – specific apoptosis an dcytotoxicity by amyloid – beta [J]. Nature, 2000, 6 (403): 98 – 103.

[153] MCNEISHI A, BELL S, MCKAY T, et al. Expression of Smac/DIABLO in ovarian carcinoma cells induces apoptosis via a caspase – 9 – mediated pathway [J]. Exp Cell

Res, 2003, 286: 186-198.

[154] HARTMANN A, HUNOT S, MICHEL P P, et al. Caspase-3: Avulnerability factor and final effector in apoptotic death of dopaminergic neurons in Parkinson's disease [J]. Proc Natl Acad Sci USA, 2000, 97: 2875-2880.

[155] MOCHIZUKI H, MIZUNO Y. Gene therapy for Parkinson's disease [J]. J Neurol Transm Suppl, 2003, 65: 205-213.

[156] MASAHIRO O, OLEKSANDR E, MAGDALENA M, et al. Neuronal Apoptosis in Neurodegeneration [J]. Antioxidants & Redox Signaling, 2007, 9 (8): 1059-1096.

[157] NICHOLSON D W. From bench to clinic with apoptosis based therapeutic agens [J]. Nature, 2000, 407: 810-816.

[158] HOVTE L, BARBER P A, BUCHAN A M, et al. The rise and fall of NMDA antagonists for ischemic stroke [J]. Curr Mol Med, 2004, 4: 131-136.

[159] ROBERTO S, GIUSEPPE E M, PATRIZIA B, et al. An update on pharmacological approaches to neurodegenerative diseases [J]. Expert Opin Investig Drugs, 2007, 16 (1): 59-72.

[160] GREENLAND L T, DECKWERTH T L, JOHNSON E M. Supemxide dismutase delays neurolrlal apoptosis: a mle for reactive oxygen species in proneuronal death [J]. Neuron, 1995, 14: 303-315.

[161] MALINSKI T, BAILAY F, ZHANG Z G, et al. Nitric oxide mcasu/a by a potphysient middle cerebral artery occlusion [J]. J Cereb Blood Flow Meta1, 1993, 13: 335-338.

[162] LIU D, SLEVIN J R, LU C, et al. Involvement of mitochondrial K^+ release and cellular efflux in ischemic and apoptotic neuronal death [J]. J Neurochem, 2003, 86 (4): 966-979.

[163] YAKOVLEV A G, FADEN A I. Caspase——dependent apoptotic pathways in CNS injury [J]. Mol Neurobiol, 2001, 24 (1-3): 131-144.

[164] HONIG L S, ROSENBERG R N. Apoptosis and neurologic disease [J]. Am J Med, 2000, 108 (4): 317-330.

[165] ELDADAH B A, FADEN A I. Caspase pathways, neuronal apoptosis, and CNS injury [J]. J Neurotrauma, 2000, 17 (10): 811-829.

[166] JANOFF A. Alterations in lysosomes (intracellular enzymes) during shock: effects of preconditioning (tolerance) and protective drugs [J]. Int Anesthesiol Clin, 1964, 2: 251-269.

[167] DAHL N A, BALFOUR W M. Prolonged anoxic survival due to anoxia pre-exposure brain ATP, lactate, and pyruvate [J]. Am J Physiol, 1964, 207: 452-456.

[168] MURRY C E, JENNINGS R B, REIMER K A. Preconditioning with ischemiaa delay of lethal cell injury in ischemic myocardium [J]. Circulation, 1986, 74: 1124-

1136.

[169] KUME M, YAMAMOTO Y, SAAD S, et al. Ischemic preconditioning of the liver in rats: implications of heat shock protein induction to increase tolerance of ischemia – reperfusion injury [J]. J Lab Clin Med, 1996, 128: 251 – 258.

[170] TOOSY N, MCMORRIS E L, GRACE P A, et al. Ischaemic preconditioning protects the rat kidney from reperfusion injury [J]. BJU Int, 1999, 84: 489 – 494.

[171] PASUPATHY S, HOMER VANNIASINKAM S. Surgical implications of ischemic preconditioning [J]. Arch Surg, 2005, 140: 405 – 409.

[172] KIRINO T. Ischemic tolerance [J]. J Cereb Blood Flow Metab, 2002, 22: 1283 – 1296.

[173] MALHOTRA S, SINGH M, ROSENBAUM D M. Remote preconditioning protects the rodent brain from focal cerebral ischemia [J]. J Cereb Blood Flow Metab, 2005, 25: S308.

[174] KAPINYA K J. Ischemic tolerance in the brain [J]. Acta Physiol Hung, 2005, 92: 67 – 92.

[175] PEREZ PINZON M A, XU GP, DIETRICH W D, et al. Rapid preconditioning protects rats against ischemic neuronal damage after 3 but not 7 days of reperfusion following global cerebral ischemia [J]. J Cereb Blood Flow Metab, 1997, 17: 175 – 182.

[176] GIDDAY J M. Cerebral preconditioning and ischaemic tolerance [J]. Nat Rev Neurosci, 2006, 7: 437 – 448.

[177] PEREZ PINZON M A, BASIT A, DAVE K R, et al. Effect of the first window of ischemic preconditioning on mitochondrial dysfunction following global cerebral ischemia [J]. Mitochondrion, 2002, 2: 181 – 189.

[178] DAVE K R, SAUL I, BUSTO R, et al. Ischemic preconditioning preserves mitochondrial function after global cerebral ischemia in rat hippocampus [J]. J Cereb Blood Flow Metab, 2001, 21: 1401 – 1410.

[179] SCHALLER B J. Influence of age on stroke and preconditioning – induced ischemic tolerance in the brain [J]. Exp Neurol, 2007, 205: 9 – 19.

[180] PURCELL J E, LENHARD S, WHITE R F, et al. Strain – dependent response to cerebral ischemic preconditioning differences between spontaneously hypertensive and stroke prone spontaneously hypertensive rats [J]. Neurosci Lett, 2003, 339: 151 – 155.

[181] ZEMKE D, SMITH J L, REEVES M J, et al. Ischemia and ischemic tolerance in the brain: an overview [J]. Neurotoxicology, 2004, 25: 895 – 904.

[182] BLANCO M, LIZASOAIN I, SOBRINO T, et al. Ischemic preconditioning: a novel target for neuroprotective therapy [J]. Cerebrovasc Dis, 2006, 2: 38 – 47.

[183] DHODDA V K, SAILOR K A, BOWEN K K, et al. Putative endogenous mediators of preconditioning – induced ischemic tolerance in rat brain identified by genomic and proteomic analysis [J]. J Neurochem, 2004, 89: 73 – 89.

[184] LIU C, CHEN S, KAMME F, et al. Ischemic preconditioning prevents protein aggregation after transient cerebral ischemia [J]. Neurosci, 2005, 134: 69-80.

[185] PEREZ-PINZON M A. Mechanisms of neuroprotection during ischemic preconditioning: lessons from anoxic tolerance [J]. Comp Biochem Physiol A Mol Integr Physiol, 2007, 147: 291-299.

[186] LI C, HAN D, ZHANG F, et al. Preconditioning ischemia attenuates increased neurexin - neuroligin1 - PSD - 95 interaction after transient cerebral ischemia in rat hippocampus [J]. Neurosc Lett, 2007, 426: 192-197.

[187] NAKAMURA H, KATSUMATA T, NISHIYAMA Y, et al. Effect of ischemic preconditioning on cerebral blood flow after subsequent lethal ischemia in gerbils [J]. Life Sci, 2006, 78: 1713-1719.

[188] HOYTE L C, PAPADAKIS M, BARBER P A, et al. Improved regional cerebral blood flow is important for the protection seen in a mouse model of late phase ischemic preconditioning [J]. Brain Res, 2006, 1121: 231-237.

[189] NAKAJIMA T, IWABUCHI S, MIYAZAKI H, et al. Relationship between the activation of cyclic AMP responsive element binding protein and ischemic tolerance in the penumbra region of rat cerebral cortex [J]. Neurosci Lett, 2002, 331: 13-16.

[190] WANG R M, YANG F, ZHANG Y X. Preconditioning - induced activation of ERK5 is dependent on moderate Ca^{2+} influx via NMDA receptors and contributes to ischemic tolerance in the hippocampal CA1 region of rats [J]. Life Sci, 2006, 79: 1839-1846.

[191] PRADILLO J M, HURTADO O, ROMERA C, et al. TNFR1 mediates increased neuronal membrane EAAT3 expression after in vivo cerebral ischemic preconditioning [J]. Neurosci, 2006, 138: 1171-1178.

[192] SOMMER C, KIESSLING M. Ischemia and ischemic tolerance induction differentially regulate protein expression of GluR1, GluR2, and AMPA receptor binding protein in the gerbil hippocampus: GluR2 (GluR - B) reduction does not predict neuronal death [J]. Stroke, 2002, 33: 1093-1100.

[193] JOHNS L, SINCLAIR A J, DAVIES J A. Hypoxia/hypoglycemia - induced amino acid release is decreased in vitro by preconditioning [J]. Biochem Biophys Res Commun, 2000, 276: 134-136.

[194] ROMERA C, HURTADO O, BOTELLA S H, et al. In vitro ischaemic tolerance involves up - regulation of glutamate transport partly mediated by the TACE/ADAM17 - TNF - α pathway [J]. Neurosci, 2004, 24: 1350-1357.

[195] GLANTZ L, AVRAMOVICH A, TREMBOVLER V, et al. Ischemic preconditioning increases antioxidants in the brain and peripheral organs after cerebral ischemia [J]. Exp Neurol, 2005, 192: 117-124.

[196] LEE T H, YANG J T, KO Y S, et al. Influence of ischemic preconditioning on levels

of nerve growth factor, brain – derived neurotrophic factor and their high – affinity receptors in hippocampus following forebrain ischemia [J]. Brain Res, 2008, 1187: 1 – 11.

[197] NAYLOR M, BOWEN K K, SAILOR K A, et al. Preconditioning – induced ischemic tolerance stimulates growth factor expression and neurogenesis in adult rat hippocampus [J]. Neurochem Int, 2005, 47: 565 – 572.

[198] LEE S H, KIM Y J, LEE K M, et al. Ischemic preconditioning enhances neurogenesis in the subventricular zone [J]. Neurosci, 2007, 146: 1020 – 1031.

[199] BARONE F C, WHITE R F, SPERA P A, et al. Ischemic preconditioning and brain tolerance: temporal histological and functional outcomes, protein synthesis requirement, and interleukin – 1 receptor antagonist and early gene expression [J]. Stroke, 1998, 29: 1937 – 1950.

[200] NAWASHIRO H, TASAKI K, RUETZLER C A, et al. TNF – alpha pretreatment induces protective effects against focal cerebral ischemia in mice [J]. J Cereb Blood Flow Metab, 1997, 17: 483 – 490.

[201] OHTSUKI T, RUETZLER C A, TASAKI K, et al. Interleukin – 1 mediates induction of tolerance to global ischemia in gerbil hippocampal CA1 neurons [J]. J Cereb Blood Flow Metab, 1996, 16: 1137 – 1142.

[202] TASAKI K, RUETZLER C A, OHTSUKI T, et al. Lipopolysaccharide pre – treatment induces resistance against subsequent focal cerebral ischemic damage in spontaneously hypertensive rats [J]. Brain Res, 1997, 748: 267 – 270.

[203] PUISIEUX F, DEPLANQUE D, BULCKAEN H, et al. Brain ischemic preconditioning is abolished by antioxidant drugs but does not up – regulate superoxide dismutase and glutathion peroxidase [J]. Brain Res, 2004, 1027: 30 – 37.

[204] KAPINYA K, PENZEL R, SOMMER C, et al. Temporary changes of the AP – 1 transcription factor binding activity in the gerbil hippocampus after transient global ischemia, and ischemic tolerance induction [J]. Brain Res, 2000, 872: 282 – 293.

[205] AN G, LIN T N, LJU J S, et al. Expression of c – fos and c – jun family genes after focal cerebral ischemia [J]. Ann Neurol, 1993, 33: 457 – 464.

[206] HERDEGEN T, WAETZIG V. AP – 1 proteins in the adult brain: facts and fiction about effectors of neuroprotection and neurodegeneration [J]. Oncogene, 2001, 20: 2424 – 2437.

[207] KIM E, RAVAL A P, DEFAZIO R A, et al. Ischemic preconditioning via epsilon protein kinase C activation requires cyclooxygenase – 2 activation in vitro [J]. Neurosci, 2007, 145: 931 – 941.

[208] KIM E J, RAVAL A P, HIRSCH N, et al. Ischemic preconditioning mediates cyclooxygenase – 2 expression via nuclear factor – Kappa B activation in mixed cortical neuronal cultures [J]. Transl Stroke Res, 2010, 1: 40 – 47.

[209] CHOI J S, KIM H Y, CHUN M H, et al. Differential regulation of cyclooxygenase - 2 in the rat hippocampus after cerebral ischemia and ischemic tolerance [J]. Neurosc Lett, 2006, 393: 231-236.

[210] SHAMLOO M, RYTTER A, WIELOCH T. Activation of the extracellular signal regulated protein kinase cascade in the hippocampal CA1 region in a rat model of global cerebral ischemic preconditioning [J]. Neurosci, 1999, 93: 81-88.

[211] ZHANG Q G, WANG R M, HAN D, et al. Preconditioning neuroprotection in global cerebral ischemia involves NMDA receptor - mediated EKR - JNK3 crosstalk [J]. Neurosci Res, 2009, 63: 205-212.

[212] CHOI J S, KIM H Y, CHA J H, et al. Ischemic preconditioning - induced activation of ERK1 2 in the rat hippocampus [J]. Neurosc Lett, 2006, 409: 187-191.

[213] NAKAJIMA T, IWABUCHI S, MIYAZAKI H, et al. Preconditioning prevents ischemia - induced neuronal death through persistent Akt activation in the penumbra region of the rat brain [J]. J Vet Med Sci, 2004, 66: 521-527.

[214] ZHANG Q G, HAN D, XU J, et al. Ischemic preconditioning negatively regulates plenty of SH3s - mixed lineage kinase 3 - Rac1 complex and c - Jun N - terminal kinase 3 signaling via activation of Akt [J]. Neurosci, 2006, 143: 431-444.

[215] KIM S Y, PARK H J, CHOI J S, et al. Ischemic preconditioning - induced expression of gp130 and STAT3 in astrocytes of the rat hippocampus [J]. Brain Res Mol Brain Res, 2004, 129: 96-103.

[216] SIMON R P. Hypoxia versus ischemia [J]. Neurology, 1999, 52: 7-8.

[217] ZHAN L, WANG T, LI W, et al. Activation of Akt/FoxO signaling pathway contributes to induction of neuroprotection against transient global cerebral ischemia by hypoxic pre - conditioning in adult rats [J]. J Neurochem, 2010, 114: 897-908.

[218] SHARP F R, RAN R, LU A, et al. Hypoxic preconditioning protects against ischemic brain injury [J]. NeuroRx, 2004, 1: 26-35.

[219] HORIGUCHI T, SNIPES J A, KIS B, et al. Cyclooxygenase - 2 mediates the development of cortical spreading depression - induced tolerance to transient focal cerebral ischemia in rats [J]. Neurosci, 2006, 140: 723-730.

[220] DOUEN A G, AKIYAMA K, HOGAN M J, et al. Preconditioning with cortical spreading depression decreases intraischemic cerebral glutamate levels and downregulates excitatory amino acid transporters EAAT1 and EAAT2 from rat cerebral cortex plasma membranes [J]. J Neurochem, 2000, 75: 812-818.

[221] YANAMOTO H, XUE J H, MIYAMOTO S, et al. Spreading depression induces long - lasting brain protection against infarcted lesion development via BDNF gene - dependent mechanism [J]. Brain Res, 2004, 1019: 178-188.

[222] LI Z, LIU W, KANG Z, et al. Mechanism of hyperbaric oxygen preconditioning in neonatal hypoxia - ischemia rat model [J]. Brain Res, 2008, 1196: 151-156.

[223] GU G J, LI Y P, PENG Z Y, et al. Mechanism of ischemic tolerance induced by hyperbaric oxygen preconditioning involves upregulation of hypoxia – inducible factor – 1α and erythropoietin in rats [J]. J Appl Physiol, 2008, 104: 1185 – 1191.

[224] OSTROWSKI R P, GRAUPNER G, TITOVA E, et al. The hyperbaric oxygen preconditioning – induced brain protection is mediated by a reduction of early apoptosis after transient global cerebral ischemia [J]. Neurobiol Dis, 2008, 29: 1 – 13.

[225] HIRATA T, CUI Y J, FUNAKOSHI T, et al. The temporal profile of genomic responses and protein synthesis in ischemic tolerance of the rat brain induced by repeated hyperbaric oxygen [J]. Brain Res, 2007, 1130: 214 – 222.

[226] PRASS K, WIEGAND F, SCHUMANN P, et al. Hyperbaric oxygenation induced tolerance against focal cerebral ischemia in mice is strain dependent [J]. Brain Res, 2000, 871: 146 – 150.

[227] CHOPP M, CHEN H, HO K L, et al. Transient hyperthermia protects against subsequent forebrain ischemic cell damage in the rat [J]. Neurology, 1989, 39: 1396 – 1398.

[228] NISHIO S, YUNOKI M, CHEN Z F, et al. Ischemic tolerance in the rat neocortex following hypothermic preconditioning [J]. J Neurosurg, 2000, 93: 845 – 851.

[229] DU F, ZHU L, QIAN Z M, et al. Hyperthermic preconditioning protects astrocytes from ischemia/reperfusion injury by up – regulation of HIF – 1 alpha expression and binding activity [J]. Biochim Biophys Acta, 2010, 1802: 1048 – 1053.

[230] DAVE K R, SAUL I, PRADO R, et al. Remote organ ischemic preconditioning protect brain from ischemic damage following asphyxial cardiac arrest [J]. Neurosci Lett, 2006, 404: 170 – 175.

[231] JENSEN H A, LOUKOGEORGAKIS S, YANNOPOULOS F, et al. Remote Ischemic Preconditioning Protects the Brain Against Injury After Hypothermic Circulatory Arrest [J]. Circulation, 2011, 123: 714 – 721.

[232] VLASOV T D, KORZHEVSKII D E, POLYAKOVA E A. Ischemic preconditioning of the rat brain as a method of endothelial protection from ischemic/repercussion injury [J]. Neurosci Behav Physiol, 2005, 35: 567 – 572.

[233] ZIMMERMANN C, GINIS I, FURUYA K, et al. Lipopolysaccharide – induced ischemic tolerance is associated with increased levels of ceramide in brain and in plasma [J]. Brain Res, 2001, 895: 59 – 65.

[234] PUISIEUX F, DEPLANQUE D, PU Q, et al. Differential role of nitric oxide pathway and heat shock protein in preconditioning and lipopolysaccharide – induced brain ischemic tolerance [J]. Eur J Pharmacol, 2000, 389: 71 – 78.

[235] HSU J C, LEE Y S, CHANG C N, et al. Sleep deprivation prior to transient global cerebral ischemia attenuates glial reaction in the rat hippocampal formation [J]. Brain Res, 2003, 984: 170 – 181.

[236] YU Z F, MATTSON M P. Dietary restriction and 2 - deoxyglucose administration reduce focal ischemic brain damage and improve behavioral outcome: evidence for a preconditioning mechanism [J]. J Neurosci Res, 1999, 57 (6): 830 - 839.

[237] GUO M, LIN V, DAVIS W, et al. Preischemic induction of TNF - alpha by physical exercise reduces blood - brain barrier dysfunction in stroke [J]. J Cereb Blood Flow Metab, 2008, 28: 22 - 30.

[238] ZHANG F, WU Y, JIA J. Exercise preconditioning and brain ischemic tolerance [J]. Neuroscience, 2011, 177: 170 - 176.

[239] WANG Q, LI X, CHEN Y, et al. Activation of epsilon protein kinase C - mediated anti - apoptosis is involved in rapid tolerance induced by electroacupuncture pretreatment through cannabinoid receptor type 1 [J]. Stroke, 2011, 42: 389 - 396.

[240] DU J, WANG Q, HU B, et al. Involvement of ERK 1/2 activation in electroacupuncture pretreatment via cannabinoid CB1 receptor in rats [J]. Brain Res, 2010, 1360: 1 - 7.

[241] KITANO H, KIRSCH J R, HURN P D et al. Inhalational anesthetics as neuroprotectants or chemical preconditioning agents in ischemic brain [J]. J Cereb Blood Flow Metab, 2007, 27: 1108 - 1128.

[242] KAPINYA K J, LÖWL D, FÜTTERER C, et al. Tolerance against ischemic neuronal injury can be induced by volatile anesthetics and is inducible NO synthase dependent [J]. Stroke, 2002, 33: 1889 - 1898.

[243] XIONG L, ZHENG Y, WU M, et al. Preconditioning with isoflurane produces dose - dependent neuroprotection via activation of adenosine triphosphate - regulated potassium channels after focal cerebral ischemia in rats [J]. Anesth Analg, 2003, 96: 233 - 237.

[244] ZHANG H P, YUAN L B, ZHAO R N, et al. Isoflurane preconditioning induces neuroprotection by attenuating ubiquitin - conjugated protein aggregation in a mouse model of transient global cerebral ischemia [J]. Anesth Analg, 2010, 111: 506 - 514.

[245] BICKLER P E, ZHAN X, FAHLMAN C S. Isoflurane preconditions hippocampal neurons against oxygen - glucose deprivation [J]. Anesthesiology, 2005, 103: 532 - 539.

[246] ZHENG S, ZUO Z. Isoflurane preconditioning reduces purkinje cell death in an in vitro model of rat cerebellular ischemia [J]. Neurosci, 2003, 118: 99 - 106.

[247] ZHENG S, ZUO Z. Isoflurane preconditioning decreases glutamate receptor overactivation - induced Purkinje neuronal injury in rat cerebellar slices [J]. Brain Res, 2005, 1054: 143 - 51.

[248] CODACCIONI J L, VELLY L J, MOUBARIK C, et al. Sevoflurane preconditioning against focal cerebral ischemia. Inhibition of apoptosis in the face of transient improvement of neurological outcome [J]. Anesthesiology, 2009, 110: 1271 - 1278.

[249] PAYNE R S, AKCA O, ROEWER N, et al. Sevoflurane - induced preconditioning protects against cerebral ischemic neuronal damage in rats [J]. Brain Res, 2005, 1034: 47-52.

[250] GIDDAY J M. Pharmacologic Preconditioning: Translating the Promise [J]. Transl Stroke Res, 2010, 1: 19-30.

[251] KATO K, SHIMAZAKI K, KAMIYA T, et al. Differential effects of sublethal ischemia and chemical preconditioning with 3 - nitropropionic acid on protein expression in gerbil hippocampus [J]. Life Sci, 2005, 77: 2867-2878.

[252] MASADA T, XI G, HUA Y, et al. The effects of thrombin preconditioning on focal cerebral ischemia in rats [J]. Brain Res, 2000, 867: 173-179.

[253] XI G, HUA Y, KEEP R F, et al. Activation of p44/42 mitogen activated protein kinases in thrombin - induced brain tolerance [J]. Brain Res, 2001, 895: 153-159.

[254] RIEPE M W, LUDOLPH A C. Chemical preconditioning: a cytoprotective strategy [J]. Mol Cell Biochem, 1997, 174: 249-254.

[255] LAM A G, SORIANO M A, MONN J A, et al. Effects of the selective metabotropic glutamate agonist LY354740 in a rat model of permanent ischaemia [J]. Neurosci Lett, 1998, 254: 121-123.

[256] HEURTEAUX C, LAURITZEN I, WIDMANN C, et al. Essential role of adenosine, adenosine A1 receptors, and ATP - sensitive K^+ channels in cerebral ischemic preconditioning [J]. Proc Natl Acad Sci U S A, 1995, 92: 4666-4670.

[257] LIU Y, XIONG L, CHEN S, et al. Isoflurane tolerance against focal cerebral ischemia is attenuated by adenosine A1 receptor antagonists [J]. Can J Anaesth, 2006, 53: 194-201.

[258] BLONDEAU N, WIDMANN C, LAZDUNSKI M, et al. Polyunsaturated fatty acids induce ischemic and epileptic tolerance [J]. Neurosci, 2002, 109: 231-241.

[259] BAHJAT F R, WILLIAMS-KARNESKY R L, KOHAMA S G, et al. Proof of concept: pharmacological preconditioning with a Toll - like receptor agonist protects against cerebrovascular injury in a primate model of stroke [J]. J Cereb Blood Flow Metab, 2011, 2.

[260] CAPLAN L R. Do transient ischemic attacks have a neuroprotective effect? [J]. Neurology, 2000, 54: 2089-2094.

[261] SCHALLER B. Ischemic preconditioning as induction of ischemic tolerance after transient ischemic attacks in human brain: its clinical relevance [J]. Neurosc Lett, 2005, 377: 206-211.

[262] WEIH M, KALLENBERG K, BERGK A, et al. Attenuated stroke severity after prodromal TIA. A role for ischemic tolerance in the brain? [J]. Stroke, 1999, 30: 1851-1854.

[263] ZSUGA J, GESZTELYI R, JUHASZ B, et al. Prior transient ischemic attack is independently associated with lesser in-hospital case fatality in acute stroke [J]. Psychiatry Clin Neurosci, 2008, 62: 705-712.

[264] CASTILLO J, MORO M A, BLANCO M, et al. The release of tumor necrosis factor-alpha is associated with ischemic tolerance in human stroke [J]. Ann Neurol, 2003, 54: 811-819.

[265] JOHNSTON S C. Ischemic preconditioning from transient ischemic attacks? [J]. Data from the Northern California TIA Study. Stroke, 2004, 35: 2680-2682.

[266] CHEN J C, SIMON R. Ischemic tolerance in the brain [J]. Neurology, 1997, 48: 306-311.

[267] DELLA MORTE D, ABETE P, GALLUCCI F, et al. Transient ischemic attack before nonlacunar ischemic stroke in the elderly [J]. J Stroke Cerebrovasc Dis, 2008, 17: 257-262.

[268] ALEX J, LADEN G, CALE A R, et al. Pretreatment with hyperbaric oxygen and its effect on neuropsychometric dysfunction and systemic inflammatory response after cardiopulmonary bypass: a prospective randomized double-blind trial [J]. J Thorac Cardiovasc Surg, 2005, 130: 1623-1630.

[269] RATAN R R, SIDDIQ A, AMINOVA L, et al. Translation of ischemic preconditioning to the patient prolyl hydroxylase inhibition and hypoxia inducible factor-1 as novel targets for stroke therapy [J]. Stroke, 2004, 35: 2687-2689.

第二十七章 药物脑保护

第一节 麻醉药物的脑保护作用

尽管大量实验研究表明麻醉药具有神经保护作用，但这些麻醉药物在临床上是否具有脑保护作用目前仍无定论。以前的研究侧重动物实验，近年来开始在临床上探讨麻醉药物的脑保护作用。

一、吸入麻醉药与脑保护

（一）异氟醚

异氟醚的神经保护作用有人认为与其继发性降低兴奋性毒性所致的细胞死亡有关。异氟醚的神经保护作用在许多动物与不同的缺血模型上都得到验证。初步证实对GABA受体的抑制是主要的作用机制，这类受体主要能够抑制脑内神经递质的传导。

通常情况下，异氟醚与芬太尼合并N_2O共同应用于临床。同时，异氟醚还可以作为一种"预处理"的药物，它可以增加神经元对于缺血期的耐受性。Bickler应用大鼠脑片进行的离体研究认为在实施氧葡萄糖剥夺（oxygen glucose dprivation，OGD）之前给予0.5%~1%的异氟醚能有效降低48h后的细胞死亡。为证实异氟醚对GABA的抑制作用，GABA受体拮抗药异丙酚与荷苞牡丹碱在应用异氟醚时合并使用，对异氟醚的神经保护作用进行了评估。研究表明，异氟醚的确是通过对上述受体的抑制来发挥麻醉作用与神经保护功效。应该注意到，异氟醚对神经保护的作用与年龄相关，许多研究发现异氟醚的上述神经保护作用在老年大鼠身上并不显著，并且细胞死亡的发生即使在不实施OGD的情况下也大大增加。

异氟醚是脑皮质代谢的强效抑制剂，脑电图证实此药对人类具有脑保护作用。然而在实验室资料中，还未能提供一致的和麻醉药相关的脑保护作用证据，研究结果报道麻醉的足够深度有一定的脑保护作用，但没有发现异氟醚更优于其他吸入麻醉药。最近的研究证明，异氟醚是谷氨酸盐受体介导Ca^{2+}内流的强效抑制剂，这是因为乳酸脱氢酶的蓄积减少，此酶是细胞死亡的标记。

(二) 七氟醚

七氟醚对脑组织具有保护作用，其作用机制可能与开放胞浆和线粒体 ATP 调节 K^+ 通道、激活腺苷受体、抑制蛋白激酶 C、减少兴奋性神经递质释放、选择性地直接作用于凋亡蛋白等有关，还可能与低温降低脑代谢有关。它和异氟醚相似，也能抑制 EEG 的波形，在缩小梗死体积方面类似氟烷。

1. 七氟醚与 mitoK$^+$ 通道 近年来，mitoK$^+$ 通道在心、脑保护中的地位已引起广泛关注。最近有研究表明吸入麻醉药具有类似于缺血预处理的效应，对心肌缺血再灌注损伤有较强的保护效应，能明显降低心肌梗死面积。研究证实，开放 mitoK$^+$ 通道是吸入麻醉药产生心肌保护作用的重要机制之一。七氟醚对神经组织的保护作用从某种程度上来讲是通过减少细胞膜电生理变化来实现的。自 1990 年 Kitagawa 等首次报道了脑缺血耐受现象以来，缺血预处理对脑缺血损伤的保护作用已有大量文献报道。七氟醚可以很好地模拟缺血预处理现象，其作用效果可能是通过 K^+ 通道内在整流实现的细胞超极化，线粒体呼吸作用增强以及线粒体基质体积增大来发挥脑保护作用。基础实验研究显示脑组织的 mitoK$^+$ 通道蛋白浓度是心肌含量的 7 倍，更为七氟醚通过 K^+ 通道起到脑保护作用提供了可靠的通路。新近研究发现 mitoK$^+$ 通道选择性开放剂二氮嗪预处理可使大鼠脑梗死体积缩小，产生脑保护作用，从而印证了吸入麻醉药通过开放 K^+ 通道起到脑保护作用的结果。脑缺血时 mitoK$^+$ 通道开放可降低膜电位，有助于抑制 Ca^{2+} 内流，从而有效防止线粒体内钙超载；膜电位降低与线粒体呼吸作用增强的"适度去耦联"可以减少氧自由基的产生；线粒体基质体积增加，能激活脂肪酸氧化和电子转移，促进 ATP 的生成，从而起到对神经组织的保护作用。

有实验表明七氟醚预处理海马脑片在 30 min 之内即可迅速产生明显的脑保护作用，开放 mitoK$^+$ 通道可能是其作用的重要靶点。但其具体机制仍不甚清楚，可能与激活 PKC 信号通路、上调诱导型一氧化氮合酶、激活 p38 - MAPK 信号通路有关，具体机制仍待进一步探讨。

另外，七氟醚对细胞电生理的影响主要表现在缺氧状态下的超极化、恢复除极的时间及除极水平。有实验表明，4% 七氟醚预处理 15 min 可以使细胞超极化幅度明显增加，而低浓度的七氟醚或未经处理的神经细胞并不会产生如此幅度的细胞膜电位的超极化。除极的水平可以被七氟醚减弱，延迟除极速度。另外学者认为七氟醚并没有激动海马 CA1 区的钾离子通道，只是低氧引起了细胞的超极化，并且这种超极化可以被七氟醚预处理加强。夏鹏等在实验中发现 40 mL/L 七氟醚可明显延迟海马脑片缺氧所致的诱发群峰电位消失时间，显著增加复氧后海马脑片诱发群峰电位的幅度和恢复率，从而起到对海马脑片具有抗缺氧损伤的脑保护作用。

2. 七氟醚与兴奋性氨基酸 脑缺血时 ATP 减少，K^+ 外流引起的神经元去极化，抑制兴奋性氨基酸的突触前再摄取，最终使细胞间隙兴奋性氨基酸积聚增加，产生正反馈恶性循环。在脑缺血过程中，兴奋性氨基酸的神经毒性作用是损伤脑组织的启动者和执行者，是脑缺血缺氧连锁反应的导火线。另一方面，脑缺血后，氧和血糖供应不足，细胞外谷氨酸堆积，谷氨酸刺激 N - 甲基 - D - 天冬氨酸受体过度兴奋，Ca^{2+} 大量内流，激活 Ca^{2+} 依赖性蛋白酶引起细胞骨架破坏、自由基损伤等。

有研究报道七氟醚可以通过减少缺血脑组织谷氨酸等兴奋性氨基酸的外流，抑制谷氨酸引起的神经元去极化，减少 Ca^{2+} 的内流，减轻脑缺血性损伤。Moe 等对人脑切除的癫痫病灶进行研究，也发现 2.5% 七氟醚能显著减少 Ca^{2+} 依赖性的谷氨酸的释放。Kudo 等比较了异氟醚、七氟醚和氟烷对脑缺血再灌注引起的细胞兴奋性毒性的抑制作用，发现 3 种吸入麻醉药都能明显减少细胞兴奋引起的乳酸脱氢酶的释放（最高达52%），且该作用与浓度成正比。

七氟醚的作用还可能与星形胶质细胞有关。有人发现七氟醚可增强星形胶质细胞对谷氨酸等的摄取，从而减少谷氨酸等兴奋性氨基酸外流。另有一些研究表明吸入麻醉药与谷氨酸转运体有关，它可以增强谷氨酸转运体的表达及功能，维持其正常活性，并且显著影响突触间隙正常的谷氨酸浓度，或者因缺血导致病理性增高的谷氨酸浓度，从而抑制大脑缺血导致的急性损伤，起到对脑缺血的保护作用。

3. 七氟醚与凋亡 细胞凋亡是一种生理、病理条件下都存在的细胞死亡模式，是机体维持自身稳定和适应环境必需的生理过程，但凋亡异常增加则是某些损伤因素导致细胞死亡的主要形式。凋亡是再灌注损伤导致缺血脑区迟发性神经元死亡的主要形式。七氟醚预处理抑制 Caspase-3 前体表达及活化从而抑制大鼠局灶性脑缺血再灌注后神经细胞凋亡。有研究发现在局灶性脑缺血模型脑缺血时，有多种 Caspases 激活，尤其是 Caspase-3 在神经元凋亡中具有重要作用。林红妃等的研究表明七氟醚预处理能明显抑制缺血后 Caspase-3 的活化水平。

另外，七氟醚激活 ERK1/2 后也可以产生神经保护作用。MAPK 包括 3 个家族，ERK、JNK、p38-MAPK，属于信号分子并控制着一系列的生理过程。它们在多细胞生物体中组成一个高度保守的蛋白家族，通过磷酸化靶细胞特异的丝、苏氨酸残基，从而影响基因表达、有丝分裂、新陈代谢和细胞死亡。ERK 是 MAPK 家族成员之一。研究证明，不论在缺血还是药物预处理中，ERK1/2 的活化在细胞保护的起源上都起着很重要的作用。有研究同样也揭示了 ERK1/2 的激活在七氟醚预处理诱导的神经保护中的重要作用。ERK 是绝大多数细胞类型的丝裂原信号系统的主要介导因子，当受其上游激酶激活时由胞质转位至细胞核，并传递胞外信号至细胞核，诱导某些应激性蛋白的快速表达，这可能是七氟醚预处理激活 ERK 产生神经保护作用的物质基础。

（三）地氟醚与氟烷

在对大鼠的研究中发现，如果在缺血发生时应用 1.5MAC 的吸入剂量，相对于无吸入组大鼠，地氟醚和氟烷具有确实的神经保护作用，并且地氟醚的作用较氟烷要更强大些。

采用大脑中动脉堵塞的动物做试验，用 0.8% 氟烷作浅麻醉，结局并不优于清醒状态时，用 1.9% 氟烷作浅麻醉，结局更糟。大剂量氟烷可产生代谢毒性。但最近的工作证明挥发性麻醉剂可拮抗谷氨酸盐 NMDA 受体上启动的神经传递。氟烷可减少由谷氨酸盐激动剂 NMDA 引起的 Ca^{2+} 流入突触浆质中。在孤单的神经元中谷氨酸盐诱发的 Ca^{2+} 流入可被氟烷和异氟醚所抑制。

二、静脉麻醉药与脑保护

(一) 异丙酚

1. 异丙酚与自由基作用　自由基是具有不配对电子的原子或原子团的总称。自由基一旦产生过量就可引起脂质、蛋白质和核酸的过氧化反应，使膜结构破坏、蛋白质降解、核酸链断裂、细胞崩解、线粒体变性，从而导致细胞的不可逆性改变，最终死亡。目前异丙酚对自由基作用的研究结果较为一致，普遍认为异丙酚具有抗自由基、抑制脂质过氧化反应（LP）的作用。异丙酚的化学结构为2，6-二异丙基苯酚，是一种含有酚环结构的脂溶性化合物，与已知的抗氧化剂2，6-二叔丁基对甲酚和内源性抗氧化剂维生素E在化学结构上有类似之处。在自由基反应体系中，酚结构可以提供一个氢原子，自身转变成为苯氧基团，其中芳香环的共轭效应使得苯氧基团活性降低，不能激发LP发生，而过多的自由基对机体的损伤主要是由LP造成的。异丙酚可以直接与氧自由基反应，生成稳定的2，6-二异丙基苯氧基团，即以低活性的自由基取代了高活性的自由基，减轻了后者引发的LP级联反应。Naohiro等研究发现，血浆中微量的异丙酚即能发挥抗氧化作用而保护细胞膜，即使在与血浆蛋白结合状态下，仍能发挥其抗氧化作用。异丙酚的脂溶性强，更容易积聚在细胞脂质双分子层上，从而提高细胞抗氧化损伤的能力。此外，有研究者认为异丙酚还可通过激活内源性的抗氧化酶发挥抗氧化作用。陈冀衡等研究发现异丙酚可明显增强超氧化物歧化酶和内源性谷胱甘肽过氧化物酶的活性，有效阻断LP终末产物丙二醛（MDA）的聚集。体外实验中，贾东林等在大鼠脑皮质线粒体自由基损伤模型中，发现LP可降低线粒体膜流动性、增加线粒体肿胀和MDA含量，而预先给予异丙酚30 $\mu mol/L$ 体外温育则可减轻上述损伤。Wu等运用过氧化氢（H_2O_2）致损伤的大鼠嗜铬细胞瘤细胞PC12为氧化应激的体外模型研究发现，预先分别给予1 $\mu mol/L$、3 $\mu mol/L$ 和10 $\mu mol/L$ 的异丙酚均可明显减轻因 H_2O_2 所致的细胞死亡，且该作用具浓度依赖性。

2. 异丙酚与细胞内钙超载　异丙酚发挥脑保护作用的另一机制可能是抑制细胞内的钙超载。目前认为钙介导的毒性作用是脑细胞死亡的重要因素。各种原因引起的细胞内钙超载是启动一系列病理生理机制导致神经细胞死亡和凋亡的最后共同通路。细胞内钙浓度往往和脑损伤时细胞受损程度呈正相关。Chang等研究异丙酚降血压机制时发现，异丙酚可抑制细胞外经电压依赖性钙通道流入的钙，该反应类似已知的钙通道阻滞剂维拉帕米的作用机制，并发现异丙酚可在一定程度上增加L-型电压依赖性钙通道的电流失活率，从而减少钙内流。有研究认为异丙酚还可通过抑制磷脂酶C的活性进而抑制三磷酸肌醇的合成，使细胞内储存钙的释放减少，减轻细胞内钙超载。此外，如前所述，氧自由基大量产生可导致细胞膜通透性增加，钙内流增多，从而使细胞内钙浓度升高，达到一定水平后又可通过多种途径产生更多的氧自由基，形成恶性循环。异丙酚的抗氧化作用可以终止这一恶性循环，减轻细胞内钙超载。

3. 异丙酚与γ-氨基丁酸受体　γ-氨基丁酸（GABA）是哺乳动物中枢神经系统

主要的抑制性神经递质,通过作用于 GABA 受体完成对神经元的保护。GABA 受体由 5 个亚单位围绕 Cl⁻ 通道构成复合体。早期研究显示,异丙酚与苯二氮䓬类相似,能与 GABA 受体特定位点结合,不仅增加 GABA 开放 Cl⁻ 通道的频率,而且通过正性变构调节作用增强低亲和力 GABA 结合位点与 GABA 的结合。低浓度的异丙酚还能通过变构效应抑制受体脱敏,最终均可增强 GABA 的抑制作用。除 GABA 受体外,异丙酚还可影响其他多种配体门控式通道,其中以 GABA 受体对异丙酚的作用似乎最为敏感。Ito 等发现异丙酚和 GABA 受体激动剂蝇蕈醇都能减轻缺血造成的脑损伤,两者存在协同效应。Hollrigel 等研究表明,异丙酚可通过增强 GABA 受体功能减轻急性机械性损伤所致神经元损伤。Jean 等对离体大鼠纹状体突触研究显示,临床相关浓度的异丙酚能够抑制 H-GABA 的摄取,提示异丙酚也有可能通过抑制 GABA 再摄取使突触部位的 GABA 堆积,从而发挥脑保护作用。此外,异丙酚的脑保护作用还可能与 GABA 受体激动产生抑制性突触后电位(IPSP),减少 EAA 的释放,抑制谷氨酸受体的激活有关。Hutchinson 等在利用异丙酚麻醉和围手术期镇静的蛛网膜出血或动脉瘤钳夹术患者中发现,GABA 与谷氨酸同步显著升高,二者的相关性极好,提出 GABA 的生成和释放可能启动内源性拮抗 EAA 保护机制的假说。而异丙酚作为外源性 GABA 受体激动剂很有可能通过 GABA 引起的突触后膜超极化,间接抑制谷氨酸受体的激活,减轻缺血缺氧造成的脑损伤。

4. 异丙酚与细胞因子 细胞因子是多种细胞产生的小分子信息蛋白。根据对炎症反应的作用不同,细胞因子可分为致炎性细胞因子,包括 IL-1、IL-6、IL-8、TNF-α 等;抗炎性细胞因子包括 IL-10、IL-1 受体拮抗物(IL-1Ra)等。细胞因子具有重要的免疫调节功能,它们在机体对疾病的防御及损伤修复过程中起着重要作用。但细胞因子产生过多,又可加重组织损伤。比如 TNF-α,可诱导神经胶质细胞和内皮细胞的黏附因子表达,从而促进中性粒细胞在微血管内的黏附和表达,并参与促进血脑屏障改变的过程。IL-8 可促进白细胞激活,与脑缺血再灌注损伤有密切联系。此外各种细胞因子之间相互影响,形成网络效应,导致局部炎症扩大,也可加重脑组织的损伤。有研究证实,异丙酚能抑制败血症患者血中的致炎性细胞因子如 TNF-α、IL-1、IL-6 等的产生,且在低浓度时便有较强的抑制作用。夏瑞等在家兔全脑缺血模型中,缺血前静脉注射异丙酚 5 mg/kg,并以 20 mg/(kg·h)速度维持,发现能有效抑制血清 IL-8 的合成与释放。Takumi 等发现异丙酚可减轻脓毒血症期间内毒素所致的 TNF-α 和 IL-6 产生,并可提高 IL-10 和 IL-1Ra 的含量,促进抗炎性细胞因子的生成。在大鼠局灶性脑缺血模型中,于缺血前 10 min 腹腔内注射异丙酚 100 mg/kg,结果显示 IL-1 和 TNF-α 表达峰值较对照组明显降低。说明异丙酚可能通过抑制大鼠局灶性脑缺血后再灌注时某些致炎性细胞因子的表达,进而抑制炎症反应。但是,Shibakawa 等在原代神经胶质细胞中,以脂多糖(LPS)诱导免疫应答,研究发现 30 μmol/L 和 300 μmol/L 两个浓度的异丙酚对 LPS 所诱导的 TNF-α 产生没有抑制作用。

5. 异丙酚与细胞凋亡 某些脑损伤后,损伤中心区域的神经元很快出现坏死,但其周围区域的神经元却发生延迟性神经元死亡,现已证明这种延迟性死亡主要是细胞凋亡。与此有关的两大家族 Caspase 和 Bcl-2 对细胞凋亡的调控具有重要作用。Engelhard 等利用颈动脉结扎合并出血性低血压制作的大鼠脑缺血模型研究显示，大鼠脑缺血后的前 3 d，对照组大鼠脑组织中抑制凋亡基因 Bcl-2 的表达较异丙酚麻醉组降低 50%，而脑缺血后对照组促凋亡基因 Bax 的表达与异丙酚麻醉组相比高出 70% ～ 200%。Ma 等的另一项研究也证明了类似的结果。冯春生等发现，在大鼠局灶性脑缺血再灌注模型中，异丙酚组脑组织的 Caspase-3 mRNA 的表达量显著降低，Bcl-2 mRNA 的表达量增加，提示异丙酚的脑保护作用可能与其下调 Caspase-3 基因和上调 Bcl-2 基因有关。Wu 等在体外实验中研究发现，异丙酚可减少 H_2O_2 所致的 PC12 细胞凋亡，且可呈浓度依赖性地抑制 PC12 细胞中 Caspase-3 的活性。

（二）依托咪酯

依托咪酯麻醉效能强，起效快，诱导平稳，对呼吸和心血管系统无明显抑制，对血压、脉搏影响轻微，插管后应激反应较少。但依托咪酯对脑缺氧的保护效果目前尚有争议，有人认为它可减少脑耗氧量，降低脑血流量，临床上仍用于神经外科手术的麻醉。另外，依托咪酯具有抗惊厥样作用，临床上也用于治疗难治性癫痫持续状态；但其同时又存在肌震颤或不自主肌肉运动的不良反应，可引起脑代谢率增高，对已经存在脑缺血缺氧的患者可能不利。以往认为：依托咪酯可减少海马区谷氨酸的释放及纹状体多巴胺的释放，且这种作用有脑区特异性，表现为对前脑的抑制大于后脑。现已证实：依托咪酯较氟烷能显著减少神经损伤。但也有研究认为：依托咪酯对于局部脑缺血不但无脑保护作用，反而有促进脑损害的作用。

（三）咪达唑仑

咪达唑仑的脑保护作用是通过特异地作用于苯二氮䓬类受体，增强 γ-氨基丁酸与其受体的结合，使神经元上 Cl^- 通道开放，促使 Cl^- 进入细胞内导致神经细胞膜的超极化而产生的。如加强 γ-氨基丁酸的抑制效应，可防止兴奋性神经元发放过度，起到抗焦虑作用。此外，咪达唑仑通过芳香环与自由基反应可形成稳定的基团，如苯氧基，从而使氧自由基清除，减少 Ca^{2+} 内流，具有抗脂质过氧化、清除自由基等作用。

（四）氯胺酮

一直以来，氯胺酮都被认为可以增快心率，升高血压，抑制 Ca^{2+} 和收缩蛋白的结合，以及抑制储存于细胞内的 Ca^{2+} 释放，从而使脑血管扩张，增加脑血流，升高颅内压，因此限制了其在脑外科的应用。然而，近年的研究发现：氯胺酮对脑血流动力学的影响有相互矛盾的结果。氯胺酮麻醉在保留自主呼吸的情况下可升高颅内压，而在控制呼吸的情况下则降低颅内压。目前看来，氯胺酮既可兴奋心血管系统，防止低血压，维持脑灌注压，又能提供良好的镇静、镇痛作用，且对脑损伤患者不改变脑血流动力学。Bourgoin 等通过对脑损伤患者进行氯胺酮靶控输注（TCI）镇静研究，发现即使将氯胺酮的血浆浓度增加 1 倍，患者的颅内压、灌注压及大脑中动脉血流速度也无明显改变。而 Albanese 等对脑损伤患者复合应用异丙酚与氯胺酮，发现可以显著降低颅内压，而对脑灌注压、$SjvO_2$、大脑中动脉血流速度无明显影响，但对脑电活动具有显著抑制作用，因此认为氯胺酮有一定的脑保护作用。其机制如下：①抑制神经细胞凋亡。氯胺酮可显著抑制脑缺血再灌注后凋亡调节蛋白 Bax 的升高，同时不增加抑制凋亡蛋白 Bcl-2 的浓度，而细胞色素 C 作为凋亡始动因子，其数量在应用氯胺酮后也可明显降低。通过研究缺血、缺氧的大鼠模型还发现：在缺血前 20 min 用氯胺酮预处理，除了可以抑制大鼠海马线粒体细胞色素 C 大量释放外，还可增强抑制凋亡蛋白 Bcl-2 的表达。②抑制兴奋性氨基酸的作用。兴奋性氨基酸在脑缺氧、缺血时对神经元的兴奋性毒性作用是造成脑损伤的主要机制之一，氯胺酮可直接减少脑内兴奋性氨基酸递质的释放，其机制目前还不太清楚。另外，氯胺酮属于非竞争性 NMDA 受体拮抗剂，与 NMDA 受体通道复合物的苯环己哌啶调节位点结合，通过变构调节来干扰兴奋性氨基酸（EAA）与 NMDA 受体的正常结合，减轻 NMDA 受体过度激活所致的氧自由基损伤作用。氯胺酮还可通过阻断已开放通道及降低通道开放频率而阻滞 NMDA 受体。Shibuta 等发现：临床剂量的氯胺酮有明显的脑保护作用，可以提高暴露在 30 mmol/L NMDA 培养液中的大鼠皮质神经元细胞的存活率。③抑制钙超载。细胞内的钙超载是缺氧及再灌注时诱导细胞凋亡和细胞死亡的最后共同通路，氯胺酮可与 NMDA 受体通道复合物的苯环己哌啶调节位点结合，阻滞受体耦联的离子通道，从而减少 NMDA 受体介导的 Ca^{2+} 内流。另外，氯胺酮可抑制缺血后 ATP 的快速耗竭，维持线粒体膜的稳定，减少自由基生成，显著降低 Ca^{2+} 的增加。④减少炎性因子的释放。神经细胞缺血缺氧时，大量炎性因子释放，如 IL-1β 和 TNF-α 等，从而加重神经细胞损伤。许多研究表明：氯胺酮可直接抑制促炎细胞因子的产生，抑制内毒素诱导的 TNF-α、IL-1β 的升高，抑制巨噬细胞的吞噬作用，减少炎性细胞因子的生成。⑤其他。近年研究表明，许多蛋白激酶的磷酸化激活参与了缺血、缺氧引起急性脑损伤的病理过程，氯胺酮可以抑制由海马脑片缺糖缺氧损伤导致的 p38 蛋白磷酸化激活，通过干预缺糖缺氧损伤导致 p38 蛋白磷酸化激活的信号通路而对神经系统起保护作用。此外，氯胺酮还可能通过抑制一氧化氮生成、清除氧自由基、激活钙-钾通道（Ca^{2+} 通道）和稳定神经细胞膜的通透性等途径对缺血再灌注脑损伤产生保护作用。

（五）利多卡因

利多卡因具有脑保护作用，其机制与下列因素有关：阻断膜 $Na^+ - K^+$ 交换，使 ATP 的消耗减少，因而减少自由基的产生，同时抑制缺血脑细胞 K^+ 外流及游离脂肪酸释放；抑制膜上电压依赖性 Ca^{2+} 通道，减轻 H_2O_2 诱导的脂质过氧化反应；有效减轻缺血再灌注时神经细胞离子的紊乱，阻止细胞内 Na^+ 浓度的升高，降低突触前的谷氨酸释放；抑制线粒体的有氧代谢，降低线粒体内能量物质代谢速率，延缓乳酸水平的升高，从而减轻细胞内乳酸的堆积，提高细胞对缺氧的耐受力；抑制缺血脑灌注后脑型肌酸激酶的释放，从而使脑缺血时的神经膜保持稳定；改善细胞渗透压和 ATP 的利用及 Ca^{2+} 的清除等，从而起到保护神经的作用。

1. 利多卡因对神经细胞离子通道及水通道的影响

(1) 对 Na^+ 通道的影响。利多卡因可降低细胞膜去极化时 Na^+ 通道的开放频率，

减少脑缺氧时 Na^+ 内流，减轻脑组织的损害。在缺氧早期，利多卡因通过电压门控性 Na^+ 通道，减少 Na^+ 内流，降低胞内 Na^+ 的浓度，抑制 Na^+-K^+-ATP 酶的活性，减少 AUP（二磷酸腺苷）的消耗，从而对缺氧的神经细胞起保护作用。低浓度的利多卡因即可降低缺氧时神经细胞内的 Na^+ 水平，10 μmol/L 即达最大效应。钠通道阻滞有利于细胞在缺氧状态下储存 ATP，0.1 μmol/L 利多卡因可使缺氧 15 min 后的神经元不致完全去极化，且膜电位和动作电位均可恢复，并能减轻缺氧期间 ATP 浓度的异常改变，从而提高神经元的耐缺氧能力。另外，Na^+ 通道阻滞在局部脑缺氧时可以减轻 Na^+ 超载和细胞的去极化并通过 Na^+-Ca^{2+} 交换机制减少 Ca^{2+} 内流，进而减轻钙超载，使细胞内 Na^+、Ca^{2+} 浓度降低，并且还能不同程度减轻由于细胞内钙超载所致的细胞挛缩。利多卡因抑制神经元的高频放电，稳定细胞膜电位，降低神经元的兴奋性，减轻细胞的能量消耗，防止缺氧性细胞毒性水肿。阻断 Na^+ 通道是利多卡因脑保护作用的重要机制之一，但是利多卡因除了对钠通道的作用之外，还作用于与膜相关的许多蛋白、Na^+-K^+-ATP 酶和 $Ca^{2+}-Mg^{2+}-ATP$ 酶等离子泵、腺苷环化酶、鸟苷环化酶、钙调敏感蛋白等，因此利多卡因通过多渠道发挥脑保护作用。

（2）对 K^+ 通道的影响。短暂的脑缺血可增加海马 CA1 区神经细胞 K^+ 电流，从而降低神经细胞的兴奋性，这可能和缺血后的细胞死亡有关系。模拟缺血的实验表明，外向 K^+ 电流的增加与神经细胞的凋亡密切相关。这可能与延迟整流性 K^+ 通道有关。早期的研究发现利多卡因能降低缺血后神经细胞外的 K^+ 浓度，且呈量效关系。利多卡因及其第 4 代衍生物 QX222 与离子通道内的蛋白位点结合，能阻断大鼠新皮质细胞的短暂性 K^+ 电流（transient out currents，TOC），并呈浓度依赖性。应用内面向外式膜片钳技术研究大鼠海马区神经元，发现利多卡因可阻断 Ca^{2+} 依赖性 K^+ 通道，阻止复极化时 K^+ 外流。低浓度的利多卡因（10 μmol/L）不能改变缺氧大鼠海马区的细胞内 K^+ 水平，高浓度（100 μmol/L）时则能阻止细胞内 K^+ 浓度的下降。

（3）对 Ca^{2+} 通道的影响。脑缺血缺氧后，细胞外的钙离子通过电压依赖性 Ca^{2+} 通道和配体门控性 Ca^{2+} 通道（主要是离子型谷氨酸受体）流入胞内，同时胞内钙库储存的 Ca^{2+} 释放，导致胞内 Ca^{2+} 浓度升高，这也是神经细胞损伤的重要原因。研究发现，0.1 mmol/L 的利多卡因对正常神经元 NMDA 介导钙电流没有影响，而 1 mmol/L 利多卡因可明显抑制正常神经元 NMDA 介导钙电流，提示当利多卡因浓度为 0.1 mmol/L 时，可能主要通过抑制 NMDA 介导钙电流，即降低缺氧神经元 NMDA 受体对谷氨酸的敏感性，从而减轻谷氨酸兴奋性毒性作用，而且还可通过早期抑制 Na^+ 内流，抑制后续的缺氧变化，而起到缺氧神经元保护作用。低浓度利多卡因脑保护机制比较复杂，很可能是多种作用的综合结果，因为整体上利多卡因还具有扩张脑血管、抑制红细胞和血小板聚集等作用，从而改善脑组织血液供应。

（4）对水通道的作用。水通道蛋白（aquaporin，AQP）是近年来发现的一组与水通透有关的细胞膜转运蛋白，广泛存在于哺乳动物细胞膜上，而 AQP4 在脑组织含量最高并且已证实参与了各种原因如脑创伤、脑梗死、脑肿瘤等所致的脑水肿形成。因此抑制 AQP4 的表达可能可以减缓脑水肿的形成，从而降低神经系统疾病的病死率和致残率。研究结果显示：脑损伤后继发性损伤发生的时期内 AQP4 的表达明显升高，早期给予利多卡因可使 AQP4 的表达明显减少，AQP4 表达减少可能是大剂量利多卡因处理大鼠脑损伤后减轻脑水肿的分子机制之一。利多卡因通过何种途径来调控 AQP4 的表达至今尚未有确切的报道。

2. 利多卡因对内源性活性物质的影响

(1) 利多卡因对兴奋性氨基酸的影响。兴奋性氨基酸（EAA）包括谷氨酸（Glu）、天冬氨酸等。谷氨酸神经毒性作用的机制尚不明确，可能与下列途径有关。①促进 Na^+ - Cl^- 和水的内流：作用于细胞膜上氨基 3 - 羟基 - 5 - 甲基 - 4 - 异噁丙酸（AMDA）和红藻氨酸受体，使 Na^+ 通透性增加而大量内流，产生膜电位的变化，使 Cl^- 顺电位差也大量内流，大量水流入神经元发生急性肿胀。② Ca^{2+} 超载：谷氨酸作用于细胞膜上 NMDA 受体，使细胞膜对 Ca^{2+} 通透性增加，Ca^{2+} 大量内流，并通过代谢受体导致细胞内三磷酸肌醇生成量增多，后者刺激内质网 Ca^{2+} 释放，激活磷酸酶及蛋白酶，使细胞受损害，引起一系列生化反应，最终导致迟发性神经元坏死。由葡萄糖所诱导的 Ca^{2+} 内流远比其他方式所引起者大，对神经系统造成更持久的损害。③自由基形成脑损害时通过各种途径生成大量自由基：如次黄嘌呤氧化成黄嘌呤过程，使脑细胞发生脂质过氧化，细胞膜的结构完整性受到破坏，膜通透性增加，离子转运和生物功能受到影响。利多卡因能显著抑制大鼠纹状体缺氧诱发的 NMDA 释放。对短暂前脑缺氧模型的研究发现，用 4 μmol/L 利多卡因灌注可使谷氨酸、NMDA 分别下降 67% 和 79%，提示利多卡因通过降低缺氧引起的细胞外高 EAA 浓度，保护神经细胞。动态观察大鼠短暂前脑缺血时海马 CA1 区和皮质区的细胞外谷氨酸浓度的变化，发现其在缺血时迅速升高，缺血结束时达峰值。经静脉和蛛网膜下隙分别注入利多卡因，可减少两区域细胞外谷氨酸的聚集，且利多卡因浓度愈高，其作用愈强。

(2) 利多卡因对降钙素基因相关肽及钙调素的影响。降钙素基因相关肽（calcitonin gene - related peptide, CGRP）是迄今所知体内最强烈的舒血管活性多肽。颅脑损伤时 CGRP 作为一种内源性保护因子，其含量不升高反而下降，不能有效地抑制内皮素引起的继发性脑损伤。钙调素（calmodulin, CaM）是一种酸性钙结合蛋白，CaM 与 Ca^{2+} 结合形成活性复合物后，才可启动靶酶引起一系列生理或病理反应。颅脑损伤时由于神经细胞内钙超载可使 CaM 转变成活性型且其活性异常增高。Ca^{2+} - CaM 复合物可使 5 - 羟色胺及去甲肾上腺素释放，引起脑血管痉挛，加重脑缺血。此外，CaM 还可活化蛋白激酶Ⅱ，加速神经细胞自身消化，从而对继发性脑损害的发生发展起决定性作用。研究显示重型颅脑损伤后 1 周内 CGRP 持续性下降而 CaM 升高，利多卡因可使上述改变显著减轻从而起到明显的脑保护作用，患者预后显著改善。其作用机制可能包括以下几个方面：①作用于内皮细胞，抑制内皮素释放，同时促进 CGRP 合成及释放。②通过对膜上电压依赖性钙通道的抑制作用，抑制缺氧引起的神经细胞内 Ca^{2+} 升高，减少 Ca^{2+} 与 CaM 结合而避免 CaM 激活及释放。③抑制兴奋性神经递质谷氨酸释放，减少谷氨酸引起的 Ca^{2+} 内流，减轻钙超载引起的一系列脑损害。④减少氧自由基生成，防止脂质过氧化反应所致脑损害。

(3) 利多卡因对内皮素的影响。颅脑损伤后，由于强烈的应激反应，使交感肾上腺髓质系统过度兴奋,肾上腺素分泌大量增加,导致血管内皮细胞释放内皮素;颅内压上升,脑灌注压下降,脑缺血缺氧及神经元损伤导致继发性脑损伤,加重患者病情。研究表明利多卡因具有明显的调控应激反应及内皮素拮抗作用。其机制包括:①抑制交感肾上腺素系统,抑制应激反应,减少肾上腺素等儿茶酚胺的释放,从而使内皮素分泌减少,降低颅脑损伤患者的应激损伤及内皮素对中枢神经系统的损伤,减轻脑细胞缺血缺氧。②抑制神经反射,提高脑血管张力,降低颅内压。③抑制脑代谢及减少氧耗量。④抑制Na^+进入细胞,减少动作电位的产生,降低能量消耗,从而对缺血缺氧的神经细胞起保护作用。

(唐建成 何荣芝 谢 征)

第二节 非麻醉药物的脑保护作用

脑保护研究迄今,发现许多药物都有一定的保护作用,但全身性的不良反应也不小,目前临床与基础的大量研究证实尚无一种单一药物能够全面承担起完善的脑保护作用,综合的脑保护手段是现在提倡的重要措施。本节介绍一些已有研究报道的非麻醉药物的脑保护作用。

由于大脑复苏的极端复杂性与缺血后引起大量的细胞死亡,对于脑保护的许多潜在方法都进行过研究。尽管在动物实验中取得过较好的效果,理论上的推论也似乎支持,但是在临床工作中尝试应用的这些方法尚未取得任何决定性的疗效。

1. 兴奋性神经递质拮抗剂

(1) NMDA 拮抗药。兴奋性氨基酸浓度过高可产生细胞毒性,导致神经元损伤。NMDA 受体是兴奋性氨基酸主要受体之一,NMDA 受体激活可引起神经元细胞内钙超负荷以及 NO 的病理性释放,造成神经元死亡。NMDA 受体阻断剂可减少钙流入神经元,实验结果显示局灶性脑缺血后,在缺血性半暗带中,可使梗死体积明显缩小(40%~70%)。竞争性 NMDA 拮抗剂,如塞福太(selfote1)可阻滞受体的谷氨酸识别位点。非竞争性 NMDA 拮抗剂,包括右啡烷(dextrorphan)、阿替加奈(aptigane1)、苯环利定(phencyclidine)、依利罗地(eliprodil)等,可阻滞 NMDA 相关离子通道。除了主要的谷氨酸识别位点外,NMDA 受体还包含一个甘氨酸位点,抑制甘氨酸的作用可降低受体活性。NMDA 受体的甘氨酸位点拮抗剂(ACEA1021)也可使实验性局灶性脑缺血梗死体积缩小。

尽管激活 NMDA 受体可以引起兴奋性毒性损害,但是必须清楚的是,谷氨酸参与了大脑正常功能运转,在脑缺血时如果完全阻断其释放反而可能损伤未受损的脑组织,因此,在应用 NMDA 拮抗剂进行脑保护时必须全面评估以平衡其剂量与功效。Traxoprodil(NMDA 受体 NR2B 亚基拮抗剂),目前已经进入临床试验阶段,但是尚无明显的具有统计学意义的数据支持其在降低死亡率方面有任何改善。另一个进入临床Ⅲ期试验的药物是 Dexanbinol(大麻素衍生物),一种合成的拮抗药,同样,临床试验中尚未显示出其明确的治疗效果。其他一些进入临床阶段的药物，要么没有什么效果，像塞福太，要么不能超过天然的方法并且带来较强的不良反应，比如阿替加奈与依利罗地，使得这些药物的Ⅲ期临床试验最终不得不放弃。

地卓亚平马来酸盐（MK-801）是一种非竞争性 NMDA 受体拮抗剂，实验表明其可能通过诱导低温而起到脑保护作用。但是地卓亚平并没有被批准应用于人体，似乎也并不允许应用于人体。

镁作为一种非竞争性 NMDA 受体拮抗剂，可以与离子通道密切结合，阻止离子流动，起到一定的脑保护作用。尽管 Mg^{2+} 在正常细胞运作中起着十分关键的作用，同时对细胞水肿与细胞死亡具有一定的保护作用，但在临床研究中并未发现其具有显著的脑保护作用，最近的研究报道还指出在严重脑损伤的患者应用镁剂不但无效反而会带来较多的不良反应，因此并不提倡使用。

(2) AMPA 受体拮抗剂。AMPA 受体（a-amino-3-hydroxy-5-methyl-4-isoxa-zolep-propionate receptor，AMPAR）介导中枢神经系统快速兴奋性突触传递，其在突触后膜的动态表达与长时程增强、长时程抑制的诱发和维持有关，参与调节学习记忆活动。AMPAR 在淀粉样蛋白作用下的过度胞吞和裂解致其在突触后膜缺失，可致突触损伤和功能障碍，与阿尔茨海默病早期认知障碍密切相关。AMPAR 还参与谷氨酸介导的兴奋性损伤，Ca^{2+} 通透性 AMPAR 亚型的过度激活能导致阿尔茨海默病神经元的功能障碍甚至死亡。此外，AMPAR 还参与 tau 蛋白的异常磷酸化，与神经原纤维缠结的形成有关。因而突触后膜 AMPAR 受体数目和功能异常可能是导致阿尔茨海默病发生的重要环节。AMPAR 受体通透 K^+、Na^+，不通透 Ca^{2+}，因此反转电位为 0 mV。

与传统 NMDA 受体拮抗剂相比，AMPA 受体拮抗剂的不良反应要轻许多，因而也较易耐受。但该类药物尽管在实验室研究取得一定效果，目前尚未被应用于临床试验。只有 Zonampanel 作为治疗急性中风药物应用在临床Ⅱ期的试验中。

2. calpain 蛋白酶抑制剂　calpain 是一种存在于脑内的钙蛋白酶，其主要作用在于降解与消化某些结构性的脑细胞上的蛋白。在正常情况其保持非活性的状态，但若在一些物理与化学应激反应下该种蛋白酶可以过分激活从而引起脑细胞的损害。抑制该蛋白酶较阻断谷氨酸受体所导致的对大脑的影响显然较轻，因此应用于脑保护具有一定的价值。目前对两种 calpain 蛋白酶抑制剂的研究观察发现其治疗有效的时间是在脑损伤后 3~6 h。

3. Caspase 蛋白酶抑制剂　Caspase 也是一种蛋白酶（半胱天冬酶），该种蛋白酶主要针对细胞凋亡。研究表明，抑制该组蛋白酶能够起到一定的脑保护作用，同时对肝脏缺血也有良好的应用价值。米诺环素由于在动物脑损伤与慢性疾病模型中体现出良好的保护作用，目前已经在早期临床试验中，其作用机制据信与其抑制细胞色素 C 有关。地塞米松对大鼠脑损伤的研究发现其能够抑制损伤后继发的炎症反应中 Caspase-3 的活性而发挥脑保护的作用。

4. 维护线粒体功能药物　线粒体是细胞能量的主要供应结构，在细胞缺血损害引起死亡后，线粒体也失去功能。因此保护线粒体功能的正常即可产生细胞保护作用。环孢素 A 由于可以抑制线粒体在应激反应时的膜通透性防止其肿胀破裂，因而可能具有一定的脑保护作用。最新研究表明，其应用于脑损伤时较安全，其颅内脑脊液的药代动力学也比较清楚，因此已经进入临床Ⅲ期试验。

5. 红细胞生成素　红细胞生成素（EPO）是一类由肾脏分泌的细胞因子，主要用于调节造血功能。在中枢神经系统中普遍存在着 EPO 的受体，脑组织在缺氧或者缺血后有 EPO 的释放。EPO 起初产生于成年哺乳动物缺血半影区的星形胶质细胞，EPO 可以促进神经再生、血管再生，也可以促进修复蛋白的生成，消除神经毒性反应，减少炎症和抑制细胞凋亡。EPO 曾用于脑缺血卒中患者的预处理。然而，如果在术前给予 EPO，其发挥预防性保护作用将更为明显。EPO 的非造血同形物 aEPO，已经被研发成功，它的神经保护作用具有与 EPO 相当的效能。这些类似物并不能使白细胞比容增加，因此并不能通过增强血液的黏稠性加重缺血引起的脑损伤。因此应用 EPO 具有较确实的神经保护作用。例如在动物脑缺血实验中其可以减少梗死面积，改善行为与认知功能，而在中风患者的应用中也较安全，目前其已经进入Ⅲ期临床试验。

6. 性激素类药物　由于发现在颅脑损伤中男性与女性的预后不同，引发了对于雌激素与孕酮的研究。研究认为这两种激素均能提供脑保护的作用，雌激素具有抗凋亡与抗氧化的功能，同时还能够增加脑血流，孕酮则具有更多的保护功能，比如抑制细胞凋亡，减轻脑水肿，减少 GABA 能介导的细胞毒性等。但是，在临床应用中，两种激素产生的效果却不一致，对女性脑损伤患者给予雌激素发现其增加了死亡率，因此许多研究对其应用产生了争议，而孕酮的疗效却较好，因而许多研究中心正在对其进行更加深入的研究。

7. 缓激肽拮抗剂　在脑损伤后如何平衡继发的炎症反应十分复杂与重要。近年来，β_2 缓激肽亚型被筛选用于抑制继发的炎症反应，例如 Anatibant（一种新的高效和有选择性的非肽缓激肽 β_2 受体拮抗剂）目前已经通过了Ⅰ期临床试验并进入Ⅱ期研究。

8. Na^+ 通道阻滞剂　Na^+ 通道阻滞剂利鲁唑可以在脑缺血时通过减少谷氨酸释放起到脑保护作用。拉莫三嗪作为抗惊厥药物，通过阻滞 Na^+ 通道发挥其抗惊厥作用，它可以减少谷氨酸释放及脑缺血损伤。关于其特点有待进一步研究。

9. 自由基清除剂　超氧化物歧化酶（SOD）、去铁敏、维生素 E、甘露醇和糖皮质激素均具有自由基清除作用。超氧化物歧化酶较短的半衰期（8 min）和较差的血脑屏障通透性均限制了其作用的发挥。糖皮质激素具有膜稳定特性及可以减轻脑部肿瘤引起的脑组织水肿，但是这些并没有改善脑缺血的预后。人们仍在研究自由基清除剂的临床价值。替拉扎特是一种脂溶性 21 - 氨基类固醇化合物，可以通过血脑屏障发挥抗脂质氧化作用，抑制自由基的形成和脂质过氧化。研究表明，只有在缺血事件发生前给予替拉扎特才可发挥其脑保护作用。

10. 花生四烯酸衍生物　花生四烯酸衍生物在缺血时引起血管收缩物质血栓素的释放超过血管舒张物质前列环素的释放，从而导致血栓素合成酶抑制剂的合成及 PGI2 合成酶的生成以防止血管过度收缩。

11. 右旋美托咪啶　右旋美托咪啶是一种 α_2 受体激动剂，它可以通过减少血中去甲肾上腺素的释放而降低中枢交感神经活性。人们发现右旋美托咪啶在局部缺血模型中具有脑保护作用，可能与脑损伤引起过量儿茶酚胺生成有关。右旋美托咪啶可以降低氟烷和异氟醚的 MAC，同时在 $CMRO_2$ 改变不明显的情况下降低脑血流。

12. 一氧化氮 一氧化氮（NO）是一种具有复杂的神经激活作用的自由基。NO 在一氧化氮合酶催化作用下由氨基酸 L-精氨酸生成，L-精氨酸在局灶性脑血肿具有脑保护作用。至今已发现三种形式的 NOS：

（1）神经性一氧化氮合酶。如二乙基溴乙酰胺 NOS（nNOS）可以使谷氨酸释放增多，可以增强 NMDA 调节神经毒性的作用，选择性的 nNOS 抑制剂具有脑保护作用。

（2）免疫性一氧化氮合酶。免疫性一氧化氮合酶（iNOS）在正常组织中并不存在。iNOS 可以引起迟发的神经细胞死亡，也可以增强谷氨酸的神经毒性。实验表明，iNOS 抑制剂氨基胍可以降低缺血引起的脑损伤。

（3）内皮性一氧化氮合酶。缺血引起内皮性 NOS（eNOS）释放，从而使细胞内 Ca^{2+} 增加，Ca^{2+} 增加通过脑血管舒张导致脑灌注增多，并且在啮齿动物实验中发现其可以减少缺血引起的脑损伤。

近年来有关脑保护的主要临床试验见表 27-1，另外，有关细胞死亡的途径也有新的发现，主要涉及细胞坏死与自吞噬的激活，因此也被称之为"坏死状"，这个新的途径为脑保护带来了新的研究方向。

表 27-1 目前临床进行的主要脑保护试验

机制/治疗	临床试验
促红细胞生成素	临床Ⅱ、Ⅲ期（德国），临床Ⅱ期（美国）
Caspase 蛋白酶抑制剂	肝脏移植临床Ⅱ期（用于抗肝细胞凋亡）
米诺环素	早期临床试验
AMPA 拮抗剂	对脑卒中患者临床Ⅱ期（Zonampanel）
缓激肽拮抗剂	临床Ⅱ期试验
孕酮	多中心临床试验正在开展
线粒体功能异常	临床Ⅲ期（环孢素 A，美国）
白蛋白	ALIAS 临床试验

结束语

在脑保护的研究与实施上必须认识到目前尚无一种全能的或统一的脑保护药物与方法。麻醉药的确可以提供一定的脑保护但并不清楚这种保护作用能够持续多久，另外，药物的剂量与应用的时限也是必须考虑的问题。近年来在动物模型上进行的其他脑保护研究，尽管有许多新的发现，但真正应用于临床尚有较长的距离。有些临床试验已经不能继续，比如 SAINT 的Ⅱ期试验等，其他试验，像 NXY-059（Cerovive，神经保护药物），在目前看来是应用于治疗缺血性卒中最具有潜力的临床试验，其初步确定的数据与效果优于其他临床试验。但无论如何，尽管道路漫长，研究工作仍然应该继续进行。

(邵新立)

第三节 脑缺血再灌注损伤药物保护研究进展

各种原因造成的组织血液灌注量减少可使细胞发生缺血性损伤,尽早恢复组织的血液灌注是减轻缺血性损伤的根本措施。但是,在动物实验和临床研究中却发现,恢复血液再灌注后,部分动物或者患者细胞功能代谢障碍及结构破坏反而加重,这种现象称为缺血再灌注损伤。脑也存在缺血再灌注损伤现象,且其危害性较大,致残率和死亡率高。临床中多采用药物对脑缺血再灌注损伤进行预防与处理,以达到脑组织功能保护效果。以下从药物的抗氧化、抗凋亡、减少血脑屏障损伤及抑制钙离子超载等方面对近年来神经保护性药物的研究现状进行介绍。

(一) 抗氧化作用

脑缺血再灌注引起大量自由基产生及自由基清除系统超氧化物歧化酶(SOD)、谷胱甘肽过氧化酶(glutathione peroxidase,GSH-PX)和过氧化氢酶等酶活性的降低,自由基可以通过使膜脂质过氧化增强,抑制蛋白质的功能,破坏核酸和染色体等对细胞造成损伤。抗氧化药物或者自由基清除剂则可通过对抗自由基的作用或者减少自由基的损伤而有效减轻再灌注损伤。

1. 化学药物   目前,被证实具有抗氧化作用的化学药物包括 SS31(d-arg-dmt-lys-phe-NH_2)、PMC(2,2,5,7,8-pentamethyl-6-hydroxychromane)、亚硝酸盐、NU1025 [8-hydroxy-2 methyl-quinazolin-4-(3H) one]、脱氢抗坏血酸(dehydroascorbic acid,DHA)、FeTMPyP、坎地沙坦、罗素他汀、罗格列酮、吡格列酮等。它们主要通过其抗氧化特性或者自由基清除功能而发挥作用,减少脑缺血再灌注损伤后的梗死体积,改善神经功能。

SS31是一种新型的细胞通透性抗氧化肽,可以阻止低密度脂蛋白(low density lipoprotein,LDL)的氧化或者脂质过氧化,减少由缺血再灌注损伤引起的谷胱甘肽的耗竭。其机制与抑制分化抗原簇36(cluster of differentiation 36,CD36)的表达有关,提示新型的抗氧化肽通过下调 CD36 的表达而可能成为治疗缺血性中风的有效途径。PMC是一种α-生育酚的类似物,且比其他的α-生育酚衍生物更具亲水性。实验证实,它可以显著减弱大脑中动脉栓塞引起的局部大脑缺血反应,减少梗死体积。其机制可能主要是阻止了自由基的生成。亚硝酸盐因其抗氧化特性而减少3-硝基酪氨酸的形成和脂质过氧化从而减少梗死体积,增强局部脑血供和功能恢复。缺血再灌注损伤中生成的活性氧可以引起多聚二磷酸腺苷核糖聚合酶(poly ADP-ribose polymerase, PARP) 的过度表达,PARP 的过度表达可以引起神经细胞的死亡。NU1025 是一种 PARP 阻止剂,通过减少多聚 ADP-核糖的积聚,逆转脑烟酰胺腺嘌呤二核苷酸的耗竭和减少 DNA 的断裂从而改善神经缺陷。DHA 是一种氧化了的抗氧化性抗坏血酸,可以通过血脑屏障,研究证实其脑保护作用与脑抗坏血酸水平的升高以及过度氧代谢的抑制有关。FeTMPyP 可以阻止脂质过氧化反应,改善神经功能,增强记忆修复,还可以减少由缺血再灌注损伤引起的海马 CA1 区锥体层神经元的丢失。AT-Ⅰ受体阻滞剂坎地沙坦和 HMG-CoA 还原酶阻滞剂罗素他汀的脑保护作用机制可能是因为对 eNOS 活化的调控。罗格列酮或者吡格列酮预处理可以明显减少大脑缺血再灌注损伤引起的氧化应激、COX-2 蛋白的表达和 MAPKs、NF-kappaB 的活化。它们通过抑制氧化应激和过度的炎症反应而发挥神经保护功能。

抗氧化剂有机硒化合物依布硒啉(ebselen)能抑制膜磷脂的过氧化反应和花生四烯酸级联反应中的脂肪氧合酶,还能阻滞活化白细胞生成超氧阴离子,抑制 iNOS,防止过氧化硝基引起的损伤。研究显示,暂时和永久性实验性局灶性脑缺血后,依布硒啉均具有神经保护作用。一项临床探索性研究表明,卒中后 24 h 内口服依布硒啉(300 mg/d)的耐受性良好,并能明显改善神经功能。依达拉奉是目前临床证实有效的自由基清除剂,国内外均已上市。依达拉奉可抑制黄嘌呤氧化酶和次黄嘌呤氧化酶的活性,刺激前列环素的生成,减少炎症介质白三烯的生成,降低羟自由基的浓度,抑制缺血性脑水肿,缩小梗死体积,改善神经功能。Hashizume 等对兔脊髓缺血模型系统性注射伊达拉奉,发现其能明显减轻脊髓缺血性神经元损伤,使存活的神经元明显增加,促进神经功能恢复。15 种在动物实验研究中证明有神经保护作用的药物在日本进行临床Ⅲ期试验,结果只有依布硒啉、依达拉奉和 Niearavene 三个自由基清除剂被认为有效,在脑卒中后病例中小范围试用。因此,该类药物可能成为较有开发价值的神经保护药。

2. 天然药物 包括夹竹桃麻素、羟基红花黄色素 A(hydroxy safflower yellow A,HSYA)、芍药醇、咖啡酸苯乙酯、紫杉叶素等。夹竹桃麻素可以显著抑制脂质过氧化反应,减少缺血再灌注引起的神经元退行性变和延迟性细胞死亡,减少氧化 DNA 损伤和神经胶质细胞的活化。HSYA 可以显著减少神经缺陷评分,同时显著减少氧化损伤标记物丙二醛(malondialdehyde,MDA)的上升,增加 SOD 和总抗氧化能力(total antioxidative capacity,T-AOC)的含量,通过其抗氧化特性而发挥神经保护功能。芍药醇是牡丹皮的一种普通成分,有抗血小板聚集和清除自由基的功能。它可以减少大脑梗死体积,减少神经缺陷,通过抑制和清除超氧化物阴离子,抑制小胶质细胞和 IL-1β 的活化而起到神经保护功能。咖啡酸苯乙酯(caffeic acid phenethyl ester,CAPE)是蜂胶的一种衍生物,用其预处理可以显著减少梗死体积,降低血液中 NO 的浓度。紫杉叶素可以显著减少 MDA 和硝基酪氨酸加合物的形成,抑制活性氧(reactive oxygen species,ROS)和 NO 的过度生成,抑制 NF-kappaB 的表达,抑制白细胞的渗出和 COX-2、iNOS、Mac-1 及 ICAM-1 的表达,从而阻止了白细胞向内皮细胞的紧密黏合和渗出,因其抗氧化特性而调节 NF-kappaB 介导的缺血再灌注损伤。

（二）抗凋亡

细胞凋亡是一种不同于细胞坏死的由基因调控的自主有序的细胞死亡，是脑缺血过程中神经元死亡的另一种形式，在缺血半暗带区和迟发性神经元死亡过程中起主要作用。神经元凋亡的调控基因有促凋亡基因如 p53、c-fos、c-jun、Caspase 等和抗凋亡基因如 Bcl-2。药物通过上调抗凋亡基因和下调促凋亡基因而减少神经元的凋亡，发挥脑保护作用。

1. 化学药物　包括粒细胞集落刺激因子（granulocyte colony stimulating factor，G-CSF）、Tat-GluR6-9c、GluR6 反义寡核苷酸等。G-CSF 显著地上调 Pim-1、Bcl-2 表达，下调细胞色素 C 向胞质的释放，减少 Bax 向线粒体的移位，降低神经元中 Caspase-3 分裂水平。MCAO 后，G-CSF 处理可以通过影响不同的抗凋亡通路而增加神经元和神经胶质细胞的存活能力，显著地减少梗死体积并改善早期的神经结局。GluR6 是红藻氨酸受体亚单位。缺血再灌注引起的 GluR6 介导的 c-Jun 氨基末端激酶（JNK）的活化通过核内和核外途径最终引起神经细胞的死亡。实验中构造的肽 Tat-GluR6-9c 通过抑制 GluR6 介导的信号通路而发挥神经保护作用。GluR6 反义寡核苷酸可以抑制 GluR6 的表达并且阻止 GluR6 * PSD-95 * MLK3 信号模板的组装，从而阻止 JNK 的活化和 c-Jun 的磷酸化。GluR6 反义寡核苷酸对大脑缺血再灌注引起的神经细胞的死亡有保护作用，应用它可以显著减少神经细胞的退行性变。

抑制凋亡药米诺环素（minocycline）即二甲胺四环素，能抑制脊髓损伤大鼠线粒体细胞色素 C 的释放，上调 Bcl-2 表达，改变 Bcl-2 与 Bax 比值，从而抑制脊髓神经细胞继发性损伤和凋亡。Stirling 等也发现米诺环素能延迟脊髓损伤大鼠胶质细胞死亡，减少轴突衰亡，从而促进脊髓损伤后功能恢复。

阿伐他汀是羟甲基戊二酸单酰辅酶 3 还原酶抑制剂，能有效地抑制胆固醇生物合成。Pannu 等报道显示，阿伐他汀能有效防止脊髓损伤大鼠神经元及少突胶质细胞凋亡，减轻由急性脊髓损伤引起的一系列病理变化。

美西律（mexiletine）则是通过抑制脊髓损伤大鼠 Caspase-3 激活而发挥抑制神经细胞凋亡的作用，且其对脊髓的保护作用优于甲基强的松龙。

此外，大量实验表明，神经系统疾病如脑缺血、脑外伤、HD、AD、ALS 等疾病的发生都与 Caspase 家族具有密切关系。为了有效治疗神经退行性疾病，许多药物开发研究都着重于 Caspase 的抑制剂，但目前研究主要局限在动物或细胞水平。综合起来，调节疗法有两种策略。一方面，选择性地激活凋亡，如设计 Bcl-2 反义核酸，封闭 Bcl-2 的过度表达，用于治疗由于凋亡不足引起的肿瘤。这是目前研究最多的靶分子之一，现已进入临床第 I/IIa 阶段的研究。另一方面，开发 Caspase 的抑制剂，多数药物是模拟肽酮活化位点，如 Z-VAD-FMK、Z-YVAD-FMK/EMK、Z-DEVD-FMK/CMK、Z-D-CMK 等。但是这些都是相对无选择性的 Caspase 抑制剂，特异性很差。因此，从理论上说，阐明 Caspase 的激活途径，可以开发一些选择性和特异性较高的阻断剂，用以治疗相关疾病。虽然 Caspase 研究已取得了很大进展，但如何安全使用 Caspase 的抑制剂也是急需解决的问题。

2. 天然药物　黄芩苷和栀子苷、梓醇等可以通过干预凋亡基因的表达而发挥神经保护作用。黄芩苷和栀子苷及其混合物都可以改善2, 3, 5-三苯基氯化四唑（2, 3, 5-triphenyltetrazolium chloride, TTC）染色情况和组织学结果，并且混合物效果最好。有研究表明，混合物还可以显著地改善磁共振的弥散加权成像（diffusion weighted imaging, DWI）、行为测试评分，并上调BDNF的表达，抑制Caspase-3的表达，说明其混合物可以显著地提高它们的效果，机制可能与其更好的调节BDNF基因和Caspase-3有关。研究表明，缺血再灌注可以使海马CA1亚区TUNEL（the terminal deoxynucleotidyl transferase-mediated UTP nick end label）阳性和Bax阳性细胞显著增加，梓醇不仅可以显著减少TUNEL阳性和Bax阳性细胞，而且可以显著增加Bcl-2阳性细胞。这些说明，梓醇通过调节Bcl-2和Bax基因的表达，可以有效地阻止凋亡。另有研究证实，应用梓醇可以显著保护海马CA1亚区的神经元并减少行为测试中的错误。当剂量增加时，梓醇的神经保护效应也增强。研究还证实，缺血后3h再应用梓醇仍然有效。这些结果提示，梓醇不只是延迟神经损伤的发生，而是确实有神经保护作用。

（三）减少血脑屏障的损伤

血脑屏障（blood brain barrier, BBB）是存在于脑组织与血液之间的一个复杂系统，它能控制血循环中某些物质向中枢神经组织转运，从而保证中枢神经组织内环境的稳定。血脑屏障的破坏是脑缺血再灌注损伤的重要病理生理基础。在缺血和再灌注早期，由于致炎细胞因子、黏附分子及趋化因子的上调，促使中性粒细胞黏附到血管壁，并通过血管壁进入中枢神经组织，随后单核细胞和巨噬细胞浸润，导致脑微血管内皮细胞及其基底膜损害，诱发血管源性水肿和出血。

1. 化学药物　主要包括吲达帕胺、普伐他汀等。吲达帕胺是一种磺胺类利尿剂，与噻嗪类有相似的结构，具有利尿作用和钙拮抗作用，是一种新的强效、长效降压药，对血管平滑肌有较高选择性。缺血再灌注可以使小鼠大脑毛细血管内皮（mouse brain capillary endothelial, MBCE）细胞的生存能力明显减弱，而吲达帕胺可以改善这一情况。吲达帕胺还可以减少由缺血引起的MBCE的通透性增加。这些结果提示吲达帕胺可能对缺血引起的损伤和血脑屏障的功能障碍有一定的保护作用。实验表明，普伐他汀预处理组的神经结局明显好于对照组，梗死体积也明显小于对照组，其机制与普伐他汀减少大脑微血管基底层损伤，减少血红蛋白外渗密切相关。

2. 天然药物　包括促红细胞生成素（erythropoietin, EPO）、姜黄素等可以通过减少血脑屏障的损伤而发挥脑保护作用。EPO预处理可以通过减少如海马区、皮质区、纹状体、脑干和下丘脑等处的血脑屏障断裂而减少梗死体积，阻止脂质过氧化反应而发挥其神经保护功能。研究表明，姜黄素可以明显减少梗死体积，改善神经缺陷，减少死亡率。实验中，它可以减少脑组织的水含量和埃文氏蓝染料的外溢，并且程度呈剂量依赖性。在培养的星形胶质细胞中姜黄素可以明显抑制由脂多糖（lipopolysaccharide, LPS）或者TNF-α引起的诱导型一氧化氮合酶（iNOS）的表达和NO生成的增加。另外，姜黄素还可以阻止大脑毛细血管内皮细胞的损伤。姜黄素通过阻止过氧亚硝基阴离子介导的血脑屏障的损伤而减轻大脑缺血再灌注损伤。

（四）抑制钙超载

脑缺血再灌注时，ATP供应不足，NMDA受体过度兴奋介导与其耦联的钙通道开放，细胞膜通透性增加以及钠-钙交换异常等因素导致细胞内游离钙浓度升高。细胞内钙超载一方面引起血管收缩，进一步加重脑缺血缺氧；另一方面引起细胞结构和功能的破坏，导致细胞死亡。细胞内钙离子浓度升高既是脑损伤的后果，又是进一步脑损伤的始动因子，因此被称为"细胞死亡的最终共同途径"。

钙通道阻滞剂能减少钙离子流入细胞，有效阻断细胞内钙超负荷，研究最多的药物是尼莫地平。最新研究表明，脑缺血能诱导与细胞凋亡相关的原癌基因的表达，尼莫地平能上调抑制基因（如Bcl-2）或下调促进基因（如Bax），从而产生抗神经元凋亡作用。另一种二氢吡啶类钙拮抗剂——尼伐地平（nilvadipine）有显著改善记忆、减少海马细胞凋亡和抑制Bax基因表达作用。

Fan等实验表明，钙结合蛋白（calbindin D 28k，CaBD）并不阻止钙离子通道，而是缓冲细胞内过多的Ca^{2+}，因而维持钙的动态平衡。蛋白转导结构域-钙结合蛋白（protein transduction domain-CaBD，PTD-CaBD）预处理可以减少细胞内游离钙离子浓度，并减少NMDA或缺氧缺糖暴露的海马切片细胞的死亡。缺血前腹腔注射PTD-CaBD可以减少大脑梗死体积，改善神经结局，提示PTD-CaBD可以通过调节钙离子浓度减少大脑缺血损伤。

（五）其他

大脑缺血后释放的花生四烯酸可以被代谢成20-羟花生四烯酸，20-羟花生四烯酸是一种强力的血管收缩剂，而此血管收缩作用可能会引起缺血损伤。TS-011可以阻止花生四烯酸代谢成20-羟花生四烯酸。研究证明，脑缺血后血浆20-羟花生四烯酸水平升高，应用TS-011可以减少梗死体积，使用7 d可以减少神经功能的缺陷。TS-011和组织纤溶酶原激活剂合用可以改善猴子中风模型的神经结局。这些表明，用TS-011来阻止20-羟花生四烯酸的生成可能是一种有效的治疗中风的手段。

结束语

脑缺血再灌注损伤的病理生理是一个多环节多因素多途径损伤的酶促级联反应，作用机制复杂，这就要求药物在疾病进程中多途径起作用，或者在疾病发展过程中应用不同的药物，以阻止脑缺血后级联反应所带来的脑损伤的发生。目前在此领域的研究进展是可喜的，但绝大部分尚未直接用于临床，仍需对药物效应及药物的相互作用做更多研究，以期更好地为临床应用提供药物选择。

（苏凤华　黄焕森）

参 考 文 献

[1] 关婷婷,吴新民. 利多卡因对 DNP 引发的电压依赖性钠电流变化的影响 [J]. 解放军医学杂志, 2006, 31: 809 - 811.

[2] 曹殿青,王维臻,吴新民,等. 不同浓度利多卡因对大鼠脑海马锥体神经元钠、钙电流的影响 [J]. 中国临床康复, 2006, 10 (18): 67 - 69.

[3] 尹燕伟,宋建防,周赞官,等. 利多卡因对大鼠脑损伤后脑组织水通道蛋白 4 表达的影响 [J]. 中国临床康复, 2006, 10 (12): 68 - 70.

[4] 欧阳昌汉,郭莲军,吕青,等. γ-氨基丁酸对急性不完全性全脑缺血大鼠脑组织氨基酸和钙离子含量的影响 [J]. 中国药理学与毒理学杂志, 2004, 18 (4): 2148 - 2152.

[5] 郭西文. 利多卡因对重型颅脑损伤患者血浆降钙素基因相关肽、钙调素及预后的影响 [J]. 菏泽医专学报, 2003, 15 (1): 1 - 3.

[6] 刘立良,黎建明,张日华,等. 利多卡因抑制颅脑损伤后继发性脑损害的临床研究 [J]. 中国临床神经外科杂志, 2003, 8 (1): 22 - 24.

[7] 秦成名,周作华,刘伯毅,等. 利多卡因静脉麻醉对颅脑损伤患者围手术期血浆内皮素的影响 [J]. 实用医学杂志, 2006, 22 (4): 406 - 408.

[8] STATLER K D, KOCHANEK P M, Dixon, et al. Isoflurane improves long - term neurological outcome versus fentanyl after traumatic brain injury in rats [J]. Journal of Neurotrauma, 2000, 17: 1179 - 1189.

[9] BICKLER P E, ZHAN X, FAHLMAN C S et al. Isoflurane preconditions hippocampal neurons against oxygenglucose deprivation: the role of intracellular Ca^{2+} and mitogen - activated protein kinase signalling [J]. Anesthesiology, 2005, 103: 532 - 539.

[10] MA D, HOSSAIN M, RAJAKUMARASWAMY N, et al. Combination of xenon and isoflurane produces a synergistic protective effect against oxygen - glucose deprivation injury in a neuronal-glial co-culture model [J]. Anesthesiology, 2003, 99: 748 - 751.

[11] BICKLER P E, WARNER D S, STRATMANN G. Gamma - Aminobutyric acid - A receptors contribute to isoflurane neuroprotection in organotypic hippocampal cultures [J]. Anesthesia & Analgesia, 2003, 97: 564 - 571.

[12] PINET C, LE GRAND B, JOHN G W, et al. Thrombinfacilitation of voltage gated sodium channel activation in human cardiomyocytes: implication for ischemic sodium loading [J]. Circulation, 2002, 106 (16): 2098 - 2103.

[13] KIMELBERG H K, NESTOR N B, FEUSTEL P J. Inhibition of release of tauri and excitatory amino acids in ischemia and neumpmtection [J]. Neuro Chem Res, 2004, 29 (1): 267 - 274.

[14] MARTINEZ SANCHEZ M, STRIGGOW F, SCHMDER K G, et al. Na^+ and Ca^{2+} homestasis pathways cell death an d protection after oxygen glucose deprivation in organotypic hippocampal slice cultures [J]. Neuro Science, 2004, 128 (4): 729 – 740.

[15] XUAN CHI X, XU Z C. Potassium currents in CAl neurous of rat hip pecampus increase shortly after transient cerebral isehemia [J]. Neumaci Lett, 2000, 281 (1): 5 – 8.

[16] PAJOLLA G P, TAVARES R F, PELOSI G G, et al. Involvement of the periaqueduc gay in the hypotensiveresponse evoked by L – glutamatemicroinjection in the lateral hypothalamus af unanesthetizedrats [J]. Auton Neurasci, 2005, 122 (1 – 2): 84 – 93.

[17] NAOHIRO K, AKIYOSHI H. Propofol attenuates hydrogen peroxide – induced mechanical an d metabolic derangements in the isolatedrat heart [J]. Anesthsiology, 1996, 84 (1): 117 – 127.

[18] WU X J, ZHENG Y J, CUI Y Y, et al. Propofol attenuates oxidative stress – induced PC12 cel injury via p38 MAP kinase dependent pathway [J]. Acta Pharmacol Sin, 2007, 28 (8): 1123 – 1128.

[19] CHANG K S K, DAVIS R F. Propofol produces endothelium – independent vasodilation and may act as a Ca channel blocker [J]. Anesth Ana, 1993, 76 (1): 24 – 32.

[20] TSUJIGUCHI N, YAMAKAGE M, NAMIKI A. Mechanisms of direct inhibitory action of propofol on uterine smooth muscle contraction in pregnant rats [J]. Anesthesiology, 2001, 95 (5): 1245 – 1255.

[21] HOLRIGEL G S, TOTH K, SOLTESZ I. Neuroproteetion by propofol inacute mechanical injury: role of GABAergic inhibition [J]. Neurophysiol, 1996, 76 (4): 2412 – 2422.

[22] JEAN M, JEAN-BAPTISE L, VINCENT L, et al. Anesthetics affect the uptake but not the depolarization – evoked release of GABA in rat striatal synaptosomes [J]. Anesthesiology, 1995, 82 (2): 502 – 511.

[23] HUTCHINSON P J, O CONNEL M T, AlRAWI P G, et al. Increases in GABA concentrations during cerebral ischemia: a microdialysis study of extracelular amino acids [J]. J Neurol Neurosurg Psychiatry, 2002, 72: 99 – 105.

[24] CHEN R M, CHEN T G, CHEN T L, et al. Anti – inlarmnatory an dantioxidative efects of propo fol on lipopolysaccharide – activated macrophages [J]. Ann NYAcad Sci, 2005, 1042: 262 – 271.

[25] TAKUMI T, KEN Y, NOBUKO O, et al. Efect ofpropofol on hemodynamic and inflammatory responses to endotoxemia in rats [J]. Crit CareMed, 2000, 28 (4): 1101 – 1106.

[26] TAKUMI T, HIROKO K, KEN Y, et al. Effects of posttreatment with propofol on mor-

tality and cytokine responses to endotoxin induced shock in rats [J]. Crit Care Med, 2002, 30 (4): 904-906.

[27] SANDERS R D, MAZE M. Xenon: from stranger to guardian [J]. Current Opinion in Anaesthesiology, 2005, 18: 405-411.

[28] MA D, HOSSAIN M, PETTET G K, et al. Xenon preconditioning reduces brain damage from neonatal asphyxia in rats [J]. Journal of Cerebral Blood Flow and Metabolism, 2006, 26: 199-208.

[29] CAO H, KASS I S, COTTRELL J E, et al. Pre or post insult administration of lidocaine or thiopental attenuates cell death in rat hippocampal slice cultures caused by oxygen-glucose deprivation [J]. Anesthesia & Analgesia, 2005, 101: 1163-1169.

[30] DAVID H N, LEVEILLE F, CHAZALVIEL L, et al. Reduction of ischaemic brain damage by nitrous oxide and xenon [J]. Journal of Cerebral Blood Flow and Metabolism, 2003, 23: 1168-1173.

[31] JEVTOVIC-TODOROVIC V, TODOROVIC S M, MENNERICK S, et al. Nitrous oxide (laughing gas) is an NMDA antagonist, neuroprotectant and neurotoxin [J]. Natural Medicines, 2004, 4: 460-463.

[32] NIIYAMA S, TANAKA E, TSUJI S, et al. Neuroprotective mechanisms of lidocaine against in vitro ischemic insult of the rat hippocampal CA1 pyramidal neurons [J]. Neurosciences Research, 2005, 53: 271-278.

[33] YURKEWICA L, WEAVER J, BALICA L, et al. The effect of the selective NMDA receptor traxoprodil in the treatment of traumatic brain injury [J]. Journal of Neurotrauma, 2005, 22: 1428-1443.

[34] SORIANO S G, ANAND K J. Anesthetics and brain toxicity [J]. Curr Opin in Anaesthesiology, 2005, 18: 293-297.

[35] CHEN H S, LIPTON S A. The chemical biology of the clinically tolerated NMDA receptor antagonists [J]. Journal of Neurochemistry, 2006, 97: 1611-1626.

[36] MAAS A L, MURRAY G, HENNEY H, et al. Efficacy and safety of dexanabinol in severe traumatic brain injury: results of a phase III randomised, placebo controlled, clinical trial [J]. Lancet Neurology, 2006, 5: 38-45.

[37] WANG K K W. Calpain and caspase: can you tell the difference [J]. Trends in Neurosciences, 2000, 23: 20-26.

[38] MUIR K W. Glutamate-based therapeutic approaches: clinical trials with NMDA antagonists [J]. Current Opinion in Pharmacology, 2006, 6: 53-60.

[39] FURUKAWA T, HOSHINO S, KOBAYASHI S, et al. The glutamate AMPA receptor antagonist, YM872, attenuates cortical tissue loss, regional cerebral oedema and neurological motor deficits after experimental brain injury in rats [J]. Journal of Neurotrauma, 2003, 20: 269-278.

[40] MARKGRAF C G, VELAYO N L, JOHNSON M P, et al. Six-hour window of oppor-

tunity for calpain inhibition in focal cerebral ischaemia in rats [J]. Stroke, 1998, 29: 152 – 158.

[41] KUPINA N C, NATH R, BERNATH E E, et al. The novel calpain inhibitor SJA6017 improves functional recovery after delayed administration in a mouse model of diffuse head injury [J]. Journal of Neurotrauma, 2001, 18: 1229 – 1240.

[42] KREUTER M, LANGER C, KERKHOFF C, et al. Stroke, myocardial infarction, acute and chronic inflammatory diseases; caspases and other apoptotic molecules as targets for drug development [J]. Archivum Immunologiae et Therapiae Experimentalis (Warsz), 2004, 52: 141 – 155.

[43] LINTON S D, AJA T, ARMSTRONG R A, et al. First – in – class pan caspase inhibitor developed for the treatment of liver disease [J]. Journal of Medicinal Chemistry, 2005, 48: 6779 – 6782.

[44] HASSELBLATT M, EHRENREICH H, SIREN A L. The brain erythropoietin system and its potential for therapeutic exploitation in brain disease [J]. Journal of Neurosurgical Anesthesiology, 2006, 18: 132 – 138.

[45] IRAZUZTA J, PRETZLAFF R K, DECOURTEN-MYERS G, et al. Dexamethasone decreases neurological sequelae and caspase activity. Intensive Care Medicine, 2005, 31: 146 – 150.

[46] MUIR J A, LEES K R, FORD I, et al. Magnesium for acute stroke (Intravenous Magnesium Efficacy in Stroke Trial): randomised controlled trial [J]. Lancet, 2004, 363: 439 – 445.

[47] TEMKIN N R, ANDERSON G D, WINN H R, et al. Magnesium sulphate for neuroprotection after traumatic brain injury: a randomised controlled trial [J]. Lancet Neurology, 2007, 6: 29 – 38.

[48] VAN DEN HEUVEL C, VINK R. The role of magnesium in traumatic brain injury [J]. Clinical Calcium, 2004, 14: 9 – 14.

[49] MERENDA A, BULLOCK R. Clinical treatments for mitochondrial dysfunctions after brain injury [J]. Current Opinion in Critical Care, 2006, 12: 90 – 96.

[50] MAZZEO A T, KUNENE N K, GILMAN C B, et al. Severe human traumatic brain injury, but not cyclosporine A treatment, depresses activated T lymphocytes early after injury [J]. Journal of Neurotrauma, 2006, 23: 962 – 975.

[51] SIREN A L, RADYUSHKIN K, BORETIUS S, et al. Global brain atrophy after unilateral parietal lesion and its prevention by erythropoietin [J]. Brain, 2006, 129: 480 – 489.

[52] EHRENREICH H, HASSELBLATT M, DEMBOWSKI C, et al. Erythropoeitin therapy for acute stroke is both safe and beneficial [J]. Molecular Medicine, 2002, 8: 495 – 505.

[53] DUBAL D B, RAU S W, SHUGRUE P J, et al. Differential modulation of oestrogen

receptors (ERs) in ischemic brain injury: a role for ER (alpha) in estradiol - mediated protection against delayed cell death [J]. Endocrinology, 2006, 147: 3076 - 3084.

[54] HOFFMAN G E, MERCHENTHALER I, ZUP S L. Neuroprotection by ovarian hormones in animal models of neurological disease [J]. Endocrine, 2006, 29: 217 - 232.

[55] STEIN D G, HOFFMAN S W. Estrogen and progesterone as neuroprotective agents in the treatment of acute brain injuries [J]. Pediatric Rehabilitation, 2003, 6: 13 - 22.

[56] PETTUS E H, WRIGHT D W, STEIN D G, et al. Progesterone treatment inhibits the inflammatory agents that accompany traumatic brain injury [J]. Brain Research, 2005, 1049: 112 - 119.

[57] ROBERTSON C L, PUSKAR A, HOFFMAN G E, et al. Physiologic progesterone reduces mitochondrial dysfunction and hippocampal cell loss after traumatic brain injury in female rats [J]. Experimental Neurology, 2006, 197: 235 - 243.

[58] DEGTEREV A, HUANG Z, BOYCE M, et al. Chemical inhibitor of nonapoptotic cell death with therapeutic potential for ischaemic brain injury [J]. Nature Chemical Biology, 2005, 1: 146 - 150.

[59] DJENAILI M, GUO Q, PETTUS E H, et al. The neurosteroids progesterone and allopregnanolone reduce cell death, gliosis, and functional deficits after traumatic brain injury in rats [J]. Journal of Neurotrauma, 2005, 22: 106 - 118.

[60] WRIGHT D W, KELLERMAN A L, HERTZBERG V S, et al. ProTECT: a randomized clinical trial of progesterone for acute traumatic brain injury [J]. Annals of Emergency Medicine, 2007, 49: 391 - 402.

[61] MARMAROU A, GUY M, MURPHY L, et al. A single dose, three arm, placebo - controlled, phase I study of the bradykinin B2 receptor antagonist Anatibant (LF16 - 0687Ms) in patients with severe traumatic brain injury [J]. J Neurotrauma, 2005, 22: 1444 - 1455.

[62] WARNER D S. Perioperative neuroprotection: are we asking the right questions? [J]. Anesthesia & Analgesia, 2004, 98: 563 - 565.

[63] GINSBERG M D. Post - NXY - 059 era ischemic neuroprotection [J]. Stroke, 2007, 6: 1966 - 1972.

[64] CHO S, SZETO H H, KIM E, et al. A novel cell - permeable antioxidant peptide, SS31, attenuates ischemic brain injury by down - regulating CD36 [J]. J Biol Chem, 2007, 282 (7): 4634 - 4642.

[65] HSIAO G, LEE J J, CHEN Y C, et al. Neuroprotective effects of PMC, a potent alpha - tocopherol derivative, in brain ischemia - reperfusion: reduced neutrophil activation and anti - oxidant actions [J]. Biochem Pharmacol, 2007, 73 (5): 682 - 693.

[66] JUNG K H, CHU K, KO S Y, et al. Early intravenous infusion of sodium nitrite pro-

tects brain against in vivo ischemia – reperfusion injury [J]. Stroke, 2006, 37 (11): 2744 – 2750.

[67] KAUNDAL R K, SHAH K K, SHARMA S S. Neuroprotective effects of NU1025, a PARP inhibitor in cerebral ischemia are mediated through reduction in NAD depletion and DNA fragmentation [J]. Life Sci, 2006, 79 (24): 2293 – 2302.

[68] MACK W J, MOCCO J, DUCRUET A F, et al. A cerebroprotective dose of intravenous citrate/sorbitol – stabilized dehydroascorbic acid is correlated with increased cerebral ascorbic acid and inhibited lipid peroxidation after murine reperfused stroke [J]. Neurosurgery, 2006, 59 (2): 383 – 388; discussion 383 – 388.

[69] DHAR A, KAUNDAL R K, SHARMA S S. Neuroprotective effects of FeTMPyP: a peroxynitrite decomposition catalyst in global cerebral ischemia model in gerbils [J]. Pharmacol Res, 2006, 54 (4): 311 – 316.

[70] ENGELHORN T, DOERFLER A, HEUSCH G, et al. Reduction of cerebral infarct size by the AT1 – receptor blocker candesartan, the HMG – CoA reductase inhibitor rosuvastatin and their combination. An experimental study in rats [J]. Neurosci Lett, 2006, 406 (1 – 2): 92 – 96.

[71] COLLINO M, ARAGNO M, MASTROCOLA R, et al. Modulation of the oxidative stress and inflammatory response by PPAR – gamma agonists in the hippocampus of rats exposed to cerebral ischemia/reperfusion [J]. Eur J Pharmacol, 2006, 530 (1 – 2): 70 – 80.

[72] WANG Q, TOMPKINS K D, SIMONYI A, et al. Apocynin protects against global cerebral ischemia – reperfusion – induced oxidative stress and injury in the gerbil hippocampus [J]. Brain Res, 2006, 1090 (1): 182 – 189.

[73] HSIEH C L, CHENG C Y, TSAI T H, et al. Paeonol reduced cerebral infarction involving the superoxide anion and microglia activation in ischemia – reperfusion injured rats [J]. J Ethnopharmacol, 2006, 106 (2): 208 – 215.

[74] WANG Y H, WANG W Y, CHANG C C, et al. Taxifolin ameliorates cerebral ischemia – reperfusion injury in rats through its anti – oxidative effect and modulation of NF – kappa B activation [J]. J Biomed Sci, 2006, 13 (1): 127 – 141.

[75] SOLAROGLU I, TSUBOKAWA T, CAHILL J, et al. Anti – apoptotic effect of granulocyte – colony stimulating factor after focal cerebral ischemia in the rat [J]. Neuroscience, 2006, 143 (4): 965 – 974.

[76] PEI D S, WANG X T, LIU Y, et al. Neuroprotection against ischaemic brain injury by a GluR6 – 9c peptide containing the TAT protein transduction sequence [J]. Brain, 2006, 129 (Pt 2): 465 – 479.

[77] PEI D S, GUAN Q H, SUN Y F, et al. Neuroprotective effects of GluR6 antisense oligodeoxynucleotides on transient brain ischemia/reperfusion – induced neuronal death in rat hippocampal CA1 region [J]. J Neurosci Res, 2005, 82 (5): 642 – 649.

[78] ZHANG Z J, LI P, WANG Z, et al. A comparative study on the individual and com-

bined effects of baicalin and jasminoidin on focal cerebral ischemia – reperfusion injury [J]. Brain Res, 2006, 1123 (1): 188 – 195.

[79] LI D Q, BAO Y M, LI Y, et al. Catalpol modulates the expressions of Bcl – 2 and Bax and attenuates apoptosis in gerbils after ischemic injury [J]. Brain Res, 2006, 1115 (1): 179 – 185.

[80] NISHIOKU T, TAKATA F, YAMAUCHI A, et al. Protective action of indapamide, a thiazide – like diuretic, on ischemia – induced injury and barrier dysfunction in mouse brain microvascular endothelial cells [J]. J Pharmacol Sci, 2007, 103 (3): 323 – 327.

[81] TRINKL A, VOSKO M R, WUNDERLICH N, et al. Pravastatin reduces microvascular basal lamina damage following focal cerebral ischemia and reperfusion [J]. Eur J Neurosci, 2006, 24 (2): 520 – 526.

[82] JIANG J, WANG W, SUN Y J, et al. Neuroprotective effect of curcumin on focal cerebral ischemic rats by preventing blood – brain barrier damage [J]. Eur J Pharmacol, 2007, 561 (1 – 3): 54 – 62.

[83] FAN Y, SHI L, GU Y, et al. Pretreatment with PTD – calbindin D 28k alleviates rat brain injury induced by ischemia and reperfusion [J]. J Cereb Blood Flow Metab, 2007, 27 (4): 719 – 728.

[84] OMURA T, TANAKA Y, MIYATA N, et al. Effect of a new inhibitor of the synthesis of 20 – HETE on cerebral ischemia reperfusion injury [J]. Stroke, 2006, 37 (5): 1307 – 1313.

第二十八章　亚低温脑保护

第一节　亚低温脑保护的实施

几个世纪以前人们就已经认识到低温具有治疗作用，最早将诱导低温应用于颅脑损伤的报道见于20世纪40年代。20世纪50年代，低温的运用使心血管手术发生了革命性变化，随后低温被用于颅内动脉瘤的围手术期处理。20世纪60~70年代，国内外也曾经一度将深低温体外循环的方法用于颅内动脉瘤的直视手术，但由于术后不良反应较大如心律失常、血压下降、凝血功能障碍及免疫抑制等，抵消了它带来的益处。随后30年，低温技术陷入低谷，直到20世纪90年代中后期，研究者证实亚低温对实验性缺血和实验性颅脑外伤具有显著的治疗保护作用。无论是动物实验研究，还是临床实践，绝大多数研究都表明30~35℃的亚低温具有减少脑组织耗氧量、降低脑代谢、减轻脑组织酸中毒、减少内源性有害物质的生成和细胞内流等作用，从而减轻脑水肿和降低颅内压，起到脑保护作用。目前国际医学界将低温划分为轻度低温（mild hypothermia）33~35℃、中度低温（moderate hypothermia）28~32℃、深度低温（profound hypothermia）17~27℃。1993年江基尧等首先将前两者划分为亚低温，随后这一概念被国内同行所广泛引用。低温，特别是亚低温保护作用的机制并不仅限于降低机体代谢。在正常脑组织和生物体，温度每降低1℃可减少机体代谢约7%。但在心脏停搏后，亚低温却并不降低脑代谢，而是通过多种机制减轻缺血再灌注或创伤后的继发性损伤，如氧供需失衡，氧化反应，细胞凋亡，兴奋性氨基酸释放，脑水肿，血脑屏障受损，白三烯生成，颅内高压，炎性因子释放以及中性粒细胞聚集等。目前在低温保护作用机制方面已经进行了大量广泛而深入的研究，这些成果加深了我们对低温保护作用的理解，并为其在临床上的应用提供了理论基础。

一、亚低温脑保护作用的机制

1. 降低脑组织氧耗量及代谢率　实验证明，亚低温能降低代谢率，减少脑损伤后脑细胞氧耗量，从而减少了对能量的需求，改善细胞能量代谢，减少乳酸堆积，减轻代谢性酸中毒。亚低温治疗能显著降低颅脑创伤患者颅内压和脑氧代谢率，能使损伤后脑组织乳酸清除率恢复至正常水平。在正常供氧条件下，体温每下降1℃，脑代谢率可降低6.7%，当体温降至33℃时，脑细胞耗氧量可降低约35%，而体温30℃时，脑代谢降低50%左右，脑耗氧量只有正常时的58%，表明亚低温具有比较肯定的降低脑细胞能量代谢的作用。Marion等的临床研究表明，32~33℃亚低温治疗能使重型颅脑创伤患者的颅内压、脑氧代谢率均较常规组明显下降，可明显促进重型颅脑创伤患者神经功能恢复和改善预后。

2. 保护血脑屏障　国内外学者就亚低温对脑创伤后血脑屏障的保护作用进行了深入的研究。低温能抵制白三烯B4生成，白三烯B4是介导血管收缩的强效因子，亚低温能减少脑缺血后白三烯生成的增加，避免由于内皮细胞收缩，内皮间隙增加而导致血脑屏障通透性增加，从而减轻脑水肿的发生，降低颅内压。Jiang等研究发现，正常温度动物脑损伤后大脑半球、丘脑、海马等部位血脑屏障明显破坏，而30℃低温治疗动物损伤后血脑屏障几乎完全正常。损伤前和损伤后30 min开始亚低温治疗，33~35℃能显著减轻脑挫裂伤区血脑屏障通透性。

3. 抑制内源性毒性产物对脑细胞的损害作用　脑缺血导致兴奋性氨基酸、乙酰胆碱、多巴胺、去甲肾上腺素、5-羟色胺、氧自由基等内源性毒性产物异常释放，这些内源性毒性产物会加重神经细胞的损害。大量实验研究发现，亚低温能有效地抑制脑缺血损伤后谷氨酸的生成和释放，从而有效地减轻继发性脑损害发病过程。30℃低温能有效降低实验性脑外伤后脑脊液中乙酰胆碱含量，减轻乙酰胆碱对脑神经元的毒性作用。

4. 抑制脑细胞凋亡　细胞凋亡是由基因控制的细胞主动性死亡过程，是引起神经元迟发性死亡的重要机制。细胞凋亡是近年来的研究热点。传统观点认为，组织细胞在急性损伤时，因缺血缺氧及继发性损害常常发生坏死。近年来研究发现，细胞凋亡参与了多种疾病的发病过程。多种生理刺激、物理损伤可诱发凋亡。如TNF-α可直接与靶细胞上受体结合诱发凋亡，组织缺血本身也可诱发凋亡。实验证实，局部组织60 min的低温（10℃）治疗可直接阻断TNF-α诱发的细胞凋亡，这可能与低温治疗恢复毛细血管灌流，改善组织缺血有关。当然，也不能排除低温可干扰TNF-α与其受体结合而发挥保护作用。陈秀侠等发现缺血早期Caspase-3在缺血敏感区海马CA1区即大量表达，亚低温处理4 h可以减少其2 h、4 h表达，对1 d后的表达没有明显的影响，因此亚低温可以通过抑制Caspase-3的激活，抑制细胞凋亡。同时观察到亚低温可以抑制p38MAPK的早期激活，减少细胞凋亡。张丽等亦发现，亚低温不仅降低Caspase依赖性通路中的关键蛋白酶——Caspase-3的mRNA的表达，而且降低Caspase非依赖性通路中的关键蛋白——AIF的mRNA的表达。亚低温通过抑制两种凋亡通路对大鼠脑缺血再灌注损伤发挥保护作用，为亚低温脑保护对脑缺血的临床应用提供了更坚实的理论基础。

5. 影响凝血功能　低温可增加创伤患者术中失血量，减少血小板数量，抑制其功能，并提高纤溶酶活性。虽然温度降至35℃时凝血指标已有明显变化，但只要维持温度于33℃以上，其对临床并无显著影响。许多研究亦证实亚低温并不增加出血倾向，凝血指标也接近正常。这些都说明亚低温对凝血功能影响并不大。谈到亚低温对凝血功能影响时，我们总是习惯性地把这当作不良反应之一。然而在某些病理情况下，这可能反而成为益处。如近年来人们认识到炎症介质可以抑制抗凝物质并激活外源性凝血系统，使脓毒症早期即处于高凝状态而发生纤维蛋白沉积。这也提示亚低温在脓毒症治疗方面可能具有美好的前景，同时这也部分解释了亚低温在一些脓毒症患者治疗中取得成功的机制。

6. 减轻弥漫性轴索损伤　弥漫性轴索损伤是导致颅脑外伤患者死残的重要病理基础，尤其是脑干网状上行激活系统，轴索损伤是导致长期昏迷的确切因素。最近研究发现，亚低温能显著减少脑损伤后弥漫性轴索损伤程度，为亚低温治疗颅脑损伤提供了有力的病理形态学证据。

7. 抗自由基损伤　氧自由基是细胞从损伤向死亡过渡的重要介质，自由基过多可导致脂质、蛋白质和核苷酸过氧化反应。生理情况下，人体内自由基与自由基清除剂处于平衡状态。缺血后平衡被打破，自由基增多，引发链式脂质过氧化反应，使细胞膜脂质微环境改变，引起钙超载，最终导致细胞死亡。缺血再灌注过程中自由基释放过量，机体抗氧化机制不足以达到其应有的功能，而低温能减少自由基的产生，使内源性保护机制充分发挥作用。

8. 抑制炎症因子的产生　脑缺血后的炎症是一个级联反应，脑缺血局部产生 TNF-α 和 IL-1B 等细胞因子激活脑血管内皮细胞使其表达黏附分子。如细胞间黏附分子介导内皮细胞与白细胞相互作用，使白细胞黏附于内皮细胞，然后穿过内皮细胞，浸润到缺血脑组织内。白细胞通过阻塞微血管，释放蛋白水解酶、自由基等损害神经元、胶质细胞和血脑屏障，产生 NO 等毒性物质诱导凋亡，加重脑损害。Goss 等发现亚低温可以通过有效地抑制某些细胞因子介导的脑组织炎症反应达到脑创伤后的治疗效果。

9. 抑制一氧化氮合酶活性　脑缺血早期，大量兴奋性氨基酸与神经元胞膜上 NMDA 受体结合，使胞内钙离子增加，激活钙离子依赖性一氧化氮合酶活性。脑缺血后期，巨噬细胞聚集和神经胶质细胞增生亦合成大量诱导型一氧化氮合酶（iNOS）。由于 iNOS 激活产生大量 NO，过量 NO 导致产生过氧化亚硝酸盐，蛋白质异常亚硝酰基化和脂质过氧化反应。这些反应可以选择性引起易损神经元质膜的破坏，导致神经元死亡。亚低温治疗可以抑制脑缺血引起的 NOS 活性增加，减少 NO 终产物亚硝酸盐和硝酸盐的产生，从而阻止过量 NO 引起的神经元损害。

二、脑温监测及降温程度

在亚低温治疗中，正确监测脑温至关重要。脑温的监测可分为直接测量和间接测量。直接测量法准确可靠，是一种理想的脑温监测方法，但技术要求高，需开颅手术，多用于动物实验研究。临床常用间接测量法，即测量中心温度：鼻咽温度、鼓膜温度、食管温度、直肠温度。测量直肠温度在临床上具有实用及易推广的优点。但是，有学者报道，直肠温度比脑温低 0.33~1.5 ℃。另外，还可以测量膀胱温度和颞肌温度。膀胱部位的温度与脑温接近，而颞肌的温度可较好地间接反映脑温。根据实验及临床研究结果，目前比较公认的降温程度是直肠温度在 32.5~33℃，脑温或中心温度在 33~34℃最为理想。但后两种温度的监测需要在设备良好的神经外科 ICU 病房或低温中心才可实行。总之，各种测量方法各有利弊，目前尚没有一种安全、方便、能完全真实反映脑温的检测手段。

全身的监测：日本人木下浩作提出 13 项监测指标。①鼓膜温度计；②心电图；③动脉压；④呼吸终末 CO_2 浓度；⑤颈内静脉氧饱和度；⑥脑电图；⑦脑干电位。颈内静脉内温度降至 33.9℃以下时，尚需加；⑧心搏出量；⑨颅内压；⑩间接热量计；⑪胃 pH 值连续测定；⑫脑血流速度；⑬脑血流量。

三、降温的时间窗及持续时间

降温的时间窗：亚低温治疗有严格的时间限制，亚低温治疗越早，降温速度越快，其治疗效果越好，但伤后 24 h 内降温均有效，最好在 2~3 h 实施亚低温治疗，超过 24 h 开始低温无神经细胞保护作用。

降温的持续时间：发生急性脑出血后脑组织受损伤，对颅内压升高的患者，应在颅内压降至正常水平后再持续维持亚低温治疗 24 h 即可复温；无颅内压升高的患者，亚低温持续治疗 24 h 即可复温；病情危重者可适当延长治疗时间，有人建议延长至 1 周或更长。

适宜的温度：关于亚低温治疗的适宜温度，目前国内外学者认同的观点是 32~34℃。很多实验证明，33℃低温对于脑组织受损有保护效果，近来常将 33℃作为脑温控制的适宜值。

四、降温方法

（一）全身体表降温

全身体表降温是临床应用最为广泛的亚低温实施方法，具有操作简单、普及率高的优势。早期采用冰块降温、冷水浸泡、毛巾湿敷加风扇降温等。由于传统的清水冰袋形状固定，不易与体表充分接触，此外降温速度慢，低温状态不恒定，其温度控制困难，难以达到治疗效果。20 世纪 90 年代以来，冰毯机的应用为亚低温治疗提供了便利条件。冰毯机可以将患者体温降低到设定温度，并自动维持指定的时间，疗程结束撤除冰毯机后，患者体温自主恢复。其缺点是：毯面和患者的接触面积小（约为体表的 30%），导致热交换效率低，患者达到治疗温度所需要的时间长，体表冷热不均匀易导致寒战，难以控制复温速度和复温中的病情反跳等，这些都显著影响了亚低温的疗效。

美国 Medivance 公司制造的 Arctic Sun 体温控制系统循环液体为水，热交换片为多片设计，分别包裹患者躯干、四肢进行降温，包裹总面积达 40% 体表面积，表层为水凝胶层，可以更好地与皮肤接触，经临床试验，其降温效果明显优于普通冰毯机。

以色列 MTRE 公司推出的 Allon 和 Criti Cool 体温控制系统是目前最安全、最精确的体温控制系统之一，可应用于手术室、急诊室和 ICU。该系统可控制患者体温于 30～40℃的任意温度，循环液体为水，降温服 Cure Warp 采用单片式设计，材料柔软而有弹性，可三维包裹人体并紧密贴合，接触高达 85% 体表面积，带来高效率的热量传递。该系统具有降温均匀迅速，温度控制精确，可主动控制患者复温等优势，进一步弥补了普通冰毯机的不足。

（二）体外循环降温

体外循环降温最早应用在心脏外科手术中，近年来在颅脑创伤救治中也得到应用。它的工作原理是将血液引到体外进行降温，具有降温迅速、效果确实的优点，而且可以结合血滤技术清除血液内一些有害物质，维持内环境稳定，更好地治疗脑水肿，避免体表降温带来的外周组织灌注不足、降温效率不理想等问题。但其缺点是需要复杂的设备和准备，有创伤，有体外循环操作带来的不良反应，需要在大型医疗中心进行。

（三）血管内降温

1. 血管内灌注降温　血管内灌注降温是指通过快速输注大量冷却液体（晶体或清蛋白）或自身血液来达到降低核心体温的目的。这种降温方法快速有效，但输注速度必须快，缓慢输入则达不到降温效果。它对患者的心、肺和肾功能可能构成巨大挑战，加之温度的调节过程、维持较为烦琐复杂，因此其临床应用受到很大限制。

2. 血管内热交换降温（endovascular heat exchange cooling）　血管内导管降温最近几年才应用到临床，它的工作原理是采用介入方法将温度控制导管插入人体动脉血管内，直接对血液进行降温。它具有诱导快、温度维持精确和复温速度快慢易控的特点（详见本章第二节）。

（四）局部降温

选择性头部降温应用于临床已很长时间，由于设备的限制，该方法临床疗效较差，一度被否定，最近，选择性头部降温设备重新得到发展，对其疗效正在进行进一步的评价。有报道采用美国国家航空和航天局技术制作降温头盔，应用于中风或颅脑创伤患者的急救，在患者脑组织内放置温度探头以监测脑温。研究结果显示该头盔具有明确的降低脑温作用，使用头盔 1 h，脑温平均下降 1.84℃（0.9～2.4℃），全身温度下降到 36℃以下，平均需要 6.67 h（1～12 h）。由于保持了全身相对正常的体温，该方法的不良反应很小。

五、复温方法

复温的方法有自然复温、电热毯、热辐射、热输液等方法。目前，多数学者主张对亚低温治疗实行自然复温法，即在停止亚低温治疗后患者每 4～6 h 复温 1℃，经过 12～20 h 或更长时间，使其体温恢复至 36.5～37.5℃。Jimbo 报道了 1 例重型颅脑损伤患者在复温过程中出现了难以控制的高颅压而死亡。因此复温过程应缓慢平稳，注意控制速度，监测生命体征及颅内压，避免出现高血钾、休克及颅内压增高等。日本学者主张对患者进行控制性缓慢复温，即每天复温 0.5~1.0℃。在复温过程中，可适当肌内注射肌松剂及镇静剂，以防肌颤导致患者颅内压增高。

六、临床适应证及禁忌证

亚低温主要应用于以下几个方面：急性脑卒中，颅内动脉瘤，广泛性脑挫伤脑水肿，丘脑下部损伤或者有持续性中枢性高热，颅内血肿清除或者颅内减压术后脑水肿严重者，脑干伤，脑梗死，脑出血，脑复苏。禁忌证：年龄 >75 岁，全身衰竭，患有严重心肺疾患，休克尚未纠正等。

七、亚低温治疗过程中的并发症及其防治

大量的试验及临床研究证实，亚低温疗法避免了全身深低温存在的弊端，不会出现严重的心律失常、休克等致命的并发症，但如果治疗时间长，则仍有可能出现一些并发症，如颅内压反跳性升高、各种心律失常、血压下降、中枢神经系统感染、癫痫、凝血障碍、呼吸减慢、呼吸肌麻痹及肺炎、皮下脂肪坏死导致的皮肤损害、胃肠道功能紊乱、电解质紊乱（如低血钾）、免疫抑制等。但是，只要掌握正确应用亚低温的方法和注意对患者进行全面监测，上述并发症则不会发生或能被及时纠正，并不会影响其治疗作用。

第二节　血管内热交换降温技术的临床应用

一、血管内热交换降温技术的特点

血管内热交换降温（endovascular heat exchange cooling）技术是近年来发展起来的新型降温方法，目前已在欧美的诸多医疗机构中得到推广应用。这一系统包括具有降温冷却作用的体外机、把冷却液灌注到导管的泵以及能插入患者下腔静脉的具有热交换作用的导管。目前这一系统的厂家及产品包括 Alsius Corporation 生产的 Cool Gard3000 及其系列导管（Cool Line、Fortius 和 Icy）、Radiant Medical 生产的 Set Point 系列和 Innercool Therapies 生产的 Celsius Control 系列等产品。下面我们以 Cool Gard 系统和 Icy 导管为例，简要介绍一下这一系统的特点（图 28-1）。

Cool Gard 温度控制系统是一套整合在一起的电机械装置，包括温度监测单元、温度控制单元、热交换单元和滚压泵（roller pump）单元。从温度监测单元得到体内温度数据，这些数据通过软件分析后再用来控制循环热交换的盐水的温度。Icy 导管是一个

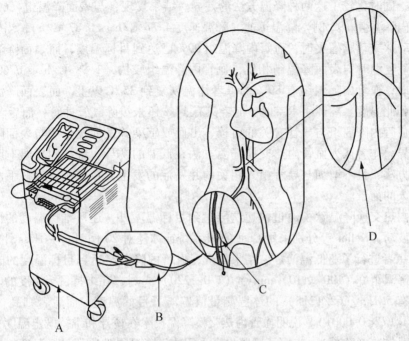

图28-1 血管内热交换降温系统
A：主机；B：导管；C：导管置入股静脉；D：导管置入下腔静脉

含有三腔的血管内导管，外径8.5F，长度38 cm。其根部有三个分支，其中两个用于注入和流出盐水进行热交换，另一个是一个标准的导丝管，可用于静脉输注液体。导管通过股静脉置于心脏下面的下腔静脉中，冷却的盐水通过Cool Gard系统被泵入导管的流入道，流入导管末端外面的三个腔内，与下腔静脉中的血液充分接触，进行热交换，然后再经导管的流出道回到Cool Gard系统中。由Cool Gard系统和导管构成的是一个封闭的循环系统，冷却的盐水不会进入到患者的循环血液中。核心温度的测定通过植入患者膀胱内的温度探头实现，并反馈到Cool Gard系统中进行温度调节。

二、血管内热交换降温的安全性、可行性及有效性

血管内热交换降温方法是一种革命性的降温技术，它克服了既往诱导性降温治疗方法的缺点，具有表面降温方法无可比拟的优势。如克服了肥胖患者采用体表降温很难达到目标温度的缺陷；具有降温过程快速，维持既定温度准确、波动性小，复温速度快慢易控等特点，因为导管植入后降温能自动按程序执行，故能够显著减少医护人员的工作量。与体表物理降温方法相比较，降温速度快，温度容易控制，同时协同使用体温监护仪可以使体温维持在一个稳定的水平，是一种安全、有效的可靠降温措施，一般不会出现寒战和周围血管收缩，并发症较少。

Steinberg等分别采用血管内热交换降温和表面降温（冰毯），对153例非破裂性脑动脉瘤的手术过程进行了全身亚低温处理，以减少由于手术血流阻断可能带来的缺血

性脑损害,同时比较了这两种降温方法的差异。结果发现,与表面降温组(61例)相比,血管内降温组(92例)降温迅速(降温速度4.77 ℃/h vs 0.87 ℃/h),当置入第一个临时性动脉或动脉瘤夹时,血管内降温组99%已达到目标温度,而表面降温组只有20%达到。复温时与表面降温组相比,血管内降温组较快(1.88 ℃/h vs 0.69 ℃/h);手术结束时,血管内降温组有89%的患者体温恢复到35 ℃以上,而表面降温组只有53%恢复到此温度。离开手术室时,前者只有14%还未拔除气管插管,而后者有28%未拔除。血管内降温组与导管有关的血栓、出血或感染并发症发生率与表面降温组无显著性差异。作者认为血管内热交换降温方法在低温的诱导、维持和复温上明显优于表面降温方法,且不增加与导管植入相关的并发症的发生,在脑血管外科手术的应用中有着诱人的前景。

血管内热交换降温除了通过快速诱导达到目标温度外,还可维持温度的恒定、减少温度的波动。Keller等分别采用Cool Gard系统或冰毯对20例Hunt－Hess评分为3~5的SAH患者进行了亚低温治疗。结果发现,血管内降温组达到目标温度的时间明显短于冰毯降温组[(190±110)min vs (370±220)min],在维持目标温度的阶段,发现前者仅有5.1%(62/1215)的体温测量值偏离了目标温度,而后者则高达16.0%(127/792)($P<0.0001$)。说明血管内热交换降温技术在诱导和维持既定温度方面优于传统的降温方法(冰毯),克服了肥胖患者采用体表降温很难达到目标温度的缺陷,具有降温速度快、既定温度维持准确、波动性小以及复温速度容易控制等特点。

在清醒的脑卒中患者中实施亚低温治疗,最为关键的是要控制和消除寒战反应,因为寒战可以产生热量,从而降低降温的效果。在既往的临床实践中,为了减少寒战,往往要给患者以镇静剂或麻醉剂(如异丙酚)以及肌松剂等,同时予以气管插管人工辅助呼吸。但这些措施对大部分清醒的老年卒中患者来说很难被接受。例如在一项表面降温的临床研究中,虽然已采用了滴注哌替啶来控制寒战,但患者的体温只有在35 ℃时,才能将其维持超过5 h,这远未达到既定的33 ℃。血管内热交换降温虽未能消除患者的寒战反应,但却使消除寒战的过程变得简单。目前已有研究发现,采用静脉滴注哌替啶、口服丁螺环酮和皮肤保温的方法能明显减少患者的寒战反应,可使核心体温达到33 ℃,只出现轻微的镇静作用,而不产生呼吸抑制,此法已用于清醒的脑卒中患者。而只采用静脉滴注哌替啶结合皮肤保温的方法则可能不足以抑制寒战反应。

三、血管内热交换降温的临床应用

(一)心跳骤停后的脑复苏

因各种原因导致的心跳骤停在临床上并不少见,多数患者如意识不清醒将会死亡,部分生存者也会遗留严重的持久的神经功能缺失。在心脏复苏后面临的脑保护和脑复苏对其预后至关重要,其中重要的一项治疗就是尽早实施亚低温。Senani等采用Cool Gord体外机和Icy导管诱导和维持亚低温,对因心跳骤停导致的缺血缺氧性脑病患者进行了前瞻性、多中心研究,主要探讨此方法的安全性和可行性。他们共对13例心跳骤停后出现自主心律的患者进行了观察,所有患者的核心温度均降到了既定的33 ℃,达到此温度的时间为 3 h 39 min,降温速度为 (0.8±0.3) ℃/h,然后将温度准确地维持于 (32.7±0.5) ℃,持续 24 h 后开始复温,复温时间为 (18.3±5.9) h。有 5 例患者 (38%) 其 30 d 的 GOS (Glasgow outcome score) 评分为 1~2,有 4 例患者死亡,其死因与降温的过程无关,一例死于心动过缓和低血压,其他 3 例死于撤除生命支持治疗后。作者认为,在心跳骤停复苏成功后处于昏迷状态的患者中,经由血管内降温来诱导亚低温的方法是安全可行的,既可迅速地达到预设的温度,又可实现对温度的精确控制和维持。

(二) 颅内动脉瘤

颅内动脉瘤手术部位深、视野小,阻断载瘤动脉或钳夹瘤体时易发生血管破裂和脑动脉痉挛,手术对脑组织的牵拉压迫或电凝止血,均可造成术野周边或其供血区不同范围和程度的脑组织缺血缺氧性损害。早期手术已被公认是破裂颅内动脉瘤的最佳治疗选择,然而,由于术中脑组织损伤、载瘤动脉暂时阻断等原因,20% 的患者会进一步引发缺血性神经功能损害,因此,防止缺血性损害的脑保护治疗十分必要。目前常采用的措施包括"3H"疗法、动脉内灌注盐酸罂粟碱和腔内血管成形术等方法,有些患者仍出现进行性缺血性神经功能损害。Lougheed 等以神经保护为目的,最早将全身亚低温技术应用于颅内动脉瘤手术中,但其机制尚不清楚且疗效也受到质疑。Steinberg 等进行了多中心、前瞻性研究,将 153 例行未破裂颅内动脉瘤修复术的患者,随机分为体表降温组和血管内热交换降温组。结果表明,血管内热交换降温组的诱导、维持、复温过程皆优于体表降温组,降温速度比后者快 5 倍 (35 min vs 204 min);两组安全性相当。作者认为:与中风、脑外伤、急性心肌梗死患者一样,脑动脉瘤患者可以受益于血管内热交换降温。全美多中心急性脑损伤研究尽管未观察到亚低温在降低 SAH 病死率和改善神经功能恢复方面有显著作用,但亚低温在减轻脑水肿和减少脑代谢产物积聚方面的确有益,显示出潜在的神经保护作用。黄峰平等研究表明,亚低温麻醉对患者的血压、心率无明显影响,亚低温本身也不影响凝血功能及肺部感染、上消化道出血、颅内出血的发生率,缓慢复温不会改变患者的脑血流,可安全地应用于脑动脉瘤手术。近年来欧洲和日本等地区都将亚低温技术作为颅内动脉瘤手术治疗中的保护措施。但亚低温技术在颅内动脉瘤的手术治疗中,以减轻缺血性损害为目的广泛应用,其有效性、安全性以及实施方法仍然是目前研究的热点。

(三) 急性脑卒中

亚低温对急性脑卒中的保护作用是确切的,既往有关此方面的临床研究多采用体表降温的方法,血管内热交换降温法能否用于急性脑卒中患者的降温呢?其安全性如何呢?

De Georgia 等利用功能 MRI 技术研究了此种低温疗法对急性缺血性卒中患者脑梗死体积的影响,其目标温度控制为 33 ℃,维持 24 h,结果表明低温组梗死面积增加了 (90.0±83.5)%,常规治疗组增加了 (108.4±142.4)%,低温治疗可以减少缺血半暗带内脑组织在再灌注后的损伤。由于此方法是有创的，常需要重复深静脉置管，可能会导致气胸、血栓形成和败血症等并发症，且由于其稳定的降温效果可能会掩盖感染的症状，延误治疗时机，所以作者认为，此技术诱导亚低温是非常有效的，但安全性还需要进一步的研究评价。

Lyden 等对血管内降温治疗脑卒中（intravascular cooling in the treatment of stroke, ICTS）的安全性和可行性进行了一个开放的、多中心研究，美国的 5 个医疗机构参加了此项研究，均采用血管内降温的方法使其核心温度降至亚低温（33℃），并持续12～24 h，随后复温至36.5℃，复温过程历时 12 h，采用上述的方法（哌替啶+丁螺环酮+皮肤保温）减少寒战。共有 18 例发病在 12 h 之内的缺血性卒中患者入组，其中有 9 例进行了历时 12 h 亚低温和 12 h 的复温，6 例进行了 24 h 亚低温和 12 h 复温，有 3 例由于技术（1 例导管插入不正确）和临床上（1 例血压过低，另 1 例由于家庭成员要求撤出）的原因，只经历了不到 1.5 h 的低温。结果发现，患者均能接受置入的血管内导管，对其不良反应和不适感均能耐受，增加亚低温的持续时间至 12～24 h，并未出现明显的不良反应。作者认为血管内降温在合并应用抗寒战治疗后在清醒的脑卒中患者中实施是安全可行的。至于血管内降温能否明显改善卒中患者临床转归，尚需要进一步的研究证实。

（四）重型颅脑损伤

重型颅脑损伤（severe brain injury，SBI）患者易发生严重的并发症和后遗症，病情凶险，病死率高，治疗的关键在于降低颅内压。近年来，亚低温治疗在降低颅内压和保护神经细胞免受进一步的损伤、改善患者预后等方面取得了很大进步，疗效确切，且无明显不良反应，临床上已被用来治疗 SBI 患者，特别在治疗严重脑水肿和重度颅内高压、脑干损伤等方面，具有良好的推广应用前景。

重型颅脑损伤患者由于脑水肿而伴有明显的颅内压增高，脑灌注压降低，导致脑缺血缺氧。亚低温治疗可降低脑组织耗氧量，保护血脑屏障，减轻脑水肿，有效阻断脑缺氧—脑水肿—颅内高压的恶性循环，显著降低颅内压，提高脑灌注压。董家军等研究表明，亚低温治疗能有效降低脑水肿高峰期颅内压的峰值和持续时间，并且复温过程颅内压保持在正常范围之内，无明显"反跳"现象，同时亚低温治疗可显著改善重度颅脑损伤患者的 BEAM 及预后；另外还发现经亚低温治疗后通过经颅多普勒超声（TCD）显示 MCA Vm 由（66.2±5.1）cm/s 降至（51.2±3.4）cm/s（$P<0.01$），同时 MCA 的 Vs、PI 明显下降，说明亚低温治疗不仅可以有效改善重度颅脑损伤急性期脑血管痉挛，而且可缩短脑血管痉挛程度。郑曦等研究表明，亚低温治疗能明显降低颅脑损伤患者血中促炎因子 IL-6 和 TNF-α 的水平，对创伤后继发性脑损害具有积极的治疗作用，脑损伤后 3 d、7 d 时，亚低温治疗组血清 IL-6 和 TNF-α 水平明显降低（$P<0.01$），且预后良好率明显高于对照组（$P<0.01$）。亚低温治疗在重型颅脑损伤中的积极作用已经得到临床的肯定，但其确切机制、治疗时程等有待于进一步深入研究。

（五）中枢性恶性高热

脑部疾患导致的恶性高热在临床较常见，而采用药物和传统的降温方法常难以奏效，血管内降温能否用于这类患者的降温，安全性是将其用于临床时首先要面对的问题。有研究表明，对恶性高热患者实施血管内降温可有效控制患者体温，而相关的并发症并没有增加。

Schmutzhard 等对 NICU 中 51 例此类患者进行了血管内降温，患者的排除标准为年龄小于 19 岁、严重的心律失常、败血症出血倾向和穿刺部位感染等，设置目标温度为 36.5 ℃。结果发现，血管内降温可有效地控制患者的体温，而相关的并发症并没有增加。Diringer 等则分别采用常规降温（对乙酰氨基酚和冰毯）和血管内降温两种方法，共对 NICU 中的 296 例发热（>38 ℃）患者的降温情况进行了观察，其中 31% 为蛛网膜下隙出血、24% 为脑外伤、23% 为脑出血和 13% 为缺血性卒中。结果发现发热负担（fever burden）常规降温组为 7.92 ℃/h，而血管内降温组为 2.87 ℃/h，二者具有显著性差异，说明后者降温迅速明显，是 NICU 中控制顽固性高热的有效手段。Badjatia 等对 SAH 导致的发热进行了血管内降温，目标温度同样为 36.5 ℃ 并维持 24 h。结果 9 例患者中有 7 例降至正常体温，2 例未达正常者源于未能控制寒战。有 2 例患者通过超声查出了有深部静脉血栓，并为此置入了下腔静脉过滤网。作者认为血管内降温可安全有效地控制 SAH 的发热，但对临床转归的影响需要进一步的研究。

血管内热交换降温是一种新型的降温技术，目前的研究已证实它是一种安全、有效、可行的方法，可以用于急性心、脑血管病以及其他脑部疾病的辅助治疗。虽然目前尚缺乏血管内降温技术对临床转归影响的大样本多中心研究，但可以预言，随着血管内热交换降温技术的不断发展和完善，它必将在临床上得到广泛的应用。将来我们应进一步在以下几个方面进行深入探讨。一是亚低温脑保护治疗的最佳适应证、最佳时间窗和目标温度、最佳温度窗，在确保取得最佳疗效的同时，如何最大限度地避免不良反应；二是亚低温治疗对患者颅内、外病理生理及生物化学变化的影响；三是亚低温治疗对其他脑保护药物的影响；四是亚低温脑保护更深层次的作用机制等。随着研究的不断深入，亚低温技术会越来越安全、有效，适应证也会不断增加，临床应用前景将更广阔。

（凌地洋　高崇荣）

参 考 文 献

[1] 江基尧. 第三届国际脑组织氧及代谢学术会议纪要 [J]. 中华神经外科杂志，1999，15（6）：325-326.

[2] 陈秀侠，李军，武静茹，等. 亚低温对沙土鼠前脑缺血再灌注海马 CA1 区神经元凋亡及 Bcl-2、Caspase-3 表达的影响 [J]. 中国药理学通报，2007，23（1）：77-81.

[3] 张丽，苏志强，陈丽霞，等. 亚低温通过抑制两种凋亡通路对大鼠脑缺血再灌注

损伤发挥保护作用 [J]. Apoplexy and Nervous Diseases, 2006, 23 (3): 318 – 321.

[4] 牛华涛, 徐蔚. 亚低温对缺血缺氧性脑损伤的保护作用 [J]. 国际外科学杂志, 2006, 33 (2): 131 – 133.

[5] 董家军, 伍益. 亚低温治疗急性重型颅脑损伤的疗效分析 [J]. 海南医学, 2007, 18 (3): 50 – 53.

[6] 郑曦, 余本芳. 亚低温治疗对重型颅脑损伤患者血清 IL – 6 和 TNF – α 水平的影响 [J]. 浙江实用医学, 2008, 13 (3): 171 – 172.

[7] FAY T. Observations on generalized refrigeration in cases of severe cerebral trauma [J]. Ass Res Nerv Ment Dis Proc, 1945, 24: 611 – 619.

[8] BOTTERELL E H, LOUGHEED W M, SCOTT J W, et al. Hypothermia, andinterruption of carotid, or carotid and vertebral circulation, in the surgical management of intracranial aneurysms [J]. J Neurosurg, 1956, 13: 1 – 42.

[9] CLIFTON G L, JIANG J Y, LYETH B G, et al. Marked protection by moderate hypothermia after experimental traumatic brain injury [J]. J Cereb Blood Flow Metab, 1991, 11 (1): 114 – 121.

[10] MARION D W, PENROD L E, KELSEY S F, et al. Treatment of traumatic brain injury with moderate hypothermia [J]. N Engl J Med, 1997, 336 (8): 540 – 546.

[11] BERGER C, SCBABITZW R. Effect of Hypotherm is on excitatory amino acids and metabolism in stroke patients: a in icrobislysis study [J]. Stroke, 2002, 33: 519 – 524.

[12] JIANG J Y, LYETH B G, KAPASI M Z, et al. Moderate hypothermia reduces bloodbrain barrier disruption following traumatic brain injury in the rat [J]. Acta Neuropathol (Berl), 1992, 84 (5): 495 – 500.

[13] KARIBE H, CHEN S F, ZAROW G T, et al. Mild intraischemic hypothermia suppresses consump tion of endogenous antioxidants after temporaryfocal ischemia in rats [J]. Brain Res, 1994, 649: 12 – 18.

[14] YAMASHIMA T, TAKITA M, AKAIKE S, et al. Temperature dependent Ca^{2+} mobilization induced by hypoxiahypoglycemia in the monkey hippocampal slices [J]. Biochem Biophys Res Commun, 1994, 205: 1843 – 1849.

[15] KIL H Y, ZHANG J, PIANTADOSI C A. Brain temperature alters hydroxylradical production during cerebral ischemia/ reperfusion in rats [J]. J Cereb Blood FlowMetab, 1996, 16: 100 – 106.

[16] CHATZIPANTELI K, WADA K, BUSTO R, et al. Effects of moderate hypothermia on constitutive and inducible nitric oxide synthase activities after traumatic brain injury in the rat [J]. J Neurochem, 1999, 72 (5): 1047 – 1052.

[17] POLDERMAN K H, VAN ZANTEN A R, NIPSHAGEN M D, et al. Induced Hypothermia in traumatic brain injury: effective if properly employed [J]. Crit Care Med,

2004, 32 (1): 313-314.

[18] GEORGIADIS D, SCHWARZ S, KOLLMAR R, et al. Endovascular cooling for moderate hypothermia in patients with acute stroke: first result of a novel approach [J]. Stroke, 2001, 32 (11): 2550-2553.

[19] ALSENANIA F M, GRAFFAGNINOB G, GROTTA J C, et al. A prospective, multi-center pilot study to evaluate the feasibility and safety of using the Cool Gard System and Icy catheter following cardiac arrest [J]. Resuscitation, 2004, 62 (6): 143-150.

[20] SCHMUTZHARD E, ENGELHARDT K, BEER R, et al. Safety and efficacy of a novel intravascular cooling device to control body temperature in neurologic intensive care patients: A prospective pilot study [J]. Crit Care Med, 2002, 30: 2481-2488.

[21] STEINBERG G K, OGILVY C S, SHUER L M, et al. Comparison of endovascul and surface cooling during endovascular cerebral aneurysm repair [J]. Neurosurgery, 2004, 55: 307-314.

[22] KELLER E, LMHOF H G, GASSER S, et al. Endovaseul cooling with heat exchange catheters: a newmethod to induce and maintain hypothermia [J]. Intensive Care Medicine, 2003, 29: 939-943.

[23] LYDEN P D, ALLGREN R L, NG K, et al. Intravascular Cooling in the Treatment of Stroke (ICTuS): Early Clinical Experience [J]. J Stroke and Cerebrovascular Diseases, 2005, 14 (3): 107-114.

[24] LESLIE K, WILLIAMS D, IRWIN K, et al. Pethidine and skin warming to prevent shivering during endovascular cooling [J]. Anaesth Intensive Care, 2004, 32: 362-367.

[25] SCHMUTZHARD E, ENGELHARDT, BEER R, et al. Safety and efficacy of a novel intravascular cooling device to control body temperature in neurologic intensive care patients: a prospective pilot study [J]. Crit Care Med, 2002, 30: 2481-2488.

[26] BADJATIA N, O'DONNELL J, BAKER J R, et al. Achieving normothermia in p atients with febrile subarachnoid hemorrhage: feasibility and safety of a novel intravascular cooling catheter [J]. Neurocrit Care, 2004, 1: 145-156.

[27] DIRINGER M N, Neurocritical Care Fever Reduction Trial Group. Treatment of fever in the neurologic intensive care unit with a catheterbased heat exchange system [J]. Crit Care Med, 2004, 32: 559-564.

[28] DE GEORGIA M A, KRIEGER D W, ABOUCHEBL A, et al. Cooling for acute ischemic brain damage [J]. Neurol, 2004, 63: 312-317.

第二十九章 体外循环与脑保护

体外循环（cardiapulmonary bypass，CPB）发展至今已有50余年的历史，随着基础理论、临床实践及仪器设备等方面的不断发展，体外循环技术有了显著提高。体外循环技术的运用使心内直视手术的安全开展成为可能，它极大地推动了心血管疾病外科治疗的进展，扩大了心血管外科治疗的范围。近年来，体外循环心脏手术后死亡率显著下降，但术后神经系统并发症仍居高不下，据报道CPB术后第1周30%~60%的患者有神经精神障碍，术后几个月至几年10%~30%的患者仍有可测量的认知障碍。脑损伤引起精神障碍可导致住院时间延长、住院费用增加、死亡率和其他并发症增加，严重影响患者的生活质量。本节重点介绍体外循环导致脑损伤的因素、脑损伤生化标志物的检测及体外循环中的脑保护策略。

第一节 体外循环脑损伤因素

一、原发性脑损伤

在体外循环过程中，由其直接产生的因素所造成的脑损伤称原发性脑损伤，包括脑栓塞、脑组织的异常灌注、CPB带来的温度变化以及血液稀释等。

1. 固体和气体栓塞　体外循环期间存在的微栓子可能栓塞脑部血管造成脑组织缺血缺氧。近年来大量的学者通过经食管超声心动图和经颅多普勒检查对主动脉和大脑中动脉进行观察，从影像学的角度证明了造成脑损伤的原因。几乎所有CPB心脏手术的患者术中都有不同程度的脑栓塞，微栓可以是小的固体颗粒，也可以是来自CPB管道、手术野或心内结构的气体栓子。经颅多普勒超声（TCD）检测发现CPB中脑栓子形成有一定的规律，一般均伴随着特定的手术操作，如建立CPB时、CPB环路中加入液体和药物时、主动脉阻断或开放时、心脏还血充盈时，其中以快速心脏还血时最为明显。术中探知的脑栓子的数量与术后神经认知功能异常呈正相关。一项临床研究资料显示，术中经颅多普勒超声探知的脑微栓数小于200、201~500、501~1000、大于1000时，其术后神经认知功能异常的发生率分别为8.6%、23.1%、31.3%、43%。

CPB中的固体栓子主要有粥样斑块的碎片、血小板或白细胞的聚集物、组织碎片和脱落的血栓。粥样斑块的碎片主要见于主动脉根部有严重粥样硬化的患者,主动脉根部的操作,包括主动脉分离、主动脉荷包缝合、主动脉插管、主动脉阻断等均可引起斑块脱落。CPB中如抗凝不足或在深低温时易形成血小板微栓,有效的动脉微栓滤器可减少这类栓塞。术前存在左房血栓或黏液瘤的患者,术中应仔细行心内冲洗。夹层动脉瘤的患者,有时瘤体侵犯头臂血管并在夹层内形成血栓,粗暴的操作和分离可导致血栓脱落。先天性心脏病手术后,用于矫正心脏缺陷的人工材料上有时可形成血栓,脱落后可形成脑栓塞。

气体栓子又分为微气泡栓子和大气泡栓子,微气泡栓子主要来自CPB管路,而大气泡栓子则主要来自心内排气不充分。一些存在左右交通的心脏病患者如遇右房压高于左房压时,右房的气体可通过交通进入体循环动脉系。使用鼓泡式氧合器将明显增加回路中的气泡数量。

研究发现体外循环时间延长可明显增加脑部微栓入量,体外循环时间延长1 h,微栓入量可增加90.5%,因此尽量缩短体外循环时间,可以减少脑部微栓入量,有利于脑保护。

2. 脑灌注障碍 在正常人体,当平均动脉压在50~150 mmHg范围变化时,脑血管通过自身的扩张与收缩,使脑血流量维持稳定,以保证脑组织氧代谢的需要,称为脑血流的自动调节平台。一些降低$CMRO_2$的因素(如镇静催眠药、低温等)可使此平台降低,即脑血流自动调节曲线左移。因此,尽管脑血流量降低了,但仍与同样降低的$CMRO_2$保持平衡。此平衡在CPB中依然适用。在非生理条件下,如低温、高碳酸血症、CPB、脑血管病变、脑栓塞等,脑血流的自身调节范围将受影响。

患者在围手术期的不同阶段对低血压的耐受程度与患者是否存在脑缺血的高危因素和患者当时的脑代谢率及低血压持续时间有关。胰岛素依赖性糖尿病、慢性高血压及脑血管疾病均使脑血管自主调节受影响,一旦灌注压不足就会引起或加重术后脑功能障碍。慢性高血压患者脑阻力血管管壁增厚,管腔变小,使脑血流-压力曲线右移。对糖尿病患者CPB研究发现,当灌注温度增加时,糖尿病患者的脑血流量不像非糖尿病患者那样相应增加。此外,高龄与CPB术后中枢神经系统障碍密切相关,其原因还不完全清楚,可能与脑血管疾病、栓塞危险增加及局部脑缺血等有关。

自从1971年Barratt Boyes开始用深低温停循环(DHCA)后,由于该法为术者提供了无血、无妨碍的最佳手术视野,缩短了体外循环时间,因而推动了婴幼儿复杂先天性心脏病和成人主动脉弓手术的迅速发展。但DHCA期间不仅脑循环终止,而且可破坏恢复血流后的脑自动调节机制,导致脑血流降低,术后神经并发症较多。因此有学者指出应尽可能以低流量或间断灌注代替完全停循环。Astudillo等用TCD观察一组15 ℃ DHCA后复温期的儿童,发现与持续性灌注组相比较,脑灌注降低。Maultra等的试验亦证明,在18 ℃下,两个间隔30 min的脑灌注与单独60 minDHCA相比,脑血流与代谢率能更好地恢复。Linden等观察到DHCA后的儿童与低流量顺行灌注组相比较,乳酸水平显著增加。目前低流量体外循环缺乏一标准安全范围。在动物模型中,当温度为20 ℃,流量为15~25 mL/(kg·min)时,即可发生脑灌注不足;而在15 ℃,流量维持在 10 mL/(kg·min)，脑 pH 值及 ATP 水平下降。因此临床上可根据温度的变化来确定最适流量。

心脏手术中外科操作不当可能影响静脉回流，造成引流不畅。对于婴幼儿患者，静脉插管折曲、插管位置过深、插管贴壁是常见现象。如果发生在上腔静脉，则会引起脑血管阻力上升，脑内血流速度下降，造成脑内有效灌注压下降；静脉压的上升还会造成跨毛细血管静水压升高，从而引起脑水肿；脑内局部脑血流灌注不足直接造成脑组织降温不均匀。这些因素都会引起脑损伤加重。

3. 温度 脑组织温度的变化不仅影响神经细胞的电活动也影响脑的基础代谢，脑组织温度每下降 1℃ 脑的氧代谢率可降低 7%，中心温度为 32.8℃ 时，大脑意识消失，当中心温度达 25℃ 时，脑干反射消失，当中心温度在 20℃ 时，脑组织神经元的电活动可被完全抑制，使脑电图达等位线。虽然大量的临床实践表明，低温是预防脑缺血性损伤的最有效方法之一，但深低温也会给脑组织带来很多不良影响，如凝血机制的损害以及氧解离曲线的严重左移导致的组织利用氧障碍；另外，深低温体外循环降温和复温时间延长导致 CPB 时间延长，降温和复温的不均匀导致的脑血流和脑代谢不匹配也导致脑损伤。

体外循环期间温度的变化可导致脑血流/脑氧代谢率（$CBF/CMRO_2$）失调。脑几乎不储存葡萄糖，只含少量的 ATP，清醒时 $CMRO_2$ 约为 3.5 mL/(100 g·min)，脑血流量约 50 mL/(100 g·min)。有研究表明，CPB 中低温期 $CMRO_2$ 的降低较脑血流量更明显，表现为颈内静脉氧饱和度（$SjvO_2$）升高，由 CPB 前 65% 升至 79% 甚至更高，脑氧摄取率由 43% 降至 31%，表明有"奢灌"存在，超出代谢需要的脑灌注将输入更多气栓进入脑循环，且使有脑缺血的患者产生窃血综合征。

在 CPB 中如果处理不当，脑组织会经常暴露于高温状态。脑的温度从 37℃ 升至 42℃ 时，脑代谢率随之上升，脑氧耗增加，当脑温度超过 42℃ 时，脑氧耗会戏剧性下降，认为与高温导致的蛋白酶变性有关，因此 42℃ 是脑高温毒性的阈值。近年有研究发现，如以鼻咽温度作为指导降温和复温指标，在常规复温过程中鼻咽温度与颈静脉窦血温之间可相差 2℃，也就是说当复温至鼻咽温度 37℃ 时脑组织温度可达 40℃，这就是为什么 CPB 中颈静脉窦低氧血症（$SjvO_2$ 小于 50%）常发生在复温期。在体外循环结束时如果鼻咽温度超过 38℃，脑内复温速度过快时更可能发生脑损伤。

4. 血液稀释 体外循环中常采用血液稀释，适当的血液稀释可降低血液黏滞度，改变血液流变学性质，改善组织微循环，保护脑组织及重要脏器。但血液稀释的同时可引起血液携氧能力下降，脑血流分布不均及水钠潴留，稀释性或代谢性酸中毒，如果稀释后不预充血，可遗留中枢神经系统后遗症。极度血液稀释可造成体外循环降温早期组织供氧不足，提高血细胞比容可改善深低温停循环术后的脑功能。

二、继发性脑损伤

CPB 中由于体外循环的非生理性转流，血液与人工材料界面的直接接触、负压吸引、器官缺血再灌注、转流时间过长、肠道通透性增加引发的内毒素作用等多种因素均能导致血液系统的激活，如接触系统、凝血系统、纤溶系统、补体系统，这些系统激活后释放一系列血管活性物质和炎症介质，可导致全身炎性反应（SIRS），使脑内毛细血管通透性增加，对神经系统产生继发性的损伤。

体外循环中机体释放大量的细胞因子 IL-1、IL-8 和 TNF-α 等补体降解产物和一氧化氮（NO）。IL-1 能诱导脑微血管内皮细胞黏附分子及化学趋化因子的表达，促进白细胞浸润，且具有细胞毒性，诱导神经细胞死亡。IL-8 是最强的多形核白细胞和 T-淋巴细胞趋化因子，可引起多形核白细胞黏附血管内皮并与细胞外基质蛋白结合，增强血管壁的通透性，参与脑水肿的形成和血脑屏障的破坏。TNF-α 通过激活巨噬细胞和中性粒细胞产生氧自由基直接对组织细胞产生破坏，参与创伤后血管源性脑水肿的形成，血脑屏障的破坏以及神经元的变性、坏死等。补体激活产生的过敏毒素 C3a、C5a 可促进肥大细胞和嗜碱性粒细胞释放组胺、白三烯及前列腺素等炎症介质，导致血管扩张及其通透性增高，加重脑水肿，刺激粒细胞释放溶酶体酶、氧自由基，诱导脂质过氧化，破坏神经细胞膜。大剂量的 NO 可抑制线粒体电荷传递及细胞 DNA 合成，最终导致神经细胞因能量衰竭及 DNA 合成障碍而死亡。

第二节　体外循环脑损伤标记物的监测

（一）S-100 蛋白

近年来，一种基于分子水平并能从血液中获得的检测指标 S-100 蛋白越来越受到人们重视。大量研究表明，S-100 蛋白可作为评价体外循环手术后脑损伤的早期指标，及时、有效地反映体外循环术后脑损伤的情况。S-100 蛋白是一种神经组织蛋白，1965 年 Moore 首次在牛脑中分离获得，因其在中性 pH 条件下能溶于 100% 饱和硫酸铵溶液，故命名为 S-100 蛋白。它是一种酸性钙离子结合蛋白，高浓度存在于神经胶质细胞和施万细胞中。S-100 蛋白是一种小相对分子质量的，由 α、β 两个亚单位组成的二聚体（αα、ββ 和 αβ）。β 亚单位具有高度神经特异性，ββ 二聚体（S-100β）主要存在于神经胶质细胞中和施万细胞中；αβ 二聚体（S-100αβ）主要存在于神经胶质细胞中，在其他细胞中含量甚微；αα 二聚体（S-100α）存在于心脏横纹肌和肾脏中。在哺乳动物 S-100β 蛋白特异性地存在于中枢神经系统的神经胶质细胞、星形细胞、少突胶质细胞、小胶质细胞及大胶质细胞中，脑干的大部分感觉神经和小脑中也有明显分布，因此被认为是神经胶质的标记蛋白，是脑的特异性蛋白。S-100β 蛋白正常情况下不能通过血脑屏障，脑脊液和血液中存在明显的浓度差，血中浓度增高，说明不仅是因为脑组织损伤存在，而且血脑屏障通透性明显增加。血清中 S-100β 蛋白水平不受溶血、体外循环低温、肝素、异丙酚等的影响。脑卒中蛛网膜下腔出血、脑外伤及体外循环等均可导致血清中 S-100β 蛋白浓度升高，当其浓度超过 0.5μg/L 时具有病理意义。S-100β 蛋白水平与 CPB 持续时间、主动脉阻断及年龄有关，尤其是与主动脉阻断开放时的微栓数量有关。体外循环结束时和术后 24h 内 S-100β 蛋白明显增高的患者经 CT 或磁共振扫描证实均出现脑梗死。Ueno 等通过研究 CPB 围手术期出现脑并发症患者,发现血清 S-100β 蛋白水平明显增高,说明 S-100β 蛋白可作为体外循环术后脑损伤的敏感指标。将 S-100β 蛋白作为 CPB 术后反映脑损伤的一个标记物,其价值在于当其他诊断技术不适合或者不能检测出损伤时,血清 S-100β 蛋白水平则可以被测定,从而能发现早期脑损伤。

(二) 神经特异性烯醇化酶

自然界中共存在五种烯醇化酶的同工酶,其中 γ 型特异性地存在于神经细胞和内分泌细胞内,故命名为神经元特异性烯醇化酶(NSE)。神经元特异性烯醇化酶是神经元损伤的敏感标记物。脑损伤时,随着神经元的坏死、神经髓鞘的崩解及血脑屏障的破坏,NSE 可释放到脑脊液和血液中,通过对血液中 NSE 含量的检测,可以为临床评估脑损伤程度提供实验室依据。CPB 术后脑损伤患者常伴有血清 S-100 蛋白和 NSE 的升高,而且与脑损伤的程度及病情的预后密切相关。Rasmussen 等通过临床观察发现血清 NSE 是冠状动脉旁路移植术后早期认知功能障碍的血清学标志,采血的最佳时机是术后 36 h,因此推测 NSE 可作为 CPB 后脑损伤尤其是亚临床脑损伤的早期诊断指标。Massimo 等通过研究也证实了 CPB 患者术后血清 NSE 及 S-100 蛋白水平明显高于非 CPB 患者。

如何用特异性生化指标检测患者脑损伤及损伤程度是临床面临的重要课题,对脑损伤的判断和处理直接影响到患者的预后和生存质量,S-100 蛋白、NSE 作为脑损伤的生化标志物,已越来越多地应用于中枢神经系统损伤的临床诊断和预后评估,并且有较高的特异性和灵敏度。随着人们对 NSE、S-100 蛋白的深入了解和对其生物活性的进一步探索,联合检测 S-100、NSE 会成为 CPB 手术后有广阔前景的中枢神经系统疾病的检测标志物。

(三) 细胞因子

体外循环心脏手术中,CPB 与缺血再灌注等多种因素可触发全身炎性反应,在大脑表现为血脑屏障通透性增加,脑组织水肿,最终导致白细胞的跨血管壁移动、活化,释放炎性因子,引起脑组织炎性反应,导致脑损伤。TNF 是具有广泛生物学功能的多效细胞因子,在中枢神经系统中来源于星形细胞、小胶质细胞、神经元和巨噬细胞,与其他细胞因子共同参与机体的生长发育和维持内环境稳定等生理过程,又介导感染、创伤及免疫应答反应。正常情况下,血液中存在较低水平的 TNF。在急性脑损伤时,TNF-α 是最早出现升高的细胞因子,它促进炎症细胞如多核细胞的聚集和激活,释放炎症介质,增强嗜中性粒细胞及单核细胞的黏附作用,诱导其他细胞因子的产生(如 IL-1、IL-6、IL-8 等)。

CPB 心脏手术中,CPB 诱发产生的大量炎性细胞因子进入脑内,脑组织的缺血再灌注、降温与复温、微血栓等均可导致脑内产生 TNF-α、IL-6 和 IL-8 等炎性细胞因子。这些细胞因子可以激活内皮细胞,增加黏附分子的表达,导致大量白细胞聚集、附壁,一方面通过机械性阻塞作用和内皮介导的血管扩张作用的丧失导致脑的微循环障碍,使脑组织缺血、缺氧;另一方面通过释放氧自由基、蛋白水解酶、溶酶体酶以及兴奋性氨基酸等毒性物质，造成脑组织的损伤和血脑屏障的破坏，导致血中 S-100、NSE 水平升高。细胞因子在 CPB 引起的脑损伤中起重要作用。有研究者通过测定术前、停 CPB 后 30 min、CPB 术后 6 h 血中 IL-6、IL-8 和 TNF-α 浓度，证实了 S-100 蛋白、NSE 水平与动脉血 TNF-α、IL-6、IL-8 均呈正相关，这说明 TNF-α 等细胞因子可以作为 CPB 所致脑损伤程度的血清标志物。

第三节 体外循环脑保护措施

近年来，随着心脏外科、麻醉和体外循环技术的不断发展，围体外循环期间脑保护措施不断完善，主要包括以下几个方面。

（一）呼吸和血气管理策略

正常人体动脉血氧分压（PaO_2）在 70~100 mmHg，但在 CPB 中 PaO_2 可有较大的变动（100~700 mmHg）。早期研究表明较高的 PaO_2 可引起脑血管痉挛，但最近的研究并不支持这一结果。Dexter 等认为在深低温时由于氧离解曲线的严重左移，脑组织主要利用溶解氧，因此高的 PaO_2 有利于脑的氧供。动脉血 CO_2 分压（$PaCO_2$）的变化直接影响脑血流，过度通气可使脑血管痉挛导致脑缺血，$PaCO_2$ 在正常范围内每增加 1 mmHg，脑血流增加 1~2 mL/（100 g·min）。

CPB 中不同的血氧管理方法对脑功能的影响一直是人们争论的课题。CPB 中血气管理方法概括有三种：pH 稳态法、α 稳态法、pH-α 稳态法。pH 稳态即温度校正法，指在低温状态下维持动脉血气实际温度下的 pH 值在正常范围，而在 37 ℃ 的直接测定值呈呼吸酸中毒状态，这常需要在 CPB 环路中加入 CO_2。支持该法的学者认为，此状态有利于组织灌注。表现在：①$PaCO_2$ 及 H^+ 浓度增加可对抗低温对氧解离曲线的影响，有利于 HbO_2 向组织内释放氧气；②$PaCO_2$ 增加可扩张脑血管，增加脑血流，并降低脑代谢，有利于维持脑氧供需平衡。

但有人持不同观点：①该法在增加脑血流的同时破坏了脑血流的自身调节机制，易产生脑血流"奢灌"，增加颅内压及脑血管微栓形成的机会；②对低温下酶的活性影响较大，故机体利用氧的能力可能减弱；③对部分患者的脑血流，$PaCO_2$ 增加可产生"窃流现象"，即脑血流的增加要以加重缺血区的缺血程度为代价；④CO_2 诱导的脑血管扩张，还可显著减少 Willis 环的血流；⑤可损伤脑血管内皮，使脑组织微循环失调。

α 稳态法即非温度校正法，是指为保持蛋白质组氨酸咪唑基 α-氨基的恒定解离，在低温状态下维持动脉血气在 37 ℃ 下的 pH 值的正常范围，而使组织实际温度下的血气结果呈呼吸性碱中毒状态。支持该法的学者认为，这种碱中毒状态有利于细胞内最佳酸碱状态的维持，能相对稳定酶及其他功能蛋白质在低温下的活性，从而控制机体代谢的相对稳定，尽管不利于组织供养，但由于酶活性稳定，故机体利用氧的能力较完整。冬眠的哺乳动物在体温下降时采用 pH 稳态维持内环境，而冷血脊椎动物则采用 α 稳态维持内环境。一些临床调查表明，在成人中度低温（>28 ℃）的 CPB 时，采用

α 稳态能更好地保护中枢神经系统功能，认为 α 稳态可通过维持脑血流的自身调节，减少脑的过度灌注从而减少脑微栓塞。而在小儿深低温（小于 24 ℃）CBP 中越来越多的证据表明，应用 α 稳态可加重脑损伤。在成人深低温时采用何种血气控制方法目前还无法定论，研究发现，在 18～20 ℃时，$PjvO_2$ 与 $PaCO_2$ 呈正相关。深低温时采用 pH 稳态，减少区域脑组织的代谢和血流不匹配，而复温时可使脑内高磷酸盐和 pH 快速恢复，脑细胞中水含量减少。同时在深低温时采用 pH 稳态可部分克服低温导致的氧离曲线严重左移。另外 pH 稳态导致的脑细胞轻度酸中毒可抑制谷氨酸盐受体（NMDA）的活性，减少脑神经兴奋性毒性。有关两种稳态方法在临床上的应用目前主要观点认为：①在中度低温 CPB 中宜采用 α 稳态。Stephen 等的研究发现，在 CPB 中度低温时，术中采用 pH 稳态者与采用 α 稳态者相比，术后 7 d 出现神经功能异常的比例要高得多，认为 pH 稳态方式产生了更多的微栓，导致了脑缺血。②在 DHCA 期间 pH 稳态法似乎更加有利。Takeshi 等指出，在 DHCA 降温期及复温期用 pH 稳态能改善脑部温度并增加皮质下血流；Aoki 等用猪在 15 ℃下进行 60 min 停循环实验发现，pH 稳态较 α 稳态能较快恢复细胞内 pH 值与高能磷酸盐。

（二）麻醉剂在 CPB 中的脑保护作用

实验证明，部分静脉麻醉药能抑制脑代谢，使脑氧耗减少，因而对体外循环期间脑损伤有保护作用，如异丙酚、氯胺酮等。

1. 异丙酚 静脉麻醉药异丙酚作为一种短效静脉全麻药，具有起效快、作用时间短、恢复迅速而平稳、不良反应少等特点，已广泛用于临床麻醉。异丙酚改善脑缺血状态下的氧供需平衡，在脑保护方面有着广阔的应用前景。实验发现异丙酚具有良好的对抗应激性血糖升高作用，同时能保证脑氧供需平衡，对于颅脑外伤患者可减少氧自由基的产生，有效地减少脑组织的损伤。另外有研究表明，异丙酚能抑制中枢神经细胞膜脂质过氧化，减轻钙超载、兴奋性氨基酸的蓄积，抑制细胞线粒体途径的凋亡等。Newman 报道了 EEG 爆发性抑制剂量的异丙酚对 CPB 中脑血流量和 $CMRO_2$ 的影响，在降温前、低温期及复温后，异丙酚组较对照组的脑血流量分别下降 43%、41% 和 37%，$CMRO_2$ 分别下降 44%、28% 和 38%，而两组间 $SjvO_2$ 及脑动脉、静脉氧含量差无统计学意义。认为异丙酚可通过明显降低 CPB 中脑血流量和 $CMRO_2$ 达到其脑保护作用。Dam 等发现异丙酚剂量为 12.5 mg/(kg·h)、25 mg/(kg·h) 及 50 mg/(kg·h) 时，分别降低鼠脑糖利用率 60%、85% 和 90%，且与灌注速度呈正相关。Murphy 还证实了异丙酚作为酚类抗氧化剂具有清除自由基的能力，并证实异丙酚干扰了脂质氧化，其作用类似维生素 E，异丙酚还可通过降低细胞内三磷酸肌醇（IP3）合成，阻断细胞外 Ca^{2+} 内流，抑制细胞内钙的释放，使细胞内钙水平降低。总之，异丙酚在 CPB 中通过减少 $CMRO_2$ 及 CBF 以协调脑氧供需平衡，并可通过抑制高血糖、氧自由基及兴奋性氨基酸来减轻缺氧后的脑损伤，且能防止细胞内 Ca^{2+} 超载。

2. 氯胺酮 氯胺酮是临床常用的镇痛镇静剂，可阻滞丘脑与皮质之间的通路，对丘脑内侧核也有选择性抑制作用，引起意识障碍和镇痛效应。氯胺酮也是一种受体门控钙通道阻滞剂，为兴奋性氨基酸 NMDA 受体非竞争性拮抗剂。氯胺酮这一药理特性对脑缺血后谷氨酸所介导的神经损伤提供治疗作用。氯胺酮还可直接减少脑内兴奋性氨基酸介质的释放，拮抗谷氨酸的过度激活作用，降低胞内氧自由基和 Ca^{2+} 水平，从而减轻谷氨酸过度激活 NMDA 受体所致的氧自由基损伤作用，并提高超氧化物歧化酶的活性。但有研究表明，氯胺酮在临床应用时呈现出分离麻醉的特点，即丘脑的抑制和边缘系统的兴奋，表现为谵妄、噩梦、恐惧，并呈现木僵样状态，同时提高脑代谢率，增加局部葡萄糖利用、脑血容量和脑脊液压力，应避免长期大量使用。

（三）中成药的应用

近年来，中成药以其独有的特点在临床上受到广泛重视。中药参附注射剂具有作用温和、多靶点作用的效果，为降低体外循环手术后引起的颅脑损伤提供了广阔的临床思路。参附注射液的主要成分为人参皂苷和水溶性生物碱，分别为红参与黑附片的提取物。研究表明，参附注射液脑保护的机制可能是通过降低脑组织 Ca^{2+}、兴奋性氨基酸和血管内皮素的含量，抑制 Mg^{2+} 减少，改善脑微循环从而起到脑保护作用。其他中药制剂如刺五加皂苷、银杏叶制剂等也被证实有抗脑神经细胞氧化和抗自由基的作用，但中成药明确的药理作用机制及其量效关系尚有待进一步深入研究。

（四）离子通道阻滞剂

1. Na^+ 通道阻滞剂　　随着膜片钳电生理技术的广泛应用，脑缺血早期 Na^+ 通道的下调对神经元的保护机制已逐渐引起人们的重视。大量研究证明，Na^+ 通道阻滞剂具有明显的脑保护作用。实验研究表明，利多卡因主要通过阻滞 Na^+、K^+ 通道，降低胞内 Na^+，减少 K^+ 外流以及抑制兴奋性氨基酸和氧自由基的释放而发挥脑保护作用。在体外循环手术中给予治疗剂量的利多卡因还能用于防治室性心律失常，防止细胞肿胀，轻度降低颅内压，增加脑血流，因此有很大的临床实用价值。

2. Ca^{2+} 通道阻滞剂　　脑缺血后，细胞内钙增高是导致细胞损伤的重要因素，理论上凡能阻止细胞内钙升高的药物都具有一定的脑保护作用。尼莫地平作为电压门控钙通道阻滞剂可以阻滞 Ca^{2+} 内流入细胞，防止钙在线粒体内聚集，抑制缺血神经元中花生四烯酸的生成，改变脂肪代谢，舒张血管，解除脑血管痉挛，清除自由基，防止血小板聚集，有利于脑皮质供血。ECC 中给予钙通道阻滞剂不仅对中枢神经系统有保护作用，而且还可以有效地减少外周血管阻力，体外循环停机后有防治心律失常的作用。

（五）高压氧治疗

随着对高压氧治疗的认识逐渐深入，发现在一定的压力、时间范围内，高压氧可能通过增加缺血周围脑组织氧供、防止能量衰竭、抗神经元凋亡、促进神经元存活等机制在一定程度上起到脑保护作用。高压氧在临床上已经广泛用于缺血缺氧性脑病的治疗。国外已有动物实验研究表明，预先给予实验动物 7 d 高压氧，将明显降低全麻手术后中枢神经系统的并发症发生。但有研究表明，高压氧可能会通过增加氧自由基的大量释放和脑血管的强烈收缩而加重脑组织的损害。因此是否可以在体外循环前给予患者高压氧预处理进行脑保护以减轻中枢神经并发症，还有待进一步观察与研究。

（六）体外循环方法的改进

麻醉后，CPB 开始前应尽量维持患者血压在术前的正常范围。在 CPB 中保持平均动脉压（MAP）在 80～100 mmHg 的患者术后神经系统并发症比维持 MAP 在 50～60 mmHg 者明显降低（前者发生率 1.60%、后者 4%）。小儿脑血流对灌注压的依赖性相对较弱，但一般在中度低温（28 ℃）时 MAP 也不应长期低于 40 mmHg。另外，在食管超声（TEE）的监测下仔细进行心内排气和在气栓形成的高峰时间（如开放升主动脉和快速心内还血时）减少 CPB 流量均可减少脑气体栓塞的发生。

大血管手术采用何种脑灌注方式一直是人们关注的热点。1957 年 DeBakey 首次报道应用头臂干和左颈总动脉双侧插管进行选择性顺行脑灌注（selective antegrade cerebral perfusion，SACP）成功。1975 年 Griepp 把深低温停循环应用于主动脉外科，大血管外科得到一定程度的发展。Svensson 等回顾分析了 656 例 DHCA 的患者，停循环时间超过 40 min，脑卒中发病率明显增高，停循环时间超过 65 min，死亡率更是大大增加。由于 DHCA 后中枢神经系统并发症高，促使人们不断探索和改进体外循环方法。20 世纪 90 年代初 Ueda 报道了经上腔静脉连续逆行脑灌注（retrograde cerebral perfusion，RCP）脑保护，暂停循环的安全时限延长至 120 min。短时间内 RCP 受到了许多中心的推荐使用，出现了不少大组病例报道。国内孙衍庆等报道 RCP 在临床应用，最长时间达 81 min，中枢神经系统并发症 5.26%。实验研究中，在犬逆行灌注的血液中注入锝 99（99mTc - ECD），脑 γ 核素扫描显示 RCP 3 min 后核素在整个大脑、小脑及延髓分布均匀。同时，SACP 的应用也不断有报道。考虑到在主动脉弓部附近插管操作本身可引起血管壁动脉硬化斑块及血栓脱落造成脑栓塞的风险增高，Sabik 等人报道应用腋动脉插管，由于动脉硬化或动脉夹层较少累及腋动脉，在这里插管可进行全身灌注，需要弓部重建时，可将头臂干、左颈总动脉和左锁骨下动脉近端阻断实行单侧 SACP。腋动脉灌注是顺行灌注，符合生理特点，操作方便，得到了更多学者的关注。在脑保护的方法上，一些学者也对 RCP 的应用提出了许多不同的观点，在不同的实验动物模型中观察到 RCP 期间脑内无血流信号；另有研究者证明 RCP 期间由于要维持上腔静脉压力高于 20～25 mmHg，术后易出现严重的脑水肿，因而 RCP 不仅会增加短暂性神经系统功能异常的发病率，甚至引发脑卒中和死亡率增加。有学者对 14 例尸体进行了解剖学观察，发现全部标本左右侧颈内静脉近端存在解剖和功能完全的静脉瓣，其可阻止逆向灌注的血流进入颅内静脉系统，因而 RCP 不能提供有效的脑灌注。但临床研究不乏支持 RCP 的报道，Appoo 等报道了 79 例患者采用 RCP 方法脑保护，DHCA 平均时间为 30.4 min，脑卒中发生率为 3.8%。作者仍把 RCP 与 DHCA 联合应用作为脑保护的常规方法，认为其具有低风险、操作简便之优点，并具有明显的保护效果。安贞医院近期在累及主动脉弓部手术中连续 6 例患者采用 RCP 脑保护，效果满意。目前多数人认为 RCP 只能为脑的血管提供很小的流量，虽可维持颅内低温，排出栓子，但临床经验未能证明 RCP 比 SACP 有更多的优点。总之，无论是 SACP 还是 RCP 在减少中枢神经系统并发症方面均优于单纯 DHCA。SACP 由于符合生理特点，已为越来越多的人所接受。

综上所述,各种理化方法从不同角度、在不同的层次上为体外循环中的脑保护提供了有意义可供参考的选择,并且随着医学的发展,对现有方法的研究认识将更加深入。随着新技术、新药物的应用,在临床工作实践中可根据实际条件选择合适的脑保护措施,特别是将多种方法联合应用,可提高疗效和降低不良反应的发生率,预防和减少体外循环后的中枢神经系统并发症,提高患者的生活质量。

(王汉兵　杨承祥)

参 考 文 献

[1] 龙村. 体外循环学 [M]. 北京:人民军医出版社,2004:103 – 105.

[2] 胡小琴. 心血管麻醉及体外循环 [M]. 北京:人民卫生出版社,1997:278 – 279.

[3] KAZUO N, TAKAYUKI U, HIROYUKI Y, et al. Relationship between cerebral injury and inflammatory responses in patients undergoing cardiac surgery with cardiopulmonary bypass [J]. Cytokine, 2005, 29 (2):95 – 104.

[4] MASSIMO B, EDVIN P, MASSION M, et al. Does off – pump coronary revascularization reduce the release of the cerebralmarkers, S – 100β and NSE [J]. Heart Lung and circulation, 2006, 15 (5):314 – 319.

[5] NYMAN J, RUNDBY C, SVENARUD P, et al. Does CO_2 flushing of the empty CPB circuit decrease the number of gaseous emboli in the prime [J]. Perfusion, 2009, 24 (4):249 – 255.

[6] LUO T, XIA Z, ANSLEY D M, et al. Propofol dose – dependently reduces tumor necrosis factor – alpha – induced human umbilical vein endothelial cell apoptosis:effects on Bcl – 2 and Bax expression and nitric oxide generation [J]. Anesth Analg, 2005, 100 (6):1653 – 1659.

[7] HOGUE C W, PALIN C A, ARROWSMITH J E. Cardiopulmonary by – pass management and neurologic outcomes:an evidence – based appraisal of current practices [J]. Anesth Analg, 2006, 103 (1):21 – 37.

[8] NAPPI G, MARESCA L, TORELLA M, et al. Body perfusion in surgery of the aortic arch [J]. Tex Heart Inst J, 2007, 34 (1):23 – 29.

[9] APOSTOLAKIS E, SHUHAIBER J H. Antegrade or retrograde cerebral perfusion as an adjunct during hypothermic circulatory arrest for aortic arch surgery [J]. Expert Rev Cardiovasc Ther, 2007, 5 (6):1147 – 1161.

[10] ALRASHIDI F, BLOMQUIST S, HOGLUND P, et al. A new deairing technique that reduces systemic microemboli during open surgery:a prospective controlled study [J]. J Thorac Cardiovasc Surg, 2009, 138 (1):157 – 162.

第三十章 术后认知功能障碍

术后认知功能障碍（postoperative cognitive dysfunction，POCD）可导致患者术后并发症增多、康复延迟、住院天数延长和医疗费用增加，严重影响患者的术后康复和远期生活质量，尤其是老年人POCD因可能发展为老年痴呆而备受关注。神经外科POCD的诊断及鉴别诊断由于患者自身疾病以及手术的特殊性可能会带来一定难度。因此，了解POCD的相关常识，认识POCD的诊断、鉴别诊断以及治疗有积极重要的意义。

一、POCD的定义、诊断和发生率

（一）POCD的定义

术后认知功能障碍是指术前无精神障碍的患者，麻醉手术后出现中枢神经系统并发症，表现为精神错乱、焦虑、人格改变及记忆受损。这种术后人格、社交能力、认知能力和技巧的变化称为术后认知功能障碍，可持续数周到数月，甚至可能持久存在，从而被怀疑可能是阿尔茨海默病（AD）的前期病变。

麻醉手术后早期出现的谵妄（delirium），是一种急性暂时性中枢神经功能异常，以认知功能障碍、意识水平下降、注意力不能集中、精神活动力下降和睡眠-觉醒周期紊乱为特征。一般持续数小时至数天，通常不纳入POCD范畴。

（二）POCD的诊断

目前国内外大多采取在术后第5天到第7天进行POCD的评估，原因是不与术后谵妄混淆。术后谵妄通常发生在术后头一两天。

POCD的诊断应从临床表现和神经心理学测试两方面考虑。目前为止尚无统一的POCD临床诊断标准。Rasmussen推荐的临床诊断标准如下：

（1）记忆障碍：表现为对信息的学习和回忆能力下降。
（2）决策功能紊乱：如计划、组织、次序、抽象等。
（3）注意力扰乱或理解时信息处理速度受损。
（4）语言障碍：如语言理解、组词等。

POCD所采用的神经心理学测试，目前还没有统一的方法。不同的研究所使用的测试数量及种类均不统一。各国研究所设计的神经心理学测试方法不同，其敏感性和特异性也不尽相同，必然会影响到 POCD 的发生率。以往的研究已经证实，单一的测验方法不敏感，而同时应用几种神经心理学测验方法可提高诊断的敏感性。Mahanna 等对一组数据使用 4 种不同的标准进行分析后发现，随着测试标准不同，术后 6 周认知功能减退的发生率可从 <1% 到 >34% 不等。因此，统一评判标准十分重要。

简易精神状态量表（the mini-mental state examination, MMSE）为目前最广泛使用的认知测试量表，具有敏感性高、易操作等优点，适用于老年人群，可作为流行病学大样本调查的筛查工具，也用于区分痴呆的严重性。其检测痴呆的敏感度为 80%~90%，特异度为 70%~80%，但不能用于 POCD 诊断。MMSE 评分标准则是将最高分设定为 30 分，根据受教育水平，文盲（未受教育）小于 17 分、小学文化程度（受教育≤6 年）小于 20 分、中学或以上文化程度（受教育≥6 年），小于 24 分时即可判断为认知功能缺损。

目前较公认的诊断 POCD 的神经心理学测试来自国际 POCD 研究（ISPOCD）发表的方法。ISPOCD 从 12 项测试方法中通过对正常志愿者测试结果分析，推荐出与年龄智力相关性最好、不受文化程度影响、灵敏度高、测试-再测试可信度较高、适合POCD 研究的神经心理学测量方法。分别为：Rey 听觉语词学习测试（auditory verbal learning test）、Stroop 字色干扰测试、连线测试（trail making test）、符号-数字模式测试、纸笔记忆回顾测试（the paper and pencil memory scanning test）、四合子反应时间测试（the four boxes test）。这些测试分别针对患者的记忆力、定向力、注意力、视空间能力及语言能力。

早期的研究使用的诊断方法为自身对照，即 20% 的测试项目中术后测试值比术前测试值下降超过 20%，可诊断为 POCD。很显然，此种诊断方法过于简单，只针对某个患者本身的变化，并没有该群体人群的对照，不够准确和全面。目前国内外对于 POCD 的诊断常采用"ISD 标准"和"综合评分法"（Z 计分）。具体方法为：分别计算所有受试者每项测验中手术后测值与手术前测值的差值，以此差值除以正常人群该项测验参考值的标准差（相同时间间隔），即可获得该患者每项测验的"Z 计分"；将每例患者所有测验项目中的"Z 计分"叠加，总和除以正常人群测验项目"Z 计分"总和的标准差，即得到每例患者所有测验项目的组合"Z 计分"。手术后认知功能障碍的诊断标准为：手术后有≥2 项单项测验"Z 计分"≥2 分，或所有测验项目组合"Z 计分"≥2 分，即视为该患者存在手术后认知功能障碍。

（三）POCD 的发生率

由于神经外科手术的特殊性，目前缺乏确切的神经外科术后认知功能障碍发生率的报道。国际 POCD 研究协作组织最近的一项多中心联合研究表明，对行较大的腹部、胸科（不包括心脏外科）和矫形手术，年龄大于 60 岁的 1218 位患者进行 6 种精神心理测定评分，发现术后 7 d 认知功能障碍的发生率为 25.8%，术后 3 个月的发生率为 9.9%。

二、POCD 的病因及诱发因素

POCD 的发病机制目前仍不十分清楚，但普遍认为 POCD 是涉及中枢神经系统、内分泌系统和免疫系统的多系统紊乱。目前认为，POCD 是在老年患者中枢神经系统退化的基础上，由手术和麻醉诱发，多种因素联合作用所致的神经功能减退。虽然既往大量研究发现高龄（年龄大于 65 岁）、高血压、糖尿病、长期服用某些药物、酗酒、感官缺陷、心理和环境因素、麻醉时间长、受教育水平低、二次手术、术中失血、低血压、术后低氧血症、感染、术前使用苯二氮䓬类药物等均为 POCD 的易发因素，但是只有年龄是唯一确定的因素，其余则研究结论不一。

（一）术前患者自身状态

1. 年龄　多数研究表明，随着年龄增加 POCD 的发生率显著增加，年龄越大发生率越高，持续时间越长，远期恢复越差。已有的研究表明，年龄大于 65 岁的老年患者 POCD 发生率是年轻人的 2～10 倍，发病率为 3%～61%，而年龄大于 75 岁的老年患者 POCD 发生率比 65～75 岁的患者高 3 倍。

2. 受教育程度　研究发现，文化水平越低，认知功能障碍发生率越高，这可能与患者对手术、麻醉等认识不足，具有过分的恐惧心理，以及受教育程度低者掌握复杂技能和解决问题综合能力也较低，当大脑受到某种程度的损害后在程度和时间上智能衰退较明显有关。但国内有研究发现，受教育程度为小学和大学者比受教育程度为初中和高中者 POCD 的发生率要高，该研究认为受教育程度高者 POCD 发生率较高可能与其对生活质量要求较高，对手术或疾病结果过于担心有关。

3. 基础疾病

(1) 高血压。高血压是知觉速度、工作记忆和词字记忆等认知功能的独立影响因素。一项持续 25～30 年的对原发性高血压患者的随访发现，收缩压升高患者的语言学习和记忆功能损害风险率明显提高，而高血压也可引起简单反应时间延长和空间定向力、字词记忆的准确性降低。血压每升高 10 mmHg，认知成绩下降 0.17%～15%。有人发现：早于认知功能测定 3 年的血压监测表明，记录时血压值越高 20 年后认知功能减退的倾向越明显，尤其是未接受降压药治疗者。原发性高血压患者既有全脑血流下降，也有局部脑血流下降，主要部位在左侧枕叶和右侧额顶叶，其次是左侧额颞和右侧颞枕区，这些部位血流量的减少都可导致原发性高血压患者的认知功能损害。

(2) 慢性阻塞性肺疾病（COPD）。COPD 可导致低氧血症和（或）高碳酸血症，进而引起呼吸、循环、肝肾及中枢神经系统等受损，尤其是对中枢神经系统产生明显影响，引起记忆力、计算力等认知功能的改变。缺氧导致认知功能改变是 COPD 非呼吸系统损害的并发症之一，也是一部分重度认知功能障碍（痴呆）患者的致病因素之一，原因可能与 COPD 患者长期低氧血症、反复肺性脑病、营养不良等导致脑皮质、海马组织的神经细胞萎缩有关。

(3) 糖尿病。糖尿病可通过多种机制引起微血管病变，导致大脑皮质灌流降低使认知功能减退。研究证明，认知功能减退人群中，糖尿病的患病率为17.1%，而正常对照组仅为4.4%，提示术前糖尿病可能与认知功能损害有关。Ⅱ型糖尿病患者记忆力下降，注意力不集中，思维不灵活，分类概括能力下降，事件相关电位潜伏期延长，可能存在认知功能损害。最近发现，血浆胰岛素水平也影响认知功能，胰岛素抵抗（IR）对中枢神经系统功能障碍的发病及进展有重要作用。

（4）心血管疾病史。研究发现有心肌梗死和脑中风史的老年患者术后精神障碍发生率显著增加。心脑血管病变患者POCD发生率增高可能与脑血管的自动调节功能受损以及容易引起脑梗死有关；而颈动脉狭窄往往与脑、冠状动脉病变共存，当血压下降时易造成脑血供的降低从而影响脑功能。

4. 激素水平

（1）甲状腺素。有研究表明血清总甲状腺素（TT_4）浓度与认知功能的相关性最密切而且在老年人中与认知能力呈正相关。在未患痴呆的老年女性中，甲状腺素（T_4）水平越低，发生认知能力下降的危险性越大。而有的学者则认为血清游离三碘甲状腺原氨酸（FT_3）可作为认知功能衰退的一个标志。

（2）性激素。研究表明雌激素与认知功能有关，雌激素对认知功能的作用正逐渐受到重视。实验发现，切除卵巢的大鼠学习记忆能力下降，经补充雌二醇后学习记忆能力明显改善，提示正常浓度的雌激素水平能减弱大脑缺血造成的认知功能障碍。雄激素及其代谢物脱氢表雄酮（DHEA）在认知功能中也有一定作用，它们可以增加神经元的兴奋性，通过拮抗γ-GABA改善认知，还可以调节5-HT水平，促进轴突生长。这提示老龄是POCD的危险因素可能与雌激素和雄激素的分泌水平降低有一定关系。

5. 术前脑功能状态　很多研究证实术前有一定程度认知功能受损的老年患者术后更易出现POCD。有研究者发现，术前在言语流畅、词汇记忆、空间定向等方面功能较差者更易发生短期POCD。另外，术后短期认知功能障碍与患者抑郁状况有一定的相关性。由于很多神经外科患者伴有或轻或重的认知功能损害，因此这似乎预示神经外科患者POCD的发生率要比预想高。

6. 生活习惯　长期大量饮酒，尤其是酗酒可使脑细胞脱水、变性和坏死，神经细胞萎缩，细胞突触减少，致使脑细胞缺血、缺氧，最终出现认知功能障碍。而吸烟能加速低灌注，使脑髓质缺血，是认知功能障碍的危险因素之一。动物研究发现，高胆固醇饮食可以增加大鼠脑内IL-6和Caspase-1的表达，而这些炎症介质可以导致神经细胞凋亡和细胞死亡，参与包括阿尔茨海默病在内的神经退行性变。

（二）麻醉因素

1. 术前用药　研究发现术前应用东莨菪碱和阿托品等可明显增加遗忘和降低记忆，减弱自身控制能力和定向力，加重认知功能障碍的发生并与术后早期认知功能障碍有关，可发生与剂量相关的记忆功能损害。动物研究发现，东莨菪碱可诱导大鼠表现出近于自然衰老的空间学习记忆障碍并可损害成年大鼠在水迷宫中的学习记忆功能，使大鼠的学习记忆功能减退，而此过程主要发生在信息处理的早期阶段，如信息的获取及编码，而对于中长时记忆基本无影响。

2. 麻醉药物 有学者认为麻醉药是POCD发生的主要原因,手术和麻醉并发症有促进作用,而Newman研究发现麻醉药物对老年POCD发生无影响。许多麻醉药物都可作用于离子通道(K^+、Na^+、Ca^{2+})和神经递质受体(如N-Ach、5-HT、γ-GABA、甘氨酸和谷氨酸等受体)而影响认知功能,而一些麻醉药如氯胺酮、异丙酚、异氟醚等可促使部分神经细胞凋亡。全身麻醉药对老年人的认知及记忆的损害主要是呈多点位性对中枢胆碱能系统和直接对脑神经记忆蛋白表达的损害。

目前已经较为确定的是七氟醚与异氟醚均可引起老年患者术后短暂的认知功能障碍,但七氟醚较异氟醚清醒和恢复快,对老年人术后早期认知功能的影响小于异氟醚。在一项对完全离体神经细胞进行麻醉药物安全性的实验中发现异氟醚能够诱导Aβ蛋白生成和神经细胞凋亡及死亡,提示异氟醚可能引起POCD进而参与阿尔茨海默病的发生发展。使用异丙酚麻醉的患者,41%有心理功能障碍;使用咪达唑仑麻醉的患者83%有心理功能障碍。有学者证实异丙酚在易化长时程抑制表达的同时,也损害长时程增强的维持,提示这种影响可能导致POCD。氯胺酮是NMDA受体的非竞争性拮抗剂,同时也能显著抑制乙酰胆碱受体功能,这两种受体对长时程增强的产生、维持和学习记忆功能至关重要。单次静脉给予小剂量氯胺酮可产生多种记忆功能的损害。动物研究发现氯胺酮能促使大鼠部分区域神经细胞凋亡,亚麻醉浓度时即可影响恒河猴的认知功能。在一项双盲、对照实验中发现氯胺酮可以对健康志愿者的记忆功能产生剂量依赖性的间断记忆和工作记忆损害,使语言过程减慢,而对其他几种记忆功能无影响,说明氯胺酮可产生选择性的记忆损害。

3. 麻醉方式 麻醉方法与POCD的关系仍然存在争议。目前大多数研究都认为麻醉方式对POCD的发生率无明显影响。有学者对有关比较区域麻醉和全麻对POCD的影响的文献进行分析,发现在24项研究中有23项都认为区域麻醉和全麻对POCD的影响相似。但是ISPOCD研究发现,将438例非心脏手术的老年患者随机分为全麻组和局麻组,术后1周全麻组POCD发生率要高于局麻组。同时该研究也发现,与全身麻醉相比,采用局部麻醉可使老年患者术后早期(1周)的POCD发生率明显减少。全身麻醉、区域麻醉复合镇静药,特别是苯二氮䓬类药物对术后认知功能的影响明显高于单纯区域麻醉。与其相似,Hole研究小组也报道全身麻醉后POCD的发生率较区域麻醉明显增加,全麻组POCD的发生率为8/31,区域麻醉组为1/29,他们认为可能与术后低氧血症有关。

4. 镇痛 有学者认为疼痛可造成机体强烈应激,使糖皮质激素分泌增加,长时间高水平的糖皮质激素可造成海马神经元的损害,使海马糖皮质激素受体减少,影响记忆和学习能力造成认知功能的损害。但迄今有关镇痛(PCA)对POCD影响的研究很少,术中镇痛是否与POCD有关需待进一步研究。而对于神经外科手术来说,术中疼痛刺激最强的是切皮、缝皮及开关颅骨,因此,满足了这些环节的镇痛要求,适当应用镇痛药即可满足术中的镇痛要求。有研究显示,术后给予足够的镇痛比镇痛不足的患者POCD的发生率低。一项对24名61~84岁行腰椎麻醉手术患者的调查结果显示,术后第1天的疼痛程度影响某些神经心理测试结果。

5. 麻醉深度和术中觉醒 麻醉深度与术后认知功能障碍发生是否有关联,一直存在争议。有学者将74例患者在术中随机分为高脑电双频组和低脑电双频组,术后4~6周发现高脑电双频组精神运动反应时间延长,对深全身麻醉来说双频指数值界定于39时比定于51更有利于术后4~6周认知功能的恢复,特别是处理信息的能力。而最近的一项研究表明,麻醉深度较深者POCD的发生率明显较麻醉深度较浅者低。

(三) 手术类型和大小

手术类型和大小均对POCD的发生有显著影响。有对照研究发现手术类型和手术大小均与POCD有关。神经外科手术术后POCD是所有手术类型中最高的。除了上述的一些因素外,神经外科手术本身必然会引起脑组织受损或血肿压迫脑组织,从而会引发相应的神经系统症状,这也是神经外科手术POCD发生率高的重要原因。另外,手术越大,创伤、麻醉、应激等因素的影响越明显,认知功能障碍发生率越高。

(四) 术中管理因素

1. 过度通气　过度通气作为一种降低颅内压的有效方法在神经外科手术中较为常用,而过度通气可导致低碳酸血症,使脑血管收缩从而影响脑血供。有研究证实,过度通气后3~6 d精神运动反应时间延长;但也有相反意见,有学者发现与过度通气相比POCD更易发生在正常通气状况下,其原因可能是过度通气使脑血流量下降,减少通过血脑屏障到达颅内的有害物质,从而使POCD发生减少。国内也有研究发现,较高的$PaCO_2$可以提高脑氧饱和度,从而减少POCD的发生,这可能与较高的$PaCO_2$可扩张脑血管,增加脑血流,抑制脑代谢并有利于氧合血红蛋白(HbO_2)释放氧有关。

2. 低血压和低氧血症　有学者对老年患者围手术期进行观察后认为认知功能紊乱与低血压有关,此论点后被多人所证实。而Roman甚至认为低血压与低灌注会导致海马、前脑室白质及基底神经节等敏感区域损害,这是老年人发生POCD的主要原因。但ISPOCD对手术患者进行术后72 h的动态脉搏氧饱和度监测及血压监测,有11%的老年人术后发生了不同程度的低氧血症;近23%的老年人术后发生过血压偏低。但统计结果表明低血压与低氧血症的发生不是引起POCD的危险因素。

(五) 应激反应

手术是造成患者应激反应最强烈的因素。糖皮质激素是应激反应中的核心激素,糖皮质激素可以作用于海马而影响认知功能,学习记忆的损伤程度与糖皮质激素的不足和过多有关。研究表明,轻、中度应激反应可增强记忆功能,但强烈的持续应激可干扰学习和记忆能力并造成海马的损害。海马在认知功能中有重要作用,同时又是应激激素作用的靶部位之一,也是一个易损脑区及可塑性强的脑区。急性与慢性应激反应都会抑制齿状回颗粒细胞的神经发生,最终导致认知功能损害。反复应激可引起海马CA3区树突退变、萎缩;慢性应激反应产生的糖皮质激素变化通过兴奋性氨基酸引起海马衰退,对海马介导的记忆有持久性损伤作用。

(六) 基因

载脂蛋白E(ApoE)基因对认知功能障碍发生具有一定的影响。ApoE有三个等位基因——ε2、ε3、ε4，分别编码 ApoE2、ApoE3、ApoE4 蛋白，其中 ε4 亚型与认知功能关系最为密切。有研究发现，ε4 等位基因使 POCD 的发生率明显升高。

（七）药物

国外研究显示，在乳腺癌化疗方案中，环磷酰胺、氨甲蝶呤和氟尿嘧啶具有明确的认知功能损伤证据。研究发现接受化疗的乳腺癌患者在口头学习、视觉空间功能、视觉记忆等客观检测方面，比仅接受手术的乳腺癌患者明显差。有 10%～40% 的患者发生中度记忆力减退和注意力无法集中，症状的恢复需要几年的时间。

其他药物：胆碱酯酶抑制药增强学习和记忆；肾上腺素加强对事件记忆的储存；β 肾上腺能受体阻断药可削弱情绪激动者的学习和记忆能力。垂体后叶加压素、阿片受体拮抗剂纳洛酮增强记忆；脑啡肽、阿片受体激动剂破坏记忆的保持。

三、POCD 的发生机制

（一）年龄

老年人 POCD 发病率较高的原因可能与其自身存在许多易感因素有关，包括：①年龄相关的生理功能减退；②药代动力学和药效学的改变；③对麻醉药更敏感，尤其是对抗胆碱药；④与年龄相关的记忆损伤。随着年龄的增加脑重量减轻，同时老年人颅内特殊区域功能性神经元减少，与之有关的神经递质如乙酰胆碱（Ach）、多巴胺、去甲肾上腺素、酪氨酸、5－HT 等也相应减少，而其分解酶如单胺氧化酶、儿茶酚－O－甲基转移酶等活性增强，导致颅内神经递质不足。

（二）中枢胆碱能系统功能降低

中枢胆碱能系统在学习、记忆、注意力等认知功能的调节中起关键作用，胆碱能纤维在脑内分布的复杂性决定了中枢胆碱能系统在影响认知功能方面的重要性。乙酰胆碱是在绝大多数脑区均有分布的调节型神经递质，尤其是支配大脑皮质和旧皮质（特别是海马）以及丘脑的胆碱能神经纤维与感觉、学习、认知、感情、判断、唤醒、注意力等过程有密切关系。M 胆碱能突触是记忆的基础，Ach 可增强如谷氨酸等其他递质的作用，增强信号选择能力。

在人类大脑中，各种胆碱能系统的指标（特别是烟碱样受体亚型）随着年龄增长而降低，这种减少主要发生于中老年人的海马及邻近的颞叶皮质区域。因此中枢胆碱能系统的功能减退或受损可能是 POCD 的重要原因之一。早在 20 世纪 70 年代就已经证实抗 Ach 药物可以损伤健康成人的认知功能，而 Ach 激动剂却可以增强认知功能。近年利用 PET 放射配基显影技术检测到认知功能损害与 Ach 受体异常改变有关。由于大多数麻醉药的作用都与 Ach 受体有关，因此 POCD 的发病机制很可能是麻醉药与 Ach 受体相互作用产生中枢胆碱能递质传递受抑制的结果。有研究表明，中枢乙酰胆碱脆弱或衰退是老年患者记忆与认知紊乱的可能原因。既往的动物实验也表明大鼠接受异氟醚麻醉后POCD的发生与脑内Ach下降有关。虽然目前很多研究都提示POCD与胆碱能系统受损有关，但其机制目前仍无定论。

（三）中枢神经系统儿茶酚胺（CA）水平

1. 多巴胺　研究发现，脑中多巴胺含量显著降低时可导致动物智能减退、行为情感异常、言语错乱等高级活动障碍。此外，在动物实验中发现多巴胺过多也可导致动物认知功能的异常改变。

2. 去甲肾上腺素　在脑内，去甲肾上腺素通过α_1、α_2和β受体发挥调节作用。一般认为，脑中α_2受体激动与维持正常的认知功能有关，而α_1受体持续、过度激活可致认知异常。在正常警觉状态下，基础去甲肾上腺素适当释放，维持正常的精神状态；应激时，大量去甲肾上腺素释放可损害认知功能和意识水平。氯胺酮和硫喷妥钠能改变脑内CA浓度，引起不同程度的精神功能异常。

3. 其他　脑脊液中5-HT水平在术后谵妄急性期患者明显高于非谵妄患者，提示5-HT参与谵妄；应用5-HT受体阻滞剂可增加Ach释放，改善记忆功能，同时能抑制多巴胺释放，改善注意力。

（四）突触可塑性受抑制

突触可塑性是学习记忆的神经生物学基础。长时程增强（long-term potentiation，LTP）和长时程抑制（long-term depression，LTD）是突触可塑性的两种表现形式。LTP被认为是学习与记忆的神经基础。研究证实，LTP形成后，动物的学习能力明显增强，而对LTP的抑制会导致动物形成新记忆的过程出现障碍。LTP的形成是通过NMDA受体介导的，阻断NMDA受体通过影响海马神经元LTP的形成而引起学习记忆的变化。NMDA受体功能的低下会导致学习记忆能力的下降，这在临床和动物实验中都已得到证实。

（五）脑神经元凋亡

既往研究发现，全身麻醉药物作用于发育中的大鼠后，可通过其毒性作用诱发炎性细胞因子的释放等使脑部神经元的凋亡增加，从而导致神经元受损。这些药物分为3类：①γ-氨基丁酸受体的激动剂；②NMDA受体阻滞剂；③对两种受体均有作用的药物。脑部较易发生此种损伤的部位为丘脑侧背面和前腹面。上述任一部位的结构受损都可能出现动物学习记忆障碍。吸入麻醉药如异氟醚，已被证实在脑部能诱导神经元凋亡的增强。

（六）炎症反应

POCD的发生可能与炎症反应有关。炎症反应可能通过以下途径引起POCD：①患者血液与人工材料接触直接诱发炎症反应；②心脏、肺、肾脏的缺血再灌注损伤导致系统炎症反应；③手术时激活炎症反应非特异性活化因子增强术后免疫反应。动物实验也发现外周注射促炎因子后可以激活固有免疫系统，引起大鼠体内发生广泛炎症反应,脑内促炎因子如 IL-6、IL-1β、TNF-α 表达增加,同时还伴有明显的行为异常和认知紊乱的表现。C-反应蛋白是炎症反应中释放的一种细胞因子,与认知功能有显著的依赖关系,包括注意力等精神性功能、执行功能、记忆力以及视觉空间能力。许多学者认为手术刺激本身比麻醉对认知功能的影响更大,而动物实验也表明手术操作可激活免疫系统,引起促炎因子表达增加,同时存在行为学异常。其可能的机制为:脑内起支撑作用的小胶质细胞被活化后产生大量炎性因子,如 IL-6、IL-1 等,诱发脑内炎症反应或直接损伤神经元,并产生补体成分(如 C1s、C1r、C1q 等),导致脑内发生自身免疫反应,加重神经溃变和神经元的损伤。

另外有研究认为 IL-8、TNF-2、转化生长因子 β(TGF-β)、NO、COX-2 等炎性因子与 POCD 的发生有关。

(七)tau 蛋白

老年性痴呆和 tau 蛋白改变有关。最近的研究发现麻醉和 tau 蛋白变化有联系,其结果表明 tau 蛋白磷酸化并不是麻醉本身引起的,而是麻醉中低体温抑制了磷酸酶活性并继发 tau 蛋白过度磷酸化,这也许与 POCD 发生相关。

(八)β-淀粉样蛋白

研究发现吸入麻醉药异氟醚增强 β-淀粉样蛋白(β-AP)的聚集和产生,增强其细胞毒性,促进细胞凋亡。麻醉药诱导的 β-AP 聚集和细胞凋亡可能是 POCD 的危险因素。

四、POCD 的生物标记物

1. S-100β 蛋白 S-100β 蛋白是一种酸性的 Ca^{2+} 结合蛋白,主要存在于星状细胞和施万细胞,是脑特异性蛋白,在脑损伤早期就透过损伤的血脑屏障进入血液。血清 S-100β 蛋白水平在患者未表现出明确神经系统损害的临床症状时就可增高。术后血清 S-100β 蛋白水平升高与 POCD 有关。研究表明腹部手术后患者血清 S-100β 蛋白水平增加明显,有学者甚至将血清 S-100β 蛋白作为判断全麻后 POCD 是否发生、POCD 演变过程及患者最终结局的指标。

2. IL-6 目前认为血清 IL-6 水平可以反映创伤性脑损伤患者的预后。有学者发现脑损伤患者血清 IL-6 和 NSE 含量之间呈正相关,而 NSE 是神经元受损的直接标志物,提示血清 IL-6 水平越高,脑组织的炎症反应越重,神经元损伤越严重,POCD 的发生率就越高。

3. β-淀粉样蛋白 最近研究发现类淀粉样肽前体蛋白(APP)代谢异常所造成的 β-AP 大量沉积是引起阿尔茨海默病的主要原因。正常情况下,APP 降解可形成可溶性 APP(sAPP),sAPP 对神经元的损伤有保护作用。而在异常情况下,各种致病因子使 APP 的裂解位点变异,产生 β-AP,当大量产生的 β-AP 在内外因素的作用下,聚合形成不溶性的纤维丝沉积在脑内时即形成典型的老年斑块而致病。轻度认知障碍患者（MCI）在疾病早期治疗前血清中的 β-AP 含量与正常对照组相比即有明显升高，提示 β-AP 在认知障碍发展过程中起重要作用。研究发现轻度认知障碍患者的脑脊液中 β-AP 明显增高，β-AP 具有神经元毒性作用，在脑内增多可引起神经元凋亡。

4. TNF-α　TNF-α 已被公认为是引起缺血性脑损伤的重要细胞因子。研究表明，认知功能障碍患者如阿尔茨海默病患者血清中的 TNF-α 水平明显高于正常对照组，治疗后 TNF-α 水平下降。因此，动态检测血清中 TNF-α 的水平有助于监测认知功能障碍患者病情。

5. 一氧化氮（NO）及其代谢产物　近年来国内外多项研究表明，NO 不仅参与脑血管疾病的发生发展，而且与认知功能障碍相关。NO 与氧自由基对神经细胞的损伤有协同作用，NO 可与 O_2 反应生成过氧亚硝酸盐自由基（$ONOO^-$）损伤组织，从而导致认知功能障碍。此外有研究发现血管性认知障碍（VCI）患者的血清 NO 浓度与 MMSE 值呈正相关，提示 NO 可能对 VCI 的认知功能具有有益的作用。目前大多数学者认为，认知功能受损可能与 NO 介导的氧化应激有关，可能随着 NO 浓度增加，引起细胞损害增多，某一神经回路受损渐趋严重，该回路执行的认知功能也就随之下降。

五、POCD 的预防和治疗

目前针对 POCD 尚无满意的治疗方法。对发生 POCD 的患者，重点在于及时确诊，早期干预，以防止认知功能的进行性下降。对外科和麻醉医生来说，应当做好充分的术前准备，包括：①改善易感患者的全身情况，使其在较佳的体能状态下开始手术；②麻醉医生术前访视时可做一些简易的认知功能方面的检查，以了解患者的认知状况，对疑有脑部疾病者应行脑 CT 检查；③合理使用术前药，选择合适的麻醉方式，术中保证循环稳定和充足的氧供，积极防治低氧血症及低血压，维持水、电解质、酸碱平衡，尽量做到麻醉、手术、术后恢复期平稳过渡；④术后有效镇痛，纠正水、电解质、酸碱平衡紊乱；⑤防止术后感染等并发症。

药物预防和治疗也是一种策略。有学者发现，在术中给予利多卡因可明显降低体外循环下冠状动脉分流手术后患者早期认知功能障碍的发生率。由于脑内胆碱活性的下降会引起认知功能障碍，增加胆碱活性可改善认知功能，因此拟胆碱药及胆碱酯酶抑制剂成为目前治疗认知功能障碍的常用药物。在治疗精神障碍的患者时发现一些镇静安定药如氯氮平、氟哌啶醇能改善认知功能，现已有人将其用于 ICU 治疗谵妄及认知功能障碍，但其改善认知功能的机制尚不清楚。钙拮抗剂有扩血管作用，且脑血管比外周血管更为敏感，因此一定剂量可以在不影响动脉压的前提下使脑血管扩张，对神经元有一定的保护作用。

（徐诚实　岳　云）

参 考 文 献

[1] 张帅,张滨,洪方晓,等. 老年患者术后谵妄与术后认知功能障碍的相关性研究[J]. 北京医学, 2009, 31 (10): 588 – 590.

[2] GREENE N H, ATTIX D K, WELDON B C, et al. Measures of executive function and depression identify patients at risk for postoperative delirium [J]. Anesthesiology, 2009, 110 (4): 788 – 795.

[3] KALISVAART K J, VREESWIJK R N, DE JONGHE J F, et al. Risk factors and prediction of postoperative delirium in elderly hip – surgery patients: implementation and validation of a medical risk factor model [J]. J Am Geriatr Soc, 2006, 54 (5): 817 – 822.

[4] MOLLER J T, CLUITMANS P, RASMUSSEN L S, et al. Long – term postoperative cognitive dysfunction in the elderly ISPOCD 1 study. ISPOCD investigators. International Study of Post – Operative Cognitive Dysfunction [J]. Lancet, 1998, 351 (9106): 857 – 861.

[5] MEYER J S, RAUCH G, RAUCH R A, et al. Risk factors for cerebral hypoperfusion, mild cognitive impairment and dementia [J]. Neurobiology of Aging, 2000, 21 (2): 161 – 169.

[6] DUKA T, REDEMANN B, VOET B. Scopolamine and lorazepam exert different patterns of effects in a test battery assessing stages of information processing [J]. Psychopharmacology, 1995, 119 (3): 315 – 324.

[7] RASMUSSEN L S, JOHNSON T, KUIPERS H M, et al. Does anaesthesia cause postoperative cognitive dysfunction? A randomised study of regional versus general anaesthesia in 438 elderly patients [J]. Acta Anaesthesiol Scand, 2003, 47 (3): 260 – 266.

[8] ROMAN G C. Facts, myths, and controversies in vascular dementia [J]. J Neurol Sci, 2004, 226 (1 – 2): 49 – 52.

第三十一章 心跳骤停与脑复苏

心跳骤停（cardiac arrest）是指心脏机械活动停止、收缩功能衰竭导致心脏突然丧失有效排血能力，自主血液循环停止的病理生理状态。针对心跳骤停所采取的一切抢救措施，称为"心肺复苏"（cardiopulmonary resuscitation，CPR）。心跳骤停可导致细胞缺氧死亡，是全脑缺血缺氧性损害最为重要的原因。心跳骤停及心肺复苏后的一系列病理生理过程可触发易损区域（海马、皮质、丘脑等）神经细胞的缺血缺氧性损害。大量的神经细胞坏死和凋亡后引起相应的神经功能障碍，包括顺行性记忆缺失，学习困难，情绪和社会行为改变，抑郁，严重的出现昏迷、持续植物状态直至死亡。

继20世纪50年代对肺（呼吸）复苏成功后，20世纪60年代又取得心脏复苏的突破，但目前对心跳骤停后脑缺血缺氧损害的机制仍缺乏足够的了解，脑复苏的治疗效果仍然不理想。国外研究数据显示，心跳骤停后短期生存者中有50%死于神经功能障碍，而20%～50%长期存活者中存在神经功能后遗症。因此，心跳骤停后患者脑功能是否恢复已成为复苏成败的关键。

第一节 急性全脑缺血的病理生理

全脑缺血所导致的脑部病变，一般称为脑缺血再灌注损伤，其含义为造成脑缺血损害的主要病理生理改变在脑缺血期即已启动，在恢复血液再灌注后又进一步加重的脑组织损伤。但再灌注是脑复苏的必要条件，没有再灌注就没有脑复苏的成功，所以不能简单地将再灌注视为"罪魁祸首"，而应充分了解脑缺血再灌注损伤的前后病理生理过程，并设法予以预防或阻断其恶性循环，为脑细胞恢复正常功能创造条件和争取时间，这正是脑复苏的目的。

（一）脑缺血的组织改变

脑缺血后神经细胞损害存在区域性和时相性差异，其受损程度并非一致。在中枢神经系统中，越进化、越高级的脑组织越易受损；越原始、越低级的脑组织对脑缺血的耐受性越好。脑缺血时间越长，则其缺血再灌注损伤也越重。按脑内细胞对缺血敏感性的差异可排序如下：神经元＞少突胶质细胞＞星形胶质细胞＞血管内皮细胞。神经元中海马 CA1 区的锥体细胞，小脑的浦肯野细胞，纹状体的小型及中型细胞，大脑皮质的 3、5、6 层细胞特别容易受损。

对心跳停止时间较长、经 CPR 初步成功而未经有效脑复苏处理或植物状态患者的尸检发现：在脑缺血后再灌注早期，显微镜下可见胶质细胞明显肿胀，尤以血管周围的星形胶质细胞为然，随之神经元线粒体和内质网亦趋向肿胀。进一步发展，则可见细胞质内超微结构破损和嗜伊红细胞增多。最后，细胞核破裂或萎缩，伴以尼氏体和内质网消失。

（二）全脑缺血的病理生理学

全脑缺血所致的损伤可分为原发性和继发性两类。血流中断是心跳骤停后脑损害的启动环节，恢复循环的脑得到再灌注后，缺血期发生的病理损伤继续发展或形成内源性损伤因子，加速或加重脑细胞的损伤。详见第四章第一节。

第二节　脑复苏的治疗措施

由于心跳骤停后，脑病理生理改变的复杂性和多样性，单一治疗手段很难起到脑缺血后神经保护作用，而是需要多种措施。脑复苏的成败关键在三方面：①尽量缩短脑循环停止的绝对时间；②采取确实有效的支持治疗措施，为脑复苏创造良好的生理环境；③在降低颅内压、降低脑代谢和改善脑循环的基础上，采取特异性脑复苏措施阻止或打断病理生理进程，促进脑功能恢复。目前许多治疗方案仍处于探索阶段，与临床应用尚有一段距离。

一、施行有效的 CPR

近年来院外心跳骤停患者脑复苏成功率较以前有所提高的主要原因，是非专业医务人员及时参与 CPR，从而缩短了脑缺血的绝对时间。10 min 内建立自主循环是保证脑灌注的基础。在自主循环恢复过程中，要求维持心功能和动脉血压的稳定。及时应用适当的药物处理各种心律失常是保证足够心排出量的关键。近年来动物实验发现，紧急经外周静、动脉心肺转流（cardiopulmonary bypass，CBP）用于较长时间心脏停跳后心肺脑复苏，可明显减轻脑组织损害，改善脑功能。

二、采取有效的支持措施

进一步巩固循环功能，纠正酸中毒，积极进行呼吸支持治疗，并注意维持体液平衡和补充营养，同时注意其他重要器官系统，尤其是肝、肾、胃肠道、血液系统等功能状态的监测和维护，为脑复苏创造一个良好的全身生理环境。

三、维持良好的脑组织氧供

（一）增加脑血流和改善脑氧供

1. 增加脑血流　主要通过提高脑灌注压和改善脑循环达到此目的。①预防低血压：脑复苏后积极防治低血压有助于脑血流的改善，因此应针对低血压的原因进行相应的处理。②提高平均动脉压：目前仍主张维持血压于缺血前水平或稍高于缺血前水平，但不提倡以过度扩充血容量的方法提高平均动脉压，因有加剧血管源性脑水肿的危险。③降低颅内压：脱水减轻脑细胞内水肿是降低颅内压的有效方法之一。常用的脱水药物有20%甘露醇、呋塞米、清蛋白等。以往认为过度通气降低 $PaCO_2$ 可收缩脑血管，降低颅内压，并通过"反窃血"现象（"Robin hood"效应）而改善脑内血流分配。但近年来研究发现脑缺血后降低 $PaCO_2$，并未起到对脑血流重新分配的有益效果，反而因脑血管过度收缩而减少脑血供，故目前主张脑复苏患者 $PaCO_2$ 应维持在接近正常的水平。

2. 改善脑微循环　正常血容量性血液稀释，将血细胞比容维持在30%~35%，可以降低血液黏度，改善脑微循环，但血液过度稀释不利于携氧，应予避免。具有改善微循环作用的药物，如山莨菪碱也有助于脑血流的改善。

3. 提高血氧浓度　充分给氧，使 PaO_2 大于100 mmHg，以保证充分的组织氧合作用，使缺血后的组织修复过程得以进行。积极控制贫血，提高血液的携氧量，并维持适当的心排出量有助于组织氧供。

（二）控制血糖

缺血早期的高血糖会加剧神经元损害，削弱高能磷酸键的恢复，引起低血压。高糖血症增加糖酵解，与乳酸性酸中毒和严重的组织损害有关。血糖较正常水平轻度增高即可明显加重脑缺血再灌注损伤。因此，目前主张在脑缺血再灌注期间，无论何种原因（糖尿病、输糖过多、应激反应、应用皮质类固醇等）引起的高血糖，均应予以控制。但在应用胰岛素控制高血糖时，一定要避免低血糖的发生，因为低血糖本身就可导致不可逆脑损伤。一般认为将血糖控制在100~200 mg/dL 是最安全的。

（三）防止脑缺血后体温升高

脑缺血后体温升高有增加脑代谢率、加重脑缺氧、破坏血脑屏障的完整性、增加兴奋性氨基酸的释放、加剧细胞内钙超载和促进氧自由基产生等不良反应而加重脑缺血再灌注损伤。因此，心肺复苏时必须防止患者体温升高，为脑复苏创造有利条件。

四、特异性脑复苏措施

(一) 低温疗法

低温是脑保护和脑缺血治疗的有效方法之一，是脑复苏综合治疗的重要组成部分。目前根据低温治疗所采用的温度不同，分为深低温（<28 ℃）、中度低温（28~32 ℃）、亚低温（32~35 ℃）。

1. 低温的脑复苏机制

(1) 降低 $CMRO_2$。从 37 ℃ 降至 28 ℃ 时，脑血流量无明显减少，而 $CMRO_2$ 则明显降低至正常的 50% 以下，亦即降温至 28 ℃ 以上，脑的血、氧供应大于其氧需和氧耗。降温至 27~22 ℃ 时脑血流量明显下降。此外，在脑损伤或缺血后脑实质中可能存在局灶性高温高代谢区，脑血流量供不应求而加重脑损伤，及早降温予以消除则可改善其预后。

(2) 减轻乳酸性酸中毒。在全脑缺血后及早降温（脑温 27 ℃），脑组织的乳酸、磷酸肌酸升高幅度明显低于常温组，且 ATP、ADP、AMP 含量和腺苷酸酶活力在低温下能及早恢复至正常水平，有利于线粒体等超微结构和膜功能的修复和维持。

(3) 保护血脑屏障功能。及早降温至 30~33 ℃ 能显著减轻血脑屏障损伤及早期高血压反应，有利于血脑屏障免受进一步破坏和功能恢复。

(4) 抑制氨基酸代谢。已证明脑缺血后用 30~31 ℃ 低温治疗能使脑组织中白三烯 B4（LTB4）含量显著降低，脑水肿程度减轻，然而对通过环加氧酶径路的产物 PGF1α 则无影响。

(5) 抑制其他内源性损伤因子的释放。已证明，全脑缺血后脑组织中兴奋性氨基酸、多巴胺、5-羟色胺、去甲肾上腺素、乙酰胆碱等含量均明显升高，经低温治疗后均明显降低。

从以上结果可见，低温的效应不仅在于降低脑的代谢率，而且在能量的重建、膜功能的修复、脑血流异常的防治和抑制已知的（可能还有未知的）损伤因子的形成等环节上具有多方面的有益效应，推测可因此而减轻或中止脑的再灌注损伤的进程，为脑细胞功能的恢复争取了时间，创造了有利的条件。

2. 传统的低温脑保护　低温脑保护的主要机制之一是因为低温抑制脑代谢，降低脑耗氧量，因此传统的低温脑保护强调足够低温，并维持 1 周以上；同时适当选用降低脑代谢率的药物。但传统的中度或深度低温存在着较多问题：实施困难，尤其是以头部为主的低温，临床应用时难以维持较长时间的低温；常常导致心律失常，以及容易产生室颤等严重并发症而导致死亡；增加血液黏稠度，引起凝血功能障碍，发生出血或梗死；全身免疫功能下降，可加重或导致肺部感染等并发症的出现。正因为这些问题限制了低温治疗在临床的广泛应用。

3. 亚低温疗法　20 世纪 80 年代，Safar 等在动物实验中应用轻度低温（32~35 ℃）取得了较好的脑保护效果，并且相应并发症较少。进而，欧洲自 1996~2001 年进行的多中心临床研究取得了令人兴奋的结果。研究中通过体表冷空气降温方式将心跳骤停患者体温降至32~34℃，并维持24 h，结果发现有52%患者存活并且神经功能状况良好，与同中心历史数据对比，神经功能结局改善2倍，并且未发现与低温治疗相关的不良反应。日本和澳大利亚开展的临床研究也得到类似的阳性结果。根据这些研究成果，国际复苏学联络委员会（ILCOR）于2003年发表声明：院外心跳骤停和初始心律为室颤的意识丧失成人应予以32~34℃的低温治疗12~24 h，对于其他初始心律和院内心跳骤停的患者，这一治疗同样有益。亚低温治疗的实施要点：

（1）降温开始的时间与速度。ILCOR声明中认为，降温应尽可能在自主循环恢复后立即开始。但事实似乎显示，延迟一些时间（如4~6 h）后开始低温治疗也能获得显著的效果。能达到迅速降温的物理和药理技术将能获得更好的疗效。

（2）亚低温治疗的持续时间。ILCOR基于目前的证据，提出对自主循环恢复的心脏停搏患者应进行12~24 h的持续亚低温治疗。

（3）目标温度。推荐的目标温度在32~34℃。脑温与中心体温（一般以直肠或膀胱温度为准）、体表体温存在着差异，一般脑温高于中心体温1.1℃，中心体温高于体表体温2~4℃。虽然体表温度的监测最简便，但由于易受各种环境影响造成温度监测不准，因此推荐采用中心体温来监测目标温度的维持情况。在前述的欧洲和澳大利亚的两个试验中都采取了此方法。

（4）降温的技术。虽然目前有多种降温技术，但尚无一种技术既高效又易行。目前的降温技术主要有三种：体表降温、体腔降温、血液降温。

（5）复温。过早复温对机体不利，而且应缓慢地复温，因为常会出现反弹性高温，这会加重脑损害，应注意避免。当停止使用降温措施后，机体常能缓慢自然复温。当体温升至36℃时可适当应用冰袋等措施来保持这一温度，以防止复温后反应性高热。注意：复温的目标为中心体温不超过37℃；复温速度约每5 h上升0.5℃。一般在体温达到35~36℃时，维持该温度12~24 h，并随时监测体温，以防反弹性高温出现。

（6）严格控制并发症。由于细菌在亚低温的环境中最适宜生长，且亚低温治疗时期全身免疫功能下降，各脏器的血流降低及血管阻力增大等原因，容易发生全身感染，尤其是肺部感染，在整个治疗期都应警惕预防。

（二）脱水疗法

脱水疗法的原则在于防止或缓解脑组织肿胀和水肿，降低颅内压。脱水疗法是降温的重要辅助措施。心跳骤停者毫无例外地发生脑水肿，仅有程度的差别。故当心肺复苏成功后，应在限水的基础上进行脱水治疗。

1. 脱水开始时间　在心肺复苏成功后立即开始，前提是血压≥80/50 mmHg，肾功能正常。

2. 脱水剂的选择　①渗透性药物：如20%甘露醇125~250 mL，每4~6 h一次。对于严重脑水肿或伴有心功能不全、肺水肿者加用呋塞米40~80 mg，每天1~3次。伴有血容量不足或低蛋白血症者选用清蛋白或血浆。有研究报道高渗盐水是较理想的治疗脑复苏药物，其Na^+的反射指数为1（甘露醇及其他渗透性药物均<1），运用高渗

盐水后并发反跳性脑水肿的可能性比其他药物更少。②AQP4 受体抑制剂：水通道蛋白（AQP）是选择性调节细胞内水分子转运的蛋白通道，AQP4 是其家族成员之一，存在于中枢神经系统 95% 以上的内皮细胞表面，对大脑血管外水分的调节具有重要作用，参与了缺血后脑水肿的形成。动物实验表明，在细胞毒性脑水肿早期给予 AQP4 抑制剂可抑制水肿液进入脑实质，但在细胞毒性脑水肿后期或血管源性脑水肿时给予 AQP4 抑制剂则加重脑水肿，其作用机制还有待阐明，可能为临床治疗脑水肿启发新的思路。

3. 脱水疗程　脑水肿在发病后 2~3 d 达高峰，持续 5~7 d，有些患者持续时间近 2 周，所以脱水时间一般持续 5~7 d，可按病情适当缩短或延长，并适当调整脱水剂使用的间隔时间。

（三）高压氧治疗

高压氧（HBO）对脑复苏是一种行之有效的方法，其意义在于：①增高 PaO_2、增加血浆中物理性溶解的氧量，改善脑组织缺氧；②增加脑组织的储氧量和脑脊液的氧含量；③使脑血管收缩，减少脑血容积和脑血流量，利于控制脑水肿；④对脑电活动有保护作用。高压氧治疗是一种间歇性、短期、高剂量吸氧治疗，对完全性脑缺氧一般采用 40~60 次长疗程，压力为 2.5~3 个标准大气压。

（四）其他疗法

1. 巴比妥酸盐负荷疗法　在 CPR 成功后 10~20 min 患者若仍昏迷，即以大剂量硫喷妥钠（30 mg/kg）静脉注射。其所造成的血压降低用血浆代用品和升压药来纠正，随后视情况用硫喷妥钠常规剂量（2~5 mg/kg）维持。该疗法的机制在于控制抽搐、降低脑代谢、改善氧供/氧耗比值，降低脑细胞的应激性和防止颅内压升高，曾被广泛用于脑复苏。但大量临床研究已证实巴比妥酸盐并不能提高全脑缺血后患者脑复苏。目前，硫喷妥钠仅用于控制脑缺血后抽搐或作为低温疗法的辅助措施。

2. Ca^{2+} 通道阻滞药　根据再灌注损伤的理论机制，Ca^{2+} 通道阻滞药有脑保护作用，其可能机制是：抑制 Ca^{2+} 进入细胞内，防止 Ca^{2+} 在线粒体内聚积，抑制血管平滑肌收缩，稳定红细胞膜，防止血小板凝集，抑制缺血引起的代谢紊乱。在脑局灶性缺血、脑卒中的实验和临床研究中发现，Ca^{2+} 通道阻滞药可防止或解除血管痉挛，改善脑血流量，减轻细胞内酸中毒和缩小脑梗死范围。但"脑复苏临床试用第二期计划"结果显示，Ca^{2+} 通道阻滞药未能改善心跳骤停患者的神经结局，反而增加了低血压和复发室颤的发生率。故目前已不再支持使用 Ca^{2+} 通道阻滞药。

3. 自由基清除剂　缺血再灌注时自由基大量释放是引起脑细胞损伤的一个主要原因。虽然针对这一环节已采取了减少自由基大量产生的措施，例如应用铁螯合剂（去铁胺）、氧自由基清除剂 SOD、CAT、谷胱甘肽过氧化物酶（GHS-PX）等，但均未取得减轻完全性脑缺血后神经细胞功能障碍的结果。新的自由基清除药聚二醛结合的 SOD 和 α-苯基-N-三丁硝酸灵已被证实可以改善颅脑损伤患者及双侧颈动脉阻塞动物模型的神经学预后，是目前最有价值的两种自由基清除药。

4. 兴奋性氨基酸（EAA）拮抗药　在大量的动物实验中已经证实 EAA 拮抗药具有

减轻脑缺血再灌注损伤的作用。但因这类药如氯胺酮、苯环己哌啶等具有致幻觉、噩梦和降低癫痫阈值等不良反应，故难以在临床推广应用。

5. **皮质激素** 尽管目前尚缺乏确切的理论依据表明应用激素对脑复苏有治疗作用，但大多数学者仍然坚持：早期、短期、大剂量应用皮质激素可能对脑复苏有益。有作者证实在全脑缺血后30～60 min应用激素，对神经功能恢复是有价值的。激素的应用对高血糖和胃溃疡影响不大，但和继发性感染关系密切，故不宜长期使用。

6. **硫酸镁** 硫酸镁乃NMDA受体的非竞争性拮抗剂。在脑缺血时，NMDA受体失去了镁离子的抑制作用，活性相对增高，升高外周血镁浓度可以抑制NMDA受体的活性，改善脑水肿；此外，高血镁可使细胞内游离镁的浓度升高，阻塞NMDA受体的细胞膜内端，防止神经细胞在脑缺血时的去极化，稳定了细胞膜，维持了Na^+-K^+-ATP酶的活性。Mg^{2+}占据NMDA通道，可阻止Ca^{2+}细胞内流，这将减少自由基、脂质过氧化物的产生。但硫酸镁能抑制心血管系统，故剂量不宜过大，其是否能起到脑保护作用尚有待进一步证实。

7. **脑细胞活性药物和苏醒剂** 脑细胞活性药物可改善全脑代谢，抑制和减少脑损害，还可促进苏醒，减少脑缺氧后并发症发生。主要有：①能量合剂、脑活素、胞二磷胆碱、二磷酸果糖、神经节苷脂、乌司他丁。胞二磷胆碱是磷脂酰胆碱的前体，动物实验显示具有抗氧化作用。胞二磷胆碱的明显效果仅见于中至重度脑功能损伤的患者。②纳洛酮：吗啡受体拮抗剂，能有效拮抗内啡肽对觉醒系统的抑制，并具有阻止钙内流、抗氧化、逆转由阿片介导的缺血后细胞代谢抑制的作用。

8. **中医治疗** 临床及动物实验研究均表明参脉注射液、川芎嗪、8-七叶皂苷钠等可减轻脑缺血再灌注损害，具有一定的神经保护作用。中医辨证论治的药物用于临床的还有安宫牛黄丸、苏合香丸、至宝丹、醒脑静注射液、独参汤以及针灸理疗等。

9. **基因治疗** 随着分子生物学技术的进步，基因治疗在缺血性脑损伤中逐渐成为近年研究的热点。目前，采用病毒载体的基因治疗已在动物模型中取得成功，通过基因治疗可调节兴奋性毒性作用，减轻钙超载，降低炎症反应和增加HSP、抗凋亡基因及血管活性因子的表达，从而发挥神经元保护作用。尽管基因治疗技术在不断发展，目前仍存在许多障碍，如研究更安全、高效的载体，提高载体转染率，对于脑缺血要尽早进行转染，以及进一步了解哪一种基因更适合脑缺血的基因治疗等，都是待解决的问题。

总之，虽然数十年来对脑复苏进行了广泛深入的研究，但并未获得明显突破性进展，因为脑缺血后的损害是多种因素或机制共同或先后作用的结果，迄今尚无确定的特效脑复苏、脑保护手段。因此，试图用单一的某种药物或措施，不可能逆转其病理生理改变而达到完全性脑复苏，故仍强调综合治疗，且各种治疗都有一定的治疗"时间窗"，我们的目标是在特定时间内积极进行针对性的治疗，尽力使脑功能得到更理想的恢复。

五、并发症和后遗症

心跳骤停患者经过复苏及综合措施治疗，短暂的全脑缺血，患者在心脏复跳的数分钟及数小时昏迷后即清醒并逐渐恢复，此类患者大多完全康复，不留后遗症。但对经历较长时间全脑缺血患者，虽然心跳恢复，要达到清醒往往需要较长时间，在昏迷程度转浅至完全恢复过程中，可能发生以下情况：

1. 一过性大抽搐　可能发生在皮质功能出现之前，持续 12～24 h，但在其消退后往往伴之以皮质功能的初步恢复，似是凶象却是好兆，其发生或许与神经功能恢复已上升到接近皮质某些中枢（如红核）有关。

2. 一过性尿崩　亦发生在皮质功能出现之前，尿量可能一过性超过 1000 mL/h，约持续 6～12 h，其机制不明。若应用抗利尿激素即可控制者预后好，否则后果严重。

3. 肺部感染　由于患者处于昏迷状态，不能自行咳嗽排痰，肺部感染在所难免，故不能完全归罪于低温，也非单凭广谱抗生素所能控制，可因此而体温升高，影响脑复苏的后果。对此理应认真对待，但切忌因此而中止降温，而宜积极保持呼吸道畅通，完善地吸引排痰，辅以有效的抗生素，并适时进行气管造口。感染的最终控制还有赖于患者的神志清醒和自行咳嗽排痰功能的恢复。

4. 偏瘫　神志清醒后常后遗偏瘫，经 2～3 个月的理疗和锻炼可能恢复为常人，但也可能后遗轻度至中度残疾，似乎右侧大脑半球比左侧更易受损。

5. 皮质性失明　眼底检查视网膜无异常，如不旁生枝节，约经 3 个月后随视野扩大而恢复正常视力。

6. 失语　语言能力的恢复过程与偏瘫、失明相似。其发生说明有关皮质部位较为易损，但它们的自愈机制尚有待阐明。

7. 神经、精神障碍　常见的有逆行性健忘、顽固的失眠，少数可能有幻觉或心理异常，需对症治疗，可能自愈或持续存在。

第三节　脑复苏的转归

对心跳骤停患者进行心肺脑复苏时，不可能在一开始即对复苏的结局进行判断。只有尽早采取抢救措施，积极进行各阶段生命支持治疗，在心跳恢复后，进行第三阶段即进一步生命支持治疗时，可对脑损伤的程度和争取完全复苏的可能性进行阶段性判断，以便对脑复苏的行止及早做出决策和安排。

（一）脑损伤程度的判断

脑损伤程度的轻重是后续治疗难易和患者结局的主要决定因素。其中，除患者年龄大小和原来的体格情况外，脑缺血缺氧的时间长短最为重要，一般应将以下因素加以全盘考虑：①心跳停止前缺氧时间；②心跳骤停时间；③CPR 时间：指开始 CPR 到心脏复跳为止的间隔时间，亦称"CPR 低灌注期"；④后续缺氧期：指心跳恢复后的严重低血压、低氧血症或贫血的持续时间。

（二）脑血流的监测

对于心跳骤停的患者及时了解其脑循环供血状况对选择治疗措施和估计预后是十

分有益的。目前临床及科研中较常采用的技术有以下几项。

1. 经颅多普勒超声技术（TCD） TCD 可无创动态观察脑血流动力学变化，具有安全、无创、快速、可在床边反复进行的优点，可对 CPR 患者进行重复检查或持续监测。Lida 等使用 TCD 对患者进行动态监测，结果发现 CPR 后 4～12 h MCA（大脑中动脉）和 PICA（小脑后下动脉）平均流速相对较低，而搏动指数较正常升高，提示复苏早期存在与高颅压无关的血管阻力增高。然而，CPR 后 12～24 h 平均流速开始升高，搏动指数下降，于 24～120 h 达高峰。复苏后 24～120 h PICA 的平均流速增高至第一次检测时的 2 倍，搏动指数降低至第一次检查的 70%。MCA 和 PICA 平均流速同步增高、脑血流量增加可能因脑血管自主调节功能丧失和血管扩张所致。两者比值越低，脑充血越重，预后也就越差。

2. MRI 弥散和灌注成像及 MRI 波谱分析 可评估心肺复苏后的脑血流恢复过程，精确显示脑再灌的时间。在心搏骤停后 20 min，缺血后的血流模式首先表现为 30 min 的高灌注，随后是 4 h 的低灌注。有研究表明高晶体－高胶体渗透压混合液可以改善最初的脑再循环。MRI 波谱分析是最近几年随着磁共振成像技术的日趋成熟而开展的一种基础研究项目，该技术通过静脉内注入某种化学标志物，在活体观察细胞代谢变化，从而达到在细胞生化代谢水平诊断某些疾病。

（三）心跳骤停后神经学预后指标

目前，大量的临床参数、神经学检查模式、生化检查、神经影像学检查和电生理学技术已被用来预测性评估心搏骤停后昏迷存活者的脑功能。但这些参数的证据力度和推荐程度还存在较大差异。

1. 感觉诱发电位（somatosensory evoked potentials，SEP） 是目前广受推荐的指标之一。《2005 心肺复苏与心血管急救指南》指出，心搏骤停后 72 h 测试有助于判断昏迷患者的神经学预后。刺激双侧正中神经，SEP 的缺乏同不良预后有一致性关联，这是由于广泛的皮质坏死造成皮质 SEP 峰值消失所致。

2. 分子标记物 已有研究证明，神经元特有的烯醇酶（一种细胞内糖酵解酶）和星形胶质细胞 S－100 蛋白（一种调节神经元分化和凋亡的钙结合蛋白）与缺氧缺血性脑损伤及不良神经学预后相关。另一项研究则揭示了缺氧缺血性脑损伤与内皮激活和损伤之间的紧密联系。在神经学预后不良的患者中，von Willebrand 因子抗原和可溶性细胞内黏附分子－1 水平显著升高，这两者均是内皮损伤的最佳标记物。von Willebrand 因子抗原浓度 >166% 和可溶性细胞内黏附分子－1 水平 >500 ng/dL 对于心肺复苏存活者的不良预后的特异性为 100%。脑损伤的分子标记物血浆水平对于心搏骤停存活者的神经学预后的预测有重要意义，是今后复苏学研究的目标。

另外有 5 项临床体征可以很好地预测神经系统不良后果或死亡：①24 h 后仍无皮质反射；②24 h 后仍无瞳孔反射；③24 h 后对疼痛刺激仍无退缩反应；④24 h 后仍无运动反射；⑤72 h 后仍无运动反射。

（四）脑复苏的结局

根据脑受损程度和心肺脑复苏的效果，脑复苏的最终结局根据 Glasgow－Pittsburg

总体情况分级（OPC）可分为5个等级。

OPC-1级（脑及总体情况优良）：清醒，健康，思维清晰，能从事工作和正常生活，可能有轻度神经及精神障碍。

OPC-2级（轻度脑和总体残废）：清醒，可自理生活，能在有保护的环境下参加工作，或伴有其他系统的中度功能残废，不能参加竞争性工作。

OPC-3级（中度脑和总体残废）：清醒，但有脑功能障碍，依赖旁人料理生活，轻者可自行走动，重者痴呆或瘫痪。

OPC-4级（植物状态）：昏迷，无神志，对外界无反应，可自动睁眼或发声，无大脑反应，呈角弓反张状。

OPC-5级（脑死亡）：无呼吸，无任何反射，脑电图呈直线。

（黑子清　罗晨芳）

参 考 文 献

[1] 曾因明，邓小明．危重病医学［M］．2版．北京：人民卫生出版社，2006：319-325．

[2] 庄心良，曾因明，陈伯銮．现代麻醉学［M］．3版．北京：人民卫生出版社，2003：2337-2343．

[3] 宿英英．危重脑功能损伤的脑保护［J］．中华脑血管病杂志（电子版），2008，2（2）：124-128．

[4] 苏汉银，柳顺锁．脑复苏的进展［J］．麻醉与监护论坛，2008，15（5）：316-319．

[5] BERNARD S A, GRAY T W, BUIST M D, et al. Treatment of comatose survivors of out-of-hospital cardiac arrest with induced hypothermia［J］. N Engl J Med, 2002, 346（8）：557-563.

[6] ZANDBERGEN E G, DE HAAN R J, STOUTENBEEK C P, et al. Systematic review of early prediction of poor outcome in anoxic-ischaemic coma［J］. Lancet, 1998, 352（9143）：1808-1812.

[7] SNYDER-RAMOS S A, BÖTTIGER B W. Molecular markers of brain damage - clinical and ethical implications with particular focus on cardiac arrest［J］. Restor Neurol Neurosci, 2003, 21（3-4）：123-139.

[8] MEYNAAR I A, OUDEMANS VAN, STRAATEN H M, et al. Serum neuron-specific enolase predicts outcome in post-anoxic coma: a prospective cohort study［J］. Intensive Care Med, 2003, 29（2）：189-195.

[9] MUSSACK T, BIBERTHALER P, KANZ K G, et al. Serum S-100B and interleukin-8

as predictive markers for comparative neurologic outcome analysis of patients after cardiac arrest and severe traumatic brain injury [J]. Crit Care Med, 2002, 30 (12): 2669 - 2674.

[10] GEPPERT A, ZORN G, DELLE-KARTH G, et al. Plasma concentrations of von Willebrand factor and intracellular adhesion molecule - 1 for prediction of outcome after successful cardiopulmonary resuscitation [J]. Crit Care Med, 2003, 31 (3): 805 - 811.

[11] BHARDWAJ A, ULATOWSKI J A. Hypertonic saline solutions in brain injury [J]. Curr Opin Crit Care, 2004, 10 (2): 126 - 131.

[12] LIDA K, SATOH H, ANITA K, et al. Delayed hyperemia causing intracranial hypertension after cardiopulmonary resuscitation [J]. Crit Care Med, 1997, 25 (6): 971 - 976.

[13] KREP H, BÖTTIGER B W, BOCK C, et al. Time course of circulatory and metabolic recovery of cat brain after cardiac arrest assessed by perfusion - and diffusion - weighted imaging and MR - spectroscopy [J]. Resuscitation, 2003, 58 (3): 337 - 348.

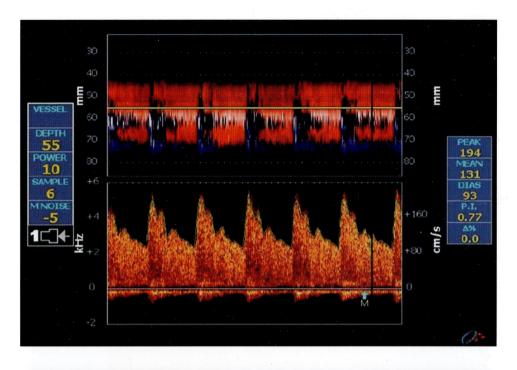

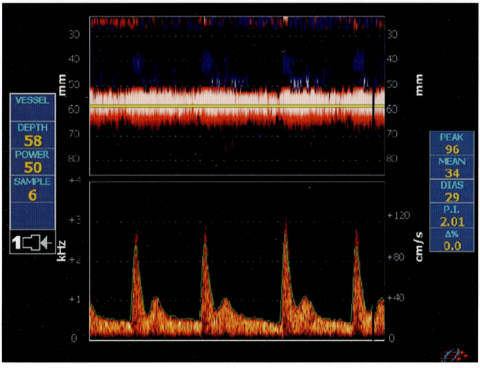

图 7-7 大脑中动脉的血流速度与颅内压的关系

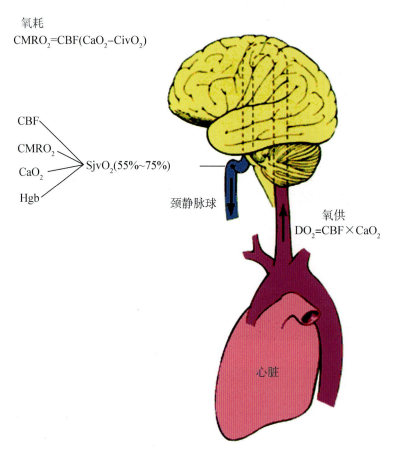

图7-12 颈内静脉血氧饱和度与氧供和氧耗的关系

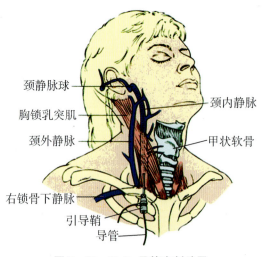

图7-13 $SjvO_2$ 导管穿刺放置

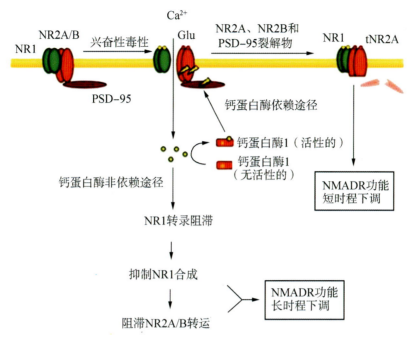

图 26-8　NMDAR 参与兴奋性毒性调节模式图

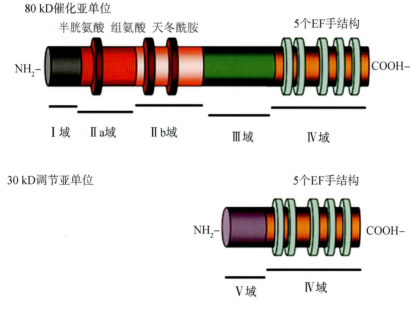

图 26-9　典型的钙蛋白酶极限结构示意图

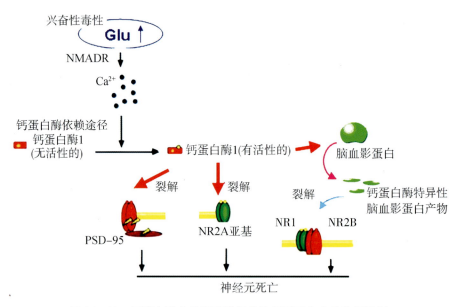

图 26-11 钙蛋白酶在谷氨酸引起的神经元死亡中的作用机制

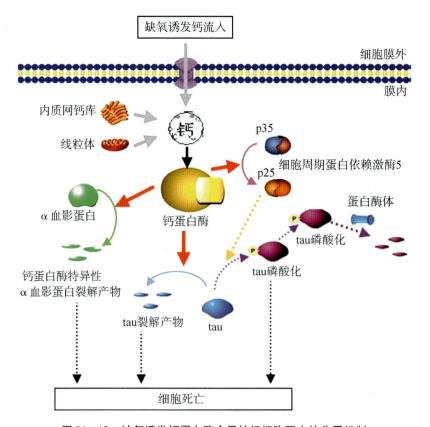

图 26-12 缺氧诱发钙蛋白酶介导神经细胞死亡的分子机制